轻松内外科护理（第 2 版）

Medical-Surgical Nursing Made Incredibly Easy

注 意

本书提供了药物的准确的适应证、副作用和疗程计量，但有可能发生改变。读者须阅读药商提供的外包装上的用药信息。作者、编辑、出版者或发行者对因使用本书信息所造成的错误、疏忽或任何后果不承担责任，对出版物的内容不做明示的或隐含的保证。作者、编辑、出版者或发行者对由本书引起的任何人身损伤或财产损害不承担任何责任。

出版者

轻松内外科护理（第2版）

Medical-Surgical Nursing Made Incredibly Easy

主　　编　Springhouse 工作室

主　　译　曹立瀛　杜艳英　吴寿岭

副 主 译　刘四清　王志强　王　瑜

主　　审　吴寿岭　杨小星

北京大学医学出版社

Peking University Medical Press

图书在版编目（CIP）数据

轻松内外科护理：第2版/美国Springhouse工作室编；曹立瀛，杜艳英，吴寿岭译.—北京：北京大学医学出版社，2010

书名原文：Medical-Surgical Nursing Made Incredibly Easy 2/E

ISBN 978-7-81116-870-9

Ⅰ.轻… Ⅱ.①美… ②曹… ③杜… ④吴… Ⅲ.①内科学：护理学 ②外科学：护理学 Ⅳ.①R472.2

中国版本图书馆CIP数据核字（2008）第231294号

北京市版权局著作权合同登记号：图字：01-2007-6117

轻松内外科护理（第2版）

主　　译：曹立瀛　杜艳英　吴寿岭
出版发行：北京大学医学出版社（电话：010-82802230）
地　　址：（100191）北京市海淀区学院路38号 北京大学医学部院内
网　　址：http://www.pumpress.com.cn
E - mail：booksale@bjmu.edu.cn
印　　刷：北京朝阳新艺印刷有限公司
经　　销：新华书店
责任编辑：刘燕　李娜　董采萱　　责任校对：杜悦　　责任印制：郭桂兰
开　　本：787mm × 1092mm　1/16　印张：62　插页：8　字数：1028千字
版　　次：2010年4月第1版　2010年4月第1次印刷
书　　号：ISBN 978-7-81116-870-9
定　　价：225.00元

原著者名单

Judith Alexander, RN, DNS
Associate Professor of Nursing
Armstrong Atlantic State University
Savannah, Ga.

Carol Blakeman, RN/ARNP, AA, MSN
Professor
Central Florida Community College
Ocala

Valerie A. Browne-Krimsley, RN, EdD
Director
Brevard Community College
Palm Bay, Fla.

Joanne E. Cain, RN, BSN
President
Auctorial Pursuits, Inc.
Wilmington, N.C.

Marsha L. Conroy, RN, MSN
Nurse Educator
Cuyahoga Community College
Cleveland

Wendy Tagan Conroy, FNP, MSN
Consultant
Middletown, Conn.

Lillian Crag, RN, MSN, FNP-C
Instructor
Oklahoma Panhandle State University
Goodwell

Kathy E. Davis, RN, MSN, CWOCN
Assistant Professor of Nursing
Gordon College
Barnesville, Ga.

Shelba Durston, RN, MSN, CCRN
Nursing Instructor
San Joaquin Delta College
Stockton, Calif.
Staff Nurse
San Joaquin General Hospital
French Camp, Calif.

Lorraine T. Hester, RN, MSN
Assistant Professor
San Antonio (Tax.) College

Linda Ann Kucher, CMSRN, MSN
Assistant Professor of Nursing
Gordon College
Barnesville, Ga.

Pamela Moody, APRN-BC, PHD, MSN, NHA
Nurse Practitioner Consultant
Alabama Department of Public Health
Area 3
Tuscaloosa

Noel C. Piano, RN, MS
Nursing Instructor
Lafayette School of Practical Nursing
Williamsburg, Va.

Frances Rice-Farrand, RN, MSN, CNS
Nursing Faculty
Los Angeles City College

Bruce Austin Scott, APRN,BC, MSN
Nursing Instructor
San Joaquin Delta College
Staff Nurse
Saint Joseph's Medical Center
Stockton, Calif.

Kendra S. Seiler, RN, MSN
Nursing Instructor
Rio Hondo Community College
Whittier, Calif.

Jody Smith, RN, BSN
Nursing Instructor
DelMar College
Corpus Christi, Tex.

Beryl Stetson, RNC, MSN, LCCE, CLC
Assistant Professor—Nursing
Raritan Valley Community College
Somerville, N.J.

Elliot Stetson, RN, BC, MSN, LCCE, CLC
Staff Nurse
Robert Wood Johnson University Hospital
New Brunswick, N.J.

Petricia Van Tine, RN, MA
Nursing Faculty
Mt. San Jacinto College
Menifee, Calif.

译校者名单

主　　译　曹立瀛　杜艳英　吴寿岭

副 主 译　刘四清　王志强　王　瑜

主　　审　吴寿岭　杨小星

译校人员　（按姓氏笔画排序）

于双平　么秀琴　王　京　王　钢　王　瑜
王　静　王久玲　王小玲　王志强　王瑞霞
冯启红　左一红　甘　伟　边俊霞　刘四清
刘金凤　刘顺莉　孙丽明　孙学玲　安　洁
安利杰　师芳艳　朱　颖　朱丽媛　闫翠平
齐艳红　吴玉清　吴寿岭　吴莉青　宋金玉
宋树坤　张　新　张　薇　张永生　张青松
李　敏　李英俊　李素华　杜艳英　杨　静
杨小星　杨丽媛　苏丽荣　邸艳荣　周艳红
孟小茹　武爱萍　苗瑞杰　郑秀慧　姜　宇
袁凤辉　郭全荣　陶　莉　常晓辉　曹立瀛
黄冬梅　翟雪芬　阚淑婷

译者前言

内外科护理是一个广泛、复杂而又包含众多知识的领域，作为从事内外科护理的从业人员，往往需要掌握全面的专业知识、完善的护理程序、细致的临床护理、严谨的出入院宣教和心理指导。因此，广大护理工作者，包括护理学校的老师和即将毕业的学生，都希望能拥有一本满足这些需求的书籍。

《轻松内外科护理》第2版在第1版的基础上充实了大量材料，补充了一些临床上必须掌握的知识，涵盖了内外科护士所必须了解的大量内外科护理的基本要点。本书以浅显易懂的方式描述了机体各系统常见疾病的病因、病理生理、临床表现、检查结果、治疗和护理措施。

本书通过诙谐易懂的方式强化了内外科护理的内容以减少并发症的发生，并创新性地清晰罗列出所要掌握的重点内容、宣教知识和娱乐的插图及图片，记忆小窍门和快速测试简化了难记的概念并强化了所学到的知识。

由于本书使用了许多日常习语和有中西方文化差别的术语，因此，在理解和翻译的过程中难免会有所偏差，其中的错误和不妥之处恳请各位同道指正。如果读者在阅读完本书后能对临床护理工作有所帮助和指导，这就达到了我们翻译此书的目的。

曹立瀛　杜艳英

2009年6月

著者前言

当我们作为学生开始学习内外科知识时，大多数人发觉自己身处于一个忙碌而混乱的世界，并立志将内外科护士作为自己的职业。我们之中的部分人离开了护理岗位，只有少数人在几年之后又重新从事这个令人心动的职业。实际上，绝大多数护士在他们的职业生涯中从事临床护理工作，医院是所有注册护士的主要从业场所。

内外科护理是一个广泛而复杂的护理领域，它涵盖了许多分支专业。正因为如此，内外科护士（不管是学生、实习护士，还是回到护理专业的护士）都需要最新的简单易懂的临床护理教材。第 2 版《轻松内外科护理》涵盖了内外科护士所必需的大量内外科护理专业的基本要点。本书以浅显易懂的方式描述了机体各系统的常见疾病。坦率地说，第 2 版《轻松内外科护理》是一本通俗易懂的读物。

《轻松内外科护理》开篇介绍了必须掌握的内外科护理专业知识；其次介绍了人体 13 个主要系统近 200 种疾病，以及护理程序、围术期护理、疼痛处理、老年护理和肿瘤护理等内容；还包括了肥胖和临终护理等前沿理论。

本书的特色之处包括：

- 展示重点内容的快速浏览表、插图以及流程图
- 以轻松愉快的幽默和诙谐的动画人物来强化内容介绍
- 快速测试有助于掌握所学内容并解释难点

全书的图解及人物肖像有助于使涉及和学到的知识简单化并通俗易懂：

“近距离观察”使读者能深入了解解剖结构和复杂疾病。

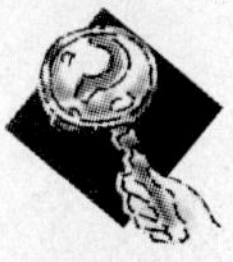

“护理事项”明确了潜在的危机和面对患者病情变化时必须采取的紧急措施。

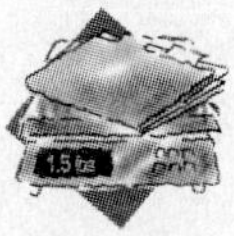

“权衡证据”通过展示基于研究的证据介绍规范的护理措施。

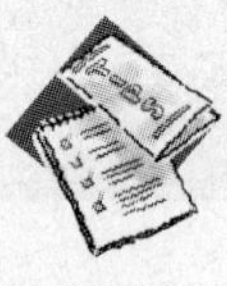

“教育园地”提供对患者的宣教要点以促进患者身心健康及预防并发症。

这并不是全部！本书还有 8 页彩图。

第 2 版《轻松内外科护理》对每一个护理人员都会有所帮助。对于护校学生来说，本书既可以强化所学知识和临床经验，又有助于参加 NCLEX 考试。高年资的护士既可以用本书来指导新护士，也可以用来更新自己的知识。护理教师可用本书来充实教学内容并使学生们更好地掌握。《轻松内外科护理》一书的成功之处在于发现了内外科护理专业知识的共性并为读者提供了一个循序渐进的学习方法。

Linda Honan Pellico，PhD，APRN
Medical-Surgical Nursing Coordinator
Graduate Entry Prespecialty in Nursing
Yale University
New Haven，Conn.

目　录

1

第一章　内外科护理实践

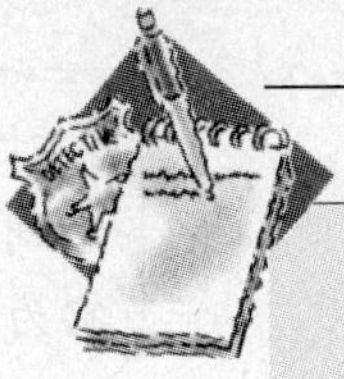

主要内容

在本章中，你将学习：

- ◆ 内外科护士的职责
- ◆ 如何定义健康和疾病
- ◆ 护理过程中健康教育的重要性

内外科护理概述

内外科护理工作的重点是患急、慢性疾病的成年患者和他们在健康发生急性或潜在变化时的反应。内外科护理是众多护理专业之一，然而其专业范围比心血管护理或骨科护理等更为广泛。

感谢护理学会

全美内外科护理学会创建于 1991 年，目前已有二十多个分会遍布全美。内外科护士有不同的工作职责。他们可在任何一家医疗护理机构工作，但大多数护士受雇于急诊医疗机构。

需要掌握的知识

由于内外科护士护理患者的年龄跨度大、病种多，所以他们需要具备广泛的生物学、心理学和社会学等知识。另外，因为大多数内外科患者年龄都在 65 岁以上，所以还需要护理人员具备一定的老年病学知识。

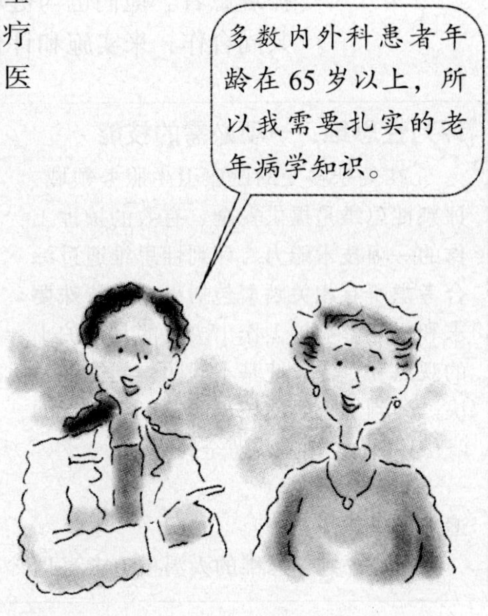

护士的职责

近年来，健康护理的变化反映在需要护理的人群的变化和健康护理朝着健康促进而不是疾病治疗的哲学角度转变。针对这些变化，内外科护士的职责范围扩大。以往内外科护士只是护理者，现在他们还是健康工作的宣教者、倡导者、引领者、管理者、规划者和研究者。

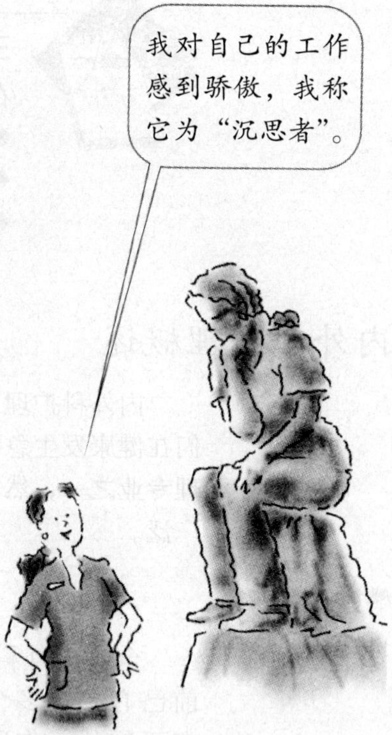

护理工作人员

一直以来护士只是作为照顾者，但在20世纪，这一工作职责发生了巨大变化。随着护理教育程度的不断提高、护理研究的不断扩展和对护理工作的不断认识，人们已经意识到自主的专业护理人员已由一个依赖者的角色变成一个独立和合作者的角色（见：评判性思维：一项必需的技能）。

独立工作的模式

不同于以往的模式，现在，内外科护士依据他们所掌握的知识和技能来进行独立评估和护理患者。他们也与健康护理小组的其他成员共同合作，来实施和评估他们的护理工作。

评判性思维：一项必需的技能

在复杂多变的健康卫生服务领域，评判性思维是提供安全、有效的护理工作的一项技术能力。评判性思维通过综合考虑所有相关因素包括患者的特殊要求和可能影响护士作出决定的其他护士的观点和看法，使基本问题得到逐步解决。评判性思维使护士能够以旁观者的身份，更加客观地纵览全局。

追求真理者

具备评判性思维的人渴望追求真理并积极地解答疑难问题来了解全局。这种人常思想开放、富有创造性，并能从过去的临床经验中总结出各种可能的方法，以最佳的方案治疗患者。

实践再实践

通过阅读书籍、查阅文献和网上学习可获取护理评判性思维技巧。当护士具备这种评判性思维能力时，他们的患者就能获得最佳的护理。

宣教者

随着人们更加重视健康和疾病预防，护士作为健康宣教者的作用正变得更加重要。护士需要评估健康宣教的知识，制订并实施宣教计划以满足这些需要，并要评估宣教的效果。要想成为一名合格的健康宣教者，护士必须具备良好的人际交往能力并熟悉成人宣教知识的内容。当计划和实施宣教时还应考虑患者的教育、文化和社会经济背景。

在开始宣教之前

对患者进行宣教也是患者出院计划的一个重要部分。对患者、患者家属和照顾者进行宣教非常重要，因为患者即将出院，而且会较以前更易患病。在宣教的同时制订治疗计划，明确社区和个人资源，并给家庭康复安排必需的设备和物品也是护士的职责。

倡导者

作为倡导者，护士的首要责任是确保患者的健康、福利和安全。即使患者作出的决定与护士的意见不同，护士也必须接受并尊重患者作出的决定。

合作者

护士在护理工作中起着领导作用并管理提供护理的时间、人员、资源和周围环境。他们通过指导、分派任务和合作等形式完成这些工作（见：如何安全分派工作，4 页）。

作为一个团队

医疗小组的所有成员（包括护士）都在为患者提供医疗服务。虽然医师通常被认为是团队领导者，但在完成患者的治疗任务、协调医疗小组各成员的工作中，护士的作用举足轻重，他们可以召开小组会议以使小组成员间的沟通更为顺畅。

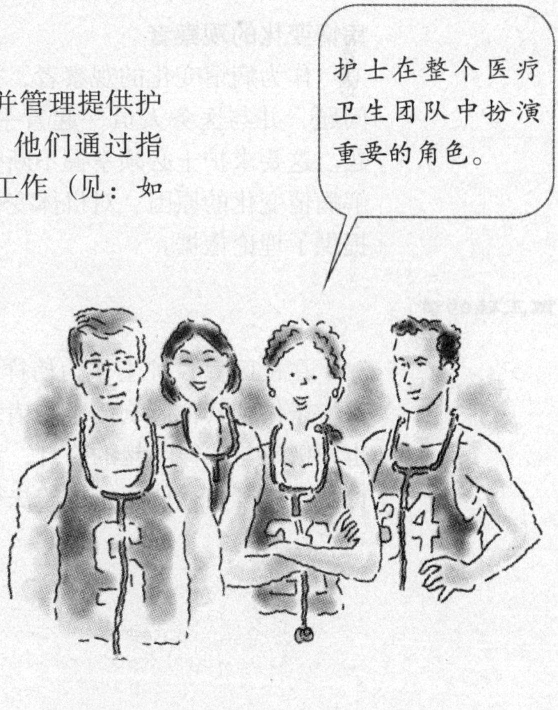

如何安全分派工作

护士必须对其职责有一个明确的理解，以确保其安全和成功地分派工作。护士必须记住：虽然分派工作任务的职责已完成，但护士的责任并没有完成。护士应当定期反馈任务实施者的工作情况，询问具体问题并评估工作效果。

5 个“正确”

护理学会全国委员会明确了负责分派任务的护士必须做到 5 个“正确”：

- 正确的任务—被分派的任务必须在任务实施者的能力和工作范围之内。
- 正确的环境—各种变化包括患者情况、环境、护理者培训等对于工作分派来说都必须是适当的。
- 正确的人—任务的实施者必须取得从事该工作的合法资格。有关分派工作的政策必须与法律规定相一致。
- 正确的指导和交流—指导和预期效果必须清楚和明了。
- 正确的监督和随访—负责分派任务的护士必须对任务实施者的工作进行监督、指导和评估。除了保证成功地完成被分派的工作以外，负责分派任务的护士还应对在他指导下的任务实施者进行技能培训和信息反馈。

病情变化的观察者

作为病情变化的观察者，护士与患者一道关注患者的健康问题，并与医务人员一起着手于医疗和社区机构所关注的问题。这要求护士必须掌握不断变化的理论知识，这些知识为理解病情变化的原因、对机体变化的反应和影响变化的应对措施提供了理论依据。

做正确的事

在社区里，护士作为榜样并协助居民，为改善社区环境、工作条件和其他影响健康的诸多因素等方面作出了努力。护士也积极参与法律法规的修订，帮助起草和制定有关汽车安全坐椅及摩托车头盔使用授权的法律。

出院计划的制订者

作为出院计划的制订者，护士评估出院患者的需要，包括患者的后续治疗和生活状况。护士也负责在患者与社区卫生机构之间建立联系。

研究者

护理研究的主要任务是促进护理学科的发展，并为护理实践的发展奠定理论基础。每名护士都应当参与护理研究，并将研究成果应用到护理工作中去。

确定并解决问题

虽然并不是所有的护士都接受过研究方法方面的培训，但每名护士都可以随时发现护理实践中存在的问题并探究其原因及参与护理研究。许多护士在临床工作中能够发现问题，然后以这些问题为基础进行研究。护士可以通过将研究发现运用到临床工作中并与同道交流研究发现来提高护理水平。

健康-疾病的连续相模式

人们如何认识自己（作为个体和环境的一部分）影响了健康的定义。许多人认为健康是一个连续的过程，身心健康是机体功能的最佳水平；而另一端是疾病和死亡。所有人都处于这一连续相模式的某一位置。随着健康状态的改变，其在健康-疾病连续相模式中的具体位置也随之发生改变。

健康的定义

纵观历史，健康的定义随着知识和不同时期文化及信仰的变化而发生改变。有些人认为健康和疾病是上帝对其行为所作出的奖赏或惩罚，还有一些人则认为健康是机体的功能健全或身心健康。

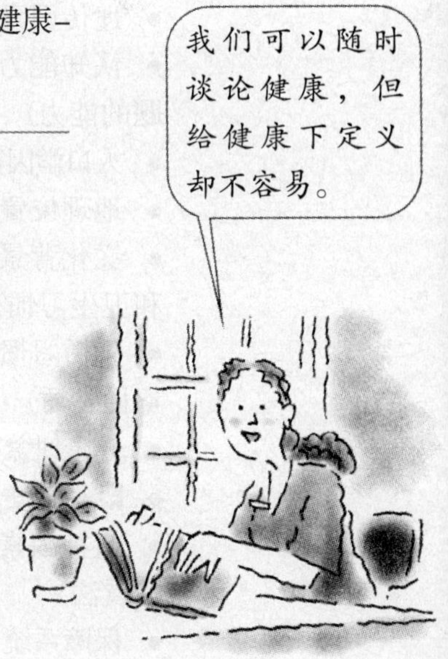

什么是健康？

虽然健康是一个常用术语，但其定义却种类繁多。没有哪一个健康的定义被普遍认可。一个常用的定义是把健康描述为没有疾病的状态，但这样会出现非此即彼的情况：一个人要么是健康状态，要么是疾病状态。

WHO的健康定义

世界卫生组织（WHO）把健康定义为“身体、心理及社会三方面的完好状态，而并不单单是无疾病状态”。这个定义不能用于判断健康或疾病的程度，也不能反映出健康是动态的和不断变化着的概念。

文化上的健康定义

社会学家把健康定义为对渴望的文化价值的追求和享受的一种状态。它包括人们进行日常生活如工作和完成家居事务的能力。

健康的程度

许多人把健康看做是身心健康的一种状态。根据这个定义，人总是努力发挥出他的所有潜能。这个定义对健康考虑得更为全面、客观。

影响健康的因素

护士的基本职责之一是帮助患者恢复到身心健康的最理想状态。当评估患者的健康状态时，护士必须考虑影响患者身体健康状态的各种因素，并制订出个体化的干预措施。这些因素包括：

- 遗传因素（生物和基因构成可导致的疾病）
- 认知能力（其影响到一个人对健康的看法及寻求解决问题的能力）
- 人口学因素，如年龄、性别（有些疾病与年龄或性别有关）
- 地理位置（特定地域的人群易患某些疾病）
- 文化背景（其决定一个人对健康的看法、求医的动机和卫生习惯）
- 生活习惯和环境（如饮食习惯、锻炼水平以及接触毒性物质）
- 健康理念和日常活动（对健康可产生正面或负面影响）
- 既往病史（影响到患者对疾病的反应和就医决定）
- 精神因素（影响到一个人对疾病和健康服务的看法）
- 保障系统（影响到一个人适应或应对某种情况的水平）

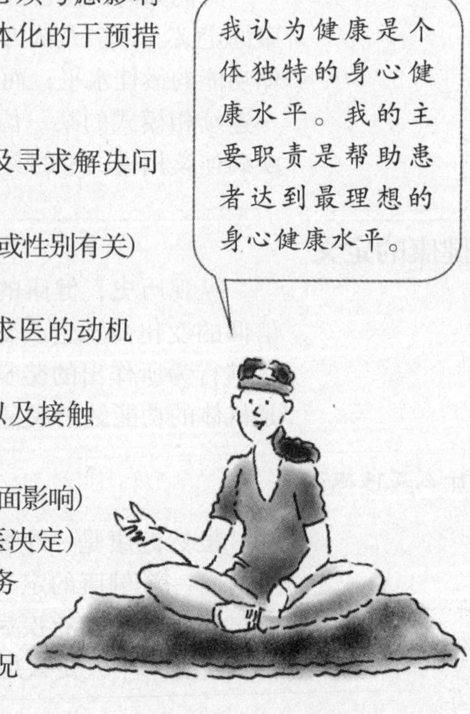

病态的定义

护士必须理解病态的概念，特别是病态对患者可能造成的影响。病态可被定义为患病或机体偏离健康状态。病态涵盖的范围要比疾病广泛。疾病通常指有明显临床症状并导致机体系统或器官功能不全的某一生物学或心理学问题（见：疾病的演变）。另一方面，病态是发生在当一个人不再觉察到自己处于“正常”的健康状况时。一个人可以正在患病，但并不一定处于不健康状态，因为机体已经适应了该疾病。

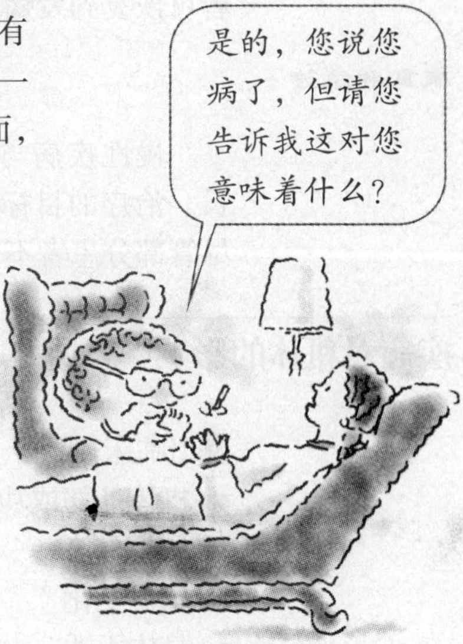

病态意味着什么？

病态也包括患者对疾病病因和重要性的理解、疾病对患者行为和与他人关系的影响以及患者试图解决问题的方法。另一个重要的方面意味着患者对患病经历的重视。

疾病的演变

当引起新陈代谢或细胞分化发生变化并因而出现症状和体征时，就可确定为患病了。机体细胞对疾病的反应根据病原菌和受累细胞、组织和器官的不同而不同。在没有外来干预的情况下，疾病的转归依赖于患病期间多种因素的共同作用，如疾病的严重程度和其他疾病的发生。疾病的临床表现包括功能减退和功能亢进。

疾病分期

典型的疾病演变过程经过以下阶段：

- 暴露期或损伤期—靶组织暴露于致病菌或损伤
- 潜伏期—无明显的症状和体征
- 先兆期—通常为轻微的、非特异性的症状和体征
- 急性期—病情最严重阶段，可有并发症。如果此阶段患者机体功能仍保持正常则称之为亚临床急性期
- 缓解期—对有些疾病来说是第二潜伏期，通常随之而来的是下一个急性期
- 康复期—患者趋于痊愈
- 痊愈期—恢复了健康或正常功能；无疾病的残存症状和体征

疾病的类型

疾病可分为急性和慢性。急性疾病通常发病急骤、病情危重、病程短。如果无并发症，大多数急性疾病能完全康复，患者可恢复到发病前的状态或与发病前相近的功能水平。

康复和维持

慢性疾病与急性疾病相比发病缓慢、病情较轻、病程较长。治疗的目标是帮助患者尽量恢复和维持其最佳健康状态，尽管部分患者不能恢复到发病前的功能水平。

疾病对机体的影响

当一个人罹患疾病时，机体就会出现一种或多种变化并表现出临床征象，这些变化可包括：

- 机体外部或功能的变化
- 异常分泌
- 感觉变化
- 身体不适
- 情绪变化
- 人际关系的变化

在日常生活中，大多数人曾经历过某些轻微的改变。然而，当这些变化严重到足以影响正常的日常活动时，通常认为该人已经患病。

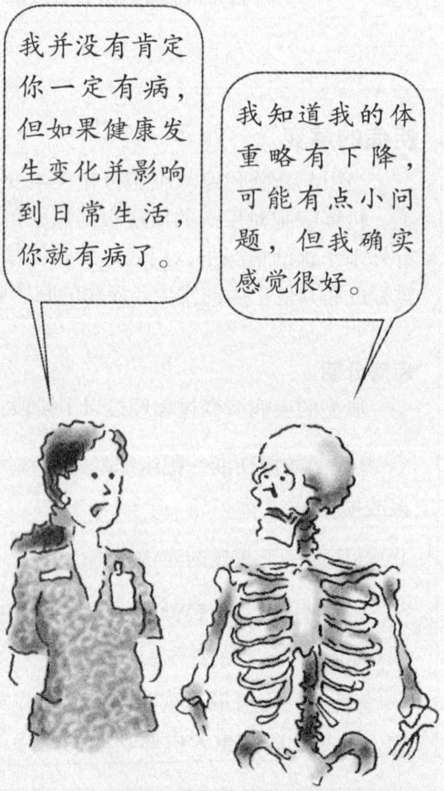

感觉和反应

人们对所患疾病的反应各不相同。有的人对疾病相当重视，而有的人对疾病没有反应。有的人可能夸大症状，而有的人却否认存在的症状。患者对疾病的感觉和反应是各不相同的，这常与患者的文化背景、知识水平、对健康的认识、既往患病的经历和健康治疗体系等有关。

疾病对患者家庭的影响

在一个家庭里，疾病的发生对家庭作为一个整体的功能可能产生重要的影响。

影响的类型取决于以下因素：

- 患者是哪一位家庭成员
- 疾病的严重程度和病程长短
- 家庭的社会及文化习惯（在家庭中每一位家庭成员的作用和所处的位置）

哪一位家庭成员？

根据患病家庭成员的不同，疾病对家庭的影响也各不相同。例如，如果患病者是挣钱养家者，则其他家庭成员需要寻找工作以增加家庭收入。因为挣钱养家者起着主要的作用，所以他患病后，其他家庭成员就必须扮演新的角色。如果患者是一位正在工作的单亲父亲或母亲，则可能导致严重的家庭经济和儿童看护问题。此类人员必须依靠社会保障系统，以寻求帮助或者面临额外的压力。

健康促进

研究显示，不良健康习惯可导致多种疾病的发生、缩短寿命并增加医疗费用。良好的健康习惯具有积极的作用：减少疾病、延长寿命和降低医疗费用。

晚做总比不做好

不管何时开始，良好的健康习惯对大多数人有益。养成良好的健康习惯越早，要被克服的不良习惯就越少。即便如此，晚做总比不做好。例如，戒烟对身体健康具有短期和长期的益处。在短期内，患者将会感受到循环、脉搏和血压的改善。戒烟 10 年后，患者死于肺癌的危险性将降低 50%。

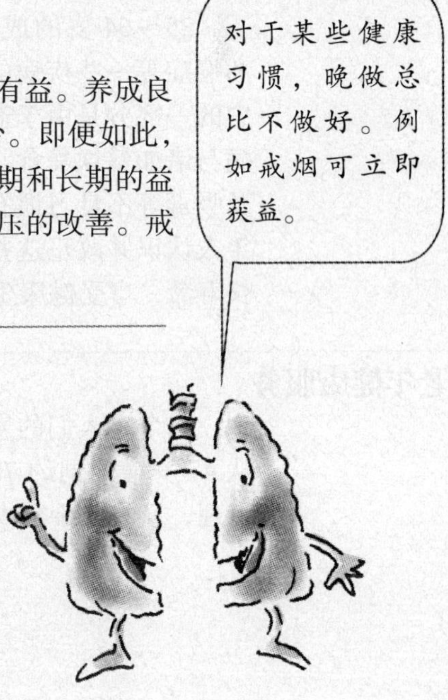

什么是健康促进？

很简单，健康促进就是养成良好的健康习惯并寻找帮助人们改正不良健康习惯的方法。那么应该全面地宣教哪些内容呢？2010 年全民健康计划制订了旨在降低所有年龄段发病率和死亡率的全面的健康目标。这些健康目标可作为一项有益的宣教计划（见：2010 年全民健康计划：指标摘选，10 页）。

2010 年全民健康计划：指标摘选

由美国卫生部和人类服务部在 2000 年 1 月颁布的“2010 年全民健康计划”为美国公民制订了两大主要目标：提高生命质量、延长寿命，消除各人群间存在的健康差异（例如，因性别、种族、教育程度、残疾、地理位置或性取向等不同导致的人群间健康差异）。

以下是有助于衡量全民达到这些目标的重要指标：

提高

- 至少 30%18 岁以上的公民参加能够促进和保持心血管健康的身体锻炼，每周在 3 天以上，每次至少 20 分钟
- 至少 96%的所有年龄段人群享受初级医疗保健
- 至少 50%的被诊断为抑郁症的 18 岁以上成年人能够接受治疗

降低

- 20 岁以上的成年人群肥胖症发病率不超过 15%
- 18 岁以上成年人群中吸烟率不超过 12%
- 交通事故引起的死亡率不超过 9.2 人 /10 万
- 18 岁以上成年人群在 30 天内酗酒发生率不超过 6%

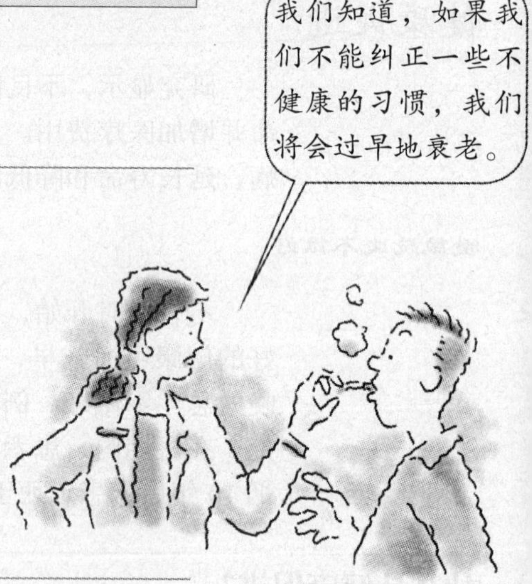

成人健康服务

25～64 岁的成年人可能成为如心脏病和癌症等一些疾病的受害者。虽然这些疾病中的一部分是由于遗传因素导致，但多数疾病与诸如暴饮暴食、吸烟、缺乏锻炼、酗酒及吸毒等不良习惯有关。健康宣教有助于成年人认识并改正这些不良习惯，确保他们延长寿命，享受健康生活。

老年健康服务

如今，人们的寿命比过去长。在 20 世纪，美国人的寿命从 47 岁增加到约 78 岁。幸运的是，大多数老年人能够生活自理，只有极少数人需要住院治疗。

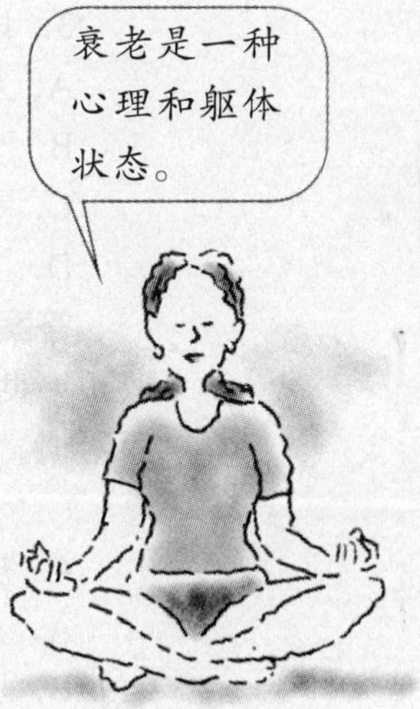

预防与应对

即便如此，大多数老年人至少患有一种慢性疾病。在护士的帮助下，他们能够治疗现有疾病并学会避免新疾病的发生。这样做将提高老年人的生活质量，并让他们能继续为社会作贡献。

心理状况

这里需要强调的是：衰老既是一种心理状态，也是一种躯体状态。鼓励老年患者根据自己的情况尽可能保持体育锻炼。另外，帮助他们培养新的兴趣和爱好；建议他们参加由医院或社区举办的退休老年人研讨会。这类研讨会常常包括经济预算和健康等话题。

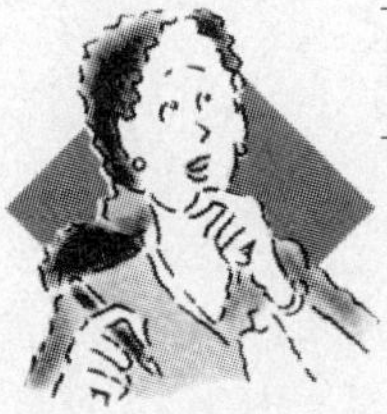

快速测试

1．以下哪项不是评判性思维的特点？
A．现实地、审时度势地作出决定
B．有创造性
C．开放性思维
D．追求真理

答案：A。评判性思维在作出决定时积极寻求问题的答案并综合考虑各种情况。这要求有创造性、追求真理和开放性思维。

2．准备选派的护士：
A．能够选派一项任务给她所选择的护士
B．能够选派她所选择的任务
C．没有回访的职责
D．确信她所选派的、从事该任务的人具有合法资格

答案：D。为了安全选派，护士必须遵守几个“正确”：正确的任务、正确的环境、正确的人、正确的方向和沟通、正确的观点和回访。

3．以下哪项是健康促进的范例？

A．给患者使用抗生素

B．骨折患者使用夹板

C．帮助患者戒烟

D．留置静脉插管

答案：C。健康促进包括宣教良好的健康习惯并帮助人们改正不良的健康习惯。帮助患者戒烟有助于患者改正不良的健康习惯。

4．疾病对家庭单元的影响取决于多种因素，其中包括：

A．患病时间

B．哪一位家庭成员患病

C．疾病是否由不良的健康习惯引发

D．患者就诊的地点

答案：B。疾病对家庭单元的影响取决于患者是哪一位家庭成员、疾病的严重程度和病程长短以及家庭的社会及文化习惯。

评分

☆☆☆ 如果你答对了所有 4 个问题，太棒了！你将走在内、外科护士的前列！

☆☆ 如果你答对了 3 个问题，不错！你可以继续从事临床护理工作！

☆ 如果你答对的问题少于 3 个，不要失望！复习本章将有助于你掌握健康知识。

（冯启红　译　杜艳英　校）

2

第二章　护理程序

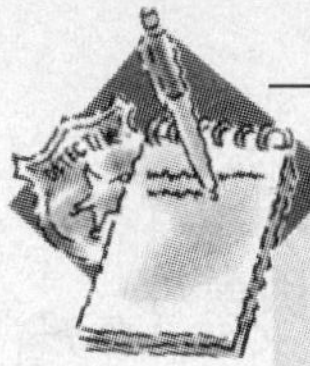

主要内容

在本章中，你将学习：

- ♦ 护理程序的五个关键步骤
- ♦ 收集健康史时，与患者进行有效交流的技巧
- ♦ 健康史的内容
- ♦ 如何进行视诊、触诊、叩诊和听诊

护理程序概述

护理学最重要的进展之一是护理程序得到了发展并得到了认可。这一解决问题的方法为有组织、有目的地应用护理知识和技能提供了一个平台。作为临床护理的基石，它通过提供一套系统的方法来确定患者的健康问题，制订护理计划来解决这些问题，实施计划并评估计划的效果。

护理程序的五个阶段

护理程序的五个阶段是动态的、可变的，因为这些阶段相互联系，故经常重叠。总之，专业人员通过这些步骤来发现并纠正健康问题。它们包括：

- 评估
- 护理诊断
- 计划

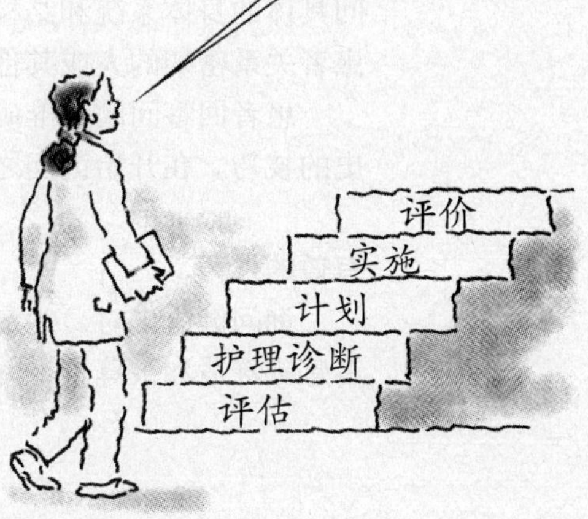

- 实施
- 评价

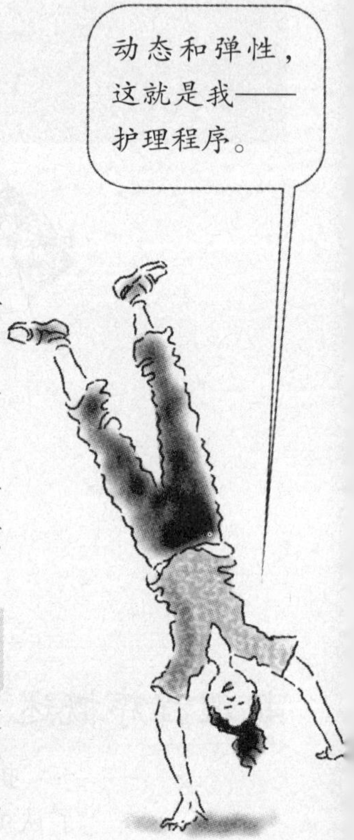

护理程序的优点

有效应用护理程序时可有如下优点：

● 患者特殊的健康问题，而不是疾病，成了健康护理的重点。它强调提倡患者的参与并鼓励患者独立和依从——这些因素对积极的结果极为重要。

● 确定患者的健康问题以促进交流，交流的内容由护理患者的护士列出常见的可识别的问题。

● 护理程序提供一套持续有序的专业流程。它能提高护士基于评估的护理活动的责任心，这样做的话可确保护理质量。

评估

评估是指确定患者现存的和潜在的健康需求的资料收集过程。根据美国护理协会的规定，资料应正确地反映患者的生活经历和生活模式。为达到这个目标，在收集资料时必须采取一种公正和非主观的方法，可通过健康史、体格检查和适当的实验室检查及用药史等获取资料。

健康史

询问健康史是收集患者的客观资料并分析既往和目前疾病的关系。首先，应询问患者的躯体和心理健康状况；其次，询问具体的身体系统和结构的状况。信息可来自于患者本人、与患者关系密切的人或其他医疗服务人员。

患者回答问题的准确性和完整性很大程度上取决于询问病史的技巧。在开始询问之前，回顾以下各项沟通准则。

有效的技巧

询问健康史时，为最大限度地获得有效信息，要尽量使患者感到舒适和被尊重，并取得患者的信任。应用有效的交流技巧有助于患者明确自己的状况并提高解决问题的能力。然而，必须牢记，在一种情形下成功的技巧在另一种情形下不一定有效。询问者的态度和患者对所提问题的理解程度可能是有差异的。一般来说，询问者应该做到：

- 允许患者有时间去思考所提的问题
- 鼓励患者说出自己的想法
- 鼓励患者描述具体的经历
- 通过诸如复述患者的陈述等方法来表示询问者在认真倾听患者的陈述

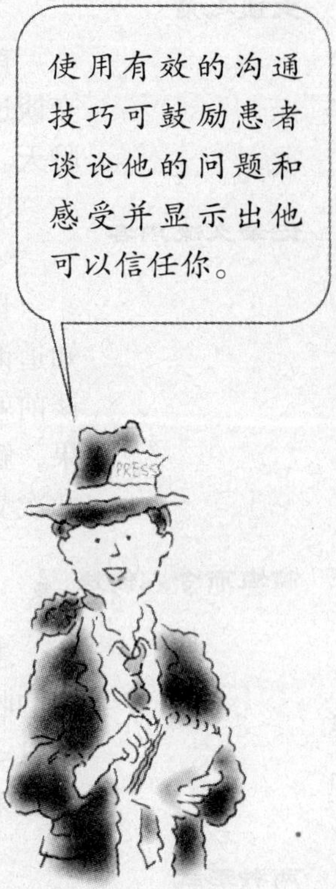

明辨正误

虽然有很多正确的方法可与患者沟通，但也有一些错误的方法会阻碍沟通（见：要避免的沟通方式）。

指导交流

周围环境、心理状态、交谈方式和提问的形式都可以影响交谈和结果，所以应选择一种能适合每个患者情况和需求的交流方式。关上门防止干扰，并尽量调整自己然后再面对患者，创造一个友好的氛围来消除他的抵触情绪。

要避免的沟通方式

有些问题可能会引起护患之间的沟通障碍。要避免的问题包括：

- 提问“为什么”或“怎么样”的问题
- 试探性询问或反复询问
- 使用不恰当或混乱的语言
- 提出建议
- 给予欺骗性的保证
- 改变或打断话题

还要避免使用陈词滥调或过度重复的语言、给予过多的赞成或同意意见、过早下结论及产生抵触情绪。

交谈之前

首先介绍自己。制订交谈的时间框架，并询问患者是否对交谈过程有疑虑。在开始交谈前利用几分钟时间进行非正式的聊天。

记录交流内容

长时间地记录交流内容可能会分散患者的注意力，患者不知道询问者是否在倾听。如果必须进行记录，在与患者开始交谈前就要告知患者。概括交谈的重点问题，告知患者交谈的结果，解释将如何进行体格检查，并探讨下一步计划，然后结束此次交谈。

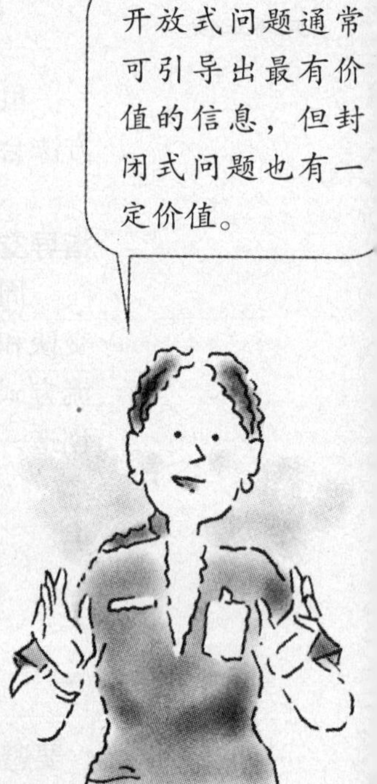

简短而令人愉快

患者正遭受痛苦或者服用了镇静剂时，可能难以完成健康史的收集。在这种情况下，只能获取与急需解决的问题有关的信息。为避免重病患者劳累，可分阶段进行或询问患者亲属或朋友来获取病史信息。

两种形式

一般来说，健康史包括两种形式的问题：开放式问题，允许患者有更加敏锐和灵活的反应；封闭式问题，只需要回答“是”或“否”。开放式问题通常可以获得最有价值的资料，给患者一种积极参与的感觉，并且可以控制交谈过程；封闭式问题有助于消除一些杂乱无章的谈话。当需要简短交谈时，封闭式问题也是有价值的——例如，当患者非常痛苦或者经常跑题时。

逻辑性和耐心

无论询问者使用哪种形式的提问方式，要有逻辑地把健康史分阶段地一个一个进行收集，在转移话题前让患者在某一主题上集中注意力并提供完整的信息。

获得健康史

健康史由五个主要部分组成：基本资料、健康和疾病模式、维持和促进健康的模式、社会关系和亲属关系模式及健康史概述。

基本资料

通过收集个人资料开始患者健康史的收集。这组资料可明确患者的情况并提供重要的人口统计学信息。通过填写表格通常可收集到以下信息：如患者的地址、电话号码、年龄、性别、出生日期、社会保障号、出生地、民族、国籍、婚姻状况、职业、教育、宗教、文化背景和紧急联络人。

健康与疾病的关系

这部分信息包括患者的主诉，目前的、既往的和家族的健康史，全身状况及诱发因素。

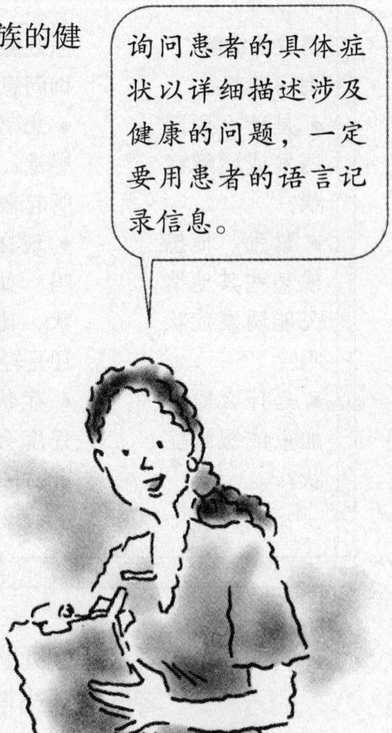

注意患者的 P's 和 Q's

通过问诊来明确患者寻求治疗的目的，“今天你到这里来有什么问题?”如果患者有具体的症状，用患者自己的语言来记录病史。询问患者的具体症状以详细记述涉及健康的问题，包括可疑的病因。确保不遗漏相关资料，使用 PQRST 记忆法——一种获取信息的系统方法（见：PQRST：具体内容是什么？18 页）。

对于寻求健康评估、健康咨询或健康教育的患者可以做简单的记录。询问患者近来的小毛病或健康关注点。

回顾

随后，记录童年情况和其他疾病、外伤、既往住院情况、手术史、免疫接种史、过敏史和定期服用的药物等。

患者父母的情况

了解患者亲属的信息也能揭示患者潜在的健康问题。某些疾病如心血管疾病、酒精中毒、抑郁症和癌症可能与遗传基因有关。其他疾病如血友病、囊性纤维化、镰状细胞贫血和 Tay-Sachs 疾病，可通过基因遗传。

患者祖父母的情况

明确患者直系亲属的一般健康状况，包括祖父母、父母、兄弟、姐妹、姨、姑、叔、舅及其子女。如果其中有已死亡

PQRST：具体内容是什么？

应用 PQRST 记忆法全面了解患者的主诉。在询问患者下列问题时，询问者要鼓励患者详细地描述症状。

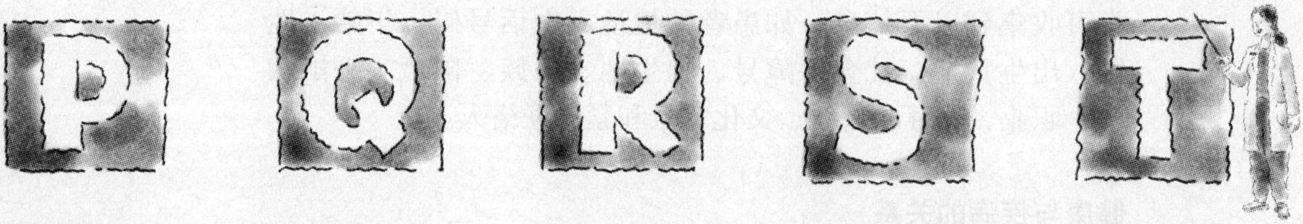

诱发或缓解

询问患者：

- 是什么原因诱发或缓解症状？
- 紧张、愤怒或某些其他情况能诱发症状吗？
- 是什么原因加重或缓解症状？

质或量

询问患者：

- 患者的症状感觉、看上去、听起来像什么？
- 现在有症状吗？如果有症状，比平时重还是轻？
- 症状到什么程度会影响患者的日常活动？

范围或放射

询问患者：

- 症状出现在身体的什么部位？
- 症状还出现在其他部位吗？如果有，在什么部位？

严重程度

询问患者：

- 症状严重程度如何？将严重程度分成 1～10 个等级，10 最严重，你如何判断？
- 症状是减轻、加重还是无变化？

时间

询问患者：

- 症状什么时间开始？
- 症状是突然出现的还是渐进性的？
- 症状多长时间出现一次？
- 症状持续多长时间？

者，记录死亡的日期和原因。使用基因图记录家族史信息。患者既往和当前健康状况的信息（也称*系统回顾*）是健康史的另一组成部分。细致的评估有助于确定患者潜在的或未被发现的疾病。

健康促进和保护的方式

患者健康状况的保持受多种因素影响，如健康理念、个人习惯、睡眠和清醒方式、锻炼和活动、休闲、营养、压力和应对方式、社会经济状况、环境卫生和职业卫生情况等。为了评估患者健康促进和保护的方式，要求患者描述典型一天的活动情况，并询问患者认为哪些是有益于健康的活动。

角色和关系模式

角色和关系模式反映了患者心理社会（心理、情感、社会、精神和性）的健康。为了评估角色和关系模式，了解患者的自我观念、文化影响、宗教影响、家庭角色和关系模式、性生活与生育状况、社会支持和其他心理社会情况。这些模式的每一项都会影响患者的健康。

健康史资料概要

通过总结所有的结果得出患者的健康史。为方便患者，根据确定的健康教育需求将患者促进健康的愿望和资源罗列出来。如果交谈中暴露出重要的健康问题，应告知患者是什么问题并且开始着手解决问题。这可能会涉及医师或其他医务人员、宣教或者进一步的检查计划。

身体评估

在身体评估期间，要用遮帘，以便仅暴露被检查部位。制订一套检查方案，从同一系统开始检查并按同样的次序进行。合理安排检查步骤以尽可能减少患者改变体位的次数。

四个步骤

无论从哪里开始身体检查，都要使用这四个步骤：

- 视诊
- 触诊
- 叩诊
- 听诊

除进行腹部评估外，均按照上述顺序进行检查。因为触诊和叩诊可能会使肠鸣音发生变化，故腹部评估的顺序是视诊、听诊、叩诊和触诊。让我们按照这个顺序看一下每一步检查。

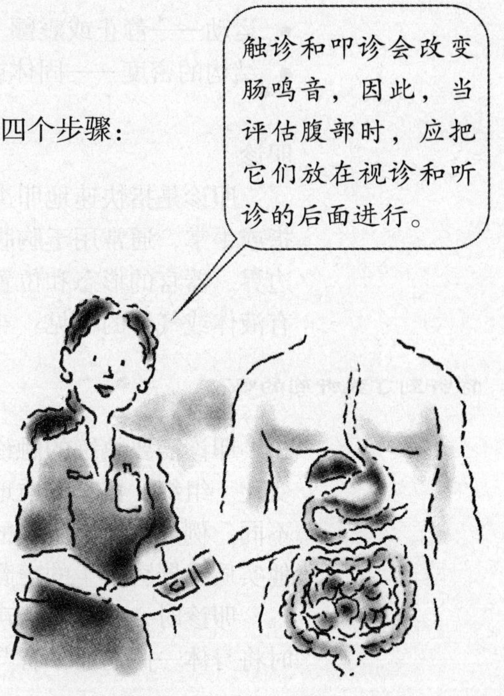

视诊

视诊是应用视觉、嗅觉、听觉来观察患者的正常情况和异常状况。正确的视诊可以提示比其他方法更多的情况。

视诊从第一次见到患者开始，一直贯穿于询问健康史和体格检查的整个过程。当评估患者身体的每一系统时，要观察颜色、大小、部位、运动情况、质地、对称性、气味和声音。

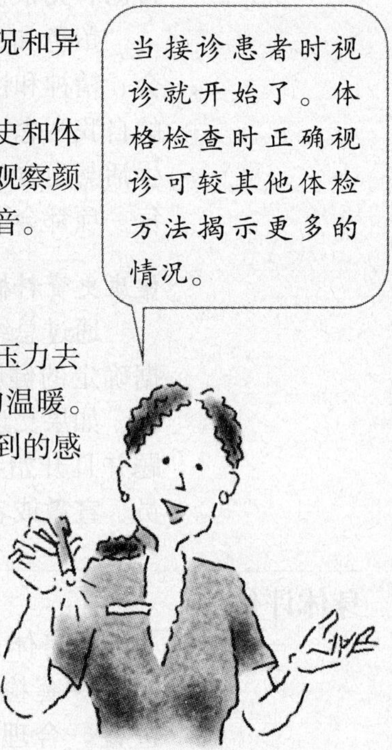

触诊

触诊要求检查者用手的不同部位、使用不同程度的压力去触摸患者身体。为此，检查者需要剪短指甲并保持手的温暖。轻柔地触摸检查部位。告诉患者触诊的目的和用手触摸到的感觉。

触诊评估

触诊某个系统时，应注意下列特征：

- 质地——粗糙或平滑
- 温度——温暖、热或凉
- 湿度——干燥、湿润或潮湿
- 运动——静止或震颤
- 结构的密度——固体或充满液体

叩诊

叩诊是指快速地叩击放置在患者身体某部位的检查者的手指或手掌，通常用于胸腹部检查。这种方法有助于确定器官的边界、器官的形态和位置，还可以确定器官是实质性的还是含有液体或气体的（见：叩诊类型）。

你听到了我听到的吗？

叩诊需要熟练的触诊和训练有素的听觉以辨别轻微的声音变化。组织、器官的质地不同，产生的声音强弱、持续时间也不同。例如，充满空气的空腔脏器——肺产生的声音与肝及其他实质性器官产生的声音明显不同（见：声音及来源）。

叩诊时，逐渐从清声区向浊音区移动，然后进行对比。同时将身体一侧的叩诊音与另一侧的叩诊音进行比较。

叩诊类型

可采用直接或间接的方法进行叩诊。直接叩诊可引出叩击痛，间接叩诊发出的声音可为下面组织的情况提供线索。

直接叩诊

使用一个或两个手指直接叩击躯体部位。要求患者说出疼痛的部位，并观察面部的不适表情。这一方法一般用来引出成年患者的窦部叩击痛。

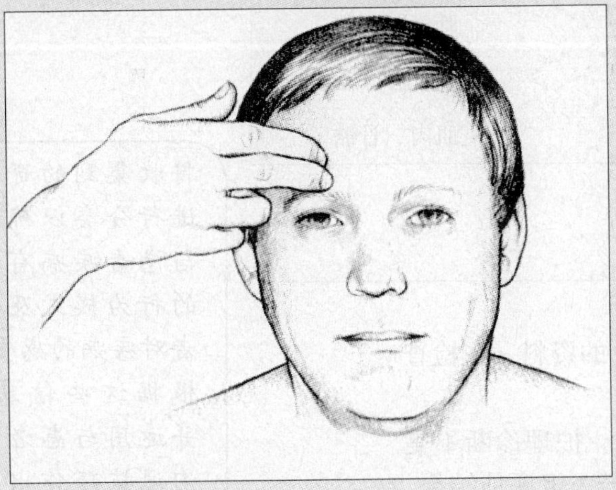

间接叩诊

将一只手自然地放在患者身体的某一部位，轻轻按压中指末梢，其余手指离开身体表面。另一只手的腕部屈曲，用这只手的中指直接而快速地叩击接触患者皮肤的中指。听发出的声音。

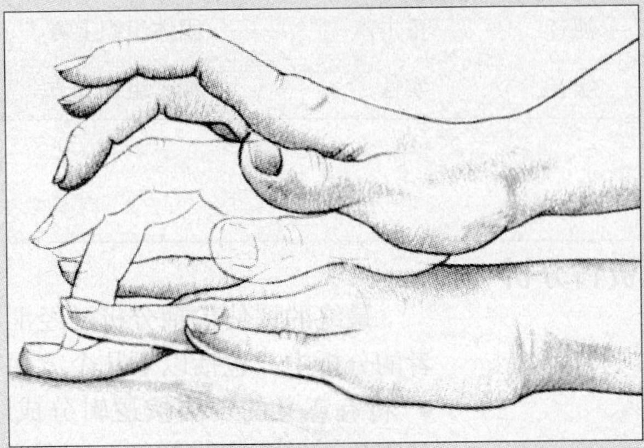

听诊

听诊通常是最后的评估步骤，包括用听诊器听诊各种呼吸音、心音和肠鸣声。为了防止患者之间的交叉感染，在每次检查之后要用酒精或消毒剂清洁听诊器的头部。

诊断性检查结果

诊断性检查结果使得客观的数据资料更完善。结合护理记录和体格检查，这些资料形成了患者身体情况的重要概况。

声音及来源

当进行叩诊时，检查者将分辨不同的声音。每一种声音和叩诊部位下面的组织结构有关。下面这张表格提供了叩诊声音和声音来源的一个快速指南。

声音	声音的性质	听到的部位	来源
鼓音	像击鼓一样	在封闭的空气上方	肠内空气
清声	空洞的	部分气体和固体部位上方	正常的肺
过清声	隆隆样	空气上方	肺气肿的肺
浊音	重击声	固体组织上方	肝、脾、心脏
实音	实性	稠密组织上方	肌肉、骨骼

资料分析

最终的评估包括分析已经汇总的资料。在检查者的分析中，包括以下几个方面：

- 将有意义的资料按逻辑分成组。护理诊断不是基于单一的症状或体征，而是基于一组评估结果。通过分析分组资料并确定与疾病有关的行为模式，检查者可能开始认识到患者的问题或发展为其他问题的危险性。
- 确定资料的差异性。症状、体征和不与通常模式相符合的孤立事件可能提示有遗漏的情况，而这些情况是确定患者问题的总的资料所需要的。
- 确定矛盾或不一致的资料。弄明白与其他检查结果相矛盾的资料，并明确引起这种不一致的原因。例如，糖尿病患者诉说遵从了饮食规定和按时使用了胰岛素，但血糖却显著升高，那么可能需要仔细考虑或修改治疗方案或食谱。
- 确定患者的正常健康理念。当患者正常情况下的想法和治疗者不一致时，患者可能会觉得很难遵从治疗方案。
- 确定患者如何处理他的健康问题。例如，患者

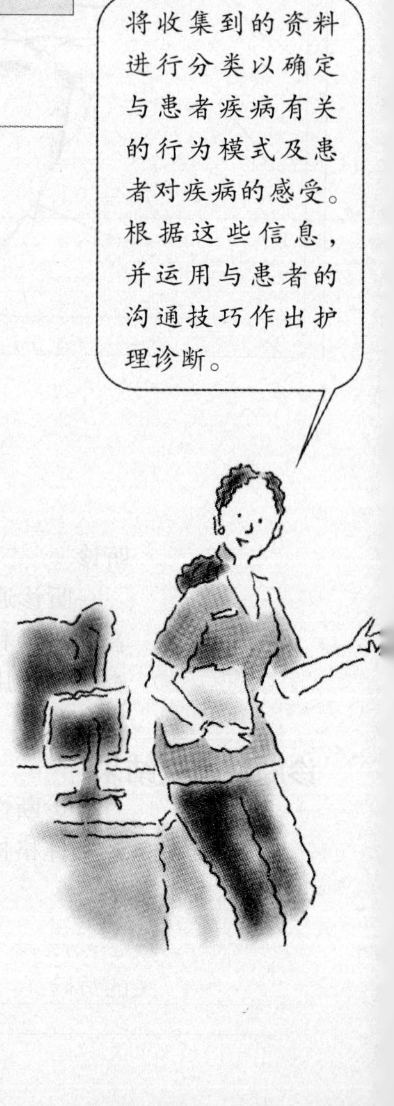

是圆满地处理了他的健康问题还是需要帮助？患者是否认自己有问题还是承认有问题，只是缺乏解决问题的办法？

- 对患者的健康状况作出结论。基于患者现存的、潜在的问题或患者通过对自己健康状况反映出的可能担忧等情况，结合上述情况作出护理诊断。

护理诊断

1990 年，北美护理诊断协会（NANDA）将护理诊断定义为“有关个人、家庭或社区对健康或生命过程问题反应的一种临床判断。护理诊断为护理干预并达到护理目标提供了基础。”

确定、诊断和验证

形成护理诊断的过程中，你将确定患者的问题，书写诊断记录并验证诊断。对每一个患者你将完成几个护理诊断。按照先后顺序排列诊断以便于你填写患者最危重的问题。

确定问题

作出护理诊断的第一步是确定问题。为了发现问题，必须对患者进行评估并获取临床信息。在评估时要将获取的资料进行分类，确定如何满足患者的基本要求。发现的问题可能是现实的，也可能是潜在的。作出的诊断必须是在护士的职责范围内能解决的问题。

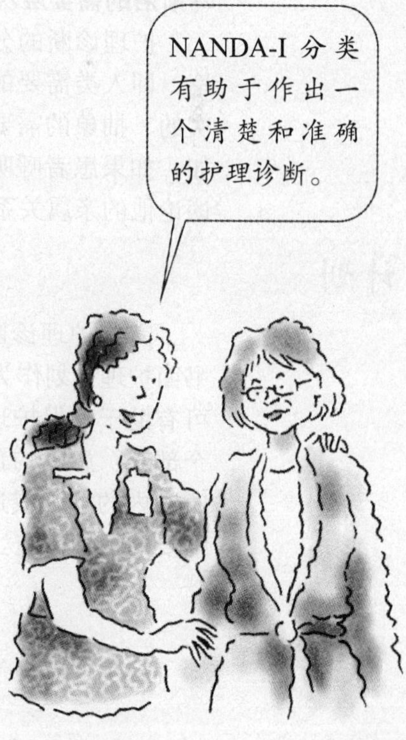

书写护理诊断记录

护理诊断记录由护理诊断和与护理诊断相关的病因组成。例如，一个身体虚弱到自己不能洗浴的患者的护理诊断记录应该是与身体虚弱有关的不能自己完成洗浴或清洁卫生。与现实问题相关的护理诊断可能是与肺水肿有关的气体交换受损。与潜在问题相关的诊断可能是与步态不稳有关的危险。

存在压力、失去平衡

病因是压力或引起反应、影响或改变的某些事情。压力来源于压力因素或均衡因素的缺失。病因可包括先天性缺陷、遗传因素、疾病、损伤、症状或体征、心理社会因素、医源性因素、生长阶段、生活方式、情感或环境因素。

证实每一个护理诊断

下一步是证实护理诊断。回顾所有的资料，这些资料结果一致吗？患者证实了诊断结果吗？如未证实护理诊断，应再次分析资料并修改诊断。

优先考虑的诊断

在确定几个护理诊断后，按照优先顺序进行排列。很明显，首先必须解决威及生命的问题，然后解决威及健康的问题，还要考虑到患者认为的健康问题。患者考虑的优先问题可能与你的不同。

马斯洛的需要层次论

护理诊断的分类体系采用了马斯洛的需要层次论，即人类需要的分类基于低层次的需要，在高层次的、抽象的需要之前必须满足生理上的需要。例如，如果患者呼吸急促，那么患者不可能有兴趣来谈论他的亲属关系（见：马斯洛的需要层次论）。

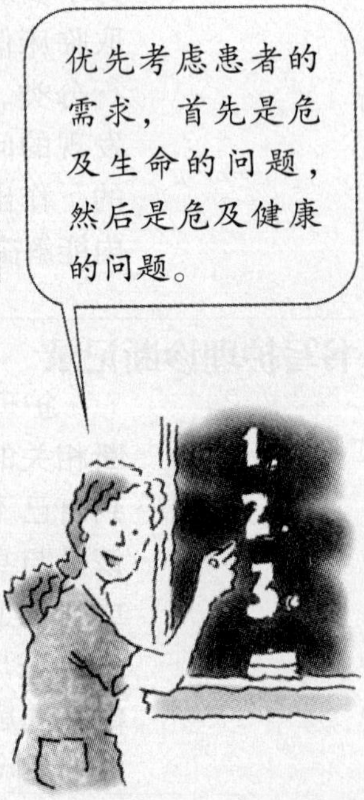

计划

完成护理诊断后，应制订一个书面护理计划。书面护理计划作为健康护理团队成员间的交流工具，可有助于确保护理工作的连续性。护理计划包括两个部分：患者的预后或预期预后，即描述在特定的时间内的行为或达到的结果，以及为达到这些结果需要的护理措施。

马斯洛的需要层次论

为了作出护理诊断，必须了解患者的需要和价值。当然，生理需要——如下图所示的金字塔的基底层——必须首先被满足。

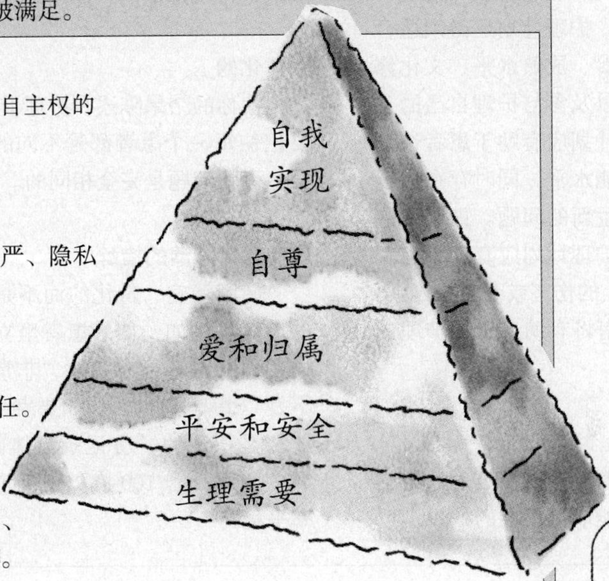

自我实现

一个人的潜力、发展、健康和自主权的认可和实现。

自尊

自我价值、自尊心、独立、尊严、隐私和自信的感觉。

爱和归属

归属、慈爱、亲密、支持和信任。

平安和安全

来自生理和心理的威胁、保护、连续性、稳定性和缺乏危险的安全感。

生理需要

氧气、食物、排泄、体温控制、运动、休息和舒适。

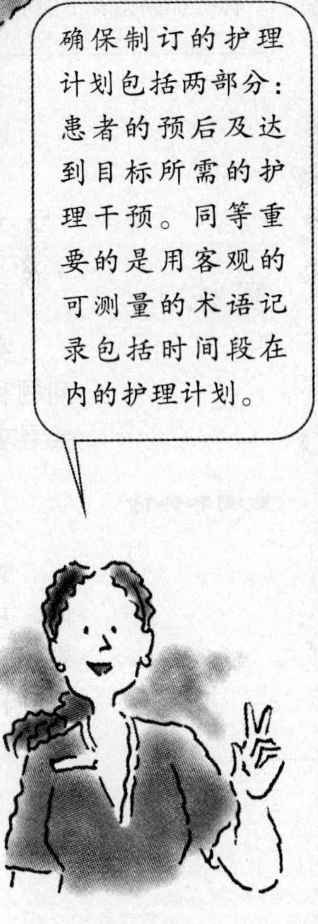

测量和观察

确保用客观的可测量的术语和数据记录护理计划。"患者自我感觉良好"这种记录过于模糊、缺乏时间段和不能提供观察患者自我感觉的方法。患者的预后，如"患者将在一周内用积极的方式来描述自己"，提供了一种可观察的方法来评价患者的行为和在一定时期内行为的改变（见：确保一个成功的护理计划，26 页）。

干预措施

在执行护理计划前斟酌干预措施，然后考虑成功的可能性。确定能否获得必要的设备和资源。如果不能，要采取措施来得到所需要的资源或者相应地改变干预措施。观察患者参与各种干预措施的自愿性，如有必要的话，准备延期或修改干预措施。

确保一个成功的护理计划

护理计划必须以经认真鉴别得出的护理诊断为基础。护理计划还必须适合患者的需要、年龄、成熟水平、文化修养、强壮或虚弱以及参与护理自己的意愿和能力。护理计划应有助于患者达到可能的最佳的功能水平，同时存在最小的风险并不会产生新的问题。如果不能完全恢复健康，护理计划应有助于患者应对生理和心理上的伤害或衰退的健康。

运用下列指南将有助于确保护理计划的有效性。

可实现的

避免制订对患者来说很难达到的目标。如果患者不能取得预期的效果，可能会变得气馁、沮丧和漠不关心。

个体化的

使你的结果陈述和护理干预个体化。要记住每一个患者都是不同的，没有两个患者的问题是完全相同的。

避免含糊不清的措辞

使用精确、量化的而不是含糊不清的措辞。例如，如果患者坐立不安，应描述他的特殊行为，如“非常拘谨”而不是“患者不合作”。如要表明患者生命体征是稳定的，应记录具体的测量值，如“心率小于 100 次 / 分”而不是“心率平稳”。

实施

实施阶段是指将护理计划付诸行动。实施针对解决患者的问题和满足健康需要的所有护理干预措施。当实施计划时，也要寻求来自患者、患者家庭和其他护理者的帮助。

监测和评估

实施护理计划后，继续监测患者以评估干预措施的有效性，并且当患者的情况发生变化时调整干预措施。已经取得成果的资料应反映在护理计划中。按照简易的原则，定期回顾、修订和更新整个护理计划。要记住，护理计划通常是患者病历记录的一个永久部分。

评价

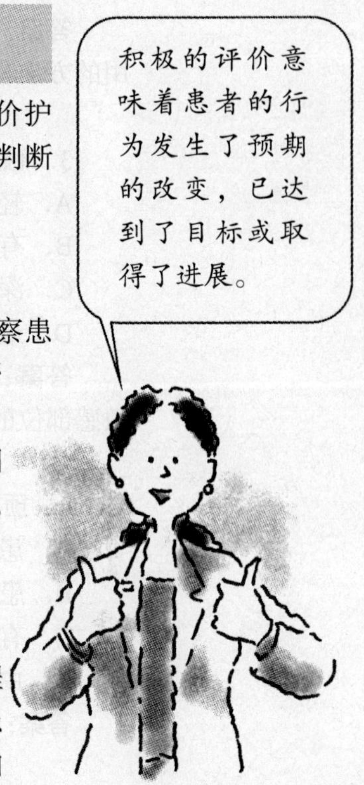

在护理计划达到预期的效果一定时间后，要及时评价护理效果，这是护理程序的最后步骤。在评价期间，必须判断实施的干预是否已经能使患者达到预期的目标。

从头开始

由回顾患者的结果开始陈述每个护理诊断。然后观察患者行为的改变并判断护理诊断与行为变化有关的结果是否相符。患者的行为与结果是相符还是只是暂时性的？

如果患者的行为发生了预期的改变，已经达到了预期的结果或是取得了进展，那么应认为这个评价是积极的。不符合这些标准则构成负面评价，需要采取新的干预措施。

护理程序的成功之处

评价阶段还要判断整个护理程序的效果。如果护理程序被成功地应用，患者的健康状况将得到改善，或者是患者的健康问题将得到解决，或者是将朝着解决问题的方向进展。患者将能够独立和自信地实施自我护理措施，而且护理工作者将会确定他们已经完成了自己的专业职责。

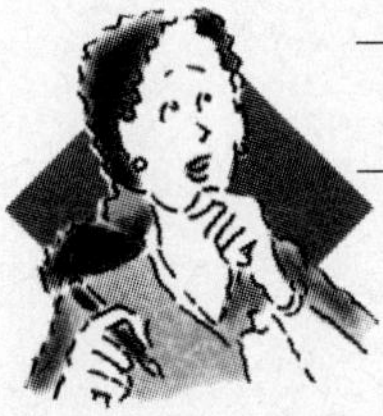

快速测试

1．在收集患者的健康史时，首先要询问的是：

A．个人资料

B．患者的主诉

C．医疗保险范围

D．家族史

答案：A。首先考虑个人资料；否则，询问者可能获得了患者的病史，但忘记了询问基本问题。

2．在体格检查顺序中首要的方法是：

A．触诊

B．听诊

C．视诊

D．叩诊

答案：C。每一身体系统的检查都从视诊开始。这是最常用的方法，并且视诊可提供比其他方法更多的信息。

3. 触诊腹部时，开始触诊时应：

A. 轻轻地

B. 有力地

C. 深深地

D. 最敏感的部位

答案：A。轻柔的触诊通常是发现浅表体征首先要做的。敏感部位的触诊通常应放在最后。

4. 预期的结果是指：

A. 患者应达到的护理计划中干预措施的目标

B. 患者和家属要求完成的工作

C. 有助于激发患者达到较现实的、可达到的更高一级的目标

D. 由医疗团队为每个患者制订的目标

答案：A。预期的目标是现实的、可测量的并且是有期限的。

5. 提出干预措施的一个较好方法是通过：

A. 询问医师

B. 询问患者以前为自己做过什么

C. 回顾既往的医疗记录

D. 与患者家属交谈

答案：B。你可以询问其他的护士、查阅护理期刊、从标准的护理计划或好的主意中挑选出干预措施。

评分

☆☆☆ 如果你回答对了全部 5 个问题，好极了！你就是标准的护理程序。

☆☆ 如果你回答对了 3 个或 4 个问题，继续努力！你基本上掌握了护理程序。

☆ 如果你回答正确的问题少于 3 个，加油！学习本章以后再做一次。

（么秀琴　译　王志强　校）

3

第三章　体液和电解质

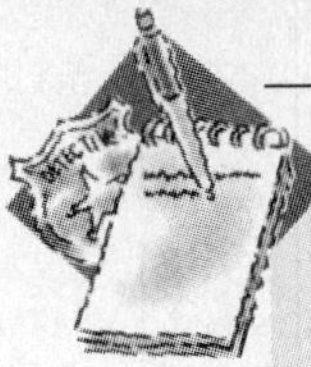

主要内容

在本章中，你将学习：

- 体液和电解质在体内的分布方式
- 一些与体液和电解质有关的术语的含义
- 静脉输液的种类和应用方式
- 与静脉输液治疗有关的并发症
- 接受静脉输液治疗患者的护理要点

体液概述

没有体液我们将是什么样子？绝不可能生存！体液是各种生命形式的本质。体液有助于维持体温和细胞形态，并有助于转运营养物质、气体和废物。让我们仔细了解一下体液和机体保持体液平衡的方式。

入量＝出量

皮肤、肺和肾——几乎所有的主要器官——共同工作以维持一个合适的体液平衡。为保持适度平衡，每天的液体入量总数必须与液体出量总数相等。部分液体出量可被测量（可感知的丢失）；其他部分则不能被测量（不可感知的丢失）。

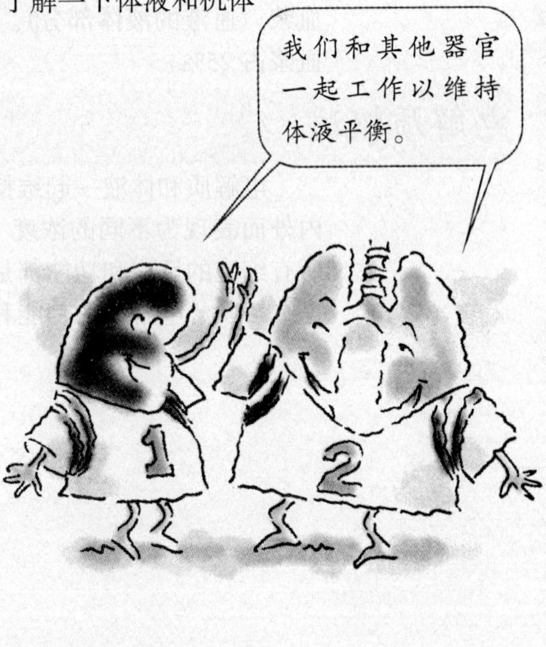

体液分隔

该图显示了体内主要的体液分隔：细胞内和细胞外。细胞外液进一步分为组织液和血管内液。毛细血管壁和细胞膜将细胞内液与细胞外液分隔开来。

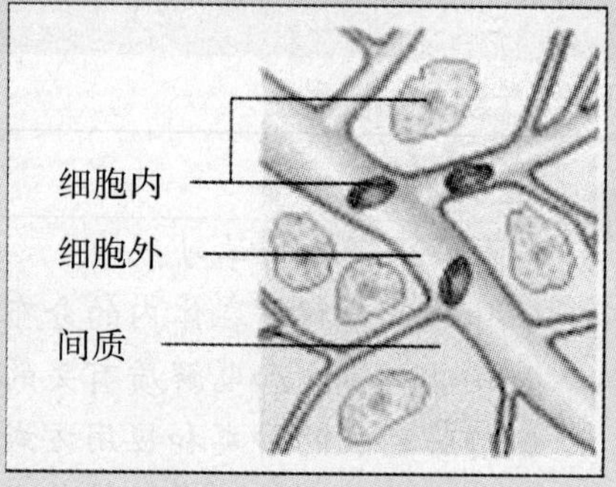

体液

机体将体液容纳在两个基本区域或间隔——细胞内和细胞外。细胞内的液体称为细胞内液（CIF），细胞以外的液体称为细胞外液（ECF）。毛细血管壁和细胞膜将细胞内液和细胞外液分隔开来（见：体液分隔）。为了维持适当的体液平衡，在两个分隔内的体液分布必须保持相对的稳定。

ECF 可进一步分为细胞周围的组织间液和血管内液体或血浆（血液的液体部分）。在成人，组织液约占 ECF 的 75%，血浆占 25%。

电解质概述

电解质和体液一起维持机体的健康。体液因其分布在细胞内外而表现为不同的浓度（见：了解电解质）。电解质对几乎所有细胞的反应和功能都是极为重要的。让我们了解一下什么是电解质、电解质的功能和电解质平衡紊乱。

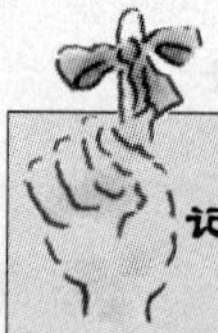

记忆小窍门

为帮助你记忆体液属于哪一个间隔内，记住：INTER 的含义是介于……之间（如处在间隔——位于两个事件之间）和 INTRA 的含义是在之中或内部（如血管内——静脉内）。

了解电解质

电解质有助于调节水的分布、维持酸碱平衡和传导神经冲动。电解质还有助于能量的产生和血液的凝固。下表总结了机体主要电解质的作用。让我们结合示意图理解电解质是如何在细胞内及周围分布的。

钾（K）
- 是主要的细胞内液（ICF）阳离子
- 调节细胞兴奋性
- 透过细胞膜，影响细胞电位
- 协助控制 ICF 的渗透性并形成 ICF 渗透压

镁（Mg）
- 是一种重要的 ICF 阳离子
- 有助于许多酶促反应及新陈代谢，尤其是蛋白质的合成
- 调节神经冲动传导和骨骼肌反应（镁浓度失衡将极大地影响神经肌肉的反应）

磷（P）
- 是主要的 ICF 阴离子
- 促进能量储存及糖、蛋白质和脂肪的新陈代谢
- 作为氢的缓冲剂

钠（Na）
- 是主要的细胞外液（ECF）阳离子
- 协助调控 ECF 的渗透性（钠浓度的变化诱发体液容量的变化以恢复钠盐和水分的正常比率）
- 协助维持酸碱平衡
- 活化神经和肌肉细胞
- 影响水的分布（与氯化物一起）

氯（Cl）
- 是主要的 ECF 阴离子
- 协助维持正常的 ECF 渗透性
- 影响机体的 pH
- 在维持酸碱平衡方面起重要作用，与氢离子结合形成盐酸

钙（Ca）
- 是牙齿和骨骼肌中的一种主要阳离子，在 ICF 和 ECF 中浓度大致相等
- 也存在于细胞膜中，在细胞膜中有助于细胞的相互黏附并维持其形态
- 在细胞中作为酶的活化剂（肌肉收缩必须有钙）
- 有助于血液凝固
- 影响细胞膜的通透性及兴奋性水平

碳酸氢根离子（HCO_3^-）
- 存在于 ECF 中
- 主要功能是调节酸碱平衡

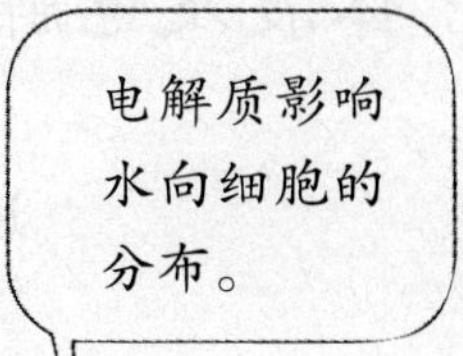

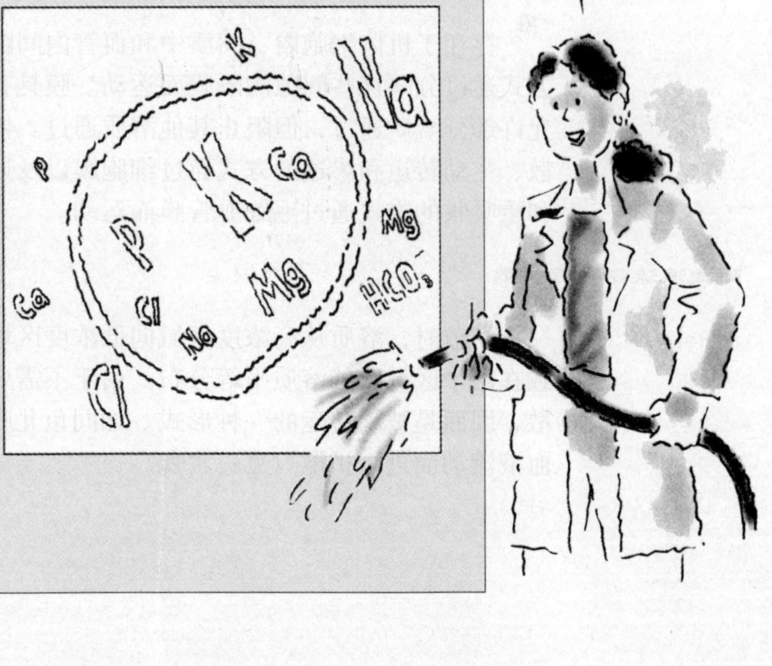

阴离子和阳离子

电解质是在溶液中分解（或离解）成带电的粒子称之为离子的物质。部分离子带有正电荷，其他的带负电荷。阴离子是指产生负电荷的电解质，阳离子是指产生正电荷的电解质。电荷维持细胞的正常功能。氯、磷、碳酸氢根是阴离子；钠、钾、钙和镁是阳离子。

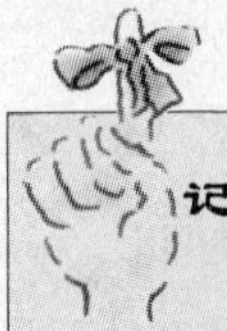

记忆小窍门

为了牢记阴离子和阳离子间的区别，记住“阳离子”（cations）里面的字母“T”看起来很像加号“+”。

电解质平衡

钠和氯是ECF中主要的电解质，在细胞外发挥着它们的主要作用。钙和碳酸氢根是ECF中的另外两种电解质。钾、磷酸盐和镁是存在于细胞内的主要电解质。

尽管电解质在一个或另一个间隔内集中积聚，但它们并不锁定或冻结在这些区域内。像体液一样，电解质会移动以便维持平衡和电中性。

体液及电解质的运动

正如心脏的不停跳动一样，体液及溶解物在体内也是不停运动的。这种运动使机体维持内环境的稳态，即机体寻求的持续平衡状态。

间隙的划分

存在于机体细胞内、间质中和血管内间隙的溶质以不同的方式通过分隔这些间隙的隔膜而运动。膜具有半透性，意味着允许部分溶质通过，但阻止其他溶质通过。体液和溶质通过扩散、主动转运和渗透的方式通过细胞膜以及通过毛细血管滤过和重吸收的方式通过毛细血管膜而运动。

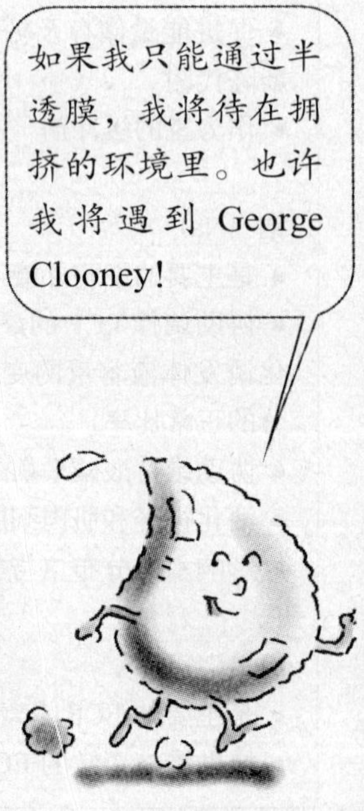

随血液流动进行扩散

扩散时，溶质从高浓度区域向低浓度区域移动，这最终导致在两个区域内的溶质平等分布。由于不需要能量即可进行扩散，因而是被动转运的一种形式。如同鱼儿顺流而下，溶质随血液流动而进行扩散（见：扩散）。

扩散

扩散时，溶质从高浓度区域向低浓度区域移动，直到两个区域的浓度相等。

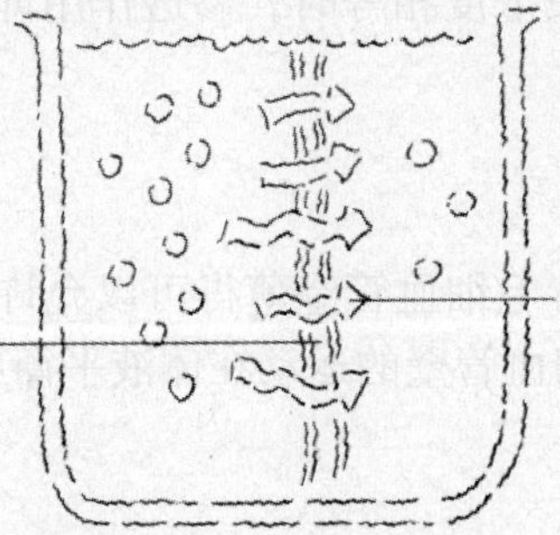

主动转运

主动转运时，溶质从低浓度区域向高浓度区域移动。如同鱼儿逆流而上，主动转运需要能量才能发生。

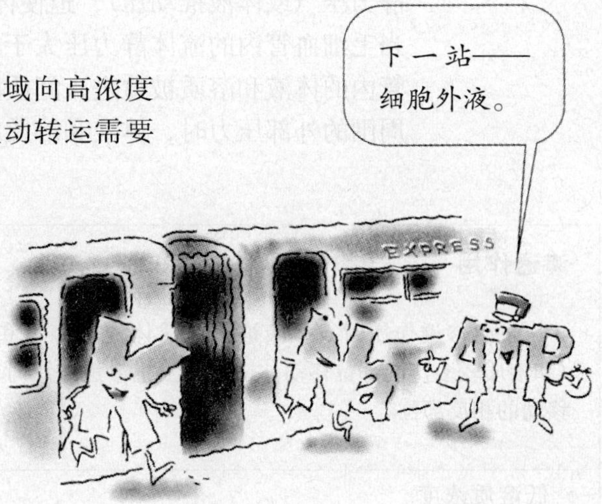

溶质逆浓度梯度运动所需的能量来源于称之为三磷腺苷（ATP）的一种物质。ATP储存于细胞内，为溶质移入或移出细胞提供能量。

部分溶质（如钠和钾）以"钠-钾泵"的主动转运方式使用ATP移入或移出细胞。通过钠-钾泵的帮助，钠离子从ICF（低浓度区域）移向ECF（高浓度区域）。钾离子发生相反的移动：细胞内液中大量的钾离子在细胞膜产生电势。离子快速进出细胞时，电冲动产生。这些冲动是维持生命所必需的。

其他需要主动转运通过细胞膜的溶质包括钙离子、氢离子、氨基酸和某些糖类。

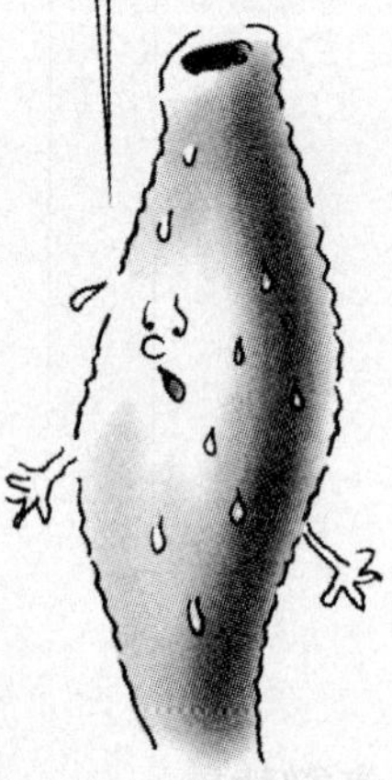

渗透作用使体液通过细胞膜

渗透作用是指体液从低溶质浓度和体液较多的部位透过细胞膜向高溶质浓度和体液较少的部位的被动运动。当足够的体液透过细胞膜使两侧溶质浓度相等时，渗透作用即停止（见：渗透作用）。

血管壁很薄

在血管系统内，只有毛细血管壁薄得可以允许溶质通过。体液和溶质通过机体毛细血管壁的运动在体液平衡中起着至关重要的作用。

压力的产生

通过毛细血管的体液运动（这一过程称为毛细血管滤过）是由于对毛细血管壁的血液推动力产生的。这种压力称为流体静力压（或体液推动压），迫使体液和溶质通过毛细血管壁。当毛细血管内的流体静力压大于周围间质内的压力时，毛细血管内的体液和溶质被迫进入间质内。当毛细血管内的压力小于周围的外部压力时，体液和溶质就移回到毛细血管内。

渗透作用

发生渗透作用时，体液被动地从体液较多（和溶质较少）的部位向体液较少（和溶质较多）的部位移动。记住：发生渗透作用时体液移动的部位就是扩散时溶质移动的相反部位。

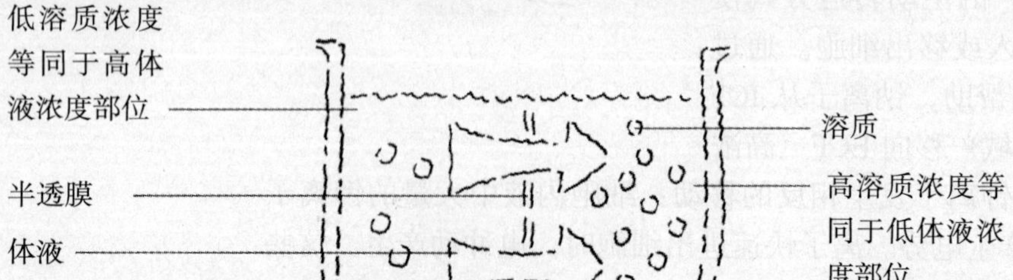

保持体液重吸收

不管毛细血管内流体静力压多高，称为重吸收的一个过程可预防过多的体液移出毛细血管。体液通过毛细血管滤过时，白蛋白被留在水容量减少了的血液中。白蛋白是通常不能通过毛细血管膜的大分子物质。由于毛细血管内白蛋白浓度增加，体液通过渗透作用移回毛细血管内。

我们可把白蛋白想象成“吸水的磁石”。渗透作用（或推动力）、血管内白蛋白的压力就是血浆胶体渗透压。毛细血管内平均血浆胶体渗透压约25mmHg（见：白蛋白）。

白蛋白

白蛋白（一种大分子蛋白）起着吸水的磁石作用并将水分保留在血管内。

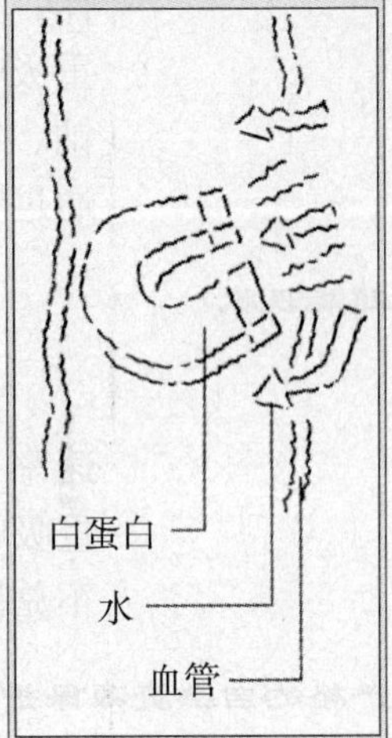

体液自由透过毛细血管

只要毛细血管压（静水压）超过血浆胶体渗透压，水和溶质即离开毛细血管进入间质液中。当毛细血管压低于血浆胶体渗透压时，水和可扩散的溶质即回吸收入毛细血管内。

通常情况下，动脉末端内的毛细血管内压力大于血浆胶体渗透压，而在静脉的末端则降低。因此，毛细血管滤过发生在血管的前半部分；重吸收则发生在后半部分。只要毛细血管血压和血浆白蛋白水平维持正常，进出血管内的水量是相等的。

少数情况下，额外的体液滤出毛细血管。发生这种情况时，这些液体将进入毛细血管外的淋巴管内，并最终回流到心脏进行再循环。

维持平衡

机体内的各种成分和进程共同作用来维持体液和电解质平衡。因为一个问题可影响整个体液-电解质平衡系统，所以保持所有过程的正常至关重要。下面让我们了解一下维持这种平衡可能的作用机制。

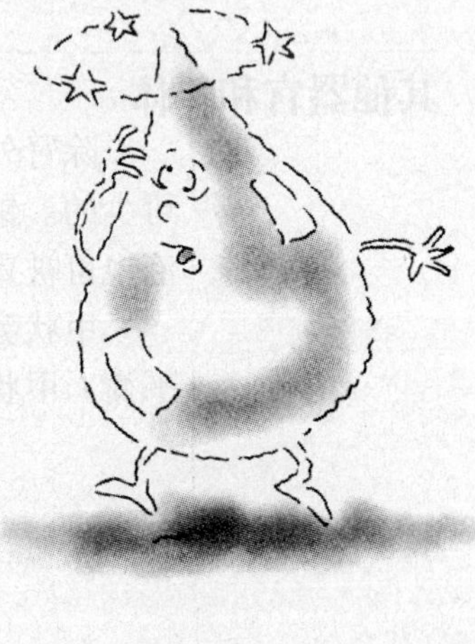

肾

肾在体液和电解质平衡中起着重要的作用。如果肾不能正常地工作，机体将很难维持体液平衡。肾的工作单元是形成尿液的肾单位。通过肾单位每天不停地工作来维持机体正常。

肾单位由肾小球和肾小管组成。肾小管有时缠

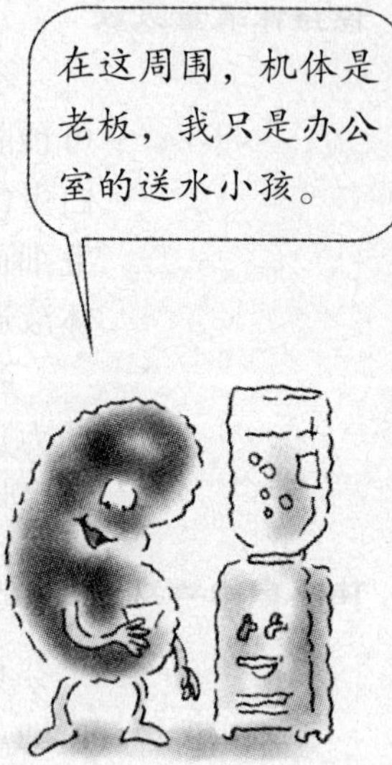

绕在一起，在集合管终结。肾小球是滤过血液的毛细血管袢。像血管支架一样，Bowman 荚膜包绕着肾小球。

在肾小管的近端，毛细血管压使体液通过毛细血管壁并进入 Bowman 荚膜。沿着肾小管的走形，水和电解质根据机体的需要要么排泄要么保留下来。例如，如果机体需要更多的液体，肾小管则保留较多的液体；如果机体需要较少的液体，则重吸收减少，而大部分被排泄。通过同一个部位，电解质（如钠、钾）或被过滤或被重吸收。滤过的结果是最终形成尿液，通过肾小管流入集合管，最后进入膀胱。

超能吸收

肾单位每分钟大约滤过 125ml 或每天 180L 的血液。这种速率（称为肾小球滤过率）每天可产生 1～2L 尿液。肾单位重吸收其余的 178L 或更多的液体，这一数字相当于为家用汽车兑换成三十多升的汽油！

严格的自然资源保护学家

如果机体丢失即使是 1%～2%的液体，肾将采取措施来保存水分。最重要的措施可能是滤过时重吸收更多的水，从而导致尿液浓缩。

肾必须持续每小时排泄至少 20ml 尿液（500ml/d）以排除体内的废物。尿液排泄率小于 20ml/h 时常提示肾的病理改变。最小的排泄率随着年龄不同而不同。

肾通过排泄更多的稀释尿液以对体液过多作出反应，排出机体的过多体液又使电解质得以保留。

其他器官和腺体

除肾外，其他器官和腺体对维持水和电解质平衡也是必不可少的。钠、钾、氯和水通过胃肠道流失。然而，电解质和体液也可被胃肠道吸收。

甲状旁腺在电解质平衡中也起一定作用，特别是钙与磷的平衡。甲状腺也可通过平衡机体钙的水平发挥作用。

抗利尿激素

多种激素可影响体液平衡，其中保留水分的一种激素称为抗利尿激素（ADH）（也称为血管加压素）。下丘脑产生 ADH，但由神经垂体储存并释放。如果知道 ADH 的含义，就会懂得它的作用：通过减少尿液生成并促进水的重吸收以恢复血容量。

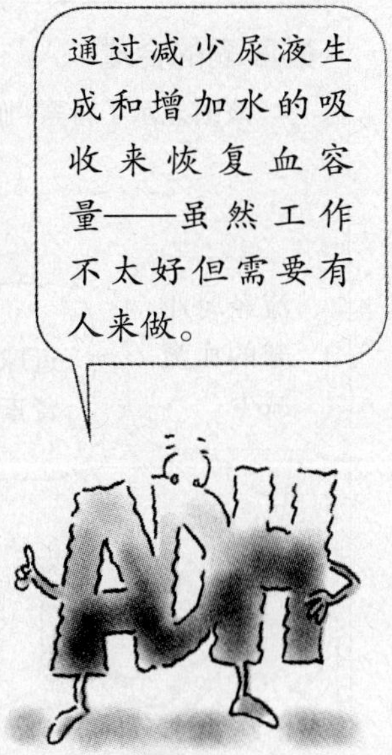

变化的敏感性

血浆渗透压的提高或血容量的减少能刺激 ADH 的分泌，接着肾重吸收水分增加。其结果是导致尿液更加浓缩。

同样，血浆渗透压下降或血容量增多可抑制 ADH 的释放，并减少水分的重吸收，使尿液浓缩减少。全天内 ADH 释放量根据机体的需求而变化。

ADH 释放的增加和减少可保持全天机体体液的平衡。就像一条河上的大坝一样，体液减少时，机体保留水分；反之则排出水分。

肾素和血管紧张素

接近肾小球的一种特殊细胞（近球细胞）分泌一种叫肾素的酶，可帮助维持机体水钠平衡并维持正常的血容量和血压。通过一系列复杂的步骤，肾素催化产生一种强有力的缩血管物质——血管紧张素Ⅱ。

血管紧张素Ⅱ能使周围血管收缩并刺激醛固酮的合成，二者皆能升高血压（见：醛固酮的合成，38 页）。

当血压达到正常水平时，机体就停止释放肾素，肾素-血管紧张素-醛固酮的反馈循环也就停止了。

肾素的变化

肾素分泌的量取决于血流和血流中钠的水平。如果肾血流量减少（例如患者正在出血）或是到达肾小球的钠的量减少，近球细胞就会分泌较多的肾素。肾素可使血管收缩，随之血压升高。

醛固酮的合成

该图显示了肾素-血管紧张素-醛固酮系统合成醛固酮（有助于调节体液平衡的一种激素）的步骤。

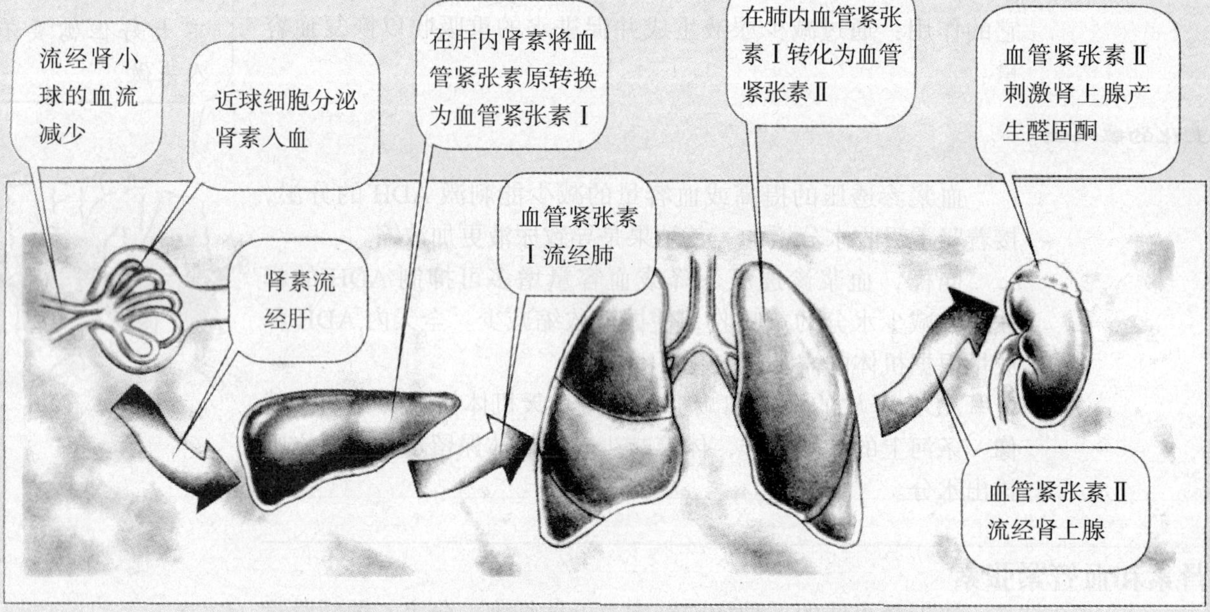

相反，如果肾血流量增加或者流经肾小球的钠量增多，近球细胞就会减少肾素的分泌。肾素分泌减少使血管舒张并使血压恢复正常。

醛固酮

醛固酮在维持血压和水电解质平衡中也起一定的作用。醛固酮由肾上腺皮质分泌，可调节肾单位内水和钠的重吸收。

触发主动转运

当血容量减少时，醛固酮促使钠在远曲小管和集合管主动转运入血流。这种主动转运将钠转运回血流中，这时更多的水分被重吸收，血容量扩张。

心钠肽

在维持体内水平衡方面，肾素-血管紧张素系统不是唯一的因素。一种叫心钠肽（ANP）的心脏内分泌激素也能维持体液平衡。ANP 储存在心房细胞内，当心房压力升高时，心房释放 ANP。它与肾素-血管紧张素系统相反，可降低血压并减少血管内血容量。

这种强有力的激素作用包括：

- 抑制血浆肾素水平
- 减少肾上腺分泌醛固酮
- 增加肾小球滤过，从而增加水钠的排泄
- 使下丘脑分泌的 ADH 减少
- 通过引起血管扩张来降低血管阻力

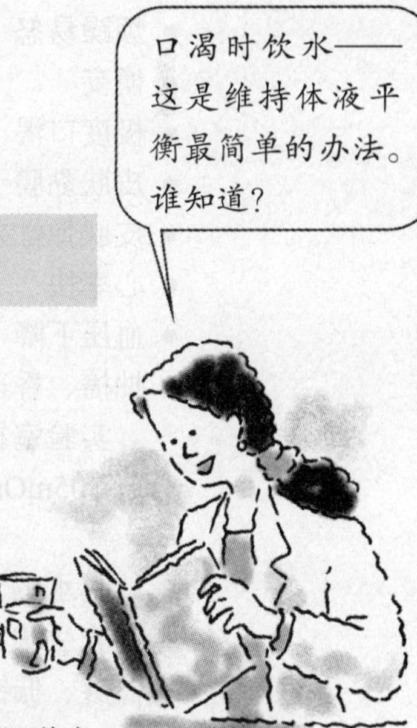

口渴感

维持体液平衡最简单的机制可能就是渴感机制，即使少量的体液丢失也会引起渴感的产生。当机体丢失水分或高盐饮食时可引起血浆渗透压增高，这会引起口腔黏膜的干燥，进而刺激下丘脑渴感中枢产生口渴的感觉。

抑制口渴感

通常当一个人口渴时，他就会喝水，摄入的水分经肠道自由扩散入血液，这种扩散运动导致体内水分增加及溶质浓缩，从而维持整个机体的体液平衡。

水电解质失衡

水电解质平衡对健康是必需的。许多因素，如疾病、损伤、外科手术和治疗，均能破坏患者的水电解质平衡。即使病情较轻的患者出现水电解质失衡也是危险的（见：了解电解质失衡）。

脱水

机体随时都在丢失水分。人们感到口渴就会喝水或进食含水的食物。然而，如果水分摄入不足，机体细胞就会丢失水分，从而引起脱水或体液容量不足。脱水是指体液丢失达体重的1%或更多。

脱水的症状和体征包括：

- 头晕眼花
- 疲乏
- 烦躁易怒
- 谵妄
- 极度口渴
- 皮肤黏膜干燥
- 皮肤弹性差
- 心率快
- 血压下降
- 抽搐、昏迷（重度脱水时）

实验室检查可见血清钠水平高于150mEq/L，血浆渗透压高于305mOsm/kg。患者也可出现血尿素氮、血红蛋白水平增高。

脱水的治疗包括明确病因（例如腹泻或水分摄取减少）和补充丢失的水分——大部分患者可通过口服或者经静脉输注低渗、低钠液，如5%葡萄糖（D_5W）以恢复血容量。

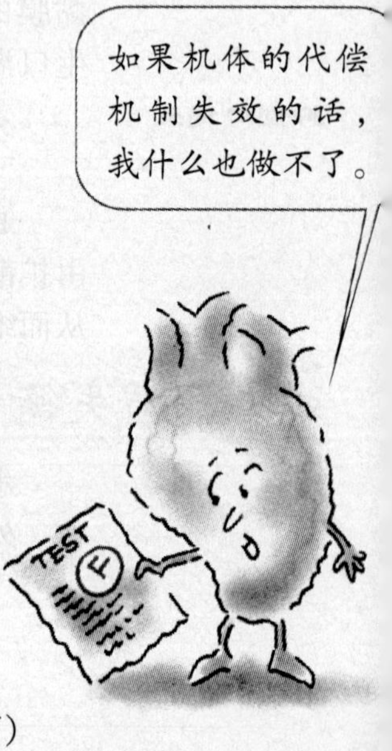

血容量过多

血容量过多是指ECF中等渗液（水和钠）过多。机体用代偿机制来调节血容量过多。然而，如果这些代偿机制失效的话，就会出现相应的症状和体征。

如果一个人摄入比需要量多的水，或水分排出减少或钠潴留过多都会引起血容量过多。导致血容量增多的情况包括肾衰竭、肝硬化、心力衰竭和应用类固醇治疗。

根据血容量增多的严重程度，其症状和体征包括：

- 水肿

（正文接45页）

了解电解质失衡

下表总结了与电解质失衡相关的病因、症状和体征以及对电解质失衡的护理。对所有的电解质失衡，其治疗原则包括基本病因的诊断、纠正或恢复电解质水平、防止复发及预防并发症的发生。

病因	症状和体征	护理措施
低钙血症		
● 甲状旁腺功能减退、输入含枸橼（柠檬）酸盐的血液、急性胰腺炎、血磷酸盐过多、饮食中维生素D摄入不足以及持续或长期应用泻药 ● 镁缺乏、甲状腺髓质癌瘤、血浆白蛋白减少、碱中毒 ● 应用氨基苷、咖啡因、降钙素、皮质类固醇、袢利尿剂、尼古丁、磷酸盐、X线照射或含铝的抗酸药	● 血清钙浓度低于4.5mEq/L ● 口周、指端、双足刺痛感、麻木、肌肉痉挛性疼痛以及手足搐搦 ● 特鲁索征和沃斯特克征阳性 ● 支气管痉挛、喉痉挛和气道阻塞 ● 抽搐 ● 心脏功能改变 ● 抑郁、记忆损害、意识模糊、幻觉 ● 皮肤干燥或脱屑、指甲脆弱、头发干枯和白内障 ● 由于骨质疏松导致骨折	● 确定患者低钙血症的危险性 ● 评估患者低钙血症的症状和体征，特别是心血管及神经系统一些重要的体征改变 ● 遵医嘱静脉补钙 ● 应用含磷酸盐拮抗剂的抗酸药 ● 复查引出特鲁索征和沃斯特克征的步骤 ● 控制抽搐，如有必要可做好紧急情况的预防措施 ● 鼓励有骨质疏松的患者进行规律的锻炼 ● 鼓励患者多进食富含钙和维生素D的食物 ● 向患者及家属讲解如何预防、识别和治疗低钙血症
高钙血症		
● 恶性肿瘤、转移性骨癌、甲状旁腺功能亢进、制动及骨质的丢失或使用噻嗪类利尿药 ● 高钙饮食 ● 甲状腺功能亢进或甲状腺功能减退	● 血清钙浓度高于5.5 mEq/L ● 肌无力、缺乏协调性 ● 厌食、便秘、腹痛、恶心、呕吐、消化性溃疡以及腹胀 ● 意识模糊、记忆损害、言语不清、昏迷 ● 尿频以及肾绞痛 ● 心搏骤停	● 确定患者高钙血症的危险性 ● 若患者正接受洋地黄治疗，识别洋地黄中毒的体征 ● 评估患者高钙血症的症状和体征 ● 鼓励患者活动 ● 小心移动患者防止骨折 ● 必要时采取安全措施预防抽搐 ● 备好急救设备 ● 应用磷酸盐，抑制钙的吸收 ● 应用袢利尿剂促进钙的排泄 ● 给予酸含量高的液体，如柑橘汁，可稀释或吸收钙 ● 减少饮食中的钙 ● 向患者及家属讲解如何预防、识别和治疗高钙血症，特别是转移癌的患者

（待续）

了解电解质失衡（续）

病因	症状和体征	护理措施
低钾血症		
• 腹泻、滥用泻药、长期胃肠减压、长期呕吐、回肠造口术或结肠造口术 • 与应用利尿剂、急性肾衰竭、肾小管酸中毒或醛固酮增多症相关的肾失钾有关 • 某些抗生素的使用，包括青霉素 G 钠、氨苄西林或两性霉素 B • 类固醇治疗 • 大量出汗 • 营养过剩、碱中毒或血液中胰岛素水平过高 • 营养不良	• 血清钾浓度低于 3.5 mEq/L • 疲乏、肌无力、感觉异常 • 延长心脏复极、心肌收缩力下降、体位性低血压、对洋地黄的敏感性下降、对抗心律失常药的耐药性增加、心搏骤停 • 心电图 ST 段低平、出现 Q 波 • 肠蠕动减慢 • 抑制胰岛素释放和醛固酮分泌 • 不能使尿液浓缩以及增加肾对磷酸盐的排泄 • 呼吸肌无力 • 代谢性碱中毒、尿比重下降、血糖轻度升高以及肌红蛋白尿	• 确定患者低钾血症的危险性 • 估计患者饮食 • 评估患者低钾血症的症状和体征 • 遵医嘱补钾 • 鼓励患者摄入高钾食物，如香蕉、干果和橘汁 • 监护患者 • 备好急救设备以及时进行心肺复苏和心脏除颤 • 向患者及家属讲解如何预防、识别和治疗低钾血症
高血钾症		
• 与少尿型肾衰竭、保钾利尿药的使用或肾上腺类固醇缺乏相关的肾排钾减少有关 • 与口服补钾不当、过多地应用盐替代品或快速输入含钾溶液相关的钾摄入过多有关 • 酸中毒、组织损伤或化疗后肿瘤细胞破坏	• 血清钾浓度高于 5.0 mEq/L • 心脏传导异常、室性心律失常、去极化延长、心肌收缩力下降和心搏骤停 • 心电图显示 T 波高尖、QRS 波增宽以及 PR 间期延长 • 肌无力以及肌麻痹 • 恶心、呕吐、腹泻、肠绞痛、尿毒症肠炎、肠鸣音减弱、腹胀、麻痹性肠梗阻	• 确定患者高钾血症的危险性 • 评估患者有无过多食用盐代用品 • 评估患者高钾血症的症状和体征 • 评估动脉血气分析是否有代谢性碱中毒 • 采集血样时要防止由于溶血或长时间应用止血带而导致的血钾假性升高 • 备好急救设备 • 应用葡萄糖酸钙降低心肌兴奋性 • 静脉给予葡萄糖和胰岛素以促使钾进入细胞内，监测血糖水平 • 应用聚磺苯乙烯和 70%山梨醇溶液在肠道内进行钠钾离子交换

（待续）

了解电解质失衡（续）

病因	症状和体征	护理措施
低镁血症		
• 酒精中毒、营养不良、静脉输入不含镁的液体、胃肠减压、吸收不良综合征、滥用泻药、食欲亢进、厌食、肠道旁路术治疗肥胖、腹泻、结肠肿瘤 • 醛固酮增多症或可减少镁重吸收的肾脏疾病 • 应用渗透性利尿剂或抗生素（如替卡西林、庆大霉素） • 应用大剂量维生素 D 或钙盐、烫伤、胰腺炎、败血症、体温过低、输血、静脉营养、糖尿病酮症酸中毒	• 血清镁浓度低于 1.5 mEq/L • 肌无力、震颤、强直、阵挛或局限性癫痫发作 • 喉鸣 • 血压下降、心室颤动、心律失常、对洋地黄毒性的敏感性提高 • 情感淡漠、抑郁、焦虑、意识模糊、谵妄以及幻觉 • 恶心、呕吐以及厌食 • 血清钙浓度下降 • 特鲁索征和沃斯特克征阳性	• 确定患者低镁血症的危险性 • 评估患者低镁血症的症状和体征 • 遵医嘱静脉补镁 • 鼓励患者多食含镁的食物 • 若患者焦虑不安，采取安全预防措施 • 需要时控制抽搐发生 • 备好急救设备，应用葡萄糖酸钙治疗手足抽搐 • 向患者及家属讲解如何预防、识别和治疗低镁血症
高镁血症		
• 肾衰竭、应用过量抗酸药（尤其在肾衰竭患者）、肾上腺功能不全或滥用利尿药 • 过量使用镁制品或过量饮用含镁的牛奶或其他含镁的泻药	• 血清镁高于 2.5 mEq/L • 外周血管扩张、血压下降、面部潮红、感觉温暖、口渴 • 嗜睡或瞌睡、呼吸暂停、昏迷 • 深肌腱反射消失、麻痹、瘫痪 • 心搏骤停	• 确定患者高镁血症的危险性 • 检查给肾衰竭患者的所有药物 • 评估患者高镁血症的症状和体征 • 检查腱反射，如果消失则通知医生 • 应用葡萄糖酸钙 • 备好急救设备 • 遵医嘱准备为患者透析 • 如果患者正在口服含镁的抗酸剂、泻药或其他药物，指导其停用 • 向患者及家属讲解如何预防、识别和治疗高镁血症

（待续）

了解电解质失衡（续）

病因	症状和体征	护理措施
低钠血症		
稀释性低钠血症		
• 静脉输入过多水分、抗利尿激素分泌异常综合征、分娩诱导时应用催产素、水中毒、心功能衰竭、肾衰竭或肝硬化	• 血清钠浓度低于 136 mEq/L • 意识模糊 • 恶心呕吐 • 体重增加 • 水肿 • 肌肉痉挛、抽搐	• 确定患者低钠血症的危险性 • 评估液体的出入量 • 评估患者低钠血症的症状和体征 • 如果患者为稀释性低钠血症，要限制水的摄入量 • 如果患者为真性低钠血症，可静脉补充等渗液 • 向患者及家属讲解正确的饮食以确保适当的水和钠的摄入
真性低钠		
• 胃肠道消化液丢失导致钠过多丢失、大量出汗、应用利尿剂、肾上腺皮质功能不全、烧伤、应用锂剂或饥饿	• 血清钠浓度低于 136 mEq/L • 体位性低血压 • 心动过速 • 黏膜干燥 • 体重减轻 • 恶心呕吐 • 少尿	• 如果患者正在接受锂剂治疗，要教会他如何预防体内钠浓度的变化 • 如果患者肾上腺功能不全，教会他如何预防低钠血症 • 向患者及家属讲解如何预防、识别和治疗低钠血症
高钠血症		
• 与盐中毒有关的钠摄入超过水的摄入（心功能衰竭时应用碳酸氢钠的结果），醛固酮增多症或应用利尿剂、垂体后叶素、肾上腺皮质醇或一些抗高血压药 • 因大量出汗、腹泻、糖尿病性尿崩症及糖尿病产生的多尿症，高蛋白饮食引起的水丢失超过钠丢失，水摄入不足或隐性失水	• 血清钠浓度高于 145 mEq/L • 口渴、黏膜干燥、舌干；皮肤潮红；少尿；低热，但可随着钠水平正常而恢复正常 • 坐立不安、定向力差、幻觉、嗜睡、抽搐以及昏迷 • 肌无力、肌痉挛 • 血浆渗透压高于 295mOsm/kg，尿比重高于 1.015	• 确定患者高钠血症的危险性 • 评估患者液体的出入量 • 评估患者高钠血症的症状和体征 • 与营养师协商以决定鼻饲的水量 • 鼓励患者多饮水、少食盐 • 如果患者烦躁抽搐，要采取安全的预防措施 • 向患者及家属讲解如何预防、识别和治疗高钠血症

（待续）

了解电解质失衡（续）

病因	症状和体征	护理措施
低磷血症		
• 给予葡萄糖或胰岛素释放、营养吸收综合征、过多单纯进食糖类、呼吸性碱中毒、戒酒、糖尿病酮症酸中毒或饥饿 • 营养吸收障碍综合征、腹泻、呕吐、醛固酮增多症、利尿剂治疗或应用一些与磷结合的药物，如氢氧化铝（两性电解质）或镁盐（镁乳）	• 血清磷浓度低于 2.5mg/dl • 烦躁、忧虑、意识模糊、意识水平下降、抽搐以及昏迷 • 无力、麻木、皮肤感觉异常 • 充血性心脏病 • 呼吸肌麻痹 • 溶血性贫血 • 粒细胞功能受损、肌酸激酶浓度升高、高血糖症、代谢性酸中毒	• 确定患者低磷酸盐血症的危险性 • 评估患者低磷酸盐血症的症状和体征，尤其是有神经或血液系统疾病的患者 • 遵医嘱补充磷酸盐制剂 • 注意钙、磷水平，因为二者呈负相关 • 遵医嘱逐渐静脉输入营养液 • 向患者及家属讲解如何预防、识别和治疗低磷血症
高磷血症		
• 肾脏疾病 • 甲状腺功能减退或甲状腺功能亢进 • 过多地摄入维生素 D • 肌肉坏死、摄入过量的磷酸盐或化疗	• 血清磷浓度高于 4.5mg/dl • 软组织钙化（慢性高磷血症时） • 低钙，可能出现手足搐搦 • 红细胞数量增多	• 确定患者高磷血症的危险性 • 评估患者高磷血症和低钙血症的症状和体征，包括搐搦和肌肉颤动 • 建议患者避免应用含磷的食物及药物 • 给予与磷结合的抗酸药 • 为患者透析做准备 • 向患者及其家属讲解如何预防、识别和治疗高磷血症

- 体重增加
- 颈静脉和手部静脉充盈
- 心力衰竭
- 开始时血压升高及心输出量增加，后期则血压下降、心输出量减少

实验室检查可见血清钠浓度高于 135mEq/L，血浆渗透压低于 275mOsm/kg。

治疗包括明确病因、治疗基础病，通常患者需要限制水钠和采用利尿剂治疗。

水中毒

当过多的水从 ECF 进入 ICF 时即会发生水中毒。细胞外过多的低钠液相对细胞来说为低渗，细胞相对水为高渗。结果，水进入细胞内（原来有较少的水和较多的钠）。这种水的转移可平衡细胞内外水的浓度。

处置不当

水中毒可发生在抗利尿激素分泌异常综合征患者，此综合征可由中枢神经系统疾病或肺部疾病、颅脑损伤、肿瘤或某种药物的使用引起。其他引起水中毒的原因包括：

- 快速输入低渗液
- 通过鼻饲或灌肠给予过多的水
- 精神性烦渴——一种精神上的紊乱，使人在不需要的时候饮用大量的水

静脉补液

要保持健康，细胞内外水电解质的平衡必须保持相对的稳定。无论何时，当人们处于生病或其他妨碍水正常摄入或引起水大量丢失的情况时，给予静脉补充液体是必需的。

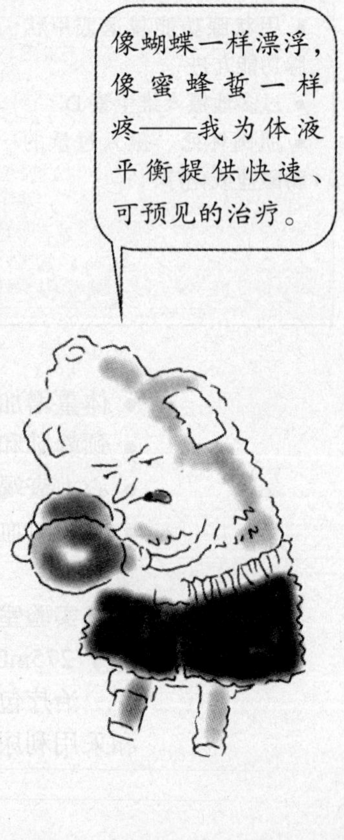

快速并可预见

能为患者提供维持生命的水和电解质的静脉补液治疗具有快速、可预见的优点，因此静脉输液是最好的手段——尤其是在紧急情况下输入水、电解质和药物。

当消化道吸收不良时这条通路也可输入液体。经静脉途径给药可精确地调整镇痛药或其他药物的剂量。静脉输液治疗的潜在缺点包括药物和溶剂的不相容性、不良反应、感染和其他并发症。

溶液的类型

用于静脉补充体液的溶液广义上可分为晶体液（可能为低渗、等渗或高渗的）和胶体液（一般是高渗的）。

晶体液

晶体液含有容易从血液进入细胞和组织的小分子物质，等渗晶体液与细胞外液渗透压基本相同，因此水分不能在细胞内外转移。

低渗晶体液与细胞外液相比含溶质较少，因此它们从血液进入细胞引起细胞肿胀；相反，高渗晶体液则将水分从细胞转入血液引起细胞脱水（见：液体渗透压的比较）。

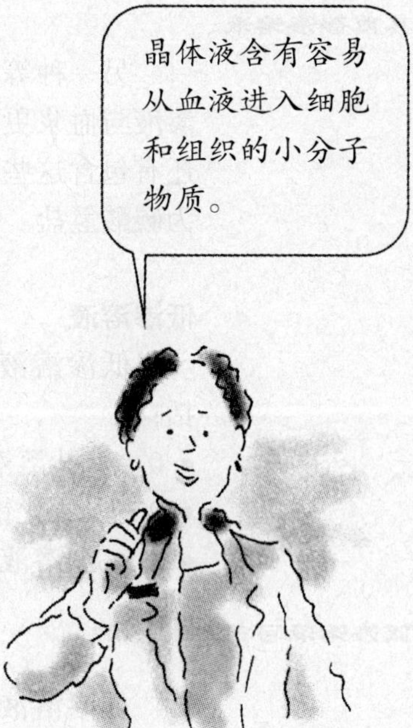

等渗溶液

等渗溶液如 D_5W，渗透压为 275～295mOsm/kg。然而葡萄糖代谢快，其作用如同低渗液，可使水分保留。大量的等渗溶液可引起高血糖症。

液体渗透压的比较

下图表明不同类型的静脉液体对水的运动和细胞大小的影响。

等渗

等渗溶液如生理盐水，其溶解度及张力均与细胞内外液相同，故水的运动不会引起细胞萎缩或肿胀。

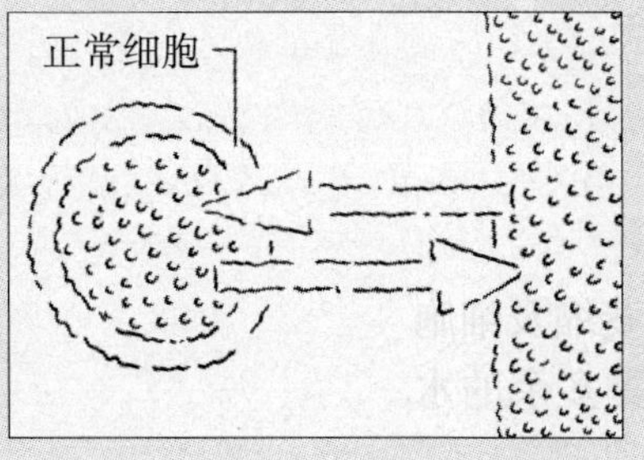

高渗

高渗溶液的张力比 ICF 的张力高，因此细胞内外的渗透压是不相等的。脱水或快速输入高渗溶液，例如 3%盐溶液或 50%葡萄糖，可将细胞内的水移动到浓度更高的 ECF。

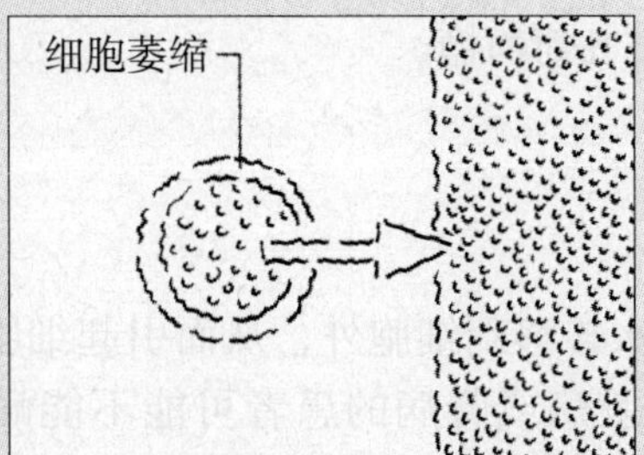

低渗

低渗溶液如 0.45%的生理盐水，其张力比 ICF 低，因此渗透压可使水由细胞外进入细胞内。严重的电解质丢失或不适当的静脉补液可使体液呈低渗状态。

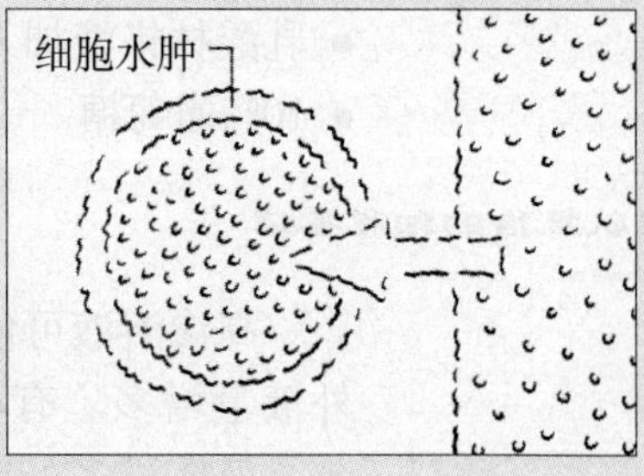

其他等渗溶液

另一种等渗液——生理盐水，仅含电解质钠和氯。其他等渗液与血浆更相似，例如林格液包含钠、钾、钙、氯等；另外还有包含这些电解质以及乳酸的乳酸林格液，它能在肝内转变为碳酸氢盐。

低渗溶液

低渗溶液是指那些渗透压低于 275mOsm/kg 的液体，包括：

- 0.45%盐溶液
- 0.33%氯化钠溶液
- 2.5%糖溶液

低渗溶液可使细胞水肿

低渗溶液应当谨慎使用，因为水可由细胞外进入细胞内，使细胞水肿，这种水的转移可使血管内水分减少而引起循环系统衰竭，同时水转移入脑细胞内可引起颅内压增高。

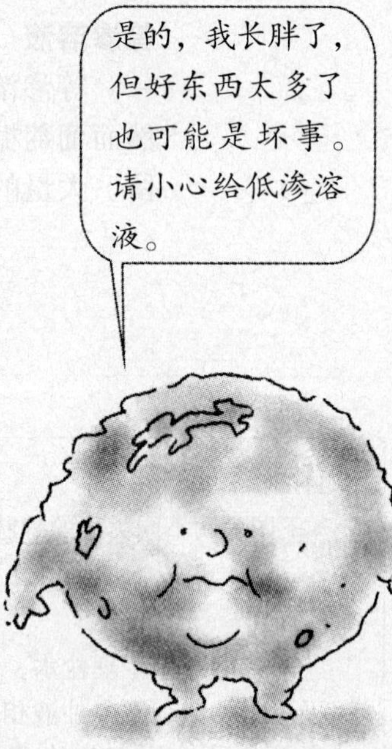

低渗溶液禁用于有颅内压升高危险的患者，如脑外伤、脑肿瘤或开颅手术的患者。颅内高压的体征包括患者意识的变化，运动或感觉缺失，瞳孔大小、形状和光反射的变化。低渗液还禁用于那些水异常转移到细胞组织间隙或体腔的患者，如肝病、烧伤或创伤患者。

高渗溶液

高渗溶液是指渗透压高于 295mOsm/kg 的液体。包括：

- 0.45%生理盐水加入 5%葡萄糖
- 生理盐水加入 5%葡萄糖
- 乳酸林格液加入 5%葡萄糖
- 10%葡萄糖

难以置信的细胞萎缩

高渗溶液可使水转移到细胞外，从而引起细胞萎缩及细胞外液量增多。有心脏病或肾病的患者可能不能耐受多余的水分，液体过多可导致肺水肿。

因为高渗溶液能使细胞失水，故有细胞脱水危险的患者（如糖尿病酮症酸中毒的患者）禁用高渗溶液。

胶体液

如果患者的血容量在应用晶体溶液后不能增加，医师可开具医嘱应用胶体液（血浆扩容剂）。可应用的胶体液包括：

- 白蛋白（可供使用的有5%白蛋白，其渗透压与血浆渗透压相同；25%白蛋白，可在15分钟内使细胞内液进入循环的量为自身容量的4倍左右）
- 血浆蛋白制品
- 右旋糖酐
- 羟乙基淀粉

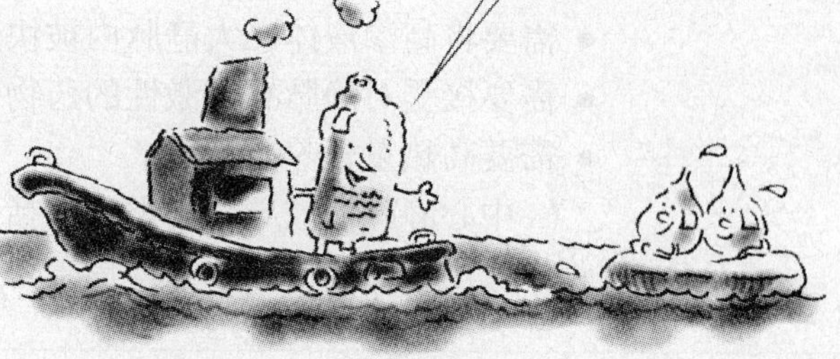

增加血容量

胶体液可把水转入血流，若毛细血管功能正常，其作用可持续几天。在输注胶体液时必须密切监测患者，因为可能出现血压升高、呼吸困难、期前收缩等血容量过多的表现。

如果晶体液和胶体液均未纠正体液失衡，那么患者可能需要输血或其他治疗。

输注方法

静脉输液治疗通路的选择根据治疗目的和持续时间、患者的诊断、年龄和既往史以及患者的静脉情况而定。可通过外周或中央静脉输注溶液。根据治疗和输液部位选择输液导管。下面讲述如何选择输液部位——外周或中央——以及分别需要哪些设备。

外周通路

外周静脉输液治疗是指通过上肢、手、腿或足的静脉进行短期的或间断的治疗。外周输液的静脉包括手背静脉、头静脉、贵要静脉、肘正中静脉和大隐静脉等，通常不选择腿或足的静脉，因为有形成血栓的危险。一定要牢记，大于10%的葡萄糖液体不能通过外周静脉输注，因为有刺激静脉的危险。

中央通路

中心静脉治疗是指通过置于中心静脉的导管输入液体，通常经锁骨下静脉或颈内静脉，较少经股静脉置入导管。

中心静脉治疗用于以下患者：

- 没有足够的外周静脉
- 需要接受输血治疗
- 需要大量液体
- 需要将高渗液体在大静脉内被快速稀释
- 需要接受对静脉有刺激性的药物
- 需要高热量营养支持

中心静脉输液导管的类型包括用于短期治疗的传统的多腔管以及用于长期治疗的经外周置入中心静脉导管（PICC）。

静脉输液治疗的并发症

护理静脉输液的患者需要密切监测，还要清楚地了解可能出现的并发症。如果出现并发症，要知道该做什么和如何处理流速问题。

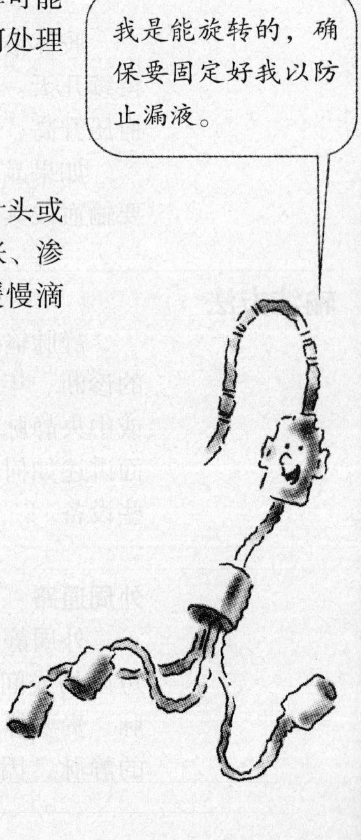

漏液

漏液时，液体可从静脉漏到周围组织内。漏液多与针头或输液管脱离静脉所致。穿刺部位可出现发凉、疼痛、肿胀、渗液及无回血。即使在输液位置以上应用止血带时仍可缓慢滴液。如果发现渗漏，应停止输液、抬高肢体并给予热敷。

减少漏液

为了防止渗漏，用最小的导管输液；避免在关节部位输液，固定好输液导管的位置。

感染

静脉输液治疗需要刺破机体防止感染的屏障之一——皮肤。应注意输液处有无脓液流出，触诊有无柔软、发红、发热或发硬。感染的全身症状和体征包括发热、疼痛、白细胞计数增加。

重要的监护

静脉输液部位的护理措施包括监测生命体征及通知医生。用棉花棒留取标本送细菌培养，遵医嘱去除输液导管。要遵守无菌操作原则以防止并发症的发生。

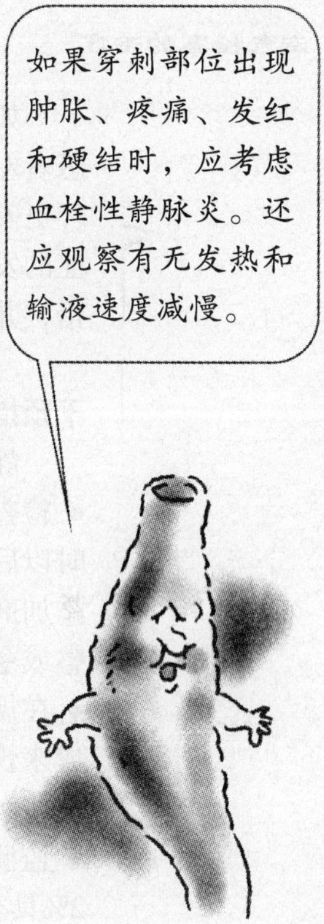

静脉炎和血栓性静脉炎

静脉炎是静脉的炎症。血栓性静脉炎是静脉受刺激伴血凝块形成。血栓性静脉炎通常比静脉炎疼痛，穿刺技术欠佳或输注溶液的 pH 或渗透压以及药物均可引起这些并发症。在输液部位可出现疼痛、发红、肿胀以及硬结；沿静脉走向出现一条红线、发热或液体流速减慢。

选择较大静脉

当发生静脉炎或血栓性静脉炎时，应去除输液导管，监测患者的生命体征，通知医师并给予热敷。为防止这些并发症发生，可选择较大的静脉，并且当输注高渗溶液时每 72 小时更换一次导管。

外渗

外渗与漏液相似，是液体渗漏到周围组织内。是药物（如多巴胺、钙溶剂、化疗药）从静脉渗漏所致，可引起水肿，甚至导致坏死。最初患者可感觉该部位不适、烧灼感、疼痛，可见皮肤肿胀、苍白、无回血。延迟反应包括 3～5 天内出现炎症和疼痛以及在两周内出现溃疡或坏死。

应对策略

当应用可能引起液体外渗的药物时要知道相应的对策。护理措施包括停止输液，通知医生，遵医嘱在渗出处应用解毒药物（通常在取出输液管之前通过静脉导管给药），早期给予冷敷，然后热敷，抬高肢体。评估肢体的循环和神经功能。

空气栓塞

当气体进入静脉时会发生空气栓塞，可引起血压下降、心率加快、呼吸窘迫、中心静脉压升高以及意识丧失。

空气栓塞的治疗

如果患者出现空气栓塞，需要通知医生并夹闭输液管，嘱患者左侧头低位以便气体进入右心房，在那里气体能通过肺循环更安全地弥散。监测患者并给予吸氧。为避免这种严重并发症的发生，要确保整个输液管道充分排气，所有连接处安全紧密，并在静脉泵上应用空气监测设备。

记忆小窍门

为了记住液体潴留或丢失与体重的关系，请记住一个短语：下班回家路上捡到了1夸脱无脂牛奶。体液发生2%的变化具有临床意义。液体潴留或丢失1L，体重就发生1kg的变化。这是很多牛奶啊！

干预措施

静脉输液患者的护理措施包括下列内容：

- 检查静脉输液医嘱的完整性及准确性。大多数医嘱在24小时以后失效。一条完整的医嘱应指明输液的量和类型、具体的添加剂及其浓度，以及静点的速度和持续时间。如果医嘱不完整或令人费解，在执行前需要澄清医嘱。
- 在规定的时间间隔内认真监测出入量。肾通过减少尿液的生成来恢复水平衡，若患者尿量少于30ml/h意味着代谢废物的滞留。如果尿量少于30ml/h，应通知医生。
- 监测每日体重以了解液体的潴留或丢失。体重上升或下降2%具有临床意义。每1kg的体重变化相当于1L液体的潴留或丢失。
- 持续监测溶液的滴速，因为快速静点及药物循环可能是危险的。
- 注意溶液的pH，因为它可改变静脉输液袋中混合药物的药效和稳定性。如果你有疑问，可查阅医学文献或询问医生。
- 根据所在单位的规定更换输液的位置、敷料、输液管路。溶液至少24小时更换一次。
- 当更换输液管时，确保没有移动静脉导管；当分开输液管有困难时，可用止血钳夹住静脉导管，同时拧动输液管，但不要夹闭止血钳，否则可能使导管破损。
- 坚持汇报针刺伤制度。接触患者血液可增加通过血行传播的病毒感染的风险，例如人免疫缺陷病毒（HIV）、乙肝病毒、丙肝病毒、巨细胞病毒。在因穿刺受伤的人群中，1/300的人HIV-血清反应呈阳性。

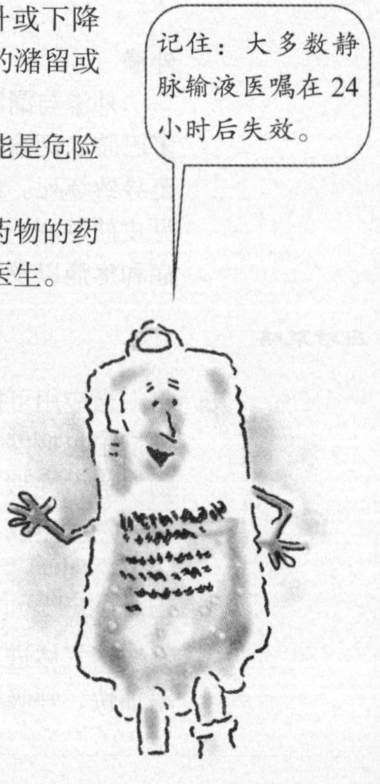

● 当针刺、护理及停止输液时一定要遵守标准的预防措施。

关注患者

● 要坚持仔细倾听患者的陈述，有时不经意的诉说，例如“我感觉不太好”，可能就是发现过敏反应的线索。

● 向患者进行适当的宣教（见：有关静脉输液治疗的宣教）。

● 记住，适合在家进行输液治疗的患者必须有一个能安全完整输注液体的家庭成员或朋友作为协助者、一个适合的家庭环境、一个电话、随手可用的交通工具、足够的阅读能力以及正确的准备、操作、保存、处理设备的能力。在家护理静脉通路，除用清洁技术代替无菌技术外，其他操作步骤应与医疗机构相同。

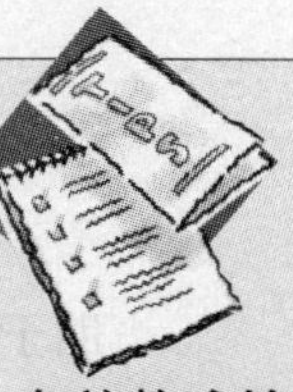

教育园地

有关静脉输液治疗的宣教

确保患者了解以下内容，对患者的掌握情况作出评价：

● 在静脉输液之前、之中、之后应做什么。

● 并发症的症状和体征以及何时报告。

● 活动或饮食的控制。

● 在家如何护理静脉输液通路。

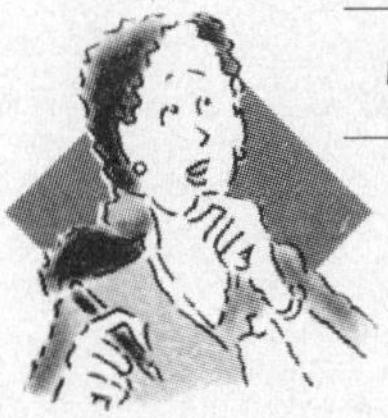

快速测试

1．流体静水压能使水分流出毛细血管，它与胶体渗透压的作用是相反的，其机制是：

A．减少肾素分泌

B．通过白蛋白的吸附力重吸收水分

C．抗利尿激素分泌增加

D．醛固酮分泌增加

答案：B。毛细血管内白蛋白可使水分进入毛细血管，此过程叫重吸收。

2．当一个人的血压下降时，肾的反应是：

A．分泌肾素

B．产生醛固酮

C．释放抗利尿激素

D．增加尿液的生成

答案：A。肾的近球细胞对低血容量和低钠的反应是分泌肾素，其最终结果是升高血压。

3．主要的细胞外液阳离子是：

A．钙

B．磷

C．镁

D．钠

答案：D。钠是细胞外液的主要离子，除其他作用外，有助于调节机体水平衡。

4．高渗液使水：

A．从组织间隙移至细胞内

B．从细胞内移至细胞外

C．从细胞外移至细胞内

D．从细胞外移至组织间隙

答案：B。高渗溶液因其高渗透压可使水分从细胞内移至细胞外间隙。

5．静脉输液外渗与下列哪种药物有关：

A．高渗液

B．D_5W

C．抗肿瘤药

D．生理盐水

答案：C。抗肿瘤药对静脉刺激性大，且穿刺时应用钢针，在这种情况下外渗较常见。

评分

☆☆☆ 如果你答对了全部的5个问题，那太棒了！你有关水电解质方面的知识没问题了。

☆☆ 如果你答对了3个或4个问题，也不错，你会很快掌握水电解质紊乱的。

☆ 如果你答对的问题少于3个，别着急，仔细阅读本章节，你很快会全掌握的。

（苗瑞杰　译　于双平　校）

4

第四章　围术期护理

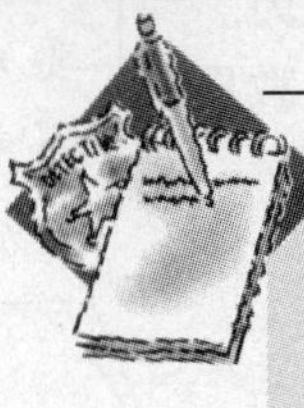

主要内容

在本章中，你将学习：

- 围术期护理措施
- 麻醉剂的作用
- 如何预防或治疗术后并发症
- 如何计划患者的出院

围术期护理概述

科技进步使手术时间更短、更安全、更有效。即便如此，手术仍然可能是患者所承受的最大压力之一。患者进入手术室之前，你必须充分了解其生理和心理的需求。如果术前宣教周密、准备恰当，患者将经历较小的疼痛、较少的术后并发症和较短的住院时间。

术前护理

仔细、周到的术前护理将有助于预防术前并发症并缓解患者及家属的焦虑情绪。

术前评估

全面的术前评估有助于系统地明确和纠正存在的问题，并为术后对比建立基础资料。当进行评估时，重点应集中在患者既往史提示的问题及受手术直接影响的机体系统（见：既往史）。要分析与具体年龄组标准有关的检查结果。在评估中不要忘记包括患者的心理状态，因为抑郁和焦虑可严重影响患者术后的恢复。

患者的宣教

宣教可能有助于患者缓解手术带来的生理及心理压力。与较短的入院前和手术期间的宣教相比，住院前和术前宣教更加重要。

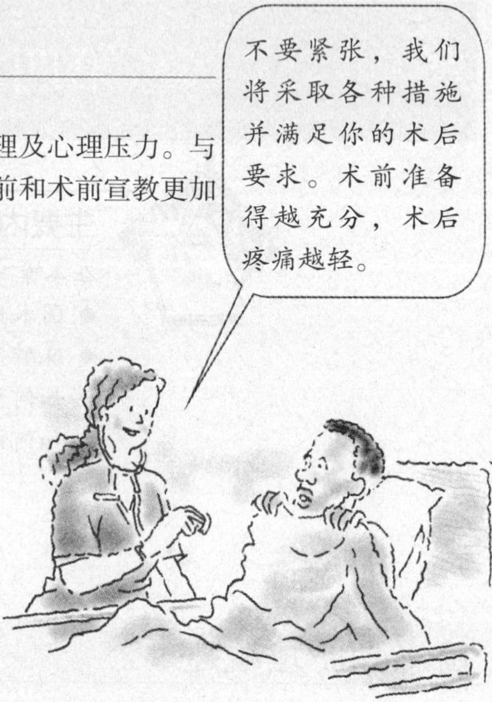

评估、适应和考虑

评估患者的理解能力并消除患者对住院或手术的疑惑或误解。宣教应符合患者的年龄、理解能力和文化背景。另外应考虑患者家属或护理者的需求。

宣教内容

对患者的术前宣教应确保包括以下内容：

- 诊断性检查
- 麻醉的有关问题
- 饮食
- 手术室程序
- 静脉输液治疗
- 麻醉恢复室的有关情况
- 止痛

为术后做准备

在手术前，向患者讲解术后早期活动和急救及腿部锻炼方法。另外，讲解咳嗽和深呼吸练习，包括如何使用激励式肺活量计。使患者明白术后必须重复这些练习动作数次（见：咳嗽和深呼吸练习的宣教要点）。

告知患者术后练习有助于预防下列并发症：

- 肺不张
- 坠积性肺炎
- 血栓性静脉炎
- 便秘

既往史

明确患者的既往史非常重要，但需要询问许多问题。为了获得全面的病史资料应询问：

- 药物、食物及环境过敏史
- 使用麻醉药品的家族史
- 患者是否规律服用药物和中草药（重要的是，如果住院前服用了某一药物，应明确服用该药的时间长短）

进一步询问

还要询问患者饮酒及滥用药物史。服用兴奋剂的患者对麻醉剂和止痛药有较高的耐受性。正在药物戒断的患者可出现行为改变，使术中及术后的处理更为困难。明确药物应用的频率以评估患者术后是否可以开始药物戒断。

术前还应询问患者是否有：

- 牙齿松动
- 戴假牙及牙托
- 戴眼镜或隐形眼镜
- 使用助听器
- 戴首饰
- 关节植入物、金属植入物或起搏器
- 锐器

对于女性患者

询问女性患者的妊娠情况。应用一些常规方法来检查所有 10 岁及以上女性患者的妊娠状况。询问成年女性患者时应考虑性生活和生育情况。

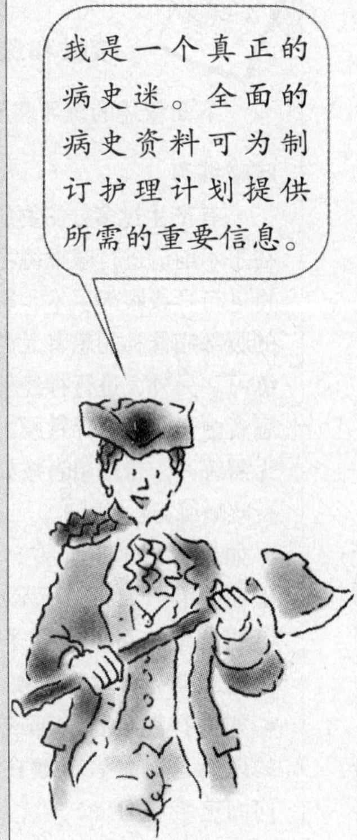

- 腹胀
- 静脉淤血

嘱患者进行术后练习以评估是否有必要进一步宣教并支持宣教计划。

准备工作

对准备手术的患者，必须进行皮肤和肠道的准备及服用药物。

教育园地

咳嗽和深呼吸练习的宣教要点

下面叙述的练习将有助于促进患者康复并减少呼吸道并发症的危险：

咳嗽练习

有产生过多分泌物危险的患者在手术前应进行咳嗽练习。而对于将进行耳或眼部手术、裂孔疝或大的腹部疝修补的患者无需进行咳嗽练习。另外，进行神经外科手术的患者由于咳嗽可导致颅内压增高亦无需练习。告知患者按如下方法进行咳嗽练习：

- 如果患者情况允许，应指导其坐在床沿（如右图所示）。若双脚不能着地，可放在凳子上。嘱其弯曲双腿，身体略前倾。
- 如为择期进行胸部或腹部手术的患者，向患者讲解在咳嗽前如何固定手术切口。
- 指导患者缓慢深呼吸，患者应通过鼻吸气并完全扩张胸廓，然后通过嘴呼气，并全神贯注于胸廓下凹的感觉。接下来患者以同样的方式进行第二次呼吸。
- 随后告诉患者进行第三次深呼吸。接下来应连续咳嗽 2～3 次（1 次不够）。这样会使其呼吸道畅通。鼓励患者集中精力于膈肌，使其完全呼出胸腔内气体。然后进行 3～5 次正常呼吸。缓慢呼气然后放松。
- 让患者重复上述练习至少一次。术后，患者将需要至少每两小时进行一次上述呼吸活动以帮助排出肺内分泌物。要使患者确信其切口缝合非常牢固，咳嗽时不会使伤口裂开。

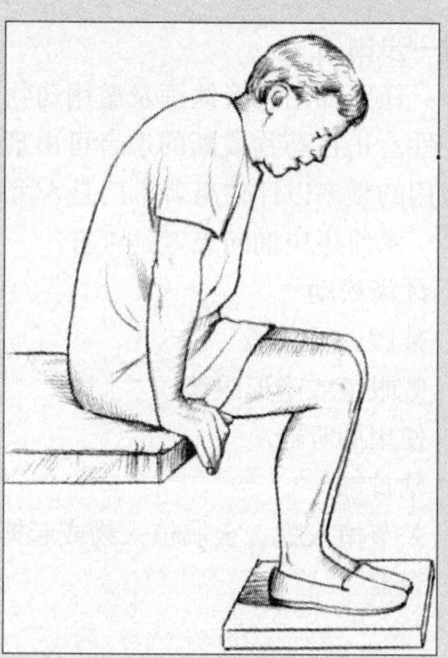

深呼吸练习

建议患者每小时进行几次深呼吸练习以保持肺的充分扩张。正确的深呼吸是：患者必须使用膈肌和腹肌而不仅仅是胸肌。嘱患者术前进行下列练习，每天 2～3 次，做法如下：

- 嘱患者以舒适的姿势仰卧，一只手放于胸部，另一只手置于上腹部，如右图所示。告知患者放松，然后稍弯曲双腿。
- 指导患者正常呼吸，然后闭嘴并通过鼻子深呼吸，集中精力于腹部隆起。患者胸廓不应扩张，嘱其屏住呼吸并缓慢数到五。
- 随后让患者像吹口哨那样撅着嘴，完全通过嘴呼气，不鼓腮。患者的肋骨将回缩内凹。
- 休息几秒后，患者应重复练习 5～10 次。侧卧位、坐位、站立位或在床上翻身时亦应进行练习。

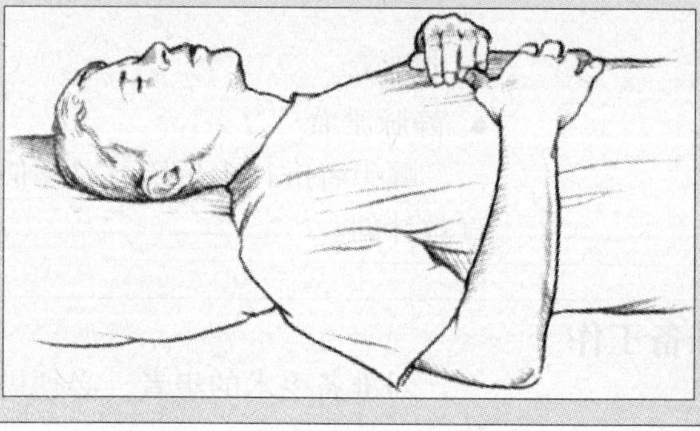

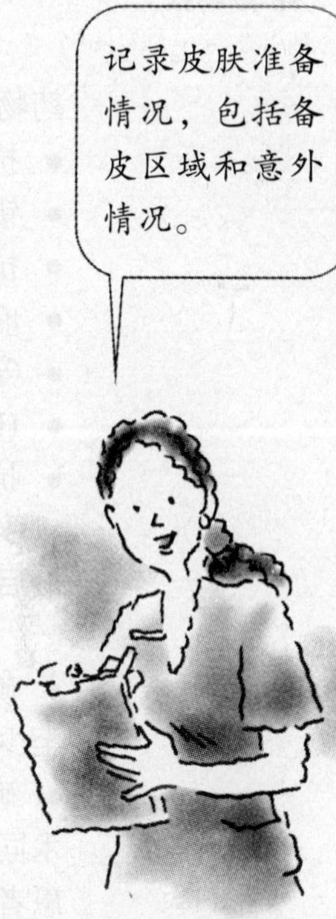

皮肤准备

在大多数医疗机构，皮肤准备在手术期间进行。然而，必须确保手术区域皮肤无微生物以尽可能减少切口部位发生感染的危险。要求患者在术前晚上或术日早晨洗澡、淋浴或用杀菌剂消毒局部皮肤。如有必要，医生通常将告知局部皮肤擦洗的部位。

备皮区域要足够大

为了减少切口部位临近区域的微生物数量，准备比预期切口部位更大面积的皮肤区域。这样做也有助于预防手术铺单过程中的污染。书写备皮的文件记录，包括备皮部位和所有意外情况。

肠道准备

肠道准备的程度根据手术的部位和类型而定。术后需卧床休息且近期无肠蠕动的患者，可给予缓泻药或磷酸钠灌肠。另外，对于择期行胃肠道、骨盆、肛周或直肠手术的患者应进行更为广泛的肠道准备。

灌肠三次后，通知医生

如果要求清洁灌肠，而第三次灌肠后大便仍未完全排出者，应通知医生。因为反复灌肠可导致体液和电解质失衡。老年患者、儿童及禁食且未给予静脉补液的患者发生水和电解质失衡危险性较高。

术前用药

医生可能开具术前或麻醉前用药的医嘱以：

- 缓解焦虑
- 有利于麻醉的平稳诱导
- 减少麻醉剂的用量
- 为随后进行的手术制造记忆缺失
- 减少唾液和呼吸道分泌物
- 减少胃液分泌
- 减少感染的危险

药物包括

应在麻醉前45～75分钟执行医嘱给药。向患者讲解有关药物的目的、作用和可能的副作用。这些药物包括：

- 抗胆碱药（迷走神经松弛剂或干燥剂）
- 镇静药
- 抗焦虑药
- 麻醉性镇痛药
- 安定镇痛药
- H_2受体阻断剂
- 抗生素

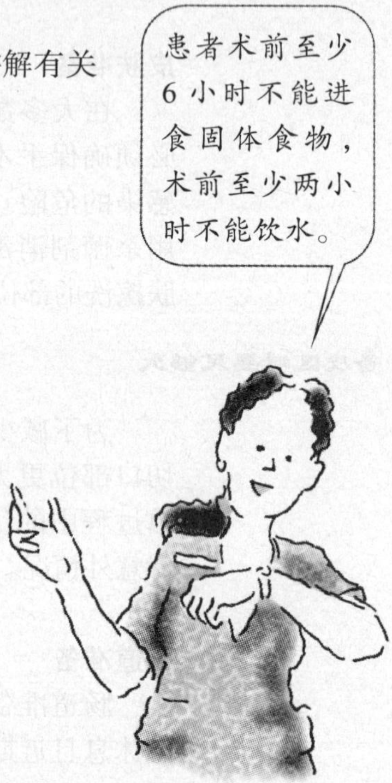

最后进行体格检查

术前履行以下重要程序：

- 确保患者术前6小时不能进食固体食物，术前至少两小时不能饮水。
- 确保记录表包括所有的必要信息，如签字的手术同意单、诊断检查结果、健康状况和体格检查。患者过敏史应标记醒目。
- 告知患者去除首饰（包括锐器）、化妆品和指甲油。嘱患者用抗菌香皂洗浴。如有医嘱，还应行口腔护理。告诫患者不能饮水。
- 要求患者摘下假牙或牙托。如有牙冠、帽子或牙齿矫正器支架，应在记录表上注明。还应告知患者摘下隐形眼镜、眼镜或假体（如义眼），如有助听器也应摘下以确保其不丢失。然而，如果患者要求在手术室戴助听器，则应告知手术室及麻醉后恢复室（PACU）工作人员。
- 嘱患者排空大小便。
- 嘱患者更衣、穿戴手术衣和手术帽。
- 观察和记录患者的生命体征。
- 确保患者或家人已签署知情同意书。
- 如果手术涉及左右、多个结构（如手指和拇指）、多个水平（如脊柱），应由术者用固定的标记物进行标记。标记应在进入手术室前完成，标记物应在备皮和铺无菌巾后仍能看清。
- 遵医嘱给予术前药物。

术中护理

手术时间从患者移至手术床开始，直至其进入 PACU 结束。无论患者施行何种手术，在这期间均将接受麻醉。

麻醉

为了使痛觉消失，麻醉师和麻醉护士将采取一些麻醉方式（见：麻醉分类）。

手术室护士的职责

手术室责任护士分为消毒护士和巡回护士。手术前，消毒护士消毒、铺设无菌台、准备缝线和特殊器械，并在整个手术过程中为外科医生及其助手提供帮助。巡回护士管理手术间，并检测清洁度、湿度、光线和设备的安全性。巡回护士还要协

麻醉分类

麻醉有三种类型，分全身麻醉、局部麻醉和平衡麻醉。每种麻醉方法的描述如下：

类型	作用及方法
全身麻醉	● 阻滞大脑觉醒中枢 ● 意识丧失、全身松弛、感觉丧失 ● 分为吸入性麻醉、静脉麻醉
局部麻醉	● 抑制神经末梢或纤维的兴奋性传导 ● 特定部位痛觉缺失 ● 无意识丧失 ● 可局部应用或注射（神经阻滞、硬膜外或蛛网膜下腔麻醉）
平衡麻醉	● 联合使用阿片类麻醉剂、镇静催眠剂、笑气和肌肉松弛剂 ● 可快速麻醉且心脏抑制少见，可减少术后副作用（如恶心和疼痛） ● 诱导睡眠和痛觉消失、消除某些反射并充分松弛某些肌肉

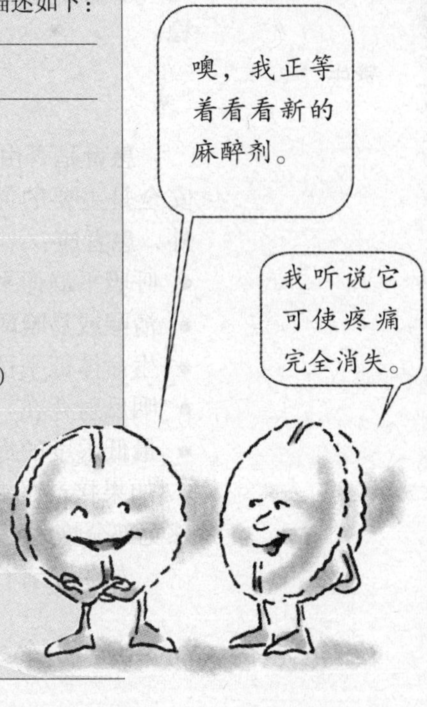

调手术间人员的活动并监督无菌操作。

手术过程中其他护士的职责包括摆放患者的体位、准备切口部位和给患者铺单、记录有关信息（如外科团队信息、评估、处理标本、计数巾单）。

术后护理

患者麻醉复苏期应在 PACU 中监护。患者后续康复可在重症监护病房（ICU）或外科病房进行。术后恢复期是指患者离开手术室至外科医生的最后一次随访。

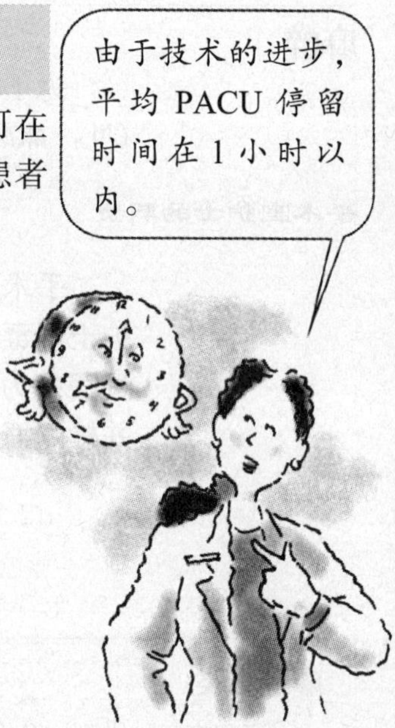

PACU 护士的职责

患者由麻醉师或麻醉护士陪同到达 PACU 即为术后阶段的开始。PACU 护士的主要职责是满足患者生理和精神需求，将术后并发症的发生风险降至最低。诸如疼痛、缺氧和突然活动等因素可能会破坏患者的生理平衡。

由于短效麻醉剂的应用，每个患者在 PACU 的复苏时间平均不足 1 小时。最初每 10～15 分钟应对患者情况进行一次评估，以保证患者病情平稳。

转出

患者是否由 PACU 转至外科病区、监护室或短期观察室，安全是主要的考虑因素。应消除术后并发症或使其稳定。另外，患者应：

- 呼吸平静而平稳
- 清醒或易唤醒，醒后能回答简单问题
- 生命体征平稳，气道开放，能够自主呼吸
- 咽反射存在
- 最低限度的疼痛感
- 如果接受的是区域性麻醉，全部麻醉区域应恢复运动觉，感觉部分恢复

如果患者行大型手术或者合并严重疾病或术后突发并发

症，应将其转入监护室。按照相关规定，患者转出时应携带有关病历资料。

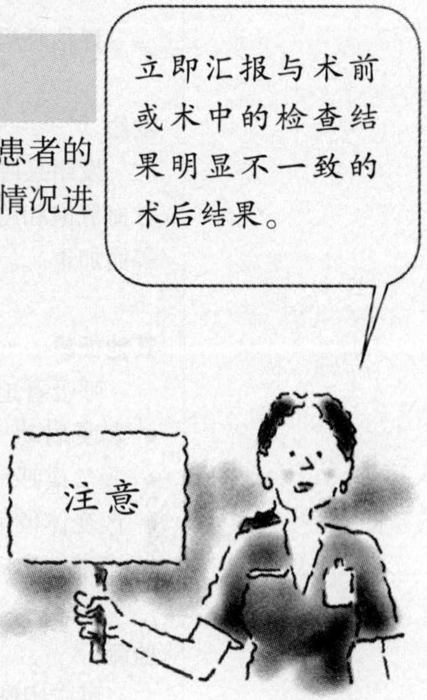

内外科病房

患者返回外科病房后对其进行评估时，仍然需要对患者的情况进行全面处理。将目前的情况与术前和术中的评估情况进行比较，并立即汇报主要的病情变化。

系统检查

为了较容易地作出比较，应用一套系统的方法来进行身体评估。通常每个医疗机构都有术后评估的相关数据。一些医院要求每15 分钟评估一次，直至患者病情稳定，之后的 4 小时内，每小时评估一次，然后每 4 小时评估一次。

评估呼吸状况

鼓励患者深呼吸以呼出麻醉剂及改善气体交换和酸碱平衡。如有分泌物，鼓励患者咳嗽。止痛或全身麻醉导致的过度镇静可引发呼吸抑制。拮抗剂作用逐渐减弱时也可出现呼吸抑制（见：呼吸窘迫的评估，64 页）。

确保患者气道开放并检查呼吸频率、节律和深度。其他评估指标包括：

- 观察有无气管偏离中线
- 观察胸廓对称性、肺扩张或辅助呼吸肌的使用
- 通过测定患者对服从指令的反应能力来评估其意识程度
- 测量患者脉率 1 分钟，评估手、足的脉率和特征，观察有无坠积性水肿
- 监测患者的血压（收缩压的变化范围不应超过术前的 15%，除非患者术前有低血压）
- 测量患者的体温，体温可能较低（麻醉、手术室寒冷或静脉补液导致基础代谢率下降）或较高（机体对手术创伤的反应）

呼吸窘迫的评估

评估呼吸窘迫的征象可作为术后评估的一部分。

发绀

发绀是呼吸窘迫的主要表现之一。口周、甲床或舌下发绀表明动脉血氧饱和度低于80%。耳垂发绀常伴有慢性阻塞性肺疾病，可因麻醉而加重。

其他征象

呼吸窘迫的其他征象还包括：

- 鼻翼扇动
- 吸气或呼气咕噜声
- 改变体位可缓解呼吸症状
- 渐进性定向力障碍

监测

可应用脉搏血氧测量仪来协助评估。该仪器有助于明确危及生命的血氧饱和度水平（70%或更低）。

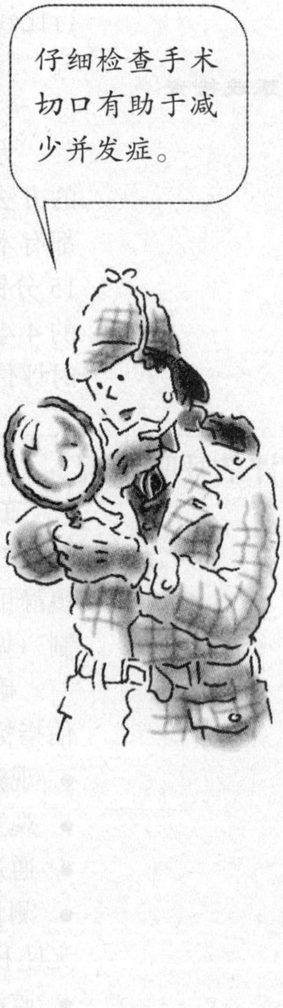

检查手术伤口

检查手术伤口时应遵循医生的医嘱。未经允许不得去除伤口处敷料。勿太早移开敷料。有些敷料起到压迫伤口的作用，还有些敷料可保持移植皮瓣的完整性。如果敷料被引流物污染，估计引流液的量并观察颜色和气味。如患者有引流装置，记录引流液的量和颜色。确保引流装置安全并且不发生扭曲。如果患者行回肠造口术或结肠造口术，记录排出量。如伤口没有覆盖敷料，记录伤口的部位并描述其长度、宽度及类型（水平型、横断型或穿刺伤）。描述缝线、钉或橡皮膏条的情况，并大致评估伤口的边界。

评估腹部

评估腹部时，首先观察腹部轮廓的变化。腹部敷料、引流管或其他装置可使腹部轮廓变形。从床尾的足侧来检查腹部的对称性。另外，观察有无 Cullen 征——脐周皮肤青紫，常伴有腹腔内或腹膜出血。

听诊部位

在腹部四区的每一个区域听诊肠鸣音至少 1 分钟。手术后 6 小时或更长时间内可听不到肠鸣音，因为全身麻醉使肠蠕动减慢。如果手术期间医生处理了患者的肠道，那么肠鸣音消失的时间会更久。

引流管情况

如果患者有胃管，定期检查其开放性。在胃区听诊时用注射器向胃管内注入空气来检测胃内抽吸液的 pH（正常值为 1～4）或通过 X 线检查来确定胃管放置是否合适。记录检查结果作为评估的基准值并为以后参考所用。

提供舒适体位

因为切口疼痛、活动受限、有固定的装置或多根引流管和有监测线路，手术后患者不能处于一个舒适的体位。通过应用疼痛分级（1～10）来评估患者的疼痛程度并遵医嘱给予止痛剂。虽然大多数患者在出现剧烈疼痛时会告知医生，但部分患者可能自己默默忍受。对于有疼痛的患者，脉搏加快和血压升高可提供线索。

支持、促进和讨论

虽然情感支持能很大程度上缓解疼痛，但并不能充分替代止痛剂。物理措施，如合适的体位、抚摸后背和在患者的房间内营造舒适的环境，也能促进舒适并增加止痛剂的作用（见：*减轻术后疼痛*）。

探讨患者能采用的特殊措施来防止或减轻切口疼痛（见：*减轻切口疼痛的要点*，66 页）。在疼痛加重前鼓励患者应用止痛剂或采用患者自控镇痛法。

记录出入量

记录术后食物和液体的入量，包括冰片、静脉液体、血制品和灌注液。记录术后尿液、引流管引流液和伤口引流液的出量。

权衡证据

减轻术后疼痛

最近有一项研究观察了 167 名接受肠道手术的患者，旨在评估某些干预措施特别是放松和听音乐是否能减轻术后患者的疼痛。要求患者在休息和活动后用可视模拟评估来报告疼痛的程度。

结论

这些措施可使患者报告的疼痛程度减轻 16%～41%。因此，这些无副作用的干预措施可与麻醉剂合用以减轻术后患者的疼痛。

摘自：Ahn,S.,Andersom, G. C., et al. "Relaxation and Music Reduce Pain Following Intestinal Surgery," Researchin Nursing and Health，28(3)：240-51, June 2005.

教育园地

减轻伤口疼痛的要点

教给术后患者下列技巧以减轻运动、咳嗽或深呼吸时的伤口疼痛。

适当的活动

活动时告知患者移动或翻身时用床挡作支撑，应缓慢平稳移动，不能突然活动。有可能时告知患者在止痛药起效后再活动。

患者应经常活动未受手术影响的一侧身体，以防僵硬和酸痛。确保患者已服药以便移动时无疼痛。如果患者独自移动困难，鼓励患者请求医务人员帮助。

固定伤口

对行胸腹部手术的患者，咳嗽或移动时固定伤口有助于减轻疼痛。

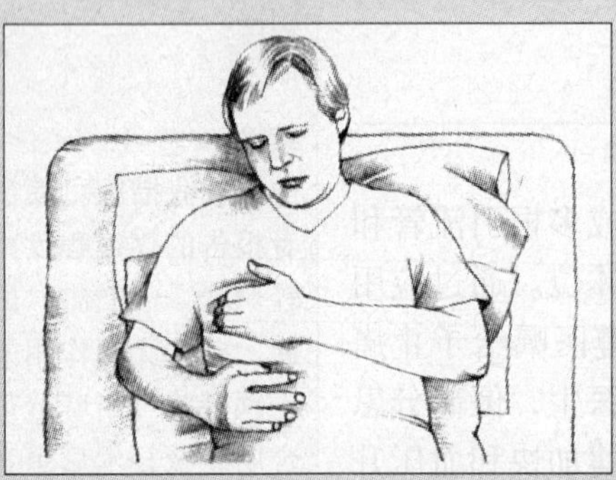

用手固定伤口

嘱患者一手放置于伤口上方，另一手放置于伤口下方（如图所示），患者活动时轻压并正常呼吸。

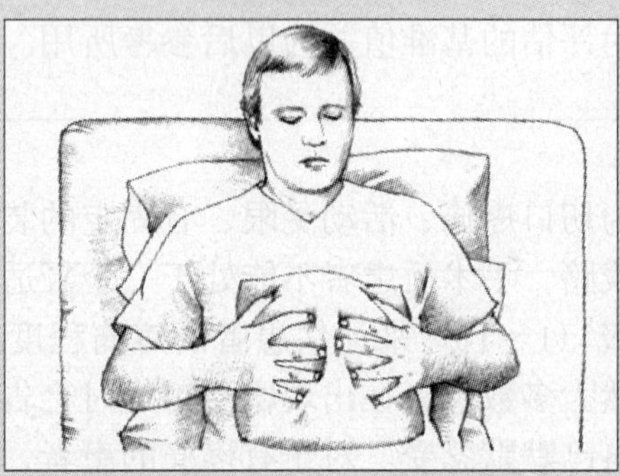

用枕头固定伤口

另一种方法是患者可放一小枕于伤口上方。患者用双侧上臂和双手抱枕并轻压（如图所示），正常呼吸，然后坐下或站起。

大小便情况

成人每小时尿量最少为 0.5～1ml / kg。连续两小时尿量少于 30ml/h 时应报告医生。手术后患者可能有排尿困难，可发生于服药（如阿托品）和副交感神经受抑制时。为了评估尿管留置情况，监测患者的入量并触诊膀胱或定期膀胱扫描。因为某些麻醉剂可减慢肠蠕动，患者在肠鸣音恢复前不可能排便。

日常出量

记录出量时，记录出量的来源、总量、颜色、黏稠度以及时间。报告医生重要的变化，如胃管引流液由黄褐色变为咖啡色、黏稠度改变或比预期的出量大。

术后并发症

术后应采取措施以避免并发症的发生。如果出现了并发症，应做好诊断和治疗的准备。

减少并发症的危险

为缩短患者的住院时间并加速康复，应用下列措施来预防术后并发症的发生。

翻身和变换体位

为了促进循环和减少皮肤破损的危险，尤其是骨骼突出部位，应每隔两小时嘱患者翻身和改变体位一次。当患者侧卧位时，将枕头垫在骨骼突出处以减少摩擦并促进舒适。每次翻身时，应仔细观察皮肤有无发红或破损的征象。

不要给所有的患者翻身

记住：翻身和改变体位对于某些患者来说可能是禁忌证，例如术后需要制动的行神经或肌肉、骨骼手术的患者。

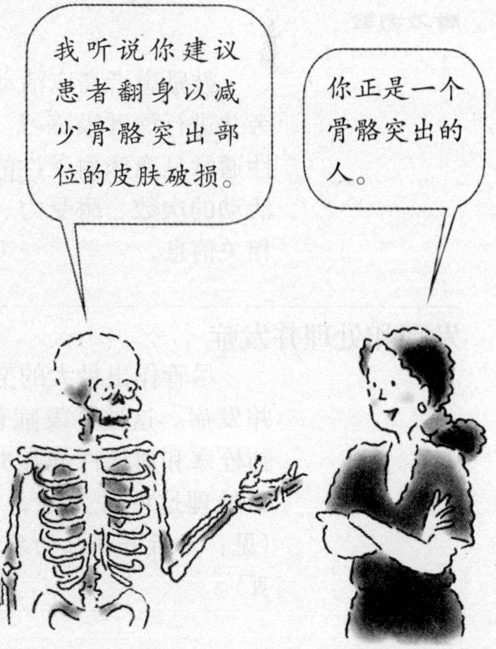

鼓励咳嗽和深呼吸

深呼吸可促进肺的扩张，有助于清除体内的麻醉剂。咳嗽和深呼吸还可减少肺水肿和脂肪栓塞以及分泌物阻塞气管导致坠积性肺炎的危险。

患者清醒时，鼓励患者每小时

进行一次深呼吸和咳嗽（深呼吸不增加胸膜腔内压）。另外，教患者如何使用刺激性肺活量计（见：肺活量计的使用）。

监测营养和体液

充足的营养和体液摄入是确保合适的水分、促进愈合和提供能量以满足与手术有关的基础代谢增加所必需的。如果患者术前有蛋白质缺乏或免疫功能受损，应通过肠外营养补充必需的蛋白质以促进愈合。如果患者有肾衰竭，则此治疗为禁忌证，因为患者不能消耗蛋白质，可导致危险的高尿素氮血症。

鼓励锻炼和离床活动

术后早期锻炼和离床活动可显著降低血栓发生的危险，还可改善通气和患者的预后。

被动活动，好；主动活动，更好

进行被动活动度（ROM）锻炼较好，也要鼓励主动的 ROM 锻炼，因其可防止关节挛缩和肌肉萎缩并促进血液循环。这些锻炼也有助于评估患者体力和耐受力。

耐力测验

鼓励患者离床活动之前，让双腿垂于床旁并进行深呼吸练习。患者对这一步的耐受性通常是离床耐受性的关键预测。记录患者活动的次数、耐受力、镇痛药的使用和其他相关信息。

发现和处理并发症

尽管作出最大的努力，有时还是会发生并发症。这些并发症包括：肺不张、肺炎、肺栓塞和血栓性静脉炎。通过了解如何发现和处理这些并发症，可减少并发症的影响（见：术后并发症的发现和处理，70 页和 71 页）。

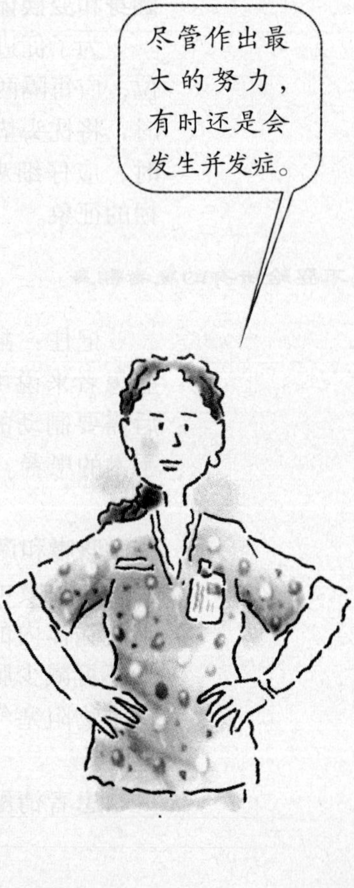

肺活量计的使用

虽然所有肺活量计均鼓励缓慢、持续最大量吸气，但肺活量计分为两种类型：气流刺激型和容量刺激型。

两种肺活量计的区别

气流刺激型肺活量计用每秒立方厘米（cc / s）来测定患者的吸气值（流速）。容量刺激型肺活量计的功能更多。通过患者吸气流速，可计算出患者吸入空气的容积。因为这种附加功能，许多容量刺激型肺活量计比气流刺激型肺活量计更大、更复杂并且更昂贵。

容量刺激型肺活量计

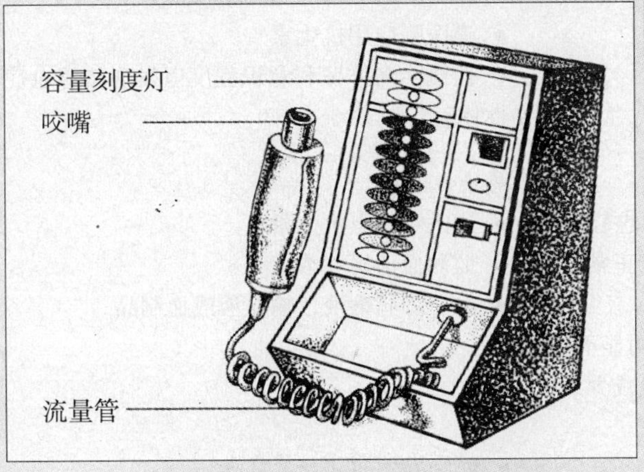

气流刺激型肺活量计

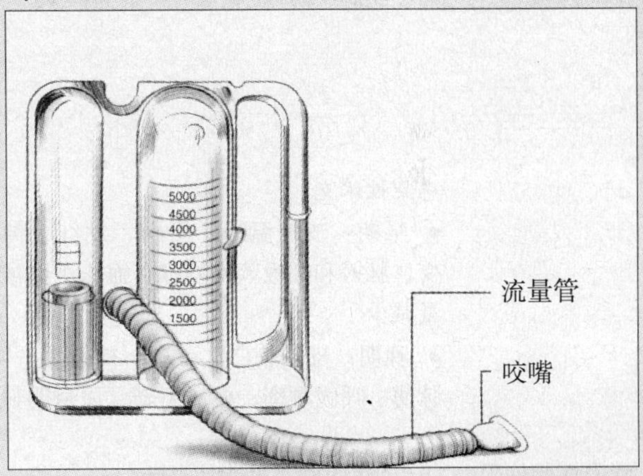

应用容量刺激型肺活量计的患者，医生或呼吸治疗师将开具一个患者要达到的“目标容量”（立方厘米）的医嘱。这将是患者深呼吸时应吸入的气体量。

每个容量刺激型肺活量计包括一个目标容量显示器。当患者吸气时，患者吸入肺内的气体量也被显示出来，指数会逐渐上升直至达到或超过目标容量。这不仅能帮助患者充分扩张肺，而且可立即反馈患者练习的情况如何。

患者通常每天进行 5 次这样的练习。两次练习间歇期患者应休息。为了使患者能做得更好，每天早晨应重新调整达到的目标容量。

应用另外一种较小的更容易使用的容量刺激型肺活量计时，患者应缓慢深吸气，随着圆筒内的一个活塞达到预先设定的容量。患者每天练习的次数应与前面保持一致。

气流刺激型肺活量计没有预先设定的容量。这类肺活量计通常包括 3 个圆筒，每个筒内放置一个彩球。当患者吸气时，球升高，每次一个。患者的流速用 cc / s 来测量。例如，当第一个球升高时，气流量可能为 600cc / s；第二个球升高为 900cc / s；第三个球升高为 1200cc / s。患者每天练习的次数与容量刺激型肺活量计相同。

选择正确的类型

正确的肺活量计类型取决于患者的情况。对于低危患者，气流刺激型肺活量计可能更好。其轻便、耐用，可放置在床旁，甚至不用指导患者也能自行操作。

然而，对于有发展为肺不张的高危患者，可能需要使用容量刺激型肺活量计。因为这种类型的肺活量计测量肺扩张更精准，有助于判断患者的吸气量是否充足。

护理事项

术后并发症的发现和处理

下表有助于识别一些术后并发症和如何进行适当的干预治疗。

并发症	观察内容	干预措施
败血症和感染性休克	败血症 ● 发热、寒战、皮疹、腹胀、虚脱、疼痛、头痛、恶心、腹泻	败血症 ● 采集标本（血、伤口和尿液）进行培养和药敏实验 ● 遵医嘱应用抗生素 ● 监测生命体征和意识程度以发现脓毒血症性休克
	感染性休克 ● 早期：皮肤温暖、干燥、发红，神志轻微改变，脉搏和呼吸频率增加，血压下降或正常，尿量减少 ● 晚期：皮肤苍白、湿冷，神志水平明显下降，脉搏、呼吸频率、血压下降，尿量明显减少	感染性休克 ● 遵医嘱静点抗生素 ● 监测血清峰谷浓度 ● 给予静脉输液，输血液或血制品
麻痹性肠梗阻	● 严重腹胀，可能伴呕吐 ● 严重便秘或排气和少量水样便	● 鼓励离床活动并禁食水 ● 遵医嘱置胃管并保持胃管通畅，维持其适当功能 ● 监测恶心和呕吐。如果出现恶心，给予止吐药以防止呕吐
尿潴留	● 无尿 ● 耻骨联合上方触及膨胀的膀胱 ● 不适或疼痛、不安、焦虑、出汗或血压升高	● 除禁忌证外，术后尽早帮助患者离床活动 ● 协助患者保持正常排尿体位，如有可能，自行排尿 ● 打开水龙头，让患者听到流水声或热敷会阴部 ● 应用其他措施仍不能排尿时，准备导尿
伤口感染、伤口裂开、内脏膨出	伤口感染 ● 切口处压痛、深部痛、伤口周围水肿 ● 脉率增加、体温升高 ● 白细胞计数升高	伤口感染 ● 遵医嘱采集伤口处标本进行培养和药敏实验 ● 遵医嘱应用抗生素 ● 遵医嘱应用适当的溶液冲洗伤口，并观察伤口引流情况

（待续）

术后并发症的发现和处理（续）

并发症	观察内容	干预措施
	伤口裂开 ● 伤口处有血性物质流出 ● 患者主诉干呕或咳嗽后有“蓬蓬的感觉” 内脏膨出 ● 内脏膨出，可见肠管	伤口裂开 ● 陪伴患者，让同事通知医生 ● 如果腹部伤口裂开，帮助患者取平卧位、屈膝，这样能减轻腹壁紧张度 ● 用温暖消毒的盐溶液浸湿的纱布覆盖伤口突出的内容物 ● 监测生命体征
身体形象改变	● 患者表现为抑郁或者不安全感 ● 不能看或者谈论伤口	● 鼓励患者用言语表达并提供帮助 ● 提供合适的支持组织和顾问 ● 鼓励患者参与治疗
术后精神病	● 行为改变	● 对患者经常进行时间、地点、人物的再定位 ● 将时钟和日历放在患者能见到的地方 ● 尽量使患者周围环境保持不变 ● 将熟悉的物品放在近处 ● 鼓励家属参与术后治疗 ● 必要时应用镇静剂和安眠药

计划出院

在第一次接触患者时就应开始计划患者的出院。计划中应包括家属及其他看护人以确保患者得到适当的家庭护理。出院计划应包括：

- 药物
- 饮食
- 活动
- 家庭护理程序和转诊安排
- 潜在的并发症
- 复查

潜在的问题

早期认识到潜在的问题将有助于出院计划的成功。早期护理病史和术前评估与随后的评估一样可提供有用的信息。修改计划内容以满足患者的个体化需求。评估患者及其家属的优势和不足。考虑以下几个因素，包括：

- 生理因素——一般体力和功能状态、目前用药和一般营养状况
- 心理因素——自我概念、动机和学习能力
- 社会因素——护理需要的疗程、可获得的服务类型和护理过程中家庭的参与

我能得到书面材料吗?

适当的时候，为居家的患者提供书面材料作为参考。评估患者的阅读水平。并经常通过个人的宣教确保阅读能力得到强化。包括的信息有：

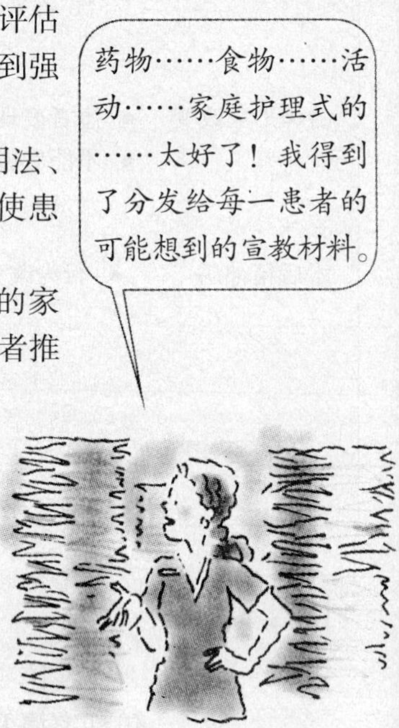

- 药物——向患者讲解药物治疗的目的、合适的剂量和用法、特殊说明、潜在的副作用以及什么时间通知医生。尽量使患者的服药时间符合其生活习惯。
- 饮食——如果可能的话，指导患者和为患者准备食物的家属或照顾者。推荐一本好的食谱书。如果可能的话，为患者推荐一位饮食专家。
- 活动——手术以后，通常建议患者不要提举重物，例如一篮待洗的衣服。该限制一般术后持续 4～6 周。让患者知道什么时候可以去工作、驾车和恢复性生活。
- 家庭护理程序——患者看到列出的程序后，应让患者（或其照顾者）作出回复。如果患者需租用或购买特殊器材，如医用床或跑步机，应为患者提供所在地区的供应商名单。
- 伤口护理——向患者讲解有关伤口敷料更换的知识。告知患者保持伤口清洁和干燥，以及正确的洗手方法。
- 潜在的并发症——确保患者能认识到伤口感染和其他潜在并发症的症状和体征，并提供相关信息的书面文字。建议患者有任何问题时告知医生。
- 复查——在宣教中强调随访复查的重要性，并确保患者有医生办公室的电话号码。如果患者没有交通工具，为患者提供合适的社区资源。
- 转诊安排——再次评估患者是否要转至家庭护理部门或其他社区医疗机构。在某些医院，转诊安排的责任由家庭护理协调者、出院计划护士或病案管理者承担。

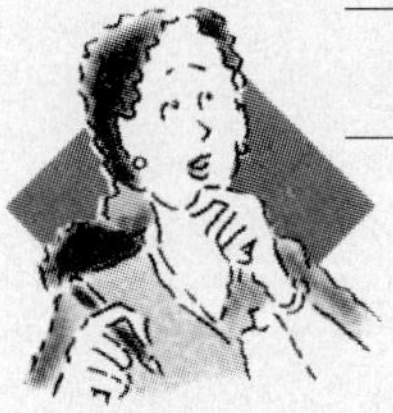

快速测试

1．全面的术前评估有价值的是哪项？

A．术前明确或纠正问题，建立与术后比较的基本资料

B．患者手术后尽快进行评估

C．提供给医生住院前评估期间可能已经丢失的信息

D．确保术后不发生并发症

答案：A。全面的术前评估有助于系统地明确和纠正术前存在的问题，并建立与术后进行比较的基础资料。评估期间，护士应集中于病史提示有问题的部位和手术将直接影响到的身体系统。

2．在讲解有关疼痛的治疗时，护士应详述：

A．只有在非常需要时才应用止痛剂

B．根据患者需要遵医嘱给予止痛剂

C．手术后止痛药物服用的途径如何不被改变

D．使用患者自控镇痛仪器的患者无论需要与否均将输送止痛剂给患者

答案：B。患者应该明白按照需要遵医嘱给予止痛剂，因为每位患者对疼痛和药物的反应不同，应用剂量和服用方法应个体化。

3．什么是平衡麻醉？

A．应用药物增强某些反射并提供良好的肌肉紧张度

B．术前、术中、术后应用麻醉药物

C．合用麻醉药、镇静催眠药、一氧化氮和肌肉松解剂

D．局麻和全麻的联合应用

答案：C。平衡麻醉是麻醉药、镇静催眠药、一氧化氮和肌肉松解剂的联合应用。

4．手术后患者被送入 PACU 的目的是：

A．为了监测麻醉复苏

B．术后立即与外科医生密切接触

C．为了使外科病区有时间准备转送患者

D．给患者提供处理手术反应的时间

答案：A。患者被送入 PACU 是为了监测麻醉复苏。

5．为防止术后并发症，护士应该：

A．最初 24 小时内使患者保持安静休息，尽量减少活动

B．让患者固定切口，活动前深而快地呼吸

C．鼓励患者术后尽早锻炼

D．鼓励患者术后立即多饮水

答案：C。术后尽早锻炼和离床活动可明显改善血液循环、通气和精神面貌。

6．出院计划开始于：

A．入院当日

B．术后当日

C．出院当日

D．手术当日

答案：A。尽管入院日可能也是手术日，但患者的出院计划应开始于住院和第一次接触患者。

评分

☆☆☆ 如果你回答对了全部的 6 个问题，哇！你是围术期护理最棒的！

☆☆ 如果你回答对了 4 个或 5 个问题，天哪！你在围术期护理已接近最好。

☆ 如果你回答正确的问题少于 4 个，不要气馁！按照围术期宣教计划，复习本章内容，继续努力！

（孟小茹 译 吴寿岭 校）

5

第五章　疼痛管理

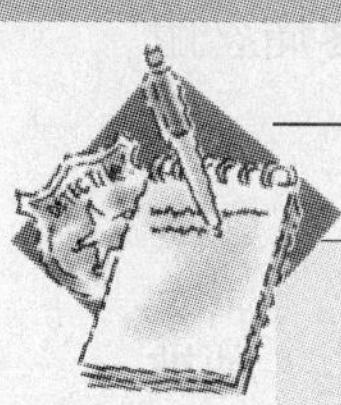

主要内容

在本章中，你将学习：

- 疼痛的类型和相关理论
- 如何用阿片类药物和非阿片类药物控制疼痛
- 有助于减轻疼痛的干预措施

疼痛概述

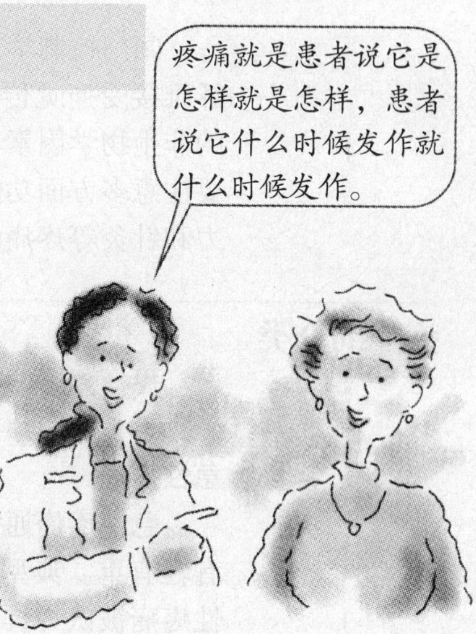

疼痛是复杂的主观体验，包括生物、心理、文化以及社会因素。简而言之，疼痛就是患者说它是怎样就是怎样，患者说它什么时候发作就什么时候发作，对于疼痛最有发言权的是对它有体验的患者。因此，医务人员必须要懂得根据患者的描述来制订疼痛治疗方案。

因为痛域和对疼痛的耐受性不同，每位患者对疼痛的反应各异。痛域是一种生理属性，它表示能使人感觉到疼痛的刺激强度。疼痛的耐受性是一种心理特征，它指的是患者在讲述他感到疼痛之前所能忍受的刺激的程度（包括持续时间和强度）。

疼痛理论

目前有 3 个学说试图揭示疼痛的发病机制：

- 特异性学说
- 构型学说
- 闸门控制学说

特异性学说

特异性学说认为生物组织有个体特异的周围神经纤维支配痛觉传导。这个从生物学角度提出的理论既不能解释疼痛忍耐力，也没有考虑到影响痛觉的社会、文化和精神因素。

构型学说

构型学说认为对任何神经末梢的过度刺激都会产生一种被大脑皮层翻译成痛觉的特有的构型。虽然本学说论述了大脑对感觉输入的量、强度及类型的决定作用，但它不能解释非生物学因素对疼痛的感觉及传导的影响。

闸门控制学说

闸门控制学说认为在脊髓内存在某种门控机制，它使神经纤维接受痛觉传入（见：了解闸门控制学说）。此学说将疼痛的非生物学因素考虑在内，因此就有了在对疼痛处理和研究时要注意多方面功能整合作用这一观点。如皮肤刺激、分散注意力和针灸等疼痛治疗就是以该理论为基础。

疼痛的分类

疼痛分为两种基本类型：急性和慢性。

急性疼痛

急性疼痛通常伴随有损伤或疾病所致的组织受损。程度上有轻有重。典型的急性疼痛持续时间短（不超过 6 个月）。急性疼痛被认为具有保护性，因为它提醒人们可能有组织损伤或器官存在疾病。当潜在的病因解除了，疼痛即自行消除，患者也不再感到疼痛。

缓解和治愈

急性疼痛的治疗目的是缓解疼痛和彻底治愈引发疼痛的可能损害或病变。如姑息治疗包括手术、药物治疗、冷疗或热疗以及采用心理或行为的技术控制疼痛。

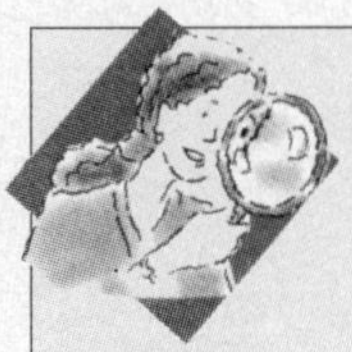

近距离观察

了解闸门控制学说

随着对疼痛病理学、生理学的深入研究，针对疼痛的感知觉提出了几个学说，包括 Melzack-Walld 的闸门控制学说。根据这一理论，痛觉和温度觉冲动沿着直径小、传导速度缓慢的传入神经纤维传至脊髓的后角，在此终止于“胶状质”的灰色区。

“开”或“关”门

当感觉刺激达到一个临界水平时，胶质区理论上的“门”就会打开，从而允许附近的中间传递神经元将疼痛冲动传至大脑，经由髓间神经元至脊髓丘脑束，再向上至丘脑、大脑皮层（插图左）。细纤维增强了痛觉传递。

相反，粗纤维抑制痛觉传递。这些粗的、传导快的传入神经纤维受刺激后，可对抗细纤维的传入，从而关闭胶状质区的“门”进而阻断痛觉传递（插图右）。

开“门”的钥匙

从脑或脑干发出的传出冲动（下行冲动）是沿着不同路径传导的。它在闸门部位可增强或降低疼痛传导。例如，触发了诸如注意力、情绪和疼痛记忆等特殊的脑部程序后，可通过闸门开放而使痛觉增强。

痛觉冲动的传递

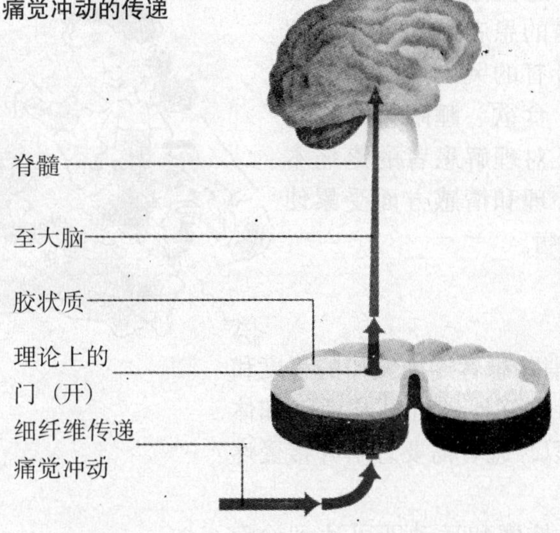

我们如何感觉到疼痛

上图显示疼痛冲动如何通过胶状质区的开放门沿细神经纤维传导，然后上传到大脑。

阻断痛觉传递

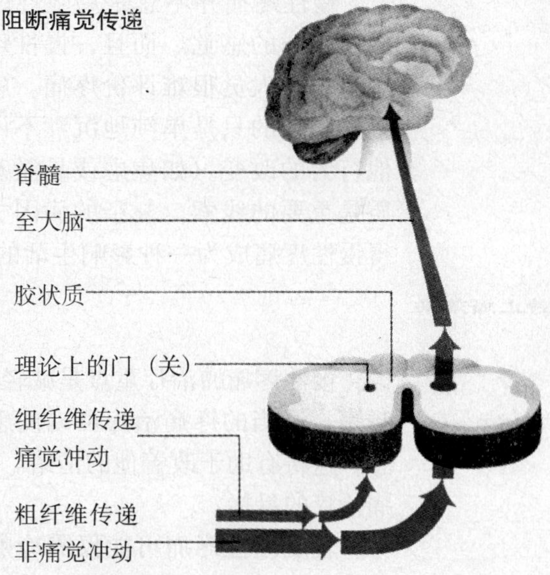

如何阻断疼痛传递

由粗神经纤维传递的冲动关闭了细神经纤维通过的门，从而阻断疼痛传递。

慢性疼痛

慢性疼痛病因大多不清。可起源于迁延的疾病或功能障碍，如癌症和关节炎。也与精神障碍有关，如创伤后应急综合征。慢性疼痛可以是间歇性的、局限性的或持续性的，经常持续6个月或更长。这种类型的疼痛受患者的情绪和环境影响很大。

慢性疼痛分三类：

- 慢性非恶性疼痛，如非进展性或可治愈的组织损伤伴发的疼痛。
- 慢性恶性疼痛，如癌症或其他进展性疾病伴发的疼痛。
- 慢性难治性疼痛，当患者处理疼痛能力降低时疼痛加剧。

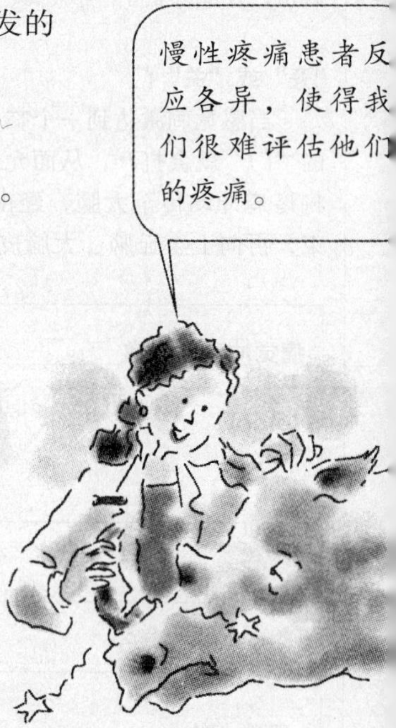

疼痛的不确定性

慢性疼痛并不总是局限性的，这使患者很难清楚地描述当时的感觉。而且，慢性疼痛的患者表现各异，这使得护理人员很难评价疼痛。患者有的哭出声，有的呻吟，还有的只是单纯地沉默不语。食欲、睡眠模式或其他行为的改变（如焦虑或易激惹）对理解患者的疼痛本质是重要的线索。复杂的病因、心理和情感方面受累使得慢性疼痛成为一种影响生活的疾病。

保持止痛效果

慢性疼痛的治疗重点是减轻或消除患者疼痛发作的程度和频率。适当的疼痛治疗可以使患者更好地进行日常活动和休息，这将有助于改善他的情绪。所以，患者需要理解并接受疼痛治疗的目标。

轻度慢性疼痛可能仅需冷敷、按摩和运动即可达到诊疗效果。重度的慢性疼痛一般需要综合考虑患者生理、心理和社会等因素的多学科的治疗方案。严重慢性疼痛的患者需要明确对治疗多个方面的反应，包括药物依从性、疼痛的自我评估和康复。患者还必须接受疼痛不可能消除且可能是他生活的一部分。

疼痛的评估

准确理解患者疼痛的唯一方法是直接问他。首先让患者描述他的疼痛，哪儿受伤了？疼痛的确切性质是什么？什么时候开始？持续多长时间发作一次？什么情况容易诱发疼痛？怎样能感觉好转？一系列的评估方法可能有帮助。鼓励患者采用对疼痛的强度和缓解程度描述更准确、更一致的两种重要测量方法的一种（见：疼痛评估工具）。

损伤部位

找出患者是如何对疼痛作出反应的。他的疼痛影响吃饭、睡觉或工作吗？影响他的性生活以及他的亲属关系吗？让患者指出哪里痛，要记住：

- 局限性疼痛仅在起始部位感觉到
- 放射痛沿着神经通路传递
- 放射痛从起始点沿多个方向向外扩展
- 牵涉痛发生在距离起始点很远的部位

疼痛的来源

影响患者疼痛性质的因素包括持续时间、严重程度和来源。来源可能是：

- 皮肤的，起源于皮肤或皮下组织
- 躯体深部的，包括神经、骨、肌肉和支持组织
- 内脏的，包括自体的器官

观察对疼痛的生理反应（恶心、呕吐、生命体征的改变）和行为反应（面部表情、运动和体位，患者说了什么或没说什么）。也要注意心理反应，如生气、抑郁和激惹。

患者对疼痛的态度

评估患者对疼痛的态度，询问他通常是如何处理疼痛的，当他感到疼痛时他会告诉别人吗？还是尽量隐瞒？他的家人知道他的疼痛并试着帮他解决吗？他接受他们的帮助吗？

疼痛评估工具

有几个简单易行的方法帮助我们更好地理解疼痛：

- 等级量表是一种评价患者对疼痛感知的快速方法。它将疼痛从 0 到 10 分为 10 个等级，0 代表没有疼痛，10 代表能想象的最严重的疼痛。让患者在此量表上标出他的疼痛等级。
- 外观等级量表是用 5 个或更多的面部表情图标来描述从高兴到非常不高兴，让患者选择能代表他此刻心情的面部表情，对于年轻儿童或有语言障碍的患者尤其有用。
- 人体图解使患者能在人体示意图中画出疼痛的部位及其放射部位。
- 调查表提出一些关键问题让患者回答，包括疼痛的部位、强度、性质、发生以及使疼痛缓解和加重的因素等。

疼痛治疗

疼痛的治疗方法包括应用阿片类或非阿片类止痛剂、患者自控镇痛（PCA）和辅助止痛剂；神经外科手术；经皮电神经刺激；认知–行为技术和镇痛泵释放药物。

阿片类止痛剂

阿片类止痛剂用来缓解中、重度疼痛。包括阿片制剂和类阿片制剂。阿片制剂是天然的阿片生物碱及其衍生物；类阿片制剂是人工合成的化合物，也包括阿片制剂。吗啡就是这两种阿片类止痛剂的代表。

止痛和成瘾性

阿片类止痛剂分为激动剂或拮抗剂。激动剂是指通过与中枢神经系统阿片类受体结合而产生镇痛作用的药物，这类药物是慢性剧烈疼痛的首选药物。包括：

- 可待因
- 氢吗啡酮
- 左啡诺（羟甲左吗喃）
- 哌替啶（杜冷丁）
- 美沙酮（美散痛）
- 吗啡
- 丙氧芬

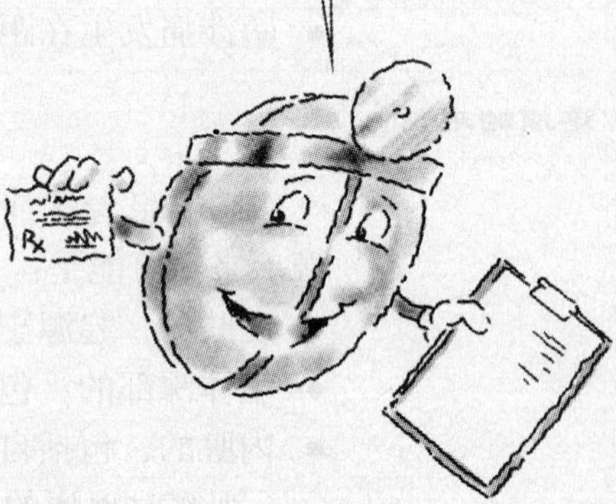

具有剂量限制的阿片类止痛剂

拮抗剂也是通过与中枢神经受体结合产生镇痛作用，但对慢性疼痛患者的作用是有限度的，因为它们中的许多药物有药物最大效应或剂量限制。随着剂量增大，可能产生幻觉和其他类似精神病的反应。对阿片类药物产生依赖的患者，可能出现戒断综合征。这类药物包括：

- 丁丙诺啡
- 姜妥芬诺
- 纳布芬
- 潘他唑新

选择给药途径

大多数阿片类镇痛剂可以口服、肌注或静脉给药，也可硬膜外或鞘内给药。对大多数患者来说，最好是口服。肌内注射虽然有效，但可引起吸收不稳定，尤其是虚弱的患者。

对于剧烈疼痛如心绞痛所致的疼痛，推荐静脉给药，因为静脉给药起效快且可精确控制药量。要警惕这种给药方法可突然发生严重的呼吸窘迫和低血压。可使用患者自控镇痛（PCA）设备以较低剂量持续静脉输注（见：了解患者自控镇痛，82 页）。

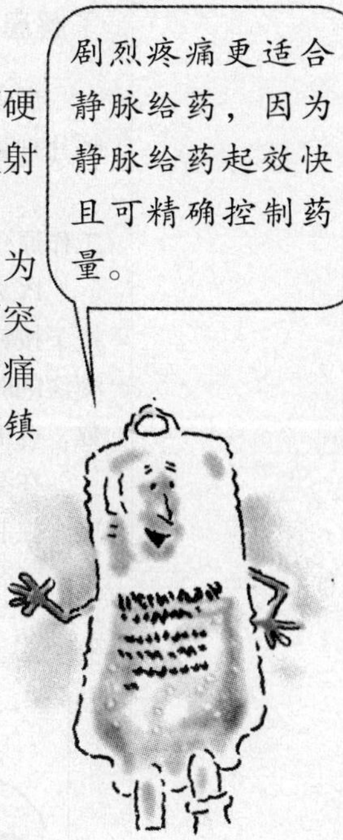

阿片类止痛剂用于以下疾病时应慎用

阿片类止痛剂可产生严重的副作用，因此要提高警惕。对于严重呼吸抑制的患者这类药是禁忌使用的，在下列患者使用时也要小心：

- 慢性阻塞性肺疾病
- 肝、肾功能不全，因为它们在肝代谢，从肾排出
- 颅脑外伤或任何引起颅内高压的情况，因为这类药可增加颅内压并可引起瞳孔缩小（这样会掩盖颅内压增高的标志——瞳孔散大）

等等，还有……

其他可能的副作用包括：困倦、头晕、恶心、呕吐、瘙痒、便秘和尿潴留。长期使用可导致耐受性提高及生理、心理依赖。

用药计划

治疗慢性疼痛时通常使用止痛时间表，因其通常需要单一用药或联合用药。非甾体抗炎药（NSAID）等通常用于突发的急性疼痛。为最大限度控制疼痛，可以使用阿片类控释剂，如硫酸吗啡或芬太尼片，也可根据需要和 NSAID 一起服用。

监测

在给予患者阿片类止痛剂前，一定要确定患者未用中枢神

了解患者自控镇痛

患者自控镇痛（PCA）系统为维持稳定的血药浓度提供了最佳的阿片剂量。

工作原理

PCA 系统的注射器滴注泵连接到静脉输液或皮下静脉通路。患者按下按钮时，他就接收到预设的药物滴注量。医生设定滴注量和两次滴注的时间差，以防止药物过量。仪器自动记录下患者按压按钮的次数，有助于医生调整剂量。

在某些情况下，PCA 系统可减少药物剂量，可能与患者感觉疼痛更好控制且明白一旦发生疼痛，就能应用镇痛药物有关。这能减轻患者的紧张与焦虑，紧张和焦虑可加重疼痛。

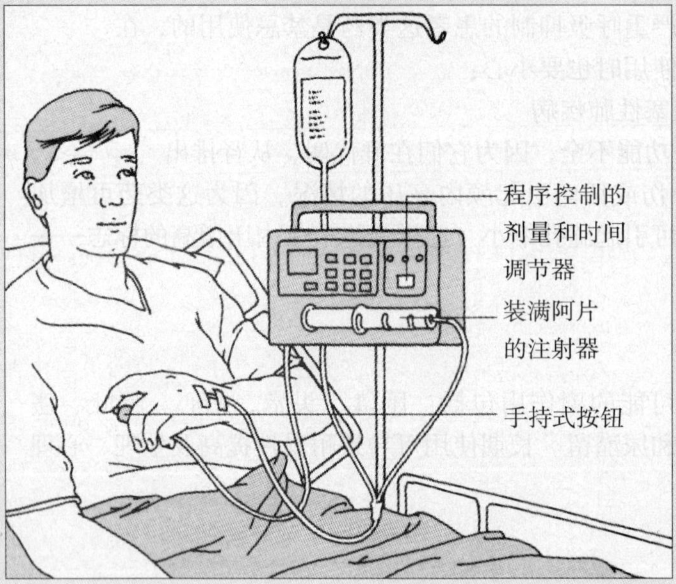

经系统抑制剂，如巴比妥盐。因其与另一种中枢神经系统抑制剂合用可加重疲倦、镇静和定向力障碍。

在服药期间，监测患者的生命体征并观察有无呼吸抑制。如果患者的呼吸频率降至 10 次 / 分以下，就要唤他的名字，推他让他深呼吸。如果患者叫不醒或意识模糊、烦躁不安，应通知医生并给予吸氧。遵医嘱给予阿片类拮抗剂，如纳洛酮。

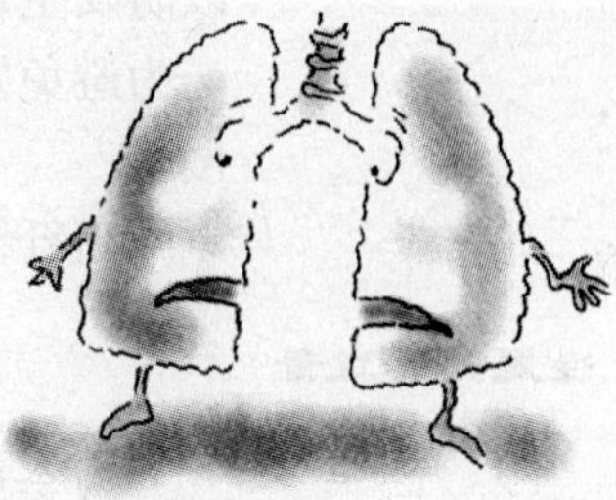

副作用

阿片类药物可能有一些副作用，为了预防或治疗这些副作用，应遵从下面的建议：

- 如果治疗过程中患者有持续恶心、呕吐，应询问医生是否要更换药物并给止吐药，如氯丙嗪。
- 为防止便秘，同时服用缓泄剂和大便软化剂。另外，遵医嘱为患者提供高纤维素膳食，并鼓励多饮水。规律运动也有助于胃肠运动。
- 鼓励患者咳嗽和深呼吸，这些动作可促进通气功能并预防分泌物蓄积，而分泌物的蓄积会引起呼吸功能障碍。
- 因阿片类止痛剂可引起体位性低血压，要采取措施避免发生意外。比如，安上床挡；如果患者要求外出走动，要帮他上下床，走路时要有人陪伴以便必要时给予帮助。

效果评价

评价药物的有效性。患者正在缓解吗？如果疼痛持续加重是否需要增加剂量？他对药物产生耐受性了吗？要记住患者应在最短时间内给予最小的有效剂量。同时，如果剂量太小以至于无效也是无意义的。阿片类止痛剂是安全有效的；仅需要密切监测以保证最有效的剂量。生理和心理依赖性（成瘾性）较少见。实际上，住院患者发生心理依赖的概率不到1%。

变坏而不是变好？

并非所有患者对阿片都会产生耐受性。如果患者长期服用阿片且突然疼痛不能缓解，应检查患者病情是否变化。不要推测他一定产生了耐受性。

对患者的宣教

告知患者关于药物治疗的有关知识以及避免和处理副作用的方法。告诉他：

- 在疼痛加剧之前服用处方药以使药效达到最大，如果过了时间药物不那么有效要告知医生。
- 不要增加剂量或增加服药次数，也不要因为漏服一旦想起来就立刻补服，要保证两剂药之间的间隔时间。
- 如果漏服，时间又接近下一次服药的时间，就跳过去，以免双倍剂量引起严重的并发症。
- 服药时应戒酒，以免产生中枢神经系统抑制作用。
- 如果患者打算停药应通知医生，医生可以指导他逐步减量，以防发生戒断综合征。
- 为避免发生体位性低血压，从床上或椅子上起来时动作要缓慢。
- 吃高纤维膳食，多饮水，如有必要，还须服用大便软化剂。

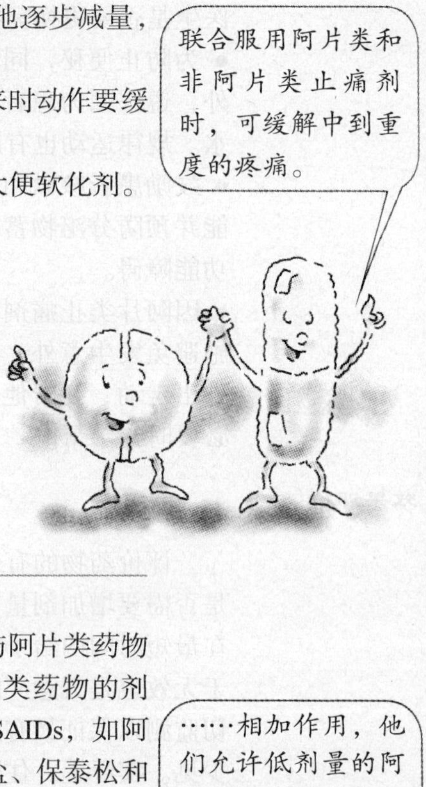

注意药物过量

教会患者的家人识别药物过量的表现：发冷、皮肤湿冷；神志不清、严重倦怠或烦躁不安；呼吸缓慢而规律；针尖样瞳孔或意识障碍。告诉他们如果出现上述症状要马上通知医生。要告诉他们在紧急情况下如何保证患者的通气，直到救援人员赶到。

非阿片类止痛剂

非阿片类止痛剂用于治疗轻、中度疼痛。当与阿片类药物合用时，有助于缓解中、重度疼痛并可减少阿片类药物的剂量。这类药物包括对乙酰氨基酚（醋氨酚）和NSAIDs，如阿司匹林、布洛芬、吲哚美辛、奈普生、奈普生钠盐、保泰松和舒林酸。

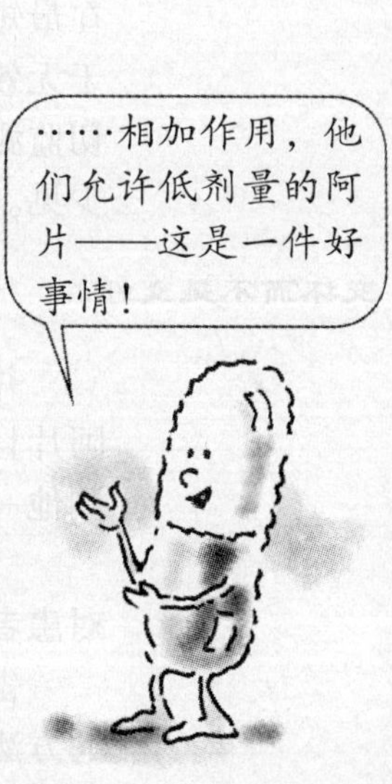

特殊作用

NSAIDs和对乙酰氨基酚有解热和镇痛作用。而且，正如它的名字，NSAIDs有抗炎作用。因为这些药物的化学结构不同，起效时间、持续时间和代谢、排泄方式均不相同。

大多数情况下，止痛治疗方案包括一种非阿片类药物，甚至当患者的疼痛很剧烈时，应用阿片制剂也很恰当。这类药通常用于术后疼痛和产后疼痛、头痛、肌肉痛、关节痛、月经痛和癌性疼痛。

不是那么特殊的作用

NSAIDs 的主要副作用包括：

- 抑制血小板聚集（停药后反弹）
- 胃肠道刺激
- 肝毒性
- 肾毒性
- 头痛
- 肝损害（长期大量应用时）

NSAIDs 禁用于对阿司匹林过敏的患者，尤其是有过敏症、哮喘和阿司匹林诱导的鼻息肉患者，因为其有增加支气管收缩和过敏的危险。而且，NSAIDs 禁用于血小板减少症患者，中性粒细胞减少症患者应用时也要小心，因为其退热作用可能会掩盖感染的唯一征象。有些 NSAIDs 在肾功能不全、高血压、胃肠道炎症或溃疡的患者是禁用的。

非阿片类止痛剂的用药须知

阿司匹林可增加凝血酶原时间和出血时间，因此，对血友病或其他出血性疾病是禁忌的，不要将阿司匹林与抗凝剂或其他引起溃疡的药合用，如皮质激素。对于计划一周内手术的患者也应避免应用阿司匹林。

对乙酰氨基酚可代替阿司匹林和其他 NSAIDs 用于胃溃疡或出血性疾病。但大剂量对乙酰氨基酚可引起肝损害。

监测

在服用非阿片类止痛剂前，确认患者是否有高敏反应病史，因为这说明患者可能对同一类中其他药物也高度敏感。如果患者正在服用 NSAIDs，要询问他是否有胃肠道刺激症状。如果有，医生应选择减量或停药。

还要注意肝、肾功能方面有何异常。同时要进行血液方面的检查并评估恶心或胃肠道烧灼等不适主诉。注意缺铁性贫血的体征，如苍白、少见的乏力和无力。

患者宣教

对于服用 NSAID 的患者，告知其药物过量、高敏和胃肠道出血的症状和体征，如皮疹、呼吸困难、意识混乱、视物不清、恶心、血性呕吐物和黑便，如果出现上述任何表现要马上通知医生。

如果患者正在服用对乙酰氨基酚，告知患者如出现恶心、呕吐、腹痛或腹泻可能提示药物过量，应立即通知医生。

了解副作用

如果患者出现副作用，告知患者：

- 吃饭时服药或喝一大杯水以减轻胃肠道反应；
- 如果有胃肠道刺激症状，服药后站立 15～30 分钟；
- 如果有胃肠道烧灼感或疼痛要通知医生；
- 一定要特别小心避免受伤出血，因为 NSAIDs 可延长出血时间；
- 如果持续耳鸣要通知医生（这是可逆的剂量相关性副作用）；
- 服用布洛芬、奈普生或舒林酸时可引起头晕，驾车或使用机器时要注意；
- 定期验血以发现可能的肾炎或肝损害。

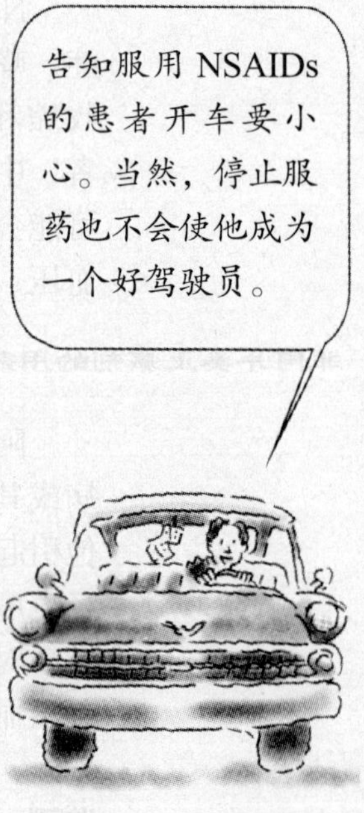

辅助止痛药

辅助止痛药指原本应用于其他疾病，但在某种情况下用于止痛的药物。辅助止痛药可与阿片类药合用或单独治疗慢性疼痛。使用辅助止痛药的患者应定期评价，监测其疼痛程度并观察有无副作用。

各种辅助止痛药

辅助止痛药包括抗惊厥药、局部和表面麻醉药、肌松剂、三环类抗抑郁药、选择性 5- 羟色胺再摄取抑制剂、苯二氮䓬类药、精神兴奋药和胆碱能阻断剂（见：了解辅助止痛药）。

神经外科手术

神经外科手术是疼痛治疗的极端方式，很少用到。然而，某些操作，如脊神经根切断术和脊髓前侧柱切断术，通过手

了解辅助止痛药

辅助止痛药是指原有其他适应证但在某些情况下用于止痛的药物。这里讨论主要的几种类型。

抗惊厥药

抗惊厥药可用于治疗神经性疼痛（由周围神经产生的疼痛）。卡马西平（酰胺咪嗪）和加巴喷丁是常用于辅助止痛的抗惊厥药。其他的还有氯硝西泮氯硝基安定、苯妥英和丙戊酸。

局麻药

局麻药可用于辅助治疗神经性疼痛或作为全身麻醉的替代药，这些药物包括：

- 酰胺类药物，如布吡卡因、依替卡因、利多卡因、甲哌卡因、丙胺卡因和罗哌卡因。
- 酯类药物，如苯佐卡因、可卡因、盐酸氯普鲁卡因、普鲁卡因和丁卡因。

表面麻醉药

表面麻醉药可直接作用于皮肤黏膜来预防或缓解轻度疼痛。这些药物包括：

- 酰胺类药物，如待布卡因和利多卡因。
- 酯类药物，如苯佐卡因、可卡因、盐酸达克罗宁、普拉莫星和丁卡因。

这类药也包括局麻药的混合制剂，如：

- 苯佐卡因和苄索氯铵喷雾剂——苯佐卡因和氯化苄甲乙氧铵的混合物。
- 西他卡因—苯佐卡因、布坦本、盐酸达克罗宁、利多卡因和丁卡因的混合制剂。
- 恩纳（局麻药的低溶混合物），包含利多卡因和丙胺卡因。

肌松剂

肌松剂可分为：

- 作用于神经肌肉的药物（如美多蔻林和筒箭毒碱），原用于全身麻醉的辅助药（可继发性诱导肌肉松弛，并促进机械通气患者的肌肉松弛）。
- 解痉药，用于缓解伴中枢神经系统障碍的痉挛（如氯苯氨丁酸 / 巴氯芬、丹曲林和安定）。
- 用于缓解疼痛和肌肉痉挛的短效药物，如卡立普多（肌安宁）、氯唑沙宗、环苯扎林和替扎尼定。

三环类抗抑郁药（TCAs）

在各种抗抑郁药中，TCAs 治疗疼痛历史最长——尤其是神经性疼痛。TCAs 包括：阿采替林、阿莫沙平、氯丙咪嗪、脱甲丙咪嗪、多塞平、丙咪嗪、马普替林、去甲替林和普罗替林。

选择性 5- 羟色胺再摄取抑制剂（SSRIs）

大家熟悉的一类抗抑郁药 SSRIs 也用于缓解疼痛，包括氟西汀、帕罗西汀和舍曲林。

苯二氮䓬类药

苯二氮䓬类药原本用于解除焦虑。虽然治疗急性疼痛没有效果，但对缓解肌肉痉挛有一定价值。苯二氮䓬类药包括：阿普唑仑、安定、劳拉西泮、咪达唑仑、奥沙西泮。

精神兴奋药

精神兴奋药主要用于如帕金森病、注意力缺陷、活动过度等疾病。在治疗疼痛时，可作为辅助药物治疗急性或慢性疼痛障碍。精神兴奋药包括咖啡因、右苯丙胺和哌甲酯（利他林）。

胆碱能阻断剂

胆碱能阻断剂用于治疗胃肠道痉挛或活动过度。这类药能松弛平滑肌，减少胃肠道分泌。主要的胆碱能阻断剂有颠茄类，包括颠茄和东莨菪碱氢溴酸。

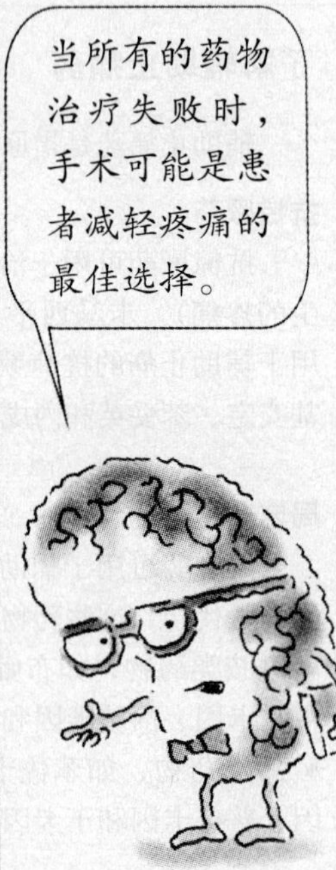

疼痛的手术治疗

通常认为只有当药物治疗疼痛失败时，才采取手术方式治疗。然而，越来越多的这类技术被早期应用并取得良好疗效。用于治疗疼痛的外科手术方法有：神经（部分）切断术、脊神经根切断术、脊髓前侧柱切断术、冷冻止痛法和射频毁损。

神经切断术

神经切断术包括：部分或全部切除脊神经或颅神经。这种手术相对较快，仅需局麻或区域麻醉。遗憾的是，可能的副作用有运动感觉缺失。而且，疼痛的缓解可能是暂时的。周围神经切断术是在所有经典的疼痛治疗方法均失败时才考虑实施。

脊神经根切断术

脊神经根切断术是指将神经根切断来缓解疼痛。术后，对于局部严重疼痛可产生镇痛作用。如躯干、腹部或肢体疼痛。该区域的一根脊神经根如果保留完好，则运动功能通常不受影响。

脊髓前侧柱切断术

脊髓前侧柱切断术可手术切开也可经皮手术。一侧脊髓前侧柱切断术是为了缓解身体一侧的躯体疼痛而实施的。双侧脊髓前侧位切断术用于缓解身体两侧的内脏痛。

冷冻止痛法

冷冻止痛法是通过用冷冻探针使神经暂时性损伤，从而使神经失活。随着时间流逝，神经功能恢复。该操作可重复进行。冷冻止痛法可有效缓解手术瘢痕引起的疼痛、瘢痕组织中的神经假瘤以及枕神经瘤。

射频消融毁损技术

射频消融毁损技术可通过产生的热能、无线波产生的磁场或两者共同的作用而影响神经。神经功能可长时间阻断，如果复发，可再次手术。此技术最常用于治疗与椎间关节、腰交感神经和周围神经相关的疼痛。因为是定向治疗，所以当锁定某根特异的神经时可应用此方法。

术修正神经系统的关键部位而达到控制疼痛的目的（见：疼痛的手术治疗）。

经皮电神经刺激（TENS）

TENS 是指用微弱电流刺激神经纤维，阻断疼痛冲动向大脑传递来缓解急性和慢性疼痛。通过放置在与疼痛相关部位皮肤上的电极发放电流。TENS 用于治疗：

- 慢性背痛
- 术后疼痛
- 牙痛

权衡证据

TENS 和骨盆疼痛

在最近的研究中，100 名急性骨盆疼痛的女性分为实际 TENS 组和安慰组进行治疗，患者用直观类比标尺来评估疼痛。接受实际 TENS 组的患者有 50%汇报疼痛减轻，且焦虑评分降低和心率下降及恶心减轻。她们还汇报对治疗感到满意。

摘自：Barker，R.，M.D.，et al. “Transcutaneous Electrical Nerve Stimulation as Prehospital Emergency Interventional Care： Treating Acute Pelvic Pain in Young Women”，Neuromodulation 9(2)：136，April 2006.

- 分娩疼痛
- 周围神经病或神经损伤引起的疼痛
- 疱疹后神经痛
- 交感神经反射营养不良
- 肌肉、骨骼的创伤
- 关节炎
- 幻肢痛
- 骨盆疼痛（见：TENS 和骨盆疼痛）

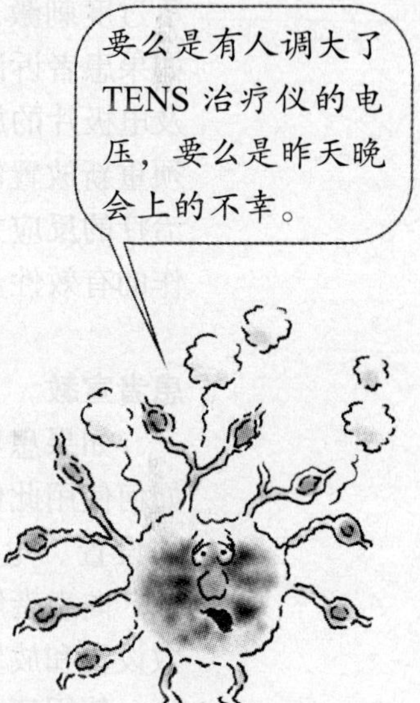

TENS 的禁区

虽然 TENS 治疗方法危险性很小，但电极千万不能放在颈动脉窦神经或咽喉肌肉的部位。同样，电极也不能放在眼睛或妊娠患者的子宫上方，因为此方法在怀孕期间的安全性还不确定。

如果患者装有起搏器，TENS 也是禁忌的，电流可干扰心电图或心电监测。另外，对病因不明的疼痛也不要用 TENS，因为这可能掩盖新的病变。

患者准备

要保证电极部位的皮肤完好。用酒精擦洗干净并晾干，必要时备皮。其次，如果电极片没有事先涂凝胶，可在每个电极片的底部涂一定量的电极液以促进传导。将电极放在皮肤上，如果不能自动粘在皮肤上，用带子固定，两个电极片之间至少留 5cm 的空隙。

关闭

保证控制箱上的控制开关拨到“关”的位置。将导线与电极片连接，然后插到控制箱上，按说明设置脉冲波的宽度和速度。旋开装置，将强度调整到预先设定好的或患者最舒服的数值。然后将装置固定在患者身上，经过预定设置的一段时间后，关闭并取下电极片，将患者皮肤洗净并擦干，再清洗装置并更换电池包。

监测

评估患者有无过度或不舒适的刺激体征。肌肉痉挛可能提示过度刺激，而不能感知任何刺激可能意味着电流强度过低。如果患者诉说疼痛或难以忍受的感觉异常，要检查装置、连接及电极片的放置情况。必要时要调整设备。如果治疗过程中必须重新放置电极，首先要将电源关闭。评价患者对每次TENS治疗的反应并比较结果。并且，用基线水平的评估值来评价操作的有效性。

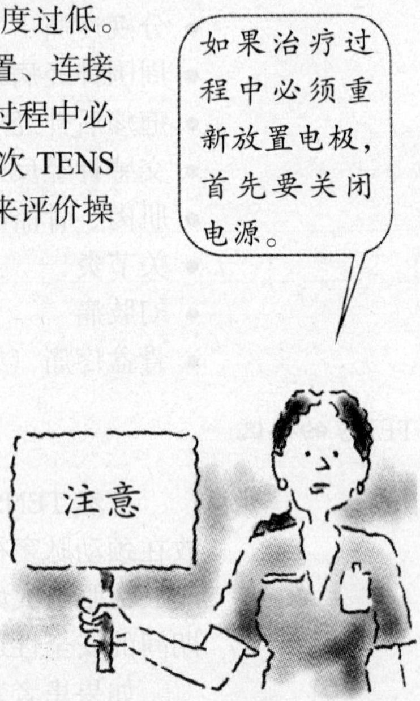

患者宣教

如果患者在家应用TENS，要向他说明如何使用此仪器，包括电极片放置、控制键的设置、电极片的移除和对设备的适当维护。向患者解释要严格遵照事先设定好的参数设置和放置电极片。

使用高电压时要警惕其可加重疼痛，对病因不明的疼痛用此方法治疗也要警觉。同时告诉患者如果疼痛加剧或其他部位出现疼痛时要及时通知医生。

皮肤保护

如果发生了皮肤刺激，要指导患者保持刺激区域皮肤清洁并应用润肤液。然而，如果皮肤发生破溃，要通知医生。要确保患者了解洗浴及游泳前移开仪器，以避免电击伤的发生。

认知-行为技术

行为修正和放松技术可用来帮助患者减轻疼痛伴发的痛苦。这些技术包括生物反馈、分散注意力、引导意象、催眠术和沉思。这些凌驾于疼痛之上的意念技术使患者对疼痛有一定的控制作用。并且，它的另外一个优点是实际上没有危险且禁忌证相对较少。如果患者有明显的心理问题，心理治疗师应教会患者放松的方法。

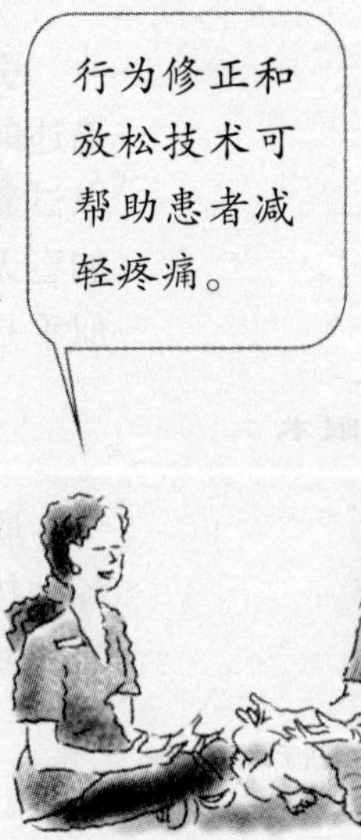

患者准备

因为所有这些技术都需要集中注意力，试着选择在患者不感到疼痛或疼痛最轻时进行。但如果疼痛持续存在，要根据患者的能力从简单的、时间短的操作开始。

首先，放松……

选择一个安静的场所，把光线调暗，让患者把紧身衣脱掉或松开。帮助患者肌肉放松，嘱其交替放松或绷紧特定的一组肌群，如颈部肌肉，将注意力集中在紧张和松弛的过程中。所有肌群重复此运动。如果某个肌群疼痛，移到下一组肌群。

良好的反馈

生物反馈需要应用特殊的仪器来让患者了解自己的身体如何对自己的努力发生反应。当患者与机器连接后，患者应用能找到的最佳的放松技巧。这种设备能通过声、光或电子读数来对患者取得的进步进行反馈，通过这种方式患者能知道哪种技巧可使自己最放松、疼痛最小。

分散注意力

分散注意力（转移注意力）这种技巧包括将注意力集中在音乐、书本、杂志或是电视、电影上而非疼痛或身体状况上。若患者选择听音乐，他使用耳机以帮助他全神贯注于音乐本身或通过音乐想象画面。如果疼痛加重时，打着音乐节拍或加大音量将有所帮助。其他分散注意力的做法有唱歌、有节奏地呼吸和沉思。

引导意象

引导意象时，患者将注意力集中于引导者（你或是录音）描述的安静而祥和的想象中。有很多这样的录音，所以患者可以试着去寻找对他帮助最大的录音。安静而祥和的自然印象，如春天的青草气息、翻滚的海浪声、森林中潺潺的小溪流水声似乎是最有效的。

催眠术

职业治疗师可施行催眠术。在治疗期间，治疗师可能应用各种技术，如症状抑制，可帮助患者抑制对疼痛的感觉，或是症状替换以鼓励患者以积极的方式解释疼痛。

改变行为方法

行为矫正治疗时，鼓励患者确定哪些行为将加重疼痛、痛苦或残疾，如对其他人的过度依赖或无医学指征时却应用手杖。在医生的帮助下，患者要明确自身的目标，如减少对他人的依赖，然后用积极的或消极的方式来增强或减弱原有的行为习惯，确立新的行为方式。

监测

要记住当和患者在一起时要保持步调一致，并确信所有的工作人员都了解患者对于减轻疼痛认识的选择。如果患者在应用一种技巧时遭到挫折，应冷静地让他停止并且稍后再试，每个阶段结束时都要向患者指出所取得的改善，即使是小的改善也是进步。

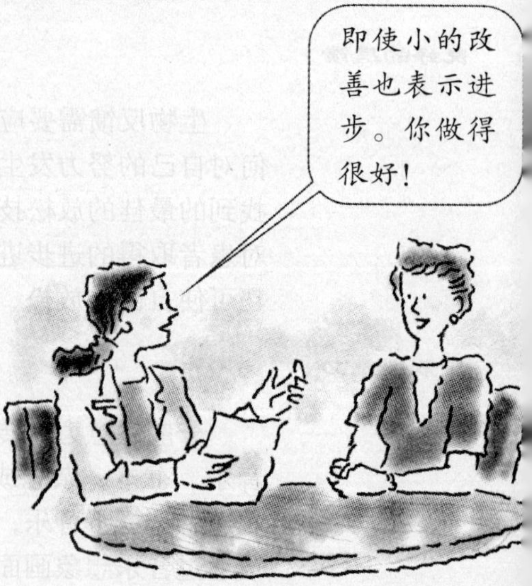

患者宣教

如果患者存在社会、生理方面的问题，建议患者接受治疗，为他推荐适当的专业人员加以指导，如果他不能处理好这些问题，取得的任何减轻疼痛的进展都将很快消失。

对于其他人，例如帮助家人建立认知行为策略计划，这个计划将帮助患者在回家后继续执行对他有利的措施。

疼痛患者的护理

以下这些护理措施对于正处于疼痛中的患者是恰当的：

- 评估疼痛部位，使用疼痛评分标准来让患者描述疼痛的程度。
- 让患者描述疼痛的特征、方式，包括诱发因素和缓解因素。

面部表情

- 监测患者的生命体征并记录对疼痛的主观反应，如面部表情痛苦、保护疼痛部位。
- 遵医嘱应用止痛药，用药时间应以需要的剂量为准，因为这样可避免出现疼痛和缓解的波峰及波谷。使患者了解在疼痛加重前服用止痛药的重要性。
- 为患者提供增加舒适的措施，如背部按摩、取舒适的体位、更换床单、口腔和皮肤护理。
- 教患者用非侵入性方法来控制疼痛，如放松、引导意象、分散注意力、皮肤刺激。
- 解释睡眠的作用和保证良好休息的重要性。

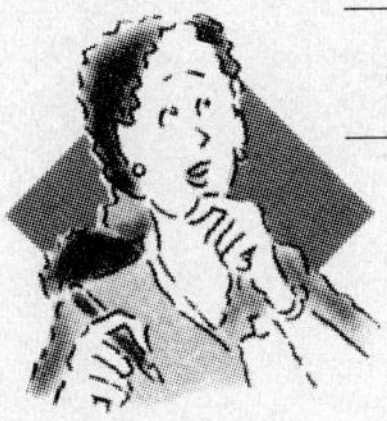

快速测试

1．最了解患者疼痛的人是谁？

A．医生

B．护士

C．患者本人

D．理疗师

答案：C。经历疼痛的人最清楚自己的疼痛。

2．痛阈指的是什么？

A．24 小时疼痛发作的频率

B．在公开表达疼痛之前患者忍受疼痛的时间和程度

C．疼痛部位和所放射的区域

D．患者感受疼痛所需要的刺激的程度

答案：D。痛阈是指患者感受疼痛所需要的刺激的程度。

3．对于因卒中而难以表达的成年人来说，最好的疼痛评估方法是：

A．1～10 等级评估

B．面部表情评价

C．身体示意图

D．问卷调查表

答案：B。面部表情评价是最佳的方法，因为患者可以很容易地通过面部表情表达疼痛。

4．对于一个长期应用对乙酰氨基酚（扑热息痛）的患者应监测哪些项目？

A．凝血酶时间

B．胃肠道刺激症状

C．肝功能

D．肾功能

答案：C。长期应用对乙酰氨基酚（扑热息痛）会增加肝损害的危险。

5．在应用控制疼痛的技巧时，如放松、分散注意力及引导意象，这些是如何起作用的？

A．药物的相互作用

B．电刺激

C．外科干预

D．心理作用

答案：D。心理作用是通过认知行为的改变而发挥作用。

评分

☆☆☆ 如果你回答对了全部的 5 个问题，恭喜你！你能够完全掌握控制疼痛的方法了。

☆☆ 如果你能够正确回答 3 个或 4 个问题，还不错！但我们将告诉你没有完全掌握经皮电神经刺激（TENS）。

☆ 如果你正确回答的问题少于 3 个，不要灰心，你需要再复习一下本章知识。

（周艳红　译　王京　校）

6

第六章　神经系统疾病

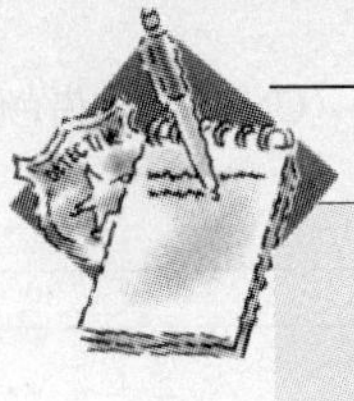

主要内容

在本章中，你将学习：

- 神经系统的结构与功能
- 神经系统功能评估
- 常见神经系统疾病的诊断性检查、护理诊断及治疗

神经系统概述

复杂的、千变万化的神经系统是身体内部相互联系的网络。神经系统整合身体的各种功能并使机体适应内外环境的变化。故当人体神经系统遭受疾病侵袭和损伤时，将导致相关神经功能的损害。

解剖与生理

神经系统可分为中枢神经系统（CNS）、周围神经系统和自主神经系统。它们彼此相互联系、自主调节，共同完成人体的各种生理、思维和情感活动。

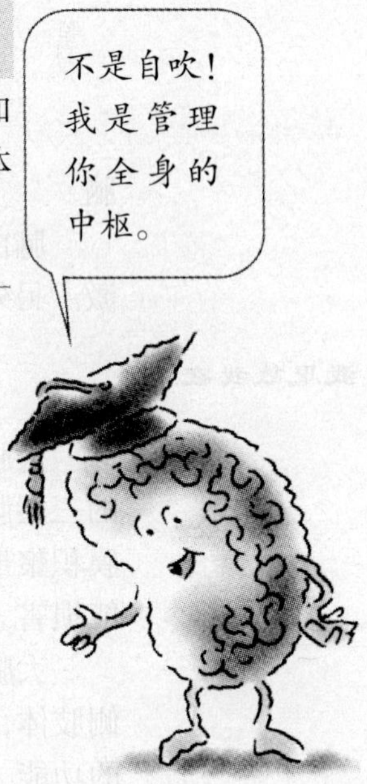

中枢神经系统（CNS）

CNS 包括脑和脊髓。它们共同完成各类自主和不自主运动刺激和感觉刺激的感知与分析过程（见：中枢神经系统，96 页）。

近距离观察

中枢神经系统

以下两张示意图分别为脑和脊髓的内部结构，它们共同组成中枢神经系统（CNS）。脑借颅底与脊髓相连，并且止于第二颈椎水平。脊髓中央呈“H”形的结构为脊髓灰质所在。

脑的横切面

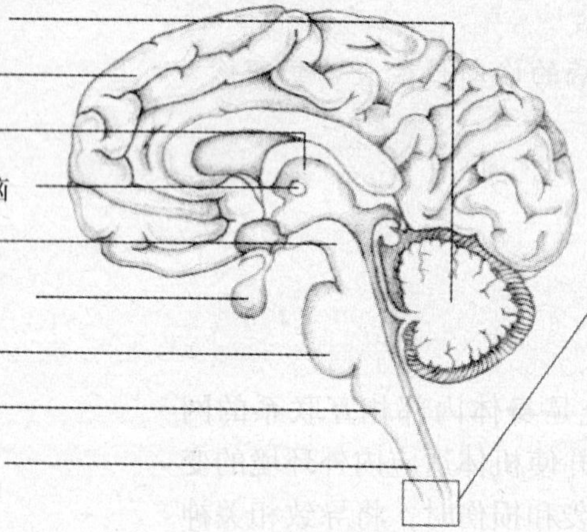

脊髓的横切面

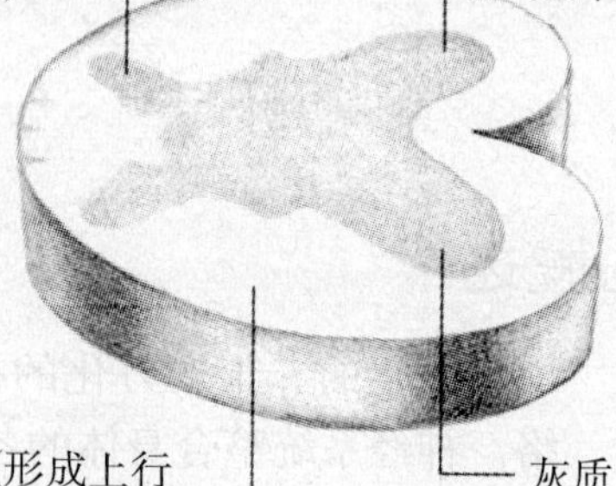

脑

脑由大脑、脑干和小脑组成。它收集、综合、分析各种刺激。另外，它触发并监测自主及非自主运动。

我思故我在

大脑掌管人的思维与判断能力。在颅骨的内侧面紧密包绕的三层膜性结构称为脑膜。一旦出现血液或脑脊液在这三层脑膜积聚形成血肿或积液，将导致颅内压增高和相应部位的脑功能损害。

大脑由四个叶和两个大脑半球组成。右侧大脑半球控制左侧肢体，而左侧大脑半球控制身体的右侧。各叶分别有其特殊的功能（见：大脑各叶）。

近距离观察

大脑各叶

根据解剖部位和功能不同，大脑分为四叶——顶叶、枕叶、颞叶和额叶。各叶的名称源于其所附着的颅骨名称。下图显示的是大脑各叶所在的位置及其功能。同时也显示了小脑的部位。

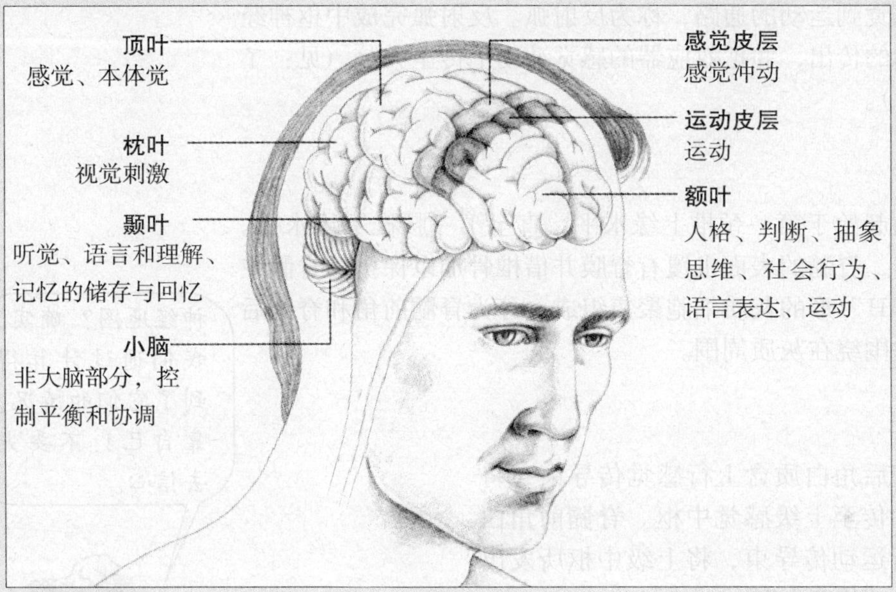

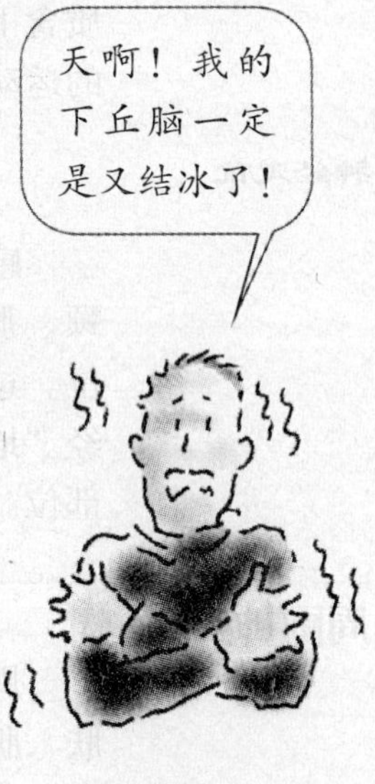

相关知识

大脑内侧面结构称为间脑，间脑包括上丘脑和下丘脑。上丘脑负责感觉冲动的传导，下丘脑则调节许多机体功能，包括体温控制、垂体各种激素的分泌及体液平衡。

上行传导通路

间脑的腹侧面为脑干，分为中脑、脑桥和延髓。与脑干相连的是第Ⅲ对至第Ⅻ对颅神经核所在。这些颅神经负责传导大脑、间脑及脊髓的各种神经冲动，同时调节机体的自主功能，如心率、呼吸、吞吐及咳嗽。

小脑

小脑位于大脑的腹侧下方，由两个小脑半球组成。小脑负责精细运动、协调肌肉运动和维持身体平衡。

脊髓

脊髓是身体外周和脑之间神经冲动传导的主要通路。脊髓还包括感觉到运动的通路，称为反射弧。反射弧完成中枢神经运动冲动的传出，并把效应器的感觉冲动上传至大脑（见：了解反射弧）。

脊髓的结构与功能

脊髓起始于第一颈椎上缘水平，直至第一腰椎下缘水平。与脑一样，脊髓的表面也覆有脊膜并借椎骨加以保护。脊髓主要由呈“H”形的灰质细胞聚集组成，分为脊髓前角和脊髓后角。白质围绕在灰质周围。

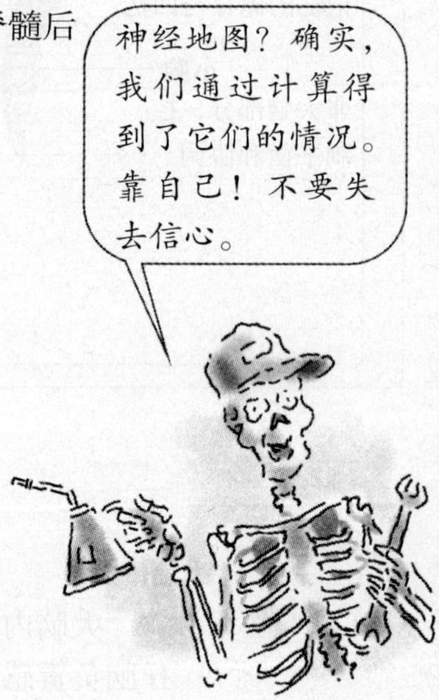

脊髓白质的结构与功能

脊髓后角白质含上行感觉传导束，将感觉冲动传至上级感觉中枢。脊髓前角白质含下行运动传导束，将上级中枢所发出的运动冲动传至脊髓。

神经定位

感觉神经纤维起源于脊髓神经根——颈、胸、腰和骶，并支配皮肤的特定部位。这些部位（称为皮节）提供身体的神经“地图”并帮助测试感觉以确定病变的部位。

周围神经系统

周围神经系统包括周围神经和颅神经。周围感觉神经将皮肤、肌肉、感觉器官及内脏感受器的各种感觉神经冲动上传至脊髓后角。位于大脑的上级运动神经元和脊髓前角运动神经元负责向下传导运动冲动并产生运动。12 对颅神经负责完成从

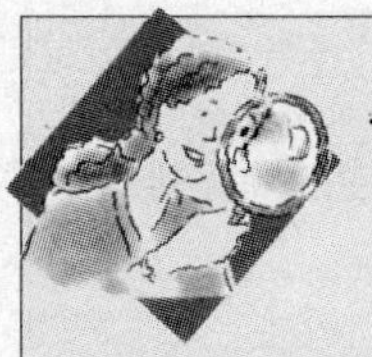

近距离观察

了解反射弧

反射弧是一个反应系统，该系统通过大脑对刺激产生快速反应。脊神经内含运动和感觉支，负责支配深部腱反射和浅表反射。反射弧由感觉神经元和运动神经元共同完成。以下图的膝腱反射为例说明反射弧的传导过程。

首先，感受器接收来自叩击膝腱部位的机械刺激，随即感觉神经元把感觉冲动上传至脊髓的脊神经后根，信号经此进入脊髓。

随后，脊髓前角运动神经元将接收到的感觉刺激转为运动冲动，下传至膝部运动终板，使肌肉收缩产生小腿外伸动作。注意：当检查膝腱反射时，请勿站在受检者正前方！

髌骨反射弧

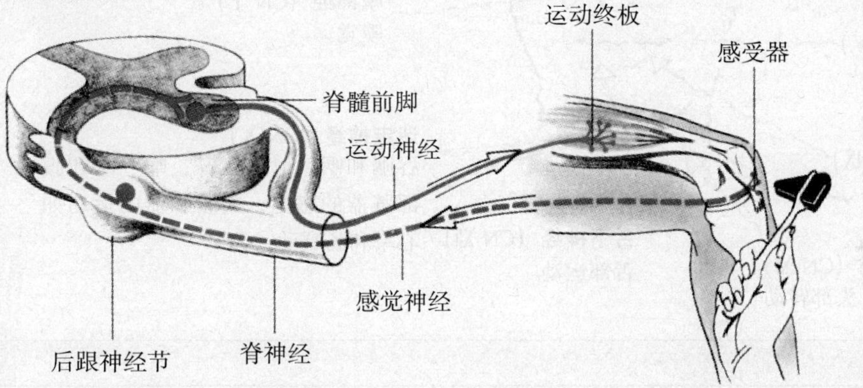

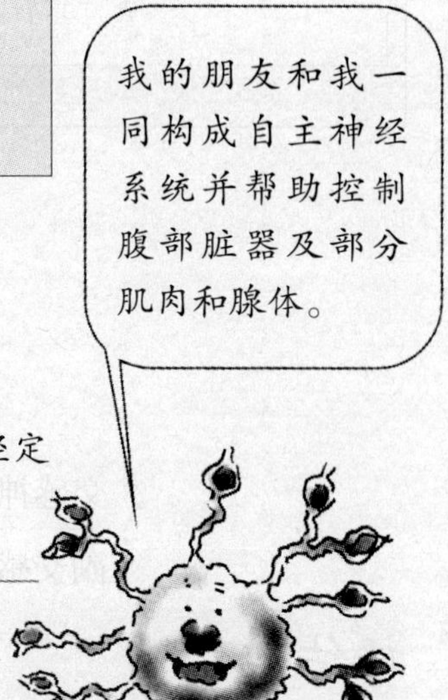

脑到头颈部的各种最基本的运动和感觉功能（见：颅神经定位，100 页）。

自主神经系统

自主神经系统包括运动神经元，运动神经元负责支配内脏器官和受神经支配的平滑肌、心肌和腺体。自主神经系统分两个部分：

颅神经定位

颅神经（CN）可分为感觉神经、运动神经和混合神经。每一对颅神经以罗马数字按与脑相连的顺序排为：CN Ⅰ、CN Ⅱ、CN Ⅲ等。下图显示的是各对颅神经所支配的范围及其功能。

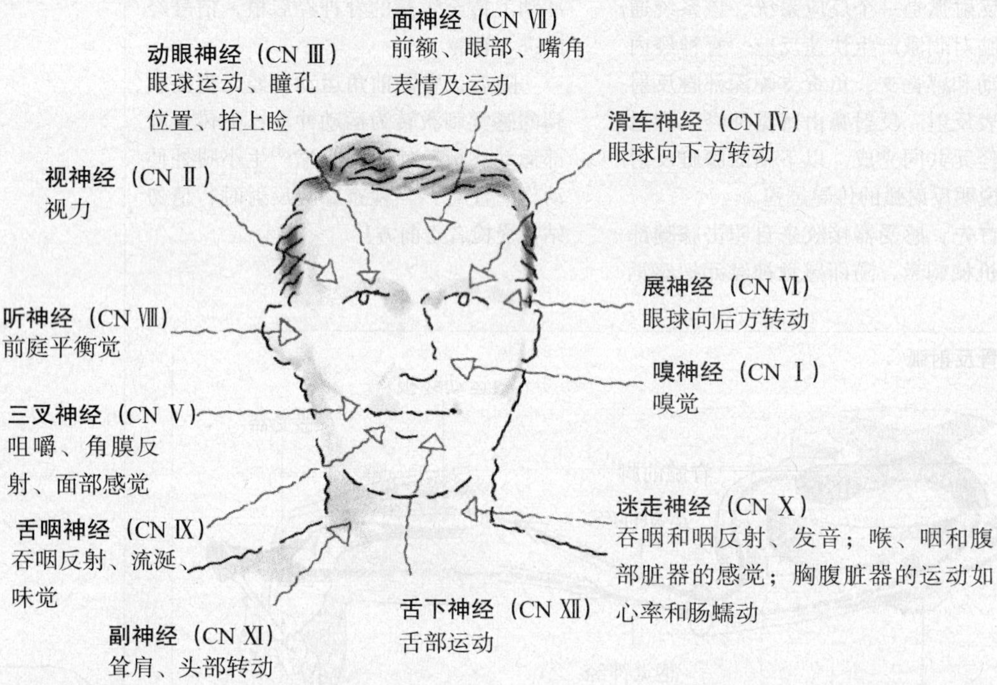

- 交感神经系统：负责防御和逃逸反应
- 副交感神经系统：维持身体的基本功能

评估

通过评估发现某些神经系统功能损害，包括全面的病史和神经功能损害的体征。

病史

将询问患者此次就诊的原因作为开始。收集患者现病史、既往史、家族史以及个人史的详细资料，并作全面的系统回顾。在评估患者状况时，最好有其亲属或朋友在场。因为一旦患者有某种神经功能损害，可能造成其远、近记忆力的丧失及损害，亲属和朋友可提供准确属实的情况。

现病史

通过以下提问来发现患者的问题，如“为什么来医院”、“近来最大的困扰是什么”使用患者的语言记录就诊原因。如果患者存在某些神经功能损害，他会主诉有头痛、运动障碍（包括无力、麻痹、轻瘫）、痫性发作、感觉异常以及意识改变（LOC）。

病史的询问

鼓励患者及其家属通过询问以下问题来详细描述患者的现状：

- 有头痛吗？如果有，多久发作一次？诱发或导致发作的原因是什么？
- 经常感觉眩晕吗？如果有，多久发作和诱发因素是什么？
- 感觉有耳鸣、刺痛或麻木感吗？如果有，在什么部位？
- 有癫痫发作或震颤吗？有四肢无力或瘫痪吗？
- 有排尿和行走异常吗？
- 记忆力和注意力如何？
- 有语言表达和理解力障碍吗？
- 有阅读或书写障碍吗？

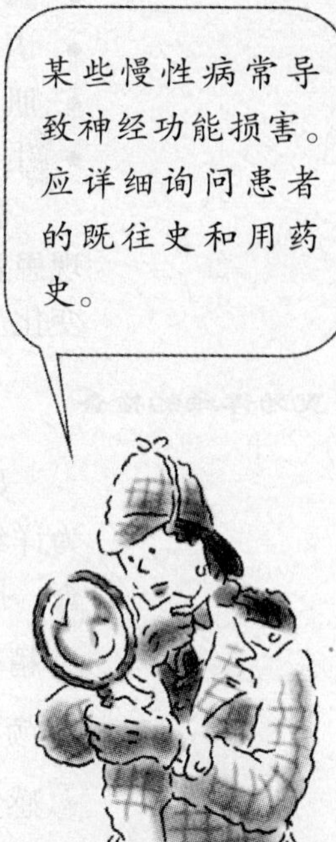

既往史

许多慢性病常累及神经系统，故应询问患者用药史。如果服用药物，询问其正服用什么药物及其既往健康史，特别注意询问患者以下情况：

- 主要的疾病
- 反复发生的轻微疾病
- 意外或伤害
- 手术史
- 过敏史

家族史

询问患者有无家族遗传性疾病。询问家族成员中是否有人患糖尿病、心血管或泌尿系统疾病、高血压、癌症、出血性疾病、精神疾病或卒中。

个人史

患者的文化及社会背景可影响其对护理的态度，所以应询问患者的相关文化及背景。同时，注意患者的教育程度、职业、用药史和爱好。收集到这些信息后，评估患者的自我形象。

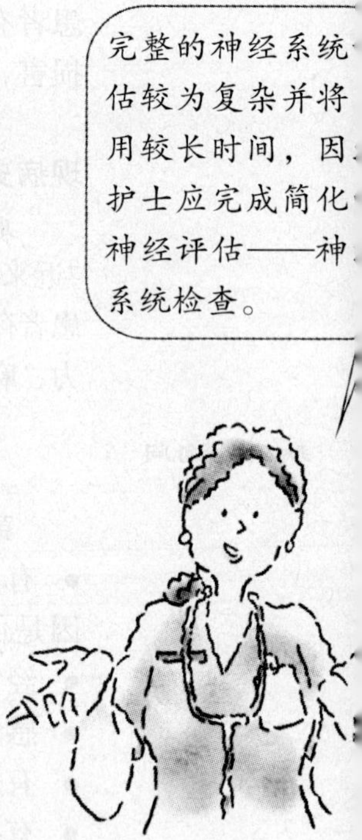

体格检查

完整的神经系统检查费时且繁琐，作为一名内外科护士，不可能掌握全面的检查内容。但是，应掌握一些简单的神经系统检查内容，这些内容涉及主要神经状况的定期评估，包括：

- LOC（意识水平）
- 瞳孔大小及对光反射
- 语言应答能力
- 肌力及运动
- 生命体征

获得这些基本情况后，定期反复评估这些指标将有助于发现患者的神经功能变化趋势，并有助于提示即将发生的一过性变化。

更为详细的检查

如果初始检查提示患者存在神经系统问题，一定要进行更为详细的评估。通常使用传统方法对患者的神经系统进行检查。按神经功能水平从高至低，检查顺序分为五个部分：

- 精神状况（大脑功能）
- 颅神经功能
- 感觉功能
- 运动功能
- 反射

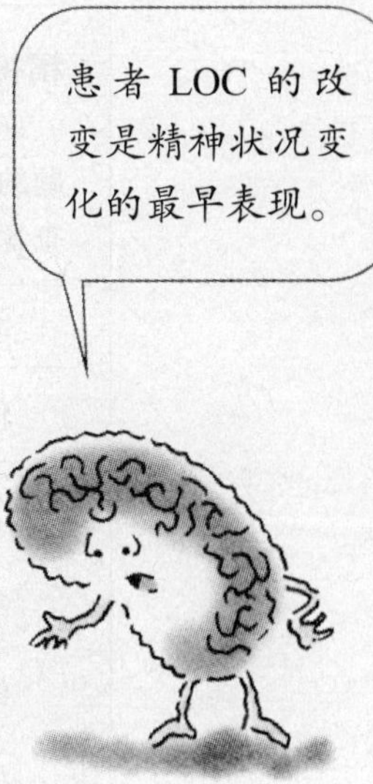

精神状况

在询问病史过程中就应对患者的精神状况有一个总体了解，倾听和观察患者的记忆力和定向力的线索。如果怀疑患者精神状况有问题，应进行简要的筛查（见：精神状况快速检查，104 页）。

停止、查看、倾听

评估患者的精神状况包括评估患者的 LOC、外观、行为举止、语言、认知功能和动手能力。

- 意识水平——LOC 的改变是神经系统功能损害最早、最敏感的改变。格拉斯哥（Glasgow）昏迷评分表是用于评估患者 LOC 的一个客观指标（见：格拉斯哥昏迷评分表的应用，105 页）。
- 外观及行为举止——注意患者的行为、衣着和修饰。即使轻微的举止变化也可能是累及额叶的慢性病变或急性病变发作的征象。
- 语言——倾听患者如何表达自己。遵从指令和配合检查的能力可反映患者的理解能力水平。
- 认知能力——评估患者的记忆力、定向力、注意力的广度、思维能力、计算能力、抽象思维能力、判断力和情感状况。
- 动手能力——评估患者完成简单任务和使用常用工具的能力。

颅神经

颅神经评估对中枢神经系统特别是脑干的状况提供了重要信息。

各组颅神经

基于各组颅神经的解剖部位，其中视神经、动眼神经、滑车神经、展神经的损害较其他颅神经损害更容易引起颅内压增高（ICP）。因此，评估和筛查重点在这四对颅神经。然而，如果患者的病史和症状提示潜在的颅神经疾病，或已经开具全面的神经系统评估医嘱，应检查所有颅神经。

精神状况快速检查

通过询问下表中的问题可了解患者组织思维是否正常。任何问题的一个错误回答提示要对精神状况作全面的检查。在询问前，检查者必须事先知道正确答案。

问题	检查目的
你叫什么名字?	自我定向能力
今天是几号?	时间定位能力
今年是哪一年?	时间定位能力
你现在在哪里?	地点定位能力
你多大岁数了?	记忆力
你出生在哪里?	远期记忆力
你早饭吃的什么?	近期记忆力
美国总统是谁?	常识
你能从 20 倒数到 1 吗?	注意及计算能力
你为什么到这来?	判断能力

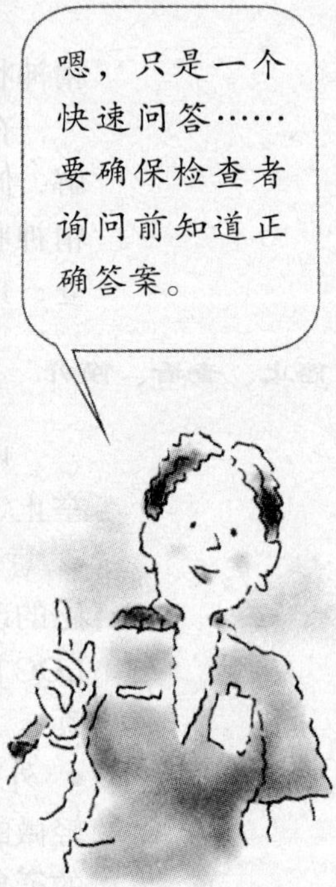

感觉功能

感觉功能评估可发现与下列情况有关的问题：

- 感受器确定刺激
- 传入神经向脊髓传送感觉冲动
- 脊髓的感觉神经束向脑传送感觉冲动

感觉减退

通常应检查四肢的轻触觉并比较上下肢感觉的对称性。有专家建议应同时检查肢体的痛觉、手足振动觉和通过闭眼辨认物体的能力（立体觉诊断）。由于反复刺激会使感觉系统

格拉斯哥昏迷评分表的应用

格拉斯哥昏迷评分表提供了一个简单的描述患者基础神志状况的方法，有助于确定和解释所发生的变化。应用此表来测试患者对语言、运动、感觉刺激的反应能力，并将对应分值相加。如果患者清醒，能听从简单命令，对人、地点、时间定位，得满分 15 分。低于 15 分说明有不同程度的神经功能损害。低于 7 分提示神经功能严重损害。

测试	分值	患者反应
睁眼反应		
自动睁眼	4	患者能自动睁眼
呼唤睁眼	3	当呼唤患者时患者能自动睁眼
刺痛睁眼	2	当遇疼痛刺激时患者能睁眼
不能睁眼	1	遇任何刺激均不能睁眼
运动反应		
按吩咐动作	6	如能遵从指示做手指动作
刺痛能定位	5	寻找疼痛刺激并试图移开它
疼痛刺激回缩	4	离开疼痛刺激
刺痛肢体异常屈曲	3	表现为去皮层状态（见下图）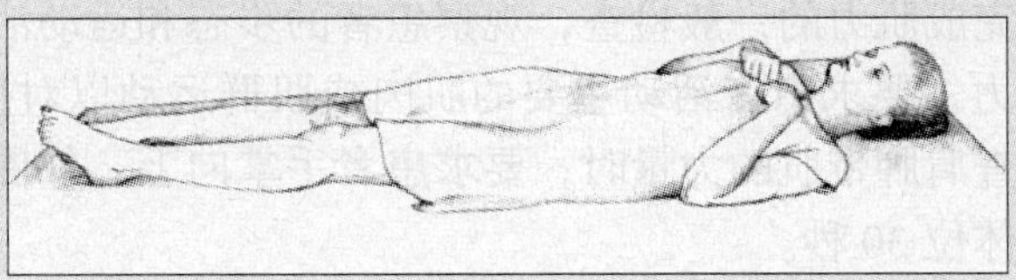
异常过伸	2	表现为去脑状态（见下图）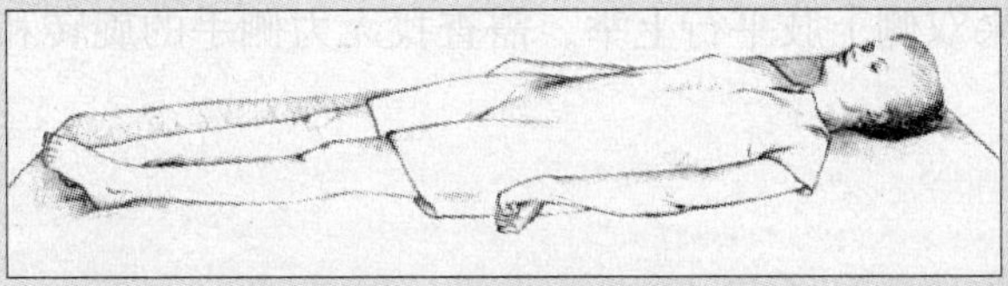
不能运动	1	无反应，只是静静地躺着（危险征兆）
语言反应		
回答正确	5	能正确回答时间
回答混乱	4	不能正确回答年份
语无伦次	3	词不答意、所答非所问
不理解	2	呻吟或喊叫
无反应	1	无反应
总分		

的敏感性降低，故全面的皮肤感觉系统检查结果可能并不可靠。通常情况下，少数筛选性检查即可有效揭示功能障碍。

运动功能

运动功能评估包括视诊肌肉并检查肌力和肌张力。因为小脑负责平滑肌的运动如抽搐、震颤或自发性收缩，故还应检查小脑功能。

肌张力

肌张力代表肌肉对抗被动伸展的抵抗力。为检查上肢肌张力，通过被动活动度（ROM）训练活动患者的肩部，可感觉存在轻微的阻力。随后向患者侧方放下上肢，上肢应非常容易放下。

如要测试患者腿部肌力，可指导其臀部做 ROM 训练，然后放下双腿；如果腿部呈外旋位，则为异常表现。

肌力和对称性

为完成肌力的一般检查，观察患者的步态和运动活动。为评估肌力，要求患者活动主要的肌肉或肌群运动以对抗阻力。比如检查肩胛带肌的力量时，要求患者手掌向上、外展上肢并持续该体位 30 秒。

如果患者不能维持此体位，通过下压外展的上肢进一步检查。如果双侧上肢平行上举，需查找无力侧手的旋转和上肢下落情况。

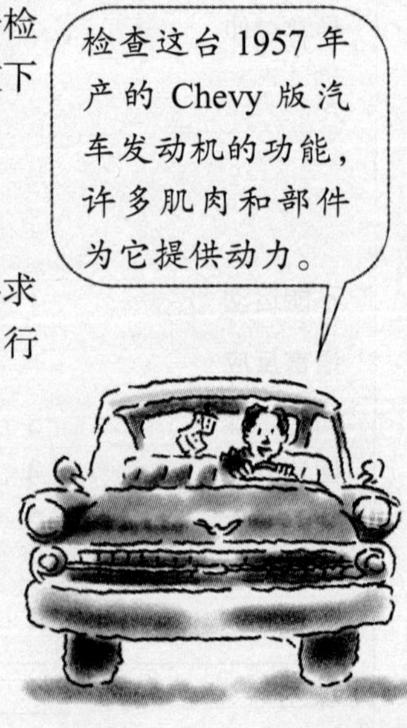

小脑功能检查

通过测试患者的平衡觉和协调能力来评估小脑功能。要求患者足跟对足尖向前行走，观察其平衡情况。然后进行 Romberg 试验（见：Romberg 试验）。

反射

反射功能检查常作为整体神经功能检查的一个组成部分。评估深反射和浅反射以确定：

- 感受器功能的完整性
- 向脊髓传输感觉冲动的传入神经的功能

Romberg 试验

Romberg 试验可发现患者闭眼时不能维持平衡姿势。具体方法如下：

- 患者睁眼站立，双足并拢，双上肢放于身体两侧，观察其平衡情况。
- 要求患者闭眼。
- 检查者双手置于患者两侧以保护患者，观察其是摇摆还是跌倒。

向一侧摇摆或跌倒提示阳性检查结果。

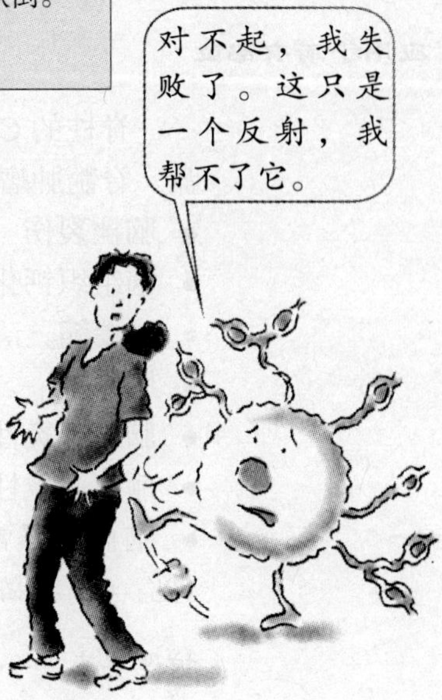

- 向肌肉传输感觉冲动的低位神经元的功能
- 肌肉对运动冲动刺激的反应

深、浅反射

深部腱反射（肌力反射）发生于深部肌群受到突发刺激时。浅反射（皮肤反射）发生于皮肤受到诸如拍、抓等轻微快速的刺激时，有时称为原始反射。病理性浅反射常见于刚出生的婴儿，随生长过程逐渐消失。在成人期出现时，常提示潜在的神经系统疾病。

诊断性检查

全面的神经系统检查通常包括影像学检查、血管造影术和脑电图检查。记住：这些检查对医务人员来说是常规，但可引起患者的恐惧。由于焦虑和压力可影响检查结果，因此详细解释每一项检查步骤和细致的准备是很重要的。

影像学检查

常用于检测神经系统疾病的影像学检查包括：

- 电子计算机体层（CT）扫描
- 同位素脑扫描
- 磁共振成像（MRI）
- 正电子发射断层扫描（PET）

● 头颅和脊柱 X 线

电子计算机体层（CT）扫描

CT 扫描结合 X 线和计算机分析组织的密度（决定于造影剂的吸收）用于研究颅内的结构。尽管 CT 对脑血管显影效果不及脑血管造影术，但与脑血管造影相比，较少引起并发症和损伤。

应用于所有部位

脊柱的 CT 扫描有助于医生评估脊柱疾病，如突出的椎间盘、脊髓肿瘤和椎管狭窄。头颅 CT 可显示：

● 脑挫裂伤
● 脑组织钙化
● 脑萎缩
● 脑积水
● 脑组织炎性病变
● 颅内占位性病变（肿瘤、血肿、脓肿）
● 脑血管异常［动静脉畸形（AVMs）、梗孔、血栓、出血］（见：CT 扫描与卒中）

护理要点

● 明确患者有无碘剂或贝类食物过敏史（过敏患者可能对造影剂有副作用）。
● 如果需要强化扫描，向患者解释将由静脉注入造影剂。

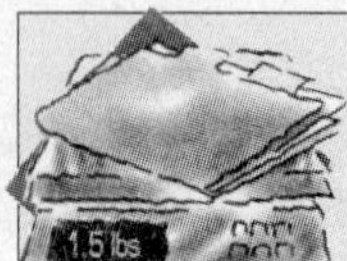

权衡证据

CT 扫描与卒中

根据美国卒中协会的要求，任何可疑卒中的患者在到达急诊室后的 25 分钟内应先完成头部 CT 扫描，应在 45 分钟内得到检查结果。结果将有助于指导卒中发作后关键的前 3 小时内的治疗。

摘自：“2005 American Heart Association Guidelines for Cardiopulmonary Resuscitation and Emergency Cardiovascular Care, Part 9: Adult Stroke,”，Circulation112（Suppl.IV）：111-120，2005.

● 向患者解释在注入造影剂的过程中会出现颜面潮红和口中有金属味。

● 告知患者 CT 扫描大约需 10~30 分钟的时间（根据设备和型号会有所不同）和检查期间必须安静平卧。

CT 检查后的健康教育

● 鼓励患者检查后恢复正常活动和规律饮食。

● 向患者解释检查后 24 小时内造影剂可导致尿液颜色变化，鼓励患者多饮水以便于造影剂的排泄。

同位素脑扫描

在这项检查中，扫描仪检测大脑对放射性同位素如 99mTC 标记物的摄取率。病变的脑组织对同位素的吸收明显高于正常的脑组织（可能与病变导致血脑屏障渗透性异常增高有关）。虽然同位素脑扫描可定位脑损害的部位并确定其大小，但不能明确病因——例如，病变由脑肿瘤、脑水肿、脑梗死、血肿或是脓肿所致。

护理要点

● 遵医嘱停服药物。

● 明确患者有无碘剂或贝类食物过敏史（过敏患者可能对造影剂有副作用）。

● 向患者解释将建立静脉通路注入造影剂。

● 告知患者检查期间，技术人员为了采集脑部图像会要求患者变换几次体位。

● 除非有禁忌证，鼓励患者检查后大量饮水以帮助造影剂的排泄。

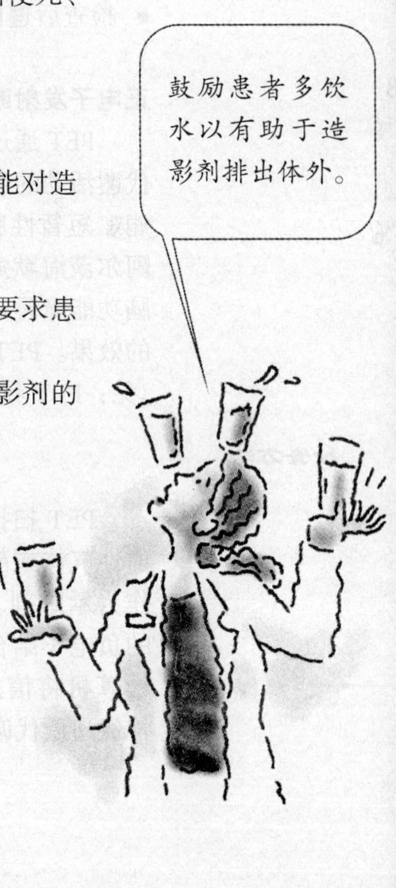

磁共振成像

MRI 可获得身体结构的详细图像。可能需要使用造影剂如钆来进行检查。

优点

与传统的 X 线和 CT 扫描相比较，MRI 可为软组织提供良好的对比，精确区分正常组织、良性组织和癌肿并清晰显示血管影像。另外，MRI 可提供多方位的影像，包括正常情况下骨骼阻挡视野部位的矢状面和冠状面图像。MRI 对中枢神经系统的研究特别有用，因为 MRI 能发现颅内如短暂性脑缺血发作（TIAs）、颅内肿瘤、多发性硬化（MS）、脑水肿和脑积水等相关的结构和生化异常。

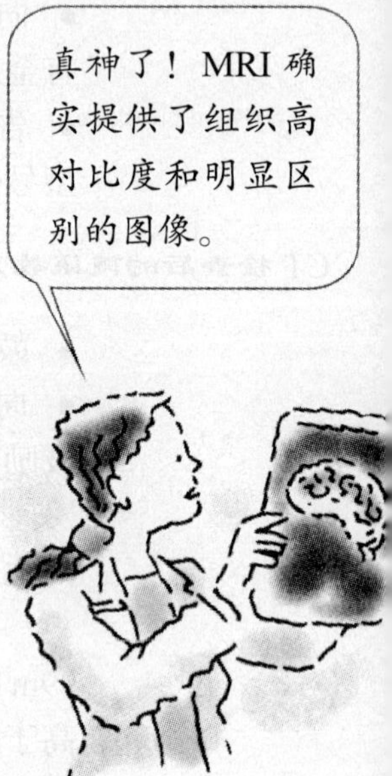

护理要点

- 向患者解释 MRI 检查可能需 1 个半小时，然后需休息 5～20 分钟。
- 让患者去除所有金属物品，如发夹、珠宝（包括身体穿刺佩戴的珠宝）、手表、眼镜、助听器和假牙。
- 询问患者是否有幽闭症，根据需要遵医嘱给予抗焦虑药物。
- 向患者解释 MRI 是一种无痛性检查，但机器会发出声响，患者会有恐惧感及受到检查仓的限制。告知患者可用耳塞堵住耳道防止干扰，但仍可与技术人员交流。
- 检查期间遵医嘱给予镇静剂以缓解患者紧张情绪。
- 检查后遵医嘱鼓励患者尽量恢复正常活动。

正电子发射断层扫描

PET 通过监测脑组织消耗放射线同位素的速度来提供脑部代谢活动的色度法信息。这种检查技术有助于提示与肿瘤、癫痫、短暂性脑缺血发作（TIAs）、颅脑损伤、部分精神疾病、阿尔茨海默病、帕金森病和多发性硬化（MS）等疾病有关的脑功能障碍。此外，PET 有助于评价药物治疗和神经外科手术的效果。PET 扫描还用于帮助确定是否存在注意缺陷多动障碍（见：PET 扫描的研究）。

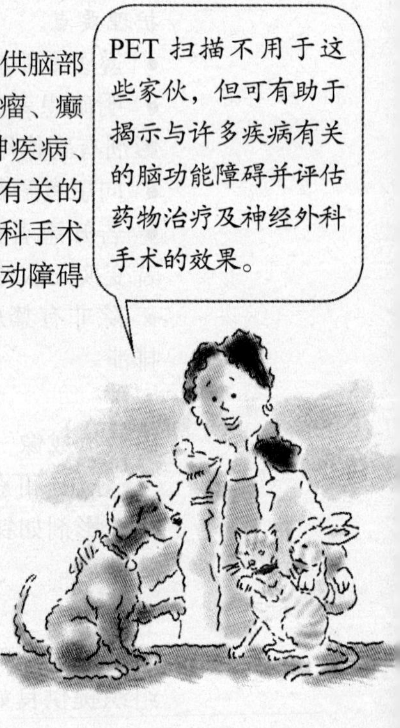

检查方法

PET 扫描时，技术人员使用同位素标记的放射性气体或静脉注射葡萄糖液（或其他生化物质）作为示踪剂。同位素发射的正电子与组织细胞中的负电子结合产生 γ 射线。扫描仪接收 γ 射线后，计算机将信息转变为脑血流、血容量、神经元、神经递质代谢的图像。

权衡证据

PET 扫描的研究

有注意缺陷多动障碍（ADHD）的儿童与无此疾病的儿童相比，其脑部活动水平存在差异。现在 PET 已用于比较这些患儿用药前后脑活动水平。

在一项研究中，PET 扫描显示 ADHD 的患儿服用盐酸哌甲酯（治疗 ADHD 的常用药物之一）后脑部活动恢复了正常。

摘自 Cho，s.c.，et al. “Regional Cerebral Blood Floow In Children with Attention Deficit Hyperactivy Disorder：Comparsion Before abd After Methylphenidate Treatment”，Human Brain Mapping 24（3）：157-64，March 2005.

护理要点

- 使患者确信检查不会使他暴露于危险的放射线中。
- 向患者解释检查时需静脉注射药物。
- 检查后遵医嘱鼓励患者恢复正常活动。

头颅和脊柱 X 线

通常情况下，头颅 X 线采用前后位和侧位两种角度。医生还可开具其他角度 X 线检查的医嘱，包括检查额窦和上额窦、面骨和眼眶的 Waters 位和检查枕骨的 Towne 位。头颅 X 线有助于发现：

- 骨折
- 骨肿瘤和异常钙化
- 松果体移位（提示占位性病变）
- 颅骨或蝶鞍侵蚀（提示占位性病变）
- 血管异常

脊柱 X 线

如果医生怀疑有脊柱疾病或颈、胸、腰、骶骨部位损伤时，可能开具前后位或侧位的脊柱 X 线片。根据患者的情况，医生也可能开具特殊角度摄片如张口位（诊断牙齿骨折）。脊柱 X 线有助于发现：

- 脊柱骨折
- 移位或半脱位（不全脱位）
- 破坏性病变（如原发或转移性骨肿瘤）
- 关节炎改变和脊椎前移
- 结构异常（如脊柱后凸、脊柱侧凸和脊柱前凸）
- 先天异常

护理要点

- 使患者确信X线检查是无痛性的。
- 遵医嘱检查前给予镇痛剂，如果患者存在疼痛，镇痛剂可减轻其不适感。
- 如果颈部X线未发现骨折且医生允许的话，解开患者衣领。
- 遵医嘱鼓励患者恢复正常活动。

血管造影检查

血管造影检查包括脑血管造影和数字减影血管造影（DSA）。

脑血管造影

脑血管造影是应用含碘显影剂注入锁骨下动脉或股动脉内，使脑血管清晰显影，可用于以下检查项目：

- 检测因血栓或血管痉挛引起的动脉狭窄或闭塞
- 明确动脉瘤或动静脉畸形（AVMs）
- 因肿瘤、脓肿、脑水肿、血肿或脑疝引起的血管受压移位
- 评估侧支循环

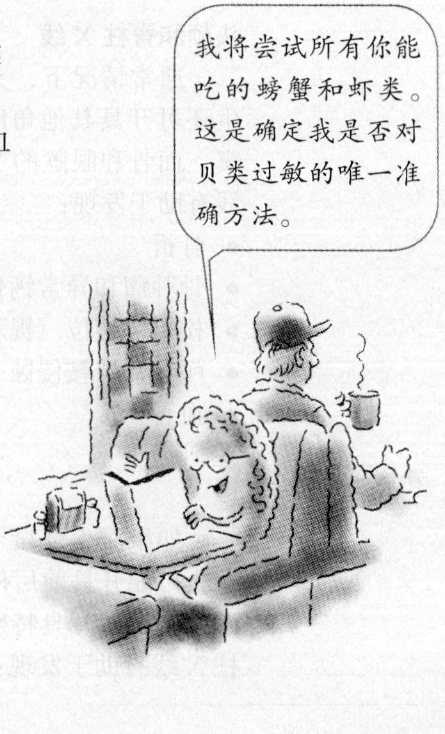

护理要点

- 向患者解释检查过程并回答患者的疑问。
- 明确患者无碘剂或贝类食物的过敏史（过敏患者对造影剂可能有不良反应）。
- 告知患者整个检查过程需安静平卧。

发热感

- 向患者解释注入造影剂时可能会感觉脸部发热。
- 遵医嘱卧床休息，并监测生命体征。
- 监测导管穿刺部位有无出血征象。
- 经常监测生命体征以发现内出血的征象。
- 遵医嘱穿刺点保持压迫。
- 监测导管穿刺侧肢体的外周搏动情况。
- 除非有禁忌证，鼓励患者大量饮水以加速造影剂排出体外。
- 监测患者的神经系统变化和偏瘫、偏盲、失语及意识障碍等并发症。
- 监测造影剂的副作用，可能包括烦躁不安、呼吸急促和呼吸窘迫、心动过速、颜面潮红、荨麻疹、恶心呕吐。

数字减影血管造影（DSA）

与脑血管造影一样，DSA 可显示清晰的脑血管影像。技师应用一种特殊类型的计算机荧光透视法，将选定部位采集成图像，然后储存在计算机内。注入造影剂后，技师采集更多的图像。通过处理这两套图像，计算机得到用于解释检查结果的高清晰图像。虽然动脉 DSA 比脑血管造影需要更多的造影剂（因为是静脉注射），但 DSA 并不增加脑卒中的危险性并可应用于门诊患者。

护理要点

- 明确患者无碘剂或贝类食物过敏史（过敏患者对造影剂可能有不良反应）。
- 检查前 4 小时禁止摄入固体食物。
- 向患者解释检查过程中需置入静脉导管。
- 告知患者在检查过程中需保持安静。
- 向患者解释静脉注入造影剂时会感觉面红和口中有金属味。
- 告知患者如果感觉不适或呼吸短促应立即告知医生。
- 去除导管后，鼓励患者恢复正常活动。
- 鼓励患者多饮水、多休息以帮助造影剂排出体外。

电生理学检查

电生理学检查常被使用，包括脑电图（EEG）和肌电图检查。

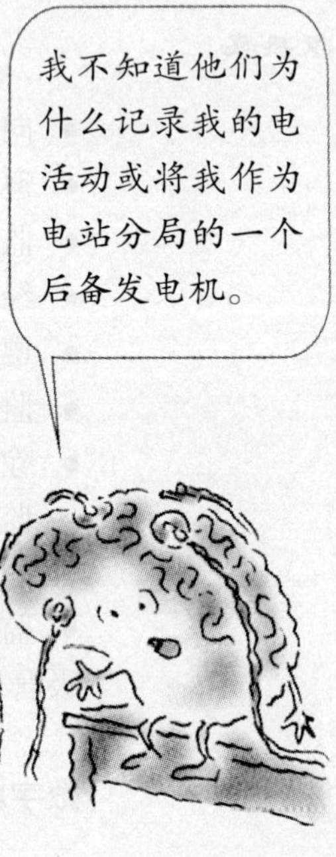

脑电图

EEG 通过连续记录脑生物电活动，有助于明确痫性疾病、颅脑损伤、颅内病变（如脓肿和肿瘤）、TIAs、卒中或脑死亡。检查过程中，将电极贴于患者头皮的标准部位记录其电活动。这些电脉冲传送至脑电图仪，后者将信号放大 100 万倍并以脑电波的方式记录在纸上。

护理要点

- 告知患者在检查过程中将取舒适坐位或平卧位。
- 向患者解释技师在清洁头颈部确保良好接触后，将在这些部位涂导电膏并放置电极。
- 向患者解释在检查过程中必须保持安静。
- 告知患者根据检查目的，他将被要求做一些特殊的动作，如过度换气 3 分钟或处于睡眠状态。
- 使用丙酮去除皮肤上的导电膏。
- 遵医嘱鼓励患者恢复正常活动。

肌电图

肌电图检查是通过记录肌肉电活动变化来鉴别下运动神经元疾病与肌肉疾病，如萎缩性侧索硬化与肌萎缩。它也可用于评估神经肌肉疾病如重症肌无力。检查时，将针样电极插入肌肉。肌肉的电活动可在示波器上显示并被测量。

护理要点

- 告知患者整个过程需 1 个小时，检查期间患者可能要求取坐位或卧位。
- 告诫患者当医生将连接电极的针经皮肤刺入肌肉并向肌肉发放微小电脉冲时，患者可能有轻微不适感。
- 向患者解释在检查期间必须保持安静，除了要求患者收缩或放松肌肉时。

- 向患者解释不管肌肉是否活动，机器都可能会发出噪声。
- 遵医嘱鼓励患者恢复正常活动。

治疗

神经系统疾病最常用的治疗方法包括药物治疗和手术治疗。

药物治疗

药物治疗是治疗神经系统疾病的常用和重要方法。护理接受药物治疗的患者时，必须对药物不良反应和药物间的相互作用保持警惕。有些药物（如巴比妥类）还有引起中毒的高风险。

记住：药物治疗成功与否取决于患者对服用药物方案的严格遵循。药物的疗效需要稳定的血药浓度如抗惊厥药或预防性用药如 β- 肾上腺素能阻滞剂，因此服药的依从性尤为关键（见：神经系统疾病的治疗用药，116 页）。

手术治疗

当神经系统疾病危及生命时，手术常常是可挽救生命的唯一治疗手段。需要手术治疗的神经系统疾病包括脑动脉瘤修补术、开颅术和颅内血肿穿刺抽吸术。作为一名神经外科护士，应掌握患者的术前评估和准备以及术后护理。

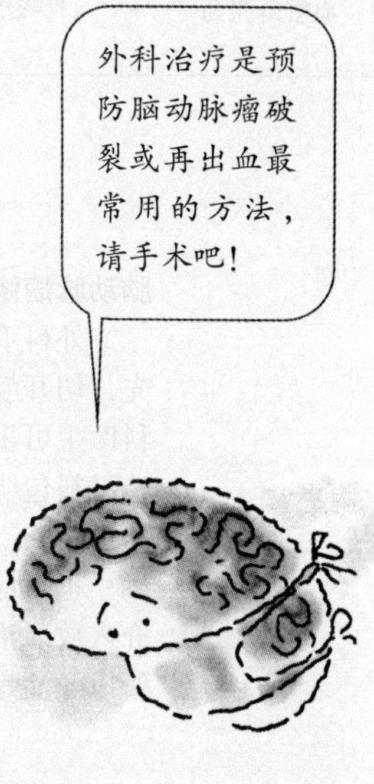

疑问、担心、恐惧

面对手术治疗时，患者及家属会产生与手术有关的疑问、担心和恐惧，需要专业人员给予关注。记住：需要手术的患者可能会遗留使患者及家属感到沮丧和麻烦的后遗症。积极、关心的态度和支持可帮助患者及家属应对焦虑和恐惧。

神经系统疾病的治疗用药

下表列举了神经系统疾病最常用的药物种类及代表药物。

药物分类	代表药物
肾上腺素能阻滞剂	甲磺酸双氢麦角碱、酒石酸麦角胺
抗癫痫药	卡马西平、氯硝西泮、地西泮、乙琥胺、磷苯妥英、加巴喷丁、拉莫三嗪、苯巴比妥、苯妥英钠、扑米酮、丙戊酸钠
抗帕金森制剂	苯扎托品、卡比多巴-左旋多巴、左旋多巴、培高利特、普拉克索、罗匹尼罗、司来吉兰、答是美、苯海索（安坦）
钙通道阻滞剂	尼莫地平
皮质类固醇	地塞米松、泼尼松龙
利尿剂	甘露醇
免疫诱导剂	格拉默、干扰素 β-1a、干扰素 β-1b
阿片类药	可待因、哌替啶、吗啡
肌肉松弛剂	巴氯芬、丹曲林
血管舒张药	双嘧达莫（潘生丁）

脑动脉瘤修补

外科手术是预防动脉瘤破裂或再出血的标准治疗方法。首先，切开颅骨显露动脉瘤。然后，根据瘤体的形状和部位，外科医生可采用几种治疗方法。可夹闭受累的动脉，用生物或人造材料包绕瘤壁，或夹闭剪断或结扎动脉瘤（见：脑动脉瘤夹闭术）。

也可应用联合治疗的新的外科方法来修补动脉瘤。例如，介入放射治疗与血管内球囊治疗相结合可用来闭塞动脉瘤或血管以及治疗脑血管造影显示的血管痉挛。

脑动脉瘤夹闭术

夹闭术是脑动脉瘤手术修补的方法之一。

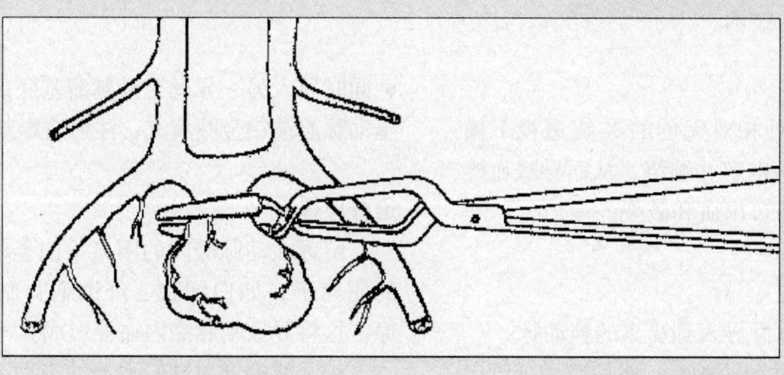

其他方法

其他很少使用的对某些患者有效的侵入性方法是电血栓形成术或螺旋术。这些血管内技术不需要开颅，而是将缠有铂螺旋圈的导管送入动脉瘤腔内，然后通过电解作用封闭动脉瘤以预防日后出血（见：电血栓形成术，118 页）。

患者准备

手术前应采取下列步骤：

- 告知患者及家属手术前后将在重症监护病房（ICU）进行监护。在 ICU 将观察血管痉挛、出血和颅内压增高的征象。
- 告知患者术后病情平稳后将转回神经外科病房接受进一步的护理。

监测与术后护理

手术后将采取下列步骤：

- 遵医嘱逐渐增加患者活动量。
- 观察伤口感染或渗出的征象。
- 监测患者的神经系统状况和生命体征，及时汇报突发变化。观察 ICP 增高的征象：瞳孔变化、极度虚弱、头痛和意识障碍。
- 当患者及其家属面对遗留的神经功能障碍时给予情感支持。

电血栓形成术

对于部分患者来说，脑动脉瘤开颅修补术不是最佳选择，或根本就不是适应证。在这种情况下，医生可能采用血管内治疗（经血管）。电血栓形成术或螺旋术是一项得到普及的、证明对小的颈动脉瘤和无严重动脉瘤基底部内血栓病例十分有效的技术。

什么是电血栓形成术?

电血栓形成术是一种相对无创的X线透视下操作，用铂金插入动脉瘤内电解并缠绕，从而导致血栓形成并封闭动脉瘤以预防再出血和破裂。

如何操作

- 医生将导管插入股动脉并导入到受累的脑动脉。
- 软铂金圈被焊接到不锈钢导丝上，然后经微导管定位于动脉瘤基底部。
- 微小电流通过导丝后拔出导丝，将铂金圈留在动脉瘤内。
- 同时导入另一导丝至动脉瘤基底部并释放铂金圈直至动脉瘤被铂金圈填充，注射造影剂不再显影。

治疗原理

留置在动脉瘤内的阳离子铂金理论上吸附血液中的阴离子，如白细胞、红细胞、血小板和纤维蛋白原。这将导致动脉瘤内血栓形成。

铂金线圈通过减轻血流冲击动脉瘤底部和封堵瘤体或使动脉壁薄弱以提供防止将来出血的直接保护作用。最终，血凝块形成，动脉瘤通过新的结缔组织生成而与载瘤血管隔离开来。

家庭护理指导

出院前给予患者下列指导：

- 向患者及家属讲解如何正确更换敷料及伤口护理技术，如何评估伤口的红肿、发热或压痛。如有异常，立即与医生联系。

癫痫的预防

- 提醒患者继续服用医生开具的抗癫痫药物以最大限度减少癫痫发生的危险。根据手术类型，患者通常术后需坚持服药12个月。同时，告知患者向医生汇报药物的不良反应，如过多瞌睡或意识模糊。
- 强调定期随诊复查的重要性。
- 为患者及家属提供合适的家庭护理或专业组织的支持。

开颅术

开颅术是切开颅骨后暴露脑组织以进行各种治疗，如脑室分流术、肿瘤或脓肿切（清）除术、颅内血肿清除术和动脉瘤夹闭术。开颅术可出现多种潜在并发症，包括感染、出血、呼吸功能损害和 ICP 增高。危险程度取决于患者的病情和手术的复杂性。

患者准备

手术前将采取下列步骤：

- 回答家属有关手术的疑问有助于减轻其焦虑和恐惧并帮助应对。
- 向患者解释将剃去他的头发。
- 向患者讲解术后恢复期的有关情况以便于患者理解发生的事情。告知患者清醒后头部会有敷料保护切口并可能还有引流管。
- 告知患者术后 2～3 天可能出现头痛和面部肿胀。向患者保证他将接受止痛治疗。
- 评估并记录患者神经功能的基线值。
- 向患者解释术后将被送入 ICU 进行严密监测。

监测与术后护理

手术后将采取下列步骤：

- 遵医嘱逐渐增加患者的活动量。
- 观察伤口有无感染和渗液。
- 监测患者的神经功能和生命体征，及时通知医生异常变化。观察 ICP 增高的征象，如瞳孔变化、四肢无力、头痛和意识障碍。
- 当患者及家属应对遗留的神经功能障碍时提供情感支持。

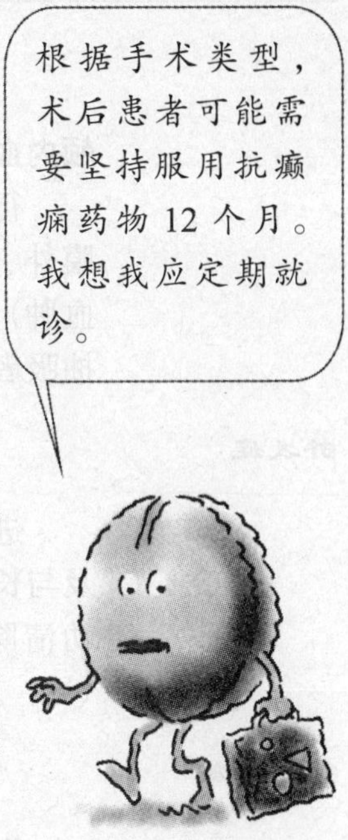

家庭护理指导

出院前给予患者下列指导：

- 向患者及家属讲解适当的伤口护理技术和如何定期检查伤口有无红肿、发热或压痛，如有异常通知医生。
- 提醒患者术后坚持服用抗癫痫药物以最大限度减少癫痫发作的危险。根据手术类型，患者可能需要坚持服用抗癫痫药物 12 个月。同时，提醒患者报告药物的不良反应，如过度瞌睡或意识障碍。
- 强调定期随诊复查的重要性。
- 适当时为患者及家属提供家庭护理和专业组织的支持。
- 向患者及家属提供家庭护理指导的书面材料。

护理事项

急诊颅内血肿抽吸术

颅内血肿（硬膜外、硬膜下或颅内血肿）常需要立即接受手术来挽救生命、降低ICP。即使患者的生命未受到威胁，及时手术也是唯一能预防脑或脑干缺血以致引起不可逆损伤的最佳手段。

当需要行急诊抽吸术时，对患者进行术前准备。简单明了地描述手术方法。如时间允许，完成下列工作：

- 如有必要，澄清手术医生的解释，询问患者是否还有其他问题。提供清晰准确的回答。
- 告知患者将剃去他的头发。
- 向患者解释手术清醒后头部会有敷料保护伤口并可能留置引流管。
- 告知患者术后 2~3 天可能会出现头痛、头面部肿胀。
- 让患者放心疼痛时将给予止痛剂。
- 向患者解释术后将在 ICU 严密监护。
- 进行基线神经系统评估。

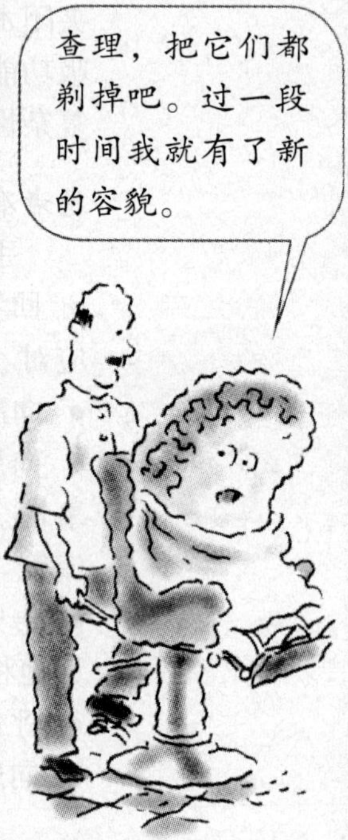

颅内血肿抽吸术

行颅内血肿抽吸术时，用一根细长的负压吸引管抽吸硬膜外、硬膜下和颅内血肿。吸引管通过颅骨钻孔置入（液性血肿）或通过开颅术清除血肿（有血凝块或不能行颅骨钻孔抽吸者）。

并发症

进行血肿抽吸的患者有发生严重感染和癫痫发作的危险以及与长时间恢复期内不能活动有关的生理问题。即便是血肿成功清除，也可能出现长期的神经功能损害、昏迷甚至死亡（见：*急诊颅内血肿抽吸术*）。

护理措施

患者准备、监测与术后护理以及家庭护理指导与脑动脉瘤修补术相同。

护理诊断

护理神经系统疾病患者时，常应用一些护理诊断。制订护理计划时，应牢记预防神经系统疾病患者的三种最常见并发症的干预措施。这三大并发症是：呼吸系统感染、泌尿道感染（UTI）和压疮感染。

运动功能损害

运动功能损害可发生于肌萎缩性侧索硬化（ALS）、中枢性麻痹、卒中、多发性硬化（MS）、肌肉萎缩、重症肌无力、帕金森病、脊髓灰质炎或脊髓损伤。

预期结果

- 患者未出现并发症的征象，如挛缩、静脉淤血、血栓形成或皮肤破损。
- 最大限度地恢复运动功能。
- 患者将维持肌力和关节被动活动度。

护理干预及原理

- 如无禁忌证，每班次至少让患者进行一次 ROM 锻炼。根据耐受情况，逐渐从被动运动转为主动运动。这可防止关节挛缩和肌肉萎缩。
- 能自理的患者每两小时翻身和变换一次体位。建立翻身表并置于床旁。通过减压以预防皮肤破溃。
- 保持关节功能位（如有需要可用夹板固定），使股骨大转子处于外展位、穿高跟运动鞋、头下置小枕。这些措施可保持关节功能位并防止肌肉、骨骼变形。
- 使用功能运动评分确定患者的功能水平。将患者的结果告知所有的医护人员以提供连续性护理和保持个体化。
- 鼓励患者自主活动，通过帮助患者使用悬吊装置和扶手自主翻身，用健侧下肢带动患侧下肢行走，并进行自我护理（如进食和穿衣）以增加肌张力和树立自信心。

减少依赖性

- 如果存在单侧肢体无力或麻痹，可将物品放在患者健侧肢体能够触及的地方以减少依赖。
- 每天观察并记录制动并发症的表现（如挛缩、静脉淤血、血栓、肺炎、皮肤破溃和 UTI）。有神经肌肉疾病或功能障碍病史的患者容易出现并发症。
- 根据患者的情况逐渐增加患者的运动量到可承受的程度（从床上活动到坐椅到行走）以保持肌张力和预防并发症。
- 将患者介绍给专业物理治疗师并采用运动疗法恢复患者的肌肉、骨骼损害。要求有书面运动计划并以此作为参考。
- 向患者及家属讲解如何进行 ROM 训练、传递训练和皮肤检查，并解释为出院患者制订的运动疗法。
- 示范运动疗法，让患者及护理员做一次示范并提出意见。这可确保护理的连续性并准确完成。
- 协助确定将帮助患者进行运动疗法的机构（如卒中生存者国际中心、联合脑瘫协会和国际 MS 社团）以便采取综合性措施和恢复自理能力。

皮肤完整性受损

皮肤完整性受损是指比正常活动程度低的人群的潜在（和常见）问题。然而，对于不能自主翻身或活动的患者可能是致死性的。感染性压疮是神经系统疾病患者死亡的主要原因之一。即使没有感染，压疮仍可导致长期痛苦并对患者的功能和生活质量造成不良影响。

预期结果

- 患者保持接触部位皮肤的完整性。
- 患者无并发症发生，无皮肤破溃发生。
- 患者维持最佳的营养需求以预防皮肤破损。

护理干预及原理

- 如果患者不能自主更换体位，每两小时翻身一次。告诉坐轮椅的患者每小时更换体位的次数，如有需要应提供帮助。压力将迅速减少皮肤血液循环，这是皮肤破溃的先兆。

压疮的预防措施

- 应用合适的支撑平面，如 4 英寸厚的卷曲泡沫床垫。如果患者发生压疮，遵循现行的指南和治疗方案为患者选用合适的支撑平面。更换体位和应用合适的床垫可减轻皮肤受压并有助于预防皮肤破损。
- 咨询肠造口专家并按现行指南制订预防和干预措施。
- 鼓励患者摄入理想的食物和液体以维持皮肤健康。

排尿功能损害

排尿功能损害是神经系统疾病患者的另一个主要并发症。多数患者有膀胱收缩功能障碍或不能完全或适当地排空膀胱。泌尿道感染（UTIs）很常见且可导致住院时间延长甚至死亡。

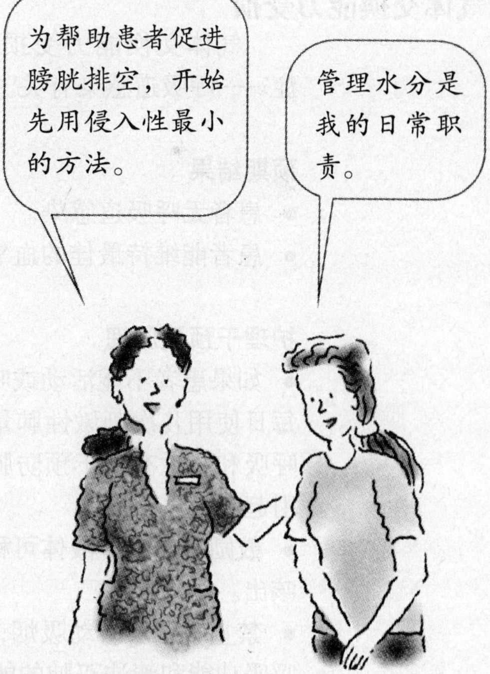

预期结果

- 患者能定时和完全排空膀胱。
- 患者不发生 UTI。

护理干预及原理

- 采用适当的方法评估排尿量和膀胱排空情况。虽然定期排空膀胱对尿道的健康是必须的，但患者可能无法排空膀胱或不能感觉到是否已经完全排空了膀胱。
- 鼓励患者每天大量饮水。饮水对产生尿液来冲洗尿道和膀胱是必要的。
- 如果患者不能排空膀胱，采用侵袭性最小的操作技术促进膀胱排空。开始可采用 Credé方法，即排尿时弯腰以压迫膀胱。间断自我导尿是侵入性较大的方法，但与留置尿管相比引起感染的可能性较小。
- 如果患者排空完全但有尿失禁，避孕套样导管可以保持皮肤干燥。与间断导尿或留置尿管相比引起感染的可能性较小。

气体交换能力受损

气体交换能力受损与神经系统疾病患者的第三大并发症——呼吸道感染有关。

预期结果

- 患者无呼吸道感染。
- 患者能维持最佳的血氧饱和度。

护理干预及原理

- 如果患者不能活动或呼吸功能受损，鼓励患者每日使用几次刺激性肺量计、深呼吸和咳嗽。深呼吸和咳嗽有助于预防肺不张，分泌物积聚时可引起呼吸道感染。
- 鼓励多饮水。液体可稀释呼吸道分泌物并易于咳出。
- 禁止吸烟及被动吸烟，吸烟和被动吸烟可损害呼吸功能和清洁双肺的能力。
- 鼓励充分休息、适当锻炼和补充营养，这将有助于保持呼吸肌的正常功能。

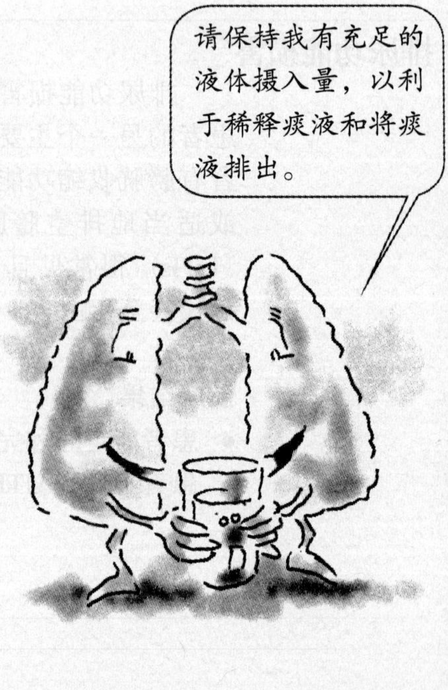

常见的神经系统疾病

以下是几种常见的神经系统疾病以及病因、病理生理、症状和体征、诊断性检查结果、治疗和护理干预。

阿尔茨海默病

本病是累及脑部和导致认知能力损害如思维受损、记忆力丧失和异常行为的一种渐进性神经系统疾病。本病是痴呆的最常见形式，也是成人死亡的第四大诱因。

病因

阿尔茨海默病的病因尚不清楚，然而，似乎与几种因素有关。这些因素包括：

- 神经递质乙酰胆碱、生长抑素、P 物质和去甲肾上腺素缺乏。
- 反复的头部外伤。
- 14 号或 21 号染色体异常。
- β 淀粉样蛋白沉积。

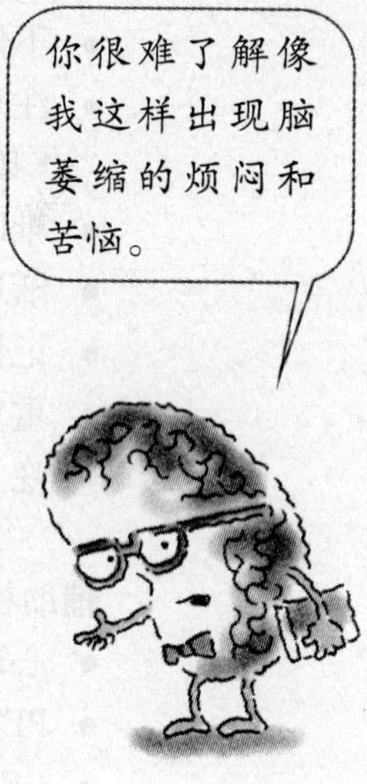

病理生理学

阿尔茨海默病患者的脑组织有三大明显特征：

1. 神经元纤维（纤维蛋白）缠结
2. 淀粉质斑块（由变性的轴索和树突组成）
3. 颗粒空泡变性

尸检常显示重量在 1000g 或以下的脑萎缩，正常脑组织重量为 1380g（见：阿尔茨海默病的脑组织变化，126 页）。

临床表现

本病起病隐匿。早期变化几乎可被忽视，但会逐渐进展为严重疾病。早期症状和体征包括：

- 健忘和短期记忆丧失
- 学习和记忆新信息的能力下降

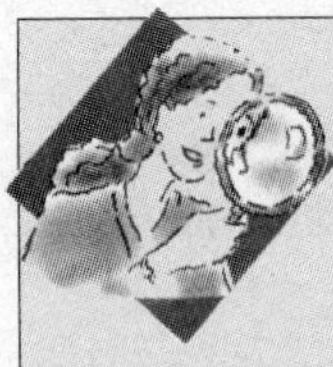

近距离观察

阿尔茨海默病的脑组织变化

阿尔茨海默病患者脑组织有以下三大特征性改变：

- 神经元纤维缠结。变性成束状的神经元纤维相互间异常缠结。这些病变最常见于与记忆力、学习、恐惧和进攻性及思维有关的大脑区域。
- 淀粉样斑块，也称为老年斑，广泛沉积于大脑皮质的细胞外间隙、海马等部位。淀粉样斑块的核心为β淀粉样蛋白，周围是变性的轴索和树突。
- 颗粒空泡变性或海马区神经元退行性病变，是指细胞内出现使细胞增大的充满液体的空泡结构，导致神经元的功能丧失或死亡。

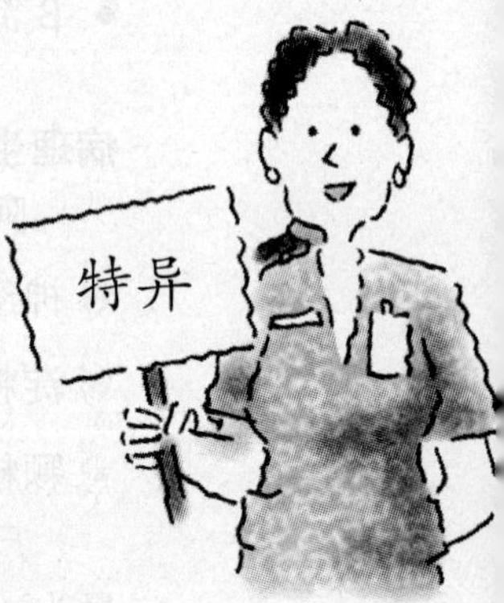

- 不修边幅，个人卫生不佳
- 注意力涣散

晚期症状和体征包括：

- 难以进行需要判断的抽象思维和活动
- 渐进性交流困难
- 记忆力、语言和运动功能严重减退
- 重复或持续做某一动作（特征性表现）
- 晚上失眠、定向力障碍和人格改变如坐卧不安、易激惹

辅助检查

- 心理测试和神经系统检查有助于确诊。
- PET扫描测算大脑皮质的代谢活动情况可有助于早期确诊。
- EEG、CT和MRI可帮助诊断晚期阿尔茨海默病。
- 检测可溶性淀粉样β蛋白前体有助于评估细胞外淀粉β-肽链的沉积，这是阿尔茨海默病的主要神经病理征象。
- 其他检测可有助于排除痴呆的其他原因，如维生素 B_{12} 缺乏症或甲状腺功能减退。

治疗

尽管阿尔茨海默病尚无确切的治疗方法，但多奈哌齐、他克林和利斯的明可部分地改善精神症状。药物治疗也可用于改善行为异常，如攻击、偏执、抑郁和妄想。这些药物包括：

- 抗精神病药：氟哌啶醇、奥氮平、喹硫平和利培酮。
- 抗焦虑药：阿普唑仑、丁螺环酮、地西泮和劳拉西泮。
- 抗抑郁药：阿米替林、安非他酮、氟西汀和帕罗西丁。

护理措施

- 与患者和患者家庭之间建立起有效的沟通渠道以帮助他们调整对患者认知功能改变的适应。

安全护理

- 通过提供安全、有组织和监督的环境保证患者免受伤害。
- 遵医嘱鼓励患者运动以保持其运动功能。
- 向家属介绍能帮助患者家庭满足需要的合适的社会服务机构。
- 评估患者。患者应免受伤害，建立有足够睡眠的睡眠方式并有足够的营养。
- 评估患者家庭以确定他们能否得到有效的支持系统帮助他们应对危机。
- 鼓励患者及家属表达他们失落的感受（见：阿尔茨海默病的宣教要点）。

教育园地

阿尔茨海默病的宣教要点

- 向患者及家属讲解阿尔茨海默病的相关知识——已知情况、考虑的问题和疾病退变的自然情况。以诚实理解的态度倾听他们的担心和回答所有问题。
- 向家属介绍当地和国内专业治疗机构的信息和应对策略。家属常能找到其他家庭采用同样的方法来抚慰患者。为得到当地支持机构的保健服务，与阿尔茨海默病和相关疾病协会取得联系。
- 鼓励家属允许患者在保证安全的前提下尽可能独立活动。
- 解释合理的饮食、日常生活的规律性和正常的睡眠方式可能对患者有帮助。

肌萎缩性侧索硬化（ALS）

ALS 可引起进行性体力下降，但患者的精神状况正常。因此患者能敏锐地感觉到每一次新的身体变化。作为最常见的肌肉萎缩性运动神经元疾病，ALS 可引起延髓的上运动神经元和脊髓的下运动神经元退行性病变。

患者多在 40～70 岁起病，大多数存活时间为 3～10 年。通常死于吸入性肺炎或呼吸衰竭。

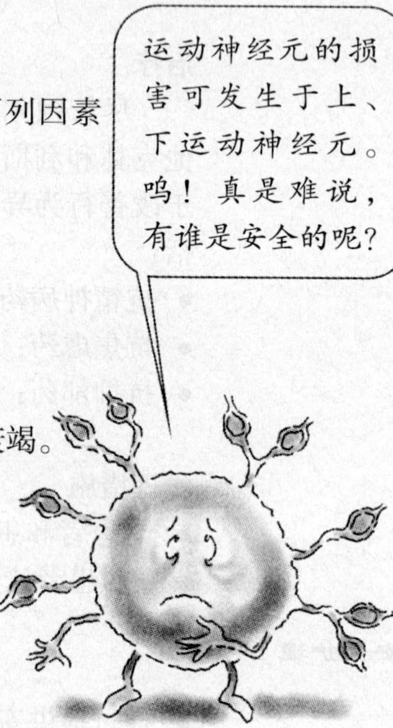

病因

ALS 的病因迄今尚不清楚，然而，ALS 可能与下列因素有关：

- 常染色体显性遗传
- 慢性活动性病毒感染
- 与酶代谢紊乱有关的运动神经元营养缺乏
- 神经纤维的核酸生成遭到干扰
- 自身免疫缺陷

急性恶化的诱发因素包括外伤、病毒感染和体力衰竭。

病理生理学

患 ALS 时，位于脊髓前角的运动神经和下脑干的运动神经核变性死亡。随着神经细胞死亡，其支配的相应肌群开始萎缩。可同时发生上、下运动神经损伤。症状和体征根据受损害的运动神经元不同而各不相同，因为特殊的神经活动支配特定的肌纤维。

临床表现

ALS 患者可发生肌束震颤（颤动、不自主的肌肉收缩）伴有肌萎缩和肌力差，特别是前臂和手的肌肉。其他症状和体征包括：

- 语言能力受损
- 咀嚼和吞咽困难
- 呼吸困难
- 抑郁
- 哽噎
- 流涎

辅助检查

- 如果累及神经而不是肌肉，肌电图和肌肉活检可确诊。
- 在 1/3 的 ALS 患者中，脑脊液检查提示蛋白含量增高。

治疗

ALS 目前尚无有效的治疗方法。治疗重点在于控制症状和为患者及家属提供必要的情感、心理和生理支持。护理从全面的神经系统评估开始，这些将作为日后评估的基准。所有这些评估结果将揭示 ALS 日后的进展情况。

护理措施

- 为患者制订可靠的康复计划，尽可能长地维持患者的自理活动。
- 帮助患者获取帮助行走的设备，如拐杖或轮椅。安排家访护士监督家庭护理情况并提供进一步支持，向家属讲解疾病知识。
- 根据患者肌肉能力，如有需要，帮助患者沐浴、保持个人卫生和从轮椅转移到床上。鼓励保持正常的排便和排尿习惯。
- 如患者卧床，提供细致的皮肤护理以预防皮肤破溃。同时，经常翻身，保持皮肤清洁干燥，并应用软质或减压床垫以保持皮肤完整。
- 如果患者吞咽困难，可进食软食或固体食物，进食时取坐位。患者不能吞咽时，需行胃造口术和经鼻胃管（NG）鼻饲饮食。
- 为患者及家属提供专业支持组织的相关信息。

提供决策信息

- 为患者及家属提供情感支持和所需要的有关临终护理的决策信息以帮助他们应对患者的死亡。鼓励家属尽量减少他们的悲伤情绪，使 ALS 患者平静安详地度过生命的最后时光。
- 评估患者。根据需要进行干预以维持气道开放和必要的呼吸功能、双肺听诊呼吸音清晰及肺功能检测结果正常。协助维持沟通交流能力和最大限度地维持患者自主活动能力。注意患者是否表现出失落感（见：ALS 的宣教要点）。

教育园地

ALS 的宣教要点

- 向一个或多个家属讲解吸引呼吸道分泌物的正确方法。这将有利于缓解患者分泌物聚积的增加和吞咽困难。
- 告诉患者进食宜慢并保持端坐位。如果出现吞咽困难，通知医生以进一步评估和治疗。
- 如果患者能自己进食，向患者（和家属）讲解如何通过胃造瘘进食。
- 语言交流困难时，建议患者与周围人群交流时采用其他方法。

动静脉畸形（AVM）

患 AVM 时，动脉和静脉系统之间形成异常的交通扩张血管网混乱排列。AVMs 常好发于大脑半球。这些病变部位的自发性出血进入蛛网膜下腔或脑内可引发相应的症状和体征。

AVMs小则几毫米，大则可累及一侧大脑皮质至脑室。多数在出生时已存在，但很少在10～30岁前出现症状。发病率男性常高于女性。

病因

大多数AVMs是由于先天性毛细血管发育异常所致。外伤是AVMs的另一可能原因。

病理生理学

AVMs缺乏正常血管的结构特征。AVM血管壁非常薄。当供血动脉的血液流经AVM时，AVM扩张扭曲。因管壁较薄，有形成动脉瘤的危险。如果AVM足够大，将争夺周围正常脑组织的血液供应。另外，较薄的血管壁可能出现渗血或破裂出血，使血液进入脑内或蛛网膜下腔。

临床表现

- 局灶性癫痫发作转为全身性发作
- 治疗无效的头痛

对大脑的影响

- 一过性晕厥、头晕、运动无力或感觉缺失
- 麻木感、失语、构音障碍、视力损害（常为偏盲）
- 精神障碍
- 智力损害

辅助检查

- 脑血管造影可明确诊断AVM形成的位置和供血动脉及引流静脉的显影。
- CT扫描可帮助鉴别AVM与血凝块或肿瘤，特别是应用强化CT扫描时。
- EEG可帮助AVM的定位诊断。
- 注射同位素后立即脑扫描将显示AVM内同位素的摄入。
- MRI（特别是用钆）可提供支持AVM诊断的信息。

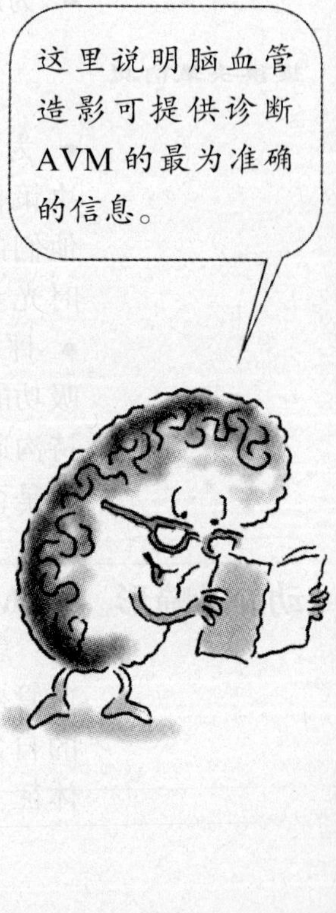

治疗

治疗方法取决于 AVM 的大小和部位、血供情况、患者的年龄和健康状况。可使用的方法包括：栓塞、质子束放射治疗、Nd:YAG 激光治疗、手术切除和栓塞术加开颅术。

护理措施

- 如未发生出血，应预防出血。
- 控制血压和癫痫发作，减少引起患者血压升高的活动和刺激。
- 保持安静的治疗环境。
- 遵医嘱监测并给予药物控制血压。
- 进行神经系统评估。
- 经常观察患者的生命体征。
- 如有必要，评估并观察头痛、痫性发作或血管杂音的特点。
- 提供情感支持。
- 观察患者是否向医务人员、朋友或家属表达失落感。同样，观察患者家属或朋友是否表达他们对病程、治疗方法和转归的理解（见：AVM 的宣教要点）。

教育园地

AVM 的宣教要点

- 简要讲解手术医生选择的手术方法。
- 讲解手术方法和所有术前检查及评估。清晰地回答患者及家属的问题。
- 向患者讲解手术后复苏的情况。
- 手术后，重点讲解帮助患者最大限度恢复自理能力的相关知识。

面神经麻痹

面神经麻痹可阻碍颜面部神经（第Ⅶ颅神经）的冲动传导，导致受运动神经元支配的面部肌肉无反应。这种阻滞常由神经周围的炎症反应所致（通常在内耳道）。

该病可发生于任何年龄，但多数在 60 岁以下。80%～90% 的患者起病急骤且在 1～8 周内自然痊愈。老年患者恢复较慢。如果患者只是部分恢复，面神经麻痹侧可发生挛缩。面神经麻痹可在同侧或对侧复发。

病因

面神经麻痹可发生于：

- 感染
- 出血
- 肿瘤
- 脑膜炎
- 局部损伤

病理生理学

第Ⅶ颅神经离开骨性组织的部位周围发生炎症可阻滞神经冲动的传导。其结果是，第Ⅶ颅神经不能足够地刺激面部肌纤维，导致单侧或双侧面肌无力或瘫痪。

临床表现

患者可出现不能完全闭眼和 Bell 现象（闭眼时眼睛向上转动）。面神经麻痹的其他症状和体征包括：

- 单侧面肌无力或麻痹，伴下颌角疼痛
- 患侧口角下垂伴流涎
- 患侧舌前部味觉感觉异常
- 患侧闭眼能力明显受损
- 患侧抬眉、微笑、呲牙和鼓腮能力受损

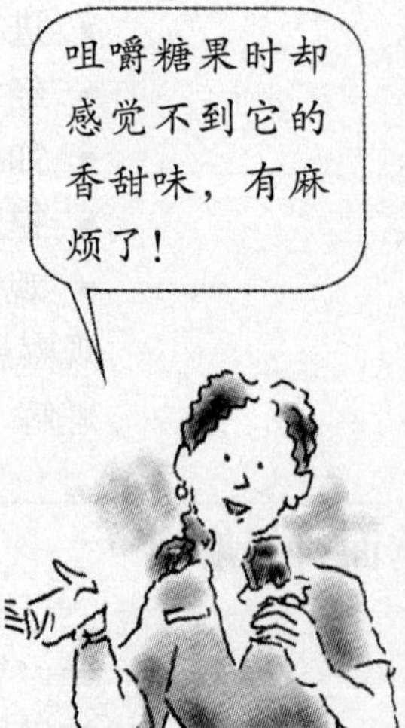

辅助检查

肌电图通过鉴别是临时性的传导障碍还是永久性的神经损伤有助于预测康复。

治疗

泼尼松（口服糖皮质激素）可减轻面神经水肿和改善神经传导及血供。特殊的抗病毒药物也是有益的。泼尼松治疗 14 天后，电疗有助于预防面肌萎缩。

护理措施

- 患侧面部可采用湿热敷以缓解疼痛，注意避免烫伤皮肤。

- 轻轻向上按摩患侧面部皮肤，每日 2～3 次，每次 5～10 分钟，并向患者讲解如何按摩。
- 应用面肌悬吊带以改善患侧口角下垂。

残存效应

- 给予患者定期和全面的口腔护理。清除残存在口腔和牙龈间的食物渣屑。
- 提供支持并告知患者本病可能在 1～8 周内痊愈。
- 评估止痛药物的疗效。
- 评估患者的营养状况。面神经麻痹应保证患者摄入足够的营养。
- 注意患者是否向医务人员、朋友或家人表达失落感（见：面神经麻痹的宣教要点）。

脑动脉瘤

脑动脉瘤为脑动脉的局限性扩张，是由于脑动脉壁薄弱所致（见：脑动脉瘤的好发部位，134 页）。发病率女性略高于男性。可于任何年龄段发病，但常发生于 40～55 岁。

因脑动脉瘤破裂可引起脑内血肿和蛛网膜下腔出血，预后尚不确定。半数患者可因蛛网膜下腔出血而迅速死亡。然而，随着新的和更好的治疗出现，预后正得到改善。

病因

脑动脉瘤常由于先天性血管疾病、感染或动脉粥样硬化所致。

病理生理学

血流不断冲击动脉壁薄弱处，使其变薄、扩张，如同一个高度充气的气球。病变部位有破裂的高风险。破裂后血液流入正常情况下脑脊液占据的蛛网膜下腔。在部分患者，血液还可进入脑组织，血凝块可损伤脑组织或引起危及生命的 ICP 升高。

教育园地

面神经麻痹的宣教要点

- 建议患者戴眼罩保护患眼，特别是外出时。晚上入睡应用低过敏眼罩片保护眼部。告知患者保暖并避免暴露于风沙中。如果必须暴露，可将脸遮住。
- 为防止体重下降，向患者讲解如何应对进食和饮水困难。告诉患者用健侧多咀嚼进食，提供营养均衡的软食。避免热食和流食（如汤、果酱、菜泥等）。提供隐蔽的进餐环境以尽可能减少自卑感。
- 当患者处于恢复期时，告诉他通过在镜子前扮鬼脸训练面肌。

脑动脉瘤的好发部位

脑动脉瘤常发生于大脑动脉环（Wills 环）的分叉和交通支。图中阴影表示脑动脉瘤的好发部位。

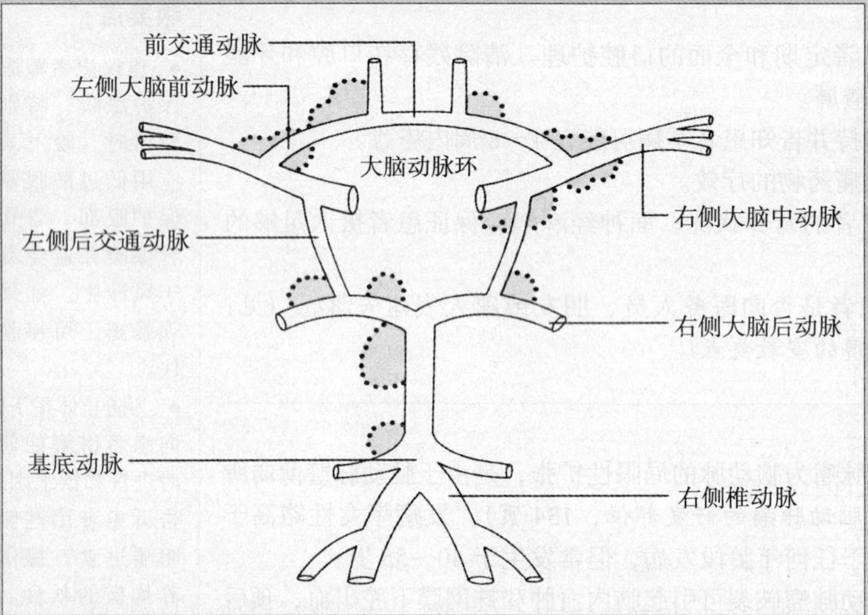

临床表现

大多患者在动脉瘤破裂出血之前无自觉症状。血液流入蛛网膜下腔导致的主要症状包括：

- 头痛、间断性呕吐
- 颈项强直
- 背部和下肢僵硬

动脉瘤破裂常突然发生且可引起：

- 突发剧烈头痛
- 恶心和喷射性呕吐
- 意识改变，包括深昏迷
- 脑膜刺激征，包括颈项强直、后背及腿部疼痛、发热、坐卧不安、烦躁、癫痫、畏光和视物模糊
- 偏瘫、偏身感觉障碍、吞咽困难和视力下降
- 复视、上睑下垂、瞳孔散大和眼球不能旋转

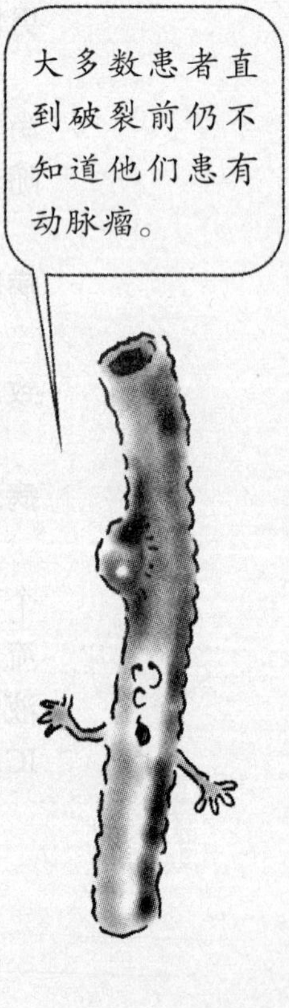

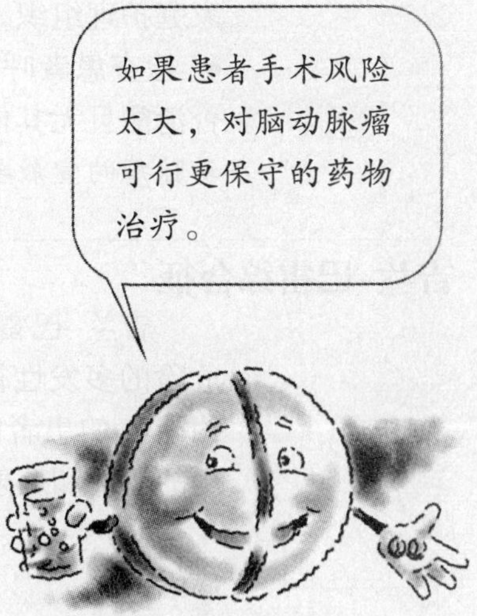

辅助检查

● 血管造影可明确未破裂的动脉瘤。不幸的是，通常在动脉瘤破裂之后才诊断出来。

● CT 有助于发现蛛网膜下腔出血。

● MRI 可显示血管痉挛。

治疗

为减少出血的危险，手术医生可考虑修补动脉瘤。通常情况下，在出血后数日内行手术治疗（通过夹闭、结扎、使用肌肉包绕动脉瘤颈或电栓塞）。

保守治疗

如果手术治疗风险较大（常见于高龄和心肺及其他严重疾病患者），可行保守治疗。动脉瘤处于危险部位或存在血管痉挛时，手术必须延期进行。

通常，不适合手术的患者其治疗包括：在光线较暗的房间内绝对卧床休息 4～6 周。患者避免饮（服）用刺激性物质（包括咖啡）和阿司匹林。可给予患者可待因或其他镇痛剂、肼屈嗪或抗高血压药物（如果有高血压）、皮质激素减轻水肿以及苯巴比妥或其他镇静药物。遵医嘱服用尼莫地平以延缓神经系统疾病进展。如果患者出现血压下降，可给予多巴胺以确保足够的脑组织灌注。

准确的神经系统评估、良好的护理、对患者和家属的宣教及心理支持可加速康复并减少并发症。内外科护士负责对 ICU 转出的行动脉瘤修补的患者进行康复护理。

护理措施

● 评估神经系统状况以发现患者的病情变化。

● 遵医嘱给予药物治疗。

● 保证足够的营养。

● 根据患者的情况进行功能锻炼。

● 为患者及家属提供支持，特别是在出现神经系统功能障碍时。

● 为患者介绍合适的健康护理机构人员，如社会服务代表和家庭护理组织。

- 检查患者呼吸道是否通畅、听诊呼吸音是否正常、意识是否清醒且无其他神经系统损伤、液体和营养是否充足（见：脑动脉瘤的宣教要点）。

教育园地

脑动脉瘤的宣教要点

- 宣教内容取决于神经损害的严重程度。
- 如果患者不能说话，可用卡片或书写板进行简单交流。
- 告知家属用正常语气与患者交流，即使患者无反应。
- 为患者和家属提供当地支持机构和其他可利用的资源信息。

吉兰-巴雷综合征

吉兰-巴雷综合征是一种急性、快速进展的具有潜在致命危险的多发性神经炎，可引起肌无力和轻度的末梢感觉丧失。约 95%的患者能自行康复，但也可长期遗留有轻度腿部和足部的运动和反射功能受损。

病因

确切病因尚不清楚，但可能与病毒引起细胞介导的免疫攻击周围神经末梢有关。促发因素包括：

- 轻度发热或病毒感染性疾病
- 外科手术
- 接种狂犬病或猪流感疫苗
- 霍奇金病或其他癌症
- 系统性红斑狼疮

病理生理学

主要病理改变为周围神经节段性的脱髓鞘病变，这可阻滞正常电冲动的传导。因为该综合征可引起后（感觉）神经根和前（运动）神经根的炎症和退行性病变，故会同时出现运动和感觉功能缺失。另外，自主神经传导功能也会受损（见：吉兰-巴雷综合征的分期）。

临床表现

对称性肌无力通常最早发生于下肢（上行型），并于 24～72 小时内逐渐进展到上肢和面部神经。其他症状和体征包括：

- 面瘫，可伴有眼外肌麻痹
- 吞咽困难、构音障碍
- 肌张力减退、腱反射消失

辅助检查

- 出现症状和体征后数天，脑脊液中蛋白水平升高，4～6 周达高峰。脑脊液中白细胞正常，但严重病例脑脊液压力高于正常。

吉兰-巴雷综合征的分期

吉兰-巴雷综合征临床演变过程可分为三期：

急性期。从第一个明确的症状出现到病情平稳需1～3周的时间，一般无病情恶化。

平稳期。持续几天到2周。

恢复期。确定发生髓鞘和轴索的再生，可能持续4个月到3年。

青少年型辅助检查内容

- 疾病早期全血细胞计数显示白细胞增多和幼稚细胞生成，但不久后血象又趋于正常。
- 肌电图显示异常的单一运动刺激性增强代替广泛运动性刺激传导形式。出现肌肉麻痹后不久，神经传导速度减慢。

治疗

患者在发病时即应住院治疗。

因为病情恶化可出现呼吸衰竭，故每天监测呼吸功能数次。机械通气可能是必要的。其他主要治疗有血浆置换，此法可暂时减少循环中的抗体。如果血浆置换在发病2周内进行，患者需要减少通气支持。同时应用大剂量免疫球蛋白和类固醇激素治疗。

护理措施

- 观察有无上行性运动丧失。患者通常感觉功能存在，甚至可有痛、触觉增强。
- 监测患者生命体征和意识变化。

深呼吸

- 评估呼吸功能。观察动脉血二氧化碳分压（$PaCO_2$）升高的体征，如意识障碍和呼吸困难。听诊呼吸音、更换体位、鼓励深呼吸和咳痰。如果出现呼吸衰竭，紧急开放气道并行气管内插管术。
- 提供细致的皮肤护理以防止皮肤破溃。

功能锻炼

- 在患者能耐受疼痛的范围内进行被动ROM训练，可使用哈伯德槽预防肌肉挛缩。患者病情平稳时，改变为轻柔的伸展运动和主动协助锻炼。
- 评估患者的咽反射。如果咽反射消失，遵医嘱给予鼻饲饮食。如果有咽反射，患者进食前应抬高床头。
- 患者恢复肌力并能耐受直立位时，注意有无低血压。缓慢变换体位可防止体位性低血压。

- 定期检查下肢血栓性静脉炎的征象，这是吉兰–巴雷综合征的常见并发症。为预防血栓性静脉炎的发生，遵医嘱使用抗血栓袜和持续压迫装置，并预防性给予抗凝剂。
- 如果患者有面神经麻痹，每 4 小时提供一次眼部和口腔护理。
- 观察有无尿潴留。每 8 小时测量并记录一次出入量，每 3～4 小时提供一次床上便盆。如无禁忌证，鼓励患者摄入足量液体（每天 2000ml）。如出现尿潴留，患者可能需要 Credé 手法帮助排尿，或遵医嘱留置导尿管。

通便

- 为防止或缓解便秘，可给予杨梅汁和高纤维素饮食。如有必要，遵医嘱每日或隔日给予栓剂（多库酯钠或双醋苯啶）或灌肠。
- 根据需要给予患者物理治疗。
- 评估患者呼吸道是否通畅以保持正常呼吸功能，听诊双肺呼吸音是否清晰，是否有充足的营养状况和理想的活动水平。
- 观察患者是否向医务人员、朋友或家属表达对疾病的感受。（见：吉兰–巴雷综合征的宣教要点）。

教育园地

吉兰–巴雷综合征的宣教要点

- 出院前，与患者及家属一起制订家庭护理计划并全面复习。
- 重复物理师和职业治疗师的宣教内容，包括如何从床上搬运患者到轮椅、从轮椅到厕所或浴盆以及如何使用步行器或手杖进行短距离步行。
- 向家属讲解如何帮助患者进食、矫正面部肌肉无力和预防皮肤破溃。
- 强调规律大小便的必要性。不能完全排空膀胱时讲解 Credé 手法。

头痛

90%的头痛由肌肉收缩和血管异常引起。然而，头痛偶尔提示潜在的颅内、躯体或精神疾病。

搏动性血管性头疼——偏头痛，困扰着 10%以上的美国人。偏头痛常始发于儿童或青少年期，成年后均可复发。偏头痛趋于家族性发病，女性常高于男性。

病因

大多数慢性头痛是由于下列情况引起的肌肉紧张所致：

- 精神紧张或疲乏
- 月经
- 环境刺激（噪声、拥挤或光线过强）

其他可能的因素包括：

- 青光眼

- 眼部、鼻腔黏膜或鼻旁窦黏膜炎性病变
- 头皮、牙齿、颅外动脉、外耳或中耳疾病
- 血管舒张剂（硝酸酯类、酒精、组胺类）
- 全身性疾病
- 高血压
- 头部外伤或肿瘤
- 颅内出血、脓肿或动脉瘤

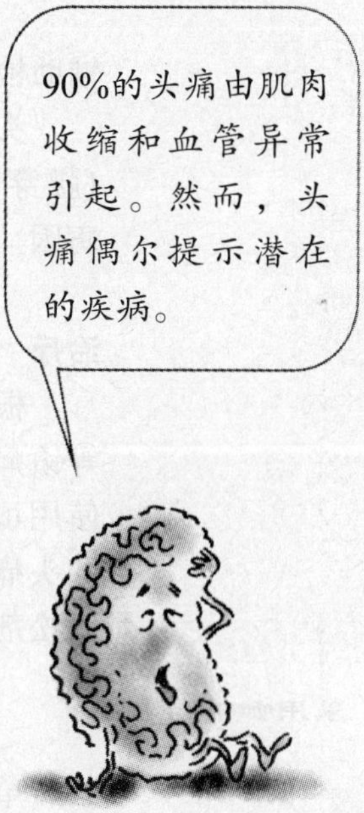

病理生理学

头痛可来源于对疼痛敏感的皮肤、头皮、肌肉、动脉和静脉；或来源于第Ⅴ、Ⅶ、Ⅸ或Ⅹ对颅神经；或是第Ⅰ、Ⅱ、Ⅲ对颅神经。头痛的颅内机制包括动脉牵拉或移位、静脉窦或分支静脉的炎症或颅神经的传入疼痛纤维直接受压。

偏头痛的病因尚不清楚，但研究人员认为与颅内外动脉构造异常或膨胀有关。

临床表现

头痛的症状和体征取决于头痛的类型和病因：偏头痛、肌肉收缩和炎症反应性血管性疼痛、颅内出血或肿瘤。

偏头痛

- 单侧搏动性头痛，疼痛时间随病情进展而延长，可长达2天
- 有闪烁的暗点、偏盲、单侧感觉异常或语言障碍的先兆表现
- 易激惹、食欲减退、恶心、呕吐、畏光

肌肉收缩和炎症反应性血管性疼痛

- 钝痛、持续疼痛或严重、不能忍受的疼痛
- 头颈部点状触痛
- 头部典型的“帽边绸带状”分布的紧束感

颅内出血

- 神经功能受损，如感觉异常和肌无力
- 阿片类不能缓解疼痛

肿瘤

- 患者清醒时疼痛最为严重

辅助检查

头颅 X 线检查（包括颈椎和鼻窦）、EEG、CT 扫描（腰穿前检查除外 ICP 增高）、脑扫描和腰穿可有助于明确病因。

治疗

根据头痛的不同类型，可给予阿司匹林、可待因、吗啡等镇痛药缓解疼痛症状。镇静剂如地西泮，在急性发作期间使用可有助于鉴别和消除致病因素，对由于心理压力所引起的头痛可能有心理治疗作用。慢性紧张性头痛可能需要使用肌松剂。

采用咖啡治疗

单用麦角胺或合用咖啡因对偏头痛十分有效。舒马普坦与 5- 羟色胺受体结合，也可有效控制偏头痛。这些药物和其他药物如甲氧氯普胺或萘普生，在疼痛发作的早期服用疗效最好。止吐药如氯丙嗪可遵医嘱服用以缓解恶心及呕吐。有助于预防偏头痛的药物包括：普萘洛尔、钙离子通道阻滞剂如维拉帕米和硫氮卓酮以及抗癫痫药如丙戊酸。

护理措施

头痛很少需要住院治疗，除非头痛是由严重的潜在疾病所引起。在少数情况下，要重点治疗原发病。偏头痛患者如果有严重的恶心和呕吐，为防止脱水和休克可能需要住院治疗。

宁静的心境

评估患者以明确镇痛剂、镇静剂和肌松剂等处方药物的疗效并记录结果。帮助患者了解可能的病因和头痛的治疗方案（见：头痛的宣教要点）。

教育园地

头痛的宣教要点

- 帮助患者了解头痛的原因以避免诱发因素。用病史和诊断作为宣教的指导。
- 指导患者在头痛发作时躺在黑暗、安静的房间内，在前额放置冰袋或用凉毛巾敷盖双眼或使用其他对患者有用的措施。
- 指导患者在偏头痛发作时服用处方药。恶心和呕吐缓解后嘱患者大量饮水以防止脱水，并使用其他缓解头痛的措施。

亨廷顿病

亨廷顿病（亨廷顿舞蹈病）是一种引起大脑皮质和基底节

变性的遗传性疾病。这种变性可导致缓慢进行性舞蹈病和精神衰退直至痴呆。

病因

亨廷顿病的病因尚不清楚。然而，本病具有常染色体显性遗传特征。

病理生理学

亨廷顿病可引起神经递质的紊乱，主要是γ-氨基丁胺（GABA）和多巴胺。位于基底节、额叶皮质和小脑部位的GABA神经元受损并由神经胶质细胞取代。GABA（抑制性神经递质）的缺乏导致多巴胺过量并沿受累传导通路出现异常神经传导。

临床表现

- 严重的舞蹈病样动作（不自主、快速，通常具有暴力倾向和无目的的运动），最初为单侧，进而面部和上肢比下肢更为明显
- 痴呆，通常初期病情轻，随后进展至严重的人格障碍
- 肌肉、骨骼运动失控

辅助检查

- PET扫描和DNA分析可确诊本病
- CT扫描或MRI显示有脑萎缩

治疗

本病尚无有效的治疗方法。因此，治疗的重点是支持和保护患者，对症治疗，并为患者和家属提供情感支持。镇静剂如氯丙嗪、丙咪嗪和氟哌啶醇类药物有助于控制舞蹈病的症状，并缓解不适和抑郁。然而，以上药物不能阻止精神障碍的进展。此外，镇静剂可增加僵硬感。为了控制无僵硬感的舞蹈病样动作，医生可能开具胆碱类药物（三柳胆镁片）的医嘱。

护理措施

- 做好基础护理，如个人卫生、皮肤护理、大小便护理和营养支持。患者的心理和身体衰退趋于明显时增加护理支持。
- 提供情感支持。由于患者疾病的恶化和不可逆进程，患者及家属可能感觉极度沮丧。极度抑郁的患者常有自杀倾向。应对自杀的征象保持警惕，并确保患者避免接触可能发生自我伤害的器具。

维持自理能力

- 评估患者的运动和功能状况。制订有助于恢复患者最大限度运动水平和尽可能长时间的生活自理能力的计划。
- 保持患者免受伤害。
- 帮助家属明确可帮助他们应对患者疾病的资源（见：亨廷顿病的宣教要点）。

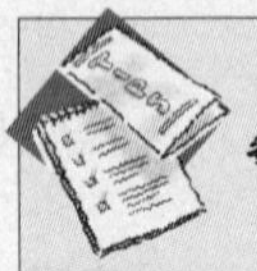

教育园地

亨廷顿病的宣教要点

- 向患者及家属讲解疾病相关知识，倾听他们的困惑和恐惧，并对所提问题作出明确解答。
- 牢记患者的构音障碍，让患者有时间表达其思想。
- 向家属讲解患者护理事项，并帮助患者家属在患者病情恶变时相信其巨大作用。
- 解释孩子有 50% 遗传本病的机会，在组建家庭前进行遗传咨询是一个不错的想法。
- 向患者及家属介绍可帮助他们应对疾病的组织机构，如访视护理服务、社会服务、心理咨询和提供长期护理的机构。

脑膜炎

脑膜炎是感染性因素（细菌或其他病原体）引起脑膜和脊膜（可累及硬脑脊膜、蛛网膜、软脑脊膜的所有三层脑膜）的炎症。

病因

- 细菌性感染，特别是由肺炎、脓胸、骨髓炎或心内膜炎引起
- 其他感染，如鼻窦炎、中耳炎、脑炎或脊髓炎
- 脑脓肿，通常由脑膜炎奈瑟菌、流感嗜血杆菌、肺炎链球菌或大肠埃希菌引发
- 头外伤，如颅骨骨折、头颅穿透伤或开颅手术
- 病毒或其他病原体感染（无菌性脑膜炎）

临床表现

- 发热、寒战、不适
- 头痛、呕吐
- 脑膜刺激征，如颈项强直、布鲁津斯基征或克氏征阳性（见：脑膜炎的重要体征）、深部腱反射对称性亢进或角弓反张
- 癫痫发作
- 谵妄、重度木僵和昏迷

脑膜炎的重要体征

以下检查出现阳性反应有助于脑膜炎的诊断。

布鲁津斯基征

患者仰卧位，检查者双手置于患者颈后并屈颈。疼痛和抵抗提示颈部外伤或关节炎。然而，如果患者还出现双侧髋部和双膝屈曲，这种变化是脑膜刺激和炎症的表现，即脑膜炎征象。

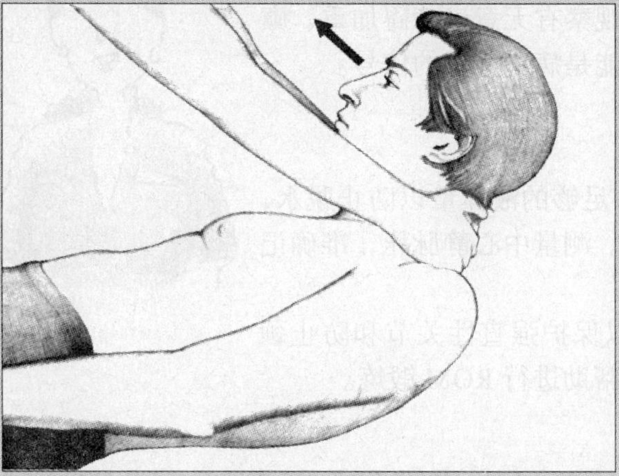

克氏征

患者仰卧位，屈曲髋部和膝部，然后伸直膝部。出现疼痛和抵抗提示脑膜炎。

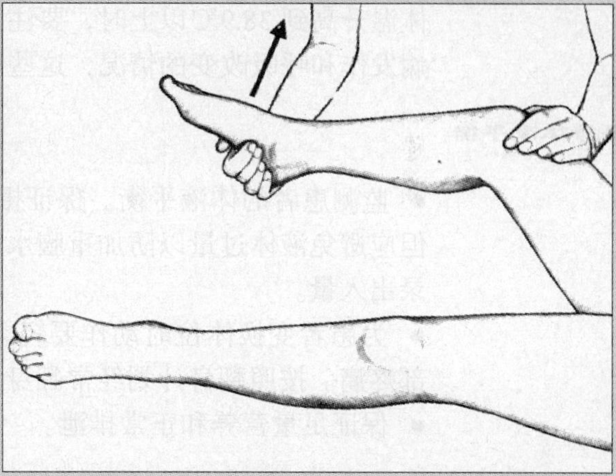

辅助检查

通常，脑脊液检查和布鲁津斯基征及克氏征阳性可确诊脑膜炎：

- 腰椎穿刺检查时，可见脑脊液（CSF）压力升高、蛋白增高和糖含量减少。
- CSF细菌培养和药敏试验常可明确感染性致病菌，除非是病毒性脑膜炎。肠道病毒检测可明确CSF内的肠道病毒。

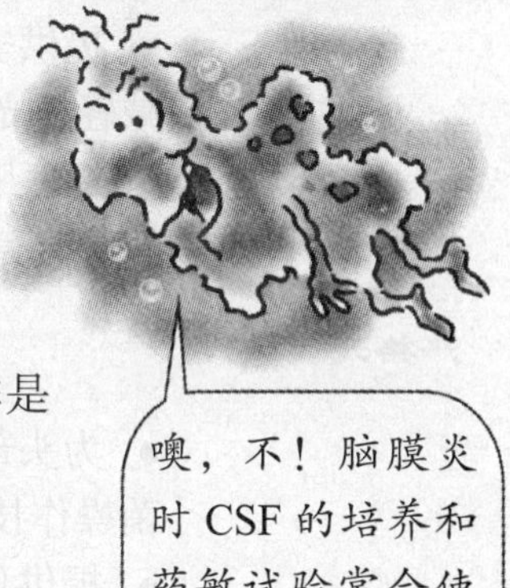

治疗

治疗包括抗菌治疗和强有力的支持护理。通常需静脉输注抗生素2周以上，之后改用口服抗生素。其他治疗用药包括：

- 地高辛抗心律失常
- 甘露醇减轻脑水肿
- 抗惊厥药物或镇静剂减少烦躁不安
- 对乙酰氨基酚缓解头痛和发热

细菌培养

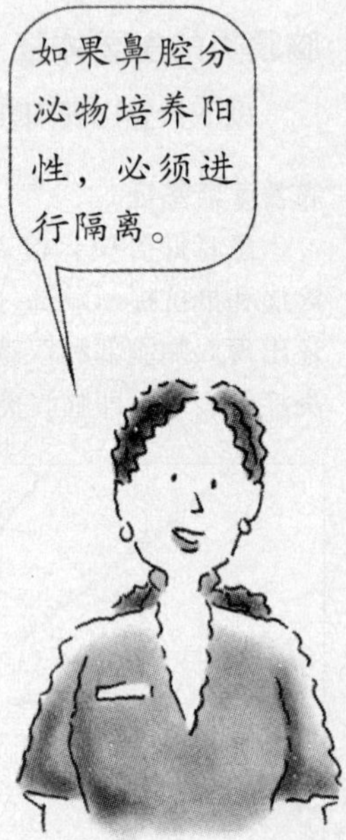

支持治疗包括卧床休息和防止脱水。如果患者鼻腔分泌物细菌培养阳性，需进行隔离。任何并存疾病如脑炎和肺炎应同时治疗。

护理措施

- 经常评估患者神经系统功能并观察有无病情恶化。特别在体温升高到38.9℃以上时，要注意观察有无意识障碍加重、癫痫发作和呼吸改变的情况，这些可能是病情危重的信号。

保持体液平衡

- 监测患者的体液平衡。保证摄入足够的液体量以防止脱水，但应避免液体过量以防加重脑水肿。测量中心静脉压，准确记录出入量。
- 为患者变换体位时动作要轻柔以保护强直性关节和防止颈部疼痛。按照翻身计划经常翻身。帮助进行ROM锻炼。
- 保证足量营养和正常排泄。

保持安静

- 提供安静、舒适的环境。如有必要，调暗房间光线有助于减轻畏光。
- 遵医嘱给予非阿片类镇痛剂，如对乙酰氨基酚（阿片类药物会掩盖神经系统评估结果）。

严格无菌操作

- 为头部外伤或颅骨骨折的患者进行治疗时应采用严格的无菌操作技术（见：识别无菌性脑膜炎）。
- 提供信心和支持。患者可对自身疾病和反复行腰穿检查产生恐惧感。如果患者出现定向障碍和意识模糊，护士应经常按照需要给予安慰并使患者恢复定向力。向患者家属解释在病情恢复期内，由脑膜炎引起的谵妄和行为变化会消失。然而，如果神经系统功能损害持续存在，在疾病的急性期过后，应尽早指导患者进行康复训练计划。
- 评价患者的治疗进展。如果治疗成功，患者的疼痛缓解、

识别无菌性脑膜炎

无菌性脑膜炎是一种良性综合征，以头痛、发热、呕吐和脑膜刺激征为特征。常由肠道病毒（最常见）、虫媒病毒、单纯疱疹病毒、流行性腮腺炎病毒或淋巴细胞性脉络丛脑膜炎病毒感染引起。

首发症状：发热

无菌性脑膜炎以突然出现40℃以上的发热为首发症状，疾病进展时出现意识程度改变（昏睡、混乱、昏迷）和颈项或脊柱强直（开始时轻微）。其他症状和体征包括头痛、恶心、呕吐、腹痛、严重剧烈的胸痛及咽喉痛。

病因

在鉴别各种无菌性脑膜炎时，患者的近期病史和季节性流行病史很重要。细菌培养阴性及脑脊液检查示淋巴细胞和蛋白含量增高提示诊断。从脑脊液中分离出病毒即可确诊。

治疗与护理

支持措施包括卧床休息、维持水和电解质平衡、给予止痛剂止痛和遗留肢体无力患者加强锻炼。无须隔离。认真处理分泌物和仔细洗手可预防疾病的播散。

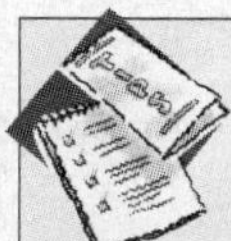

教育园地

脑膜炎的宣教要点

- 向患者及家属讲解疾病知识及预期的恢复情况。家属可能需要预防性应用抗生素。
- 向患者及家属讲解如何对慢性鼻窦炎或其他慢性感染进行适当的抗生素治疗来预防脑膜炎的发生。

意识情况正常。患者能维持足量的体液和营养并保持血压、心率和呼吸频率在正常范围（见：脑膜炎的宣教要点）。

多发性硬化

多发性硬化（MS）是年轻人群中慢性自理能力丧失的主要原因。主要是由于大脑白质和脊髓的进行性脱髓鞘病变所致，以病情加重和缓解交替为特征。预后情况各异。MS进展迅速，青壮年可丧失劳动能力，或发病数月内死亡。然而庆幸的是，70%的MS患者症状可以得到控制并可长期缓解存活。

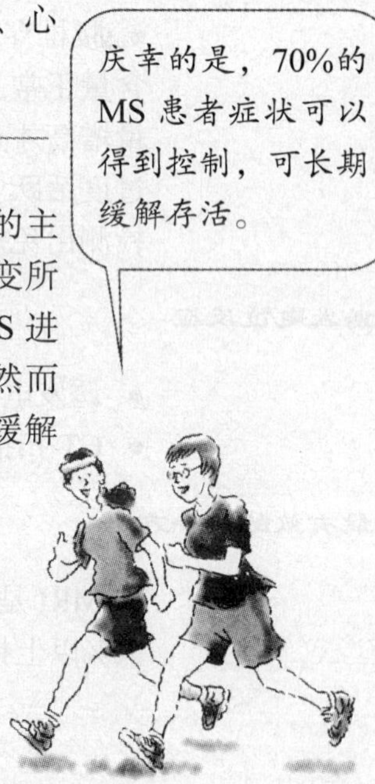

病因

确切的病因尚不清楚。目前的理论认为可能是由于慢性反应或潜在病毒感染导致的自身免疫反应或环境、遗传因素所致。

病理生理学

患MS时，脱髓鞘病变和神经纤维功能丧失发生在整个中枢神经系统的传导通路，包括广泛的脱髓鞘和各种神经功能损害。

临床表现

确切的诊断需要有多种神经系统病变加重与缓解的证据。其症状和体征变化很大，主要包括：

- 视力受损，如视神经炎、复视、眼肌麻痹和视物模糊
- 感觉功能受损如感觉异常
- 肌肉功能障碍如无力、从单瘫到四肢瘫、痉挛性瘫痪、反射亢进、意向性震颤和步态共济失调
- 排尿障碍，如尿失禁、尿频、尿急和尿路感染
- 情绪变化，如情绪不稳、易激惹和欣快
- 其他相关体征，如言语不清和吞咽困难

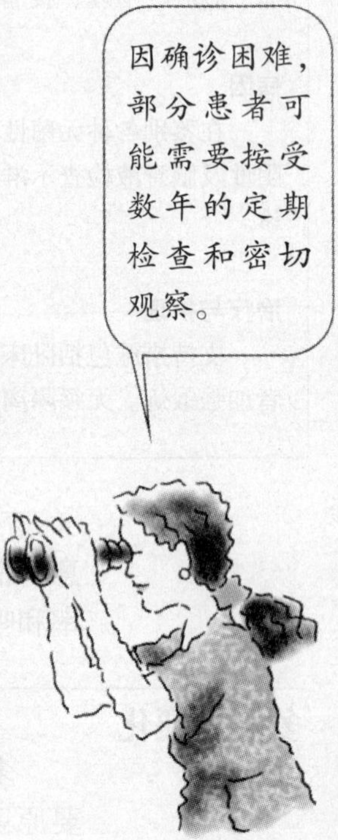

辅助检查

因确诊困难，部分患者可能需要接受数年的定期检查和密切观察。以下检查有助于诊断MS：

- 1/3的EEG检查显示患者没有特异的异常表现。
- 腰椎穿刺显示CSF中IgG的γ-珠蛋白成分增高，但总蛋白含量正常。只有在血清珠蛋白含量正常时CSF中γ-珠蛋白含量增高才有意义。它反映由于慢性脱髓鞘作用而自身免疫功能过度活跃。当CSF中的γ-珠蛋白通过电泳被检测到时就可以检测出免疫球蛋白的寡克隆带。

诱发电位反应

- 诱发电位显示80%患者的神经冲动传导减慢。
- CT扫描显示脑白质病变。

最有效的检查方法

- MRI是确定病变最有效的方法，也可用于评估病变的进展。90%以上接受MRI检查的患者存在病变。

治疗

治疗的目的是延缓病情恶化并缓解神经功能障碍以帮助患者尽可能维持正常的生活方式。药物治疗和其他措施可实现这些目标。

药物治疗

甲基强的松龙是治疗 MS 急性发作的常用药物，可减轻中枢神经系统的炎症。其他常用的皮质激素包括地塞米松、泼尼松、倍他米松和泼尼松龙。对于复发性 MS，可用醋酸格拉默唑减少复发。β-1a 干扰素或 β-1b 干扰素可有效减缓肌无力的进展并减少病情恶化的次数。

联合应用皮质激素时，医生可能开具以下药物：

- 氟西汀治疗抑郁
- 巴氯芬或丹曲林钠缓解肌肉痉挛
- 奥昔布宁减轻尿潴留和尿频、尿急

支持治疗

在急性加重期，常规治疗包括：

- 卧床休息
- 物理治疗和按摩
- 防止疲劳
- 细致的皮肤护理以预防压疮
- 大小便训练（需要时）
- 抗生素治疗泌尿道感染
- 心理咨询

护理措施

- 护理干预的重点在于维持自主活动；确保合理的营养；恶化期间控制疼痛。
- 根据患者的活动能力和症状制订护理计划。
- 协助进行物理治疗和给予按摩、洗浴放松及其他促进舒适的措施。
- 协助进行自主活动、对抗阻力运动和伸展运动以保持肌张力及关节活动度、减轻痉挛状态、改善协调性和增加信心。
- 通过帮助患者完成维持最佳功能的日常活动来鼓励患者情

教育园地

MS 的宣教要点

- 向患者及家属讲解疾病的慢性病程。解释疾病的恶化是不可预料的且需要身体和心理调整。
- 强调避免压力、感染、疲劳的必要性，并通过发现新的方式来进行每天的活动以维持生活自理。
- 解释富含纤维素的均衡饮食的重要性。
- 评估大小便训练的必要性，如有必要应提供指导。
- 鼓励足量饮水和定时排尿。
- 向患者讲解排便器的正确使用以帮助建立定时排便的习惯。
- 为患者和家属提供国家 MS 社团的信息。

绪。使患者的耐力调整到每天活动的程度。鼓励日常身体锻炼和按时休息以防止疲乏。

- 观察药物治疗的不良反应（见：MS 的宣教要点）。

重症肌无力

重症肌无力常散发，为进行性横纹肌（骨骼肌）无力和异常疲劳。这种无力和疲劳在锻炼及反复活动后加重，胆碱酯酶抑制剂可缓解。通常情况下，重症肌无力可影响颅神经（面部、口唇、舌、颈和咽喉部）支配的肌肉，但也可累及任何肌群。

预后难料

重症肌无力的病程难以预料，可呈阶段性恶化和缓解。没有可治愈的方法。药物治疗可改善预后，使患者过上相对正常的生活（除加重期）。然而，如果病变累及呼吸系统，则可危及生命。重症肌无力的发病率为 2～20/100 000，常发生于 18～25 岁的女性和 50～60 岁的男性。

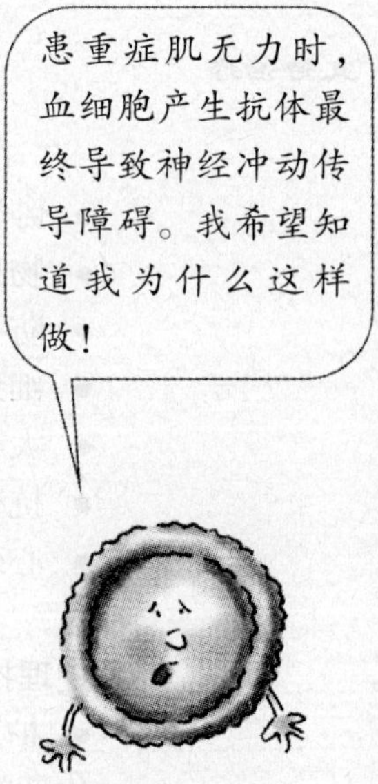

病因

重症肌无力的病因尚不清楚。然而，本病常伴有自身免疫和胸腺疾病。事实上，约 15%的重症肌无力患者同时患有胸腺瘤。

病理生理学

患者血细胞和胸腺会产生抗体，抗体阻碍、破坏或削弱传递神经冲动的神经受体，导致神经肌肉连接处的神经冲动传递障碍（见：重症肌无力时发生了什么）。

临床表现

重症肌无力的临床表现包括：

- 渐进性骨骼肌无力和疲劳，白天加重
- 眼睑闭合无力、上睑下垂、复视
- 面具脸表情
- 咀嚼和吞咽困难
- 颌骨悬吊
- 头部甩摆运动
- 如果呼吸肌受累可出现呼吸衰竭的征象

近距离观察

重症肌无力时发生了什么

正常神经肌肉传导期间，运动神经的冲动传至运动神经末梢，刺激释放称之为乙酰胆碱（Ach）的化学性神经递质。Ach 弥散至突触间隙时，与运动终板上的受体产生反应使肌纤维去极化。去极化通过肌纤维传导引起肌肉收缩。

这些可恨的抗体

重症肌无力时，抗体吸附到 Ach 受体部位。它们阻滞、破坏并削弱这些部位的 Ach 受体，使其对 Ach 不敏感，所以会阻碍神经肌肉的传递。

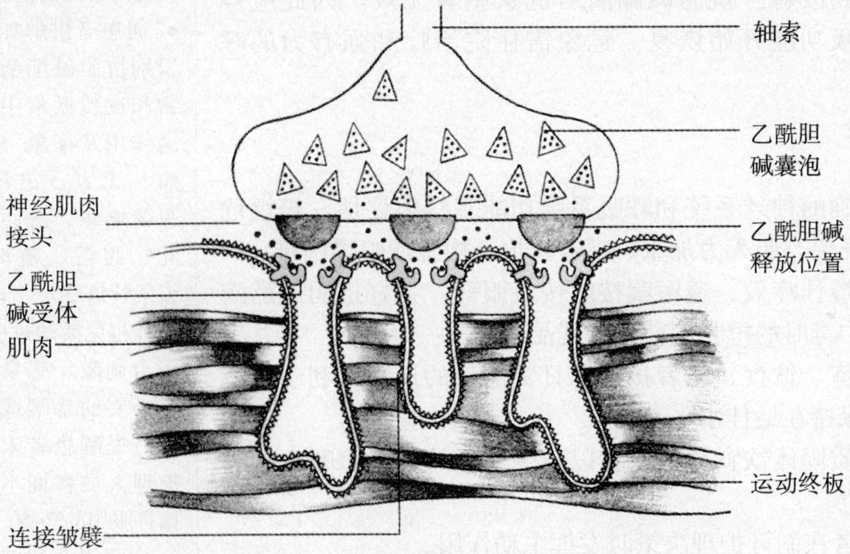

辅助检查

- 通过静脉注射依酚氯铵或新斯的明后肌肉功能暂时改善的依酚氯铵试验可明确诊断。然而，如果肌肉受损时间较长，该试验可能没有反应。该试验还可鉴别是重症肌无力危象还是胆碱能危象。
- 肌电图检查有助于鉴别是神经疾病还是肌肉疾病。
- 神经传导检查可检测受体、抗体水平。

治疗

主要是对症治疗。抗胆碱酯酶药物（如新斯的明和溴吡斯的明）能消除疲劳和肌无力，并能恢复肌肉功能的80%。然而，这些措施对极危重症患者无效。皮质激素可缓解症状。也可行血浆置换治疗。胸腺瘤患者需要行胸腺切除术，这可使成人期间发病的重症肌无力得到缓解。

危象处理

引起严重呼吸窘迫的急性发作需要紧急处理。气管切开术、正压通气和强有力地抽吸呼吸道分泌物常在数天内使病情得到改善。抗胆碱酯酶对危象患者无效。因此应停用直至呼吸功能开始恢复。危象需住院治疗和强有力的呼吸支持。

护理措施

- 完成准确的神经系统和呼吸系统功能基线值评估。警惕危象发生的征象（肌无力加重、呼吸窘迫、构音或咀嚼困难）。
- 为获得最佳疗效，遵医嘱按时按量服药。备好抗胆碱酯酶药过量或中毒时的抢救用药如阿托品。
- 制订锻炼、饮食、患者护理和日常活动的计划以利于患者精力状况保持在最佳水平。
- 提供软质固体饮食替代流食以减少误吸的危险。嘱患者进食时取坐位。
- 鼓励患者在制订护理决策时发挥主动作用。
- 评估患者。观察正常的生命体征、充足的体液和排泄证据、皮肤没有溃疡或病变以及最佳的活动能力。
- 鼓励患者及家属表达他们的感受，特别是挫折、悲痛或失落的感受。倾听并给予情感支持（见：重症肌无力的宣教要点）。

教育园地

重症肌无力的宣教要点

- 帮助患者制订日常活动计划，以患者耐受为宜。强调一天内定时休息的必要性。解释缓解期、发病期和经常反复是常见的情况。
- 向患者讲解如何识别抗胆碱酯酶药物和皮质激素中毒副作用及征象（头痛、无力、出汗、腹部痉挛、恶心呕吐、腹泻、流涎、支气管痉挛）。告诫患者避免活动过度、压力刺激、感染和不必要的暴晒或受凉。提醒患者未向护理人员咨询不得擅自服用的药物。
- 向患者介绍有关重症肌无力机构的信息。

帕金森病

帕金森病（一种慢性进展的退行性疾病）是美国最常见的神经系统疾病之一。本病可于任何年龄发病。然而，很少见于30岁以下的年轻人，且随年龄增大发病危险增加。帕金森病最常见于男性，60 岁以上老年人中每 100 人就有 1 人发病。

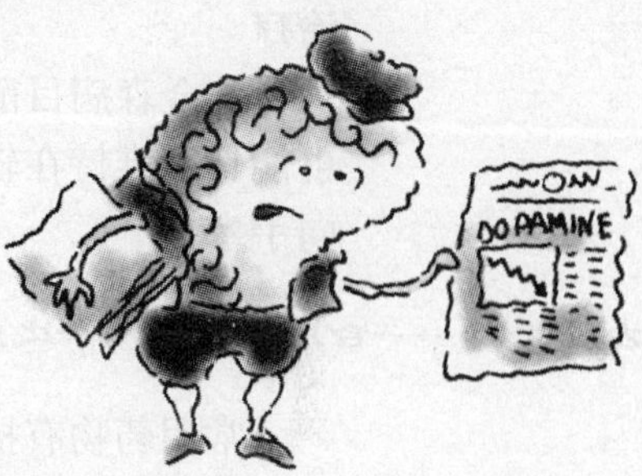

病因

本病病因尚不清楚。然而，部分病例与接触毒性物质中毒有关，如锰粉尘、CO，这些物质可使脑黑质细胞受损。

病理生理学

帕金森病累及锥体外系。锥体外系的功能是维持肌张力、调节肌群间运动和完成精细随意运动。锥体外系包括纹状体、苍白球和黑质结构。

患帕金森病时，基底节区的多巴胺缺乏，多巴胺释放通路连接黑质与纹状体。纹状体中的多巴胺含量减少干扰了多巴胺和乙酰胆碱神经递质之间的正常平衡状态。当受累的大脑细胞不再在中枢神经系统内发挥抑制功能时就会出现帕金森病的症状。

临床表现

- 起病隐匿，手指最先出现震颤（单侧“搓丸样”震颤），紧张或焦虑时加重，而在有目的的运动及入睡后缓解
- 抵抗被动肌肉伸展的肌肉强直，可呈现“折刀样强直”或“齿轮样强直”
- 行走困难（步态缺乏正常的平行运动，可表现为前进或后退步态）
- 运动迟缓或肌肉运动缓慢
- 高尖单调的声音
- 流涎
- 面具脸表情，瞬目反射受限和双眼睁大
- 不能控制身体姿势（行走时身体前倾）
- 言语缓慢、单调、含糊不清，严重时进展为构音障碍
- 吞咽困难
- 眼球转动危象（双眼向上的无意识紧张运动）和偶尔出现的睑痉挛

辅助检查

实验室检查难以确诊帕金森病。因此，诊断主要依据患者的年龄、病史和典型体征表现。然而，尿液检查可提示尿多巴胺含量减少，CT 和 MRI 检查可帮助排除其他疾病如颅内肿瘤。

治疗

帕金森病目前无治愈的方法。治疗的重点是缓解症状和尽可能长地维持在较高的功能水平。病情严重时，可采用立体定向手术。

左旋多巴——合用或不合用卡比多巴

常用药物有抗左旋多巴，是疾病早期疗效最好的一种多巴胺替代药物。左旋多巴可引发严重的不良反应，所以常与卡比多巴合用，后者可抑制外周多巴胺合成。如果左旋多巴无效或中毒时，可替换成以下药物：

- 多巴胺激动剂，如培高利特、普拉克索或罗匹尼罗
- 抗胆碱药，如苯海索（安坦）
- 抗组胺药，如苯海拉明
- 抗病毒药，如金刚烷胺
- 酶抑制剂，如司来吉兰

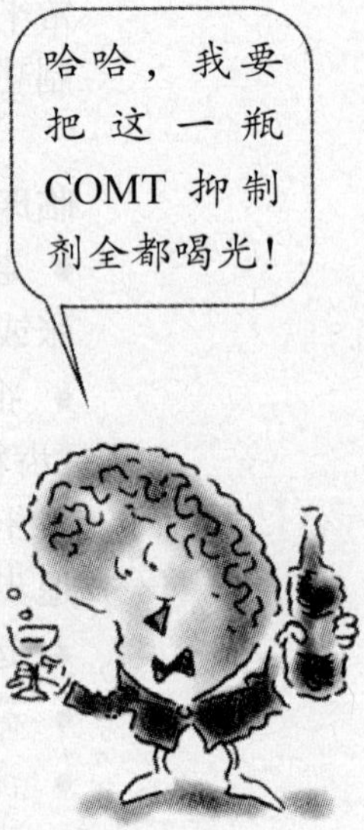

新型药物

新型药物儿茶酚 -O- 甲基转移酶（COMT）抑制剂（托卡朋）与左旋多巴联合服用在长期有效控制症状上获得了部分成功。这种药物在左旋多巴进入大脑前抑制分解左旋多巴的酶，这使得左旋多巴的药效得到加强。在年轻患者中，可在使用 COMT 抑制剂前服用多巴胺激动剂。然而，任何药物长期使用都会降低疗效。

立体定向手术治疗

如果药物治疗失败，立体定向手术治疗可提供一种有效的替代方法。这种治疗方法通过干扰下丘脑核、苍白球或丘脑的腹外侧核的功能来预防不自主运动。该治疗对年轻患者和单侧震颤或肌强直的患者最有效。神经外科手术是一种只能减轻症状的姑息性措施，不能根治疾病。

脑深部电刺激

在部分病例中，采用脑深部电刺激可消除不自主运动。手术医生将电极放置于丘脑或苍白球。当出现症状时患者可激活连接电极的设备。

物理治疗

物理治疗可作为药物治疗和神经外科手术治疗的辅助手段以保持正常肌张力和运动功能。常用的物理治疗包括主动和被动 ROM 训练、每天常规活动、行走、沐浴和按摩等以帮助放松肌肉。

护理措施

- 如果患者接受手术治疗，监测患者的意识水平和生命体征，密切观察有无出血或 ICP 增高。
- 鼓励自理。如果患者坐在椅子上并用坐椅扶手稳定自己，频繁震颤的患者可得到较好的控制。切记，疲劳可加重症状并增加患者对他人的依赖性。
- 通过鼓励患者每天饮水 2000ml 和进食高纤维食物来建立正常的排便习惯。较高的坐便器可使搬运患者从坐位到立位更为容易。
- 鼓励患者尽可能保持活动。坚持活动的患者病情进展减慢。
- 鼓励患者和家属询问问题。倾听他们所关心的问题并给予简洁、准确的回答。
- 评估患者。良好的血氧饱和度提示正常的呼吸功能。患者应有正常的排尿功能和无泌尿道感染。另外，患者应在体力耐受的情况下进行每天的正常活动。患者和家属应了解帕金森病的相关知识和治疗情况。

教育园地

帕金森病的宣教要点

- 向患者及家属介绍疾病知识：疾病的进展、用药管理、并发症和损伤的预防措施等。
- 严格遵守用药配伍禁忌，当服用左旋多巴时，注意观察药物反应和食物之间有无不良反应。提醒患者及家属抗帕金森病药物可能与其他药物相互作用。
- 鼓励正常活动和进行适当锻炼。物理专业治疗可保持肌肉张力。
- 向患者及家属介绍相关疾病的救治、服务机构以获取社会支持。

癫痫

癫痫患者很少只发作一次。该病倾向于反复发作——发作与脑部神经元异常放电有关。这种放电可能是局限性的或弥漫性的，放电部位决定了发作期间的临床表现。

癫痫是小儿最常见的神经功能障碍，可伴发各种中枢神经系统疾病。成人癫痫的发作应考虑为脑肿瘤或颅脑外伤。

病因

约有 50%的癫痫病例为特发性（病因不明）。另一半可能的病因包括：

- 遗传性疾病或退行性病变，如苯丙酮尿症或结节性硬化
- 新生儿产伤（宫内大脑缺氧、母儿血型不一致或出血）
- 感染性疾病（脑膜炎、脑炎或脑脓肿）
- 毒物吸收（汞、铅或一氧化碳）
- 脑肿瘤、头部外伤
- 脑卒中（出血、血栓形成或栓塞）

病理生理学

癫痫的病因尚不清楚，目前认为是局部神经元失去了传入刺激（从周围神经系统向中枢神经系统传递冲动的能力）并成为功能性癫痫病灶。病变神经元表现出超敏性和异常活跃性。在细胞环境变化发生反应时，神经元出现过度反应和异常放电。

持续性异常放电

遇到刺激时，癫痫病灶异常放电并传导电流到突触和神经元周围细胞。反过来，这些细胞异常放电，冲动传导至一侧大脑半球（部分性发作）、全脑（全身性发作）或传导至皮层、皮层下或脑干。持续性癫痫发作称为癫痫持续状态，可引起呼吸窘迫甚至死亡（见：*癫痫持续状态的治疗*）。

临床表现

通常有六种类型的癫痫：

☝ 单纯性部分性癫痫发作

✌ 复杂部分性发作

失神性发作

肌阵挛性发作

全身强直阵挛发作

失张力发作

单纯性部分性癫痫发作

- 感觉症状（闪光、味觉、听觉幻觉）
- 自主神经症状（出汗、颜面潮红、瞳孔散大）
- 精神症状（梦游状态、生气、恐惧）

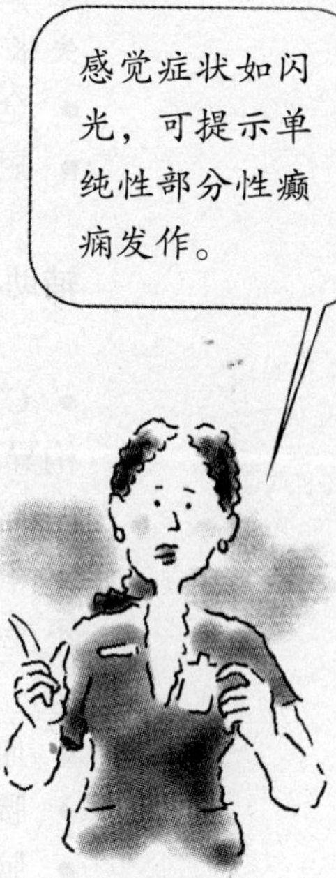

复杂部分性发作

- 意识程度改变
- 遗忘

失神性发作

- 眨眼或眼球转动、目光呆滞和口角轻微抽动提示意识的短暂改变

肌阵挛性发作

- 身体或肢体末端短暂的不自主肌肉抽搐和痉挛

全身强直阵挛发作

- 开始常大喊大叫
- 意识程度的改变
- 全身肌肉僵直、肌肉痉挛和松弛交替出现
- 咬舌、大小便失禁、用力呼吸、呼吸暂停、青紫
- 意识清醒后可能存在意识混乱和语言困难
- 困倦、疲劳、头痛、肌肉酸痛、无力

护理事项

癫痫持续状态的治疗

癫痫持续状态是必须采取紧急治疗措施来干预的癫痫持续性发作。任何类型的癫痫发作期间均可出现癫痫持续状态。例如，全身强直阵挛性癫痫持续状态是一种没有意识恢复的持续性全身强直阵挛性癫痫发作。

病情紧急

癫痫持续状态可伴发呼吸窘迫并威及生命。可因抗癫痫药物（抗惊厥药或抗癫痫药）的停服、缺氧或代谢性脑病、急性脑外伤或继发于脑炎或脑膜炎的败血症而引发。

急救

通常情况下，急诊治疗包括：给予地西泮、劳拉西泮、磷苯妥英或苯巴比妥；当癫痫继发于低血糖时静脉推注 50%的葡萄糖；长期饮酒或正在戒酒的患者静脉推注维生素 B_1。

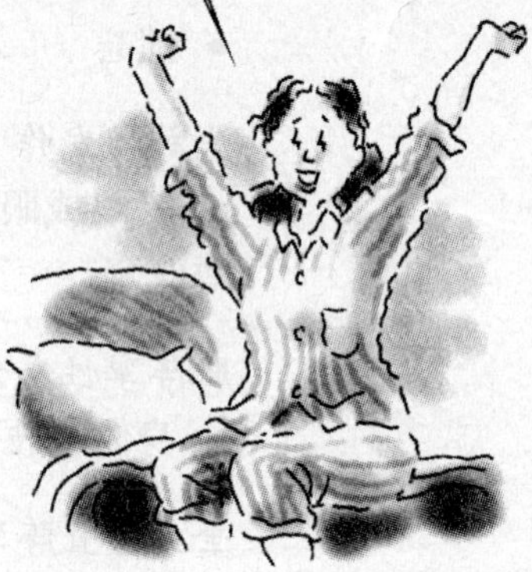

失张力发作

- 全身的体位性张力消失
- 短暂性意识丧失

辅助检查

主要的诊断性检查包括：

- CT 或 MRI 检查可提供脑组织密度情况及发现结构异常
- 脑电图检查可通过发现阵发性癫痫发作的证据显示阵发性异常放电，有助于癫痫确诊（脑电图阴性不能除外癫痫，因为阵发性异常放电会间歇发生）

其他辅助检查包括：

- 血糖、电解质、药物和钙离子含量测定
- 腰椎穿刺
- 脑扫描
- PET 扫描
- 脑血管造影

治疗

治疗通常为药物治疗。最常用的处方药有治疗全身强直阵挛发作和复杂部分性发作的苯妥英钠、卡马西平、苯巴比妥和扑米酮。丙戊酸、氯硝安定和乙琥胺是治疗失神性发作的常用处方药。

如果药物治疗无效，外科医生可通过手术来损毁病灶以终止癫痫的发作。癫痫持续状态的急诊治疗通常包括地西泮、劳拉西泮、磷苯妥英或苯巴比妥；50%的葡萄糖静脉注射（癫痫继发于低血糖时）和维生素 B_1 静脉注射（长期饮酒或戒断时）。直肠给药或口服地西泮和劳拉西泮浓度高且起效快。

护理措施

- 监测患者药物中毒的临床表现，如眼球震颤、共济失调、昏睡、眩晕、倦怠、言语不清、易激惹、恶心和呕吐。
- 按照指南给予苯妥英（不超过 50mg/min），并经常监测患

教育园地

癫痫的宣教要点

- 鼓励患者及家属表达他们对疾病的感受。坦诚回答他们的问题并帮助他们消除对癫痫的疑虑。
- 让患者及家属相信遵医嘱服药有助于控制癫痫发作并保持正常的生活。
- 强调遵从服用处方药物疗程的必要性。
- 让患者相信遵医嘱服用抗癫痫药是安全的。强化药物剂量指导和有助于患者记住服药的方法。提醒患者检查剩余药物的数量以防遗弃。不得突然停用药物。患者未经医生允许，不得服用非处方药和草药。
- 观察药物不良反应的征象，如瞌睡、昏睡、活动过度、意识模糊和视物及睡眠障碍。告知患者立即向医生汇报上述情况，因为这提示需要调整药量。
- 苯妥英可导致牙龈增生，保持口腔清洁卫生可减轻症状。
- 强调应定期监测抗癫痫药的血液浓度，即使癫痫已得到控制。同时，告诫患者禁用酒精类饮料。

全身强直阵挛发作

全身强直阵挛发作需要就地抢救。向患者家属讲解如何正确给予救援。包括以下宣教要点：

- 向家属讲解如果癫痫发作，通过帮助患者取平卧位、松开紧束的衣服和头下放置如枕头、衣服或手等平而松软的物体来提供安全措施。建议家属如果患者出现牙关紧闭时移走相应区域内的硬物并且不要强行放置物品于口腔内。然而，如果患者张口，可将软物（如折叠的布）置于牙齿之间以防舌咬伤。
- 了解患者社区内可提供帮助的社会服务机构。向美国癫痫基金会提交患者的基本信息并向国家机动车管理部门提供有关患者驾照的信息。

者的生命体征。

- 评估患者以确定药物的疗效；癫痫发作应减少或停止。注意患者是否向朋友或家属表达对疾病的感受（见：癫痫的宣教要点）。

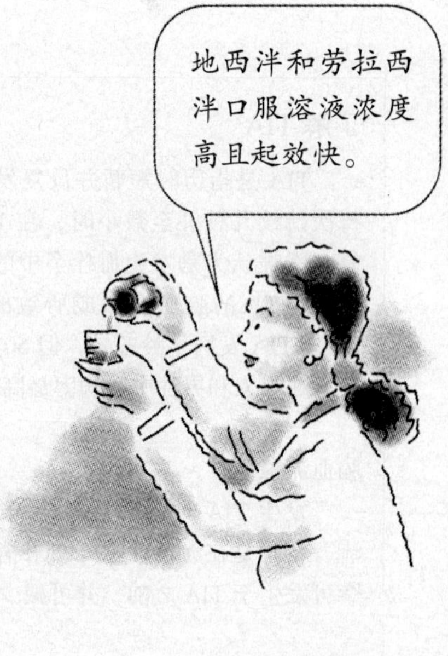

卒中

卒中是供应脑部血流的一支或多支血管血流突然中断。卒中时，脑组织得不到足够氧供，从而导致严重的脑组织损害或坏死。循环血流恢复的速度决定了患者完全康复的概率。

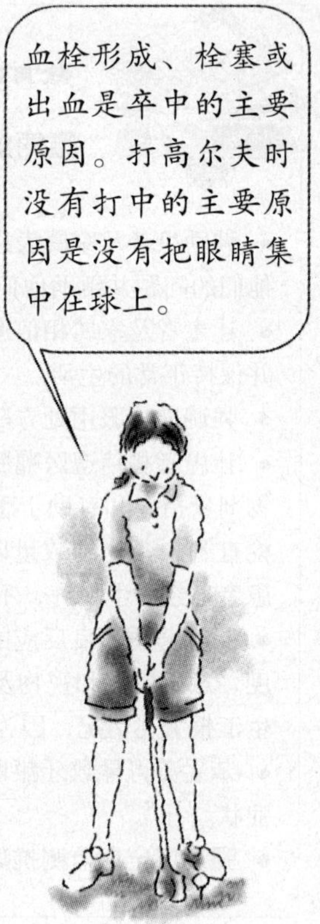

卒中的分类

脑卒中根据病情的进展情况来分类。最轻的一种称为短暂性脑缺血发作（TIA），是由于短暂的脑血流中断（见：了解TIA）。一种称为进行性脑卒中或进展性卒中（进行性血栓），开始神经损伤轻微，1～2 天后加重。完全性卒中时，患者立即表现为严重的神经系统损伤。

危险因素

在美国，卒中是第三大最常见的死亡原因和因神经功能障碍而致残的最常见原因。危险因素包括 TIAs 病史、动脉粥样硬化、高血压、心律失常、缺乏锻炼、服用避孕药、吸烟和脑血管病家族史。

病因

- 供应大脑的脑动脉或颅内血管血栓形成使血流阻断
- 来自颅外血栓的栓塞——如心脏、主动脉或颈总动脉
- 颅内动脉或静脉的出血，可能由于高血压、脑动脉瘤破裂、AVM、颅脑损伤、出血性疾病或脓毒血症性栓子引起

了解 TIA

TIA 是指历时短暂并反复发作的脑部供血障碍，每次持续几秒钟至数小时，在 12～24 小时内完全恢复。常被认为是发生血栓卒中的危险信号。事实上，50%～80%的脑血栓形成所致的脑梗死患者发生过 TIA。TIA 发病年龄各异，但 50 岁以后发病率明显增高，在黑人和男性中发病率最高。

脑血流障碍

发生 TIA 时，来自血栓的微栓子可暂时阻断血流，特别是在大脑动脉分枝末梢。这些血管的轻度痉挛可发生于 TIA 之前，并可减少血流。

短暂性发作

TIA 最显著的特征是短暂的脑功能障碍并可完全恢复正常功能。TIA 的临床表现取决于病变动脉的部位。临床表现包括复视、偏盲、共济失调、偏身麻木或无力、由于腿部无力而跌倒、眩晕和语言障碍如言语含糊不清和混乱。

预防完全性卒中

在 TIA 活跃期，治疗的重点是预防完全性卒中和服用阿司匹林或抗凝药物以减少血栓形成的危险。发作后或发作期间，预防性治疗包括颈动脉内膜切除术或脑微血管分流术。

病理生理学

血栓形成、栓塞和出血的发病机制不同。

- 血栓形成引起病变血管充血和水肿，并导致血管供应的组织发生缺血。
- 脱落在脑血管内的栓子阻塞脑动脉的狭窄部分，导致坏死和水肿。如果栓子为脓性，感染可扩散到血管壁以外，形成脑动脉瘤，这增加了突发破裂和脑出血的危险。
- 脑出血时，脑动脉破裂出血，脑动脉供血的组织血供迅速减少。出血集中在大脑的深部，通过进一步压迫神经组织导致神经系统功能更严重的损害。

临床表现

评估卒中征象时，“突然”是关键词。典型的征象包括突然发生的：

- 不明原因的头痛
- 面部、上肢或下肢麻木或无力，特别是身体单侧
- 意识模糊、语言混乱或理解力障碍
- 视物或步行障碍、眩晕、共济失调

辅助检查

- MRI 或 CT 扫描可显示血栓性或出血性卒中、肿瘤或脑积水。
- 头颅扫描提示缺血，但发病 2 周以上者可为阴性结果。
- 出血性卒中时，腰椎穿刺可显示血性脑脊液。
- 颈动脉超声检查可发现堵塞、狭窄或血流减少。
- 眼底镜检查可发现视网膜动脉高血压和动脉粥样硬化征象。
- 血管造影有助于血管闭塞或出血部位的准确定位。
- EEG 有助于损害部位的定位。
- 其他实验室检查如尿液分析、凝血检查、血细胞计数、血渗透压和电解质、血糖、血脂分析、抗核抗体、肌酐和尿素氮值，有助于建立基线资料。

治疗

卒中的临床治疗包括身体康复、饮食和药物治疗以帮助减少危险因素（如有可能可采用手术治疗）。护理措施可帮助患者适应特殊的神经功能障碍，如运动障碍和偏瘫。

记忆小窍门

评估卒中时，牢记 3 个 S：①Signs of 征象 ②Stroke are 卒中 ③Sudden 突发。

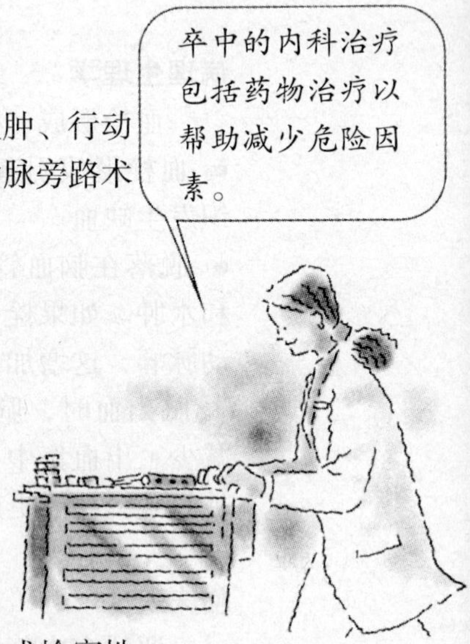

手术指征

根据卒中的病因和范围，患者可行开颅术清除血肿、行动脉内膜切除术以清除动脉壁的粥样硬化斑块或颅外动脉旁路术绕开阻塞的动脉。脑室分流术可引流脑脊液。

药物治疗

卒中的药物治疗包括：

- 小剂量抗血小板药物如阿司匹林或噻氯匹定预防卒中复发（不用于出血性卒中）。
- 苯二氮草类如地西泮和劳拉西泮治疗癫痫发作。
- 抗癫痫药物治疗或预防病情稳定后的癫痫发作。
- 溶栓剂，如用于栓塞性卒中急症治疗的阿替普酶（常在发病 3 小时内）；不适合应用阿替普酶的血栓性或栓塞性卒中患者可用阿司匹林或肝素。
- 大便软化剂，如比沙可啶防止便秘。便秘可导致 ICP 增高。
- 降压药和抗心律失常药减少与卒中复发有关的危险因素。
- 皮质激素，如地塞米松，减轻脑水肿。
- 止痛剂减轻出血性卒中引起的头痛。

护理措施

- 保持呼吸道通畅和给氧。解开衣领。观察患者颊部。如呼吸时一侧鼓起，此侧即为卒中受累的一侧。如出现意识障碍，患者可能会误吸唾液，使患者头部偏向一侧以促进引流，必要时吸引。如有需要，行气管插管机械通气或吸氧。
- 检查患者生命体征和神经系统状况。记录观察内容并汇报重要的变化，如瞳孔散大、ICP 增高危象和颈项强直或迟缓性瘫痪。监测血压、LOC、运动功能（自主和不自主运动功能）、感觉、语言、皮肤色泽和温度。如果血压骤然升高、脉快而有力或患者主诉突发头痛时，可能即将发生卒中。

检查颜色变化

- 观察肺栓塞的临床表现，如胸痛、呼吸短促、口唇暗红色、心动过速、发热和神志的改变。如果患者反应迟钝，应经常监测动脉血气分析，出现动脉血二氧化碳分压升高或氧分压降低时通知医生。

● 保持水和电解质平衡。如果患者能饮水，尽可能经常提供限制量的液体。遵医嘱给予静脉输液。不要快速大量补液以免ICP增高。提供便器或帮助患者每两小时去一次卫生间。如果有尿潴留，患者可能需要留置尿管。然而，这会增加感染的危险。

● 保证充足的营养。在提供少量半流食前检查吞咽反射。将餐具放在患者视野范围内。如果不能进食，可采用鼻饲饮食。

● 治疗胃肠道疾病。警惕用力大便，因为可能增加ICP。遵医嘱调整患者饮食并给予大便软化剂。如果患者出现恶心，可取侧卧位以防止呕吐物误吸。给予抑酸剂以减少应激性溃疡发生的危险。

● 清洁患者口腔或假牙以清除食物渣屑。

眼部护理

● 提供细致的眼部护理。用纱布垫或无菌生理盐水清除眼部分泌物。如果患者不能闭眼，用纱布覆盖眼部。

● 患者的体位。高跟运动鞋、夹板或踏足板有助于预防足下垂和挛缩。为了预防压疮，经常给患者更换体位或应用特殊床垫。至少每两小时更换一次体位以预防肺炎。抬高患肢以减轻坠积性水肿。

● 帮助患者进行功能锻炼。ROM训练同时适用于健侧和患侧肢体。向患者示范如何使用健侧肢体帮助患侧肢体进行锻炼。

● 遵医嘱服药，观察患者用药后的不良反应。

沟通与交流

● 保持与患者的交流。如果患者失语，采用简单的交流方法。记住：无反应的患者同样可能听懂旁人的谈论。切忌在患者面前说不宜让患者听到的话。

● 提供情感支持并建立良好的医患关系。花时间与患者待在一起。制订现实的短期目标，可能时与家属共同制订患者的护理计划。

● 评估患者。观察呼吸道是否通畅、听诊呼吸音是否正常、有无活动适度、LOC是否稳定或改善及营养状况是否适当。患者及家属应对疾病时应给予鼓励（见：卒中的宣教要点）。

教育园地

卒中的宣教要点

● 如有需要，向患者讲解梳头、穿衣和洗漱的注意事项。根据需要可使用辅助器具，如步行器、浴盆和卫生间使用的扶栏和坡道。

● 鼓励患者开始语言治疗，按照语音训练专家的建议进行语言训练。

● 在康复时要有患者家属的参与。

● 遵医嘱服用阿司匹林以减少栓塞性卒中的危险。告知患者观察用药后由于应激性溃疡导致的胃肠道出血。使患者认识到不能用对乙酰氨基酚代替阿司匹林。

● 告诫患者及家属报告卒中的表现，如剧烈头痛、瞌睡、意识模糊和眩晕。强调定期复诊的重要性。

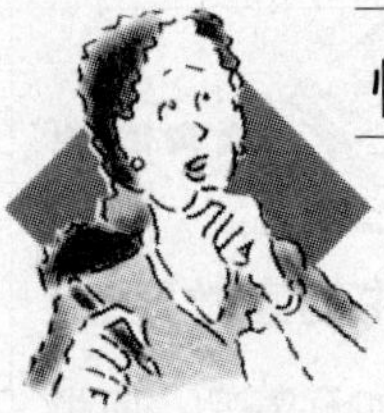

快速测试

1．痴呆最常见的病因是：
A．阿尔茨海默病
B．卒中
C．帕金森病
D．老龄化
答案：A。阿尔茨海默病是导致痴呆的最常见病因，是引起成人死亡的第四大疾病。

2．布鲁金斯基征和克氏征试验可用于以下哪种疾病的辅助诊断：
A．卒中
B．癫痫
C．脑膜炎
D．帕金森病
答案：C。其中一项或两项阳性说明存在脑膜炎刺激征。

3．MS 的特征性表现是：
A．CNS 进行性脱髓鞘变
B．脑血液循环障碍
C．神经递质——多巴胺缺乏
D．脊髓变性
答案：A。广泛的灰质细胞脱髓鞘病变可引起神经功能损害。

4．治疗癫痫发作的常用药物是：
A．抗生素
B．抗惊厥药
C．抗高血压药
D．抗帕金森病药物
答案：B。抗惊厥药常用于控制癫痫。坚持服药治疗计划和得到后续护理以提高药物疗效对控制癫痫发作非常重要。

评分

☆☆☆ 如果全部回答正确，哇！你掌握的神经科知识真是太棒了！

☆☆ 如果答对了 3 个问题，不错！希望你的颅神经不会紧张。

☆ 如果你答对的题目少于 3 个，别灰心。再复习一遍神经系统疾病知识。

（王静　译　吴寿岭　校）

7

第七章　眼科疾病

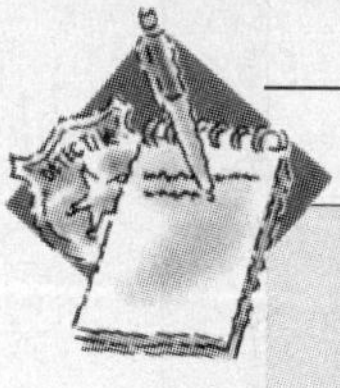

主要内容

在本章中，你将学习：

- ◆ 眼的结构和功能
- ◆ 眼科检查技术
- ◆ 眼科疾病的护理诊断
- ◆ 常见眼科疾病及治疗方法

眼科疾病概述

大约70%的感觉信息是通过眼睛传入大脑的。视觉障碍常常干扰患者的自理能力，影响人们观察世界，从而使人们不能去享受美好的事物。

无论你从事何种护理工作，都有可能遇到有视觉问题的患者。有些患者可能以视力障碍为主诉来就医，还有一些患者在另一种疾病的治疗过程中或接受常规护理时告诉你他出现了视力障碍。

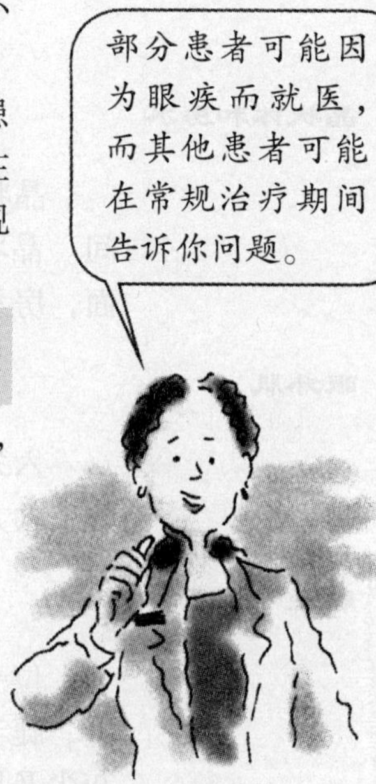

解剖与生理

眼睛是视觉器官，是一个充满液体（玻璃体液）的球体，由三层组织构成：

- 纤维外层——巩膜、球结膜、角膜
- 血管中层——虹膜、睫状体、脉络膜
- 内层——视网膜

近距离观察眼部

纵切断面详细描述了眼部重要的解剖结构。

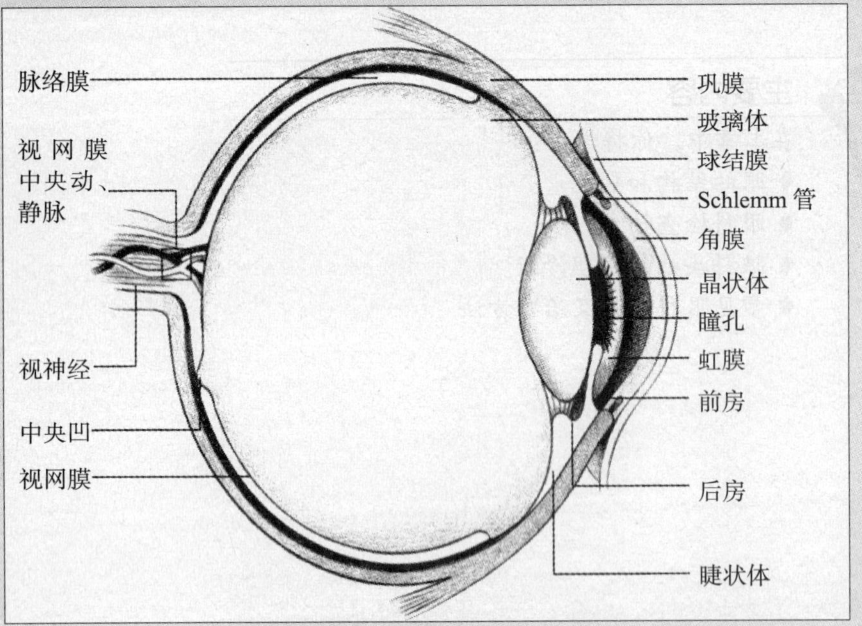

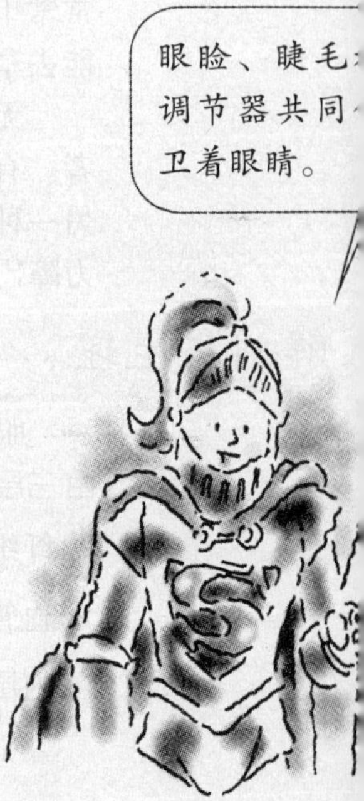

晶状体和房水

晶状体通过悬韧带与睫状体相连，位于虹膜与视网膜之间。晶状体将玻璃体与房水分隔开。玻璃体位于晶状体的后面，房水位于晶状体的前面。

眼外肌

六条眼外肌由颅神经支配，控制眼球运动，使眼球向肌肉收缩的方向移动，这种协调运动确保我们能看得更清晰。

睫毛和泪器

位于眼球外面，与骨性眼眶一同保护眼球免受外伤。眼睑、睫毛和泪器，这些眼附属器保护眼球免受损害，起到清除灰尘及异物的作用（见：近距离观察眼部）。

巩膜、球结膜和角膜

巩膜呈乳白色，包裹于眼球外面，与里面的玻璃体一起主要对视网膜和眼球壁起支持作用，使眼球几乎为球形。球结膜是一层最薄的黏膜，透明，覆盖于眼睑后面及巩膜前面，起保护作用。角膜是一层表面光滑、无血管、透明的组织，是光线进入眼内的通路，其表面覆盖一层泪膜，使眼睛保持湿润。角膜在角膜缘处与巩膜结合。

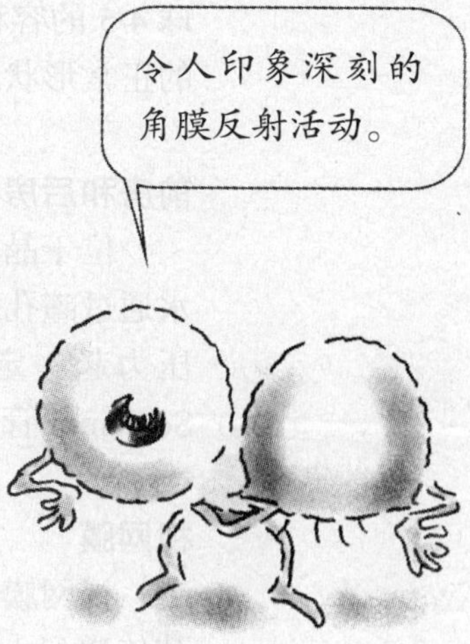

眼睛进入灰尘

角膜位于虹膜前面，由第Ⅴ颅神经（三叉神经）的分支支配，刺激该神经可以引起防卫性的眨眼动作，称为角膜反射。

虹膜和瞳孔

虹膜为一圆盘状有收缩性的膜，包含光滑并且呈放射状的肌肉，中央有一圆孔称为瞳孔。虹膜平滑肌纤维的颜色是由色素颗粒数量的多少决定的，它后面的非随意肌控制着瞳孔大小，以调节进入眼内的光线。

瞳孔

瞳孔是虹膜中央的圆孔，通常两侧瞳孔大小一致，是光线进入眼内的通道。根据患者年龄的不同，瞳孔直径的变化范围为 3～5mm。

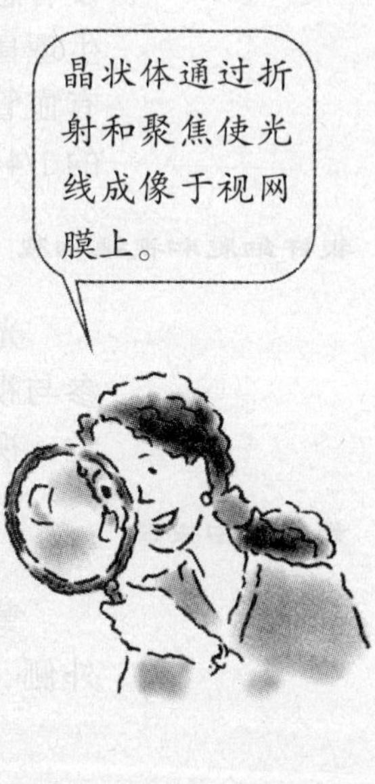

睫状体和脉络膜

附着于睫状体的悬韧带通过调整晶状体的形状来调节远近不同的光线。有丰富的色素细胞和血管的脉络膜负责视网膜外层的血液供应，然后通过其余的血管网引流血液。

晶状体和玻璃体

晶状体位于虹膜瞳孔后方，由一层具有弹性、无血管、质地透明的薄膜包裹，称为晶状体囊。晶状体通过折射和聚焦作用使光线成像于视网膜上。玻璃体位于晶状体后方，占据了眼球 4/5 的容积。玻璃体腔内充满胶质物，和巩膜一起保持眼球的正常形状。

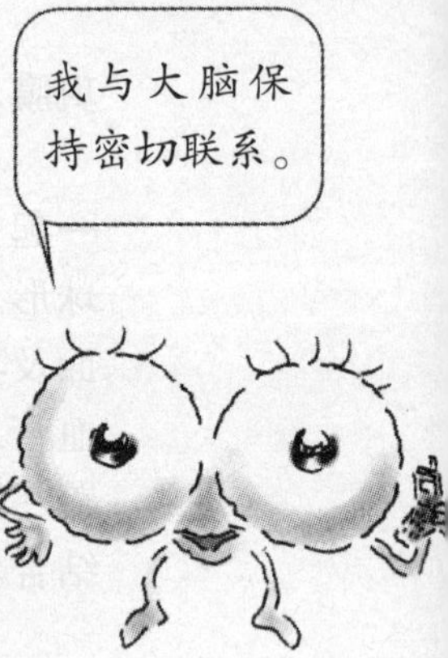

前房和后房

位于晶状体前面的后房充满一种水样液体，称为房水。房水通过瞳孔流入前房并营养晶状体囊。前房房水对于维持眼内压力起一定的作用。房水从前房通过集液管（小梁网）入 Schlemm 管。

视网膜

视网膜位于眼球最内层，它接收视觉信息，进行加工并将其传递到大脑。各种视觉产生有赖于视网膜和它的结构功能。视网膜包括视网膜血管、视盘、视杯、视杆和视锥细胞、黄斑以及中央凹。

共有 4 组视网膜血管，每组血管包括一条动脉和一条静脉，以营养视网膜内层。这些成对的血管分布于视盘，在向视网膜外周扩展过程中逐渐变细。

视盘和视杯

在视网膜鼻侧有一直径不足 0.3cm 的圆形或椭圆形盘状结构，称为视盘。它是视网膜上视觉神经纤维（轴突）汇集成视神经穿出眼球的部位。因为没有感光细胞（光感受器），这个区域被称为生理盲点。视杯位于视盘的颞侧，感受色觉，有血管通过并进入视网膜，它占据了视盘的 1/4～1/3。

视杆细胞和视锥细胞

光感受器包括视杆细胞和视锥细胞，参与视觉形成。视杆细胞感应弱光，无色觉；视锥细胞感受强光和色觉。

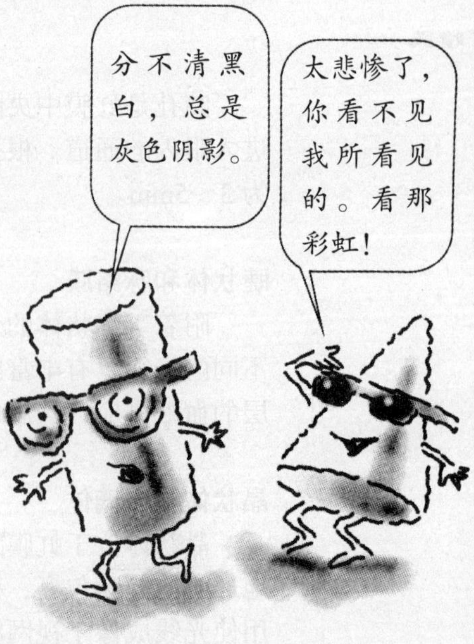

黄斑和中央凹

黄斑位于视网膜中央附近，视神经的外侧，和视网膜其他区域相比颜色较暗。

黄斑可产生形象视觉，举例来说，用于辨别不同的面孔。黄斑中央有一小凹，称为中央凹，是视锥细胞分布最密集的区域，是视觉和色觉最敏感的部位。

评价

现在你已经熟悉了眼的解剖与生理，可以进行眼功能检查了。

病史

采集准确完整的病史，针对患者主诉提问，按患者的回答与视功能检查结果进行比较。

现病史

为采集准确的眼病患者的病史，首先要询问患者有关视力的问题，包括：

- 你眼睛有问题吗？
- 你曾经或正在佩戴矫正镜吗？如果戴过，戴了有多久?是镜片还是硬质或软质隐形眼镜？
- 因什么原因佩戴矫正镜？是长期戴还是间断戴，比如在看书或开车时才戴？

既往史

为了解患者过去的眼功能情况，需询问下列问题：

- 是否发生过视物模糊？是否觉得光线周围有斑点、漂浮物或出现头晕？
- 是否做过眼部手术或受过眼外伤？
- 是否有高血压或糖尿病病史？
- 目前是否因为眼病或其他情况而正在服药？如果是，服用什么药？每天服几次？

家族史

接下来，询问患者家族中是否有人患过眼病，是否因近视、白内障、青光眼、失明而接受过治疗。

生活方式

调查患者日常生活习惯，以了解是否对眼病的发生有一定影响。

- 你的工作是否使你用眼过度，如长时间看书或长时间使用图像显示设备？
- 你工作或生活的环境中是否存在导致你患病的因素？
- 你是否佩戴护目镜，如在从事焊接、锯链条、锯木头的工作时，或在进行可能导致眼部伤害的体育项目时，如游泳、击剑、打球等？

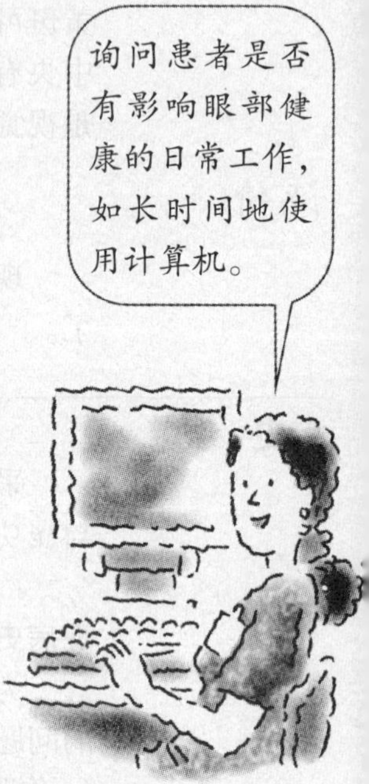

体格检查

眼科检查法包括观察结膜、检查瞳孔及眼肌功能，以及用检眼镜检查眼内部结构。

视诊结膜

视诊结膜时，要求患者向上看，轻轻拉下下眼睑来观察球结膜。它应该是透明光滑的，注意有无红肿或分泌物。还要观察巩膜的颜色，正常应该是白色或浅黄色，黑人患者可见到棕褐色的斑点（颗粒）。

粉红色的睑结膜

检查睑结膜（覆盖于眼睑内面）时，要求患者向下看，将上眼睑向上翻起，用手指使上睑睫毛靠近于眉毛。睑结膜应该是均匀一致的粉红色。

检查瞳孔

在室内自然光线下，双侧瞳孔应该等大、等圆，大约是虹膜面积的 1/4 大小，并有对光反射。瞳孔不等大可见于神经损伤、虹膜炎、青光眼或服用某些药物后。

直接对光反射

检查瞳孔的直接和间接对光反射。在暗光照明室内，用笔形电筒从距患者 51cm 处照射患者眼睛，观察照射侧瞳孔的反应（直接反射）以及未照射侧瞳孔的反应（间接反射），它们

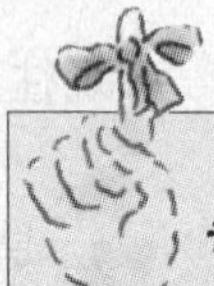

记忆小窍门

有一种轻松记忆方法，即当检查患者瞳孔时，记住 PERRL 这一缩写词：

PERRL

Pupils（瞳孔）
Equal（等大）
Round（等圆）
Reactive to Light（对光反射）

应该有相同的反应，并注意反射是否迟钝或不一致。如果瞳孔无对光反射（固定瞳孔），则是神经病变的危险信号。用同样的方法检查另一侧瞳孔。

调节能力

将手指置于距患者鼻梁约 10cm 处，以检测瞳孔调节功能。嘱患者先注视远处一固定目标，然后改为注视你的手指，这时瞳孔缩小，焦点应汇聚于你的手指上。

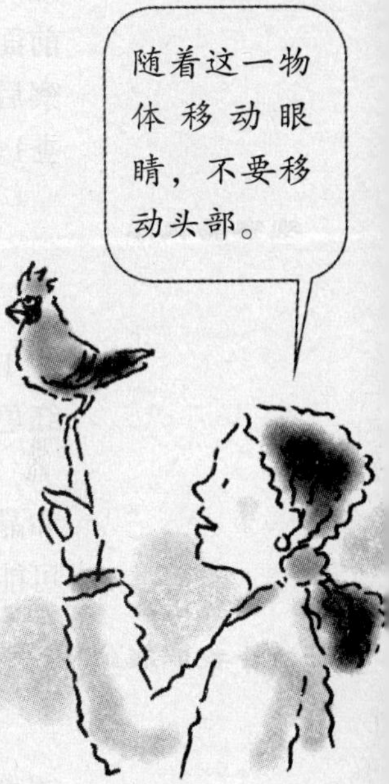

评估眼外肌功能

通过向 6 个主要方向注视，可以评估 6 条眼外肌功能及其运动时颅神经反射功能（颅神经Ⅲ、Ⅳ、Ⅵ）。

眼球随意运动

检查时，嘱患者保持不动，在距其鼻正前方约 46cm 处，医师手持一支铅笔或其他小物体（目标），在保持头部不动的条件下，嘱患者眼球随物体目标移动。将物体目标向 6 个主要方向移动，每次移动后都回到原点，患者眼球在移动时要保持平行（见：注视物体的位置）。

注视物体的位置

此图展示了注视物体的六个方位。

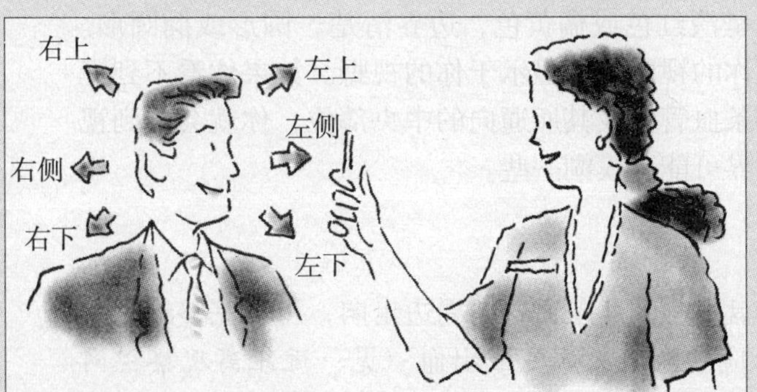

检查眼内部结构

利用检眼镜你可以直接观察眼睛内部结构。为提高检查的准确性，在检查过程中你需要随时调节镜片转盘的刻度，观察前面结构如角膜、晶状体时需将转盘拨到黑色正数刻度处，观察后面结构如视网膜需旋转到红色负数刻度处（见：眼对眼检查）。

眼对眼检查

此图显示了如何正确握持检眼镜检查眼的内部结构。

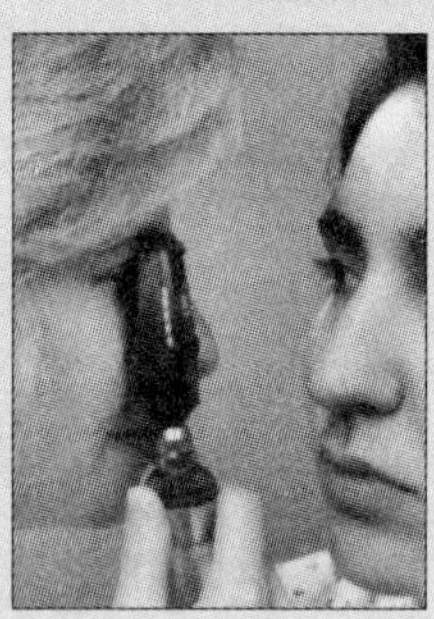

观察晶状体

首先将转盘拨到“0”处，将检眼镜放置于距患者受检眼约 10cm 处，将检眼镜灯光射入瞳孔，会由脉络膜反射出一种红色反光。

然后将检眼镜移近患者受检眼，调节转盘刻度，观察前房和晶状体。如果晶状体是混浊的，则提示是白内障患者，你就可能无法完成这项检查。

检查视网膜结构

检查视网膜结构前，将转盘拨到“0”处，调节镜片能源转盘，使其聚焦于视网膜上。你最先看到的是视网膜血管，将转盘拨到负数刻度上，血管会显示得更清楚，动脉看起来比静脉要更细一些，亮一些。

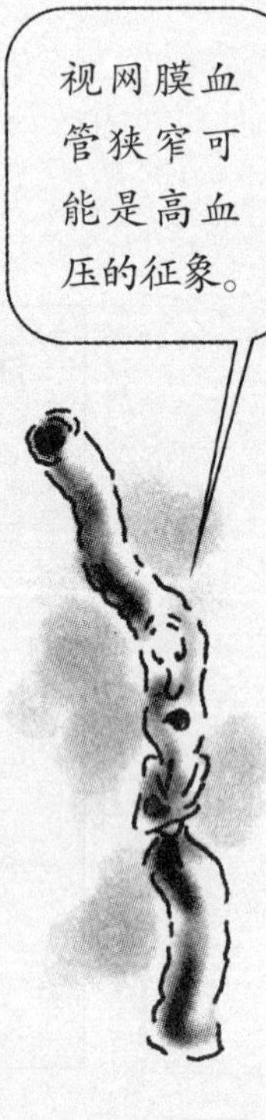

向鼻侧方向沿一条血管走向寻找，就会发现视盘，此处是所有眼内血管的起源处。如果动静脉交叉处有凹痕（即视网膜血管局部收缩），则表明有高血压病。

查找视盘和中央凹

正常视盘呈淡红色或橘黄色，边界清楚，圆形或椭圆形。视盘可以充满你的视野或不显示于你的视野。如果你看不到视盘，就沿着一条血管寻找其所通向的中央部位，你就会看到视盘，其鼻侧边界可能会模糊一些。

集中于视网膜

沿着从视盘发出的 4 条血管向周边走向，可以完整地检查视网膜全貌，应注意有无病变或出血（见：近距离观察视网膜）。

近距离观察视网膜

此图显示了复杂的视网膜解剖结构：

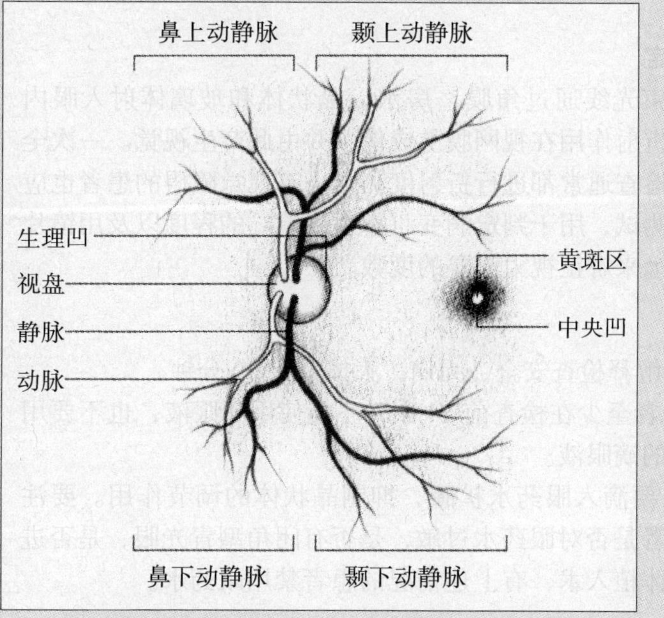

移向黄斑

最后，移动光线从视盘转到黄斑。黄斑是眼球对光线最敏感的区域，看起来有些暗，无血管。检查黄斑时，应嘱患者注视光线。

诊断检查

用于诊断眼部疾病的检查，包括直接测试和放射影像学检查。

直接测试

折射度测定、裂隙灯检查和眼压测定是用于直接测试眼结构和功能的检查方法。

折射度测定

当一束光线通过角膜、房水、晶状体和玻璃体射入眼内后，通过折射作用在视网膜上成像，并由此产生视觉。一次全面的眼部检查通常都进行折射度测定，有视觉障碍的患者也应进行该项测试，用于判定病变（折射误差）的程度以及用镜片或隐形眼镜来矫正视力需要的度数。

护理要点

- 向患者解释检查安全、无痛，大概需要 30 分钟。
- 告知患者至少在检查前 24 小时不能使用滴眼液，也不要用医师开具的滴眼液。
- 解释需要滴入眼药水扩瞳，抑制晶状体的调节作用。要注意询问患者是否对眼药水过敏，是否有闭角型青光眼，是否进行过晶状体植入术，有上述情况的患者禁用眼药水。

裂隙灯检查

裂隙灯由两部分组成，包括特殊的光源部分和显微镜部分。通过它医师可以观察到眼睛前部的微细结构，包括眼睑、眼睫毛、结膜、巩膜、角膜、泪器、前房、虹膜、晶状体和玻璃体的前面部分。如果发现异常，在裂隙灯上安装一特殊装置就可以进行更细微的观察。

护理要点

- 除非是为了测试隐形眼镜的合适度，否则在进行检查前应摘除佩戴的隐形眼镜。
- 滴入扩瞳眼药水时，应告诉患者在以后的 40 分钟到 2 小时内，他的视近物功能将受到影响。建议患者在阳光下最好戴墨镜，直到瞳孔大小恢复正常。

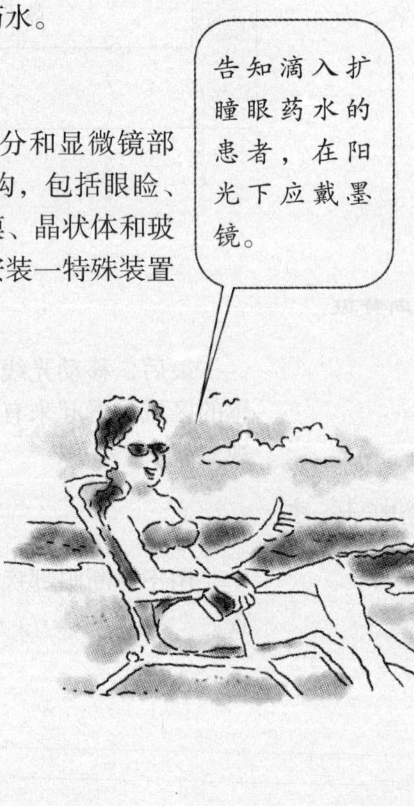

● 对有闭角型青光眼、扩瞳药水过敏、晶状体植入病史的患者，不要使用扩瞳眼药水。

测定眼压

测定眼压是通过非侵入性的方式测定眼内压力，可以早期诊断青光眼—— 一种致盲的常见疾病。青光眼早期眼内压（IOP）增高，导致眼球变硬，对眼外压力有更强的耐受力。通过测定在一定重量压力作用下角膜凹陷的程度，可以检查耐受力的大小。通过测定复平一定凹陷角膜需要的压力大小，同样可以检查耐受力大小。

护理要点

● 检查前要滴入麻醉药，告诉患者检查结束后 20 分钟内不要揉眼，以免角膜擦伤。

● 如果患者佩戴隐形眼镜，在检查后至少 30 分钟内不要戴隐形眼镜。

● 如果在检查过程中眼压计曾在角膜上移动过，当麻醉药失效时，眼睛会有一种轻微的摩擦感，这是角膜擦伤的结果，应该在 24 小时之内消失。在需要时滴入抗生素预防治疗。

放射影像学

放射影像学包括荧光素血管造影、超声检查和 CT 检查。

荧光素血管造影术

荧光素血管造影通过对底部（眼内后部）进行快速连续摄片，记录下眼底血管显影过程。

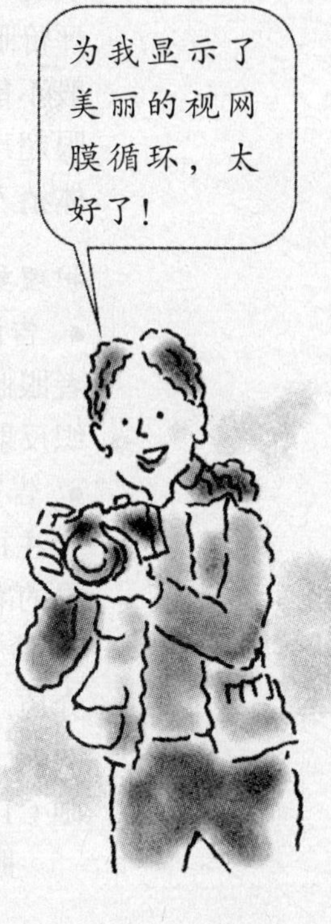

完美的图像

这些照片是在静脉注射荧光素钠以后，利用一种特殊照相机拍下的。通过对比，可以使视网膜和脉络膜微血管结构更清楚地显示，从而对整个视网膜血管网，包括微循环，进行总体的评价。

护理要点

- 询问患者是否有下列病史，如晶状体植入、青光眼、过敏反应，尤其是对造影剂和扩瞳眼药水是否过敏。
- 如果正在使用缩瞳眼药水，叮嘱青光眼患者在手术当天不要使用。
- 密切观察患者可能因对造影剂过敏而出现的以下情况，如呕吐、口干、异味感、流涎、打喷嚏、头痛、晕厥、荨麻疹，甚至罕见的过敏性休克。
- 告知患者将为其滴入扩瞳剂，并将在手臂血管内注入造影剂。告诉患者注射造影剂时要保持眼球和姿势不动。在这个过程中患者会感到一过性恶心和潮热，提前告知患者是必需的。
- 告知患者在检查结束后 24～48 小时，他的皮肤和尿液颜色将会表现为黄色，12 小时内视近物将会受到影响。

眼超声检查

眼超声检查包括发送高频光波穿透眼组织和检测从眼内结构反射的回声，通过超声波显示眼内结构。对于眼底被不能被放射线穿透的组织遮蔽的患者，如白内障患者，该检查方法在评价眼底时有很大帮助。对于白内障患者，通过眼科显微镜一般不能被发现的病变可通过超声检查来确定。眼超声检查还可应用于白内障摘除术或眼晶状体植入术前。

护理要点

- 告诉患者闭上眼睛，一个小型探头将置于患者眼睑上，通过发射高频声波来收集从眼内组织反射的回声。
- 告知患者在检查过程中，需要转动眼球或改变注视方向，需要患者正确配合以保证测试结果的准确性。
- 检查结束后，擦去患者眼睑上的水溶性胶状介质。

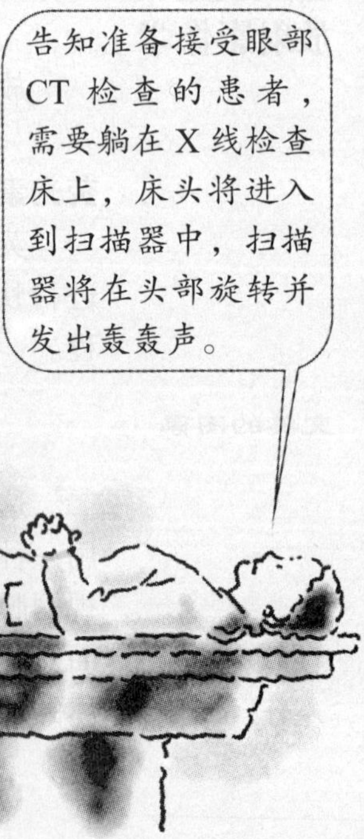

眼 CT

眼 CT 可以显示普通 X 线片难以发现的病

变，如病变的大小、位置、与周围组织的关系等。对比剂增强CT可以使眼组织区分更明显，并有助于确定可疑循环障碍、血管瘤或硬膜下血肿。在眼科应用CT不仅可以检查眼及周围组织，而且对影响视力的有关颅内病变的诊断都有应用价值。

护理要点

- 如果使用造影剂，检查前4小时应禁食、禁水，调查有无对碘、贝类或放射线造影剂过敏的病史。
- 告知患者将躺在X线检查床上，床头将进入扫描器中，扫描器将在他的头部旋转并发出轰轰的噪声。
- 如果需要注射造影剂，告知患者在注射造影剂后他会感到脸红发热以及一过性的头痛、口苦、恶心、呕吐等不适，这些都是应用造影剂后的正常反应。

治疗

眼部疾病的治疗包括药物治疗和手术治疗。

药物治疗

药物治疗眼部疾病通常采用局部用药，有时也需要全身用药，包括抗感染药、抗炎症药、缩瞳剂、散瞳剂、缩血管药和其他一些药物。正确教授患者如何使用局部药剂是必不可少的（见：眼药膏和眼药水的使用）。

手术治疗

手术治疗眼部疾病包括白内障摘除术、虹膜切开术、激光手术、巩膜扣带术、小梁切除术。

白内障摘除术

白内障摘除有两种方法，即白内障囊内摘除（ICCE）和白内障囊外摘除（ECCE）。

教育园地

眼药膏和眼药水的使用

向患者讲解如何使用眼药膏，告知其按下列步骤进行：

- 将眼药膏袋放入手中数分钟使其恒温。
- 将0.5～1.5cm长的少量眼药膏挤入下眼睑。
- 轻轻闭眼，向不同方向转动眼球。
- 在使用其他眼药膏前应等10分钟。

向患者讲解如何滴眼药水，告知其按下列步骤进行：

- 头后仰，翻开下眼睑。
- 向结膜内滴入药水。
- 滴入药水后压迫眼角1分钟。
- 需要时，5分钟后再滴入其他滴眼液。

白内障摘除

白内障囊内摘除（ICCE）通常利用低温探针（冷刀）摘除整个晶状体，目前已很少应用。

白内障囊外摘除（ECCE）将患者的前囊皮质和晶核摘除而完整保留后囊，是目前治疗先天性和外伤性白内障的首选术式。

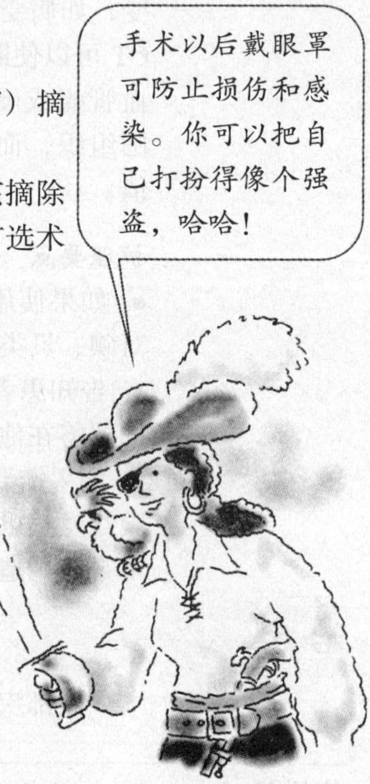

人工晶状体植入

摘除病变晶状体后，很多患者将接受人工晶状体植入。晶状体植入尤其适合于不适宜使用眼镜或隐形眼镜（如有关节炎或震颤）的老年患者（见：双侧白内障手术：双眼最好）。

患者准备

告知患者将需要：

- 为预防外伤和感染，术后需临时佩戴眼罩。
- 起床时有人辅助。
- 睡觉时向未手术侧侧卧以减低 IOP。

监测和术后护理

患者术后返回要注意以下几点：

权衡证据

双侧白内障手术：双眼最好

许多白内障患者累及双眼，问题是此类患者应行一侧还是双侧白内障摘除术。为回答这一问题，研究者研究了 296 例双侧白内障患者，约一半——135 例——患者仅行单侧白内障摘除，其余 139 例患者行双侧白内障摘除（与单眼手术同时）。

明确的结果

研究证实了双侧手术的益处。手术后 4～6 个月，行双侧手术摘除的患者视力明显优于仅行单侧手术的患者。

摘自：Castells,X.,et al. “In a Randomized Controlled Trial, Cataract Sugery in Both Eyes Increased Benefits Compared to Sugery in One Eyes Only”，Journal of Clinical Epidemiology 59(2): 201-207, February 2006.

- 如果患者出现严重疼痛或 IOP 升高，要及时通知医师。
- 因为患者存在深部感觉改变，下床活动时要陪护，注意安全。
- 除遵医嘱滴注眼药水外，保证患者在 24 小时内佩戴眼罩，尤其是睡觉时让患者佩戴眼罩。
- 告知患者需要在几周内的晚上或睡觉时持续佩戴眼罩。

家庭护理指导

出院前向患者宣讲：

- 如何使用眼药水或眼药膏。
- 当突然出现眼痛、眼红、流泪、畏光或突发视力障碍时，要及时与医师联系。
- 避免导致 IOP 升高的活动，如提重物、用力大便、用力咳嗽或打喷嚏。
- 在 6～10 周内避免剧烈运动。
- 佩戴墨镜避免强光照射。
- 视力有改变时，佩戴眼镜能增加安全系数。
- 为了弥补深部感觉的缺失，可通过头部上下运动来判断距离。
- 如何正确戴、摘、护理隐形眼镜，或如何安排复诊以摘除、清洁及正确调整镜片度数。
- 何时摘去眼罩以及何时开始使用眼药水。

虹膜切开术

应用激光或手术，虹膜切开可通过促进房水排泄来降低眼内压。通过在虹膜上切开一个小孔，使房水可以通过瞳孔从该小孔流出。虹膜切开术通常用于治疗急性闭角型青光眼。

另一个角度考虑

因为青光眼是双侧病变，一般只有未受影响的眼才进行预防性虹膜切开术。在角膜和虹膜之间有解剖上的狭窄角也是虹膜切开术的适应证。虹膜切开术还可应用于慢性闭角型青光眼，切除的组织用于活组织检查或治疗，有时也应用于其他眼部手术，如白内障摘除术、角膜成形术和青光眼滤过术。

患者准备

告知患者该手术不能恢复因为青光眼导致的视力缺失，但可以阻止其进一步发展。

监测和术后护理

虹膜切开术后采取下列步骤：

- 注意眼前房出血（出血进入眼前房），表现为突发眼睛剧痛或用手电筒检查前房时可见到小半月形淤血，出现如上情况应立即让患者卧床休息、抬高头部，并通知医师。
- 局部使用激素减轻炎症反应，药物扩瞳。
- 使用通便药预防便秘，从而避免由于用力大便导致头颈和眼部血压升高，造成眼内压升高或使术区缝线拉紧及血管张力增加。

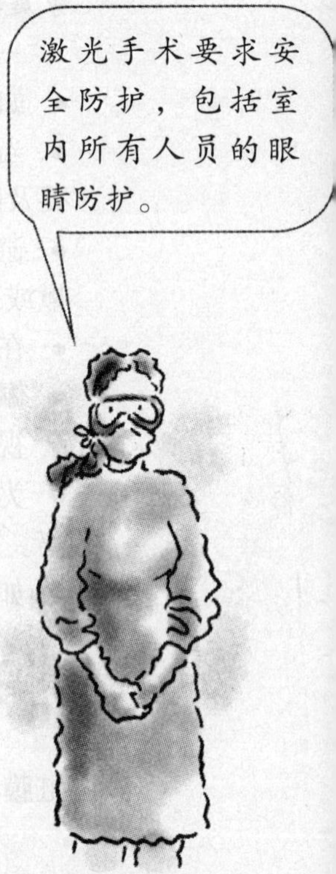

家庭护理指导

出院前告知患者：

- 出现突发眼部剧痛表明 IOP 升高，要立即就诊。
- 3 周内避免剧烈活动。
- 避免咳嗽、打喷嚏和用力呼吸，以免血管压力升高。
- 缓慢移动，保持头部高位，睡觉时垫两个枕头。

激光手术

激光手术因其具有相对无痛性，是很多眼病可以选择的治疗方法，尤其适用于手术风险大的老年患者。根据激光类型，以特定波长和颜色的高能量光束集中照射可产生各种作用。激光手术可用于治疗视网膜破裂、糖尿病视网膜病变、黄斑变性和青光眼。

患者准备

手术前采取下列步骤：

- 告知患者手术过程中他处于清醒状态，坐在一个类似裂隙灯的设备前。
- 向患者解释其下颌将被固定在台面上，一个特制的接触透镜可阻止他闭眼。

- 向患者解释使用激光要求安全防护，室内所有人都将采取眼保护措施。

监测和术后护理

术后患者可能偶尔感到眼痛，可用冰袋减轻疼痛。术后可允许患者回家。

家庭护理指导

告知患者定时随访。告诉患者冰袋可减轻眼部不适。

巩膜扣带术

巩膜扣带术用于治疗视网膜脱离，包括对分离的视网膜层面加以外力，使脉络膜与视网膜相连。各层面凹凸不平（或弯曲变形）可以形成粘连。它也可以防止视网膜各分离层间的玻璃体液渗出，以免导致进一步脱离，甚至致盲（见：巩膜扣带术治疗视网膜脱离）。

巩膜扣带术治疗视网膜脱离

巩膜扣带术时，冷冻（冷疗）、光凝（激光治疗）或透热（热疗）产生无菌性炎症反应以闭合视网膜上的裂口，使视网膜与脉络膜重新相连。然后外科医师在重新连接部位放置一硅酮片或海绵（植入物），并用硅酮带固定。施加在植入物上的压力使眼球凹凸不平（或弯曲变形），并将脉络膜和视网膜轻轻压在一起。

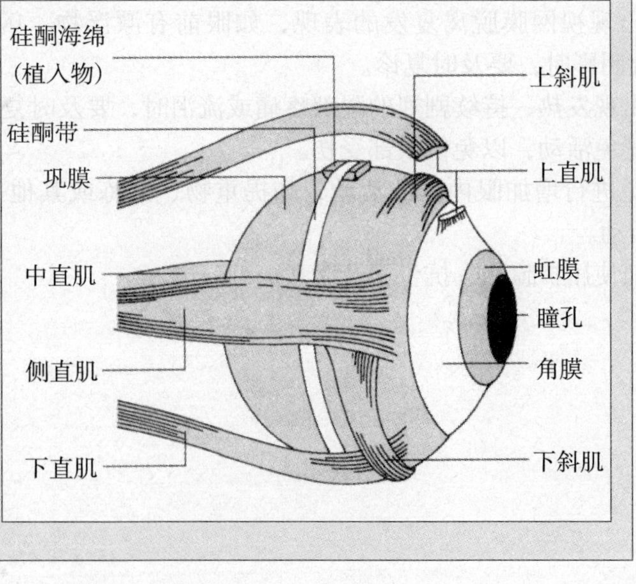

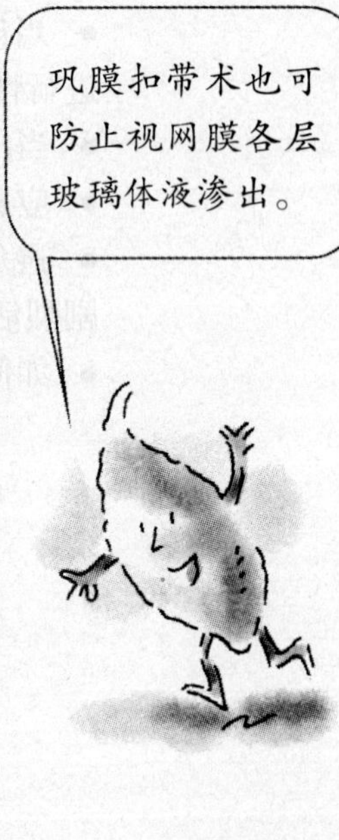

另一个使视网膜粘连的方法是气体视网膜充填。这个过程包括采用低温疗法封闭裂孔或空洞和介导气体填塞视网膜。

患者准备

根据患者的年龄和外科手术要求，决定患者是局麻还是全麻。

监测和术后护理

术后采取以下步骤：

- 如果发现患者眼睛有分泌物或发热、突发眼部剧痛，应立即通知医师。
- 遵医嘱正确使用眼药水扩瞳，使用抗生素预防感染，使用皮质类固醇减轻炎症反应。
- 可使用冰袋减轻眼睑肿胀。
- 患者可能需要佩戴双目眼罩一段时间，在患者住院期间要进行安全警示。抬高床旁护栏，患者下床活动时应有陪护。
- 建议患者避免进行增加眼内压的活动，如剧烈咳嗽或打喷嚏、用力大便。如果感到恶心，应使用止吐药，呕吐可增加 IOP。

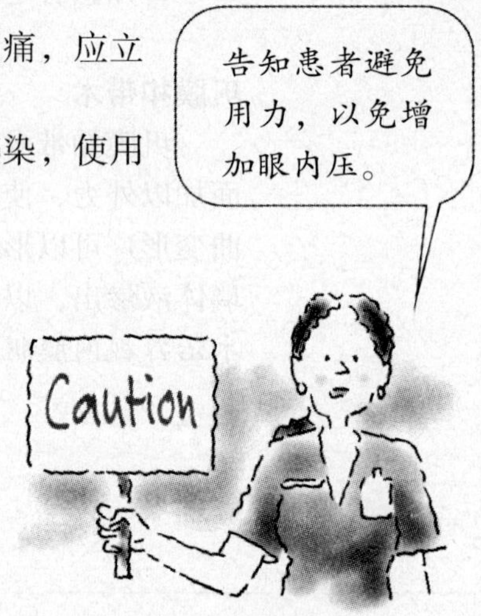

家庭护理指导

出院前告知患者：

- 当出现视网膜脱离复发的表现，如眼前有漂浮物、闪光、进行性阴影时，要及时复诊。
- 当出现发热、持续剧烈的眼部疼痛或流泪时，要及时复诊。
- 应避免活动，以免使眼部受伤。
- 避免进行增加眼内压的活动，如提重物、锻炼或其他一些剧烈活动。
- 如何使用扩瞳剂、抗生素及激素。

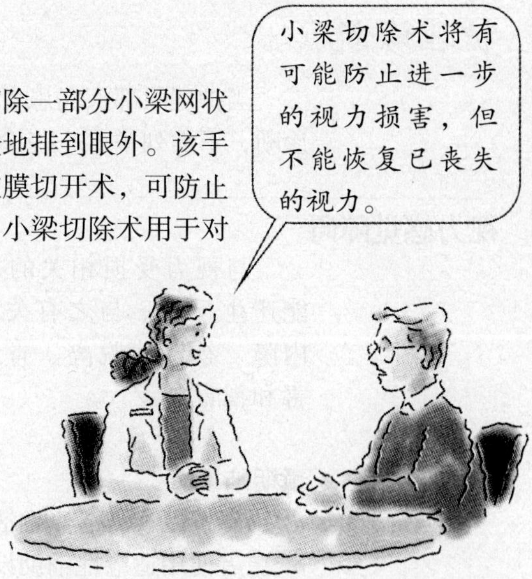

小梁切除术

小梁切除术是一种滤过性手术，通过切除一部分小梁网状组织使前房水可以通过受阻的流出道而安全地排到眼外。该手术在结膜下方形成了一个开口，然后再行虹膜切开术，可防止虹膜脱垂而阻塞新开口使前房水流出受阻。小梁切除术用于对药物治疗效果差的青光眼患者。

患者准备

告知患者该手术可以防止视力损害进一步加重，但不能恢复已经丧失的视力功能 。

监测和术后护理

小梁切除术后：

- 术区流血过多要及时通知医师。
- 患者出现恶心要使用止吐药，呕吐可增加眼内压。
- 通常使用滴眼液（如缩瞳剂毛果芸香碱）。
- 立即滴入睫状肌麻痹药，如阿托品。如果需要，可给予激素减轻炎症反应，应用止痛药减轻疼痛，以及应用肾上腺素受体阻滞剂降低眼压。
- 未手术的眼睛要继续使用以前使用的眼药水，如扩瞳剂毛果芸香碱或肾上腺素受体阻滞剂。
- 告知患者避免进行增加眼内压的活动，如用力咳嗽、打喷嚏、用力排便等。

家庭护理指导

指导患者：

- 如果出现突发眼部剧痛、畏光、流泪、发炎或视力障碍，要立即复诊。
- 青光眼不能治愈但可以控制症状，需要患者按时服药。
- 避免穿紧身衣、咳嗽、打喷嚏或用力，以免眼压升高。
- 视野范围有变化，应注意安全。为弥补视野缩小，应该最大限度地摆头看清周边物体。

护理诊断

当护理眼部疾病患者时，你会发现需要反复使用一些护理诊断，下面列举了一些诊断及护理干预原理。

视力感觉障碍

与视力受损相关的视力感觉障碍使患者对外界刺激不能产生反应。与之有关的疾病有近视、远视、糖尿病、白内障、视网膜脱离、青光眼、偏盲、黄斑变性、视神经损害和视盲。

预期结果

- 患者可以达到适当生活自理的程度。
- 患者使用适应性辅助设备。

护理干预和原理

- 倾听患者对失去视力的感受，让患者诉说心中的恐惧以助于让他接受失去视力的事实。
- 病房不要放置过多的家具或设备，使患者能清楚了解周围环境。如果允许，应让患者自己布置房间，这为患者保持最大限度的独立活动提供安全保障。

跳读字体小的印刷品

- 改善患者周围环境，最大限度开发患者现有的视力功能。把物品放置在患者视力范围之内，使患者能感知它们的存在。阅读大字体印刷的书。改变环境有助于满足患者生活自理的需要。
- 进入病房时要让患者知道你的到来，离开时也不要忘了让他知道。使患者熟悉护理人员帮助。
- 通过读书、收音机或录音机的非视觉刺激来弥补患者视觉的缺失。非视觉刺激可以帮助患者适应视觉缺失。

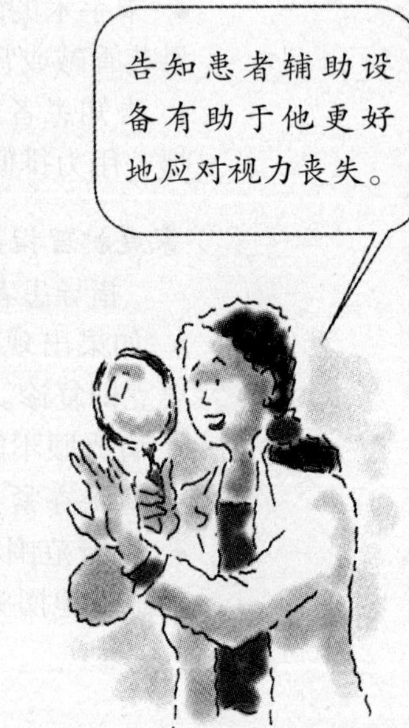

● 教会患者使用矫正器如眼镜、放大镜和隐形眼镜。有学习能力的患者会更好地处理视觉缺失。

● 建议患者参加美国基金会为盲人设立的专门援助团体社区机构或组织。后期的支持将帮助患者及其家人更好地处理视觉缺失。

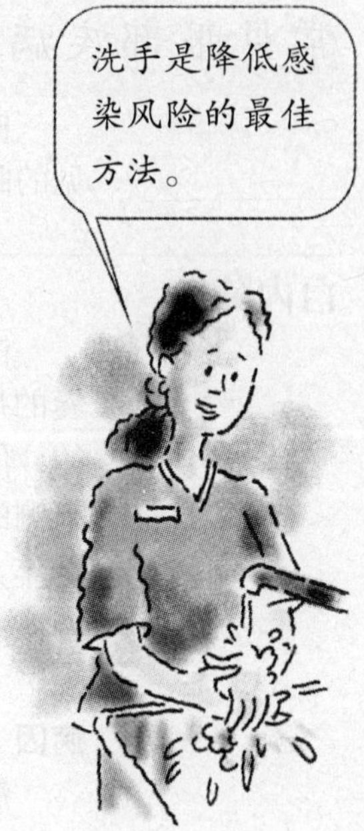

感染的风险

与眼科手术有关的感染风险是指患者有发生感染的可能。

预期结果

- 患者体温正常。
- 患者无手术后感染。
- 患者掌握手术后护理和感染的征象。

护理干预和原理

● 洗手是避免病原体传播的最好办法，所以护理工作前后要洗手。需直接接触时要戴手套，在处理伤口敷料或进行各种治疗时要戴手套，从而降低患者感染的风险。

● 监测患者体温，体温升高时要立即报告。术后体温升高超过 24 小时可能表明存在眼部感染。

保持清洁

● 行呼吸道引流、下导尿管、伤口换药及静脉输液这些操作要采取严格的无菌消毒技术。该技术有助于预防病原体的传播。

● 向患者宣讲正确的洗手方式、增加感染风险的因素以及感染的前兆和症状。这些措施可促使患者加入到对他的护理工作中，有助于患者改变生活方式来保持身体健康。

常见眼部疾病

白内障、青光眼、视网膜脱离和血管性视网膜病变都是常见的眼部疾病。

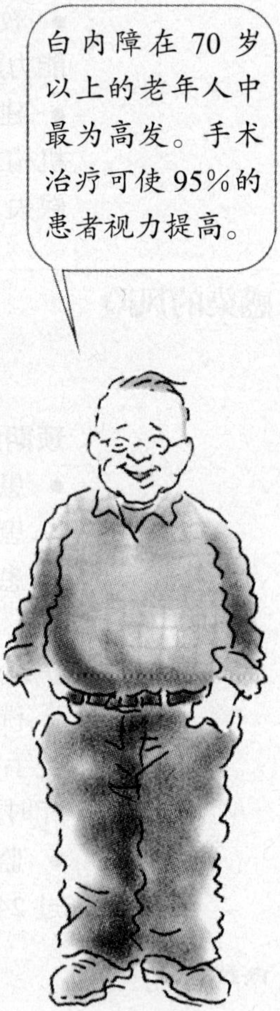

白内障

白内障是一种常见的主要致盲性眼病，是晶状体和晶状体囊的病变逐渐发展为混浊的过程。通常病变是双侧同时发生的，但相互之间是独立的。也有例外，如外伤性白内障通常是单侧的，先天性白内障通常是静止的。白内障在 70 岁以上的老年人中是常见病，预后较好，通过手术治疗可使 95%的患者视力提高。

病因

病因取决于白内障的类型：

- 老年性白内障常见于老年人，可能是由于晶状体蛋白质化学变性所致。
- 先天性白内障常见于婴儿，可能与基因遗传有关，也可能与母体在妊娠 3 个月内感染风疹病毒有关。
- 外伤性白内障是由于外来损伤引起晶状体混浊，前房或玻璃体房水流入晶状体囊内。

继发于其他病变

- 继发性白内障常继发于葡萄膜炎、青光眼、视网膜色素变性或视网膜脱离，也可以是全身性疾病（如糖尿病、皮炎）的并发症，也可由于电离辐射或红外线照射而诱发。
- 中毒性白内障由药物或化学药品如二硝基酚、萘和硫代二苯胺所致，也可见于半乳糖血症患者。

病理生理学

各型白内障有其不同的病理生理过程，然而白内障通常按以下四期发展。

- 未熟期——晶状体不均匀混浊。
- 成熟期——晶状体完全混浊，明显的视力障碍。
- 膨胀期——晶状体水肿，可发展为青光眼。
- 过熟期——晶状体蛋白质和氨基酸变性，可漏到晶状体囊外，如果堵塞眼内流出道，可引起继发性青光眼。

临床表现

白内障的症状和体征包括：

- 无痛性渐进性视力减退及失明。
- 瞳孔进行性变白。
- 光点周围出现光晕。
- 晚上灯光有虹视现象。
- 太阳光下感觉明亮眩目，视力减退。

> **教育园地**
>
> **白内障宣教要点**
>
> - 告知患者术后戴太阳镜以过滤阳光中的紫外线。
> - 向患者解释应避免增加眼内压的活动，如用力咳嗽、排便或举重物。

辅助检查

- 光束照射瞳孔，后方显示为白色区域（白内障成熟期才能发现）。
- 通过检眼镜或裂隙灯检查可以确诊，在正常反射为红光的区域出现黑影。

治疗

治疗包括手术摘除混浊晶状体和术后纠正视力障碍。目前的趋势是首选手术治疗。

护理措施

- 如何护理白内障摘除术后患者参阅“白内障摘除术”。
- 对白内障摘除术后患者的宣教内容（见：白内障宣教要点）。

青光眼

青光眼指以眼内压异常升高损害视神经为特征的一组疾病。主要有三种类型：开角型（原发性）、急性闭角型和先天性。青光眼也可继发于其他疾病。在美国40岁以上人口中青光眼的发病率是2%，在新增致盲病例中，青光眼致盲占12.5%。青光眼在黑人中的发病率最高。早期治疗预后良好。

病因

慢性开角型青光眼的发病因素包括遗传、高血压、糖尿病、年龄、种族（黑人）、严重近视，急性闭角型青光眼的发病因素包括药物诱发的扩瞳（瞳孔最大限度地扩大）和兴奋应激导致的高血压。继发性青光眼常继发于葡萄膜炎、外伤、使用类固醇药物、糖尿病、感染及手术。

病理生理学

慢性开角型青光眼是由于房水产生过多，或通过小梁网Shlemm管的流出道受阻，导致眼内压升高，视神经受损（见：房水如何正常循环）。继发性青光眼是由于外伤或手术导致水肿，或其他异常导致眼内流出道受阻，从而引起眼内压升高。

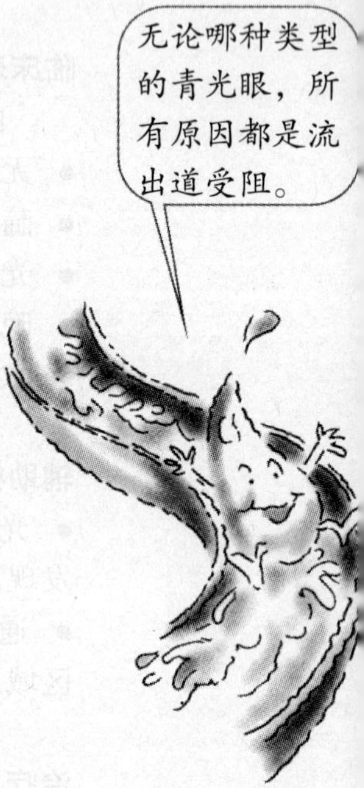

压力升高

急性闭角型青光眼又叫窄角青光眼，由于房水在通过由前面虹膜和后面角膜表面形成的解剖上的狭窄部位时受阻而导致发病，也可能是由于前房浅、虹膜变厚导致瞳孔扩大时房角关闭，或由于虹膜凸出压迫小梁网导致闭角。上述任一情况都可导致眼内压突然升高。

临床表现

眼内压在正常范围8～21mmHg的患者可以有青光眼的症状和体征，而眼内压高于正常的患者可以没有临床表现，但是每种类型的青光眼都有其特异的症状和体征。

缓慢平稳进展

慢性开角型青光眼通常是双侧发病，发展缓慢，直到疾病晚期才出现症状，有以下方面：

- 眼部轻微疼痛。
- 外周视野逐渐受损。
- 光线周围出现光晕。
- 视敏度下降，尤其在夜间，不能通过戴镜来矫正。

急性反应

急性闭角型青光眼发病急，是眼科急症，如得不到及时救治，可导致病眼视力永久性丧失或下降。其症状和体征有：

- 患侧眼部发炎、疼痛。
- 压迫眼睛。
- 瞳孔中度扩大，光反射消失。
- 角膜云雾状模糊，视敏度下降。
- 摄像恐惧症，光线周围有光晕。
- 恶心、呕吐。

房水如何正常循环

房水，一种由睫状体上皮细胞产生的浆液性液体，从后房通过瞳孔流向前房。在前房，房水流向外周并在小梁网至 Shlemm 管时过滤，最终流入静脉循环。

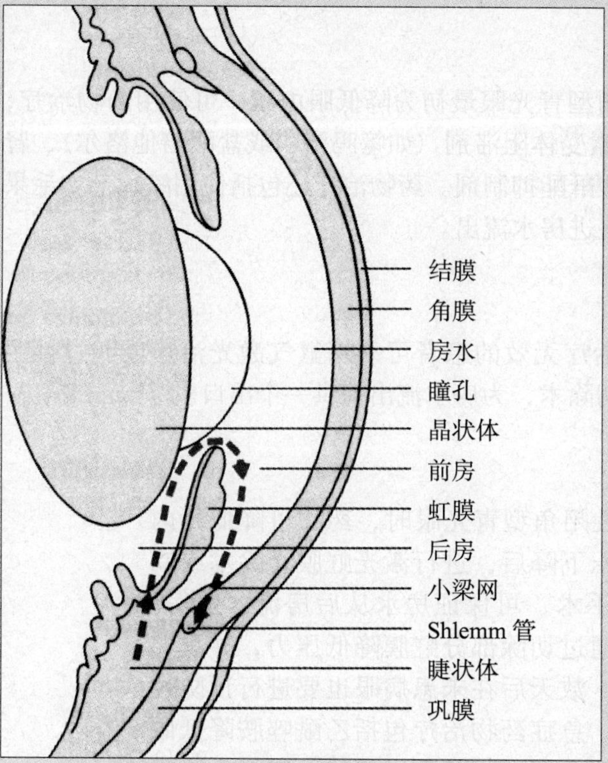

辅助检查

- 眼压测量法（使用压平眼压计、Schiøtz 眼压计或气压眼压计）测量眼内压，提供参考值。
- 裂隙灯检查评估眼前部结构，包括角膜、虹膜、晶状体。
- 前房角镜检查可检测前房角，以此区分慢性开角型青光眼和急性闭角型青光眼。慢性开角型青光眼患者的前房角是正常的；然而，在老年患者中也可见到部分是闭角的，因此两种类型并存。

- 检眼镜可检测眼底改变。在慢性开角型青光眼患者中，可见到视盘成杯状萎缩。在急性闭角型青光眼患者中，视盘变得苍白。
- 视野计可评价慢性开角型青光眼患者外周视野缺失的情况。眼底摄片记录用于监测视盘病变。

治疗

治疗开角型青光眼最初为降低眼内压，可使用药物治疗，如β-肾上腺素受体阻滞剂（如噻吗洛尔或盐酸倍他洛尔）、肾上腺素或碳酸酐酯抑制剂。药物治疗还包括使用缩瞳剂如毛果芸香碱，以促进房水流出。

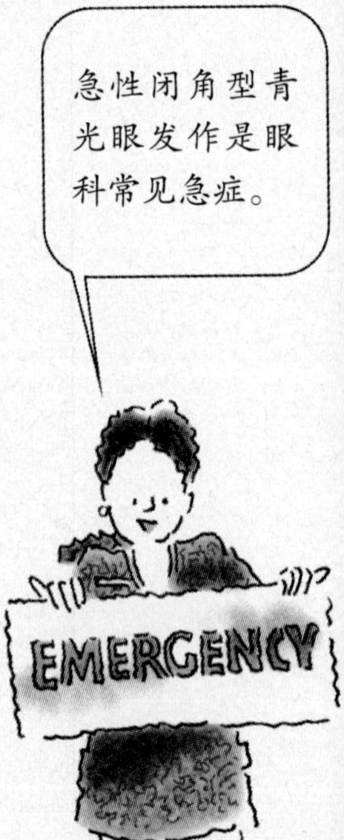

当药物无效时

对药物治疗无效的患者可采用氩气激光治疗或滤过性手术——小梁切除术，为房水流出提供一个出口。

急症处理

治疗急性闭角型青光眼时，药物可降低眼内压。当眼内压下降后，进行激光虹膜切除术或周边虹膜切除手术，可保证房水从后房流入前房。虹膜切除术通过切除部分虹膜降低压力，并重建房水流出道。数天后在未患病眼也要进行预防性虹膜切除术。急症药物治疗包括乙酰唑胺降低眼内压；毛果芸香碱缩小瞳孔，解除虹膜对小梁网的堵塞，使房水流过；静脉滴注20%甘露醇或口服50%甘油可使眼组织水分进入血液。严重的疼痛可能需要使用麻醉药止痛。

护理措施

- 对急性闭角型青光眼患者遵医嘱给予药物治疗，接受激光虹膜切除术或手术前要有心理上的准备（手术患者护理见“虹膜切除术”和“小梁网切除术”）。

- 患者评估。患者应遵从治疗程序，进行多次眼内压测量。应该能够识别眼内压升高的症状，知道何时应立即就诊（见：青光眼宣教要点）。

教育园地

青光眼宣教要点

- 强调坚持服药对防止眼内压增高的重要性，眼压增高可导致视盘改变和视力丧失。
- 告知患者丧失的视力不可能恢复，但治疗可防止视力进一步丧失。
- 解释青光眼筛查的重要性在于早期预防，提醒35岁以上、特别是有青光眼家族史的个体应每年检查一次眼压。

视网膜脱离

视网膜脱离指视网膜层剥脱后产生了一个视网膜下裂孔，该裂孔充满液体，称为视网膜下液体。通常视网膜脱离是单侧眼发病，但有时另一只眼不久也会发病。封闭手术成功率很高，然而术后视力恢复的程度则取决于视网膜病变区域。

病因

易发因素包括高度近视和白内障手术，最常见的病因是视网膜或玻璃体变性。其他病因有：

- 外伤或炎症；
- 全身性疾病如糖尿病视网膜病变；
- 少见的有早产儿视网膜病变或肿瘤。

病理生理学

任何视网膜撕裂或裂孔都会导致玻璃体液渗漏到视网膜层间，使视网膜与其脉络膜营养血管分离。视网膜脱离还可能是因为液体渗漏到视网膜下裂孔，或由于玻璃体条带或玻璃体膜牵拉视网膜（见：视网膜脱离详解）。

临床表现

视网膜脱离的症状和体征有：

- 眼前有漂浮物；
- 闪光；
- 突发无痛性视力减退，可能是一部分视野缺损的先兆。

辅助检查

- 经过充分扩瞳，检眼镜眼底检查可明确诊断。严重病例可见视网膜折叠和形成隆起。

近距离观察

视网膜脱离详解

眼外伤或组织变性通过使视网膜感觉细胞层与视网膜色素上皮分离而导致视网膜剥脱，使液体——如玻璃体液——可以渗透到视网膜色素上皮和视网膜视锥细胞层之间。

进入的液体压迫视网膜使之隆起进入玻璃体腔，与脉络膜血液循环分离开来，失去血液供应，视网膜功能丧失。如果不能迅速修复，剥脱的视网膜将永远失去功能。

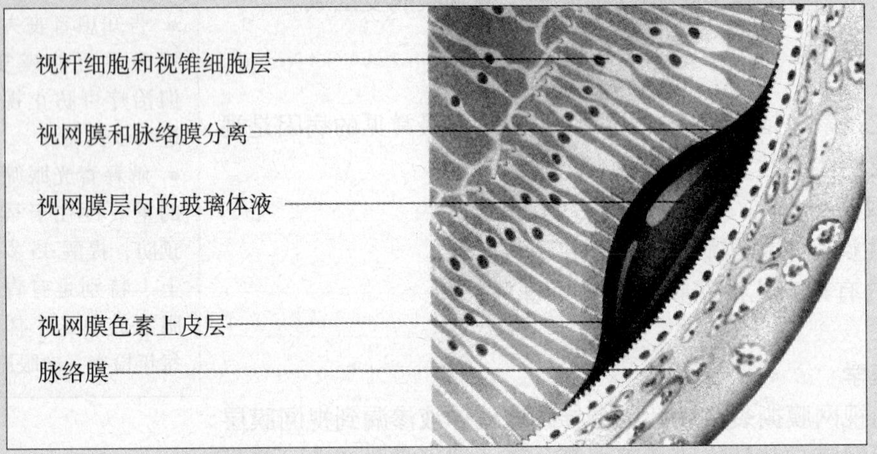

- 间接检眼镜也用于检查视网膜撕裂和裂孔。
- 如果晶状体或玻璃体出现混浊，有必要进行眼内超声检查。

治疗

取决于剥离的部位和严重程度，采取的治疗有：

- 在进行手术前，要使患者安静休息，限制眼球运动。如果黄斑区受到影响，调整头部位置使视网膜撕裂处或裂孔位于下方。
- 视网膜周边裂孔可采用冷凝方法，视网膜后部裂孔可采用激光光凝疗法。

- 视网膜脱离很少自愈，选择巩膜扣带术、气体充填术或玻璃体切割术（或联合上述方法）等手术使视网膜复位。

护理措施

- 给予患者感情支持，因为患者对视力障碍持怀疑态度。
- 如果采用注射气体来保持对视网膜的一定压力，应让患者定时随诊。
- 评估患者。成功治愈指患者视力完全恢复（见：视网膜脱离宣教要点）。

> **教育园地**
>
> **视网膜脱离宣教要点**
>
> - 如果患者准备接受激光治疗，告知患者术后数天可有视物模糊。
> - 向准备接受巩膜扣带术的患者展示如何正确使用滴眼液。术后提醒患者按医嘱保持卧位。
> - 告知患者术后数天内应避免增加眼内压的活动，如开车、弯腰、举重及其他活动。不鼓励患者参与引起眼活动的行为。
> - 掌握视网膜脱离的早期症状，强调出现症状需立即就诊。

血管性视网膜病变

血管性视网膜病变为非炎症性疾病，由眼部血管病变所导致。有以下四种类型：视网膜中央动脉阻塞、视网膜中央静脉阻塞、高血压性视网膜病变和糖尿病性视网膜病变。

中央动脉阻塞

典型的视网膜中央动脉阻塞可导致永久失明，但是如果数小时内得到及时治疗，可使视力部分恢复。

病因

中央动脉阻塞可能是特发的（无确切病因）或由以下原因引起：

- 栓塞、动脉粥样硬化或传染病（如梅毒或风湿热）。
- 可导致血流停滞的疾病如颞动脉炎、大量出血或动脉粥样硬化斑块引起的颈动脉闭塞。

中央静脉阻塞

视网膜中央静脉阻塞的病因有：

- 外伤或血管外压迫。
- 糖尿病、静脉炎、血栓症、动脉粥样硬化、青光眼、红细胞增多症、镰状红细胞性贫血。

命名代表病因

两种类型的血管性视网膜病变的命名提示了它们的病因。糖尿病性视网膜病变来源于糖尿病，而高血压性视网膜病变来源于长期的高血压病史。

病理生理学

视网膜血管受阻时，可导致其中央动、静脉阻塞，血流减少，导致视力障碍。

糖尿病功能异常

糖尿病性视网膜病变是由于糖尿病导致的微循环障碍。当糖尿病控制不良时，视网膜病变发展迅速。糖尿病性视网膜病变可分为非增殖型或增殖型。增殖型糖尿病性视网膜病变在视盘或眼底其他部位产生脆弱的新生血管（新生血管性）。

高血压损伤

高血压性视网膜病变是由于长期高血压导致视网膜血管痉挛，进而使小动脉管腔受损变窄。

临床表现

病因决定了血管性视网膜病变的症状和体征：

- 视网膜中央动脉阻塞——突发无痛性持续单侧视力障碍（部分或全部），可于单侧一过性视力丧失发作后发生。
- 视网膜中央静脉阻塞——视敏度下降，视力仅达手动或光感，无痛，但是继发于新生血管性青光眼时除外（未控制的增殖型血管病）。
- 糖尿病性视网膜病变——对于非增殖型，除非液体渗漏到黄斑区，否则可能无临床症状或体征，也不会导致中央视敏度下降和光感减退。对于增殖型，因为瘢痕组织形成导致玻璃体积血、黄斑扭转或视网膜脱离，可引起视力突然丧失。
- 高血压性视网膜病变——症状和体征取决于视网膜病变的部位（如病变靠近黄斑区，可表现为视物模糊）。

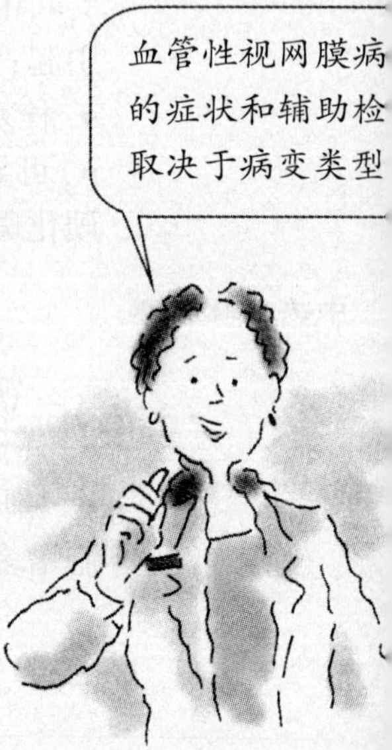

血管性视网膜病变的诊断性检查

血管性视网膜病变的诊断性检查取决于疾病的不同类型，如视网膜中央动脉阻塞、视网膜中央静脉阻塞、糖尿病性视网膜病变或高血压性视网膜病变。

视网膜中央动脉阻塞

- 检眼镜（直接或间接）可显示在一过性发病期内视网膜动脉阻塞部位。
- 发病 2 小时内，视网膜检查可见到动脉的节段性病变。随后由于血供减少，导致神经细胞肿胀坏死，在视盘周围可见到视网膜呈乳白色，而在黄斑区则可见樱桃红点，几周以后才能消退。
- 彩色多普勒检查可评估颈动脉阻塞，不必行动脉造影术。

视网膜中央静脉阻塞

- 检眼镜（直接或间接）可显示火焰状出血、视网膜静脉充血，在出血中可见白色斑点及视盘周围水肿。
- 彩色多普勒检查可证实或排除血管阻塞。

糖尿病性视网膜病变

- 间接检眼镜检查显示视网膜变化，例如微动脉瘤（最早期变化）、视网膜出血和水肿、静脉扩张串珠样改变、脂性渗出物、玻璃体纤维增生膜、新生血管和神经纤维层的梗死。
- 荧光血管检查显示薄壁血管出现荧光素渗漏，微动脉瘤处有强光，以此与真正的出血相鉴别。

高血压性视网膜病变

- 在早期阶段，检眼镜（直接或间接）显示坚硬的发光沉淀物、火焰状出血、银丝状外观的狭窄动脉以及动脉经过静脉后留下的凹痕（动静脉交叉压迹）。在晚期，双眼底可见棉线斑、脂性渗出、视网膜水肿、视盘水肿，这些变化都是由于局部贫血和毛细血管功能不全、出血以及微动脉瘤所致。

辅助检查

辅助检查取决于血管性视网膜病变的类型（见：血管性视网膜病变的诊断性检查）。

治疗

取决于视网膜病变的病因。

中央动脉阻塞

尽管医师可能尽量将栓子冲往周边循环，但无特殊治疗。为了降低眼内压，可使用乙酰唑胺或用 Goldman 型前房角镜压迫眼球，或者行前房穿刺放液，还可行吸入治疗（95%氧气和 5%二氧化碳）以提高视网膜氧供。吸入治疗每小时 1 次，持续 48 小时，因此患者应住院监护治疗。

中央静脉阻塞

抗凝治疗是可选用的治疗方法。对于毛细血管广泛阻塞的患者，医师可推荐激光光凝治疗以降低发生新生血管性青光眼的危险。

糖尿病性视网膜病变

治疗包括控制患者的血糖和激光光凝薄弱渗漏的血管。一旦薄弱血管破裂，发生玻璃体积血，并在3～6个月内不能被吸收，应进行玻璃体切割术，以保存部分视力。

高血压性视网膜病变

治疗为控制患者的血压。

护理措施

- 当患者突发单侧视力障碍时，应尽快进行眼科检查。如果延误治疗，将导致永久失明。
- 遵医嘱肌内或静脉注射乙酰唑胺。在进行吸入治疗过程中，要严密监测生命体征。如果患者血压波动幅度大或出现心律不齐、定向障碍，要终止治疗。如果患者出现头枕部疼痛或视物模糊，要监测血压。
- 患者评估。成功治疗后，有慢性病的患者应定期随诊，依从治疗。
- 糖尿病患者要了解应保持的血糖水平。
- 高血压患者应使血压保持在安全范围。
- 如果视力情况恶化，患者应立即就诊接受预防措施，防止进一步损伤（见：血管性视网膜病变宣教要点）。

教育园地

血管性视网膜病变宣教要点

- 鼓励患者遵从处方饮食、锻炼和用药，以最大限度降低糖尿病性视网膜病变的危险。
- 劝告患者定期接受眼科检查。
- 向高血压性视网膜病变患者强调遵从抗高血压治疗的重要性。

移除障碍物

为视力受损的患者营造一个安全的生活环境，告知患者如何使家中环境更安全（例如移走身边障碍物）。

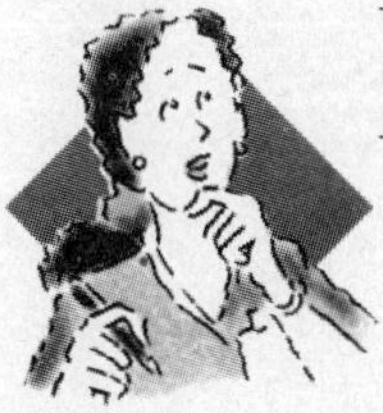

快速测试

1．视锥细胞主要感受：

A．光

B．灰影

C．形状

D．颜色

答案：D。视锥细胞可感受色觉，位于中央凹。

2．晶状体逐渐混浊可见于：

A．白内障

B．青光眼

C．角膜损伤

D．血管性视网膜病变

答案：A。晶状体逐渐混浊是白内障特征性病变。

3．患者主诉单侧眼部炎症、疼痛、眼压升高、视物模糊、视敏度下降、呈现周围光晕，并且恶心、呕吐，可能是因为：

A．急性闭角型青光眼

B．慢性开角型青光眼

C．白内障

D．视网膜脱离

答案：A。眼睛炎症、疼痛、眼压升高、视物模糊、视敏度下降、呈现周围光晕、恶心、呕吐都是急性闭角型青光眼的特征。

4．视网膜脱离最常见的病因是：

A．糖尿病

B．脑肿瘤

C．视网膜或玻璃体变性

D．外伤

答案：C。变性是视网膜脱离最常见的病因。

5. 有关慢性开角型青光眼不正确的是：

A. 是由于房水过多或流出小梁网受阻所致

B. 通常有家族史

C. 是由于前方虹膜和后方角膜之间形成的解剖上的狭窄使流出道受阻所致

D. 可见于90%的青光眼患者

答案：C。急性闭角型青光眼是由于前方虹膜和后方角膜之间的狭窄导致房水流出道受阻所致，这不是慢性开角型青光眼的病因。

评分

☆☆☆ 如果你答对5个，很好！你已经全部掌握眼部疾患！

☆☆ 如果你答对3或4个，不错！你已经有了一定了解！

☆ 如果你答对3个以下，别灰心，重新来过，再试一次！

（甘伟 译 杨小星 校）

8

第八章　耳鼻喉疾病

主要内容

在本章中，你将学习：

- ◆ 耳鼻喉的结构和功能
- ◆ 用于评估耳鼻喉的检查技术
- ◆ 适用于耳鼻喉疾病的护理学诊断
- ◆ 常见的耳鼻喉疾病

耳鼻喉疾病概述

因为耳鼻喉（ENT）疾病能引起疼痛并严重损害患者的沟通能力，因此，许多疾病需要仔细的护理评估以及给予随访治疗。例如：你可能需要把一位丧失听力的患者转诊给听力学家行进一步的评估，或将一位鼻炎患者转诊给医师进行超敏反应试验。

解剖和生理

为了正确地进行物理检查，必须掌握耳鼻喉的解剖结构和生理功能，下面逐一进行介绍。

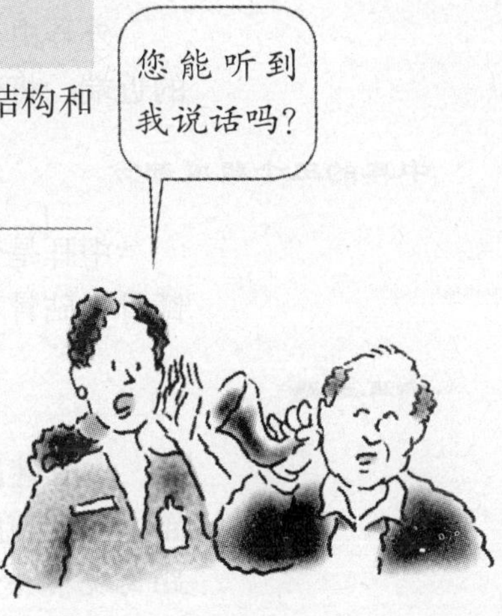

耳

耳是一个感觉器官，具有听觉和保持平衡的功能。耳由三个主要部分组成——外耳、中耳和内耳。

近距离观察耳部

应用下图了解耳部的结构。

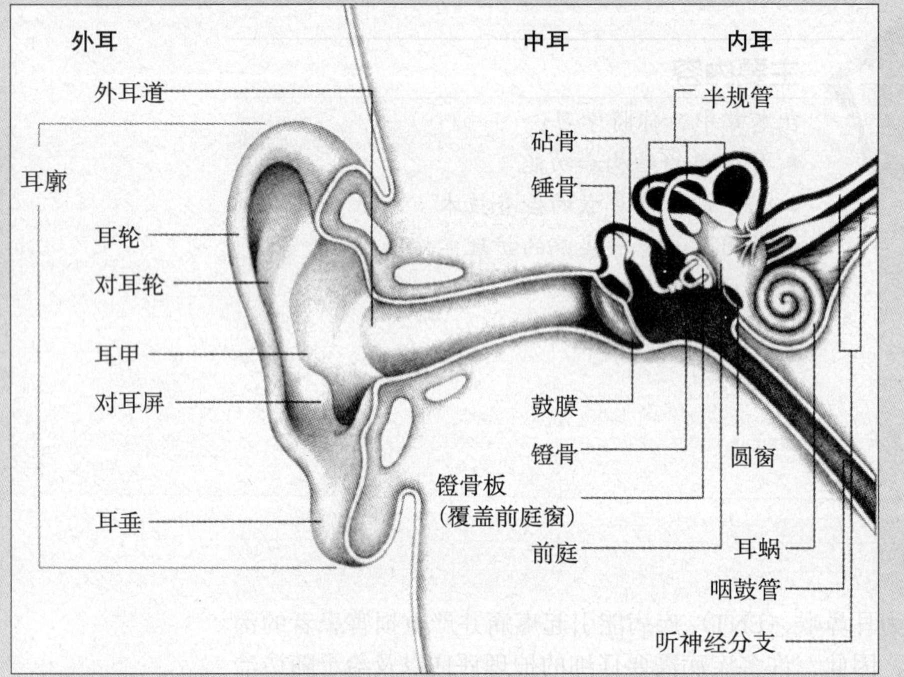

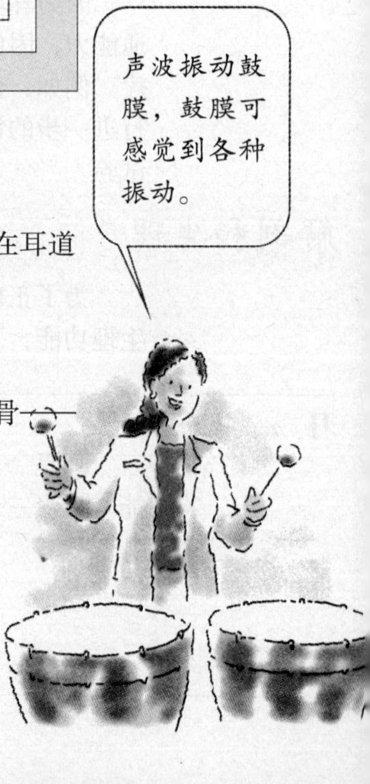

外耳和鼓膜

外耳由被皮肤覆盖的软骨耳廓和外耳道组成。鼓膜在耳道的近端，将外耳和中耳分隔。

中耳的三个组成部分

中耳是位于颞骨内的一个小的含气腔，内有三块小骨——锤骨、砧骨和镫骨。

内耳迷路

内耳迷路这个腔通向内耳，可分为骨迷路和膜迷路，包括前庭、半规管（前庭装置）和耳蜗（见：近距离观察耳部）。

如何听到声音

耳廓收集声波并将声波传导进入耳道。在耳道内，声波震动鼓膜，进而引起锤骨柄振动。这些振动从锤骨传导到砧骨及镫骨，通过前庭窗和耳蜗内的液体传导至圆窗。

听毛

听毛是覆盖在圆窗上的膜振动螺旋器上的纤毛细胞。听毛刺激听神经（第Ⅷ对颅神经）耳蜗支的感觉末梢。神经把冲动传送到大脑听觉中枢，然后形成声音。

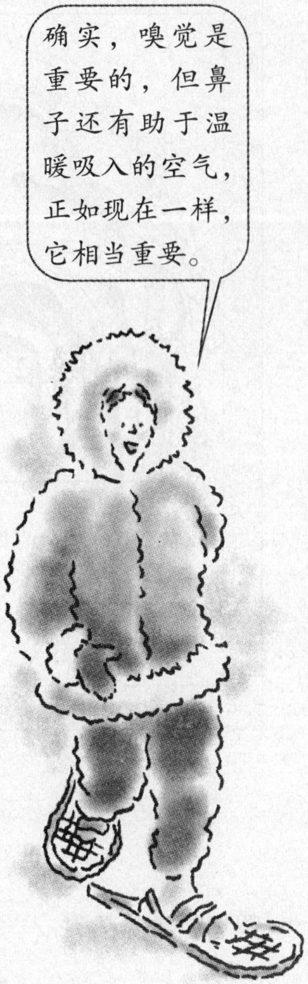

鼻、窦和口

鼻子不仅是嗅觉器官，而且还能对吸入的空气进行加温、过滤和保湿。鼻窦是面骨内中空的含气腔，包括上颌窦、筛窦、额窦和蝶窦。鼻窦和鼻腔内附着同样的黏膜层。通常，引起上呼吸道感染的病毒和细菌同样可以引起鼻窦炎。鼻窦除了有共鸣功能外，也可能有加温、保湿和过滤空气的功能，尽管这种作用还没有完全得到证实（见：近距离观察鼻和口）。

口腔

唇围绕在口的前部。软腭和悬雍垂（一个小的、锥形、衬有黏膜层的悬挂在软腭的肌肉）位于口的后部。被疏松活动组织覆盖的下颌骨形成口腔的底部，硬腭和软腭组成口腔的顶部。

咽喉

咽喉位于颈前部，包括咽部、会厌和喉部（发音盒）。食物通过咽部进入食管。空气经过咽部进入喉部。吞咽时会厌阻止食物进入声门位置以防止误吸。

近距离观察鼻和口

下图显示了鼻和口的解剖结构。

鼻和口

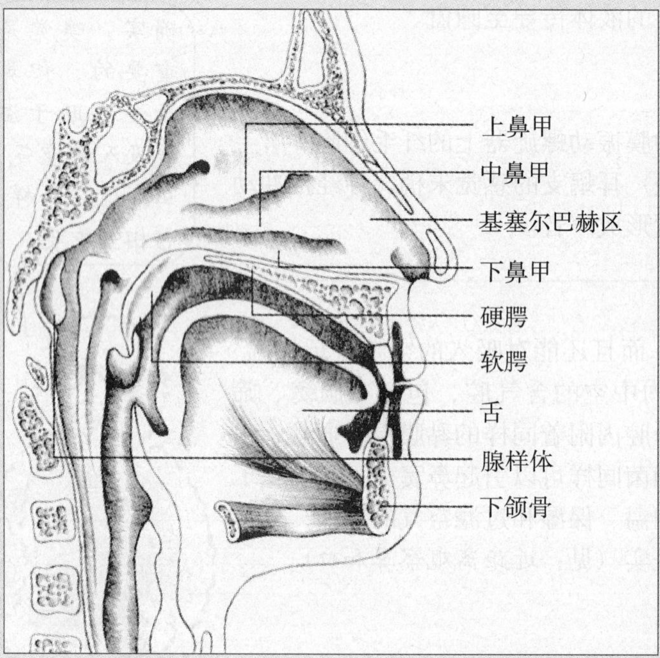

口和口咽部

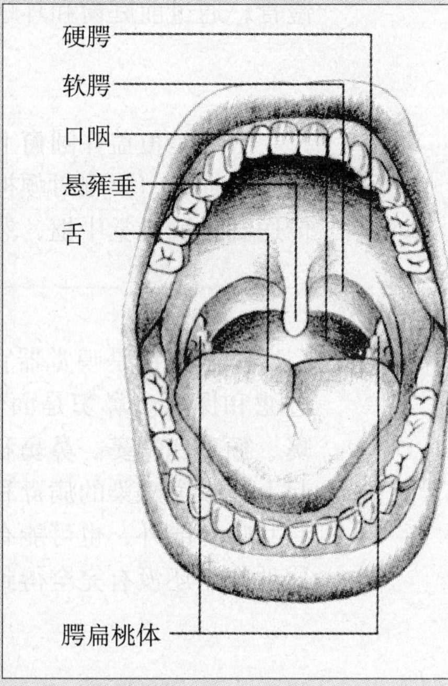

咽部的重要反射

经过声带吸入的空气产生振动，喉部发出声音。声带长度和空气压力的变化影响音调和声音强度。当异物接触到喉部敏感的黏膜时，喉部也产生重要的咳嗽反射。喉部最重要的功能是作为咽部和气管之间空气进出的通道。

评估

既然你已经熟悉了耳鼻喉的解剖结构和生理功能，那么就开始准备评估它们吧。

病史

在采集病史前，确定患者听力是否正常。如果有听力障碍，应直视患者且言语清晰。

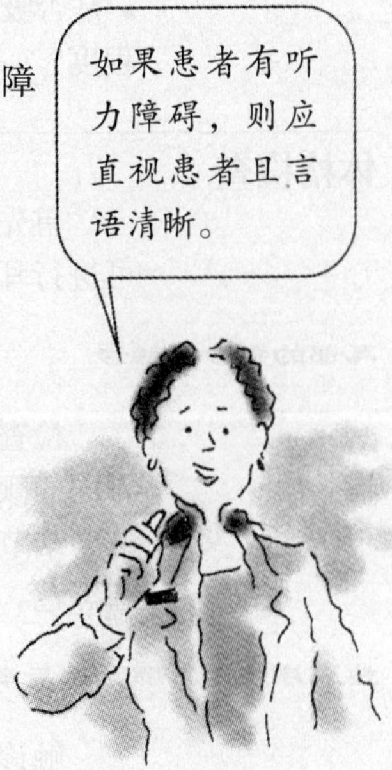

现病史

用患者的语言记录主诉。询问相关的问题，例如：

- 最近是否注意到一侧或两侧耳的听力发生变化？
- 耳部有疼痛吗？单侧还是双侧？
- 耳内是否有渗出物？单侧还是双侧？什么颜色？是否经常发生？
- 是否经常头痛、流鼻涕或后鼻流涕？
- 是否有经常或长时间的鼻出血、吞咽或咀嚼困难、声音嘶哑或声音的改变？

既往史

采集有关患者既往耳鼻喉健康状况的信息，询问既往住院、药物治疗以及耳鼻喉或其他相关疾病手术的信息。同时，确保询问以下问题：

- 既往耳部是否受过伤？是否经常发生耳部炎症？
- 是否出现过眩晕和耳鸣？
- 是否发生过耳道流液或走路不稳、眩晕或眼花的问题？
- 是否有过窦部感染或压痛、引起呼吸困难的过敏或喉闭锁感？

家族史

随后，询问患者有关家族中耳鼻喉疾病的情况。询问患者家族中是否有人曾经患有听力、鼻窦或鼻部疾病。

生活方式

探寻患者可能影响耳鼻喉健康的日常生活习惯，询问以下问题：

- 是否在噪声大的设备附近工作，如印刷机、气枪或飞机？如果是，是否戴有耳部保护装置？
- 是否用耳机听响亮的音乐？

• 是否吸烟、咀嚼烟草、应用可卡因或饮酒？如果是，到什么程度？

体格检查

首先通过视诊和触诊来评估耳鼻喉的情况。如果需要，也可进行耳镜检查。

耳部的视诊和触诊

检查耳部的颜色与形状。两耳应具有相似的形状和与面部相同的颜色，并且与头部的大小成比例，双侧对称。观察引流液、结节和病变情况。常可发现耵聍，颜色从灰黄色到鲜褐色和黑色。

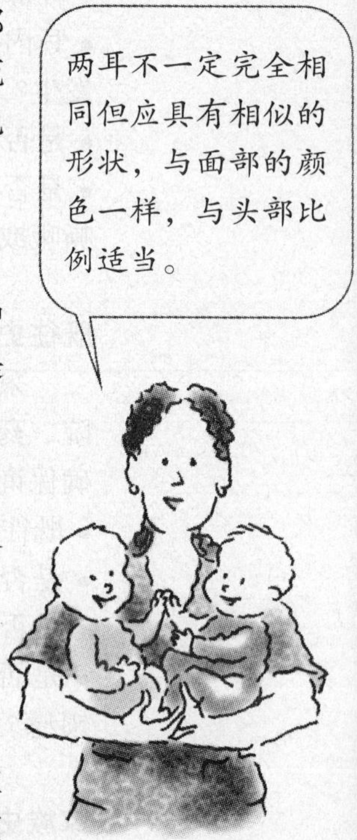

按顺序触诊耳廓，然后牵拉耳廓，观察是否有牵拉痛

触诊外耳，包括耳廓、耳屏以及乳突，以发现触痛、肿胀、结节或病变的部位。然后轻轻向后牵拉耳轮以明确患者是否感觉疼痛或有触痛。

耳镜检查

在检查耳道和鼓膜之前，熟悉耳镜的功能（见：耳镜的使用）。

评估鼻部

视诊鼻部是否居中，是否与面部的其他部位成比例。为了评估鼻部的对称性，要求患者头部后仰，然后观察鼻中隔的位置。鼻中隔应与鼻梁成一直线。头部在同一个位置时，用鼻窥镜检查下鼻甲、中鼻甲、鼻中隔和鼻黏膜。记录鼻黏膜的颜色、出血的证据和分泌物的颜色及性状。鼻黏膜通常比口腔黏膜鲜红。明确异常情况如鼻息肉。

触痛和鼻孔的开放

随后触诊鼻部，检查疼痛或压痛部位、肿胀和畸形。通过用手指轻轻压住一个鼻孔，让患者用另外一个鼻孔呼气来评估鼻腔的通畅情况。

耳镜的使用

下面介绍如何使用耳镜来检查耳部。

置入窥器

在把窥器置入患者耳内之前，用手向后上牵拉耳廓使外耳道变直，如右图所示。

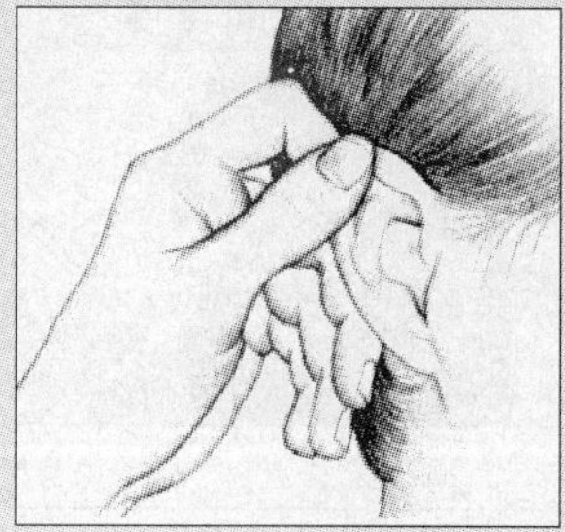

观察构造

轻轻置入窥器观察耳道和鼓膜。当耳镜置于适当位置后，应该看到鼓膜的结构，如下图所示。鼓膜应是梨形、灰色、反光并且透明。环状部应是白色的，且比鼓膜其他部位致密。

固定耳镜

检查外耳道，握住耳镜使其与患者的头部平行，如右图所示。操作者的手紧靠患者的头部，以防窥器撞击耳道。

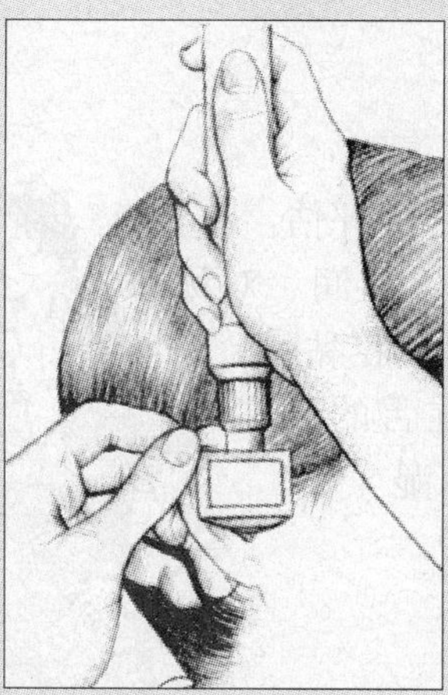

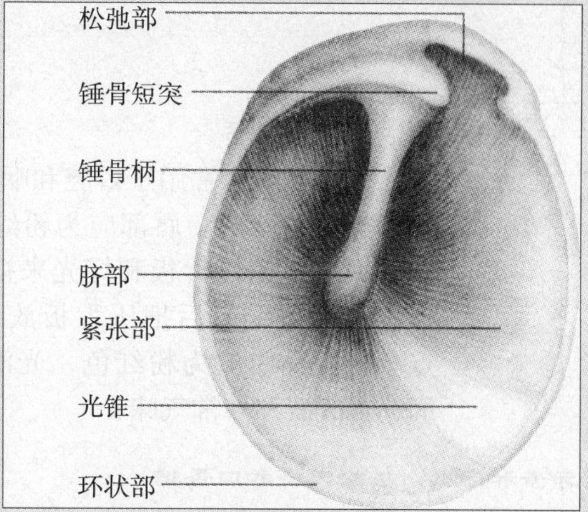

评估鼻窦

为了评估鼻旁窦，视诊、触诊和叩诊额窦及上颌窦（筛窦和蝶窦位于中鼻甲和上鼻甲的侧壁，不能被评估）。评估额窦和上颌窦时，首先视诊鼻部周围表面皮肤的炎症或水肿情况，然后触诊和叩诊鼻窦（见：触诊上颌窦）。如果鼻部和鼻窦需进一步评估，应用直接视诊技术和透照方法。

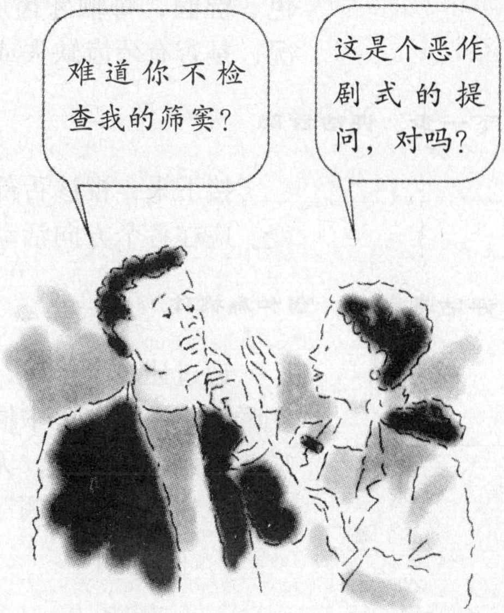

触诊上颌窦

为了触诊上颌窦，用拇指轻压颧骨下鼻子两侧，如图所示。插图显示出了额窦的位置。

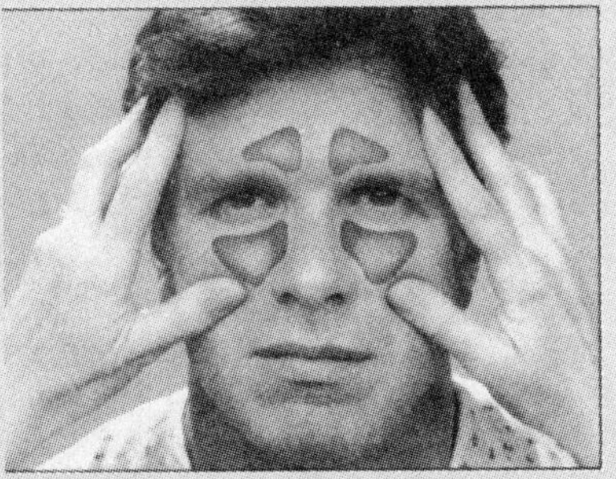

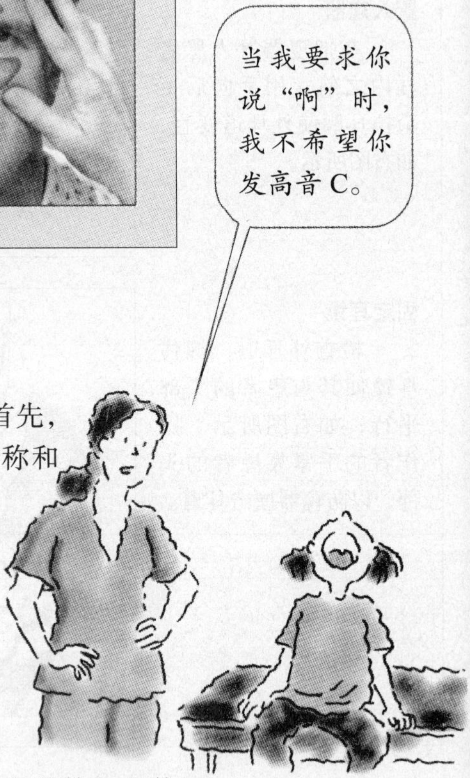

评估口腔和咽喉

视诊和触诊常用于口腔和咽喉部的评估。首先，视诊患者的唇部。唇部应为粉红色、湿润、对称和无破损。使用压舌板和灯光来视诊口腔黏膜。让患者张口，然后把压舌板放置在舌的最高点。口腔黏膜应为粉红色，光滑、湿润，无破溃和异常气味。

评估牙齿和牙龈（去除义齿和口香糖）

随后，观察牙龈。牙龈应为粉红色、湿润，每颗牙齿应有清晰的边界。记录牙齿的数目和状况，是否有牙齿缺失或套叠。

下一步，评估舌部

接下来，视诊舌部。舌应位于中线，湿润、粉红色，无病变。应在各个方向活动自如，静止状态时应平直伸向前方。

评估悬雍垂、咽和扁桃体

通过让患者张口，并用笔式电筒照亮悬雍垂和腭部来视诊咽喉部。需要向口中插入一个压舌板下压舌。悬臃垂和口咽部应为粉红色、湿润，无炎症和渗出。扁桃体应是粉红色，不应肥大。让患者说“啊”，观察软腭和悬臃垂的活动。

触诊

最后触诊口唇、舌部和口咽部，记录肿块、损伤、溃疡和唇部或舌部的水肿。用一个棉签或压舌板轻轻触及患者的咽部以评估患者的咽反射。这能引起双侧的咽反射。

诊断性检查

耳鼻喉疾病的检查可引起患者轻微不适感。这些检查包括听觉筛查试验、听力测量试验和培养。

听觉筛查试验

几种检查有助于筛查听力缺失。第一个测试——语音测试是最粗糙的方法，必须与其他听觉筛查试验一起使用。另外两项筛查测试，韦伯试验和林纳试验，有助于明确传导性或神经性听力缺失。

语音测试

语音测试时，让患者用自己的手指堵塞一只耳朵，检测者站立于患者身后 30～60cm 处，轻轻发出一个单词或短语，来测试另外一只耳朵的听力。听力正常的患者应该能重复所说的内容。

韦伯试验

韦伯试验评估骨性传导。通过将一个振动的音叉放置在患者头部顶端的中线或前额中部来进行测试。患者两耳应能均等地接收到声音。

单侧听力丧失

如果患者有传导性听力丧失，那么传导性听力丧失的耳部听到的声音是单侧传导的，因为声音由骨直接传导到耳部。一侧耳部神经性听力丧失，听力将偏向于健侧，因为患侧耳神经损伤妨碍了听力。

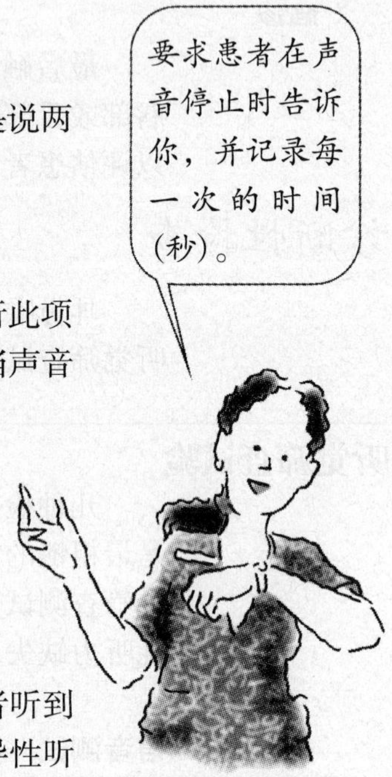

阴性是正常的

韦伯试验记录为单侧声音阴性表明听力正常，也就是说两耳的听力是相等的。

林纳试验

林纳试验是比较两耳的骨导传导和气传导。为了进行此项试验，用手击打音叉，然后把它放置在患者的乳突处。当声音停止时让患者告诉你，以秒为单位记录这段时间。

空气传导正常

随后，将震动的音叉移至患者开放的耳部而不接触，当声音停止时让患者告诉你。以秒为单位记录这段时间（见：放置音叉的位置）。

患者的气传导听力应是骨传导听力的两倍。如果患者听到的气传导音不长于骨传导音，那么患者有患侧耳部的传导性听力丧失。

放置音叉的位置

下图显示如何使用音叉来测试患者的听力。

韦伯试验

将轻微震动的音叉放置在前额中线的位置或头顶部，如图所示。

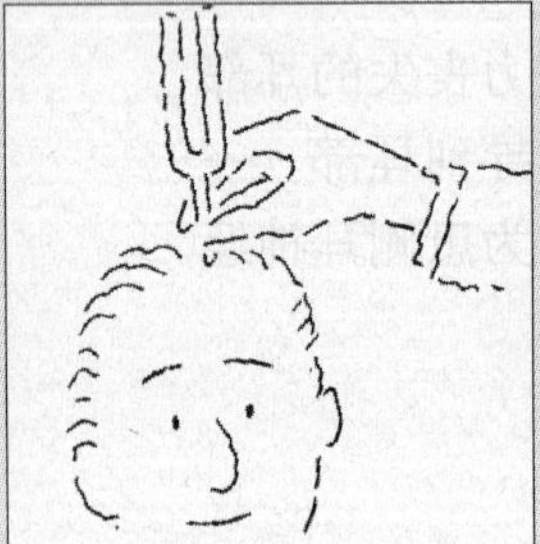

林纳试验

用手击打音叉，然后将音叉放置在患者耳后，如图所示。当患者告诉你声音停止时，将仍然震动的音叉移至患者开放的耳部。

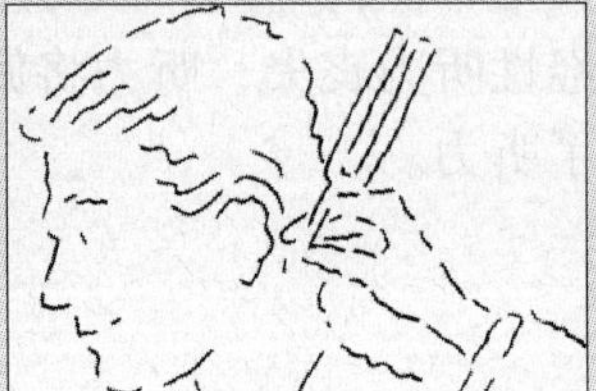

听力测量试验

听力测量试验包括声导抗试验和纯音听力测试法。听力学家进行下列试验来确诊听力丧失。

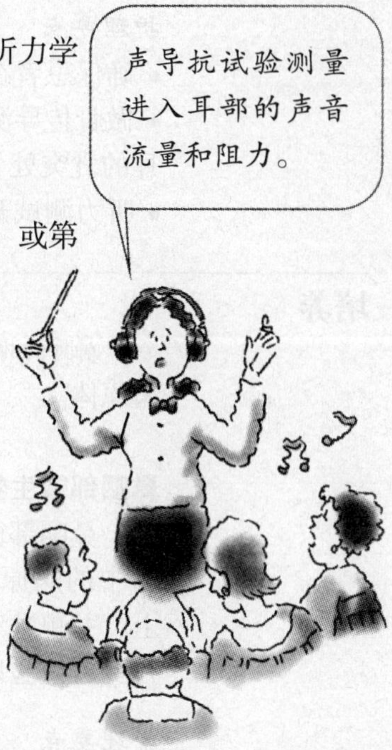

声导抗试验

声导抗试验有助于诊断中耳性疾病、第Ⅶ（面神经）或第Ⅷ（听神经）对颅神经病变及咽鼓管功能障碍。声导抗试验也有助于确诊迷路瘘和明确非器质性听力丧失。声导抗试验通过测量进入耳部的声能流动和对流动的阻抗来评估中耳的功能。它包括鼓室测压法和听反射试验。

鼓膜抵抗

鼓室测压法间接测定活动度（顺应性）和阻抗（鼓膜和中耳听小骨的阻抗）。通过给外耳道和鼓膜增加空气正、负压来进行检测。

声反射试验

声反射试验是通过镫骨肌对强烈声音产生的收缩来测定导纳（阻抗的倒数）的变化。一只耳的刺激能引起两只耳的反应。

护理要点

- 指导患者在测定导纳时不要活动、说话或吞咽。
- 在高音调、激发反射测定期间不要惊慌。
- 不适或头晕（很少发生）时应及时告知医护人员。
- 向患者解释在耳道内形成密封条的探测针可引起不适感但不会损害耳部。

纯音听力测试法

纯音听力测试法是在密室内用一个听力计来进行测定。听力计可提供一个阈值（最低值），在此阈值患者通过耳机或骨传导（声音）震动器能听到一套测试音。比较气传导和骨传导的阈值可有助于鉴别传导性、神经性或混合性听力丧失，但是不能提示听力丧失的原因。

护理要点

- 确保患者在过去 16 个小时内未暴露于异常强烈的噪声中。
- 做骨传导测试时，移去耳机并将震动器放置在听力较好一侧耳的乳突处（耳廓不能接触震动器）。
- 听力测试开始前，必须清除耳道内耵聍。

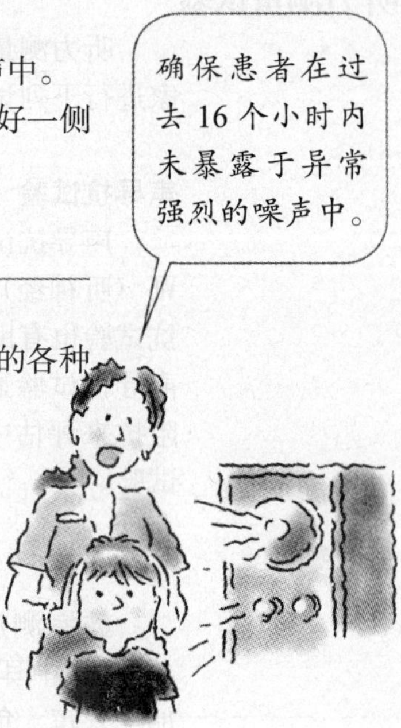

培养

鼻咽和喉部的微生物培养可鉴别与耳鼻喉疾病有关的各种病原体。

鼻咽部微生物培养

鼻咽部微生物培养常用来分离和鉴别鼻咽部分泌物中的病原体。获取标本后，将标本涂抹在培养基上，并单独存放以便微生物生长。对培养出的病原体行药敏试验以选择适当的抗生素治疗。

护理要点

- 在开始收集标本前让患者咳嗽。然后让患者呈坐位，头往后仰。
- 用笔式手电筒和压舌板视诊鼻咽部。
- 随后，轻轻用拭子通过鼻腔进入鼻咽部，保持拭子靠近鼻中隔和鼻顶。快速旋转拭子，然后取出。
- 注意不要损伤鼻黏膜以免引起出血。

喉部微生物培养

喉部微生物培养主要用来分离和鉴别 A 群乙型溶血性链球菌，使咽炎得到早期治疗并预防并发症，如风湿性心脏病和肾小球性肾炎。咽喉部培养也用于筛查奈瑟脑膜炎双球菌携带者。

分离和鉴定

本试验包括擦拭喉部、涂抹培养基并让病原体生长，以便于分离和鉴定病原体。

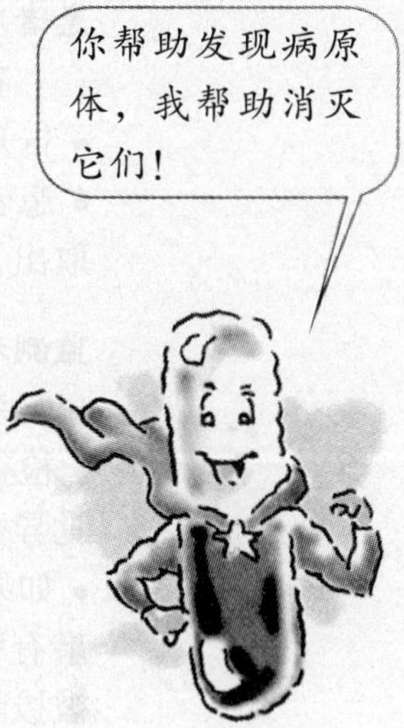

护理要点

• 在下达开始应用抗生素的医嘱以前，获取喉部标本。患者取坐位，头部后仰并闭眼。在喉部良好的照明下，用压舌板检查炎症部位。

• 用无菌拭子从一侧到另一侧擦拭扁桃体，包括炎症和化脓部位。拭子不要接触舌、颊部和牙齿。

• 立即将拭子放置在培养管内。如果使用一次性无菌收集和传送系统，击碎安瓿并将拭子推进培养基中以保持拭子的湿润。

治疗

下面是有关治疗耳鼻喉（ENT）疾病最常见的药物和手术治疗的实用信息。

药物治疗

用于治疗 ENT 疾病的药物包括抗组胺药、减轻充血药以及抗感染药。给药途径根据疾病而定：

• 鼻部用药以减轻季节性或非季节性鼻炎和鼻充血。

• 全身用药以减轻炎症和鼻充血以及治疗感染。

• 耳部用药以治疗外耳感染、取耵聍、治疗中耳炎的疼痛和外耳炎症。指导患者应用滴耳剂滴入感染的耳部后患侧向上最少 15 分钟以促进吸收。

外科治疗

ENT 疾病的外科治疗包括 Caldwell-Luc 手术、扁桃体切除术和腺样增殖切除术。

Caldwell–Luc 手术

Caldwell-Luc 手术是通过外科手术打开上颌窦，可以行鼻窦造影、鼻窦引流，以及因为化脓或炎症不能经鼻入路时允许经此入路进入感染的鼻窦。这种手术通常用于其他治疗无效的慢性鼻窦炎。这种手术也用于治疗持续性鼻出血、提供进行组织分析的标本和其他治疗如筛窦开放术的支持治疗。

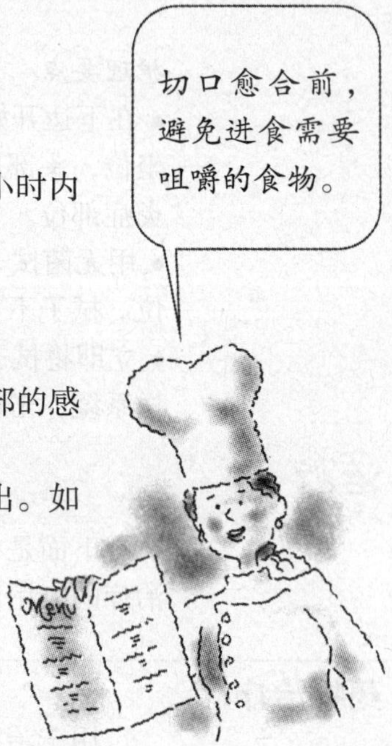

患者准备

在手术开始前，完成下列步骤：

- 告知患者可能出现颊部肿胀和上唇部麻木及麻刺感。
- 患者的上颌窦和鼻腔可能被填塞。鼻腔填塞物在24小时内取出，窦内填塞物在48~72小时后取出。

监测和术后护理

手术后立即进行以下工作：

- 检查面部水肿情况，告知患者汇报不良反应，如上唇部的感觉异常。
- 如果患者有填塞物，告知患者医师将在多长时间内取出。如果有引流管放置引流，告知患者引流管将在3~4天内被拔除。
- 经常评估患者口腔出血的情况。
- 提醒患者不要用舌头或手指接触切口。
- 如果患者戴有义齿，指导患者两周内不要戴义齿。同时，告诫患者不要刷牙，但可以用温盐水或稀释的漱口液轻轻漱口。
- 切口愈合前，避免进食需要咀嚼的食物。

家庭护理指导

出院前告知患者：

- 手术后几天内会有分泌物从鼻腔排出，观察量、颜色和气味。
- 如果有出血、分泌物恶臭或引流持续5天以上，要告知医师。
- 不要摩擦或撞击切口。
- 2周内避免剧烈活动或擤鼻涕。如果需要清理鼻腔，轻轻地以鼻吸气。

扁桃体切除和腺样增殖切除

扁桃体切除术是手术切除腭扁桃体。腺样增殖切除术是切除咽扁桃体。这两个手术以前曾常规联合应用于增殖腺扁桃体切除术，以治疗肥大的扁桃体和增殖腺。然而，这两个手术现在不常用，取而代之的是用抗生素治疗细菌感染引起的扁桃体和增殖腺肥大。

有时仍需手术治疗

即便如此，上述两种方法或其中的一种方法仍用来治疗扁桃体增大所致的上呼吸道阻塞、低氧血症或睡眠呼吸暂停。这些手术也可用来治疗扁桃体周围脓肿、慢性扁桃体炎和复发性中耳炎。

患者准备

如果患者择期行腺样增殖切除术，应评定患者是否有鼻音或发音困难。如果存在这些问题，安排发音治疗师进行评估。

监测和术后护理

- 监测生命体征 24 小时，观察出血情况。用电筒来检查咽喉部并评估出血情况。记住，血液可从咽喉背面渗出。对经常吞咽者给予特殊关注，它可提示大量出血。
- 注意不要移去血凝块。确保患者口腔内不放置吸管和其他器皿。当有医嘱时，开始让患者进软食。
- 可能出现呕吐；由于吞咽血液，故即使呕吐物为咖啡色也是正常的。然而，发现有鲜血时应通知医师，这提示呕吐引起了手术创面的出血。
- 如果患者诉咽喉部疼痛，提供冷敷或冰项圈。

家庭护理指导

出院前指导患者：

- 立即汇报出血情况，向患者解释手术后 7～10 天出血的危险性最大，此时在手术创面形成的黏膜层开始脱落。
- 为了避免血凝块脱落和引起出血，术后 1～2 周只进流食和软食。
- 轻轻刷牙以保持良好的口腔卫生，但是数周内应避免用力刷牙、漱口和使用刺激性漱口剂。
- 出院后 7～10 天要休息并避免剧烈活动。
- 至少两周避免接触感冒或其他传染性疾病患者。

护理诊断

护理耳鼻喉疾病患者时，一些护理诊断可能被反复应用。下面是一些常用的护理诊断、适当的护理措施及其原理。

吞咽功能受损

吞咽功能受损与疼痛和炎症有关，可见于咽炎、扁桃体炎和喉炎。

预期效果

- 患者能吞咽。
- 患者保持充足的水分。
- 患者能有效地清洁呼吸道。

护理措施及原理

- 进食水后抬高床头 90 度，其他所有时间至少保持 45 度以促进吞咽并防止误吸。
- 平卧时保持患者头部偏向一侧以降低误吸的危险。备有吸引设备以备误吸时使用。
- 经常评估吞咽功能，特别是在进食前，防止误吸。
- 进食前服用止痛药物以增强吞咽能力。
- 提供液体以软化食物，必要时咨询营养师以减轻吞咽疼痛。
- 经常给予口腔护理，以排出分泌物和增加舒适感及食欲。
- 如果患者不能吞咽流体，通知医师并遵医嘱给予静脉点滴液体以维持水化。

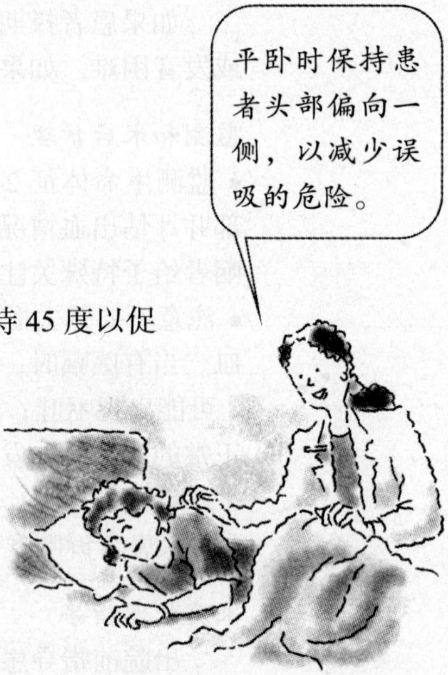

感觉障碍（听觉）

与听觉的接收或传导改变有关的感觉障碍（听觉）可见于中耳炎、乳突炎、耳硬化症、梅尼埃病和迷路炎等疾病。

预期效果

- 患者懂得渐进性听力丧失是由于疾病所致。
- 患者可进行交流。

护理措施及原理

- 评估患者听力受损的程度，确定与患者交流的最佳途径（例如应用手语、唇读或文字），以保证患者良好的护理。
- 当与听力受损的患者交谈时，用大声、清晰而缓慢的语言与患者交谈，提供简明扼要的、包括患者自我护理在内的解释。
- 通过使用可触知和可视的刺激来提供感觉性刺激，以弥补患者听力的丧失。
- 鼓励患者表达对听力缺失的担忧，并解答他们的问题。这有助于患者接受听力缺失、解除错误观念并减轻焦虑。
- 鼓励患者按要求使用助听器以改善听觉功能。
- 向患者宣讲出院后观察周围环境的可视信号提示，如交通信号灯和救护车的闪灯，以避免受到伤害。

无效气道清除

无效气道清除与鼻咽部的梗阻有关，可见于鼻乳头状瘤、异常腺样增生、鼻息肉、咽炎和扁桃体炎等疾病。

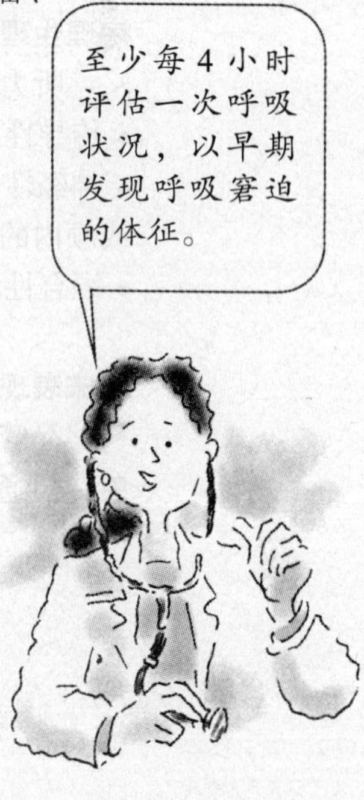

预期效果

- 患者气道通畅。
- 患者睡眠时血氧饱和度正常。
- 患者无感染。
- 患者无并发症。

护理措施及原理

- 至少每 4 小时评估一次呼吸状况（包括频率、深度和喘鸣），以早期发现呼吸窘迫的体征。
- 将患者床头抬高 45～90 度，以促进分泌物引流并辅助呼吸和扩张胸部。
- 必要时吸引上呼吸道以帮助清除分泌物。
- 床头备有急救设备以便呼吸道梗阻时应用。

• 鼓励患者每 2 小时进行一次咳嗽和深呼吸，以有助于松动患者的肺内分泌物。

• 鼓励患者每天饮水至少 3 升，以确保足够的体液并稀释分泌物。

常见的耳鼻喉疾病

常见的耳鼻喉疾病包括：听力丧失、喉炎、外耳道炎、中耳炎和鼻窦炎等。

听力丧失

在美国，听力损害是最常见的残疾，由声波传导的机械性或神经性损害所引起。听力丧失被进一步定义为不能接收到正常听力的人所能听到的声音范围。听力丧失的类型包括：先天性耳聋、突发性耳聋、噪声导致的听力丧失和老年性耳聋（年龄相关的听力丧失）。

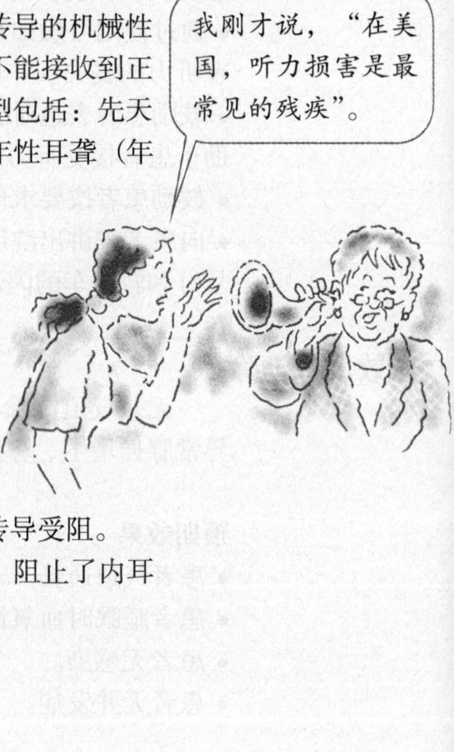

病因

听力丧失的原因根据类型而定（见：听力丧失的病因）。

病理生理学

听力丧失的主要种类有：

• 传导性，从外耳到镫骨和前庭窗联合部的声波传导受阻。

• 神经性，受损的耳蜗或听神经（第Ⅷ对颅神经）阻止了内耳或颅内的声波传导。

• 混合性，传导性和神经性传导障碍共同存在。

临床表现

尽管先天性听力丧失在出生时可能无明显的听力损害征象，但通常在 2～3 天内就会显现出对声音刺激缺乏反应。随

听力丧失的病因

听力丧失的原因依据类型而定，包括先天性、突发性、噪声相关性和老年性。

先天性听力丧失

- 显性等位基因、常染色体隐性遗传、常染色体隐性遗传和性染色体隐性遗传。
- 妊娠3个月内母体接触风疹病毒或妊娠期间接触梅毒。
- 早产、低体重儿或血清胆红素水平高于20mg/dl。
- 妊娠期间服用耳毒性药物、分娩期间的产伤或长时间的严重缺氧，以及耳鼻喉的先天性发育异常。

突发性耳聋

- 急性感染，特别是腮腺炎（儿童期最常见的单侧神经性听力丧失的病因）或其他细菌和病毒性感染。
- 代谢性疾病，如糖尿病和甲状腺功能低下。
- 血管性疾病，例如高血压和动脉硬化。
- 头外伤、颅内肿瘤或卒中。
- 耳毒性药物的使用，如依他尼酸、呋塞米、庆大霉素、奎宁、链霉素和头孢菌素类抗生素。
- 神经系统疾病，例如多发性硬化和神经性梅毒。
- 血液异常，例如白血病和高血凝症。

噪声引起的听力丧失

- 长时间暴露于强烈的噪声中（85~90dB）。
- 短时暴露于极端强烈的噪声中（90dB以上）。

老年性耳聋

- Corti器内毛细胞减少（耳部功能的老化）。

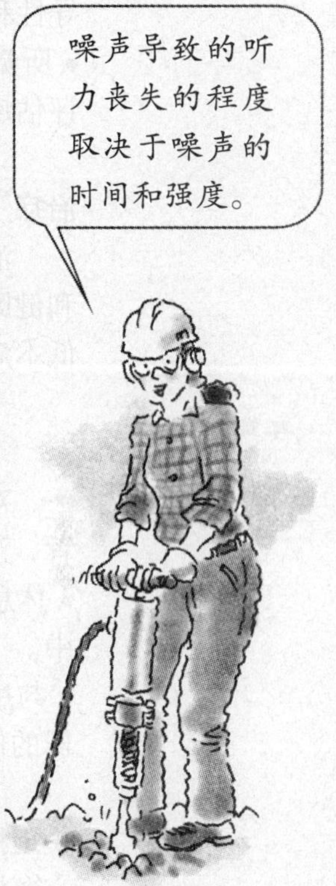

着儿童生长，听力丧失会损害语言功能的成熟。

长期高分贝噪声

噪声引起的听力丧失导致神经性损害，损害的程度取决于噪声的时间和强度。最初，患者失去对某些频率（4000Hz左右）声音的感觉，但随着持续暴露于噪声环境，患者最终失去对所有频率声音的感觉。

老年性耳聋

老年性耳聋通常出现耳鸣，随着听力的进行性下降，对于语言的理解能力也进行性下降。

辅助检查

- 患者的病史、家族史和职业史以及一套完整的听力检查，通常能提供听力丧失的足够证据，并提示可能的病因及易患因素。
- 韦伯和林纳试验同其他特殊的声学检查一样，可用来鉴别传导性和神经性听力丧失。

- 听觉诱发反应检测、影像学检查和眼球震颤电描记法有助于评估疾病，如眩晕、听神经瘤、耳鸣。

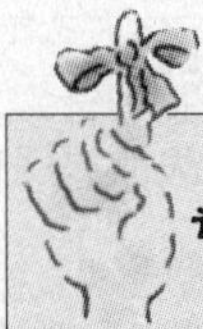

记忆小窍门

当声音达到一定分贝水平时，可进行分级检测并分级。低分贝对听力无害，高分贝对听力危害大。

60 分贝：正常讲话的强度，无害。

80 分贝：短时间内安全，但不能时间太长。

90 分贝：危险分贝，停止噪声！

治疗

治疗各种突发性耳聋时，必须立即明确原发病因。向患者和健康护理人员宣讲有关突发性耳聋的各种病因，可极大地降低本病的发病率。

耳聋与分贝

对于接触 90 分贝以上噪声数个小时而引起听力丧失的患者，治疗包括：

- 休息一夜，常可使听力恢复，除非患者反复暴露于这种噪声中。
- 与患者听力恶化一样，语言功能和听力同时恢复，因此助听器的作用不大。

护理措施

- 当与懂唇语的听力丧失患者交谈时，面向阳光与患者相对，说话缓慢而清楚。
- 不用喊叫来评估听力损害的程度。
- 在患者的视力范围内接近他，通过抬起或晃动手臂来引起患者的注意；触摸患者可对患者造成不必要的惊扰。
- 如有必要，将宣教内容写在一张卡片上以确保患者理解。
- 如果患者正在学习使用助听器，给予情感支持和鼓励。
- 告知其他工作人员和医院工作者患者的听力缺陷，以及与之交流的方法。

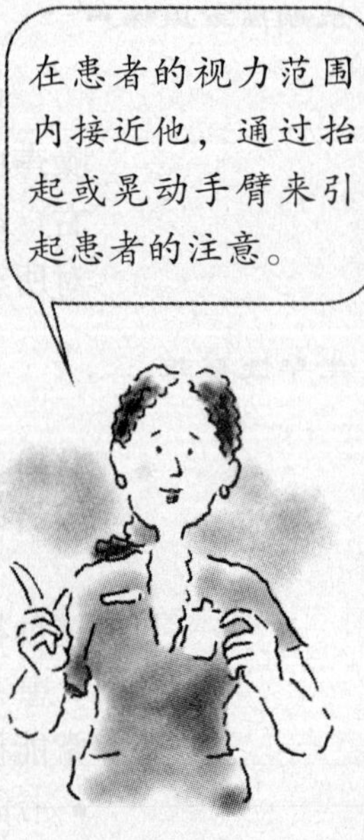

寻找线索

- 确保患者在一个他能观察到所有活动和与人接近的地方，因为听力丧失的患者依靠视觉。
- 评估患者。确保患者相信他的听力已经恢复或稳定，他能与别人保持交流并表达缓解的焦虑。
- 让患者和他的家属理解在噪声环境下戴防护性装置的重要性（见：听力丧失宣教要点）。

• 为了预防噪声导致的听力丧失，必须教育公众有关噪声的危险性，在暴露于职业噪声环境时必须坚持使用法律规定的防护装置，如耳塞。

• 为了预防先天性听力丧失，孕妇需理解孕期暴露于药品、化学物质和传染病——特别是风疹的危险性。

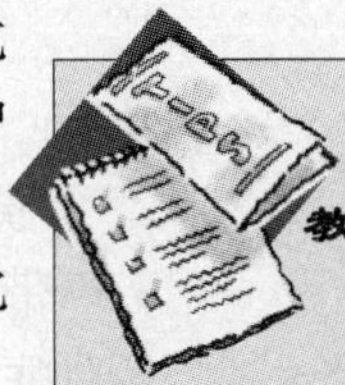

教育园地

听力丧失宣教要点

• 解释听力丧失的原因和药物或手术治疗的方法。

• 向刚开始使用助听器的患者讲解助听器如何工作和保养。

• 强调过度暴露于噪声的危险性，鼓励患者在噪声环境中使用保护性装置。

喉炎

喉炎是声带的一种炎症。急性喉炎可以单独发生，或作为全身性细菌或病毒性上呼吸道感染的一部分。反复发生的急性喉炎引起的炎症变化与慢性喉炎有关。

病因

急性喉炎起因于感染、过度用嗓、烟或烟尘的吸入或者腐蚀性化学物质的误吸。慢性喉炎起因于上呼吸道疾病（例如鼻窦炎、支气管炎、鼻息肉或过敏反应）、张口呼吸、吸烟、反流性食管炎、长时间暴露于粉尘或其他刺激物、酗酒或喉部肿瘤。

病理生理学

由刺激（来自感染、过度用嗓或其他原因）引起的声带水肿破坏了声带的正常运动，引发声音异常。

临床表现

喉炎的症状和体征包括：

• 声音嘶哑（慢性喉炎的持续性声音嘶哑）；

• 音质改变；

• 疼痛（特别是吞咽或说话时）；

• 干咳、发热、不适、呼吸困难、清嗓、坐立不安或喉头水肿。

辅助检查

• 通过间接喉镜检查发现有渗出物、发红、发炎和偶尔有出血的边缘圆钝的声带，可明确诊断。也可出现双侧声带肿胀、运动受限，但无麻痹。

• 也可进行电视动态镜检和肌电图描记法检查。

治疗

喉炎的治疗方法包括：

- 声带休息（基础治疗）；
- 对症治疗，例如止痛药和喉用糖锭剂（病毒感染）；
- 抗生素治疗（细菌感染），常用头孢呋辛；
- 确定和消除原发病因（慢性喉炎）；
- 必要时住院治疗（严重的急性喉炎）；
- 如果喉头水肿导致气道梗阻，可行气管切开；
- 药物治疗，包括抗酸剂、H_2受体阻滞剂、抗生素和全身激素治疗。

护理措施

- 告知患者节制说话以避免声带过度劳累，并使声带的炎症减轻。
- 如果患者住院治疗，在患者床头放置标志以提醒限制与他人谈话，并制作对话卡以便医院其他工作人员意识到该患者不能回答问题。
- 提供卡片和铅笔或者写字板用于交流。
- 提供冰项圈、喉部漱液和清凉液体使患者感到舒适。
- 评估患者。确保患者无声嘶或疼痛，无发热，无须气管切开，理解戒烟的必要性，保持湿度并完成抗生素治疗，调整适当的环境以防止复发（见：喉炎宣教要点）。

教育园地

喉炎宣教要点

- 建议患者在冬天使用汽化器或加湿器来保持足够的湿度，在夏天避免使用空调（因为有去湿作用），服用喉用糖锭剂，并避免吸烟和烟雾环境。
- 向患者宣教有关处方用药，包括剂量、服用次数和副作用。
- 指导患者完成处方抗生素治疗。
- 获取患者详细的病史以有助于明确慢性喉炎的病因。
- 鼓励患者改变不良习惯。
- 建议患者避免接触拥挤人群和上呼吸道感染人群。

外耳炎

外耳炎，或外耳道皮肤和耳廓的炎症，可为急性或慢性。它通常发生在闷热、潮湿的夏季，也被称为“游泳者耳”。经过治疗，急性炎症通常在7天内消退，但是它可转成慢性。严重的慢性外耳炎可反映潜在的糖尿病、甲状腺功能低下或肾炎的存在。

病因

病因可能包括：

- 细菌，例如假单胞菌、普通梭形杆菌、链球菌和金黄色葡萄球菌。

• 真菌，例如黑曲霉和白色念珠菌。
• 皮肤病，例如脂溢性皮炎或牛皮癣。

病理生理学

外伤或外耳过度潮湿的部位易于感染，发生外耳炎。

临床表现

急性外耳炎具有特征性的中到重度疼痛。当牵拉耳廓或耳垂、龇牙、张口或咀嚼时疼痛加重。如果触摸耳垂或耳廓引起疼痛，这是外耳炎而不是中耳炎。真菌性外耳炎可以无症状，但黑曲霉在外耳道上产生一黑色或灰色、污渍纸状肿物。

其他临床表现

急性感染的其他症状和体征包括：
• 发热；
• 恶臭的耳内分泌物；
• 局部蜂窝织炎；
• 单侧听力丧失；
• 有鳞屑、瘙痒、炎症或触痛；
• 外耳道和耳廓肿胀，通过耳镜可看到；
• 周围淋巴结炎（耳垂前方、耳后或上颈部触痛性结节）。

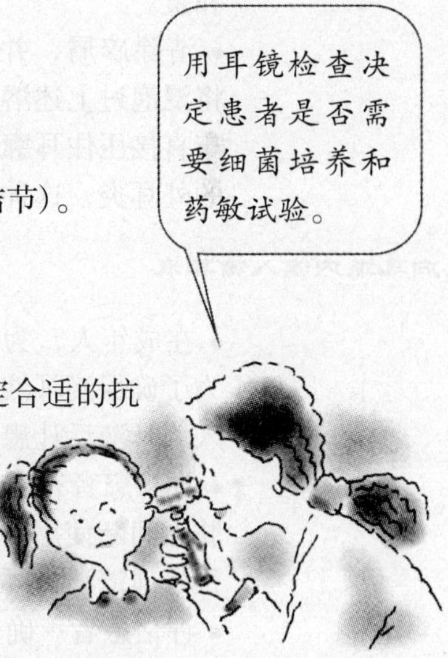

辅助检查

• 耳镜检查能明确是否需要显微镜检查。
• 细菌培养和药敏试验能鉴别病原菌，并有助于确定合适的抗生素治疗。

治疗

急性外耳炎治疗包括：
• 给外耳周围加热（如烤灯、热湿敷或热垫）。
• 药物治疗，包括表面镇痛药，如口服解热镇痛药和苯佐卡因、清洁耳部并去除碎屑后向耳内滴入抗生素滴耳液（用或不用氢化可的松）；如果持续发热或形成局部蜂窝织炎，应系统应用抗生素治疗。
• 仔细清洁耳部（特别是真菌性外耳炎），包括使用角质层分离剂或含有制霉菌素的2%有机水杨酸（白色念珠菌感染）或弱酸性滴耳液，如0.5%氯霉素滴耳液（大多数真菌和假单胞菌感染）；只在鼓膜完整时使用。

- 用婴儿油剂反复清洗耳道（黑曲霉感染）。

慢性外耳炎的治疗

因外耳道感染疼痛，故慢性外耳炎的患者可能需要镇痛剂。其他治疗方法包括：

- 应用抗生素灌洗以清洁耳部并清除碎屑（开始）。
- 滴入抗生素滴耳液并应用抗生素软膏或乳剂，如氯霉素、杆菌肽或两性霉素B，可以联合应用氢化可的松。
- 对于轻度的慢性外耳炎，每周滴入抗生素滴耳液1~2次，并在淋浴、洗头和游泳时戴上合适的耳塞。

护理措施

- 监测生命体征，特别是体温。观察并记录耳内分泌物的种类和量。
- 清除碎屑，并用0.5%新霉素或两性霉素B轻轻清洁耳道。将浸泡过上述溶液的棉签放入患者耳内，并用一块浸泡过的敷布直接压住耳廓，然后把耳部缓慢彻底晾干（如果患者有严重的外耳炎，这种治疗可推迟到抗生素滴耳液治疗后进行）。

向耳道内滴入滴耳液

- 在成年人，为了滴入滴耳液，向后牵拉耳廓使外耳道伸直。为了确保滴耳液到达鼓膜，插入一滴耳液浸泡过的棉签，或滴入滴耳液后让患者患耳向上侧卧15分钟。
- 如果患者有慢性外耳炎，彻底清洗耳道。在渗出或感染的皮肤上间断使用湿浸泡物覆盖。如果患者有慢性真菌性感染，应很好地清洁外耳道，然后应用使表皮脱落的软膏。
- 评估患者。确保患者无发热和疼痛，能正确使用滴耳液，并知道要避免的危险因素（见：外耳炎宣教要点）。

教育园地

外耳炎宣教要点

- 向患者宣教如何使用滴耳液。
- 建议患者在淋浴、洗头或游泳时使用耳塞，以免水进入耳内。（在游泳前后用两到三滴涂擦酒精或2%醋酸滴耳液进行滴耳，以使外耳道皮肤坚韧。）
- 指导患者在滴耳液滴耳后清洁双手，以防滴耳液进入眼内。
- 向患者宣教有关药物和全疗程服用抗生素的重要性。
- 指导患者避免危险因素，例如在污水中游泳、用棉头拭子清洁耳道和经常使用耳塞，这些可造成耳道潮湿，形成感染的培养基。
- 向患者宣教如果症状复发立即就医。

中耳炎

中耳炎，或中耳的炎症，可以是急性、慢性或浆液性。感染突然出现，并只持续很短一段时间。此病在冬季高发，与呼吸道细菌感染的季节性升高相一致。本病由咽鼓管阻塞所致（见：中耳的位置）。

病因

急性中耳炎由肺炎球菌、乙型溶血性链球菌、葡萄球菌和革兰阴性菌如流感嗜血杆菌的感染而引起。慢性中耳炎是由急性感染治疗不彻底和耐药菌感染所致。

严重的浆液性中耳炎

浆液性中耳炎可源于：

- 病毒性上呼吸道感染、过敏反应或中耳炎迁延不愈；
- 淋巴组织增生；
- 气压伤（压力损伤是由于不能平衡外界环境和中耳之间的压力）。

慢性浆液性中耳炎的病因是：

- 腺样体组织过度增生阻塞咽鼓管；
- 过敏性鼻炎或慢性鼻窦感染引起的水肿；
- 急性化脓性中耳炎治疗不彻底。

病理生理学

因急性中耳炎、上呼吸道感染、过敏反应或体位变化（如仰卧位给婴儿喂奶），使鼻咽部的菌群通过咽鼓管流向中耳并在中耳内繁殖。

如治疗及时，急性中耳炎的预后良好。然而，液体在中耳腔隙内长时间的积聚可导致慢性中耳炎。

就浆液性中耳炎而言，咽鼓管阻塞导致中耳内负压，这促使中耳内膜血管无菌浆液性液体渗出。

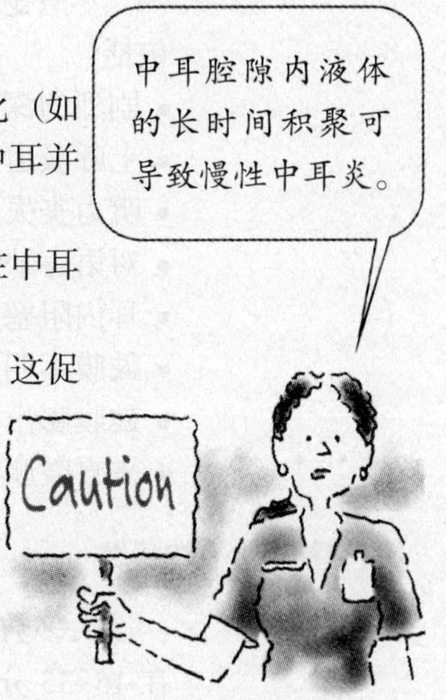

中耳的位置

中耳炎可以是化脓性或是分泌性。在化脓性中耳炎，鼻咽菌群通过咽鼓管流向中耳并在中耳内繁殖。在分泌性中耳炎，咽鼓管阻塞促使中耳内膜的血管产生无菌性液体并渗出。

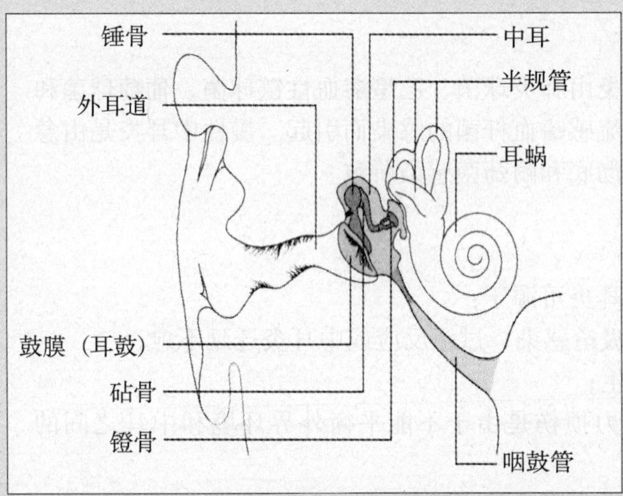

临床表现

尽管急性中耳炎患者可能无症状，但是典型的症状和体征包括：

- 剧烈的深部搏动性疼痛；
- 上呼吸道感染伴有体温由低热转为高热；
- 听力丧失，通常为轻度和传导性听力丧失；
- 对语言缺乏反应或不注意；
- 耳内阻塞感、眩晕、恶心和呕吐；
- 鼓膜不明显或骨性标志物扭曲变形（内镜征象）；
- 鼓膜膨出伴有红斑；
- 来自鼓膜破损处的耳道内脓性分泌物流出。

浆液性中耳炎的症状

大多数浆液性中耳炎患者无症状，但是最终发展为严重者在 15~35 分贝范围内的传导性听力丧失，根据中耳腔内液体的黏稠度和量而定。其他症状和体征包括：

- 耳内充填感或说话时有回音。
- 吞咽和咀嚼时有爆音、爆鸣声和嗒嗒声。
- 有模糊的头部沉重感。
- 鼓膜皱缩导致骨性标志更加突出（内镜观察）。
- 通过内镜能观察到鼓膜后方的清亮或琥珀色液体可能伴有气泡。
- 如果发生出血并流入中耳内，鼓膜呈蓝黑色（内镜观察）。

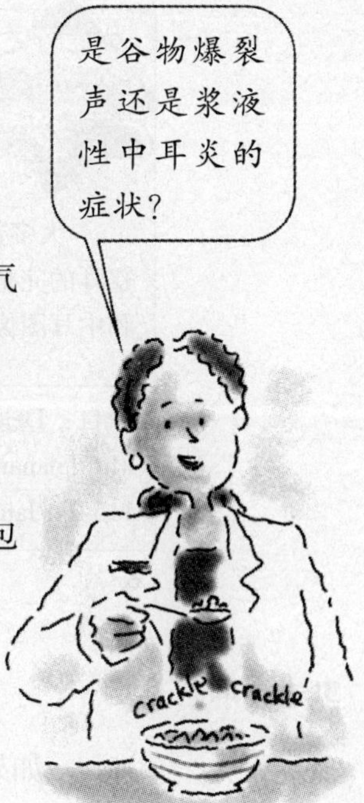

远期影响

慢性中耳炎通常开始于童年并持续到成年。它的影响包括：

- 鼓膜活动度下降或缺失（鼓室硬化）。
- 中耳内有类似晶状体团块（表皮样瘤）。
- 鼓膜红斑和穿孔。
- 无痛、脓性分泌物（耳液溢）。
- 随鼓膜穿孔大小和类型以及听小骨破坏的变化而导致传导性听力丧失。
- 鼓膜增厚和可能的瘢痕形成（内镜观察）。

辅助检查

- 耳镜检查能明确是否需要显微镜检查。
- CT 扫描可显示中耳阻塞。
- 微生物培养和药敏试验能确定病原体。
- 气室镜检查能显示鼓膜活动度下降。然而，由于中耳炎时鼓膜肿胀，这种操作可引起疼痛。

治疗

对于急性分泌性中耳炎来说，唯一需要的治疗是每天使用 Valsalva 方法扩张咽鼓管数次。另外，减轻鼻咽部充血也可能有帮助。

权衡证据

立体 CT 扫描

大多数内耳和中耳 CT 扫描用轴平面和矢状面成像，但这并不能观察耳的完整结构。新的 34 排 CT 可行立体扫描，这一新技术提供的内耳和中耳图像更清晰。这些更为清晰的图像有助于作出更为明确的诊断。

摘自：Delone, D.R., et al. "Middle and Inner Ear: Improved Depiction with Multiplanar Recontruction of Volumetric CT Data," *Radiographics* 26 (1): 115-24, January2006.

引流时间

如果减轻充血的治疗失败，鼓膜切开术和中耳内液体引流（通过向鼓膜插入一根聚乙烯管）可立即恢复并长期维持压力平衡。9~12 个月后聚乙烯管自动脱出。

广谱抗生素可用于预防高危患者发生急性中耳炎。对于复发性中耳炎患者，抗生素必须有节制地使用，并考虑到预防耐药菌出现。

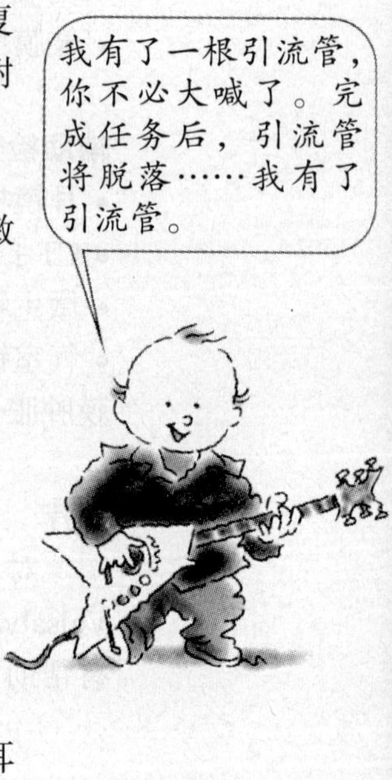

其他急性中耳炎的治疗方法包括：

- 应用抗生素氨苄西林或阿莫西林治疗，对青霉素类皮试过敏的患者应用头孢克洛或复方磺胺甲唑。
- 对乙酰氨基酚或异丁苯基酚酸可控制疼痛和发热。
- 对于严重的搏动性疼痛，施行鼓膜切开术。

当中耳炎持续性发作时

对于慢性中耳炎，治疗方法包括：

- 急性感染加重时应用抗生素。
- 解除咽鼓管阻塞。
- 鼓膜成形术（鼓膜移植）。
- 当发生鼓膜增厚和瘢痕形成时，可行鼓膜成形术以重建中耳结构，可能需要鼓膜切开。
- 如果存在表皮样瘤，则应切除。

护理措施

• 鼓膜切开术后，保持引流通畅。不要在耳内深处放置棉花或塞子，而是在外耳道处轻轻放置无菌棉以吸收分泌物。

• 为了预防术后感染，一旦棉花变湿则给予更换。在进行耳部护理前后要洗手。

• 观察并报告头痛、发热、剧烈疼痛或定向力消失的情况。

鼓膜治疗护理

鼓膜成形术后：

• 补充更换敷料，并观察耳道是否流出过多血液。必要时给予镇痛剂。

• 完成对中耳炎的治疗后，评估患者。确保患者无疼痛及发热，听力完全恢复，能理解完成抗生素治疗的重要性并懂得如何预防复发（见：中耳炎宣教要点）。

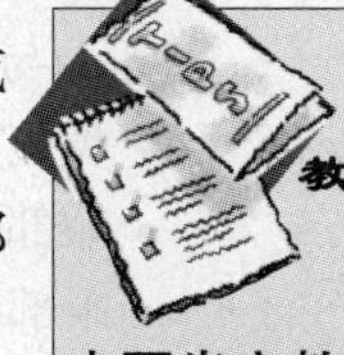

教育园地

中耳炎宣教要点

• 向患者宣教中耳炎的病因、症状、体征和治疗。

• 告诫患者不要擤鼻涕或洗浴时不要弄湿双耳。

• 鼓励患者完成抗生素治疗的处方疗程。

• 指导患者或护理者有关用药医嘱、正确服用药物的方法、药物剂量和药物副作用。

• 建议给予耳部热疗以减轻疼痛。

• 建议急性中耳炎患者观察和立即汇报继发感染的征象，如疼痛和发热。

• 为了促进咽鼓管的开放，指导患者进行每天数次的 Valsalva 动作。

• 立即治疗中耳炎以预防鼓膜穿孔。

• 告知患者一旦出现耳痛即应就医。

鼻窦炎

所有类型的鼻窦炎均预后良好。这些类型包括：

• 急性：通常起因于感冒，只有约 10%的患者发展为亚急性。

• 慢性：源于持续的细菌感染。

• 过敏性：伴有过敏性鼻炎。

• 增生性：有急性化脓性鼻窦炎和过敏性鼻窦炎或鼻炎存在。

• 病毒性：发生于病毒侵及正常鼻黏膜的上呼吸道感染。

• 真菌性：通常不常见，但是常见于免疫力低下或体弱患者。

病因

鼻窦炎来源于：

• 上呼吸道感染、过敏或鼻炎；

• 鼻息肉；

• 细菌、病毒或真菌感染（可能由于在污染的水中游泳或牙科操作）。

病理生理学

通常，细菌能随黏液的清除从鼻腔内排出。然而，当鼻窦开口由于炎症部位或黏液阻塞时，这些细菌存留在鼻窦腔内并繁殖。鼻窦腔内黏膜开始肿胀并发炎，腔内充满分泌物。

临床表现

与鼻窦炎有关的症状及体征包括：

- 鼻腔充血和压迫感；
- 颊部和上牙疼痛（上颌窦炎）；
- 眼部疼痛（筛窦炎）；
- 眉部疼痛（额窦炎）；
- 眼后疼痛（蝶窦炎），很少见；
- 鼻黏膜水肿和面部及眶周肿胀；
- 发热（急性鼻窦炎）；
- 鼻腔分泌物（可能是急性和亚急性化脓性鼻窦炎、持续性的慢性鼻窦炎、过敏性鼻窦炎的分泌物）；
- 鼻塞，在鼻部检查时可发现炎症和脓液。

辅助检查

- 鼻窦X线片显示感染的鼻窦呈云雾状，有气-液平面或黏膜层增厚。
- 鼻窦穿刺促进脓性物质的引流和排出，并可为鉴别感染性病原体而进行的培养和药敏试验提供标本（很少使用）。
- 通过使用灯光照射鼻窦腔进行鼻窦腔的透照检查，但是脓性分泌物阻碍灯光通过。

治疗

急性鼻窦炎的主要治疗是抗生素治疗。其他适当的治疗措施包括：

- 血管收缩药物，如肾上腺素或去氧肾上腺素（安福能），以减少鼻腔内的分泌物。
- 镇痛药有助于减轻疼痛。
- 雾化吸入促进血管收缩和引流。
- 局部热疗以减轻疼痛和充血。
- 抗生素或抗真菌药物（用于持续性感染）。

亚急性鼻窦炎的治疗

抗生素治疗也是亚急性鼻窦炎的主要治疗方法。血管收缩剂可减少鼻腔分泌物的量。

过敏性鼻窦炎的治疗

过敏性鼻窦炎的治疗包括对过敏性鼻炎的治疗，包括：

- 抗组胺药物的应用；
- 通过皮试明确过敏源，并通过免疫治疗进行脱敏；
- 氢化可的松和肾上腺素治疗急性过敏症状。

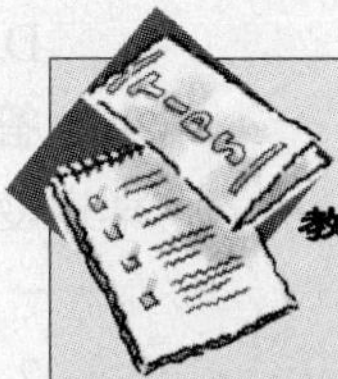

教育园地

鼻窦炎宣教要点

- 指导患者如何进行热敷和服用抗组胺药。
- 告知患者全部处方药物的相关信息，包括剂量、次数和副作用。
- 告知患者即使症状消失也要完成处方上的抗生素疗程。
- 鼓励患者遵医嘱保持随访。

如果上述治疗无效

对于慢性和增生性鼻窦炎，抗组胺药、抗生素和无菌鼻喷剂可减轻疼痛和充血。如果灌洗不能缓解症状，一个或多个鼻窦可能需要手术治疗。手术包括：

- 鼻窦穿刺和灌洗治疗急性鼻窦炎；
- 功能性内镜鼻窦手术；
- 鼻外筛窦切除术或蝶窦筛窦切除术；
- 额窦切除治疗慢性鼻窦炎。

护理措施

- 强制卧床休息，抬高床头。
- 鼓励患者大量饮水以促进引流。
- 使用加湿器和鼻盐水喷雾器以减轻干燥。
- 监测体温以发现感染。按医嘱进行鼻窦灌洗。
- 为了减轻疼痛和促进引流，持续应用热敷，或每天 4 次热敷，间隔 2 小时。
- 观察并汇报并发症，如呕吐、寒战、发热、前额或眼睑水肿、视物模糊或重影以及性格的改变。
- 评估患者。确保患者无疼痛、充血、头痛和发热，保持湿度和鼻窦的引流，让患者理解遵循抗生素治疗的重要性并能辨别正常的气味（见：鼻窦炎宣教要点）。

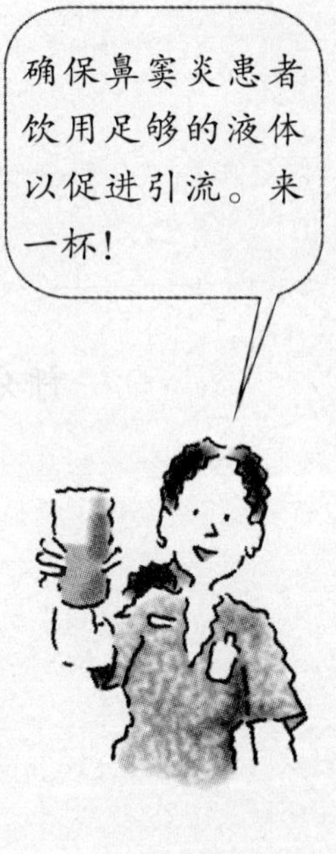

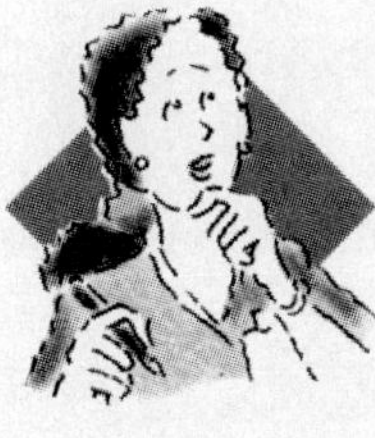

快速测试

1. 耳镜检查期间，护士应牵拉成人患者耳廓的上后部：

A. 向上和向后

B. 向上和向前

C. 向下和向后

D．向下和向前

答案：A。对于成人患者，上后耳廓应牵拉向上和向后使耳道变直。

2．为了评估额窦，护士应触诊：

A．前额

B．颧骨下

C．颞部

D．耳前区

答案：A。额窦位于前额，触诊在此位置。

3．扁桃体切除和腺样体切除术后，实施以下所有的措施除了：

A．用灯光检查喉部

B．观察吞咽频率

C．允许患者使用吸管或其他器皿

D．提供冰项圈使患者舒适

答案：C。为了防止血凝块移动，不允许患者使用吸管或其他器皿。

4．触诊患者耳屏或耳廓激发疼痛提示：

A．鼻窦炎

B．咽炎

C．中耳炎

D．外耳炎

答案：D。如果触诊耳屏或耳廓引起疼痛，提示为外耳炎。

评分

☆☆☆ 如果你正确回答了 4 个问题，太棒了！你对耳鼻喉疾病的感觉是顶级的。

☆☆ 如果你正确回答了 3 个问题，好样的！你对耳鼻喉的理解上路了。

☆ 如果你正确回答少于 3 个问题，抬起头！克服困难，再来一次！

（常晓辉 译 曹立瀛 校）

9

第九章　心血管疾病

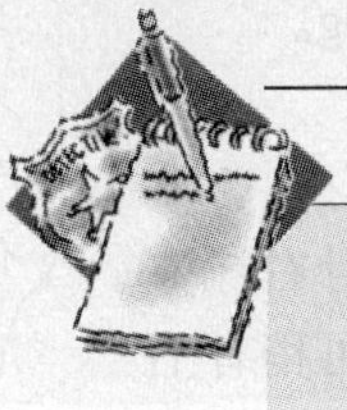

主要内容

在本章中，你将学习：

- ◆ 心血管系统的解剖和生理
- ◆ 有关心脏功能的病史和体检技术
- ◆ 促进心脏健康状况的合理治疗
- ◆ 常见的心血管疾病

心血管疾病概述

尽管人们的寿命较以前任何时候都长，但相伴的慢性疾病或急性疾病的影响正在增加。在这些疾病中，心血管疾病居于首位。在北美，超过7千万人罹患心血管疾病，其中许多患者患有多种疾病。年复一年，患病人数在持续增加。

由于这种上升趋势，你将治疗更多的心血管疾病患者。为了给这些患者提供良好的护理，你需要对心血管系统的解剖和生理、评估方法、诊断性检查和治疗以及心血管疾病有一个清楚的理解。

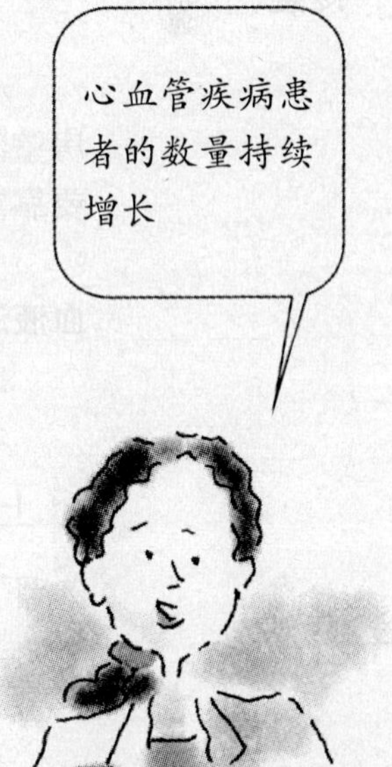

解剖和生理

心血管系统将氧合的血液输送至组织并运走代谢产物。心脏受自主神经系统控制，泵血至机体的所有器官和组织。动脉和静脉（血管系统）输送血液至全身，使心脏充满血液并维持血压。让我们来了解这一重要系统的每一部分。

心脏

心脏是约一握拳大小的中空肌性器官。位于两肺之间的纵隔内，长约 12.5cm，最宽处直径 9cm，重约 250～300g。

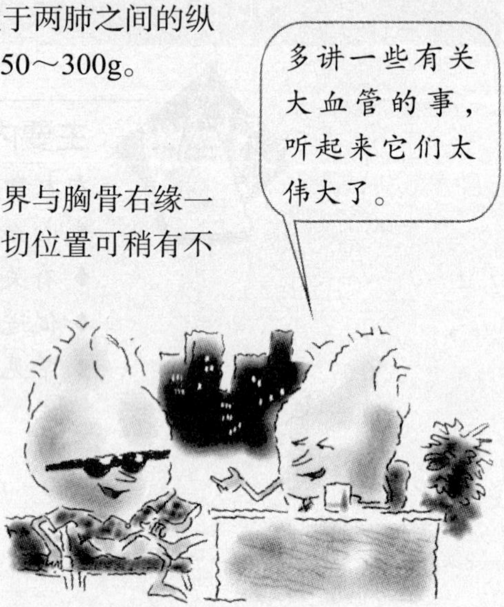

心脏在哪里？

心脏横跨第二至第五肋间区域。心脏的右界与胸骨右缘一致，左缘位于左锁骨中线。每个患者心脏的确切位置可稍有不同。出入心脏的大血管有：

- 下腔静脉；
- 上腔静脉；
- 主动脉；
- 肺动脉；
- 四条肺静脉。

润滑

心脏被一层叫做心包的薄囊保护。心包分为形成心外膜的内层或脏层，和外层或壁层。两层之间的腔隙含有 10～30ml 浆液性液体，在心脏泵血时可防止摩擦。

心腔

心脏被分隔为四个腔（两个心房和两个心室）。上方的心房壁薄并储存血液。心房也可辅助血液流向下方的心室，这主要靠重力作用（见：心脏内部）。

血液通路

血液通过特定的通路出入心脏。

乏氧的静脉血通过三条血管回流至右心房：

1. 上腔静脉——收集上半身血液；
2. 下腔静脉——收集下半身血液；
3. 冠状窦——收集心肌的血液。

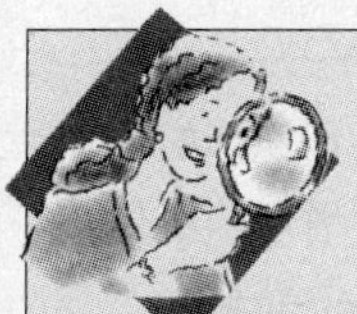

近距离观察

心脏内部

心脏的内部结构包括心包、3 层心壁、4 个心腔、11 个开口和 4 个瓣膜。

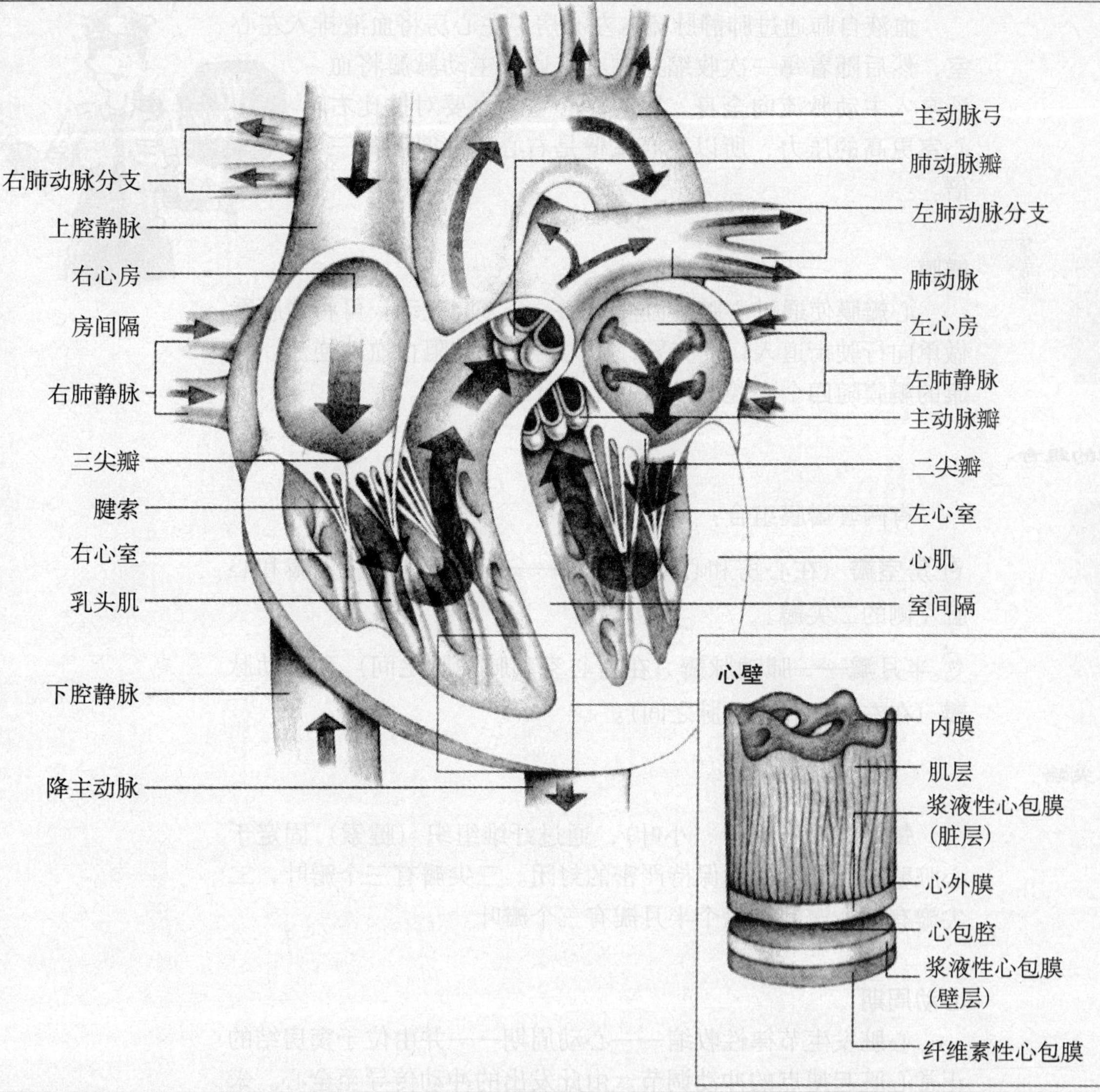

得到一些新鲜空气

右心房的血液排入右心室，然后心室收缩，通过肺动脉瓣将血射入肺动脉。之后血液经过肺被氧合。

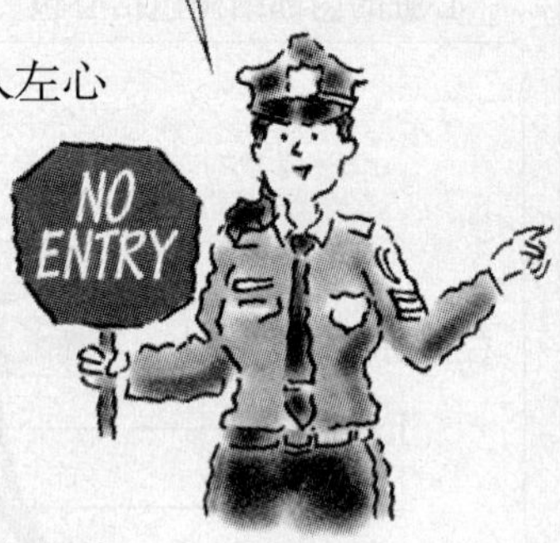

分享资源

血液自肺通过肺静脉流入左心房。左心房将血液排入左心室，然后随着每一次收缩，左心室通过主动脉瓣将血液泵入主动脉流向全身。因为左心室泵血要对抗比右心室更高的压力，所以左心室壁是右心室壁厚度的三倍。

瓣膜

心瓣膜使通过心脏的血液只往一个方向流动。可将瓣膜看做单向行驶街道入口的交警，压力再大也能阻止血液逆流。健康的瓣膜随四个心腔的压力变化而开放与关闭。

匹配的组合

有两套瓣膜组合：

- 房室瓣（在心房和心室之间）——心脏右侧的三尖瓣和心脏左侧的二尖瓣。
- 半月瓣——肺动脉瓣（在右心室和肺动脉之间）和主动脉瓣（在左心室和主动脉之间）。

瓣膜尖端

每个瓣膜有瓣叶（小叶），通过纤维组织（腱索）固定于心脏壁上。瓣叶活动保持严密的封闭。三尖瓣有三个瓣叶，二尖瓣有两个瓣叶，每个半月瓣有三个瓣叶。

心动周期

心脏发生节律性收缩——心动周期——并由位于窦房结的正常心脏起搏点的冲动调节。由此发出的冲动传导至全心。来自自主神经系统的冲动影响窦房结并改变发出的频率以满足机体的需要。心动周期包括两个时相：舒张期和收缩期。

先舒张后收缩

舒张期是心脏松弛和血液充盈以及心肌接受来自冠状动脉血供的时期。在舒张期内，二尖瓣和三尖瓣开放，主动脉瓣和肺动脉瓣关闭。舒张期有三个时相：

- 等容舒张期——当心室压力降至主动脉压和肺动脉压以下时，允许血液回流向心室并引发主动脉瓣和肺动脉瓣关闭，引起第二心音（S_2）和心房的充盈（心动周期的开始）。
- 心室充盈期（被动的）——通过重力的作用，心房内 70%的血液流向心室，这可引起振动，产生第三心音（S_3）。
- 心房收缩期（主动的），也叫心房兴奋期——当剩余的30%的血液被泵入心室时，可引起第四心音（S_4）。

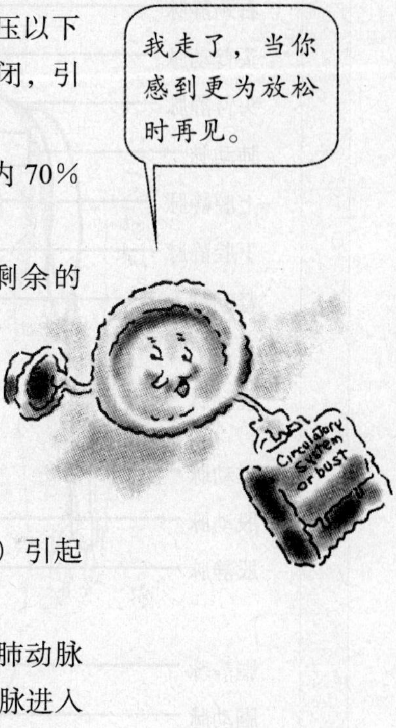

收缩期的心音

在收缩期，心脏收缩将血液送上循环之旅。收缩期分两个时相：

- 等容收缩期——当心室内压力升高（由于心房兴奋）引起二尖瓣和三尖瓣突然关闭时，引发了第一心音（S_1）。
- 心室射血期——当心室内压上升至高于主动脉压和肺动脉压时，引发主动脉瓣和肺动脉瓣开放，血液被射入肺动脉进入肺和射入主动脉流至全身各个部位。

血管系统

血管系统由动脉、小动脉、毛细血管、小静脉和静脉的网络组成。网络内恒定地充有约 5L 血液。血管系统运输氧气、营养物质和其他物质至机体的细胞并运走细胞的新陈代谢产物（见：近距离观察动脉和静脉）。

近距离观察动脉和静脉

下图显示了身体主要的动脉和静脉。

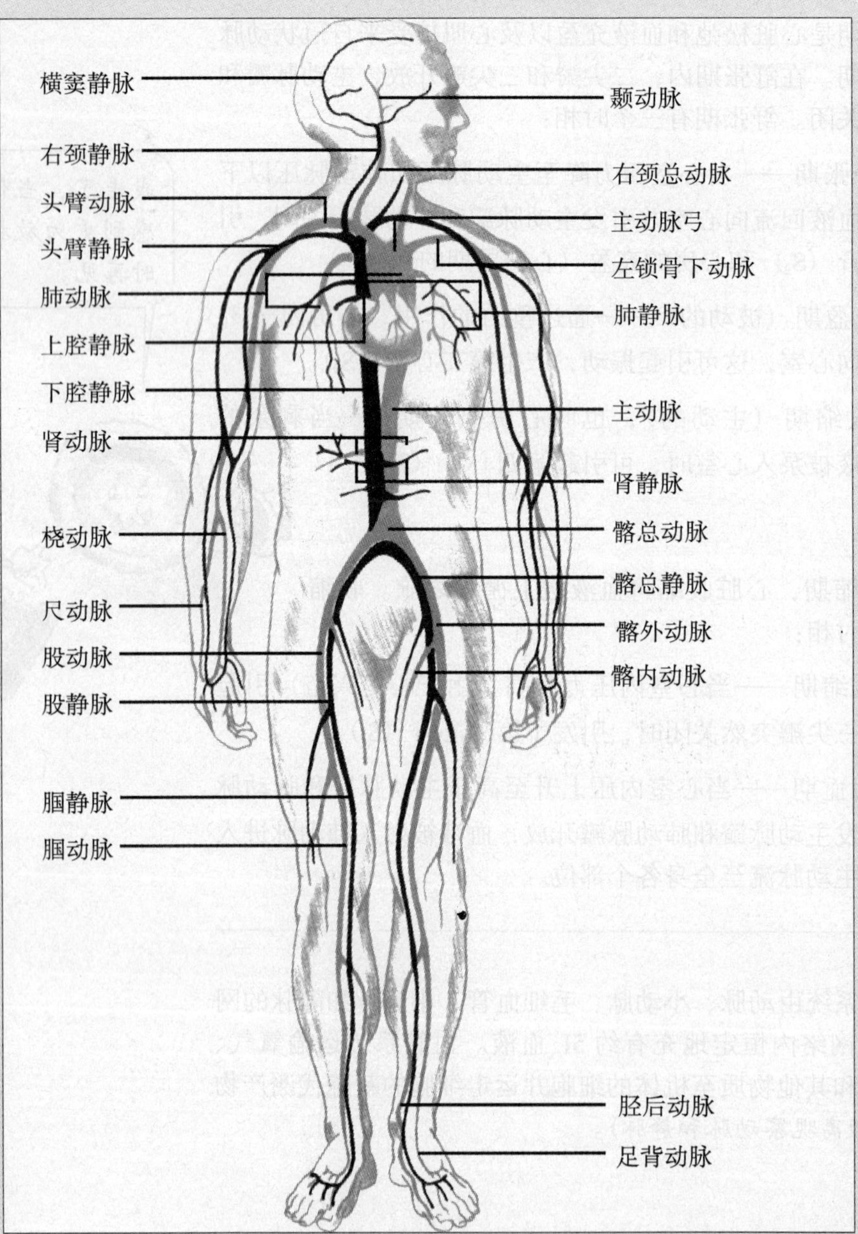

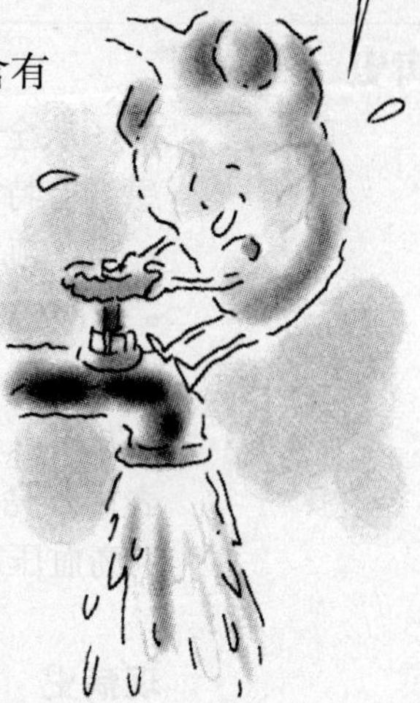

动脉

动脉运送血液离开心脏，几乎所有的动脉运送来自心脏的富氧血液到达全身各个部位。唯一例外的是肺动脉，它运送右心室的乏氧血液进入肺。

动脉壁必须是厚的

动脉壁是厚的，因为动脉在高压下输送血液。动脉壁含有的强弹性层有助于推动血液通过动脉系统。

脉搏是压力波

动脉脉搏是由心脏泵血活动产生的血液压力波。动脉系统的所有血管均有搏动，但只有接近皮肤的动脉搏动才能被感觉到。你可触到搏动的外周动脉有：颞动脉、颈动脉、肱动脉、桡动脉、尺动脉、股动脉、腘动脉、胫后动脉和足背动脉。搏动点的位置有个体差异。在老年人中，外周动脉搏动可能减弱。

毛细血管、小动脉和小静脉

血液与细胞之间的液体、营养物质和代谢产物的交换发生于毛细血管。因为毛细血管壁薄且具有高通透性，所以能发生交换。无论何时，毛细血管内都含有约 5%的循环血容量。毛细血管分别通过被称为小动脉和小静脉的中介血管连接动脉和静脉。

静脉

静脉运送血液回到心脏。几乎所有的静脉运送乏氧的血液，唯一例外的是肺静脉。肺静脉运送肺氧合的血液进入左心房。静脉可作为循环血液的大储存库。

静脉必须是柔韧可变形的

静脉壁比动脉壁薄和柔软。这种柔韧性使静脉能容纳变化的血容量。静脉在间隔一定距离处有瓣膜以防止血液反流。

评估

评估时所获得的有关心血管状况的基本信息将有助于指导治疗措施和后续护理。然而要注意，如果患者处于心脏危急状况，你将必须重新考虑优先评估的项目。患者的状况和临床条件将决定所采取的措施。

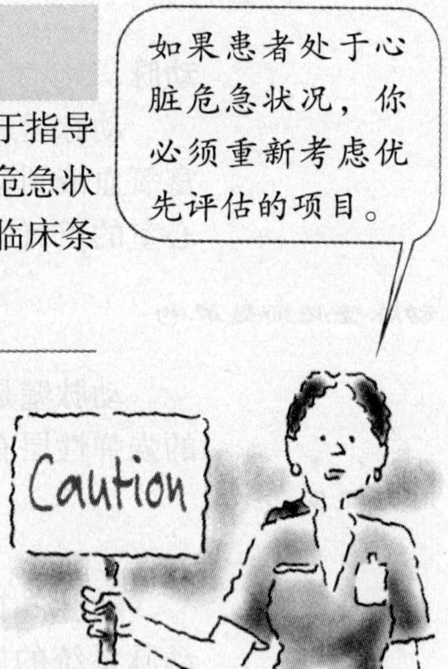

病史

从全面的病史开始评估。你将发现心血管疾病患者有特异性的主诉，包括：

- 胸、颈、臂或颌的不适或疼痛；
- 呼吸困难；
- 心悸；
- 发绀、苍白或皮肤的其他变化（如毛发分布稀疏和皮肤薄且表面发亮）；
- 高血压或低血压、虚弱、疲乏或头晕。

现病史

询问以下问题有助于患者详细叙述现病史：

- 有这种情况多久了？什么时候开始的？
- 疼痛在什么部位？疼痛放射至身体的其他部位吗？按 0～10 级评定疼痛的级别。
- 是否有引起、加重或缓解疼痛的一些因素？

既往史

询问患者所有的既往主要疾病、复发的小疾病、意外事故或外伤、手术和过敏反应。

病史询问

询问任何与心脏病有关的疾病史，如高血压、风湿热、猩红热、糖尿病、高脂血症、先天性心脏病和晕厥。其他需要询问的问题包括：

- 是否曾经有过不是由于过度劳累而引起的严重疲乏感？
- 是否饮酒、吸烟和喝咖啡？量是多少？
- 是否正在服用处方药、非处方药、草药或兴奋剂？

• 对药物、食物或其他物品是否有过敏反应？能描述过敏反应的具体情况吗？

如果患者为女性，还要询问：

• 是否已经绝经？
• 是否服用激素类避孕药或雌激素？
• 怀孕期间是否有过药物问题？是否曾经有过妊娠期高血压？

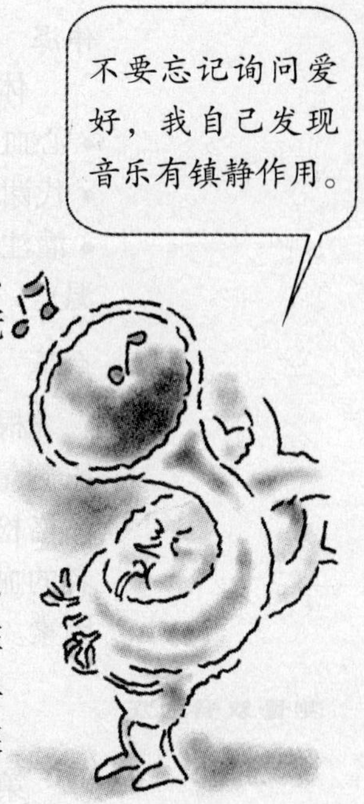

家族史

患者直系亲属的信息可提示特异性的心脏疾病。询问患者家族成员是否有高血压、心肌梗死、心肌病、糖尿病、冠心病（CAD）、血管性疾病、高脂血症或猝死。询问家庭成员的卒龄。

生活方式

当制订护理计划时，经常要考虑患者的文化和社会背景。例如：患者的宗教信仰是什么？主动实施他的信仰吗？还要注意患者的教育水平和职业：是否有稳定或不稳定的职业？是单独生活还是与他人共住？有业余爱好吗？他如何看待自己的疾病？收集到这些信息后，评估患者的自我认知。

体格检查

体格检查的第一步是评估反映心血管功能的因素，包括生命体征和身体外貌。检查这些因素后，应用视诊、触诊、叩诊和听诊的方法来评估患者的心血管系统。

视情况改变检查顺序

必要时应进行综合评估以节省时间以及患者的体力。如果患者的心血管疾病正在发作，可按需要改变评估的顺序。例如，患者主诉胸痛和呼吸困难，要迅速检查生命体征，然后听诊心脏。如果女性患者对暴露胸部感到尴尬，在做每一步之前向患者解释，适当用布覆盖并只暴露检查时的评估区域。

生命体征

评估生命体征包括测量体温、血压、脉率和呼吸频率。

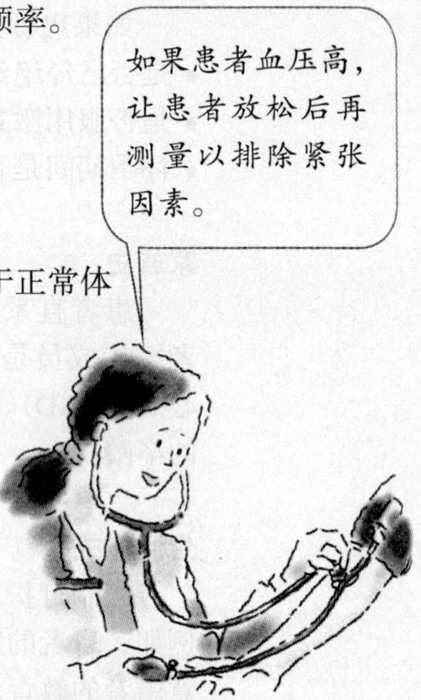

体温

体温变化可由下列原因引起：

- 心血管炎症或感染（高于正常体温）；
- 代谢增加，增加了心脏负荷（高于正常体温）；
- 灌注不足和某些代谢性疾病如甲状腺功能减退（低于正常体温）。

血压

根据美国心脏协会（AHA）规定，连续三次血压测量值高于 140/90mmHg 提示为高血压。然而，体格检查时引发的情绪紧张可使血压升高。如果患者的血压高，让患者放松几分钟后再测以排除紧张因素。

测量双臂血压

第一次评估患者血压时，要测量双臂的血压。两臂间的压力差别≥10mmHg 可提示胸廓出口综合征或动脉闭塞的其他情况。

心率

如果怀疑有心脏病，在心尖部至少听诊心率一分钟，观察任何心律不齐的情况。通常来说，成年人的心率范围是 60～100 次 / 分。除了由胸膜腔内压改变和迷走神经反射引起的呼气时细微的心率减慢外，心律应该规整。注意搏动是否减弱、正常或增强。

呼吸

观察平静呼吸——一种规律的、非用力的和双侧对称的呼吸模式。呼吸急促可提示心输出量降低。呼吸困难，一种可能的心力衰竭征象，在休息时可能不明显。然而，患者说几个词语后就可能停下来呼吸一下。Cheyne-Stokes 呼吸模式可见于严重的心力衰竭，尽管它更经常与昏迷有关。浅呼吸可能伴发有急性心包炎，因为患者试图缓解与深呼吸有关的疼痛。

身体外观

观察患者的身体外观，注意：

- 体重和肌肉情况；
- 皮肤是否饱满、完整及其颜色；
- 精神状况；
- 与年龄相称的外貌；
- 舒适度或焦虑程度。

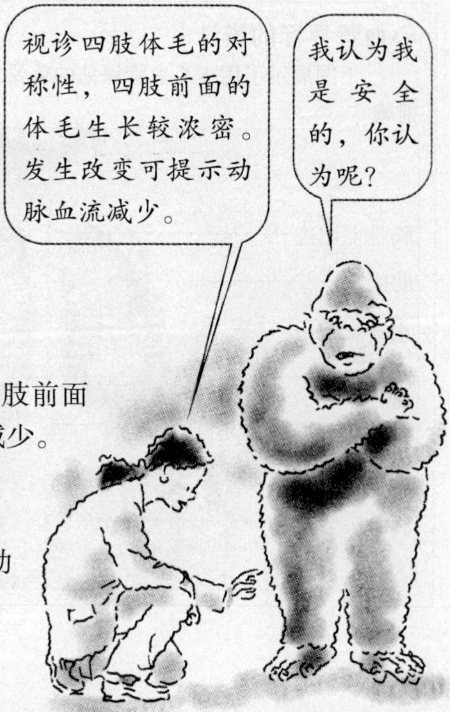

体表附属物

视诊四肢的体毛。体毛应对称分布并在四肢前面较浓密些。否则，可能提示流向四肢的动脉血减少。

注意四肢长度是否与躯干长度成比例。长而细的四肢可提示马方综合征，这是一种引发心血管病变的先天性疾病，如主动脉夹层动脉瘤、主动脉瓣关闭不全和心肌病。

正常指甲

指甲通常表现为无斑点的粉红色。甲床呈蓝色提示外周性发绀。为评估外周血流速度，可通过按压指甲 5 秒后放开，然后观察其恢复颜色的时间来评估指甲或趾甲的毛细血管再充盈能力。在有良好动脉血供的患者中，不到 3 秒即可恢复正常颜色。延迟的毛细血管再充盈提示循环到该部位的血液减少，这是可导致动脉功能不全的低心输出量的一种体征。

视诊

视诊患者的胸部和胸廓（见：心血管界标的辨认）。暴露前胸，观察一般情况。正常情况下，左右径是前后径的两倍。注意所有与正常胸廓形状的差异。

从颈部开始

患者仰卧位时，颈静脉通常凸出；患者站立时，颈静脉通常平坦。检查颈静脉怒张时，让患者取半卧位，头稍转离被检查侧。用切线照明（光线从一侧照射）沿颈部投射出小的阴影，这样能更好地观察搏动情况。如果颈静脉出现怒张，提示有右心房高压和由右心功能不全引起的液体量增多（见：颈静脉怒张）。

心血管界标的辨认

下图展示了用于心血管评估的重要界标的位置。

前胸

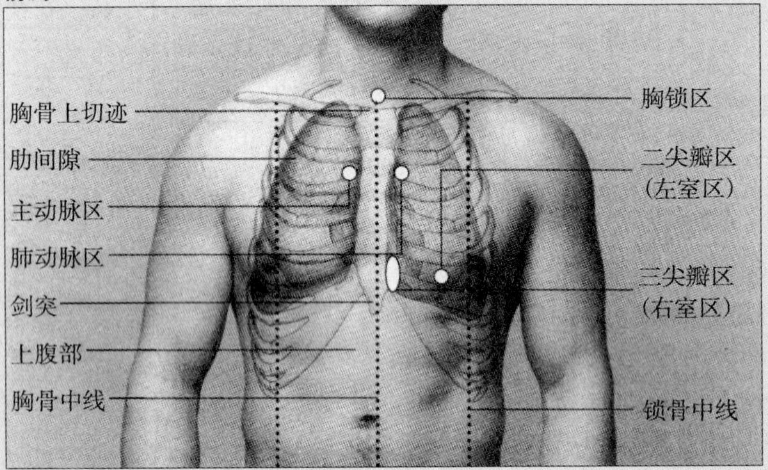

侧胸

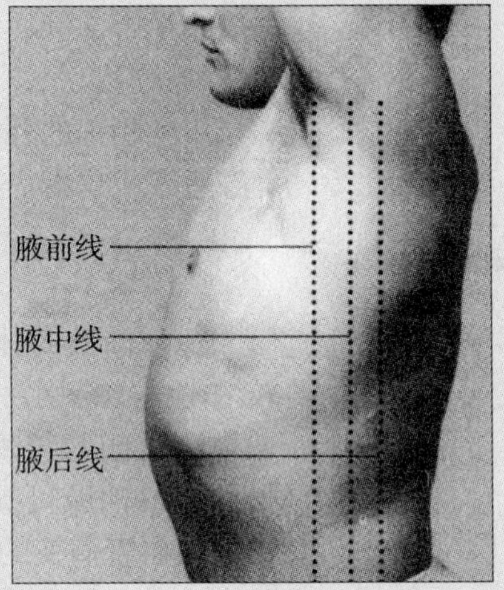

心前区搏动

应用切线照明观察胸壁运动，在心前区的所有区域观察心脏搏动和心前区的明显抬举或隆起（收缩期胸廓向外凸出）。要求肥胖或乳房较大的患者在视诊时取坐位，使心脏更靠近前胸壁，从而使搏动更容易被观察到。

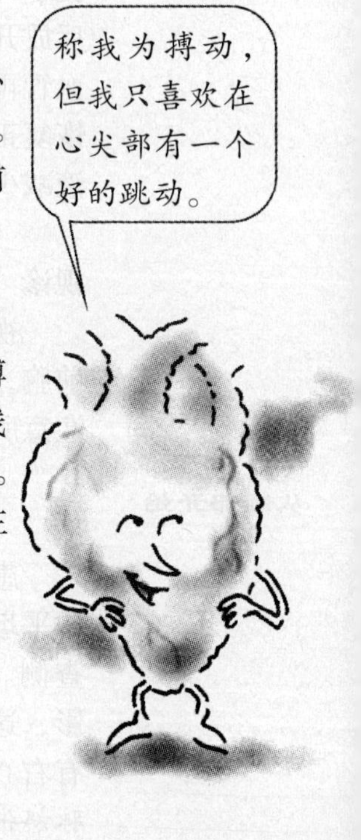

搏动的心脏

正常情况下，在心尖搏动最明显处可观察到搏动。心尖搏动（在心尖处的搏动）通常位于锁骨中线第五肋间或锁骨中线稍内侧。这种搏动反映了心脏的位置和大小，特别是左心室。在消瘦的成年人和儿童中，可见轻微的胸骨运动和肺动脉或主动脉的搏动以及上腹部搏动。

颈静脉怒张

视诊颈静脉有助于收集右心系统血容量和压力方面的信息。正常情况下，胸骨颈静脉切迹之上 4cm 以上无颈静脉搏动。如在此水平以上有颈静脉搏动，提示中心静脉压升高和颈静脉怒张。在记录观察结果时，要注明颈静脉是轻度、中度还是重度扩张。

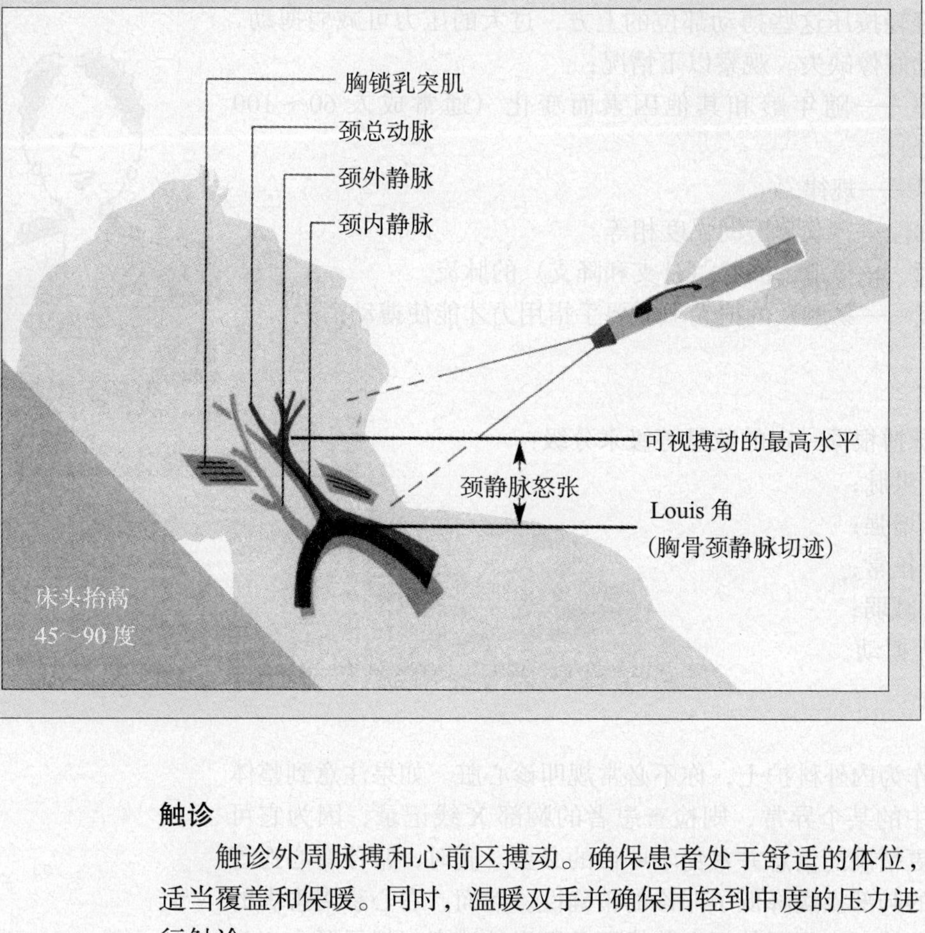

触诊

触诊外周脉搏和心前区搏动。确保患者处于舒适的体位，适当覆盖和保暖。同时，温暖双手并确保用轻到中度的压力进行触诊。

感触血流

在评估生命体征期间，已触诊了桡动脉搏动。为了评估流向组织的血液，其他主要搏动点的触诊是必需的。因为较大的中心动脉（颈动脉）更靠近心脏，压力较外周动脉稍高，所以更易被触及。一次只触诊一侧颈动脉；同时触诊可减慢搏动或降低血压，导致患者昏厥。

触诊颈动脉后，继续触诊肱动脉、桡动脉、股动脉、腘动脉、足背动脉和胫后动脉的搏动（见：动脉搏动的评估）。这些动脉靠近身体表面并位于骨上方，更容易触诊。

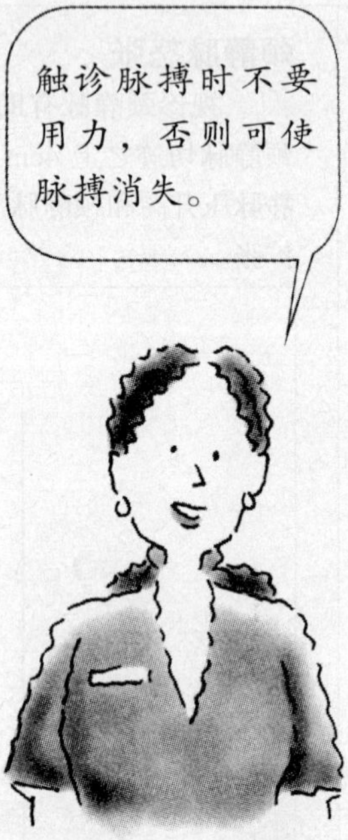

轻轻触诊

轻轻按压这些搏动部位的上方，过大的压力可减弱搏动，使搏动好像缺失。观察以下情况：

- 脉率——随年龄和其他因素而变化（通常成人 60～100 次 / 分）。
- 脉律——规律。
- 对称性——双侧搏动强度相等。
- 轮廓——平滑、波状（升支和降支）的脉流。
- 强度——易触及的搏动（需要手指用力才能使搏动消失）。

分级

脉搏根据一定的数量等级来分级：

- 4＋ 洪脉；
- 3＋ 增强；
- 2＋ 正常；
- 1＋ 减弱；
- 0 无搏动。

叩诊

作为内外科护士，你不必常规叩诊心脏。如果注意到整体评估中的某个异常，则检查患者的胸部 X 线记录，因为它可提供更精确的信息并常免于叩诊的必要。同时，常伴有心血管疾病的肺部疾病降低了叩诊的精确性。然而，右心衰竭患者的腹部叩诊可发现延伸至右肋缘下几厘米的浊音，提示肝大。

听诊

心血管系统需要比身体其他任何系统都要多的听诊。

动脉搏动的评估

为了评估动脉搏动，用中指和示指按压。下图显示触诊不同脉搏时手指的位置。

颈动脉搏动

轻轻将手指放置于下颌角下方的气管中部。永远不要同时触诊双侧颈动脉。

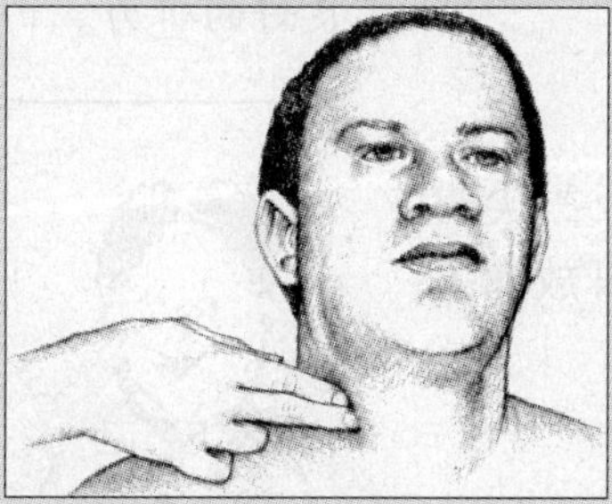

肱动脉搏动

将手指放置于肱二头肌肌腱中间。

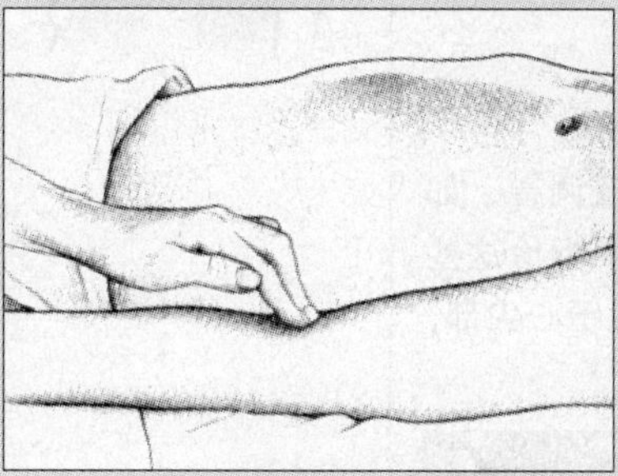

桡动脉搏动

轻轻按压腕中部内侧，拇指根部下方。

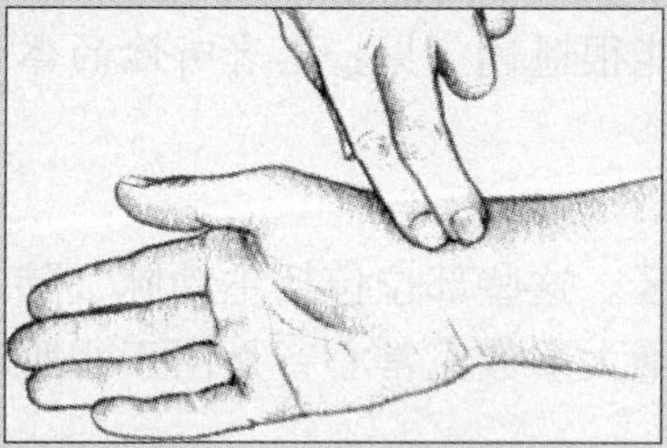

股动脉搏动

相对用力按压腹股沟韧带下方的一点。对于肥胖患者，在耻骨和髋骨连线中点的腹股沟皱褶处触诊。

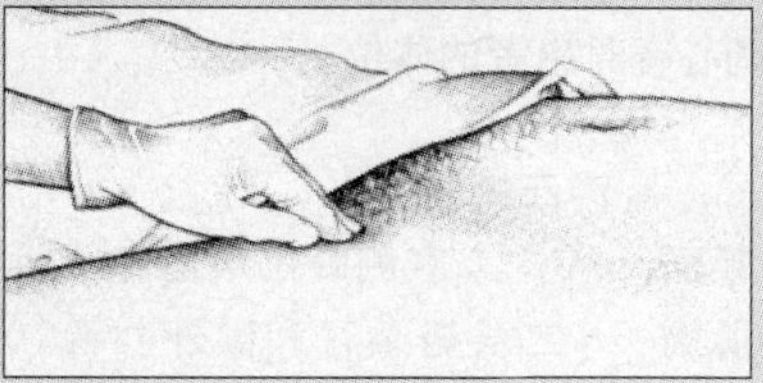

腘动脉搏动

用力按压膝背部的腘窝。

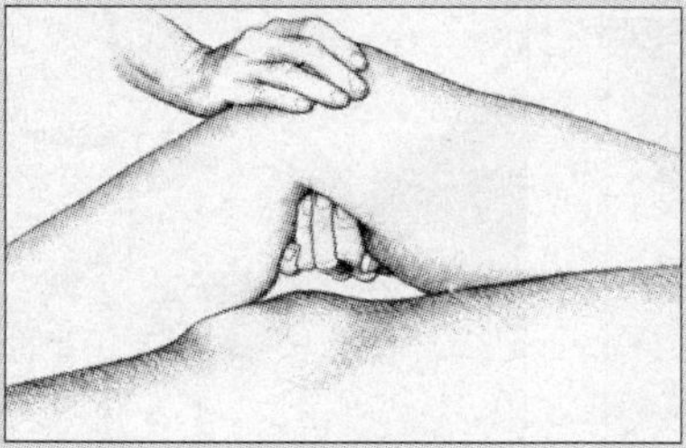

胫后动脉搏动

按压踝关节的踝部稍后下方处。

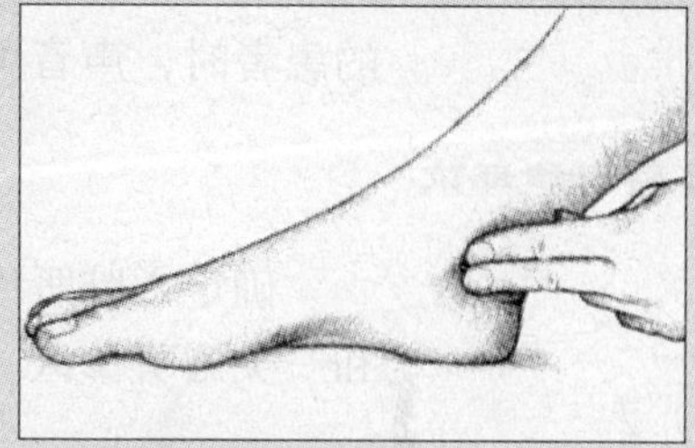

足背动脉搏动

患者的脚趾平放时，将手指放置于足背中间。健康人在这里很难触及搏动，可能是缺失的。

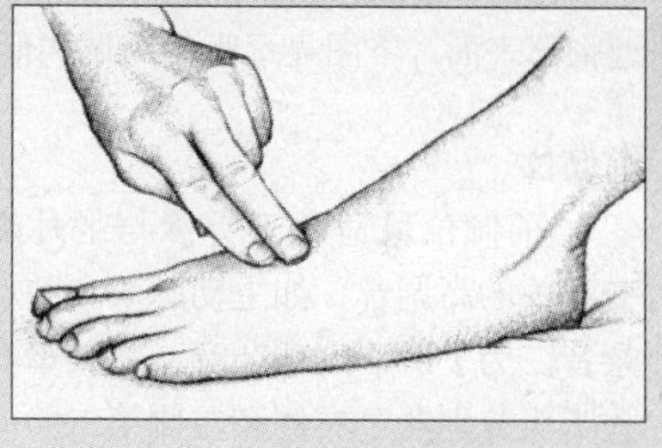

听诊爱好者

在心前区能听诊到心音。辨别正常心音、心率和心律并不是内外科护士的常规操作，但听诊确实是有价值的诊断方法。即便如此，仍然存在某些困难。即使用听诊器，在声源和胸壁外部之间的大量组织仍可干扰听到的声音。脂肪、肌肉和气体可减弱声音的传递。当听诊肥胖或胸壁肌肉发达或肺过度膨胀的患者时，声音可能很遥远（见：患者听诊的体位）。

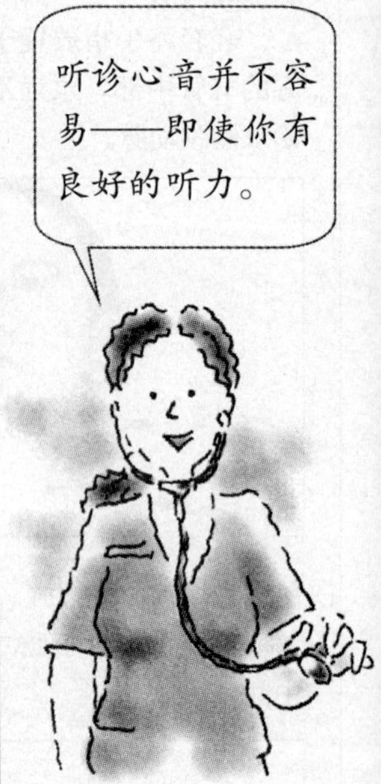

了解听诊部位

确定心脏听诊区。这些部位包括主动脉、肺动脉、二尖瓣和三尖瓣听诊区。绝大多数正常心音是由于心脏瓣膜开放和关

患者听诊的体位

如果心音模糊或听不见，让患者取坐位前倾或左侧卧位听诊，这种体位使心脏更靠近胸部表面。下图显示听诊高调和低调心音时患者的体位。

前倾位

前倾位最适合于听诊与半月瓣膜病变相关的高调音，如主动脉瓣和肺动脉瓣杂音。为了听诊这些杂音，将听诊器的膜式听头分别置于右侧和左侧第二肋间隙的主动脉和肺动脉听诊区，如下图所示。

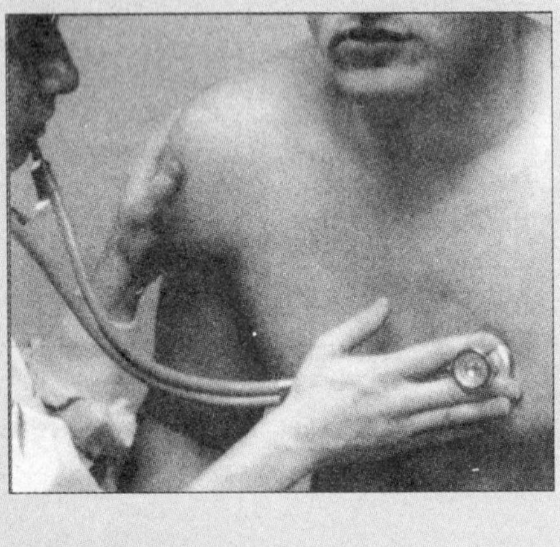

左侧卧位

左侧卧位最适合于听诊低调音，如二尖瓣杂音和额外心音。为了听诊这些杂音，将听诊器的钟式听头置于心尖部，如下图所示。

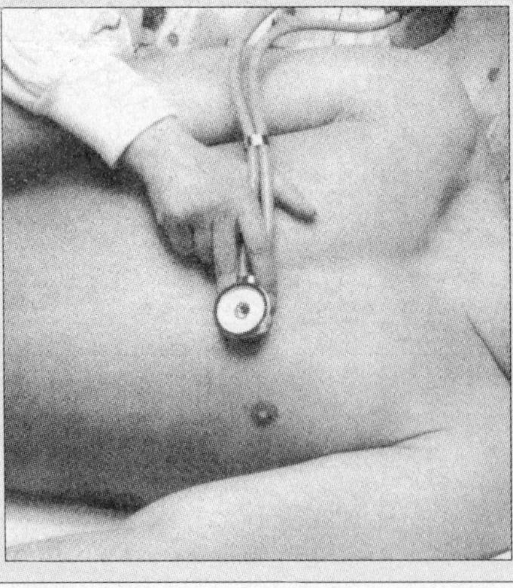

闭引发的振动所产生的。瓣膜关闭时，突然中断血液的流动；瓣膜开放时，加速了血液的流动。这种突然的减速和加速产生了心音。听诊区不是直接位于瓣膜的上方，而是在血液流经腔室和瓣膜的路径上方。

心音

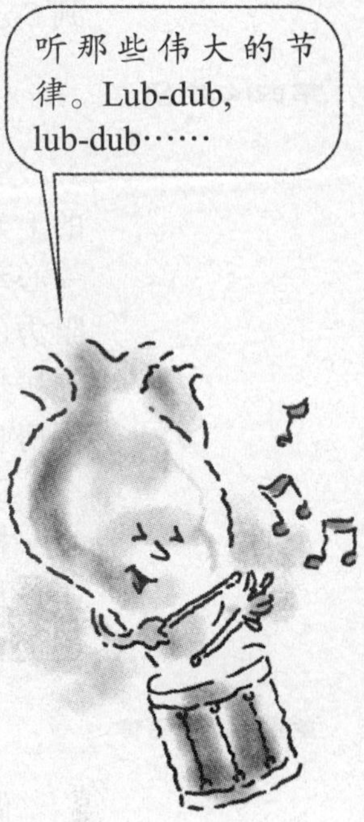

而后，听诊几个周期的心音以熟悉心率和心律。通过音调(频率)、强度（响度)、时程、音质（如音乐性或刺耳的)、位置和辐射部位来辨别心音。与心动周期相关的适时心音尤为重要。正常情况下有两个心音：S_1 和 S_2。S_1 和 S_2 有相对高调的声音且中间有一段无声期。正常心音持续不到一秒钟，随后有稍长时间的无声期。听诊的内容有：

- S_1 ——Lub-dub 的 lub——始于收缩期开始，即二尖瓣和三尖瓣关闭，血液被射入循环时。
- S_2 ——Lub-dub 的 dub——始于舒张期开始，当主动脉瓣和肺动脉瓣关闭时（在主动脉和肺动脉区最响)，与脉搏降支同时发生，随后是一个超过 S_1 和 S_2 间期的无声期。

比较和对照

在每个听诊部位，用听诊器的膜式听头仔细听诊 S_1 和 S_2 并进行比较。然后用听诊器的钟式听头再听一次。如果在舒张期或收缩期听到任何其他声音或 S_1 和 S_2 的任何变化，记录声音的特点。注明听诊的位置和发生在心动周期的哪一期。如果确定正常心音有困难，可将听诊器放在心尖上方，同时触诊颈动脉。在颈动脉搏动时听到的声音为第一心音。

异常发现

听诊也可发现第三和第四心音以及重叠的奔马律、杂音、喀喇音、开瓣音或摩擦音。

第三心音 S_3

第三心音也称 S_3 或室性奔马律，是一低调声音，用钟形听诊器在心尖部听诊最清晰。它的节奏像一匹马在奔跑，可以用“Ken-tuc-ky” (lub-dub-ky)这个词来形容。患者仰卧位或左侧卧位时听诊 S_3。

S_3 通常发生在舒张早期至中期，在两侧心室被动充盈期末。在 S_2 后能立即听到 S_3。S_3 可提示没有外力时心室没有足够的顺应性来接受充盈的血量。右心室顺应性下降时，在三尖瓣听诊区可听到 S_3；如左心室顺应性下降，在二尖瓣区可听到 S_3。当声音出现时，可触及抬举样搏动。

第四心音 S_4

S_4 是发生在舒张晚期的一种异常心音，正好在脉搏搏动的上升支前。恰好发生在下一心动周期之前，紧邻下一心动周期的 S_1，与进入对进一步充盈有阻力的心腔时血流的加速和减速有关，称为房性奔马律或收缩前奔马律。S_4 发生在心房收缩期间。

S_4 有像单词“Ten-nes-see”（lelub-dub）发音一样的节奏，用钟形听诊器在患者仰卧位时听诊最清晰。取决于心室功能不全的情况，在二尖瓣或三尖瓣区可出现 S_4。

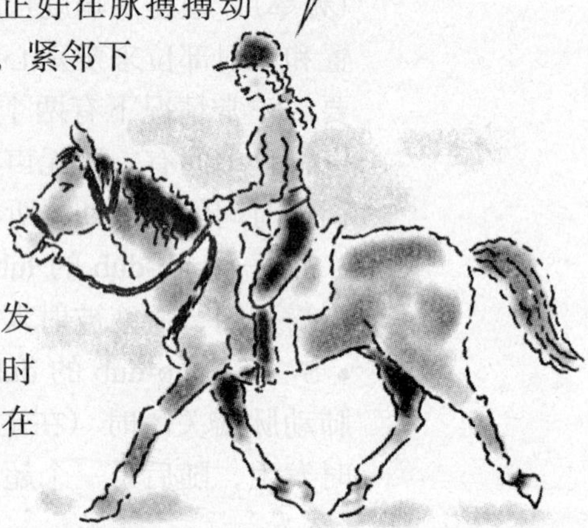

重叠型奔马律

偶尔患者可同时出现第三和第四心音。当这种情况发生时，S_3 和 S_4 非常紧凑，以至于好像是一个心音，叫做重叠型奔马律。听诊可发现两个独立的异常心音和两个正常心音。在这种情况下，患者通常有心动过速和舒张期缩短。

杂音

杂音比心音时程长，出现的杂音如震颤样、吹风样或隆隆样。就像小河中的水流过狭窄处产生潺潺音一样，湍流的血液产生杂音。如果发现有杂音，要确定最响的部位、杂音发生在心动周期的时相，并描述杂音的音调、模式、性质和强度（见：杂音分级）。

喀喇音

喀喇音是高调的异常心音，是由于腱索和二尖瓣瓣叶的绷紧所引起的。开始时，二尖瓣关闭牢固，但是随后一个大的瓣叶脱垂进入左心房引起声音。喀喇音通常位于收缩晚期的杂音之前，由左心室少量血液反流进入左心房所引起。喀喇音发生在5%～10%的年轻人群中，女性多于男性。

为了听诊二尖瓣脱垂的高调喀喇音，将听诊器的膜或听头置于心尖区并在收缩中晚期听诊。改变患者的体位为坐位或站立位，并在胸骨左缘下端听诊，可使喀喇音增强。

S_2开瓣音

将听诊器的膜或听头置于沿胸骨左缘下端的心尖部听诊来发现可能紧邻S_2后的开瓣音。这种声音是由狭窄的瓣膜（变窄或狭窄的瓣膜）试图开放时引起的。开瓣音在性质上与正常的S_1和S_2相似，并且它的高调有助于与S_3鉴别开来。因为开瓣音可伴有二尖瓣或三尖瓣的狭窄，它通常出现在舒张中晚期之前（典型的狭窄指征）。

摩擦音

为了听诊心包摩擦音，将听诊器的膜或听头置于胸骨左缘第三肋间来听诊。在整个收缩期、舒张期或两期能听到刺耳的、搔抓样、刮擦样或短促尖刺的声音。让患者直立坐位并前倾或呼气可使摩擦音增强。摩擦音通常提示心包炎。

听不见的动脉

听诊颈动脉、股动脉、腘动脉以及腹主动脉。在颈动脉、股动脉和腘动脉上方，听诊不应发现杂音；在腹主动脉上方可闻及肠鸣音，但无血管杂音。

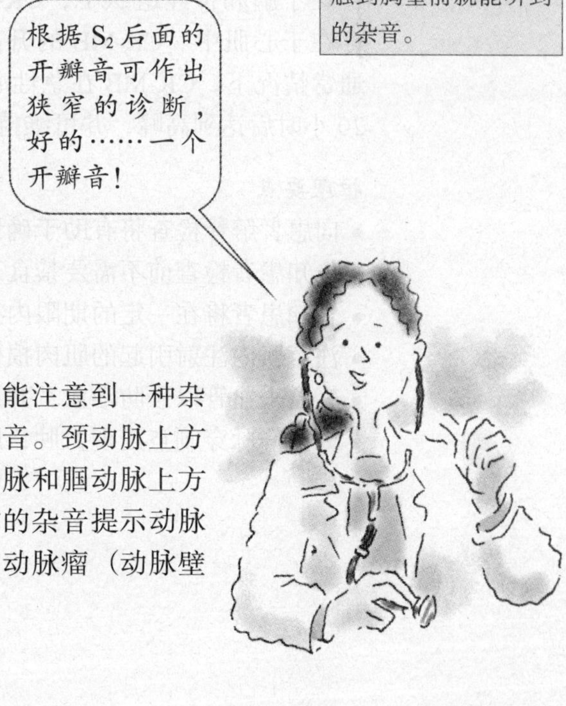

杂音不是没有规律的

在听诊中央和外周动脉期间，可能注意到一种杂音——由湍急的血流引起的连续性声音。颈动脉上方的杂音通常提示动脉粥样硬化，股动脉和腘动脉上方的杂音提示血管狭窄，腹主动脉上方的杂音提示动脉瘤（动脉壁的薄弱点形成囊）或夹层动脉瘤（动脉壁层间破裂）。

杂音分级

应用下面列出的分级系统描述杂音的强度。当记录检查结果时，用罗马数字的分数形式，总以VI作为分母。例如，三级杂音可记录为“III/VI级”。

- I级，很难听到的杂音。
- II级，可听见但轻柔的杂音。
- III级，中度响亮，无搏动和震颤。
- IV级，响亮并伴有震颤。
- V级，非常响亮并伴有搏动和震颤。
- VI级，在听诊器接触到胸壁前就能听到的杂音。

诊断性检查

技术的进步提高了诊断性检查的精确性。尽管心脏标志物和心电图有很大的价值，但影像学检查能对几小时内的急性心肌梗死的心脏损伤进行精确定位并确定损伤的程度，使治疗更为有效。

心脏标志物的检查

心脏标志物（酶和蛋白质）的分析有助于急性心肌梗死的诊断。心肌梗死后，受损的心肌组织释放大量的酶进入血液。一系列酶的检测可提示损伤的程度并有助于监测痊愈过程（见：心肌酶和蛋白质的释放）。这些心肌酶包括肌酸激酶（CK）、缺血相关蛋白（IMA）、肌红蛋白以及肌钙蛋白 I 和 T。可单独或联合使用这些检测。其他有助于评估患者急性心肌梗死危险的检测指标有糖化血红蛋白（HbA_{1C}）和 C 反应蛋白。

CK

CK 存在于心肌、骨骼肌和脑组织中。它的同工酶是 M 亚单位（肌肉）和 B 亚单位（脑）的不同结合体。CK-BB 主要存在于脑和神经组织中，CK-MM 存在于骨骼肌中，CK-MB 存在于心肌中。CK-MB 的升高较可靠地提示急性心肌梗死。通常情况下，CK-MB 在急性心肌梗死发生后 4～8 小时升高，20 小时后达到高峰，并可维持高水平至 72 小时。

护理要点

- 向患者解释检查将有助于确诊或排除心肌梗死。
- 告知患者检查前不需要禁食、禁水。
- 告知患者将在一定的期限内抽取血液标本。
- 注意肌内注射引起的肌肉损伤也可使 CK 升高。
- 轻拿采血管以预防溶血，并及时将标本送往化验室。
- 如果静脉穿刺点出现血肿，应用热敷。

心肌酶和蛋白质的释放

因为心肌酶和蛋白质由受损组织释放，所以蛋白质和同工酶（在各器官中浓度变化很大的催化性蛋白）有助于明确受损器官并评估受损范围。急性心肌梗死后，心肌酶和蛋白质的升高和降低都有特征性的模式，如下图所示。

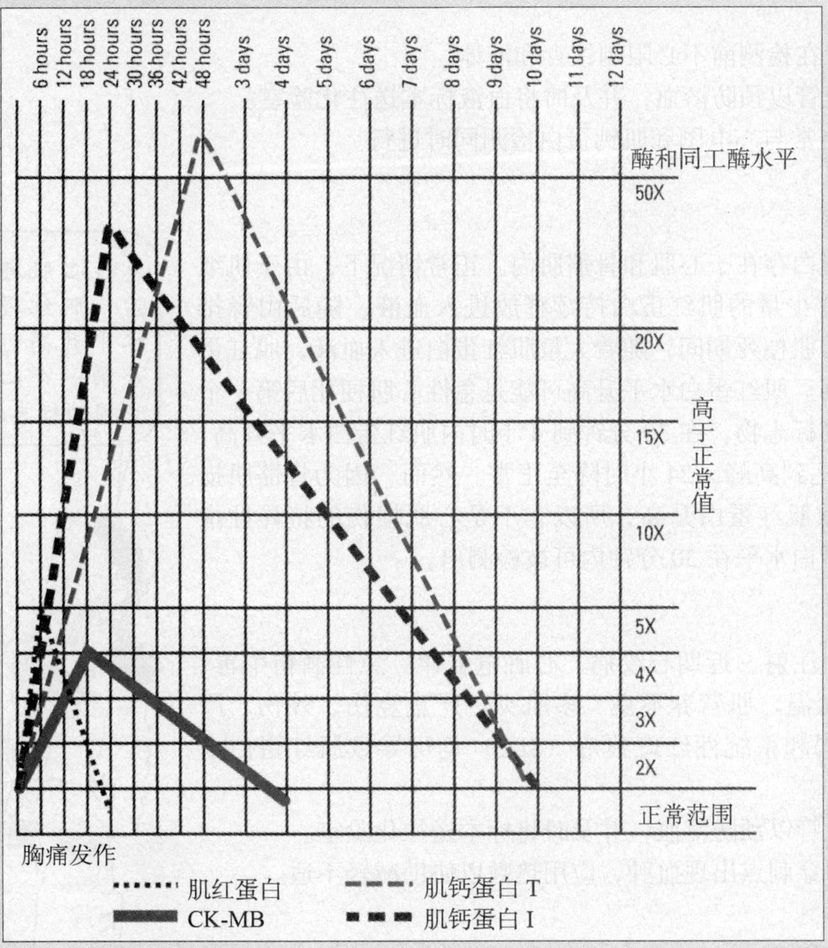

IMA

IMA 检测与缺血组织有关的血清蛋白变化。在缺血发生数分钟内，血液中的 IMA 达到可测量的水平，因为心脏得不到足够的氧气时IMA迅速升高。IMA有意义的升高较肌钙蛋白或CK升高更早，但组织形成瘢痕后IMA水平不升高。这种快速升高意味着IMA水平可较其他检测更早地诊断急性心肌梗死。缺血恢复6小时内IMA降至正常。

护理事项

- 告知患者在检测前不必限制饮食和液体。
- 轻拿采血管以预防溶血，并及时将血液标本送往化验室。
- IMA监测常与心电图和肌钙蛋白检测同时进行。

肌红蛋白

肌红蛋白存在于心肌和骨骼肌内。正常情况下，由于肌细胞更新而有少量的肌红蛋白持续释放进入血液，随后由肾排泄。急性心肌梗死期间，随着大量肌红蛋白进入血液，肌红蛋白水平升高。肌红蛋白水平升高可能是急性心肌梗死后第一个心脏受损的标志物。在30分钟到4小时内肌红蛋白水平升高，6～7小时达到高峰，24小时降至正常。然而，因为骨骼肌损害也能导致肌红蛋白升高，所以它不是心肌损伤的特异性指标。肌红蛋白水平在30分钟内可被检测出。

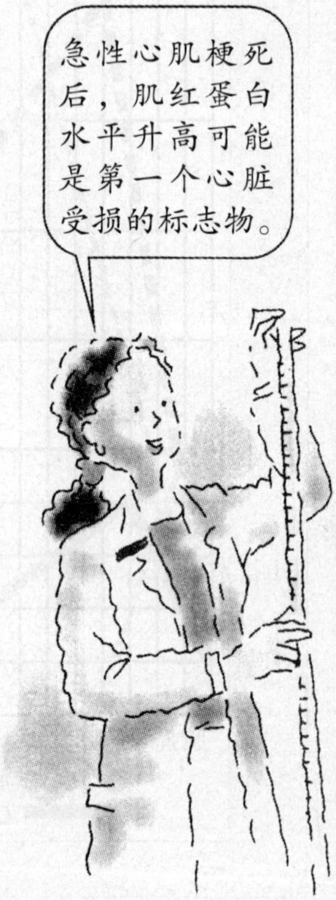

护理要点

- 切记肌内注射、近期心绞痛、心脏电复律、急性酒精中毒、皮肌炎、低温、肌营养不良、多肌炎、严重烧伤、外伤、严重的肾衰竭和系统性红斑狼疮（SLE）均可导致肌红蛋白水平升高。
- 轻拿采血管以预防溶血，并及时将标本送往化验室。
- 如果静脉穿刺点出现血肿，应用热敷以协助减轻不适。

肌钙蛋白I和T

肌钙蛋白是在骨骼肌和心肌中发现的一种蛋白质。肌钙蛋白的两个同型蛋白I和T是在心肌中被发现的。肌钙蛋白T也出现在骨骼肌中。然而，肌钙蛋白I只在心肌中被发现——实际上，它在心肌损伤中比CK、CK-MB和肌红蛋白更具有特异性。因为肌钙蛋白T也会出现在某些肌肉性疾病或肾衰竭中，所以对于心肌损伤来说，肌钙蛋白T比I特异性差。

升高的时间

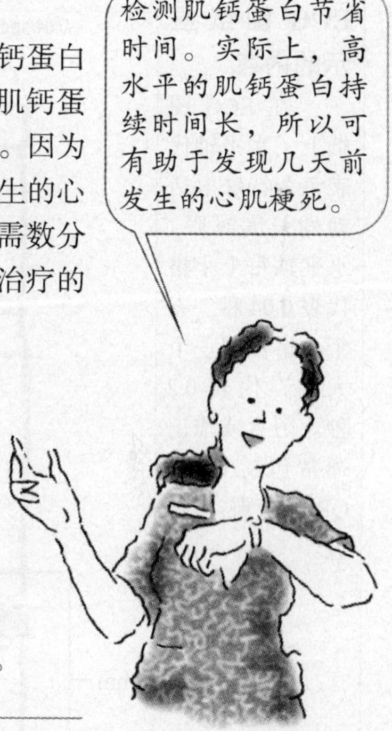

肌钙蛋白水平在心肌损伤后 3～6 小时内升高。肌钙蛋白 I 在 14～20 小时达到高峰，5～7 天降至基线水平；而肌钙蛋白 T 在 12～24 小时达到高峰，10～15 天降至基线水平。因为肌钙蛋白水平持续升高一段时间，所以能发现几天前发生的心肌梗死。快速肌钙蛋白 T 水平测定可在床旁完成，仅需数分钟时间，这使肌钙蛋白 T 水平成为决定急性心肌梗死治疗的有用工具。

护理要点

- 告知患者在检测前无须限制饮食和液体。
- 告知患者可能需要抽取多个血样。
- 切记持续的大运动量锻炼、心脏毒性药物如多柔比星、肾病和某些手术操作可导致肌钙蛋白 T 升高。
- 轻拿采血管以预防溶血，并及时将标本送达化验室。
- 如果静脉穿刺点出现血肿，应用热敷以协助减轻不适。

心电图检查

用于诊断心脏疾病的心电图检查包括心电图(ECG)、运动心电图和 Holter 监测。

ECG

ECG 作为一项有价值的诊断性检查，现已成为心血管评估的常规检查项目，是用图记录心脏电活动（见：ECG 图纸显示的内容）。ECG 检查有助于明确原发性传导异常、心律失常、心脏肥大、心包炎、电解质失衡和心肌梗死（部位和程度）。

护理要点

- 告知患者 ECG 检查仅用 10 分钟左右，且不会引起不适。
- 告知患者必须静卧、放松、平静呼吸并保持安静。
- 切记记录的评估结果将指导进一步的治疗。

ECG 图纸显示的内容

在 ECG 图纸上，水平轴代表每个特殊电活动的长度时限。水平轴每个小格代表 0.04 秒。五个小格构成一个大格，代表 0.2 秒。图示或描记通常包括 P 波、QRS 波群和 T 波。

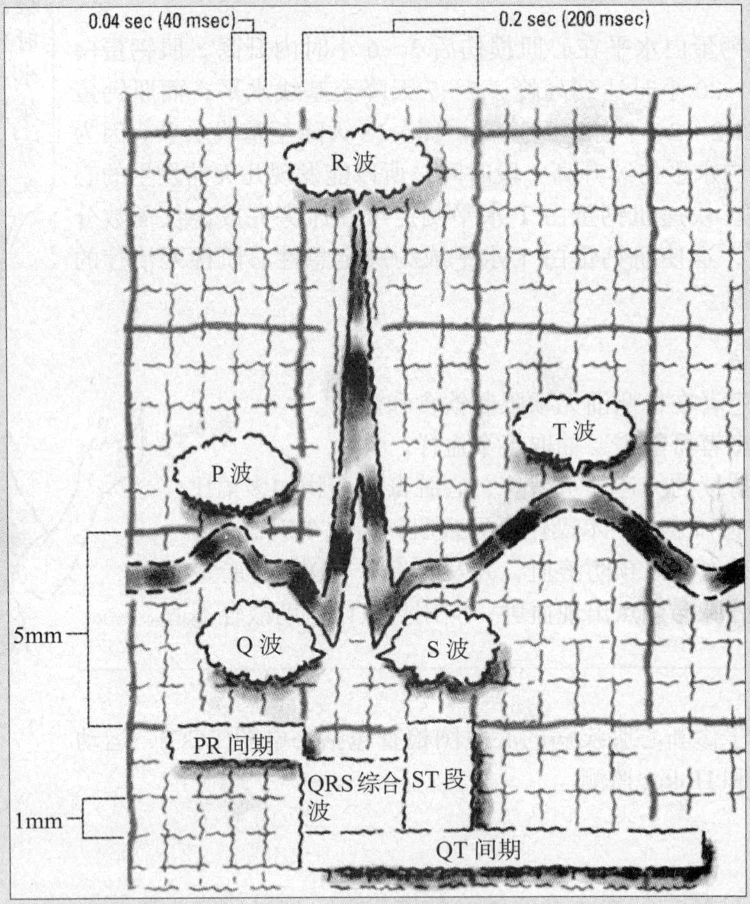

- 如果有胸痛，应给予治疗（遵医嘱）。

运动心电图

运动心电图是一种帮助医师评估心血管对增加负荷后作出反应的非侵入性检查方法，一般称为应激试验。它提供不能从静息心电图上获得的诊断信息。这一检查也可用于评估对治疗的反应。

如果患者出现胸痛、疲乏或其他反映不能耐受运动的症状与体征，应停止此项检查。这些症状和体征包括严重呼吸困难、间歇性跛行、虚弱无力或眩晕、低血压、面色苍白或血管收缩、定向障碍、运动失调、缺血性心电图改变（伴或不伴疼痛）、心律失常或心脏传导阻滞以及心室传导异常。

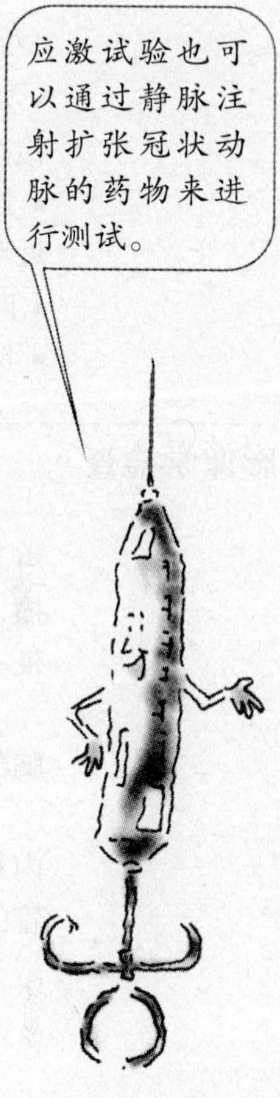

也能用药物进行心脏的应激试验

如果患者不能运动，可通过静脉注射冠状血管扩张剂如双嘧达莫或腺苷来进行应激试验的测试。其他刺激心脏的方法包括应用多巴酚丁胺以及起搏器起搏（携带起搏器的患者）。在应激试验期间，也可进行核素扫描或超声心动检查。

护理要点

- 告知患者在测试前 4 小时禁食、禁止饮用含咖啡因的饮料或吸烟。
- 告知患者应穿宽松轻便的服装和温暖舒适的鞋子，并强调患者应当立即报告测试期间出现的胸痛、腿部不适、呼吸困难或疲劳。
- 核对医师的医嘱以确定测试前心脏药物哪些应该应用、哪些应该停用。例如 β-受体阻滞剂可抑制患者增加心率的能力。
- 告知患者在测试期间可能接受铊剂注射以便医师能评估其冠脉血流情况。使患者确信注射微量的铊时放射性暴露是安全的。
- 告知患者测试后，血压及 ECG 将被监测 10～15 分钟。
- 告知患者至少 2 小时后方可淋浴，而且应使用温水。

Holter 监测

也称为动态心电图。Holter 监测可以记录患者在日常情况下的心脏活动。像运动心电图那样，它能够提供比标准静息心电图更多的诊断信息。此外，Holter 监测可记录间歇性心律失常。

这种测试通常持续 24 小时（大约 100 000 个心动周期）。患者携带一个与胸前两个电极相连的小记录器，并记录下日常活动以及相关症状。

护理要点

- 要求患者不要乱动监测仪，不要断开导线或电极。演示如何检查记录器的功能。
- 告知患者不能携带监测仪盆浴或淋浴。患者也应尽量避免接近对监测仪记录有干扰的电器。
- 向患者强调不管有无症状均应保持日常活动的重要性。
- 切记对记录的评估将指导进一步的治疗。

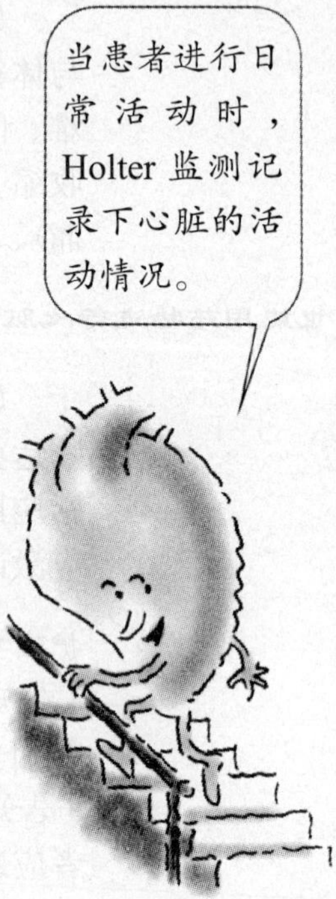

影像学检查

影像学检查常用于诊断心血管疾病，包括胸部 X 线、超声心动图、核磁、经食管心脏超声以及超高速计算机断层扫描，而且还有新的检查方法陆续出现（见：诊断 CAD：避免侵入）。

胸部 X 线

胸部 X 线可以发现心脏扩大、肺淤血、胸腔积液、心脏内外的钙化灶、起搏器的位置、血流动力学检测线路和气管插管的位置。

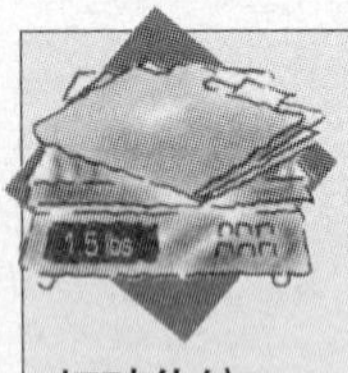

权衡证据

诊断 CAD：避免侵入

打破传统?

目前诊断冠状动脉疾病（CAD）的金标准是侵入性冠状动脉造影，按其字义它是侵入性的。然而正在研究的一些方法可提供更好的、无创的检查来诊断 CAD。

制订新的标准

血管内超声可发现早期的动脉粥样硬化，也可测量斑块体积微小的变化。多层螺旋 CT 扫描可使医师在急诊室确定或除外明显的冠状动脉疾病。这一方法也可有效评估应激试验假阳性患者的胸痛。心血管核磁共振成像可显示狭窄、壁增厚，甚至可揭示动脉斑块的成分。

摘自:Escolar,E.,et al."New lmaging Techniques for Diagnosing Coronary Artery Disease"Canadian Medical Association Journal 174(4):287-95,February 2006.

切记单靠胸片并不能排除心脏疾患。同时，在胸部 X 线光片出现异常前的 24～48 小时，临床征象就可能反映出患者的情况。

护理要点

• 告知患者虽然这一检查只需几分钟，但医师需要额外的时间来评估所拍片子的质量。
• 告知患者穿没有纽扣的上衣，但是可以穿裤子、袜子和鞋子。告知患者摘掉颈部及胸前的饰物。
• 告知患者当技师摄片时需要深吸一口气并屏气。
• 允许患者按医嘱恢复活动。

超声心动图

超声心动图是一种非侵入性影像技术，它记录射向患者心脏的高频超声波的回波。

一种声波影像

它使医师可以看见心脏的大小和形状、心肌壁的厚度及其运动、心瓣膜的结构及功能。它同样也有助于医师评估左心室功能并发现一些心肌梗死的并发症。另外，可评估人工瓣膜的功能、二尖瓣脱垂、二尖瓣或三尖瓣或肺动脉瓣的功能不全、心脏压塞、心包疾病、心脏肿瘤、瓣下狭窄、室壁瘤、心肌病和先天性异常。

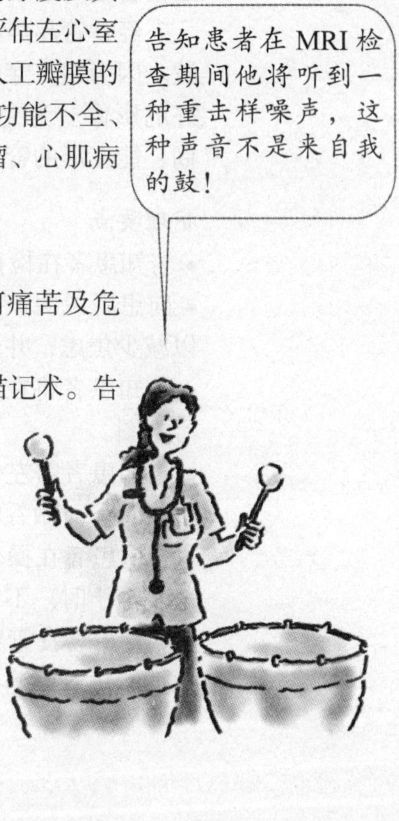

护理要点

• 让患者放心，这 15～30 分钟的检查不会带来任何痛苦及危险。
• 告知患者可以同时做其他检查，如心电图、心音描记术。告知患者将被放置两个记录仪，一个在背部，一个在左侧。
• 告知患者在检查时必须保持静坐位，因为运动可能影响检查结果。
• 允许患者遵医嘱恢复活动。

MRI

即核磁共振。MRI 可产生高分辨率的、断层的、三维立体的身体结构影像。它利用了身体某些部位的原子核按磁场方向排列并在射频传输后重新排列的原理。MRI 扫描仪接收在“旋进”的过程中原子核重排时发出的信号，然后将其转变成身体结构的详细图像。该图像能显示不受肺和骨干扰的组织特性。

MRI 可以清楚地呈现瓣叶及结构、心包病变及进程、心室肥厚、心脏肿瘤、梗死组织、解剖学畸形和结构残缺。适用范围包括监测缺血性心脏病的发展及其治疗效果。

护理要点

- 告知患者检查期间必须静卧。
- 告诫患者将会听到一种重击样噪声。
- 检查前让患者移去所有首饰、手表、钱包及其他金属物体。体内带有外科金属夹、头皮血管针、起搏器、黄金填充物、人工心脏瓣膜或其他金属物体的患者均不能行 MRI 检查。
- 允许患者遵医嘱恢复行动。

经食管超声心动图

经食管超声心动图即通过食管或胃直接向心脏发射高频声波。因为超声穿透的组织少，这项检查能提供比超声心动图更好的影像。为完成这项检查，要将一个顶端带有换能器的柔韧、能变形的管道插入食管或胃内。

护理要点

- 告知患者在检查前 4～6 小时必须禁食。
- 向患者说明该检查仅需 15 分钟左右。静脉注射短效镇静剂以减少焦虑，并于咽部喷洒麻醉剂以防止呕吐。
- 告知患者将在其胸前安放心电图电极并且持续监测心电图。
- 告知患者需左侧卧位，并在已经润滑的导管前端进入食管时做吞咽动作。
- 告诫患者在操作后直到咽反射恢复前（一般 2 个小时）不能进食或饮水。
- 观察患者食管穿孔的症状和体征，如胃肠道出血和主诉疼痛。

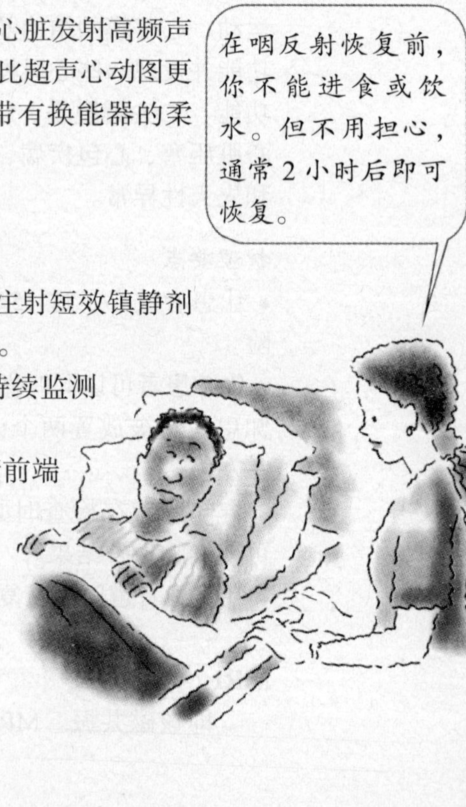

超高速计算机断层扫描

超高速计算机断层扫描，也被称为电子束计算机断层扫描，应用扫描仪快速采集图像，最终形成高质量影像。这种非侵入性检查可以发现冠状动脉微小的钙化，因而有助于发现未出现症状的早期CAD、筛查有症状的高危CAD人群并用于评估胸痛。这一检查也可用于诊断肺栓塞、主动脉夹层动脉瘤或主动脉瘤、先天性心脏病、心包疾病以及大血管（供应器官的主要血管）疾病。

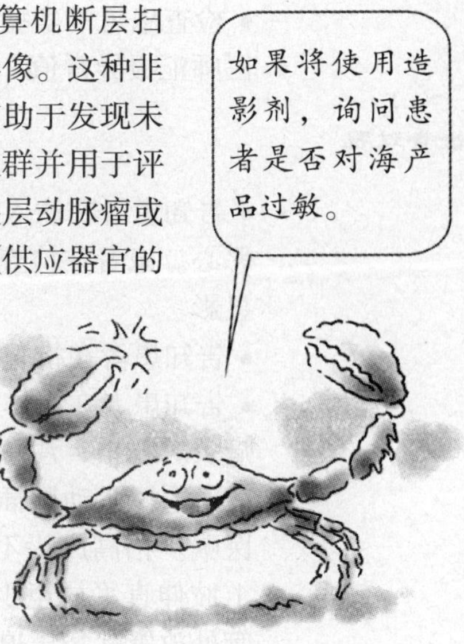

护理要点

- 向患者解释在采集图像的过程中将要静卧。
- 如果在检查中将使用造影剂，询问患者是否对造影剂或海产品过敏。
- 如果应用了造影剂，鼓励患者检查后尽量多饮水，以促进造影剂排泄。检查后监测患者血尿素氮（BUN）和肌酐水平。

成像检查

成像检查用于诊断心血管疾病，包括心导管插入术和冠状动脉（简称冠脉）造影术、冠脉血管流量和灌注评估、数字减影血管造影术、多门电路影像探测（MUGA）、放射性 ^{99m}Tc 显像及铊显像。

心导管插入术及冠脉造影术

心导管插入术及冠脉造影术是两种常见的侵入性检查，是将导管从动脉（左心导管插入术）或静脉（右心导管插入术）导入心脏以明确冠脉病变大小和范围、评估心室功能并测量心脏压力和氧饱和度。

护理要点

- 确保患者理解为什么要准备行心导管检查。
- 在停用任何药物前核对医嘱。向患者解释在检查前6～8小时禁食、禁水。
- 向患者解释在检查前或检查中可能会给予静脉注射或口服镇静剂，并在插管的部位应用局部麻醉剂。

• 询问患者是否对造影剂或海产品过敏，记录任何过敏情况并向医师汇报。

• 检查患者的实验室检查结果，特别是 BUN 和肌酐水平，向医师汇报异常值。

检查过程

• 告知患者在注入显影剂后不久可能会感到轻微头痛、发热或恶心。患者在检查中也可能注射硝酸甘油来扩张冠脉以有助于显影。

• 告知患者在检查中必须遵医嘱咳嗽或深呼吸。

• 告知患者在操作完成后必须仰卧数小时。告知患者如果有胸痛及时汇报，注意穿刺部位是否湿、热。

• 当选择股动脉插管时，告知患者保持腿伸直位 12 小时或遵医嘱。抬高床头不超过 30 度。当选择肱动脉时，告知患者将上肢伸直平放至少 24 小时或遵医嘱。腿部或上肢制动，在插管处放置沙袋压迫或遵医嘱。

• 记住可用多种方法来封堵动脉穿刺点，包括可吸收的胶原蛋白栓和放置在皮下穿刺部位的缝合装置以便于在皮下缝合伤口。

• 心导管检查结束后 1 小时内，每 15 分钟监测一次患者的生命体征，并定期检查绷带出血的征象。

生命体征检查

• 观察患者皮肤的颜色、温度、穿刺点远端的脉搏。无搏动或搏动减弱可提示有血栓或其他需要立即处理的问题。告知医师患者外周搏动的任何改变。

• 如果患者生命体征改变或出现胸痛（可能是提示心律失常、心绞痛或心肌梗死），通知医师。

• 在第一个小时后，第二小时每 30 分钟评估患者一次。然后每小时评估一次，持续 4 小时，以后每 4 小时评估一次。

• 监测尿量，特别是肾功能受损的患者。

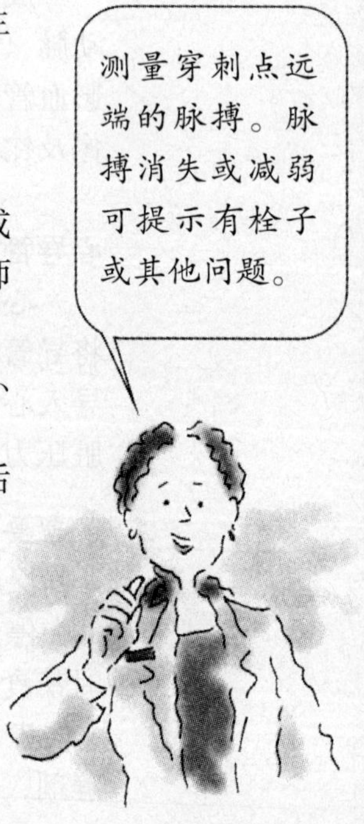

冠脉血管流量及灌注评价

冠脉血流量及灌注评价用来评估流经冠状动脉的血流量、研究心肌解剖和灌注并确定冠脉受损的程度。

对比造影

通过动脉将对比造影剂注入冠状动脉，随后进入心肌组织。然后电脑屏幕显示多彩的图像，不同的颜色代表随后的心动周期中的血流。完整的图像，被称为对比造影显像图，显示造影剂需要多长时间才能到达心肌组织。

护理要点

如同护理接受心导管检查的患者一样来护理行冠脉血流及灌注评估检查的患者。

DSA

DSA 是将动脉造影和计算机处理相结合而产生高清晰度心脏血管构造图像的检查项目。这些图像被转换成代表由白到黑不同色彩密度的数字信号，这些图像再经过剪影过程消除干扰和多余的结构，如骨和软组织。DSA 有助于评估冠脉血流及心肌灌注情况、左心室功能及室壁运动。它也可使医师观察到颈动脉和外周血管。

高质量，低危险

可在门诊检查的 DSA 能提供清晰的血管结构图像。因为造影剂注入静脉，DSA 消除了由动脉穿刺引起的相关风险。因为稀释，低浓度造影剂不会影响心脏和肾的功能。因此，该项检查对于有心力衰竭、糖尿病和肾功能受损的患者是比较安全的。

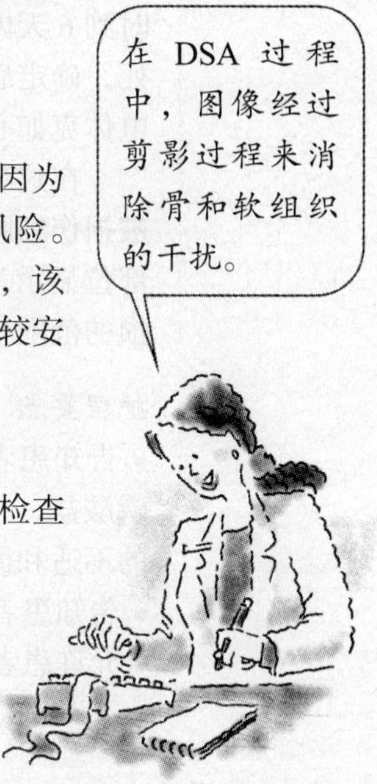

护理要点

如同护理接受心导管检查的患者一样护理接受 DSA 检查的患者。

MUGA 扫描

MUGA 扫描是一种心脏血池成像检查，用于评估局部和整体的心室功能。在 MUGA 扫描时，每一个心动周期照相机记录 14～64 幅影像，由此而产生一系列影像。这些影像可以像电影胶片一样被用来评估心室壁的局部运动，并确定射血分数和其他心脏功能指标。

不同的 MUGA

有多种 MUGA 扫描方法。在应激 MUGA 检查中，在休息和运动后进行同样的检查以发现射血分数和心输出量的变化。在硝酸甘油 MUGA 检查中，闪烁照相机记录舌下含化硝酸甘油后心动周期的各点图像，以评估药物对心室功能的影响。

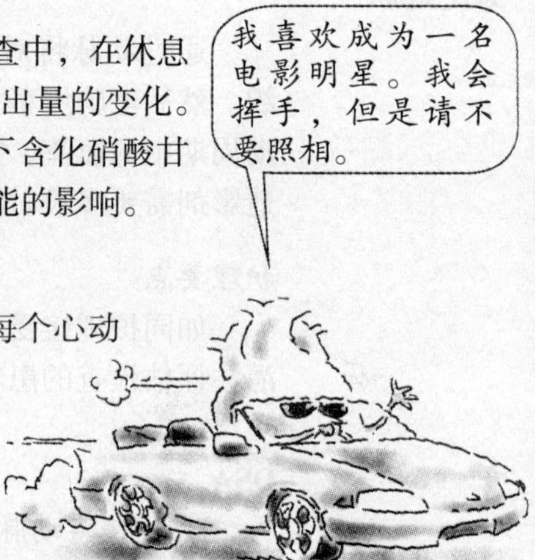

护理要点

- 切记需要用心电图来指示计算机和摄像机采集每个心动周期的图片。
- 要知道如果心电图确认有心律失常干扰，这项检查必须延后进行。

^{99m}Tc 焦磷酸盐扫描

^{99m}Tc 焦磷酸盐扫描，也称作热点成像或 PYP 扫描，通过显示新近损伤的心肌组织的位置和大小，有助于诊断急性心肌损伤，特别是用于诊断透壁性心肌梗死。在症状出现后 12 小时到 6 天内进行该项检查效果最好。它也有助于诊断右心室梗死，确定后壁梗死，评价创伤、室壁瘤和心脏肿瘤，发现最近电休克如心脏除颤引起的心肌损伤。

在这项检查中，患者需注射 ^{99m}Tc 焦磷酸盐，它是一种可被损伤细胞吸收的放射性物质。闪烁照相机扫描心脏并把损伤部位显示为“热点”或“亮区”。该“热点”的大小通常与受损的范围相对应。

护理要点

- 告知患者医师将在检查前 3 小时从其手臂静脉注射 ^{99m}Tc 焦磷酸盐，检查时间约 45 分钟。让患者放心，该注射仅有短暂的不适和微量的放射性物质释放。
- 告知患者在检查期间保持静止。
- 允许患者遵医嘱恢复活动。

铊扫描

铊扫描也称为冷点成像，可用于评估心肌血流和心肌细胞状况。该检查有助于确定心肌缺血和梗死组织的面积，也可有助于评估冠状动脉、心室功能以及心包积液（见：铊扫描详解）。铊成像也能发现数小时内发生的心肌梗死。

这项检查使用铊-201，是一种能释放γ射线和与钾极为类似的放射性同位素。静脉注射后，同位素迅速进入正常心肌组织，而进入缺血和损伤细胞相对缓慢。

铊扫描详解

在铊扫描时，血流量少和缺血部位的细胞不能摄取同位素（铊-201 或 Cardidite），因此在扫描时出现“冷结节”。铊扫描影像应该显示同位素经左心室均匀分布并没有遗漏（冷结节）。

为了鉴别梗死心肌组织和正常心肌组织，医师可下达静息灌注扫描后行运动铊扫描的医嘱。静息灌注扫描有助于鉴别心肌缺血和梗死或瘢痕区域。缺血性心肌组织表现为可逆的缺损（冷结节消失），梗死的心肌组织显示为不可逆性缺失（冷结节无变化）。

观察冷点

照相机记录γ射线并显示成图像。大量同位素聚集的部位显示为光亮，而少量同位素聚集的部位叫做“冷点”，看起来很暗。冷点代表该部位心肌灌注降低。

护理要点

- 告知患者检查前避免饱食、吸烟和过度活动。
- 如果已安排患者做运动性铊扫描检查，建议患者穿舒适的衣服或睡衣及温暖而舒适的鞋子或拖鞋。
- 允许患者遵医嘱恢复活动。

治疗

心血管疾病治疗方法的不断进步使得患者存活时间较以往更长。这些治疗包括药物治疗、手术、球囊导管治疗和心脏停搏的急诊治疗。

药物治疗

药物是许多心血管疾病治疗的关键。可用于治疗心血管疾病的药物包括：

- 肾上腺素类药物
- 抗心绞痛药
- 抗心律失常药
- 抗高血压药
- 抗高血脂药
- 抗血小板因子制剂

- 利尿剂
- 正性肌力药物
- 血栓溶解剂

外科手术

尽管单一和多器官移植获得巨大成功、免疫抑制剂得到改善和心室辅助设备（VADs）进一步发展，但众多患者仍接受了如冠状动脉搭桥（CABG）之类的传统外科手术。然而，对于上述情况和其他心脏手术，患者最初均需在心脏重症监护病房（ICU）恢复健康。内外科护士的作用就是应用适当的宣教技巧促进患者康复并帮助患者平稳出院。

CABG

CABG是应用自体移植物（通常是大隐静脉或乳内动脉的一部分）绕过闭塞的冠状动脉，从而恢复进入心肌的血流。CABG的手术方式根据患者的状况和需要搭桥的动脉数量而不同。最常用的方法是把自身移植血管的一端缝合于升主动脉上，另一端缝合于闭塞的冠脉远端（见：冠脉闭塞搭桥术）。

CABG 警告

每年有超过400 000的美国人（多数为男性）接受冠状动脉搭桥移植术，该移植是最常见的一种心脏手术。主要的手术对象包括：患有动脉粥样硬化的严重心绞痛患者和其他有心肌梗死危险的冠状动脉粥样硬化患者。成功的CABG术能缓解心绞痛、改善心功能，并可能提高患者的生活质量。

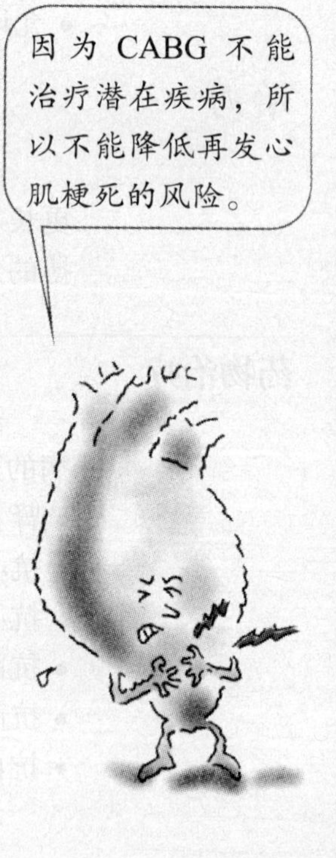

即使如此，尽管该手术能缓解约90%患者的疼痛，但长期效果尚不明确。如有移植血管闭塞和其他冠状动脉硬化发展等问题，需要再次手术。此外，因为CABG不能解决与动脉闭塞相关的潜在疾病，所以CABG不能降低再发心肌梗死的风险（见：EECP：治疗严重心绞痛）。

患者准备

采取下列步骤帮助准备手术的患者并在术后给予支持：

- 向患者强化医师对手术的解释。同时，解释在ICU或麻醉后复苏病房（PACU）所使用的复杂设备和程序。

冠脉闭塞搭桥术

在冠脉搭桥移植术的病例中，手术医师应用部分大隐静脉来给闭塞的三支冠状动脉进行搭桥。

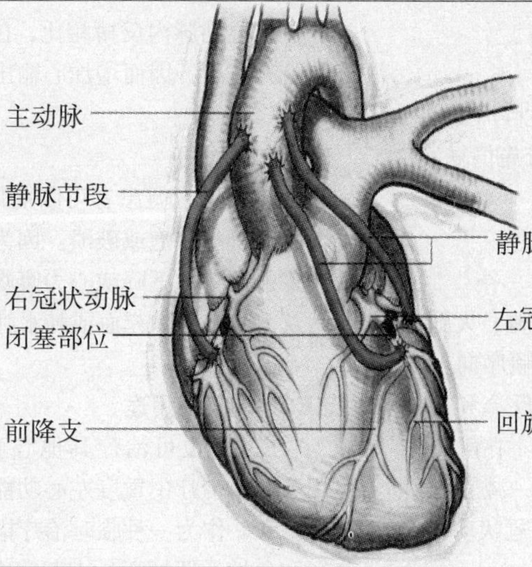

- 午夜后禁食、禁水，如有医嘱，给予镇静剂。
- 在手术当天早晨，遵医嘱给予镇静剂以帮助患者放松。
- 辅导患者用诱导性肺活量计咳嗽和深呼吸。
- 向患者解释术后使用的治疗药物和非药物治疗方法。

监测和术后护理

需要做 CABG 的患者术前术后均在心脏 ICU 中监护。当患者病情平稳后，将其转到内外科病房行进一步的术后护理。转到内外科病房后：

- 如果需要，可给予镇痛或鼓励患者使用自控的镇痛泵（PCA）。
- 监测术后并发症，如脑卒中、肺栓塞、肺炎和肾灌注受损。
- 遵医嘱逐步让患者增加活动量。

EECP：治疗严重心绞痛

加强型体外反搏（EECP）可缓解标准治疗失败的多发稳定性心绞痛患者的疼痛，也可缓解冠状动脉缺血，改善运动耐量，刺激侧支循环形成。

EECP 适应证

下列患者可接受 EECP：

- 不适合行血管重建术或血管重建术的危险太大。
- 即使已经行血管重建或药物治疗，心绞痛仍复发。
- 拒绝侵入性操作。

EECP 原理

EECP 时，将可充气的袖带缠绕在小腿、大腿和臀部下方。在舒张期，袖带从小腿开始顺序向上充气。压迫腿部动脉有助于促进动脉血液反流和冠状动脉灌注，其原理与主动脉内反搏相似。在舒张末期，袖带压力立即释放，减少血液阻力，减轻心脏工作负荷。EECP 还可促进狭窄或闭塞的冠状动脉周围的侧支循环。

与主动脉内反搏相比，EECP 增加静脉回流，增加心脏充盈压，因而增加心输出量。

EECP 副作用

较少见，但患者可因袖带频繁充气感觉腿部不适、青肿，有小水疱或破溃。因为 EECP 增加静脉回流，对左室射血分数下降或心力衰竭患者要密切监测 EECP 期间及 EECP 后肺充血或肺水肿情况。

EECP 的其他用途

EECP 也可治疗其他心血管疾病。目前正在研究用 EECP 治疗中重度左心功能不全和心肌病。也在研究将 EECP 作为一种临时治疗措施治疗急性冠状动脉综合征和急性心肌梗死，直至完成血管重建。

- 监测切口处的感染征象和引流情况。
- 为患者及家庭提供支持，以帮助他们应对康复和生活方式的改变。
- 鼓励患者做咳嗽和深呼吸训练。
- 在患者的下肢使用压迫装置以预防深部静脉血栓形成。

家庭护理指导

指导患者：

- 观察并立即向医师汇报出现的任何感染症状和体征（腿部或胸部切口红肿和渗出、发热以及咽痛）或可能的动脉再闭塞征象（心绞痛、头晕、呼吸困难、快速或不规律脉搏或者活动后恢复时间延长）。
- 一周内体重增加超过 1.4kg 时告知医师。
- 遵守处方食谱，特别限制钠和胆固醇的摄入。
- 通过每晚至少睡眠 8 小时、每天下午安排短暂的休息以及在从事体力劳动时有规律的休息来维持活动和休息平衡。
- 如果有医嘱，遵守锻炼项目或心脏康复方法。
- 遵循生活方式的改变（不吸烟、改进食谱和规律锻炼）以减缓动脉粥样硬化的进程。

- 为获取信息和支持，联系一个本地的心脏康复俱乐部和心脏病协会。
- 确保患者理解处方用药的剂量、服用次数和可能的不良反应。
- 术后 4～6 周避免持 4.5kg 以上的重物。
- 进行咳嗽和深呼吸锻炼，进行这些活动时用枕头固定伤口以减少疼痛，使用诱导性肺活量计以预防肺部并发症。

MIDCAB

直到最近，心脏手术仍要求心脏停搏并使用体外循环来氧合和循环血液。现在，微创直视冠状动脉旁路搭桥术（MIDCAB）可通过一个小的胸廓切口在心脏不停搏的情况下完成。患者在手术期间可单用右肺通气，手术期间使用药物如 β-肾上腺素受体阻滞剂来减慢心率并减小心脏运动。

这是件好事

MIDCAB 的优点包括：缩短住院时间、使用短效麻醉药物、术后并发症少、早期拔管、减少费用、损伤小并能较早恢复工作。适于做 MIDCAB 的患者包括有左前降支以及右冠脉和回旋支病变者。

患者准备

术前采取下列措施：

- 向患者说明操作过程并回答他的问题。告知患者将在手术室或术后 2～4 小时内拔管。
- 教患者通过应用诱导性肺活量计咳嗽和深呼吸。
- 告知患者术后镇痛药的使用以及控制疼痛的非药物治疗方法。
- 让患者明白在术后第一天他即可在协助下活动，并在 48 小时内出院。

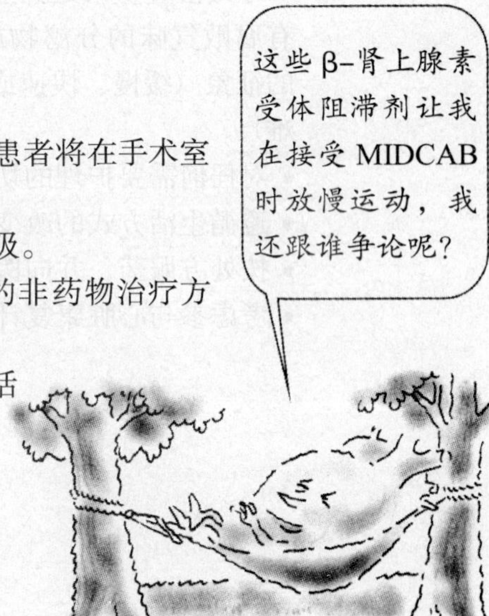

监测和术后护理

接受 MIDCAB 的患者术后应在心脏重症监护室或稍低级别的病房中监护。在患者病情稳定后可转入内外科病房进行进一步的术后护理。转入内外科病房后：

- 如果需要，给予镇痛药物或鼓励患者使用 PCA。
- 监测术后并发症，如脑卒中、栓塞、肺炎和肾灌注损伤。
- 遵医嘱允许患者逐步增加活动。
- 监测切口处的感染征象或引流情况。根据手术方法，患者将有 1～3 个小的手术切口。
- 为患者及其家庭提供支持来帮助他们应对康复和生活方式的改变。

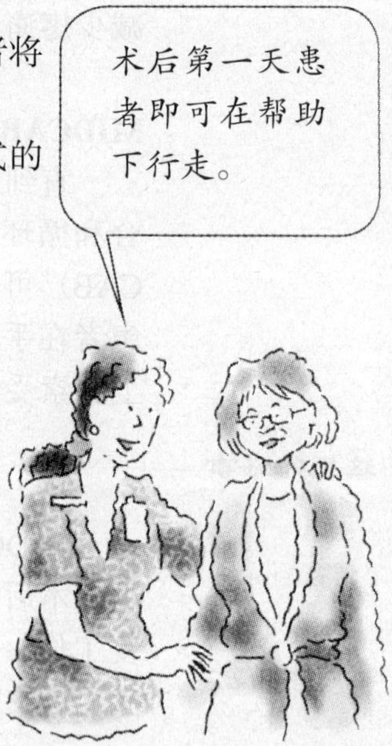

家庭护理指导

出院前告知患者：

- 坚持在医院就已开始的渐进性锻炼。
- 进行咳嗽和深呼吸练习，做这些练习时可用一个枕头压住伤口以减轻疼痛，并使用诱导性肺活量计以减少肺部并发症。
- 术后 4～6 周内避免提起重量超过 4.5kg 的物体。
- 2～4 周后才能恢复性活动。
- 每天检查切口处并立即向医师汇报任何感染（发红、有腐败气味的分泌物或有肿胀）或移植血管可能闭塞的征象（缓慢、快速或不规律的脉搏，心绞痛，头晕或呼吸困难）。
- 对任何需要护理的切口进行护理。
- 遵循生活方式的改变。
- 按处方服药，并向医师汇报不良反应。
- 考虑参与心脏康复计划。

开窗入路心脏手术

开窗入路心脏手术是另一种微创外科手术方法，其通过小切口在视频示波器的帮助下采用腹股沟旁路来完成手术。这种手术所需住院时间短、康复快。而且，由于心脏能被转位，开窗入路允许施行更多的旁路移植。

视频窗口

开窗入路手术通过应用一个小的前胸切开术和几个小“窗式”胸部切口进行。外科医师通过“窗口”插入胸腔镜观察心脏。同传统心脏手术一样，外科医师也建立心肺旁路。然而，由于使用股动脉和静脉通路，减少了与心房套管插入术有关的房颤危险。另外，由于传统手术夹闭主动脉，增加了动脉粥样硬化栓子脱落的风险，开窗入路手术则用主动脉内充气的气囊来闭塞主动脉，这可以在旁路循环期间防止空气和血栓性栓子的进入。

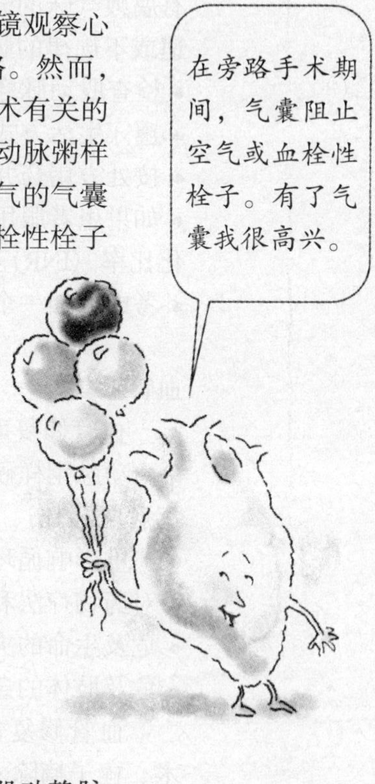

患者准备

术前采取下列措施：

- 教会患者完成咳嗽和深呼吸练习及如何使用诱导性肺活量计。
- 告知患者术后第一日晚上在帮助下采取坐位并允许尽早下床活动。

监测和术后护理

接受开窗入路心脏手术的患者所需的护理与MIDCAB相似，转入内外科病房后：

- 如果需要，可给予镇痛剂或鼓励应用PCA。
- 监测术后并发症，如脑卒中、股动脉夹层动脉瘤和股动脉静脉闭塞。
- 遵医嘱允许患者逐步增加活动。
- 观察切口处的感染、引流或出血征象。
- 为患者及其家庭提供帮助以协助他们应对康复和生活方式的改变。

家庭护理指导

出院前指导患者：

• 继续在医院就已经开始的渐进性锻炼。
• 进行咳嗽和深呼吸练习，做这些训练时，用枕头压住伤口以减轻疼痛，并使用诱导性肺活量计以减少肺部并发症。
• 术后4～6周内避免提起重量超过4.5kg的物体。
• 2～4周后才可以开始性活动。
• 每天检查切口部位并立即向医师汇报任何感染征象（红肿、有腐败气味的分泌物）或可能的移植血管闭塞征象（缓慢、快速或不规律的脉搏，心绞痛，头晕或呼吸困难）。
• 检查股动脉穿刺处是否有出血和血肿。
• 遵守生活方式的改变。
• 按处方用药并向医师汇报不良反应。
• 如果患者服用华法林，应定期行实验室检查以测定国际标准化比率（INR）。
• 考虑参加一个心脏康复计划。

血管修复

血管修复可用于治疗：

• 由动脉粥样硬化或血栓栓塞性疾病（如动脉瘤或动脉闭塞性疾病）、创伤、感染或先天性缺陷等引起的血管损伤；
• 严重影响循环的血管闭塞；
• 对药物疗法和非手术治疗如球囊导管术无效的血管性疾病；
• 危及生命的夹层动脉瘤或动脉瘤破裂；
• 危及肢体的急性动脉闭塞。

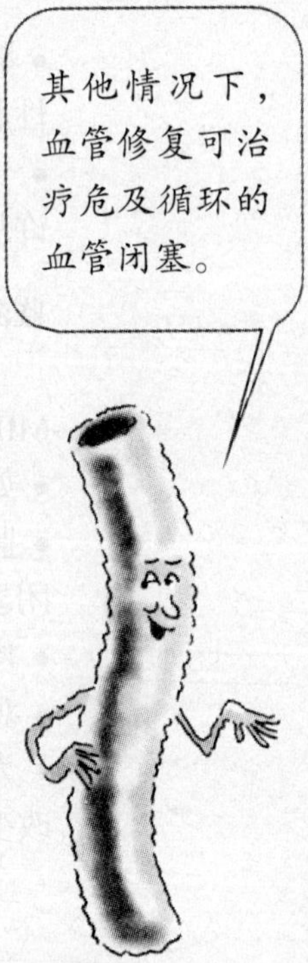

血管修复包括：动脉瘤切除术、血管内膜修补术、移植术、栓子摘除术、腔静脉滤过术、动脉内膜切除术和静脉剥脱术。根据血管闭塞或损伤的类型、部位和程度来选用具体的手术方式（见：血管修复方法详解）。

在所有血管手术中，都可能有潜在的血管损伤、栓子、出血、感染和其他并发症。因为移植物可出现闭塞、狭窄、膨胀或破裂，所以移植有附加的其他危险性。

患者准备

血管手术可以为急诊手术或择期手术。手术前：

血管修复方法详解

血管修复可用来治疗各种不同的疾病，在此阐述五种常见的血管修复方法。

主动脉瘤修复

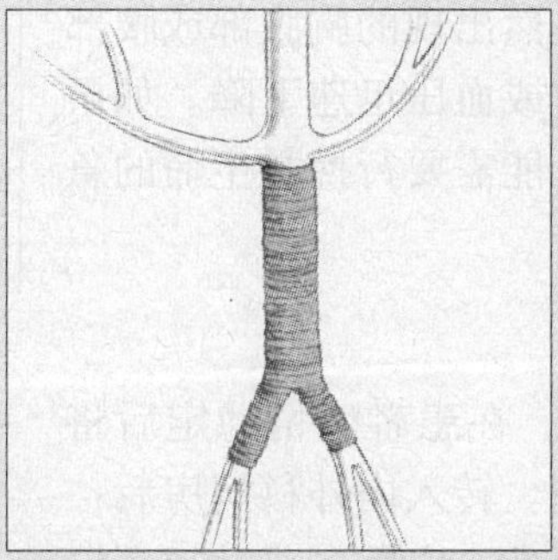

主动脉瘤修复是指切除主动脉的动脉瘤节段。

操作

术者首先做一切口暴露动脉瘤的部位。如有必要，医师给患者建立体外循环；然后夹闭主动脉。切除主动脉瘤并修复主动脉的受损部位。

栓子摘除术

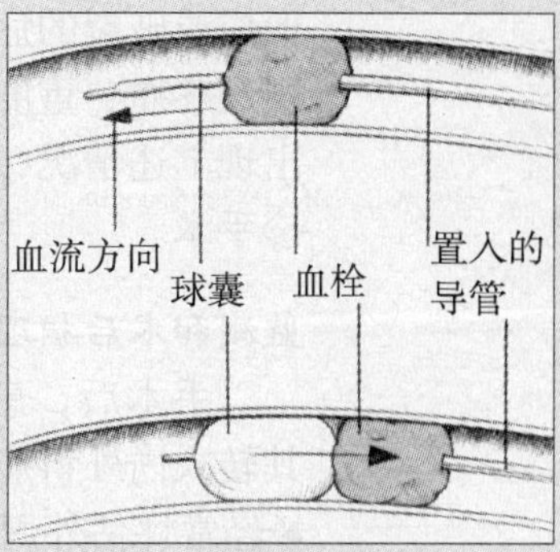

栓子摘除术是指将血栓自动脉内取出。

操作

术者将一个顶端带有球囊的导管导入动脉内并超越栓子远端。然后术者向球囊充气并后撤导管将血栓取出。

腔静脉滤器植入

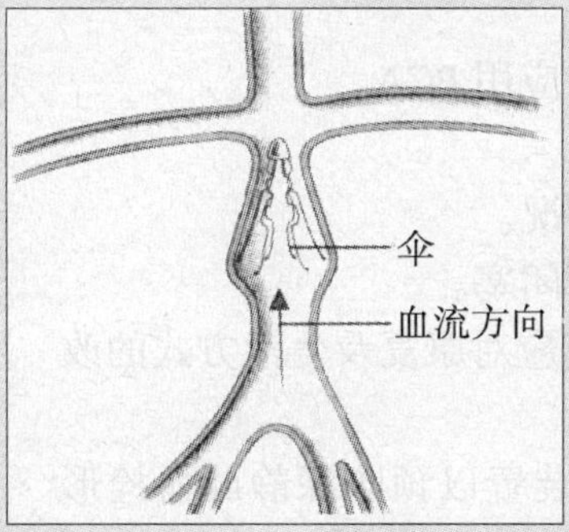

腔静脉滤器植入可过滤腔静脉内的栓子，防止栓子进入肺部血管。

操作

腔静脉过滤器或过滤伞（见右图）与导管一起经静脉植入。一旦植入腔静脉，过滤器或过滤伞可阻拦栓子，但允许静脉血液流过。

旁路移植术

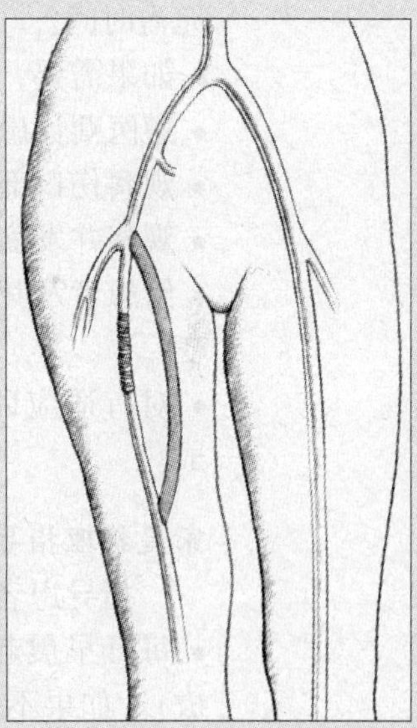

旁路移植术是绕过动脉粥样硬化引起的动脉闭塞段。

操作

暴露受累动脉后，术者将人造的或自体移植血管行跨越闭塞血管的吻合。自体移植血管可取自患者身体任何部位的静脉。右图显示了股腘旁路。

静脉剥脱术

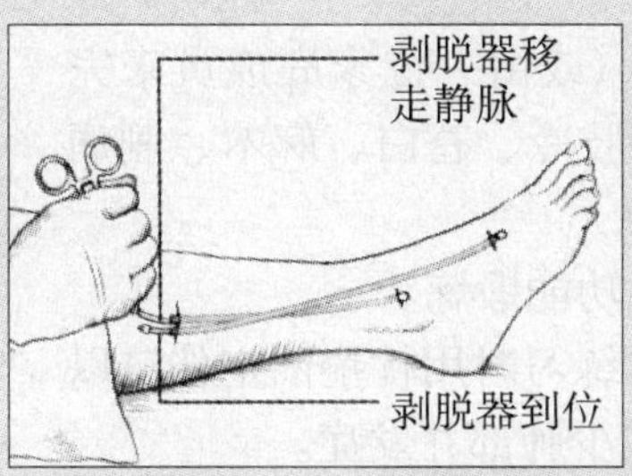

静脉剥脱术是切除隐静脉及其分支来治疗静脉曲张。

操作

术者结扎隐静脉。然后将剥脱器插入静脉，固定剥脱器，并将剥脱器拉出，静脉随之被拉出。

- 再次强化对有关外科手术和康复的各种解释。
- 完成并记录血管评估，重点在于需要治疗的部位。
- 如果患者正在等待行主动脉瘤修复手术，务必警惕急性夹层形成或破裂的症状和体征。特别注意突然出现的胸腹部或腰部剧烈疼痛、重度虚弱、出汗、心动过速或血压迅速下降。如果出现上述情况，立即通知医师，患者可能需要行挽救生命的急诊手术。

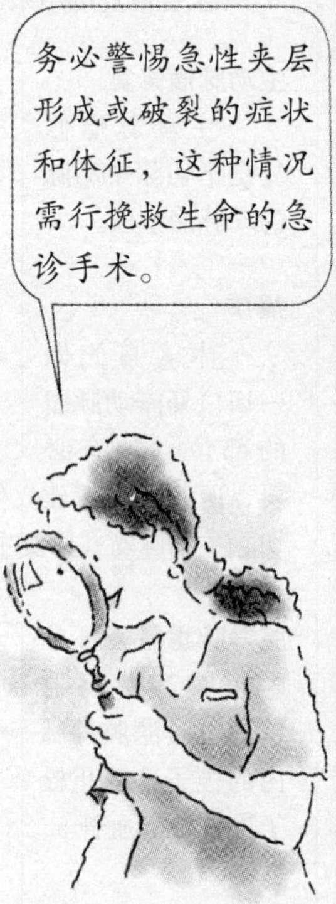

监测和术后护理

手术后，患者将在 ICU 接受护理。在患者病情稳定后将其转入内外科病房行进一步的术后护理。转入内外科病房后：

- 经常评估外周脉搏，如果脉搏触诊困难，应用多普勒超声检查。
- 评估双侧肢体末端的肌力和活动度、颜色、温度及毛细血管充盈时间。
- 如果需要，给予镇痛剂或鼓励患者应用 PCA。
- 遵医嘱让患者逐渐增加活动量。
- 观察伤口部位感染的迹象或引流情况。
- 观察并发症，如感染、出血和血管闭塞。
- 给患者及其家人提供支持以帮助其应对康复及生活方式的改变。
- 对有适应证的患者使用下肢压迫装置以预防深静脉血栓形成。

家庭护理指导

指导患者：

- 每日早晨起床前检查患肢的脉搏（或由一位家庭成员来完成）。如果不能触及脉搏或者出现患肢冷、苍白、麻木、刺痛感或末梢疼痛，通知医师。
- 继续在医院内就已经开始的渐进性功能锻炼。
- 进行咳嗽和深呼吸练习，进行上述练习时用枕垫固定伤口以减轻疼痛，使用诱导性肺活量计以减少肺部并发症。
- 术后 4～6 周内避免提起重量超过 4.5kg 的重物。
- 每天检查伤口，及时告知医师任何感染迹象。
- 按处方服药，向医师汇报不良反应。
- 如果患者正在接受华法林治疗，定期进行实验室检查以监测 INR。

瓣膜手术

为了预防心衰，有严重难治症状的瓣膜狭窄和关闭不全的患者可能需要行瓣膜成形术（瓣膜修补）、联合部切开术（分离粘连、增厚的二尖瓣叶）或瓣膜置换术（应用机械或假体瓣膜）。

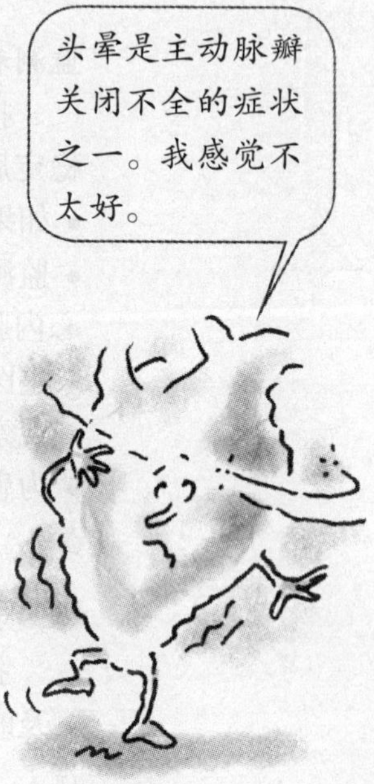

因为左室在收缩期产生高压，所以狭窄和关闭不全最常累及二尖瓣和主动脉瓣。其他瓣膜的手术指征根据患者的症状和受累的瓣膜而定。

- 主动脉瓣关闭不全——出现症状（心悸、头晕、劳累性呼吸困难、心绞痛和心脏杂音）或胸部 X 线和 ECG 显示左室肥大后，可行瓣膜置换术。
- 主动脉瓣狭窄——如果心导管检查显示显著的狭窄，可在无症状时建议行瓣膜置换术或球囊瓣膜成形术。
- 二尖瓣狭窄——如果患者出现疲劳、呼吸困难、咯血、心律失常、肺动脉高压或右室肥大，提示需要行瓣膜成形术或联合部切开术。
- 二尖瓣关闭不全——当症状（呼吸困难、疲劳和心悸）影响患者的活动或急性关闭不全（如乳头肌断裂）时，行瓣膜成形术或瓣膜置换术。

并发症

虽然瓣膜手术引起死亡的风险较低，但可引起严重的并发症。例如，可能由于未结扎血管、抗凝治疗或手术过程中由体外循环引发的凝血病而导致出血。脑卒中可能是由于通过人工瓣膜时湍流的血液造成血栓性栓子，或由体外循环时大脑血流灌注不足所引起。在瓣膜置换时，细菌性心内膜炎可于植入的几天内或是数月后出现。人工装置损坏时会出现瓣膜功能障碍或功能丧失。

患者准备

手术前采取下列步骤：

- 如有必要，强化和补充医师对手术操作的解释。
- 告知患者术后将在 ICU 或 PACU 中苏醒。将有心脏监护仪监护和若干静脉液路及一条动脉液路，可能还有一根肺动脉或左心房导管。

• 向患者解释他将通过连接呼吸机的气管内插管呼吸，并在适当的位置有一根胸腔引流管。

监测和术后护理

接受瓣膜手术的患者术后将在心脏 ICU 中监护。当病情稳定后转入内外科病房。转入内外科病房后：

• 如果需要，给予镇痛剂或鼓励患者使用 PCA。
• 监测术后并发症，如脑卒中、肺栓塞、肺炎、肾灌注损伤、心内膜炎和溶血性贫血。
• 遵医嘱允许患者逐步增加活动量。
• 观察切口处感染征象或引流情况。
• 为患者及其家庭提供支持以帮助其应对康复及生活方式的改变。

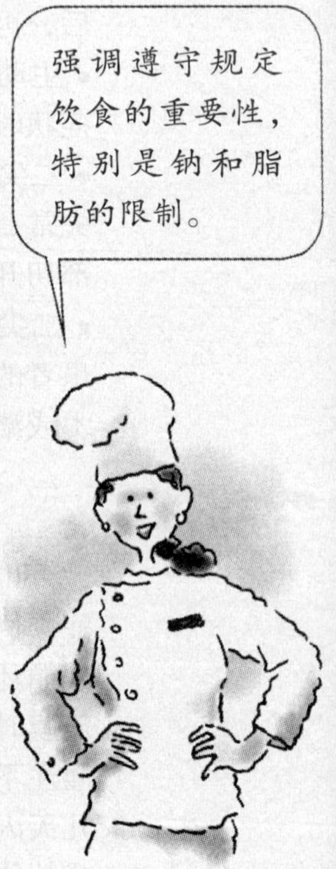

家庭护理指导

指导患者：

• 及时向医师汇报胸痛、发热或者切口处的红肿或引流液等情况。
• 如有心力衰竭症状或体征出现（体重增加、呼吸困难或水肿），立即通知医师。
• 如有心包切开术后综合征的症状或体征出现（发热、肌肉关节痛、乏力或胸部不适），立即通知医师。
• 按处方服药并汇报不良反应。
• 遵守规定的饮食，特别是限制钠和脂肪的摄入。
• 保持活动和休息的平衡。
• 如有医嘱，遵守锻炼和康复计划。
• 在进行手术或牙科治疗前告知医师自己修复过瓣膜，并在治疗前预防性应用抗生素。

植入性心脏复律-除颤器

植入性心脏复律-除颤器（ICD）有一个程序脉搏发生器和连接系统，探测室性缓慢性心律失常和快速性心律失常，并回应以适当的治疗。它治疗的范围包括抗快速性和缓慢性心律失常、心脏复律以及除颤。某些除颤器也可起搏心房或心室、双室起搏或治疗房颤。

ICD 的植入与永久性起搏器相似。心脏病专家经静脉将电极（或多个电极）置于右心室心内膜下（如果需要，双腔起搏也置于右心房）。电极的另一端与植入右或左胸上部靠近锁骨处的发生器相连（见：ICD 的位置）。

ICD 的位置

为了置入植入性心脏复律－除颤器（ICD），心脏病专家在靠近锁骨处做一小切口并置管进入锁骨下静脉。导线经锁骨下静脉插入心脏，放置在与心内膜接触的位置。

导线连接到脉冲发生器，脉冲发生器被埋置在右或左上胸特别准备的皮下囊袋中（位置与起搏器相似）。随后，心脏病专家关闭切口并启动该装置。

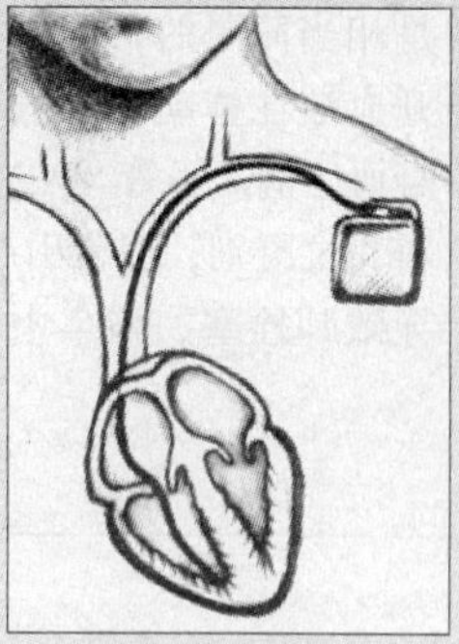

患者准备

手术前采取下列步骤：

- 强化心脏病专家对患者及其家庭的指导，并回答他们的任何问题。
- 必须强调此装置的必要性，并解释潜在的并发症和 ICD 的有关术语。
- 术前 12 小时禁食、禁水。
- 遵医嘱在术日早晨给予镇静剂，帮助患者放松。

监测和术后护理

接受 ICD 植入术的患者将通过远程或在内外科病房进行监护。

- 监测心律失常和相应的设备功能。
- 遵医嘱允许患者逐步增加活动量。
- 检查切口处的感染征象和引流情况。
- 为患者及其家庭提供支持以帮助他们应对康复和生活方式的改变。
- 鼓励家庭成员学习心肺复苏（CPR）。

家庭护理指导

出院前指导患者：

- 在术后复诊前避免过度压迫或移动及牵拉切口部位。
- 每天检查切口部位，如有任何感染体征或症状，立即通知医师。
- 坚持佩戴医学标志带并携带关于个人的 ICD 信息。
- 经过医师允许增加活动量和性活动。
- 遵医嘱服药并向医师报告不良反应。

VAD：对衰竭心脏的帮助

心室辅助装置（VAD），通常叫做“移植前的过渡”，是一种机械泵，在心脏疾病治愈或供心被找到之前用来减轻心室的负荷。有多种类型的VAD装置可供使用。下图显示经皮下导线与外部控制器相连的植入在左腹壁的VAD（Baxter Novacor）。患者也有备用电池组。监视器有一个可以充电的备用电源。

VAD的类型

经典的VAD被植入在上腹壁。导入管从左心室将血液引流进入泵内，然后通过流出道输入主动脉。有两种类型的VAD：

- 持续流动泵：以恒定的速率不断地收集并输出血液至主动脉。
- 脉冲泵：在心脏收缩期可回收血液并在舒张期将血泵至主动脉，或泵血与患者的心脏周期无关。

并发症

VAD努力模拟心脏的简单功能，泵血至全身。设计一个泵是相当简单的，但研究者还未揭开血液在搏动的心脏中涡流而不凝血之谜。尽管VAD采用特殊材料和抗凝剂，但常引起血栓形成，导致肺栓塞、脑卒中和其他严重的并发症。所以，VAD只有在其他方法无效时才使用。应用VAD的其他并发症包括：

- 出血性心脏压塞；
- 右心衰竭；
- 感染；
- 肝和肾功能不全；
- 溶血。

植入在左腹壁的VAD

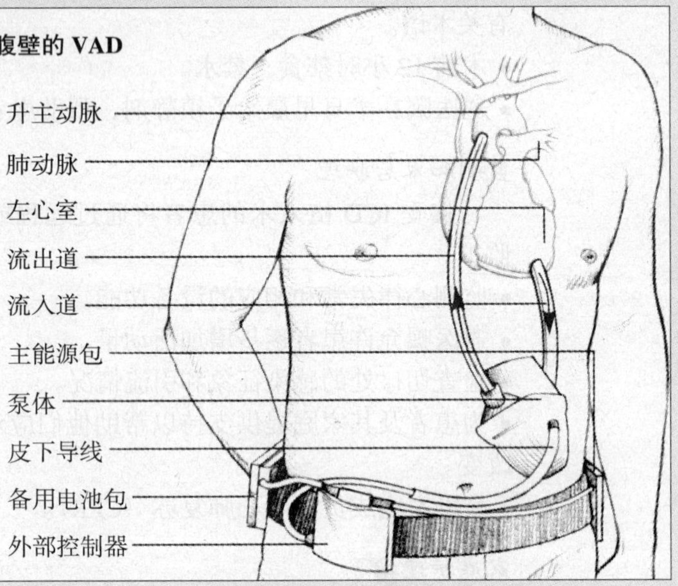

VAD

VAD是一种用于衰竭心脏的维持生命的临时治疗，装置将血液从病变的心室转移至一个泵，然后将血液泵入主动脉。最常使用此仪器来辅助左心室，也可用来辅助右心室或左、右心室（见：VAD：*对衰竭心脏的帮助*）。

适用VAD的情况包括：

- 大面积心肌梗死；
- 不可逆的心肌病；
- 急性心肌炎；
- 不能撤离心肺分流；

- 瓣膜性疾病；
- 细菌性心内膜炎；
- 心脏移植的排斥反应。

这种装置也有助于等待心脏移植的患者。在找到供心前，可使患者携带便携的左室 VAD 生存几个月或几年。

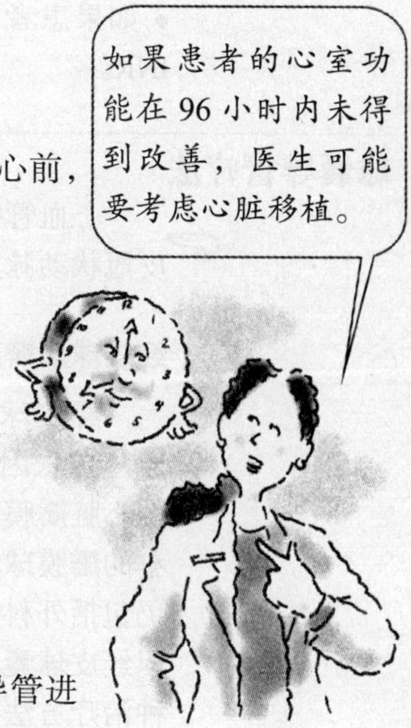

缺点

不幸的是，VAD 出现并发症的危险相当高。例如，装置可破坏血细胞，造成血栓形成和继发性肺栓塞或脑卒中。所以，如果心室功能在 96 小时内不能改善，医师可以考虑心脏移植。

患者准备

- 向患者说明手术前必须禁食、禁水。
- 告知患者他的心功能将用 ECG、肺动脉导管和动脉导管进行持续监测。

监测和术后护理

植入 VAD 的患者将在心脏 ICU 被监护。病情平稳后将被转至内外科病房。转至内外科病房后：

- 如果需要，给予镇痛剂或鼓励患者应用 PCA。
- 监测术后并发症，如脑卒中、肺栓塞、肺炎、肾灌注受损。
- 遵医嘱让患者逐渐增加活动量。
- 观察切口的感染征象或引流情况。
- 给患者和家属提供支持，帮助他们应对康复及生活方式的变化。

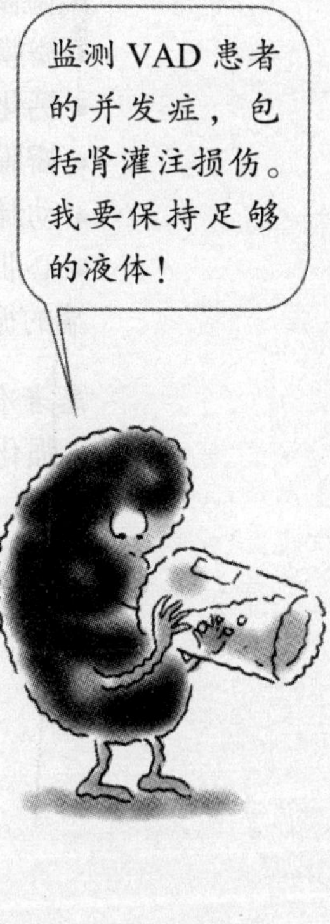

家庭护理指导

出院前指导患者：

- 立即汇报切口部位的红肿或渗出、胸痛以及发热。
- 如果出现心力衰竭的症状和体征（如体重增加、呼吸困难或水肿)，立即通知医师。
- 按照处方服药并汇报药物的不良反应。
- 遵守规定的膳食，特别是限制盐和脂肪的摄入。
- 保持活动和休息的平衡。
- 如有医嘱，进行锻炼或康复训练。

• 如果患者正在接受华法林治疗，定期行实验室检查以监测INR。

球囊导管疗法

心血管疾病的球囊导管治疗包括经皮球囊瓣膜成形术和经皮冠状动脉成形术（PTCA）。

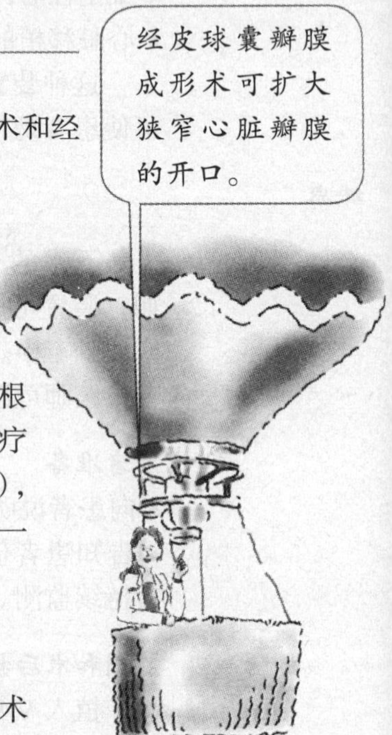

经皮球囊瓣膜成形术

经皮球囊瓣膜成形术可在心导管室进行操作，通过扩张因先天性缺陷、钙化、风湿热或老化导致的心脏瓣膜口狭窄以改善瓣膜功能。通过股静脉导入一根小的瓣膜球囊成形导管。虽然心脏瓣膜病可供选择的治疗仍包括外科手术（瓣膜成形、瓣膜置换或联合部切除术），但经皮球囊成形术为不适合手术治疗的患者提供了另外一种治疗方法。

经皮球囊瓣膜成形术的缺点

不幸的是，主动脉病变的老年患者通常在瓣膜成形术后 1~2 年出现狭窄。此外，虽然与较大的有创性操作相关的风险降低，但球囊瓣膜成形术也可导致并发症，包括：

• 瓣膜变形导致瓣膜关闭不全，加重了瓣膜功能不全。
• 钙化瓣膜的碎片脱落可能运行至脑或肺引起栓塞（罕见）。
• 瓣膜小叶的严重破坏，需要急诊手术置换瓣膜（罕见）。
• 动脉穿刺点的出血和血肿。
• 心肌梗死（罕见）、心律失常、心肌缺血和导管插入部位远端的循环障碍。

患者准备

• 强化医师对手术操作过程的解释，包括危险性和可供选择的方法。
• 手术前至少禁食、禁水 6 小时，或遵医嘱。

监测与术后护理

球囊瓣膜成形术后患者要在心脏 ICU 或 PACU 病房监护。病情平稳后转至内外科病房。转至内外科病房后：

- 监测静脉给药的作用，如肝素。
- 评估插管部位的出血和感染情况。
- 检测插管部位远端肢体的脉搏、颜色、体温以及肢体末梢毛细血管的再充盈时间。如果脉搏触诊困难，使用多普勒听诊器。
- 如果脉搏消失，通知医师。

家庭护理指导

出院前指导患者：

- 恢复正常的活动。
- 如果出现穿刺部位出血或青肿、瓣膜关闭不全的症状复发或加重，如气短或运动耐受力降低时，告知医师。
- 定期随访复诊。

PTCA

PTCA 提供了一种替代冠状动脉搭桥术的非手术治疗方法。医师使用前端带有球囊的导管扩张由冠状动脉粥样硬化斑块引起狭窄的冠状动脉（见：动脉成形术详解）。

PTCA 可在局麻下于心导管室进行操作，不涉及胸廓切开术，所以费用低、住院时间短。通常患者在术后第二天就能行走，2 周后可恢复工作。

适应证

当病变部位是易于到达、非钙化性、小于 10mm、同心的、孤立的且逐渐变细的血管时，PTCA 的治疗效果最好。有严重心绞痛病史不到一年的患者可成为良好的候选对象，因为病变部位较软且更有可塑性（见：PCI：介入或非介入）。PTCA 的并发症是急性血管闭塞和迟发性再狭窄。为防止再发狭窄，可进行如支架术、经皮腔内斑块旋切术以及激光血管成形术等手术方式。

动脉成形术详解

PTCA 不需开胸就可开通闭塞的冠状动脉。操作步骤如下：

首先，医师必须将导管插入动脉。下图显示导引导管进入冠状动脉。

当血管造影显示导引导管定位于闭塞处时，医师小心地将一个更细的双腔球囊导管插入导引导管并引导球囊通过闭塞处。

然后医师给球囊充气，导致动脉扩张和斑块破碎。球囊可能需要充气、放气几次直至动脉扩张。

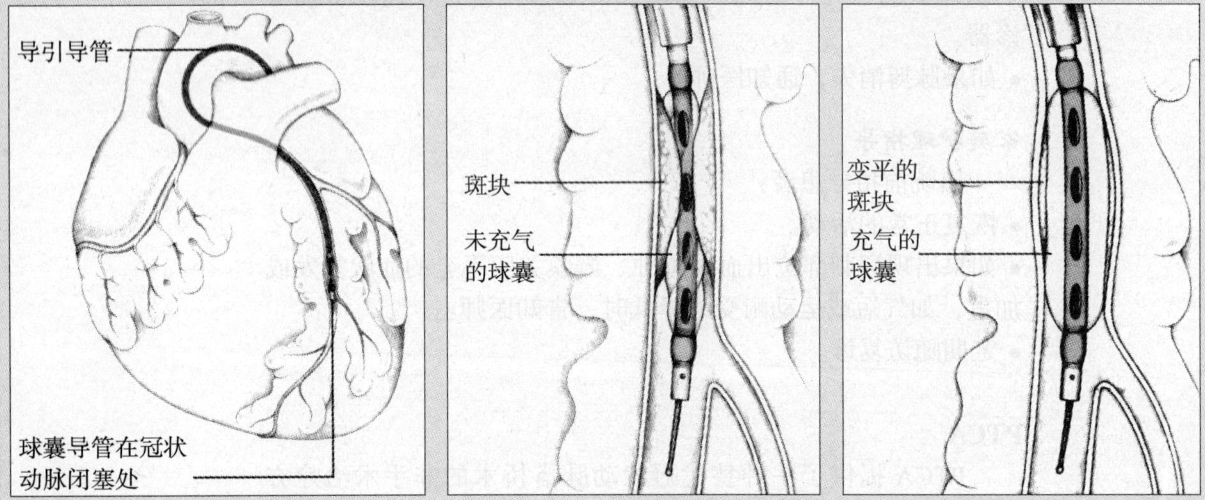

患者准备

- 告知患者将在腹股沟区的动脉和静脉内插入导管，且当导管沿血管运行时会有压力感。
- 告知患者整个操作过程持续 1～4 小时且操作期间必须平躺在手术台上。
- 向患者说明操作过程中他是清醒的，可能需要深呼吸使不透 X 线的导管更为清晰，并在操作期间回答一些关于感觉的问题。
- 告知患者如果在手术过程中感到心绞痛，要通知术者。
- 告知患者只要导管仍在血管内，他就必须卧床。

权衡证据

PCI：介入或非介入

减少危险吗?

经皮冠状动脉介入（PCI）可改善稳定的冠状动脉疾病患者的症状，但在降低死亡和心肌梗死危险及重要血管重建方面是否优于药物保守治疗?

只缓解症状

事实上它并无优势。根据慢性稳定性冠状动脉疾病患者的 Meta 分析，PCI 在降低死亡和心肌梗死危险及重要血管重建方面并不优于药物保守治疗。然而它仍有缓解症状的优势，适用于某些患者。

摘自：loannidis,J.P.A.,and Katritisis,D.G."Percutaneous Coronary Intervention vs.Conservative Therapy in Nonacute Coronary Artery Disease:A Meta-analysis,"Circulation 111(22):2906-12,June 2006.

监测和术后护理

接受 PTCA 的患者术后可在心脏 ICU 或介入护理康复区监护。病情平稳后转至内外科病房。转至内外科病房后：

- 监测静脉药物如肝素的作用。
- 评估导管插入部位的出血和感染情况。
- 观察插管部位远端肢体的脉搏、颜色、体温和末梢毛细血管再充盈时间。如果触诊很难触到脉搏，使用多普勒听诊器。
- 如果脉搏消失，通知医师。

家庭护理指导

如果患者术中无并发症，6～12 小时后可回家。指导患者：

- 如果在动脉穿刺部位出现出血或青肿，要与医师联系。
- 按医嘱复诊，行运动铊影像学检查和血管造影。
- 因为 PTCA 术后可能发生再狭窄，所以需向医师汇报胸痛情况。

心脏骤停的紧急治疗

心脏骤停的紧急治疗可包括除颤和起搏器植入。

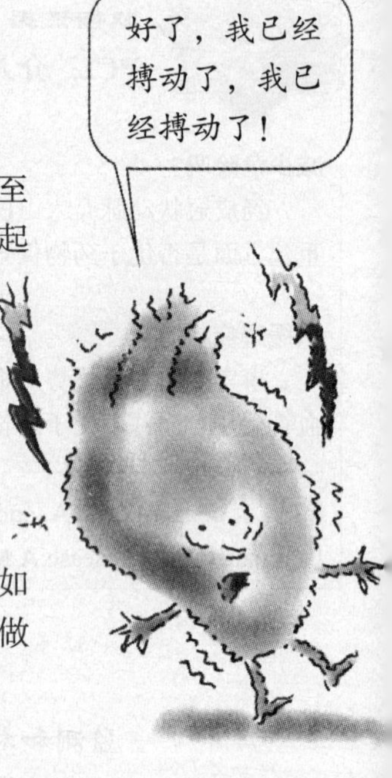

除颤

除颤是通过放在患者胸部的除颤器板将强大的电流输送至心脏。这种短暂的电休克使心肌完全去极化，使心脏的正常起搏点再次获得自律性的控制。

第一选择

除颤是对心室纤颤（简称室颤）和无脉搏的室性心动过速的最佳治疗方法。除颤每耽搁一分钟，室颤患者生存的机会就下降 7%～10%。如果室颤持续超过几分钟，可导致不可逆性脑损害。需要注意的是，某些心律失常如稳定性室性心动过速的患者，可能需要一种类似于除颤的叫做“同步电复律”的技术。

起搏器植入

起搏器是由电池驱动的发生器，它定期发射电子信号引发心肌收缩，所以能控制心率。当心脏正常起搏点不能正常工作时，需要应用临时起搏器或永久性起搏器。

临时起搏器

在 CPR 或心脏手术中、心脏手术后以及当发生窦性停搏、有症状的窦性心动过缓或完全性心脏传导阻滞时，用临时起搏器来起搏心脏。临时起搏器也被应用于纠正对药物治疗无效的快速型心律失常。在急诊状态下，如果时间和患者的情况不允许或不需要植入永久性起搏器，患者可能会接受临时起搏器的治疗。在植入永久性起搏器之前，医生也用临时起搏器来观测心脏起搏功能的效果，以便于选择最佳的起搏频率。植入方法取决于起搏器的类型。

永久性起搏器

永久性起搏器的植入是一种常见的手术，全世界大约每年有 11 万人需行永久性起搏器植入。当心脏的正常起搏点遭受不可逆性破坏时需植入永久性起搏器。永久性起搏器植入的指征包括：

- 获得性房室传导阻滞；
- 慢性双束支和三束支传导阻滞；
- 急性心肌梗死伴房室传导阻滞；
- 窦房节功能障碍；
- 颈动脉窦超敏综合征；
- 肥厚和扩张型心肌病。

许多起搏器类型是根据性能来分类的。起搏器的选择根据患者的年龄及病情、医师的建议和设备价格而定，每个可能需要几千美元（见：起搏器代码介绍）。

起搏器代码介绍

北美起搏器和电生理协会（NASPE）及英国起搏器和电生理协会（BPEG）开发了五个字母的NASPE/BPEG（NBG）起搏器代码系统，用于描述起搏器的类型和功能。代码包括3～5个字母。第四个和第五个字母指的是未被每个起搏器使用的较新的起搏器功能。以下是代码中五个字母分别代表的意义：

起搏心腔——A（心房），V（心室），D（两个或双心腔），0（无）。

起搏器感知的心腔——A（心房），V（心室），D（两个或双心腔），0（无）。

起搏器如何对感知事件产生反应——T（被触发），I（被抑制），D（双重——被触发和抑制），0（对感知无反应）。

起搏器的程控程度和心率应答——P（可简单编程），M（可复杂编程），C（交流功能），R（频率应答），0（无）。

起搏器对心动过速如何反应——P（起搏），S（终止），D（双重——起搏和终止），0（无）。

常见起搏代码

最常使用的起搏器代码是DDD和VVI。下面是每个代码各自优缺点的详细描述。

DDD

起搏：心房和心室。

感知：心房和心室。

反应：抑制和触发。

小结：如果心房率下降至预设低限以下，心房被起搏；如果心房率高于预设低限，心房不起搏。然而，如果起搏器在预设的房室间歇期内不能感知心室的反应，心室可被起搏。

优点：因为是双腔起搏，可保持房室同步。适用于有完整窦房结但在房室结或房室结以下传导阻滞的患者。可有频率应答模式。

缺点：需要两根导线。

VVI

起搏：心室。

感知：心室。

反应：抑制。

小结：此种起搏器只有当心室率低于预设值时才起搏。

优点：需要单根导线且操作相对简单。可用于治疗伴有缓慢心室反应的心房颤动。由于颤动的心房不能被起搏，所以此类患者不需要心房导线。可有频率应答模式。

缺点：只能起搏心室，不能保持房室同步。

护理诊断

当护理心血管疾病患者时，你将会发现常用到几种护理诊断。这些常用的护理诊断连同适当的护理干预和原理表述如下。

活动耐力下降

活动耐力下降与氧气供应和需求失衡有关，可能伴随有急性心肌梗死、瓣膜病、心力衰竭、外周血管病和其他疾病。

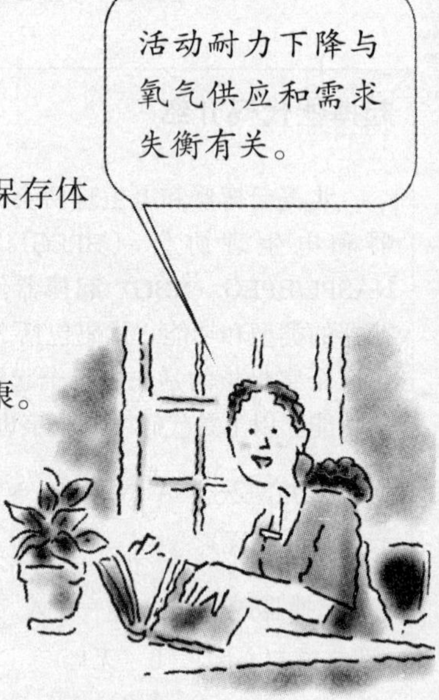

预期的结果

- 患者表达了提高活动水平的要求。
- 患者能确定引起疲倦的可控因素。
- 患者可以展示在进行可耐受的日常生活（ADLs）时保存体力的技巧。

护理措施和原理

- 与患者探讨活动的必要性，活动将改善身体和心理健康。
- 明确患者认为合适的活动量及增加其积极的效果。
- 鼓励患者参与制订活动计划。确保包含了患者认为有助于依从的活动。
- 指导并帮助患者安排休息和活动的时间，以减少机体的氧耗和预防疲劳。
- 明确并消除降低运动耐量的因素以协助提高活动水平。
- 观察增加活动的生理反应（包括呼吸、心率、心律和血压），确保活动后几分钟内恢复正常。
- 对患者宣讲在进行日常生活（ADLs）时如何保存体力——例如穿衣服时坐在椅子上，穿重量轻并且有尼龙搭扣或大纽扣的衣服，穿易穿和脱的鞋子。这些措施能降低细胞代谢和对氧的需求。

保存和储备

• 展示增加力量和耐力的锻炼，这将改善呼吸并逐渐增加活动量。

• 支持和鼓励患者进行可耐受的活动以培养患者的自立性。

• 出院前，与患者及护理员制订将使患者以最大活动耐受量或逐渐增加的耐受量继续进行功能锻炼的计划。例如，对患者和护理员宣讲在活动期间如何监测患者的脉搏；认识到氧气的必要性，如果有医嘱，正确使用氧气设备。参与制订计划有助于提高患者的满意度和合作性。

心输出量降低

心输出量降低与每搏输出量降低有关，可与心绞痛、细菌性心内膜炎、心力衰竭、心肌梗死、瓣膜性心脏病和其他疾病等有关。

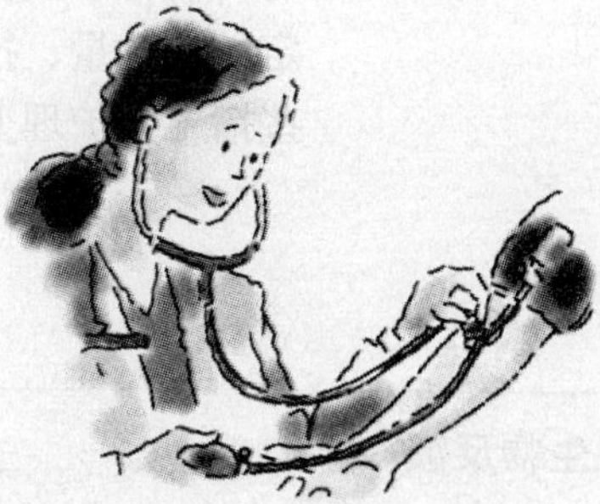

预期结果

• 患者维持血流动力学稳定。

• 患者无心律失常。

• 患者能维持足够的心输出量。

护理措施和原理

• 至少每 4 小时或必要时间隔更短的时间来观察和记录意识程度（LOC）、心率、心律、血氧饱和度（指尖血氧仪）和血压，以发现由心输出量降低引起的脑缺氧。

• 至少每 4 小时听诊一次心脏和呼吸音。一旦出现异常的声音，立即报告。额外心音可提示为心脏失代偿的早期。异常的呼吸音可提示肺淤血和心输出量降低。

• 观察并记录出入量。液体摄入量没有减少而尿量减少提示可能由心输出量减少导致肾灌注不足。

• 立即治疗危及生命的心律失常以避免死亡。

• 每天早饭前称体重以发现体液潴留情况。

• 检查足部或骶部的水肿情况以发现静脉淤血和心输出量降低。

一般护理

- 每4小时进行一次皮肤护理以改善皮肤血液灌注和静脉回流。
- 在限定的心率范围内逐渐增加患者的活动量，以让心脏适应增加的氧气需求。监测活动前后的脉搏，比较速率并估计耐受性。
- 计划患者的活动量以避免疲劳和增加心脏负荷。
- 遵医嘱保持饮食限制以减少并发症和心脏病的危险。
- 对患者宣讲减轻压力的方法来减轻焦虑并提供感觉控制（见：生物反馈）。
- 解释所有的操作和检查以加强患者理解并减轻其焦虑。

宣教的新策略

- 对患者宣讲有关胸痛和其他需要报告的症状、处方饮食、药物（名称、剂量、每日服用次数、治疗的效果和副作用）、规定的活动量、抬举和屈身的简单方法以及减轻压力的方法。这些措施在护理上涉及患者和家属。

生物反馈

因为焦虑会增加血压升高的危险性，所以帮助患者减轻压力将改善患者的心血管健康状况。生物反馈是一种可供选择的治疗方法，它是让患者掌握在电子监测仪的帮助下如何对各种自主功能的意识加以控制。通过监测仪观察机体某一特定功能的变化（如呼吸、心率或血压），患者可以学会通过心理调整来控制它们。患者可在不服用药物或应用监测仪时调整疾病状态，如高血压。

1–2–3，蓝光灯

例如，开始时应用监测仪，指导高血压患者识别并最终调整机体对压力的反应。患者与皮肤温度监测仪相连接，监测仪反映皮下血流量。血管收缩和扩张引起的温度变化使监测仪上的灯光发生变化，提示对压力的反应。如患者紧张时显示黑色，放松时显示蓝色。

- 遵医嘱执行护理计划。互相配合以增强整体护理的效果。
- 遵医嘱给予吸氧以增加心肌的氧供。

知识缺乏

知识缺乏与心脏疾病有关，可导致特定的疾病或与心血管疾病相关的危险因素。

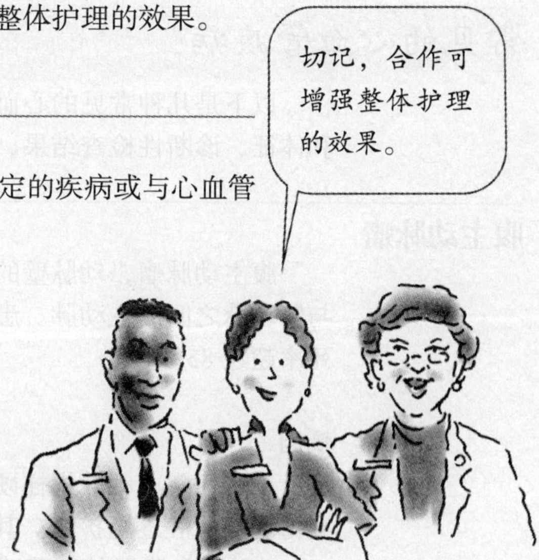

预期结果

- 患者有掌握新行为的兴趣。
- 患者制订可行的学习目标。
- 住院期间患者践行健康的行为方式(例如选择合适的饮食、每日称体重和监测出入量)。

护理措施和原理

- 建立一个互相信任和尊重的氛围以增进学习。对不断增长的自我意识感到满足、能与其他人共享这种意识、善于接受新经验以及言行一致是形成信任关系的基础。
- 帮助患者确立学习目标。鼓励患者遵从计划中有意义的目标。
- 选择适合患者个体学习的教育策略（讨论、示范、角色扮演或可视材料），以提高教育效果。
- 向患者宣讲每天必须使用的技能。让患者示范每一项新的技能以有助于患者获得自信。
- 让患者把住院期间所学到的技能应用在日常生活中，允许患者实践新的技能并收集反馈信息。
- 向患者提供专业人员或组织的名字和电话号码，提供出院后的后续护理和随访。

常见的心血管疾病

以下是几种常见的心血管疾病及其病因、病理生理、症状和体征、诊断性检查结果、治疗和护理措施。

腹主动脉瘤

腹主动脉瘤，动脉壁的一种异常扩张，最常发生在肾动脉与髂动脉之间的主动脉。患者主要死于动脉瘤破裂。五年内病死率超过85%。

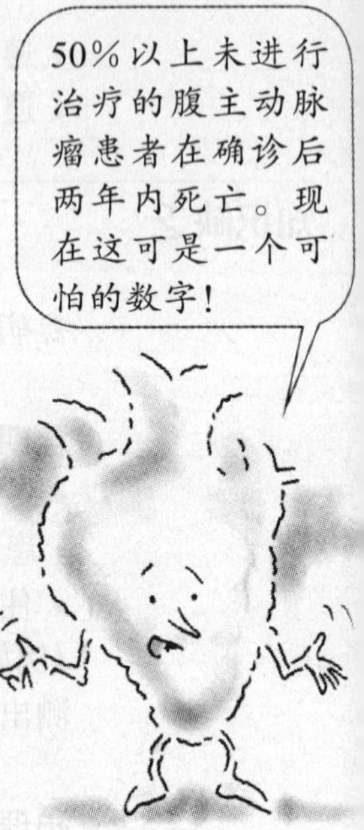

病因

动脉瘤常由动脉粥样硬化所引起，动脉粥样硬化使动脉壁变薄弱且管腔逐渐扩张。其他的病因包括：

- 主动脉弓和降段的真菌感染（真菌性动脉瘤）；
- 先天性疾病，如主动脉缩窄和马方综合征；
- 创伤；
- 梅毒；
- 高血压（夹层动脉瘤）。

病理生理学

主动脉肌层（中层）退行性变性导致局部薄弱，使动脉的内层（内膜）和外层（外膜）向外扩张，所形成的向外凸起称为动脉瘤。在主动脉内的血压作用下，持续使血管壁变薄弱并使动脉瘤增大。

临床表现

- 脐周无症状的搏动性肿块。
- 在主动脉区上方听诊可闻及收缩期杂音。
- 腹部可有深压痛。
- 放射至侧腹部和腹股沟区的腰痛（预示动脉瘤的破裂）。

记忆小窍门

当评估腹主动脉瘤的症状和体征时记住“慢跑几圈”（LAPS）：

- 放射至侧腹和腹股沟部位的腰痛（Lumbar）（即将破裂的征象）；
- 腹部（Abdominal）压痛或触痛（可能的征象）；
- 脐周出现搏动性（Pulsating）肿物；
- 主动脉上方出现收缩期（Systolic）杂音（可能）。

如果动脉瘤破裂，可表现为：

- 严重、持续的腹部和背部疼痛，与肾或输尿管的绞痛相似；
- 虚弱；
- 出汗；
- 心动过速；
- 低血压。

辅助检查

- 连续的超声检查确定动脉瘤的大小、形状和位置。
- 腹部前后位和侧位 X 线光片可发现勾画出动脉瘤轮廓的主动脉钙化，至少有 75%的患者可出现上述情况。
- 动脉造影可显示动脉瘤近端和远端的血管情况以及动脉瘤的范围，但因为只显示流过的通道而不显示血流周围的血凝块，故常低估动脉瘤直径。

治疗

通常情况下，腹主动脉瘤需要行动脉瘤切除术，并用涤纶织物移植替代受损的主动脉段。

危险事件

大的动脉瘤或那些有症状的动脉瘤有极高的破裂危险，需要立即修补。末梢循环不良的患者可进行血管外移植。

如果动脉瘤小或无症状，医师可延迟手术。首选治疗是降低患者的血压并减少危险因素。然而，要注意即使是小的动脉瘤也有可能破裂。患者必须定期进行体检和超声检查以及时发现血管瘤扩大，这可能预示其将要破裂。

血管内移植可用于修补腹主动脉瘤。在这种微创手术方法中，通过股动脉或髂动脉插入带有移植物的导管，并将导管经导丝导入腹主动脉内，跨过主动脉瘤的位置。导管上的气囊充气，使移植物贴附于血管壁上。

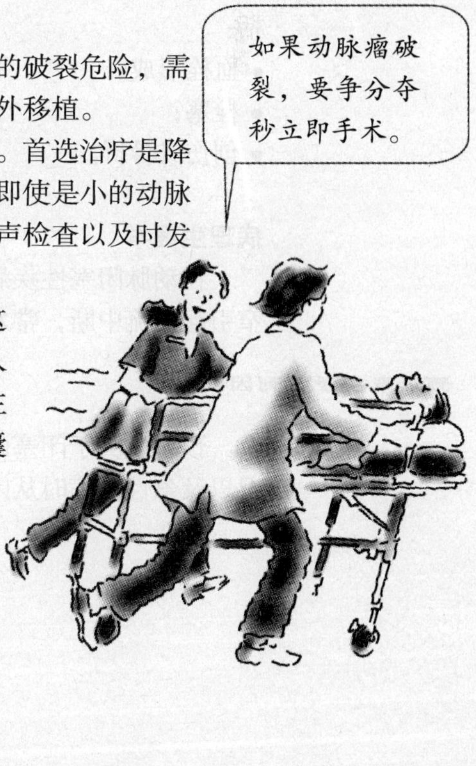

护理措施

- 警惕破裂的征象，破裂可立即引起死亡。严密观察急性失血的任何征象，如低血压、脉搏和呼吸频率增快、皮肤湿冷、坐立不安和神志不清。
- 如发生破裂，立即手术。
- 评估患者。注意患者疼痛是否缓解、组织灌注是否充足、皮肤是否温暖干燥、脉搏和血压是否正常以及疲倦感是否消失（见：腹主动脉瘤患者的宣教要点）。

教育园地

腹主动脉瘤患者的宣教要点

- 通过提供合理的解释并解答所有疑问，给患者及其家属提供精神支持。
- 讲解术后情况及术后早期患者将在重症监护病房监护。
- 指导患者按医嘱服用所有药物，并携带当前用药清单以防出现紧急情况。
- 告知患者在手术切除动脉瘤前不要推、拉或举重物。

动脉闭塞性疾病

动脉闭塞性疾病是动脉粥样硬化的常见并发症，可影响颈动脉、椎动脉、无名动脉、锁骨下动脉、肠系膜动脉和腹腔动脉。动脉闭塞性疾病可分为急性和慢性。男性患病率高于女性。

病因

动脉闭塞性疾病的危险因素包括吸烟、高龄、高血压、高脂血症、糖尿病、血管病家族史、心肌梗死或脑卒中。病因包括：

- 血栓形成；
- 栓塞；
- 创伤或骨折。

病理生理学

在动脉闭塞性疾病中，动脉及其主要分支管腔的闭塞或狭窄引起血流中断，常发生于腿和足。

预后取决于下列因素

预后取决于闭塞的位置、代偿血流减少的侧支循环建立情况以及急性发病时从闭塞到再通所需的时间。

临床表现

动脉闭塞的严重程度和部位决定症状和体征。急性动脉闭塞可出现 5 个典型的“P”：

- 运动障碍（paralysis）；
- 疼痛（pain）；
- 感觉异常（paresthesia）；
- 苍白（pallor）；
- 无脉（pulselessness）。

其他的症状和体征包括：

- 间歇性跛行。
- 足趾的严重烧灼痛（抬高肢体时加重，并且有时肢体处于下垂位时可缓解疼痛）。
- 溃疡、坏疽。
- 患肢抬高后苍白，下垂时变红。
- 毛细血管充盈延迟、毛发减少或与营养有关的趾甲变化。
- 足背动脉搏动减弱或消失。

辅助检查

- 动脉造影显示闭塞的类型（血栓或栓塞）、部位和程度，并有助于评估侧支循环，尤其对诊断疾病的慢性形成和评估血管重建手术的适应证有帮助。
- 多普勒超声检查和体积描记法可显示急性发病时流经闭塞远端的血流减少。
- 视网膜血管血压测定法通过比较患侧的眼动脉压和肱动脉压，有助于明确颈内动脉闭塞的程度。眼动脉压和肱动脉压的差值大于 20%提示其功能不全。
- 踝-肱指数，它能确定缺血的程度。

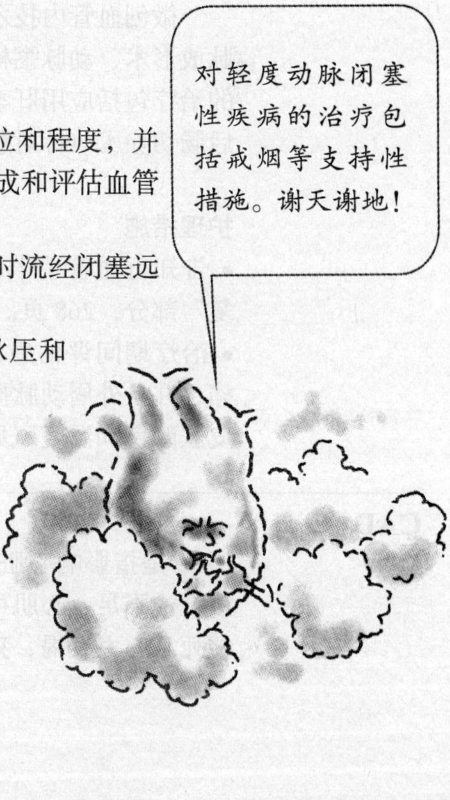

治疗

动脉闭塞性疾病的治疗取决于闭塞的病因、部位和程度。

轻度病变——适度治疗

轻度慢性病变的治疗通常采用支持疗法，如戒烟、控制高血压和行走锻炼。

药物治疗包括葡聚糖和抗血小板以及活血药物，如阿司匹林、噻氯匹定（力抗栓）、己酮可可碱和西洛他唑。溶栓疗法可用于治疗动脉血栓形成。高脂血症患者可应用降血脂药物治疗。

严重病变——外科手术

外科手术包括栓子摘除术、血栓性动脉内膜切除术、内膜片移植、搭桥移植和腰交感神经切断术。对于动脉重建手术失败或出现并发症的患者，必须行切断术。

降低危险性

微创血管内技术比手术带来的危险性更小，可包括球囊动脉成形术、动脉粥样硬化斑块切除术和支架植入术。其他适当的治疗包括应用肝素预防栓塞（针对血栓性闭塞）和血流恢复后肠切除术（针对肠系膜动脉闭塞）

护理措施

• 告知行血管手术的患者相关的护理知识，见前文“血管修复”部分，268 页。

• 治疗期间评估患者。患者应该增加活动耐受量而不出现疼痛，并且外周动脉搏动正常。此外，患者的肢体应保持良好的皮肤颜色和温度（见：动脉闭塞性疾病患者的宣教要点）。

教育园地

动脉闭塞性疾病患者的宣教要点

• 根据发病部位，向患者宣讲正确的足部护理措施或其他适当的护理措施。

• 告知患者可能由于移植物堵塞或其他部位堵塞而导致复发的相关体征（疼痛、苍白、麻木、瘫痪、搏动消失）。

• 告诫患者不要穿紧身的衣物或在坐位时双腿交叉。

• 如果合适，劝告患者戒烟并提供给患者戒烟的方法。

• 鼓励患者严格遵医嘱服药。

• 建议患者避免过冷或过热。

• 帮助患者适应受限的生活方式。

CAD

CAD 是指影响心脏灌注的动脉腔的任何狭窄或闭塞。由于血液灌注不足，心肌可发生多种缺血性疾病，包括心绞痛、心肌梗死、心力衰竭、猝死和心律失常。

CAD 发病率的差异

白种人 CAD 的发病率高于黑种人，男性多于女性。然而，绝经期后，女性患 CAD 的危险性增加到与男性相同。工业化国家的 CAD 发病率比不发达地区高，富人的发病率比穷人高。

病因

CAD 的最常见病因是动脉粥样硬化。其他可能的原因包括：

- 动脉炎；
- 冠状动脉痉挛；
- 某些感染性疾病；
- 先天畸形。

具有某些危险因素的患者很有可能发展为 CAD。这些因素包括：

- 心脏病家族史；
- 肥胖；
- 吸烟；
- 高脂、高碳水化合物饮食；
- 久坐的生活方式；
- 绝经期；
- 应激；
- 糖尿病；
- 高血压；
- 高脂血症。

病理生理学

含脂质的纤维斑块逐渐闭塞冠状动脉，使通过冠状动脉的血流量减少，导致心肌缺血。

不稳定的平衡

随着冠状动脉粥样硬化的进展，狭窄的血管管腔扩张能力受损。这可导致心肌氧供和需要量的平衡不稳定，威胁到病变部位心肌的氧供。

失平衡

当氧的需要量超过病变血管的供应量时，就导致局部心肌缺血。短暂的缺血引起细胞和组织的可逆性变化，抑制心肌的功能。如不予治疗，可导致组织的损伤和坏死。氧的缺乏迫使心肌由有氧代谢向无氧代谢转换。结果，乳酸（无氧代谢的终末产物）堆积，细胞的 pH 降低。

每搏输出量减少

在缺氧、可应用的能量不足和酸中毒的共同作用下，左心室功能迅速受损。由于心肌纤维缩短，受累的心肌区域收缩力量下降，压力和速率下降。此外，缺血区的室壁运动出现异常。这常可导致心脏每次收缩射出的血液减少。如果通过冠状动脉的血流不能恢复，则发生心肌梗死。如果血流恢复，则有氧代谢和心肌收缩力将得以恢复。

临床表现

心绞痛，CAD 的典型症状，是发生在胸骨后或胸部心前区的烧灼感、压榨感或紧缩感。心绞痛可放射至左臂、颈、下颌或肩胛骨。然而，女性患者可表现为非典型胸痛（见：女性患者的非典型胸痛）。

心绞痛的四种主要类型：

- 稳定型——疼痛频率和持续时间有规律，服用硝酸酯类药物和休息可以缓解疼痛。
- 不稳定型——易被诱发加重的疼痛。
- 变异型——由不可预测的冠状动脉痉挛所引起。
- 微血管型——血管舒张储备能力受损，这可使冠状动脉正常的患者发生类似心绞痛的胸痛。

CAD 的其他症状和体征包括：

- 恶心；
- 呕吐；
- 虚弱；
- 出汗；
- 肢体发冷。

辅助检查

- ECG 提示缺血和可能的心律失常，如室性期前收缩。无疼痛发作的患者 ECG 可能正常。可以发生继发于心肌缺血的心律失常而没有心肌梗死。

女性患者的非典型胸痛

女性 CAD 患者通常出现非典型胸痛、胸部隐痛或没有胸痛。但是，她们也可能出现典型的胸部疼痛，这种疼痛在没有活动或应激时也可能发生。

尽管男性患者趋向于主诉胸口的挤压痛，但女性患者更可能出现上臂和肩部的疼痛，下颌、颈和咽喉部痛，牙痛，背痛或者乳房后或胃痛。

女性患者可能出现的其他症状和体征包括恶心和眩晕、气短、无名的焦虑、虚弱或疲乏，以及心悸、出冷汗或苍白。

• 运动 ECG 可引发由于运动劳累而导致的胸痛和心肌缺血征象。
• 冠状动脉造影提示冠状动脉狭窄或闭塞及侧支循环，同时也显示狭窄以外的其他动脉的情况。

最新检查

• 在踏车试验期间用铊-201 行心肌灌注成像发现心肌缺血部位，显现为可见的“冷点”。

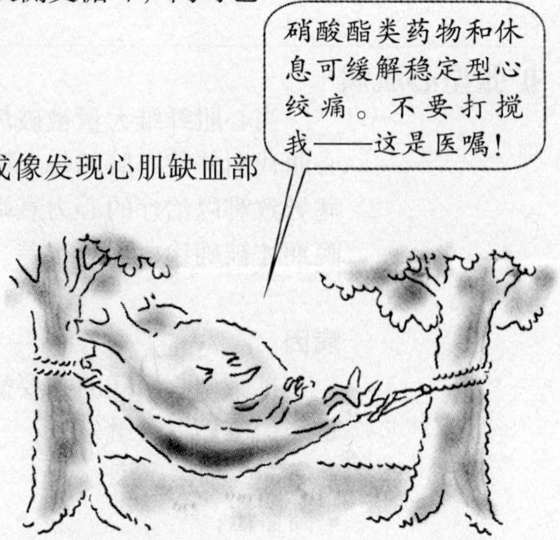

• 心脏标志物的实验室检查可用于确定或排除心肌梗死的诊断。患者也可进行血脂分析以发现并分类高脂血症。
• HbA_{1C} 水平升高提示发生动脉粥样硬化和不良心脏事件的危险性增加，C 反应蛋白水平增加提示发生心脏危险的几率增加。虽然这两种检查不能单独确定胸痛患者是否患有 CAD，但它们有助于确定 CAD 高危患者。

治疗

对于心绞痛患者来说，治疗 CAD 的目标是减少心肌的氧需要量或增加氧供。硝酸酯类药物可减少心肌的氧耗。β-肾上腺素受体阻滞剂可通过减慢心率和降低外周血流阻力来降低心脏的负荷和氧耗。如果心绞痛是由冠状动脉痉挛引起的，可应用钙离子通道阻断剂。抗血小板药能降低血小板聚集和冠状动脉闭塞的危险。降脂药物能降低升高的胆固醇或三酰甘油（甘油三脂）水平。在一些绝经后的女性中，为了降低发生 CAD 的风险，可应用雌激素替代治疗。

阻塞性病变可能需要行冠状动脉搭桥术或 PTCA。其他可供选择的方法包括激光动脉成形术、微创术、腔内斑块旋切术或支架植入术。

护理措施

• 在心绞痛发作期间监测血压和心率。
• 在服用硝酸甘油或其他硝酸酯类药物前记录 ECG。
• 记录疼痛的持续时间、缓解所需药量和伴随症状。携带硝酸甘油以备急用。

• 评估患者。注意患者是否在休息或日常活动时有疼痛或气短。评估患者是否能耐受活动（见：CAD 患者的宣教要点）。

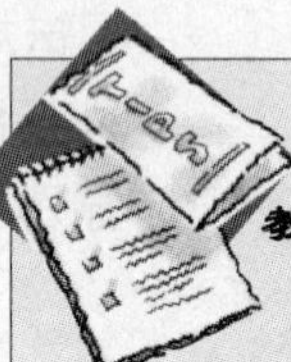

教育园地

CAD 患者的宣教要点

• 解释所有的操作和检查，正确解答患者的问题并提供支持。

• 告知患者如有心绞痛症状立即就医。

• 帮助患者确定哪些活动诱发心绞痛。帮助鉴别和选择更有效的应对措施来缓解应激。

• 强调遵医嘱服药的必要性。

• 鼓励患者坚持医嘱规定的饮食。

• 鼓励患者进行规律性的适度锻炼。如有必要，可让患者向当地心脏康复中心咨询。

• 如果患者吸烟，指导患者制订戒烟计划。

• 指导患者从美国心脏协会获得更多信息和支持。

扩张型心肌病

当心肌纤维大量被破坏时就发生扩张型心肌病。此病影响心肌代谢并使心脏的每个腔均扩张而使其呈球形。扩张型心肌病导致难以治疗的心力衰竭、心律失常和栓塞。本病通常直到晚期才被确诊，预后很差。

病因

扩张型心肌病的主要病因尚未明确。尽管相关关系尚不清楚，但本病偶可继发于：

• 病毒或细菌感染；
• 高血压；
• 围生期综合征（与毒血症有关）；
• 缺血性心脏病或瓣膜病；
• 药物超敏反应或化疗；
• 药物或酒精的心脏毒性作用。

病理生理学

扩张型心肌病以整个心脏扩张为特征，收缩无力的衰弱心室可伴有心肌肥厚（至少在一定程度上）。

射血量

由于容量和压力升高，四个心腔均扩张。由于心腔内血液淤积，常形成血栓，这可导致栓塞。

如果同时存在心肌肥大，则心脏射血的效率更低。收缩后左室内剩余大量血液，导致心力衰竭。

临床表现

患者可出现：

• 气短（端坐呼吸、劳累性呼吸困难或夜间阵发性呼吸困难）；
• 疲倦；
• 夜间刺激性干咳；
• 水肿；

- 肝大；
- 颈静脉怒张；
- 外周发绀；
- 窦性心动过速；
- 心房颤动（简称房颤）；
- 弥散性心尖搏动；
- 连续性收缩期杂音（继发于心脏扩大和乳头肌无力的二尖瓣及三尖瓣关闭不全）；
- S_3 和 S_4 奔马律。

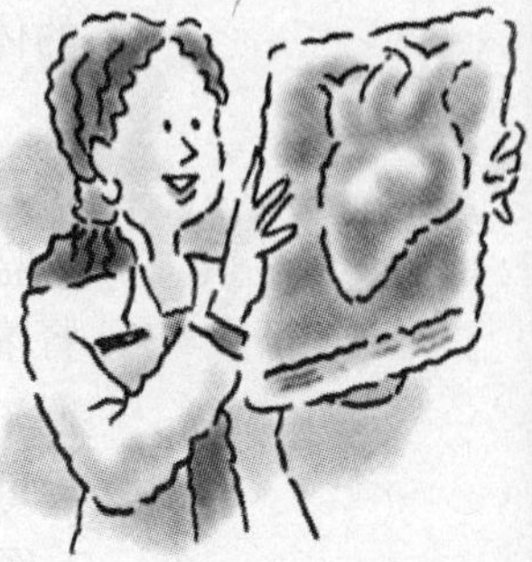

辅助检查

- ECG 和血管造影可排除缺血性心脏病。ECG 还可显示两心室肥大、窦性心动过速、心房扩大和 20%的患者出现的房颤。
- 胸部 X 线检查显示心脏扩大（通常影响所有心腔）、肺淤血或胸腔积液。
- MUGA 扫描和超声心动图显示左心室功能减退和室壁运动减弱。

治疗

治疗的目的是纠正潜在的病因和改善心脏泵血功能。血管紧张素转换酶（ACE）抑制剂通过扩张血管降低后负荷，从而减轻心力衰竭。利尿剂常与 ACE 抑制剂一起应用来减轻液体潴留。

当 ACE 抑制剂无效时

对那些应用 ACE 抑制剂和利尿剂症状无改善的患者，地高辛可改善心肌收缩力。可联合应用盐酸肼苯达嗪和二硝酸异山梨醇酯来扩张血管。抗心律失常药物、心脏电复律、起搏器可用来控制心律失常。尽管还有争论，但是可开具抗凝剂以降低栓塞的风险。治疗还包括氧疗、限制钠盐的饮食和卧床休息。

手术治疗

如果缺血是导致扩张型心肌病的病因，对仔细筛选的合适患者可行手术治疗，包括血管重建术如 CABG。如果扩张型心肌病是由于瓣膜功能不全引起的，瓣膜修补或置换可能有帮助。当内科治疗无效时，也可考虑应用心肌成形术，用背阔肌包裹心室以协助心室有效泵血。心肌刺激器在心脏收缩期释放电子脉冲束，可有助于心肌收缩。对其他治疗无效的患者也可考虑心脏移植。

保持良好的生活方式

对所有的扩张型心肌病患者，改变生活方式是有益的。如果可行，患者应禁烟、戒酒，适应低脂、低钠饮食，维持适当的体力活动。

护理措施

- 监测进行性心力衰竭（动脉搏动减弱和颈静脉怒张加重）和肾灌注受损（少尿、血尿素氮和血肌酐水平增高及电解质失衡）的征象。
- 每天称体重。
- 经常监测血压和心率。
- 监测应用利尿剂患者的充血缓解（湿啰音和呼吸困难减轻）或过度利尿的体征。检测血钾以发现低血钾，尤其是治疗中包括地高辛时。
- 提供支持并鼓励患者表达其感受。
- 评估患者。观察组织灌注是否恰当，如颜色良好、温暖而干燥的皮肤和双肺呼吸音清。患者应保持体重和活动量，血压正常，头晕目眩及水肿消失（见：扩张型心肌病患者的宣教要点）。

> **教育园地**
>
> **扩张型心肌病患者的宣教要点**
>
> - 出院前，向患者宣讲有关疾病和治疗的情况。
> - 强调限制钠的摄入和观察体重增加的必要性。
> - 解释按处方规定服用地高辛并观察药物的不良反应如食欲减退、恶心、呕吐和黄视的必要性。
> - 因为患者面临不断增加的心脏骤停的危险，鼓励家属学会心肺复苏术。

心内膜炎

心内膜炎是由细菌或真菌入侵引起的心内膜、心瓣膜或心脏人造瓣膜的感染。未治疗的心内膜炎通常是致命的，但是通过适当的治疗，有70%的患者可痊愈。当心内膜炎引发严重的瓣膜损伤（导致功能不全和心力衰竭）或累及人造瓣膜时，预后极差。

病因

大多数心内膜炎发生于静脉滥用药物者，或有人造瓣膜、二尖瓣脱垂和风湿性心脏病的患者。

其他易感情况包括：先天畸形（主动脉缩窄和法洛四联症）、主动脉瓣狭窄、室间隔缺损、肺动脉狭窄、马方综合征、退行性心脏病和梅毒。

致病微生物

致病微生物包括：A组非溶血性链球菌、肺炎球菌、葡萄球菌、肠球菌和罕见的淋球菌。

病理生理学

感染引发纤维素和血小板在瓣膜组织上聚集并网住循环中的细菌和真菌。它们在心脏瓣膜、心脏内膜或血管内膜中形成易碎的具有生长性的赘生物（疣状）。这种可覆盖瓣膜表面的赘生物可导致溃疡和坏死，它们还可波及腱索。最终，它们可栓塞脾、肾、中枢神经系统和肺（见：心内膜炎的影响）。

心内膜炎的影响

此图显示了由于纤维素和血小板在感染部位沉积而出现在心内膜上的赘生物。

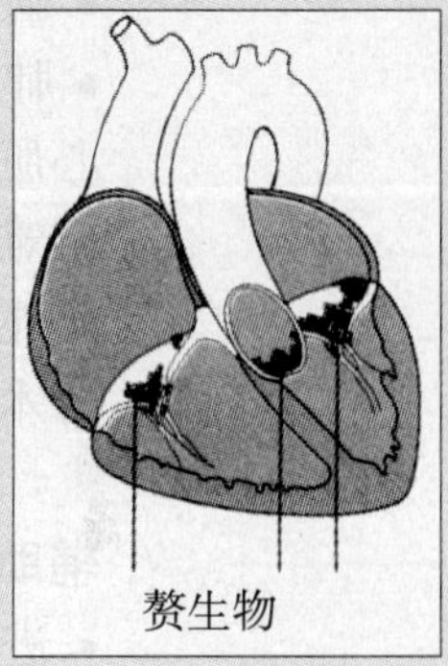

临床表现

早期的临床表现通常是非特异性的，包括：
- 虚弱；
- 疲倦；
- 体重下降；
- 食欲减退；
- 关节痛；
- 盗汗；
- 间歇热（几周后可复发）；
- 响亮的反流性杂音，它是潜在的风湿性或先天性心脏病的典型表现；
- 突然改变或出现的杂音，伴随有发热。

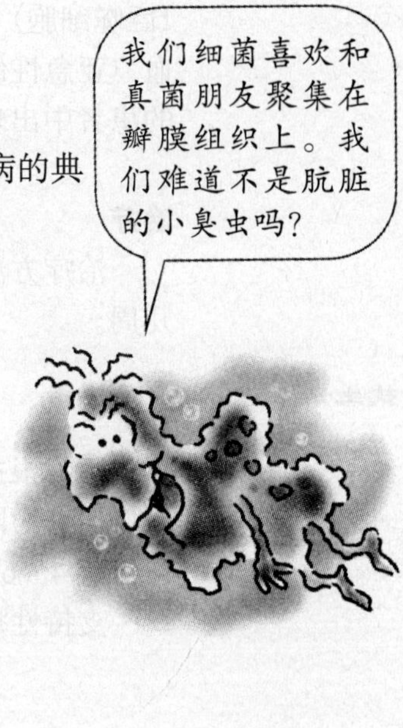

许多斑点

心内膜炎的其他征象包括：
- 皮肤（尤其在躯干的上前部多见），颊部、咽部黏膜或结膜，以及指甲（线状出血）上的瘀斑；
- Osler 结节（手指或足趾上的小结节）；
- Roth 斑（视网膜上周围伴有出血的白点）；
- Janeway 病变（手上无规律的红色病变，罕见）。

带有栓子的心内膜炎

在亚急性心内膜炎时，来自于赘生物或病变瓣膜组织的栓子可导致：

- 脾梗死，引起可放散至左肩的左上腹疼痛以及板状腹。
- 肾梗死，引起血尿、脓尿、侧腹痛和尿量减少。
- 脑梗死，引起偏瘫、失语和其他神经功能缺失。
- 肺梗死，最常见于右侧心内膜炎（常见于静脉药物滥用者和心脏手术后），引起咳嗽、胸膜炎性疼痛、胸膜摩擦音、呼吸困难和咯血。
- 外周血管闭塞引起臂、腿、手指或足趾的麻木和刺痛感，或即将出现的外周性坏疽。

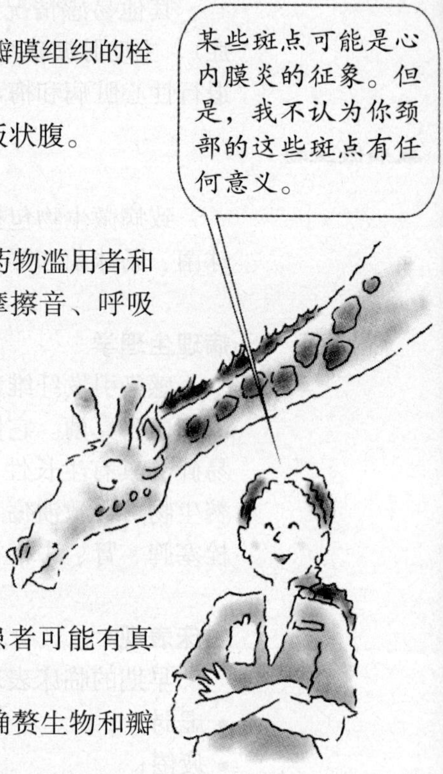

辅助检查

- 进行至少三次的血培养，即在 24 小时内至少间隔一小时采集血液标本，在高达 90% 的患者中可明确致病菌。剩余 10% 血培养阴性的患者可能有真菌感染。
- 包括经食管超声心动图在内的超声心动图可明确赘生物和瓣膜损害。
- ECG 结果可显示房颤和其他伴随瓣膜病的心律失常。
- 实验室检查结果异常包括白细胞计数升高、有异常组织细胞（巨噬细胞）、红细胞沉降率升高、正常红细胞和正常色素性贫血（亚急性细菌性心内膜炎）以及类风湿因子阳性（在近一半的患者中出现）。

治疗

治疗方法是手术根除致病微生物。治疗应尽早开始并持续几周。

抗生素治疗

医师根据所感染微生物的药物敏感性试验选用抗生素。如果血培养为阴性，根据可能的微生物用药。通常静脉应用抗生素治疗 4～6 周后改用口服抗生素。

支持性疗法包括：卧床休息、解热药缓解发热和疼痛以及大量饮水。严重的瓣膜损害，尤其是主动脉瓣膜功能不全或人造瓣膜感染，如果发生难治性心力衰竭，可能需要手术治疗。

护理措施

- 获取患者的过敏史。
- 按时应用抗生素以维持血药浓度。检查与患者其他药物相匹配的稀释液并选用适当的溶液（例如在缓冲液中加入甲氧西林）。
- 评估患者。如果患者保持正常的体温、清晰的呼吸音、平稳的生命体征、充足的组织灌注和能耐受一定时间的活动，并能维持正常的体重，则患者的心内膜炎已治愈（见：心内膜炎患者的宣教要点）。

教育园地

心内膜炎患者的宣教要点

- 向患者宣讲将继续应用的抗感染药物。强调按医嘱服药和限制活动的重要性。
- 告知患者观察并报告栓塞的征象，并密切观察可能在治疗结束后两周出现的发热、食欲减退和其他复发的症状。
- 解释即使患者感觉良好也要完成整个抗生素疗程的重要性。确保易感患者理解在牙科操作、分娩、泌尿生殖系操作、胃肠道或妇科操作之前、期间和之后预防性应用抗生素的必要性。

股动脉瘤和腘动脉瘤

股动脉和腘动脉中层的进展性动脉粥样硬化可导致动脉瘤。动脉瘤的形状可以是梭形（纺锤形）或囊状（袋状）。梭形动脉瘤的发生几率是囊状动脉瘤的三倍。

股动脉瘤和腘动脉瘤可单发或多发，在大多数情况下影响双腿，可伴随有腹主动脉瘤或髂动脉瘤。这种情况最常发生于50岁以上的男性患者。在出现并发症前行选择性手术能极大地改善预后。

病因

- 动脉粥样硬化；
- 动脉壁的先天性薄弱（罕见）；
- 钝性损伤或穿通伤；
- 细菌感染；
- 外周血管重建手术（引起“缝合线”动脉瘤，即由血凝块形成继发性腔，也称为假性动脉瘤）。

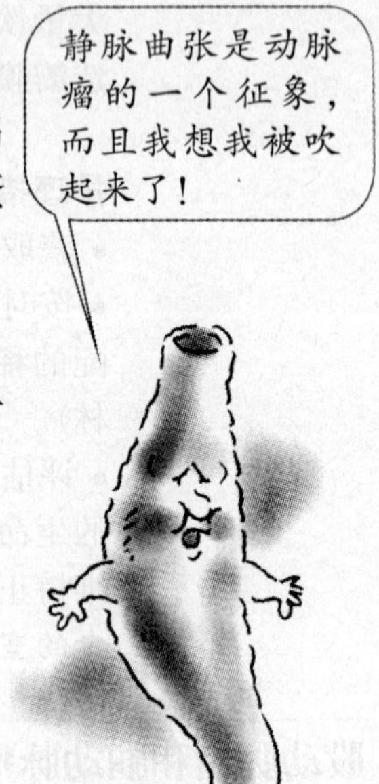

病理生理学

动脉瘤是局部的动脉凸出或薄弱的动脉壁扩张。这种薄弱可由侵蚀血管壁的动脉粥样硬化斑块形成或由血管壁的弹性蛋白和胶原丢失而引起。

临床表现

如果动脉瘤很大并压迫腘中神经和腘静脉，则腘动脉瘤可引起：

- 腘窝疼痛；
- 水肿；
- 静脉曲张；
- 可能出现严重缺血的症状（腿或足）。

股动脉瘤的体征包括：

- 双侧触诊时发现腹股沟韧带上方或下方的搏动性肿块。
- 坚硬、无搏动肿块可明确为血栓。

辅助检查

- 如果触诊不能提供明确的诊断，动脉造影可有助于明确股动脉瘤和腘动脉瘤。它还能发现相关的动脉瘤，特别是腹主动脉和髂动脉的动脉瘤。
- 超声检查可有助于明确动脉瘤并有助于确定股动脉瘤和腘动脉瘤的大小。

治疗

股动脉瘤和腘动脉瘤需行手术搭桥和动脉重建术，常用自体隐静脉移植替代。导致严重缺血和坏疽的动脉闭塞需行截肢术。

护理措施

- 遵医嘱预防性应用抗生素、降压药物和抗凝剂。
- 为患者做术前准备（有关护理接受血管手术患者的信息见前面“血管修复”部分的内容，268 页）。
- 评估患者。记录患肢的色泽和温度是否良好，患者是否已经不再疼痛。患肢应有动脉搏动（见：股动脉瘤或腘动脉瘤患者的宣教要点)。

心力衰竭

当心肌不能有效泵出足够的血液来满足机体代谢需要时，心力衰竭就发生了。泵衰竭通常发生在受损的左心室，但也可发生在右心室。通常情况下，左心衰竭最先发生。心力衰竭的分类为：

- 急性或慢性心力衰竭；
- 左侧或右侧心力衰竭（见：*左心衰竭和右心衰竭详解*）；
- 收缩期或舒张期心力衰竭（见：*心力衰竭的分类*）。

生活质量和预后

心力衰竭的症状可使一个人进行日常活动的能力受到限制并严重影响生活质量。诊断和治疗技术的不断提高极大地改善了此类患者的预后。然而，预后仍取决于潜在的病因和对治疗的反应。

病因

导致心力衰竭的心血管疾病包括：

- 动脉粥样硬化性心脏病；
- 心肌梗死；
- 高血压；
- 风湿性心脏病；
- 先天性心脏病；
- 缺血性心脏病；
- 心肌病；
- 瓣膜病；
- 心律失常。

导致心力衰竭的非心血管疾病或因素包括：

- 怀孕和分娩；
- 环境温度或湿度升高；
- 严重的机体或心理应激；
- 甲状腺功能亢进；
- 急性失血；
- 肺动脉栓塞；

教育园地

股动脉瘤或腘动脉瘤患者的宣教要点

- 解释什么是动脉瘤及它是如何发生的。提供情感支持并解释关注的问题。
- 进行术前和术后的宣教。确保说明术后如何护理切口和如何识别并发症。
- 向患者宣讲如何每天评估患侧肢体的脉搏。
- 告知患者立即报告复发的症状。
- 向腘动脉切除的患者说明可能持续存在的肿胀。确保抗栓袜穿着合适，并教患者如何穿抗栓袜。告诫其不要穿紧身的衣物。
- 如果患者正在接受抗凝治疗，建议采取措施来预防意外出血。

近距离观察

左心衰竭和右心衰竭详解

下列图片展示了心肌受损如何导致心力衰竭。

左心衰竭

心脏负荷和舒张末期容量的增加使左心室扩大（见下面插图）。由于缺氧，心室的支持组织扩大而功能组织不扩大。患者可出现心率加快，皮肤苍白、发凉，肢端刺痛，心输出量降低和心律失常。

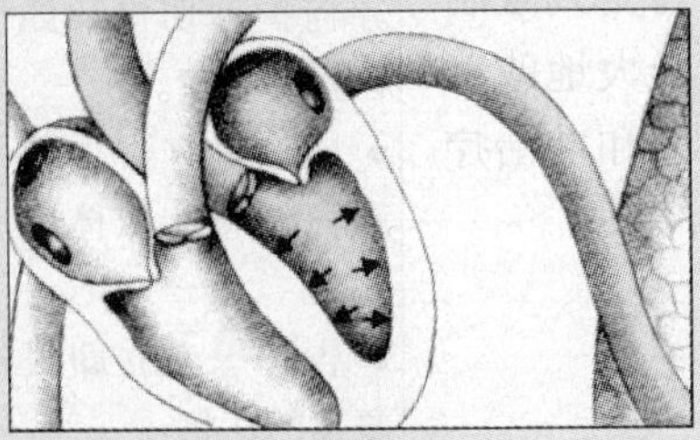

左心室功能降低使血液在心房和心室内积聚，最终反流至肺静脉和毛细血管，如下图所示。在此阶段，患者可出现劳累性呼吸困难、意识障碍、头晕、体位性低血压、外周动脉搏动减弱、脉压差缩小、发绀和 S_3 奔马律。

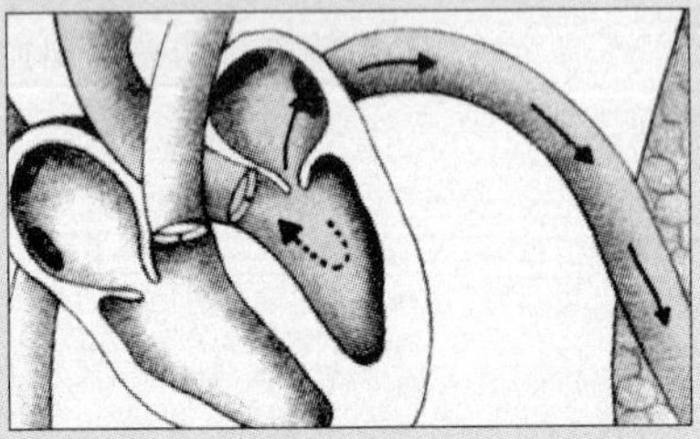

随着肺循环淤血，毛细血管压力增高而使钠和水进入组织间隙（如下图所示），引发肺水肿。可出现咳嗽、锁骨下凹陷、湿啰音、呼吸急促、肺动脉压升高、肺顺应性降低和二氧化碳分压升高。

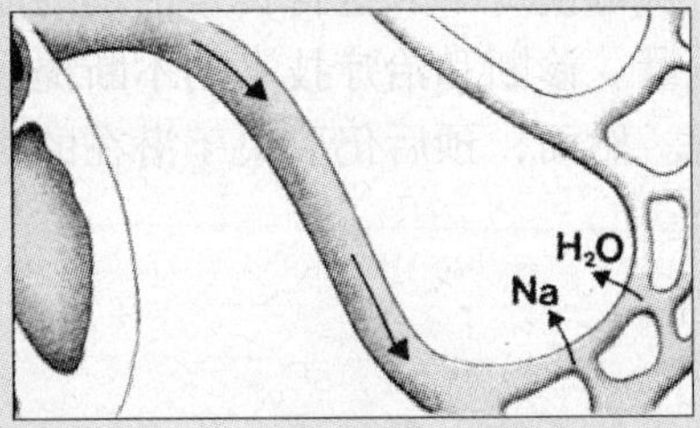

当患者平卧时，肢体端的液体流入体循环。因为左心室不能负担增加的静脉回流血液，血液在肺循环中淤积，使肺水肿加剧。可出现呼吸音减弱，叩诊为浊音，有湿啰音和端坐呼吸。

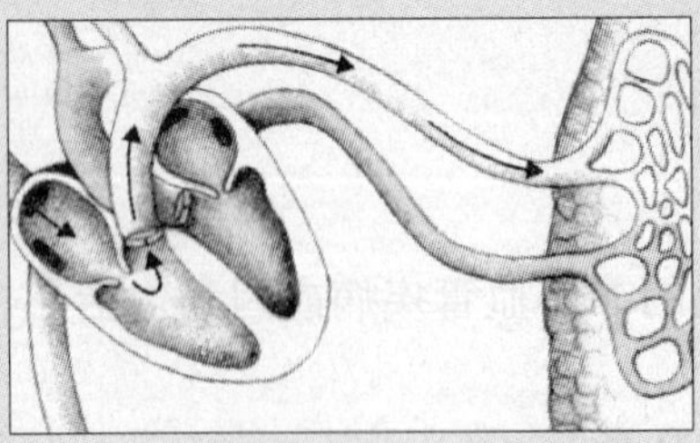

此时，右心室由于要对抗增高的肺血管压力和左心室压力而加重负担（见下图）。当这种情况发生时，患者的症状加重。

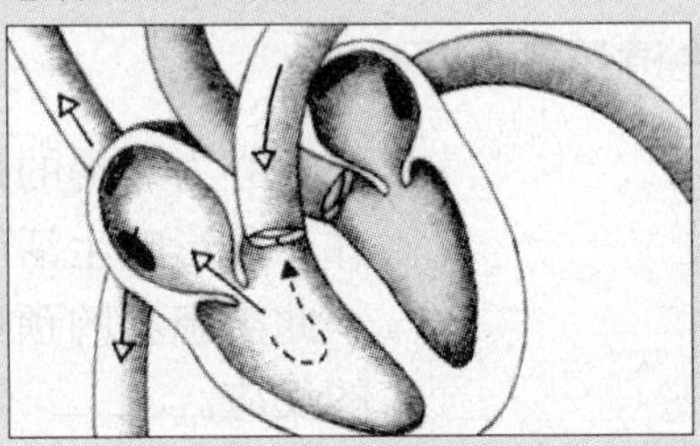

右心衰竭

右心室负荷加重可导致支持组织过度拉伸而致室腔扩大（见下图）。传导时间延长和心脏轴向偏移可导致心律失常。如果患者没有左心衰竭，他可出现心率加快，皮肤冷、发绀，心输出量降低，心悸和呼吸困难。

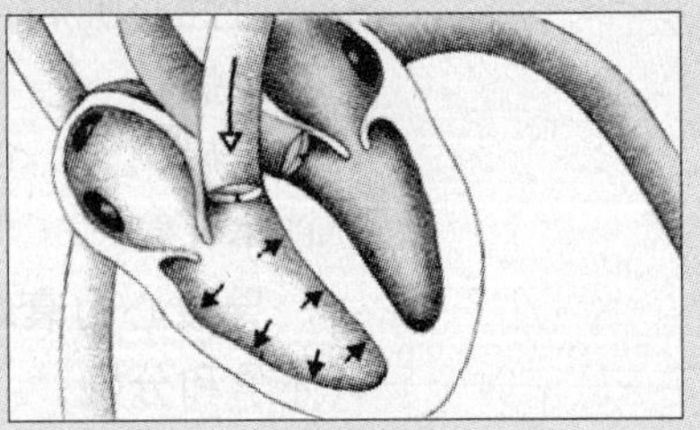

左心衰竭和右心衰竭详解（续）

血液淤积在右心室和右心房。血液回流受阻引起腔静脉和体循环内压力增高和血液淤积（见下图）。患者将出现中心静脉压升高、颈静脉怒张和肝颈静脉反流。

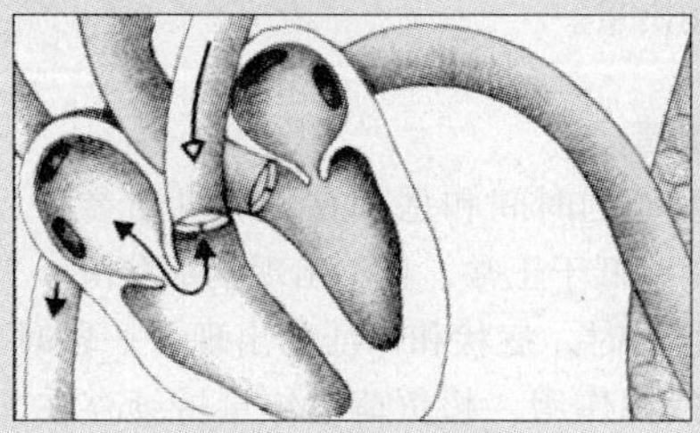

回流受阻的血液也使内脏静脉扩张，尤其是肝静脉。当肝、脾充血时（见下图），其功能受损。患者可出现缺乏食欲、恶心、腹痛，可触及肝和脾，虚弱并有继发于腹胀的呼吸困难。

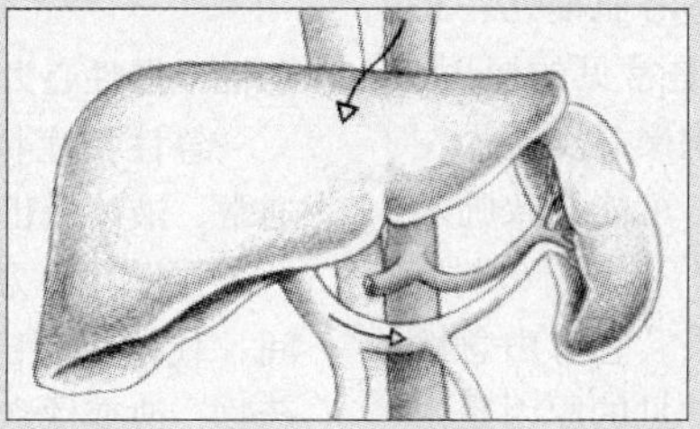

毛细血管压力升高迫使过多的液体进入组织间隙（见下图）。这可导致组织水肿，尤其是在下肢和腹部。患者可能出现体重增加、指凹性水肿和夜尿增多。

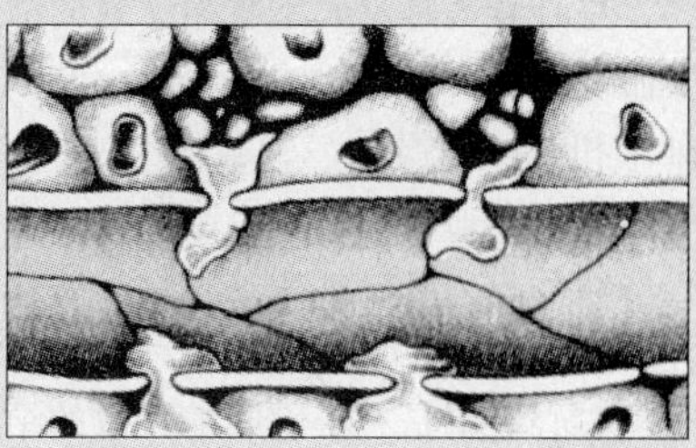

- 严重感染；
- 慢性阻塞性肺病。

病理生理学

患者原发病决定心力衰竭是急性的还是慢性的。心力衰竭通常与心脏收缩期或舒张期负荷过大和心肌收缩无力有关。当心肌承受的压力达到某一危险程度时，心肌的收缩力下降而心输出量减少。然而，静脉回流入心室的血流量不变。

机体对心输出量减少的反应包括：

- 交感神经反射活动增强；
- 肾的近球细胞释放肾素；
- 受累细胞无氧代谢；
- 外周细胞摄氧量增加。

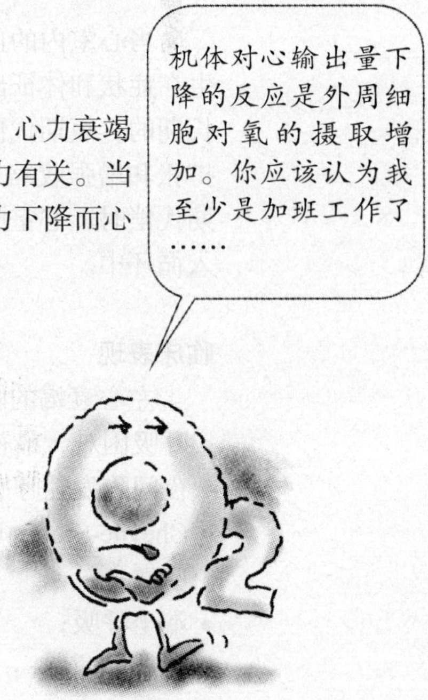

心力衰竭的分类

心力衰竭可根据病理生理学特点来进行分类。可分为左心或右心衰竭、收缩期或舒张期心力衰竭、急性或慢性心力衰竭。

左心或右心衰竭

左心衰竭是左心室收缩无效的结果。它可导致肺淤血或肺水肿和心输出量降低。左心室心肌梗死、高血压和主动脉瓣及二尖瓣狭窄或反流是常见的原因。当左心室泵血能力持续下降时，血液积聚并反流入左心房然后进入肺。如果这种情况恶化，可能导致肺水肿和右心衰竭。

右心衰竭是右心室收缩无效的结果。它可由急性右心室梗死或肺栓塞引起。然而，最常见的原因是由左心衰竭引起的反流所导致。

收缩期或舒张期心力衰竭

在收缩期心力衰竭，左心室在收缩期不能泵出足够的血液至体循环，同时射血分数下降。结果是，血液反流进入肺循环，肺静脉系统的压力升高，心输出量下降。

在舒张期心力衰竭，左心室在舒张期不能松弛和适当地充盈，每搏输出量下降。所以，需要较大的心室容量来维持心输出量。

急性或慢性心力衰竭

急性指症状发作的时间和是否有代偿机制参与。通常，液体量正常或低于正常，且不出现钠水潴留。

在慢性心力衰竭时，症状和体征已出现了一段时间，代偿机制已发挥作用，超负荷液体量持续存在。药物、改变饮食和限制活动常可控制症状。

适度适应

当心室内的血液增多时，心脏出现代偿或适应。代偿可发生在症状和体征出现前的很长一段时间内。代偿可以是短期或长期的。短期代偿时，舒张末期肌纤维长度增加，心室肌通过扩张和增强收缩力来代偿（这被称为 Frank-Starling 曲线）。长期代偿时，心室肥厚增加了心肌的收缩力并推动心室内血液进入循环中。

临床表现

左心衰竭的临床体征包括：

- 呼吸困难，最初在劳累时发生；
- 夜间阵发性呼吸困难；
- Cheyne-Stokes 呼吸，即潮式呼吸；
- 咳嗽；
- 端坐呼吸；
- 心动过速；

权衡证据

BNP：一个有效的预测因素

B 型利钠肽（BNP）可帮助诊断心力衰竭。除此之外，因为心力衰竭患者具有猝死的高危险性，所以研究人员要确定 BNP 是否有助于识别有猝死危险的患者。为确定这一点，研究人员检测了 452 名心力衰竭患者的血 BNP 水平，并分析了 3 年的观察资料。结果发现 BNP 水平可以预测心力衰竭患者发生猝死。这是 BNP 的又一重要价值。

摘自：Berger,R.,et al."B-type Natriuretic Peptide Predicts Sudden Death in Patients with Chronic Heart Failure,"Circulation 105(20):2392-97,May 2002.

- 疲倦；
- 肌无力；
- 水肿和体重增加；
- 易激惹；
- 烦躁；
- 注意力不集中；
- 室性奔马律（心尖部可闻及）；
- 双肺底湿啰音；
- 血性泡沫样痰。

右心衰竭患者可出现：

- 水肿，最初为低位性；
- 颈静脉怒张；
- 肝大。

辅助检查

- 血液检查可出现 BUN、肌酐及去甲肾上腺素升高。如果肝功能受损，转氨酶和胆红素增高。
- 在 83%的患者中，血 B 型利钠肽升高可明确诊断心力衰竭（见：BNP：一个有效的预测因素）。
- ECG 反映了心肌劳损或心室扩大（缺血），也可揭示可能存在心力衰竭的心房扩大、心动过速和期前收缩。
- 胸部 X 线检查显示肺血管纹理增多、间隙水肿或胸腔积液和心脏肥大。

• MUGA 扫描显示左心衰竭时射血分数降低。

• 心导管检查可显示左、右心衰时心室扩张、冠状动脉闭塞和瓣膜疾病（如主动脉瓣狭窄）。

• 超声心动图可显示左、右心衰时心室肥厚、收缩力下降和瓣膜疾病。连续的超声心动描记可有助于评估患者对治疗的反应。

• 评估运动期间患者心室功能的心肺运动试验可显示氧摄取量降低。

治疗

心力衰竭的治疗方案可通过应用纽约心脏协会（NYHA）分类系统和美国心脏病学会 / 美国心脏协会（ACC/AHA）的指南来确定（见：用于决定治疗的心力衰竭的症状和体征）。

治疗方法包括通过减少总血容量和缓解循环充血来降低前负荷的利尿剂。ACE 抑制剂扩张血管并降低全身血管阻力，从而减轻心脏的负荷。血管扩张剂可应用于不能耐受 ACE 抑制剂的患者。血管扩张剂通过降低心室流出道的阻力来增加心输出量，从而降低后负荷。

增强肌力的药物

地高辛可有助于增强心肌收缩力。β-肾上腺素受体阻滞剂可预防心脏重构（左心室扩张和肥厚）。奈西立肽，一种人类 BNP，可用来增加利尿并降低后负荷。正性肌力药，如静脉点滴多巴胺或多巴酚丁胺，用于心力衰竭末期或等待心脏移植的患者。

停止与前进

患者必须适当安排休息和活动时间，少食多餐，限制钠的摄入。患者必须穿抗栓袜以预防静脉淤血和可能的血栓形成。医师也可能下达氧疗的医嘱。

尽管有争议，但如果患者经过治疗并改变生活方式后心力衰竭仍未改善，可实施手术治疗。如果瓣膜功能不全的患者反复发作急性心力衰竭，可行瓣膜置换术。由缺血引起心力衰竭的患者可行 CABG、PTCA 或支架植入术。

用于决定治疗的心力衰竭的症状和体征

两个指南有助于指导心力衰竭患者的治疗。NYHA 分类是基于功能状态，ACC/AHA 指南是基于客观评估。下面将这两个指南逐一比较：

NYHA 分类	ACC/AHA 指导方案	建议
	A 期：患者有发生心力衰竭（HF）的高危因素，但无器质性心脏病或 HF 的症状和体征。	● 治疗高血压、脂类代谢紊乱和糖尿病。 ● 鼓励患者戒烟并定期锻炼。 ● 不要饮酒或使用毒品。 ● 如果有指征，使用 ACE 抑制剂。
Ⅰ级：一般体力活动不引起过度疲劳、心悸、呼吸困难或心绞痛。	B 期：既往有器质性心脏病，但无 HF 的症状和体征。	● 所有 A 期治疗。 ● ACE 抑制剂（除非有禁忌）。 ● β-肾上腺素受体阻滞剂（除非有禁忌）。
Ⅱ级：体力活动轻度受限，但休息时无症状。一般体力活动引起疲劳、心悸、呼吸困难或心绞痛。 Ⅲ级：体力活动明显受限，但休息时无典型症状。低于一般体力活动引起疲劳、心悸、呼吸困难或心绞痛。	C 期：器质性心脏病，既往或目前有 HF 的症状和体征。	● 所有 A 期和 B 期治疗。 ● 限钠饮食。 ● 利尿。 ● 使用地高辛。 ● 避免或停用抗心律失常药、大多数钙通道阻断剂和非甾体抗炎药。 ● 药物治疗包括醛固酮拮抗剂、血管紧张素受体阻滞剂、肼苯达嗪和硝酸酯。
Ⅳ级：不能无任何不适完成任何体力活动，休息时可出现症状。体力活动后不适感加重。	D 期：终末期 HF 需要特殊治疗方法，如机械辅助循环支持、持续输入正性肌力药物或心脏移植。	● 所有 A 期、B 期和 C 期治疗。 ● 机械辅助设备如双室起搏器或左心室辅助装置。 ● 持续正性肌力药物治疗。 ● 临终关怀。

经 Davis S.L.授权使用。“How The Heart Failure Picture Has Changed,” Nursing2002(32)11:36-44,November 2002.

重塑

Dor 手术，也称为部分左心室切除术或心室重塑，包括切除无活力的心肌以减少肥厚心室的容积，从而使心脏更有效地泵血。严重心力衰竭的患者可从机械性 VAD 或心脏移植中获益。植入性心脏复律除颤器可用于治疗危及生命的心律失常。可放置双室起搏器来控制心室的不同步。

护理措施

- 经常监测 BUN、血肌酐、钾、钠、氯和镁。
- 反复强调坚持规定饮食的重要性。如果下达了限制液体的医嘱，制订一个相互可接受的补液方案。
- 每天称体重以评估液体的超负荷情况。
- 为预防静脉淤血引起的深静脉血栓形成，协助患者进行活动度（ROM）锻炼。强调需卧床休息和穿抗栓袜。观察小腿的疼痛和压痛。组织活动提供休息时间。
- 评估患者。清晰的呼吸音、正常的心音、合适的血压、无呼吸困难或水肿提示康复成功。患者应能进行日常活动并保持正常的体重（见：心力衰竭患者的宣教要点）。

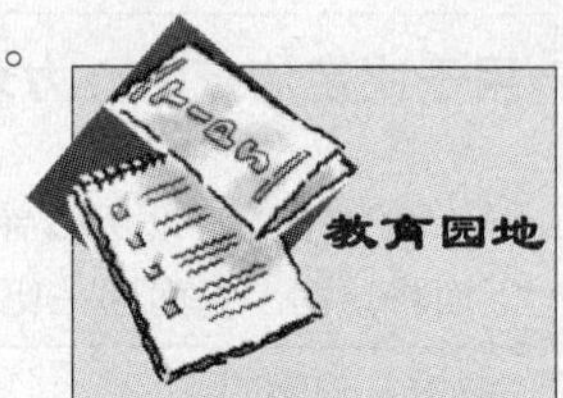

心力衰竭患者的宣教要点

- 向患者宣讲有关生活方式的改变。建议患者避免高盐饮食以有助于控制液体超负荷。解释利尿治疗时钾的丢失，需要按医嘱补钾或进食高钾食物。强调定期检查的必要性和平衡活动与休息的益处。
- 强调按医嘱准确服用洋地黄类药物的重要性。告知患者观察并报告中毒的征象。
- 告知患者如果脉搏不规律或低于 60 次 / 分，或者出现头晕、视物模糊、气短、夜间阵发性呼吸困难、踝部水肿、少尿或一周内体重增加 1.5～2.5kg，要通知医师。

高血压

高血压是指收缩压或舒张压的间断或持续性升高。原发性（特发性）高血压是最常见的形式。许多疾病可导致继发性高血压。恶性高血压是两种形式共存的严重的高血压。

高血压是引发脑卒中、心脏病和肾衰竭的主要病因。在出现并发症前发现并治疗高血压可极大地改善患者的预后。急剧升高的血压可能是致命的。

病因

科学家未能明确原发性高血压的单一病因。疾病可能是机体多种自稳力量相互作用的反映，包括肾对钠和细胞外液的调节作用、醛固酮的分泌和代谢、去甲肾上腺素的分泌和代谢等。

继发性高血压可由肾血管性疾病、嗜铬细胞瘤、原发性醛固酮增多症、库欣综合征或者甲状腺、垂体或甲状旁腺功能不全所引起。继发性高血压也可能是主动脉缩窄、妊娠和神经性疾病的结果。

某些危险因素似乎增加了患高血压的可能性，这些危险因素包括：

- 高血压家族史；

• 种族（黑种人较常见）；
• 性别（男性多见）；
• 糖尿病；
• 应激；
• 肥胖；
• 高饱和脂肪、高盐饮食；
• 吸烟；
• 应用避孕激素；
• 久坐的生活方式；
• 老年人。

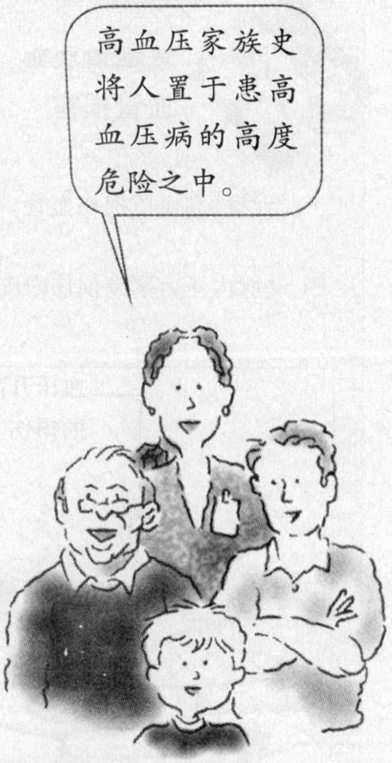

病理生理学

原发性高血压作为一种良性疾病常隐匿发病，缓慢进展至恶性状态。如不给予治疗，即使轻症患者也会导致严重的并发症和死亡。

为什么？为什么？

几种理论有助于解释高血压的发生。目前认为高血压源于：

• 动脉床的变化导致阻力增加。
• 起源于血管运动中枢的感觉神经系统兴奋性异常增高，导致外周血管阻力增加。
• 源于肾或激素功能紊乱所引起的血容量增多。
• 由遗传因素引起的动脉壁增厚，导致外周血管阻力增加。
• 由于肾素异常释放，导致血管紧张素Ⅱ形成，后者收缩动脉并增加血容量（见：血管损害）。

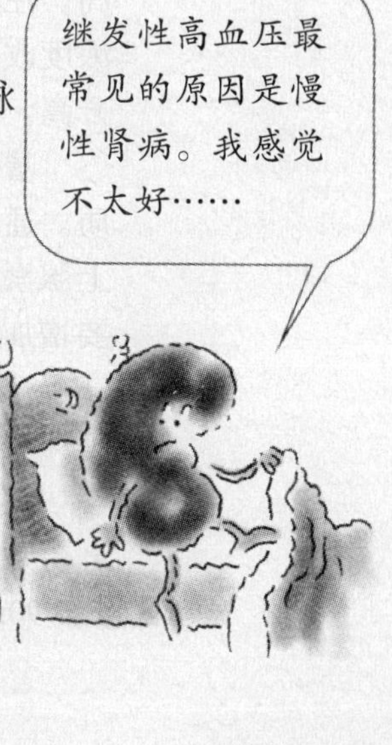

继发性高血压的原因

继发性高血压的病理生理与原发病有关。最常见的病因是慢性肾病。其中的慢性肾小球肾炎和肾动脉狭窄可影响钠的排泄，激活肾素-血管紧张素-醛固酮系统，影响肾灌注。这反过来引起血压升高。

其他疾病也可引起继发性高血压。在库欣综合征的患者中，皮质激素水平升高通过使肾钠潴留、血管紧张素Ⅱ水平增加、血管对去甲肾上腺素的反应增加而导致血压升

近距离观察

血管损害

持续性高血压损伤血管。血管的损伤始于小动脉收缩和舒张的交替区域。下图显示了损伤是如何发生的。

- 动脉内压力增高损伤内皮。
- 血管紧张素诱导内皮收缩，使血浆透过内皮间隙漏出。
- 血浆成分在血管壁沉积导致血管中层坏死。

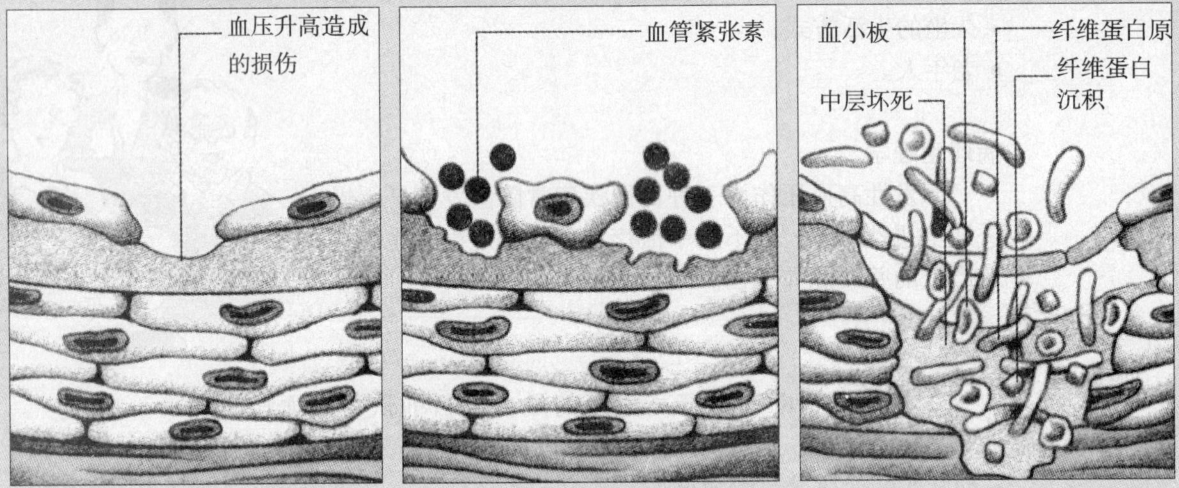

高。在原发醛固酮增多症患者中，血管内容量增加、血管壁钠浓度改变或高浓度的醛固酮使血管收缩（增加阻力）导致血压升高。

嗜铬细胞瘤是嗜铬细胞的分泌性肿瘤，通常位于肾上腺髓质。通过增加肾上腺素和去甲肾上腺素的分泌而升高血压。肾上腺素的主要作用是增加心肌收缩力和心率，去甲肾上腺素主要增加外周血管阻力。

临床表现

症状和体征包括：

- 初筛后随诊两次以上测量血压（BP），有两次以上血压≥140/90mmHg（见：血压分类）；

血压分类

测量血压升高的程度可明确血压的分类。下表按照收缩压（SBP）和舒张压（DBP）来进行血压的分类。

BP 分类	正常	高血压前期	1 期	2 期
SBP（mmHg）	<120	120～139	140～159	160
	和	或	或	或
DBP（mmHg）	<80	80～89	90～99	100

- 晨起枕部搏动性头痛；
- 嗜睡；
- 意识障碍；
- 视力障碍；
- 恶心。

继发性高血压患者除有原发病的临床表现外，其他临床表现并不明显，直至出现由于靶器官血管改变而发生的并发症。这些临床表现包括：

- 左心室肥大；
- 心绞痛；
- 心肌梗死；
- 心力衰竭；
- 脑卒中；
- 短暂性缺血发作；
- 肾病；
- 外周动脉疾病；
- 视网膜病变。

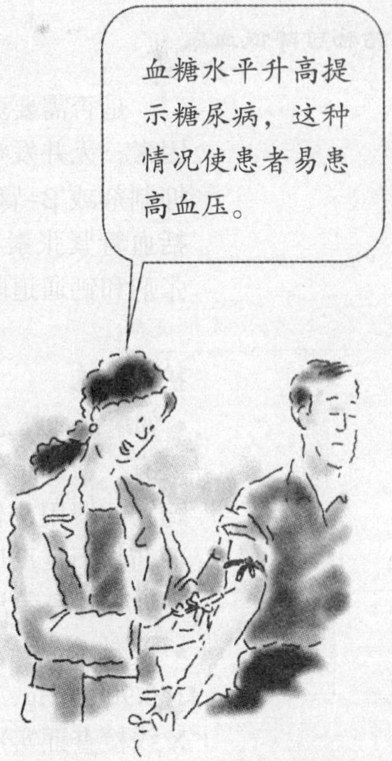

辅助检查

- 尿液分析中出现的蛋白、红细胞和白细胞可能提示肾小球肾炎。
- 血糖升高提示糖尿病。
- 全血计数可能显示贫血（可引起心输出量增加从而导致高血压）或红细胞增多症（增加高血压和脑卒中的危险性）。

• 血脂分析可发现总胆固醇和低密度脂蛋白升高。
• 排泄性尿路造影术显示肾萎缩，提示慢性肾病；一侧肾较对侧缩小超过 1.5cm 提示单侧肾病。
• 血钾低于 3.5mEq/L 可提示肾上腺功能不全（原发性醛固酮增多症）。
• BUN 升高至 20mg/dl 以上并且肌酐升高至 1.5 mg/dl 以上，提示有肾病。

其他检查有助于发现心血管的损害和其他并发症：
• ECG 可显示左心室肥大或缺血。
• 超声心动图可显示左心室肥大。
• 胸部 X 线检查可显示心脏肥大。

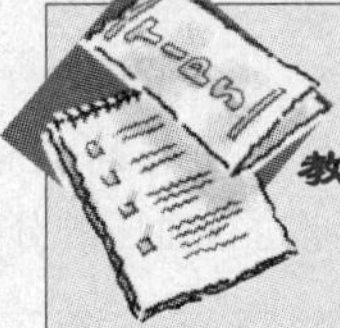
教育园地

高血压患者的宣教要点

• 教会患者使用自测血压装置并记录每天同一时间的血压值，每周至少两次与社区医师一起分析血压。
• 警告患者控制不良的高血压可引起卒中和急性心肌梗死。
• 鼓励患者遵从抗高血压治疗，建议患者每天定时服药。告知患者报告药物的副作用并记录药物的疗效。告诫患者避免服用含钠量大的抗酸剂和治疗感冒鼻塞的非处方药物，这些药物含有有害的缩血管物质。
• 帮助患者检查并改变生活方式，鼓励必要的饮食变化。
• 如果患者吸烟，鼓励其戒烟并介绍戒烟计划。

治疗

继发性高血压的治疗包括纠正潜在疾病和控制高血压的影响。尽管原发性高血压不能治愈，但改变生活方式加上药物治疗可控制高血压。生活方式的改变是所有高血压患者的初始治疗，可包括改变饮食（限制钠和饱和脂肪酸的摄入）、适当的松弛技巧、定期锻炼、戒烟、限制饮酒。

药物可降低血压

是否需要药物治疗取决于血压和靶器官损害的情况及高危因素。无并发症高血压的药物治疗通常以噻嗪类利尿剂、ACE 抑制剂或 β-肾上腺素受体阻滞剂开始。其他抗高血压药物包括血管紧张素Ⅱ受体阻滞剂、α-受体阻滞剂、直接的动脉扩张剂和钙通道阻断剂。

护理措施

• 如果高血压患者入院，询问患者是否正在按处方用药。如果没有，帮助患者查明没有依从用药的原因。如果患者不能负担药物的费用，告知患者适当的社会服务机构。如果患者有严重的药物不良反应，可能需要更换药物。
• 对所有患者常规筛查高血压，尤其是高危患者。
• 评估患者。成功治疗高血压后，患者休息时血压低于 140/90mmHg，能耐受活动，无左心室扩大（通过 ECG 或胸部 X 线检查证实）（见：高血压患者的宣教要点）。

肥厚型心肌病

肥厚型心肌病是一种原发性心肌疾病，以室间隔尤其是前上部的不均等、不对称增厚为特征。它同时影响收缩和舒张功能。随着室间隔的上部肥大，通过主动脉瓣的血流受阻。当乳头肌受累时出现二尖瓣功能不全。疾病的进展过程多种多样，有的患者进行性恶化，有的可保持病情稳定数年，也可发生猝死。

病因

作为一种非性联常染色体显性遗传病，几乎所有的肥厚型心肌病都有遗传性。

病理生理学

在肥厚型心肌病中，左心室和室间隔的肥厚阻碍左心室流出道。心脏通过增加心率和收缩力来代偿心输出量的降低（由于流出道梗阻）。肥厚的心室变得僵硬，而且在舒张期不能松弛及充盈。随着左心室容量降低和充盈压升高，肺静脉压也升高，导致肺静脉淤血和呼吸困难。

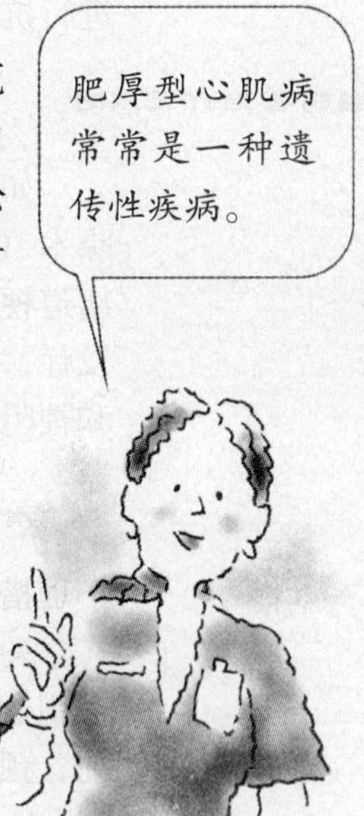

临床表现

肥厚型心肌病的临床特征包括：

- 心绞痛；
- 心律失常；
- 呼吸困难；
- 晕厥；
- 心力衰竭；
- 收缩期喷射性杂音（中调，胸骨左缘和心尖区可闻及）；
- 双波脉；
- 不规则脉（房颤）。

辅助检查

- 超声心动图显示室间隔增厚和在收缩期二尖瓣前叶的异常运动。
- 心脏导管检查提示左心室舒张末期压力升高和可能的二尖瓣功能不全。

• ECG通常提示左心室肥大、ST段和T波异常、Q波（肥大，非梗死）、左前束支传导阻滞、室性心律失常和可能的房颤。

• 心音描记术有明确的收缩早期杂音。

治疗

治疗是试图使心室松弛并缓解流出道梗阻。普萘洛尔（心得安）和β-肾上腺素受体阻滞剂减慢心率并通过松弛导致梗阻的心肌来增加心室充盈，从而减轻心绞痛、晕厥、呼吸困难和心律失常。然而，普萘洛尔可能加重心脏失代偿的症状。可应用钙通道阻断剂来松弛心肌并改善心室充盈。抗心律失常药可用于治疗心律失常。房颤时需要心脏复律以治疗心律失常，并且因为此时全身栓塞的风险增加，所以在房颤消失前应一直进行抗凝治疗。

当药物治疗无效时

如果药物治疗无效，患者可行手术治疗。单独行心室肌切除术（切除肥大的室间隔）或同时行二尖瓣置换术可以缓解流出道梗阻并缓解症状。然而，这是一种经验性手术，可引发并发症，如完全性传导阻滞和室间隔缺损。双腔起搏可防止肥大和梗阻的进一步发展。室性心律失常的患者可应用植入式除颤器。

护理措施

• 遵医嘱用药。告诫患者不要突然停服普萘洛尔，因为这么做会引起反跳效应，导致心肌梗死或猝死。在牙科操作或手术前，预防性用药可防止亚急性细菌性心内膜炎的发生。

• 提供精神支持。为患者提供心理咨询，帮助患者和家属接受患者受限的生活方式和面对不良的预后。要求学龄期儿童的父母安排患儿在医院内继续学习。

• 评估患者。如果治疗成功，患者将表现为充足的组织灌注、清晰的呼吸音、无水肿和晕厥发作。患者将能保持体重和耐受活动，血压保持正常（见：肥厚型心肌病患者的宣教要点）。

教育园地

肥厚型心肌病患者的宣教要点

• 指导患者按医嘱服药。

• 告诫患者不要进行重体力活动，如跑步。晕厥和猝死可发生在耐受良好的锻炼时。建议患者避免Valsalva动作或突然改变体位，这两种情况都可使梗阻加重。

• 告知患者在牙科操作或手术前需要预防性应用抗生素，以预防亚急性细菌性心内膜炎。

• 因为患者有心脏骤停的危险，要求家属学会心肺复苏术。

心肌梗死（MI）

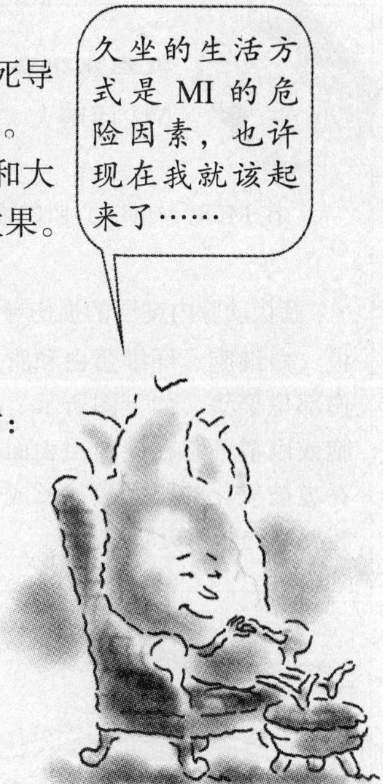

冠状动脉闭塞后，心肌氧供缺乏，心肌缺血并最终坏死导致MI。它是急性冠状动脉综合征的一部分（见：MI详解）。

心脏功能的损害程度和患者的预后取决于MI的部位和大小、未受累心肌的状况、原有的侧支循环和代偿机制的效果。在美国，MI是成人死亡的主要原因。

病因

MI可发生于心肌氧供不能满足需要的任何情况，包括：

- CAD；
- 冠状动脉栓塞；
- 血栓；
- 冠状动脉痉挛；
- 严重的血液和凝血性疾病；
- 心肌挫伤；
- 先天性冠状动脉畸形。

某些危险因素增加MI的易发性。这些因素包括MI家族史、性别（男性易患）、高血压、吸烟以及血清三酰甘油水平升高、糖尿病、肥胖、久坐的生活方式、老年、应激、绝经期、高胆固醇和高低密度脂蛋白。

病理生理学

MI是心肌长时间缺血所导致的不可逆性细胞损伤和心肌死亡。MI从功能上可导致：

- 伴随室壁运动异常的收缩力降低；
- 左心室顺应性改变；
- 每搏输出量降低；
- 射血分数降低；
- 左心室舒张末期压力升高。

临床表现

患者出现严重的持续性胸痛，这种疼痛不能通过休息和服用硝酸甘油缓解。患者诉疼痛为挤压性或压榨性，通常为胸骨后疼痛，可放散至左臂、下颌、颈部或肩胛骨。其他的症状和体征包括濒死感、疲乏、恶心和呕吐、气短、肢体发冷、出

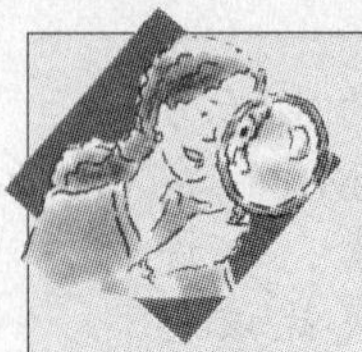

近距离观察

MI 详解

在 MI 时，供应心肌的血流中断。以下是 MI 发生的过程。

冠状动脉内皮层的损伤导致血小板、白细胞、纤维蛋白和脂质在损伤部位聚集，如下图所示。泡沫细胞或巨噬细胞在受损层表面聚集并吞噬被氧化的胆固醇，形成使动脉腔变窄的脂肪斑块。

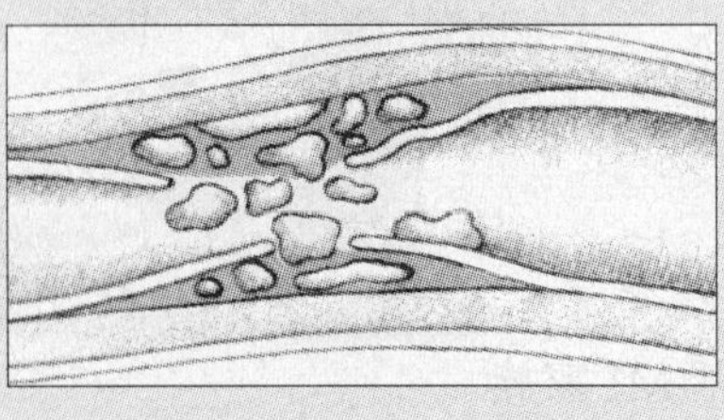

随着动脉腔的逐渐变窄，侧支循环建立，这有助于保持被堵塞血管远端的心肌灌注。下图展示了侧支循环。

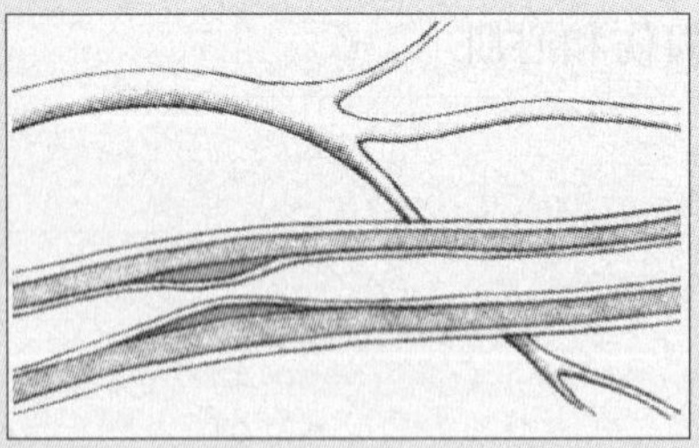

当心肌需氧量超过侧支循环所能供应的氧量时，心肌由有氧代谢向无氧代谢转换，产生乳酸（A），刺激神经末梢，如下图所示。

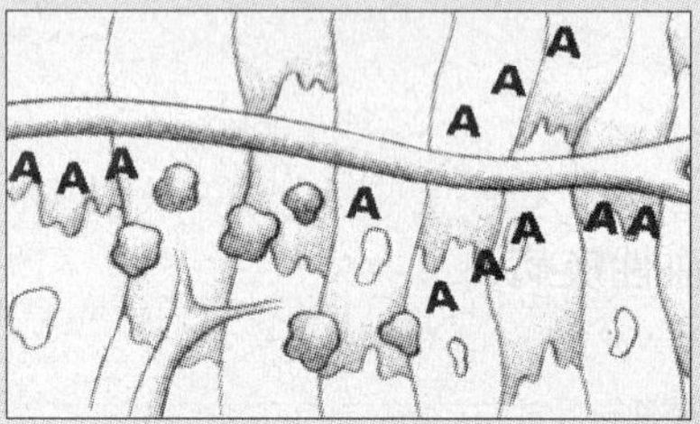

心肌细胞缺氧死亡。这使心肌收缩力降低、每搏输出量减少和血压下降。

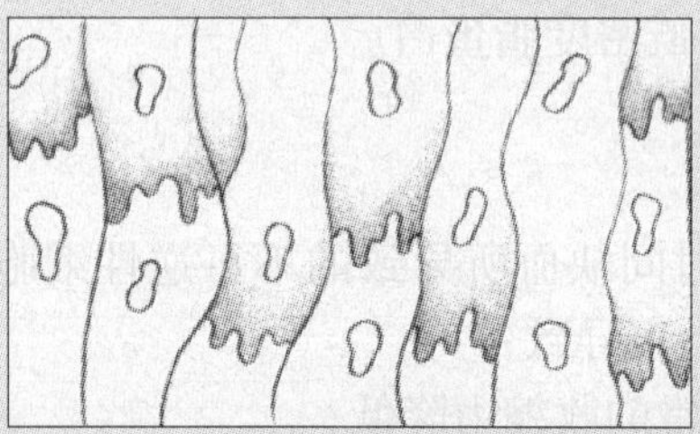

低血压刺激压力感受器，这反过来刺激肾上腺释放肾上腺素和去甲肾上腺素。此循环如下图所示。这些儿茶酚胺增加心率并导致外周血管收缩，进一步使心肌需氧量增加。

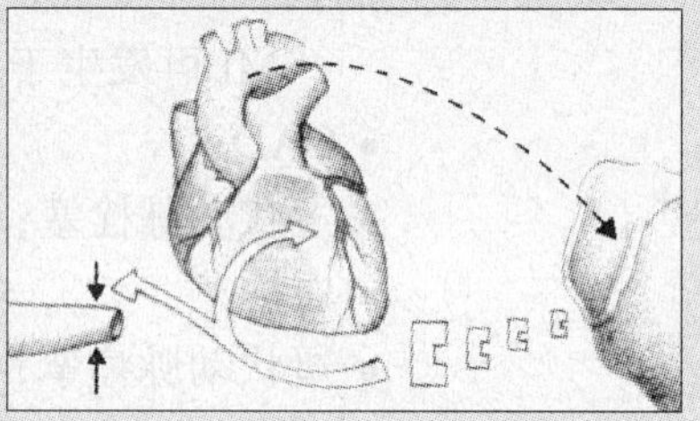

MI 区内细胞膜受损使细胞内容物进入血液循环，如下图所示。随着血钾、肌酸激酶（CK）、CK-MB、谷草转氨酶和乳酸脱氢酶的升高，出现室性心律失常。

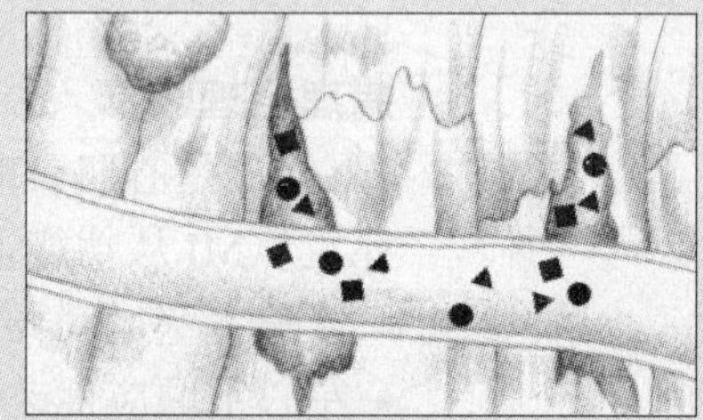

MI 详解（续）

所有心肌细胞能自发地去极化和复极化，所以电传导系统可被梗死、损伤或缺血所影响。下图显示受损区。

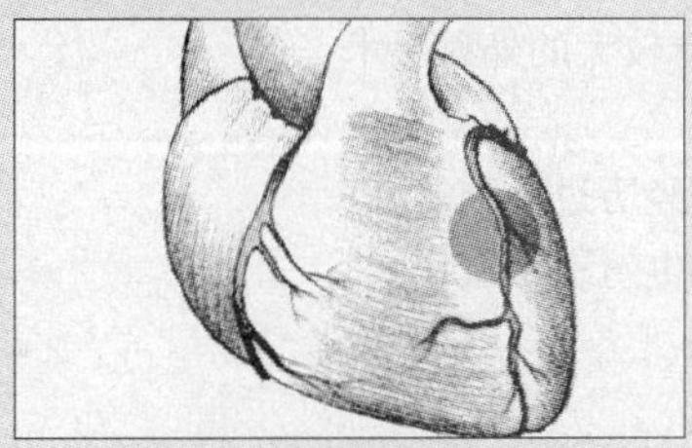

左心室大范围受损可减弱心室泵血能力，使血液反流进入左心房并最终进入肺静脉和毛细血管，如下图所示。肺部听诊时可闻及湿啰音。肺动脉楔压升高。

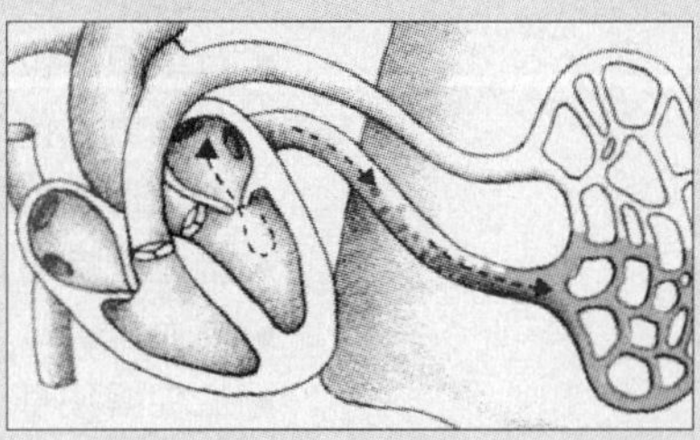

随着反流压力的升高，液体透过肺泡毛细血管膜，妨碍了氧气（O_2）和二氧化碳（CO_2）的弥散。动脉血气分析可显示动脉氧分压和 pH 降低，以及动脉二氧化碳分压升高。

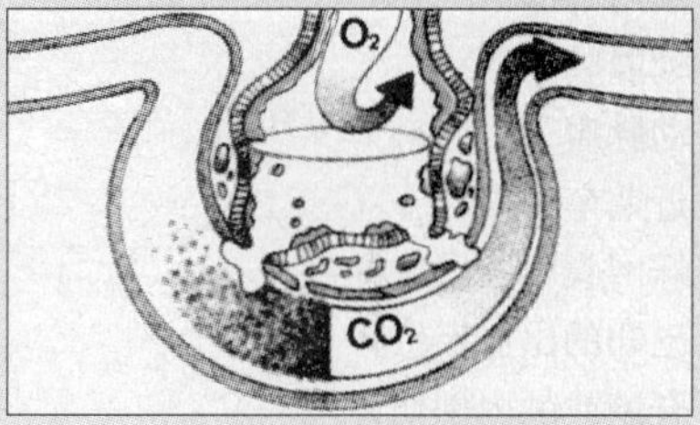

汗、焦虑、低血压或高血压、可触及心前区搏动、心音可能减弱。

辅助检查

- MI 后最初几小时内，连续 12 导联 ECG 可显示无异常或不明确。当出现异常时，ECG 可帮助确定 MI 的部位。
- ST 段监测可追踪心脏对 MI 的反应。持续性监测可及时发现缺血发作。MI 时，ECG 监测有助于鉴别 ST 段抬高的 MI（STEMI）和非 ST 段抬高的 MI（NSTEMI）。两者的鉴别有助于指导医师治疗。ST 段监测可发现 PTCA 和 MI 后有再闭塞危险的患者，并使其发生再闭塞时及时得到治疗。MI 后，监测可通过观察药物的疗效来减少甚至排除接受溶栓治疗的患者对血管造影的需求。
- 持续的血清心脏标志物检测显示 CK 升高，尤其是 CK-MB 同工酶（心肌中 CK 的一种），肌钙蛋白 I 和 T 及肌红蛋白均升高。
- 超声心动图显示室壁运动障碍（透壁性 MI）。

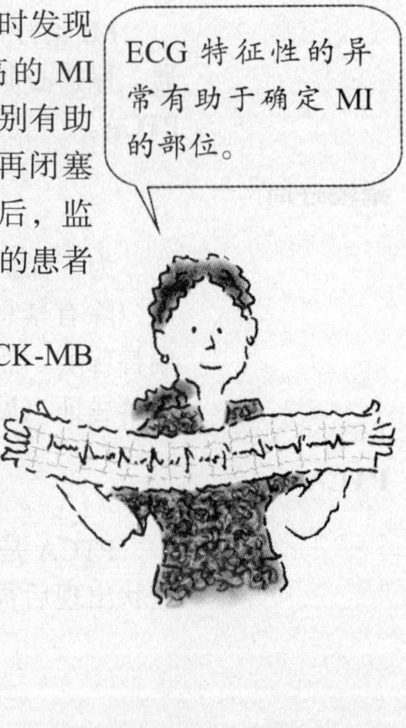

溶栓药物的危险

虽然在内外科病房很少使用溶栓药物，但护士仍然要知道并掌握溶栓药物的禁忌证和危险。

禁忌证

对下列患者禁用溶栓药物：

- 活动性内脏出血；
- 颅内肿瘤；
- 动静脉畸形；
- 动脉瘤；
- 近期卒中史；
- 蛛网膜下腔出血；
- 已知的出血疾患；
- 脊髓或颅内创伤；
- 过去两个月内手术。

相对禁忌证

下列患者为相对禁忌：

- 过去 10 天内行较大的外科手术；
- 行组织活检；
- 创伤史（包括经历过心肺复苏）；
- 消化道或泌尿生殖道出血；
- 脑血管疾病；
- 高血压；
- 二尖瓣狭窄、房颤或其他导致左心血栓的疾病；
- 急性心包炎和亚急性细菌性心内膜炎；
- 脓毒性血栓性静脉炎；
- 糖尿病出血性视网膜病变；
- 正在使用抗凝药物；
- 妊娠；
- 产后 10 天以内；
- 正在哺乳。

治疗

MI 治疗的主要目的是缓解疼痛、稳定心律、冠状动脉再通、保护心肌组织和降低心脏负荷。这些措施包括溶栓治疗和 PTCA。

溶栓时间

为了保护心肌组织，溶栓治疗应在症状出现的 3 小时内开始（除有禁忌证外）。这种治疗包括使用链激酶、阿替普酶或瑞替普酶。然而，由于溶栓药物的性质，它们均有一定的危险和禁忌证（见：*溶栓药物的危险*）。

PTCA

PTCA 是解除动脉堵塞或狭窄的另一选择。如果 PTCA 在症状出现后很快进行，溶栓剂可被直接注射到冠状动脉。

其他选择

其他的治疗包括：

- 吸氧以增加血氧饱和度。
- 舌下含服或静脉注射硝酸甘油以缓解胸痛，除非收缩压小于90mmHg或者心率低于50次/分或高于100次/分。
- 应用吗啡止痛（因为疼痛刺激交感神经系统，导致心率增快和血管收缩）。
- 服用阿司匹林以抑制血小板聚集。
- 对于接受组织纤维蛋白酶原激活剂以增加受损冠状动脉再通机会的患者，可静脉点滴肝素；但是，只有有限的证据表明静脉点滴或皮下给予肝素对应用非特异性溶栓药物的急性MI患者是有益的，例如链激酶。
- 在最初12小时内限制体力活动以降低心脏负荷，从而减少坏死区域。
- 如果出现心律失常，给予阿托品、普鲁卡因胺、利多卡因、经皮起搏片（或经静脉起搏器）、除颤或肾上腺素。
- 对于没有低血压、心动过缓或极度心动过速的患者，可给予硝酸甘油静脉点滴24～48小时，以降低心脏前、后负荷并缓解胸痛。
- 对于持续不稳定型心绞痛、急性胸痛或要进行侵入性心脏手术的患者，可给予糖蛋白Ⅱb/Ⅲa抑制剂以减少血小板聚集。
- 为了减少心肌氧耗，对于进展期急性MI患者，早期给予静脉点滴β-肾上腺素受体阻滞剂，随后改为口服治疗（如无禁忌证），以减慢心率并降低心肌收缩强度。
- 对于ST段抬高或左束支传导阻滞但无低血压和其他禁忌证的进展期MI患者，应用ACE抑制剂，可降低后负荷和前负荷并防止心脏重构。
- 实施激光血管成形术、经皮腔内斑块旋切术、支架植入术或经心肌血管重建术。
- 给LDL和胆固醇升高的患者应用降脂药物。

护理措施

- 护理MI后的患者时，主要观察并发症的发生，防止心肌的进一步损伤并使患者舒适、休息及给予情感支持。许多MI患者在ICU接受治疗，并连续观察并发症。

• 监测和记录 ECG、血压、体温和心音与呼吸音。

• 评估疼痛并遵医嘱给予镇痛药。经常记录疼痛的程度和持续时间。因为肌肉对药物的吸收具有不可预测性，因而应避免肌内注射。并且，肌肉的损伤增加 CK、肌红蛋白和乳酸 LD 的水平，使 MI 的诊断更加困难。

• 给予硝酸甘油后，尤其是首剂量时要监测患者的血压。

• 经常监测 ECG 以发现心率的变化或心律失常。

• 在胸痛发作期间，检查 ECG、测量血压和肺动脉导管以明确变化。

• 观察体液潴留的症状和体征（湿啰音、咳嗽、呼吸困难和水肿），这些可提示将要发生的心力衰竭。密切监测每天的体重、出入量、呼吸、血清酶水平和血压。定期听诊异常的呼吸音（卧床休息的患者常有肺不张性湿啰音）和 S_3 或 S_4 奔马律。

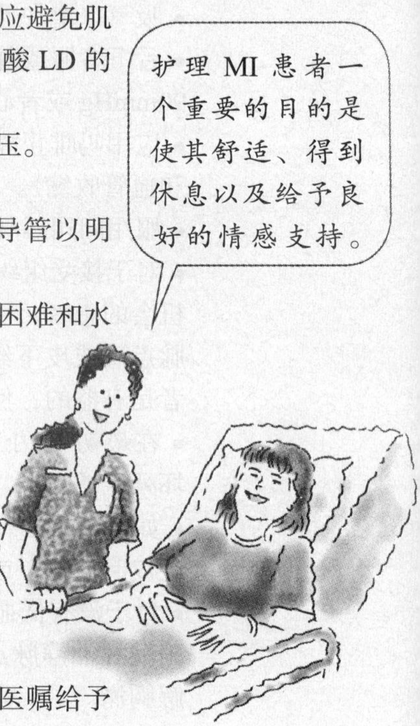

静养

• 安排患者的护理和活动时间以使其不被打扰从而尽可能多地休息。

• 要求食堂提供清淡流质饮食直至恶心症状消失。遵医嘱给予低脂低钠饮食。

• 提供通便剂以防止腹胀，腹胀可导致迷走神经兴奋和减慢心率。让患者使用床边便器，并提供尽可能多的私人空间。

• 给予 H_2 受体阻滞剂以预防应激性溃疡。

• 遵医嘱协助患者进行 ROM 锻炼和行走。如果严重的 MI 患者完全制动，则应经常给患者翻身。长期卧床的患者应用抗栓袜，有助于预防静脉淤滞和血栓性静脉炎的发生。

• 提供情感支持有助于患者缓解紧张和焦虑，必要时给予安定。有关家属应尽可能多地关怀患者。

• 评估患者。当评估治疗效果时，观察清晰的呼吸音，正常的心音和血压，无心律失常、胸痛、气短、疲乏和水肿，能耐受运动的证据。此外，患者还应有充足的心输出量、正常的 LOC 表现、温暖干燥的皮肤并无头晕（见：MI 患者的宣教要点）。

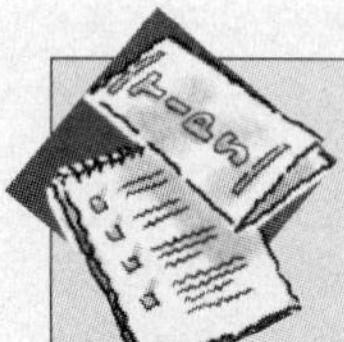

教育园地

MI 患者的宣教要点

- 解释操作过程并回答疑问。
- 为出院的 MI 患者做细心的准备。为了提高患者按医嘱用药和采取其他治疗措施的依从性，详细解释药物的剂量和疗法。告诫有关药物的副作用，建议患者观察并报告药物中毒的征象。如果患者携带 Holter 监测仪，解释其目的和用法。
- 指导患者改变生活方式。进行饮食控制。如果患者必须进食低钠、低脂、低胆固醇饮食，提供不符合要求的食物清单。要求营养师向患者及其家属进行讲解。
- 建议患者逐步恢复性生活，通常于2～4周后开始。
- 强调戒烟的必要性。为患者提供戒烟的方法。
- 建议患者控制高血压，调整到理想的体重，如有必要，控制血糖水平。
- 帮助患者熟悉支持组织和社区资源。建议患者向美国心脏协会寻求更多的信息和支持。
- 介绍患者参加心脏康复计划以获得锻炼、教育、症状管理和改善危险因素。
- 告知患者报告胸痛。梗死后综合征可能继续进展，它所导致的胸痛必须与复发性 MI、肺梗死或心力衰竭相鉴别。

心肌炎

心肌炎，心肌的一种局灶性或弥漫性炎症，可以是急性或慢性，并在任何年龄均可发生。在许多情况下，心肌炎不产生特异性心血管症状或导致 ECG 异常。患者通常可自愈而不遗留后遗症。偶见心肌炎并发心力衰竭，并且它极少导致心肌病。

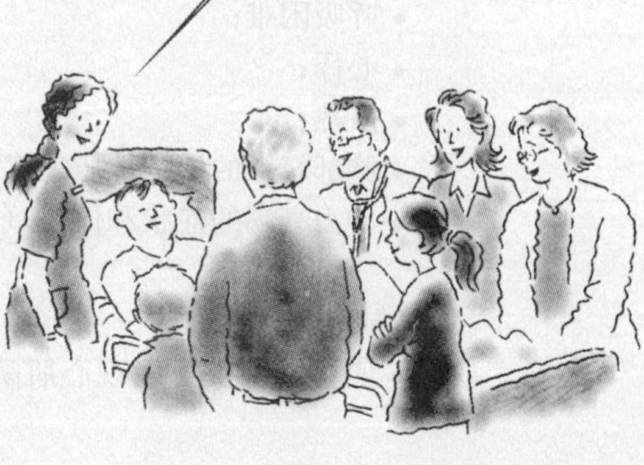

病因

心肌炎的可能病因包括：

- 病毒感染（在美国最常见的病因），如柯萨奇病毒 A 和 B 毒株，也可能是脊髓灰质炎病毒、流感病毒、麻疹病毒、风疹病毒、腺病毒和埃可病毒。
- 细菌感染，如白喉、结核、伤寒热、破伤风和葡萄球菌性、肺炎球菌性及淋球菌性感染。
- 超敏反应，如急性风湿热和心脏切开术后综合征。
- 治疗肺癌或乳腺癌的胸部放疗。
- 慢性酒精中毒。
- 寄生虫感染，如弓形体病，以及特别是发生在婴儿和有免疫抑制的成年人中的南美锥虫病（Chagas 病）。
- 蠕虫感染，如旋毛虫病。

病理生理学

当一种感染性的微生物触发自身免疫、细胞或体液免疫反应时，引发心肌损害；非感染性的原因也可导致中毒性炎症。在任何一种情况下所引发的炎症均可导致心肌和传导系统的肥厚、纤维化以及炎症性改变。

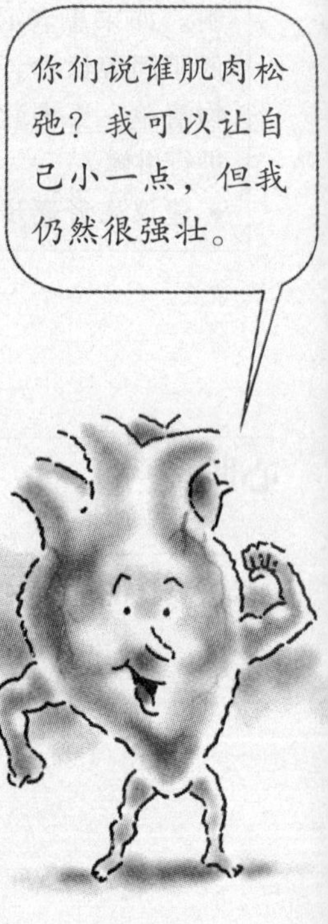

感到松弛

心肌无力，收缩力下降。心肌变得松弛和扩张，并可出现极小的出血点。

临床表现

心肌炎的症状和体征可包括：

- 疲乏；
- 呼吸困难；
- 心悸；
- 发热；
- 胸部轻微的持续性压迫感或酸痛；
- 心力衰竭的症状和体征（进展期疾病）。

辅助检查

- 实验室检查可发现心肌酶升高，如 CK 和 CK-MB，白细胞计数增多和 ESR 加快，以及抗体滴度升高（如风湿热时抗链球菌溶血素 O 的滴度）。

• ECG 变化提供了最可靠的诊断帮助。通常，ECG 显示为弥漫的 ST 段和 T 波异常，例如发生心包炎、传导异常（PR 间期延长）和其他室上性的异位心律失常时。

• 大便和咽拭子培养可明确病原菌。

• 心内膜活检提供明确的诊断。

治疗

治疗包括抗生素治疗细菌感染、卧床休息以减轻心脏负荷和认真护理防止并发症。血栓栓塞需抗凝治疗。可能需要正性肌力药物如氨力农、多巴酚丁胺或多巴胺。硝普钠和硝酸甘油可用来减少后负荷。采用免疫抑制药物还存在争议，但可能有助于急性炎症的恢复。主动脉内球囊反搏术和左 VADs 可能对心输出量降低的患者有利。心脏移植是最后的选择。

护理措施

• 经常评估心血管状况，观察心力衰竭的征象，如呼吸困难、低血压和心动过速。

• 必要时协助患者洗浴。提供床旁便器，因为与使用便盆相比，床旁便器对心脏的刺激更小。

• 评估患者。治疗成功后，血压正常、皮肤温暖干燥、LOC 正常、无头晕，表明患者有足够的心输出量。患者应该能耐受正常水平的活动量。患者体温正常，不应有呼吸困难（见：心肌炎患者的宣教要点）。

教育园地

心肌炎患者的宣教要点

• 向患者宣讲有关抗感染药物，强调按医嘱服药的重要性。

• 使患者相信限制活动是暂时的。提供转换注意力的不需要体力的活动。

• 强调卧床休息的重要性。在康复期间，建议患者逐渐恢复正常的活动，并避免竞技性运动。

心包炎

心包炎是影响心包的急性或慢性炎症。心包是包裹、支持和保护心脏的纤维浆液性囊。急性心包炎可以是纤维素性或渗出性，并含有脓性浆液或血性渗出液。慢性缩窄性心包炎特异性地导致心包纤维化，使其致密增厚。因为心包炎常与其他疾病共存，所以急性心包炎的诊断依赖典型的临床特征并排除其他可能的疾病。预后由潜在病因决定。多数急性心包炎患者可康复，除非发生缩窄。

病因

心包炎可能由下列原因导致：

- 细菌性、真菌性或病毒性感染（感染性心包炎）；
- 肿瘤性（原发性肿瘤或者来自肺、乳腺或其他器官的转移瘤）；
- 胸部高剂量放疗；
- 尿毒症。

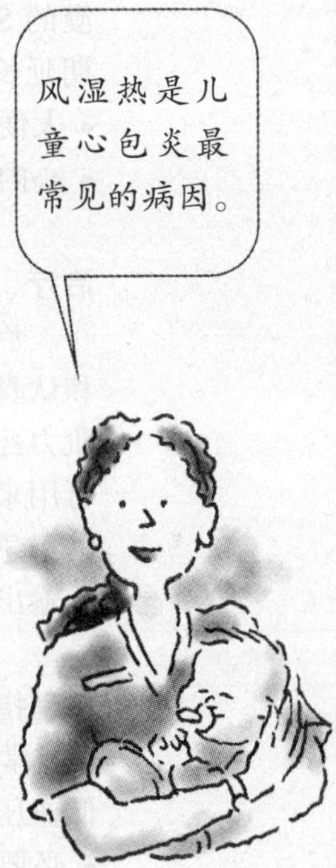

不会如此敏感吧

- 超敏反应或自身免疫性疾病，如风湿热（儿童心包炎最常见的病因）、SLE和风湿性关节炎；
- 心脏损伤，如心肌梗死［后期在心包引起自身免疫反应（Dressler综合征）］、外伤和完整保留心包但引起血液漏进心包腔的手术；
- 药物，例如盐酸肼苯达嗪和普鲁卡因胺；
- 特发性因素（在急性心包炎中最常见）；
- 少见的伴有心包漏出的主动脉瘤和伴胆固醇在心包沉积的黏液性水肿。

病理生理学

当心包发炎时，它可以变厚和纤维化。如果急性发作未完全治愈，长时间后心包可以钙化并在心脏周围形成坚硬的瘢痕。这些瘢痕影响心室的充盈。

临床表现

通常表现为在胸骨上方发作的突发性剧烈疼痛，并放散至颈、肩、背和手臂。不同于心肌梗死的疼痛，心包的疼痛通常是胸膜炎性的，深吸气时加剧，而前倾和坐位时减轻。

心包摩擦音

心包摩擦音是一个典型的体征，是心脏运动时产生的声音。患者在前倾位或肘膝位用力呼气时最容易听到摩擦音。偶尔，仅在很短时间内听见摩擦音或无摩擦音。心包炎也引起类似于慢性右心衰竭的体征，如体液潴留、腹水和肝大（慢性缩窄性心包炎)。

辅助检查

- 实验室检查不能确定诊断。它们可提示炎症的存在并可明确病因。实验室检查结果可包括 WBC 计数正常或升高(尤其在感染性心包炎时)、ESR 增快、心肌酶轻度升高(伴有心肌炎时)。
- 对开放性心包引流或心包穿刺术获得的心包积液进行培养,有时可发现细菌或真菌性心包炎的致病微生物。
- 超声心动检查可通过发现心室壁与心包之间的无回声区确诊心包积液。
- 胸部 X 线检查可显示心脏轮廓增大(大量心包积液)。

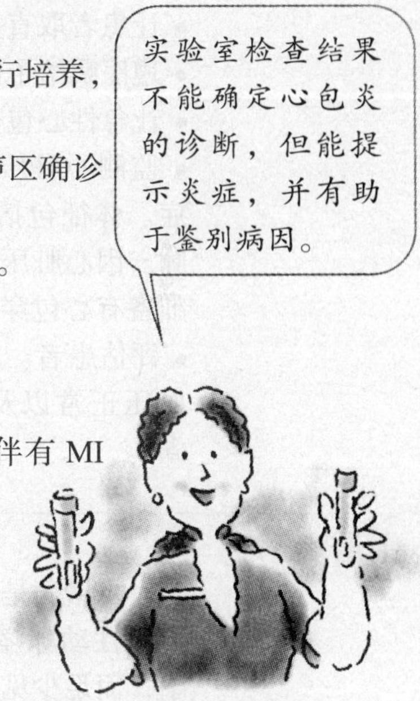

ECG 的变化

急性心包炎的 ECG 变化可包括:

- 标准肢体导联和大多数胸前导联 ST 段抬高,但不伴有 MI 时出现的 QRS 波形明显改变。
- 房性异位节律如房颤。
- QRS 波群低电压(心包积液)。

治疗

心包炎的治疗目的是缓解症状并治疗原发疾病。在急性特发性心包炎、MI 后心包炎和胸廓切开术后心包炎时,治疗包括发热和疼痛时需卧床休息,以及用来缓解疼痛和减轻炎症的非甾体抗炎药,如阿司匹林和吲哚美辛。如果这些药物不能缓解症状,可给予皮质类固醇。

由左侧胸腔疾病、纵隔脓肿或败血症引起的感染性心包炎需要应用抗生素、手术引流或二者联合。如果发生心脏压塞,医师需要行急诊心包穿刺术。心脏压塞的体征包括奇脉、颈静脉怒张、呼吸困难和休克。

开窗

复发性心包炎可能需要行部分心包切除术,通过手术建立一个将液体引流至胸膜腔的"窗口"。对于缩窄性心包炎,为使心脏充分充盈和收缩,可能需要行心包切除术。治疗还必须包括针对风湿热、尿毒症、结核和其他原发疾病的治疗。

护理措施

- 鼓励完全卧床休息。
- 评估疼痛与呼吸及体位的关系来鉴别心包炎性疼痛和心肌缺血性疼痛。
- 让患者取直立位缓解呼吸困难和胸痛。
- 遵医嘱给予镇痛药和吸氧。
- 让急性心包炎患者确信他的疾病是暂时的和可治愈的。
- 监测心脏压迫或心脏压塞的体征，两者是心包积液的并发症。体征包括血压下降、中心静脉压升高、颈静脉怒张和奇脉。因心脏压塞需急诊治疗，所以考虑有心包积液时应在床旁准备有心包穿刺包。
- 评估患者。治疗成功的证据包括体温正常、无疼痛和气短、血压正常以及温暖干燥的皮肤（见：心包炎患者的宣教要点）。

教育园地

心包炎患者的宣教要点

- 向患者解释检查和治疗。
- 指导患者逐渐恢复日常活动并制订每日常规休息时间。
- 给患者展示可缓解疼痛的体位。

雷诺病

雷诺病是以外周小动脉和微动脉阵发性痉挛为特征的几种原发性动脉痉挛性疾病之一。雷诺病为双侧发病并常累及双手，而足少见。患者暴露在寒冷或刺激情况下时出现皮肤颜色的变化。患者可出现小的皮肤坏疽也可无坏疽，并且动脉搏动正常。这种良性疾病无特异性治疗方法且不会导致任何严重的后遗症。

病因

雷诺病的病因未明。然而，雷诺现象是一种常与几种结缔组织病相关的疾病，如系统性硬化病、SLE 和多肌炎，并有一个逐渐加重的过程，可导致缺血、坏疽和截肢。区分这两种疾病是很困难的，一些轻微症状持续数年的雷诺病患者以后可出现明显的结缔组织病——尤其是系统性硬化病。

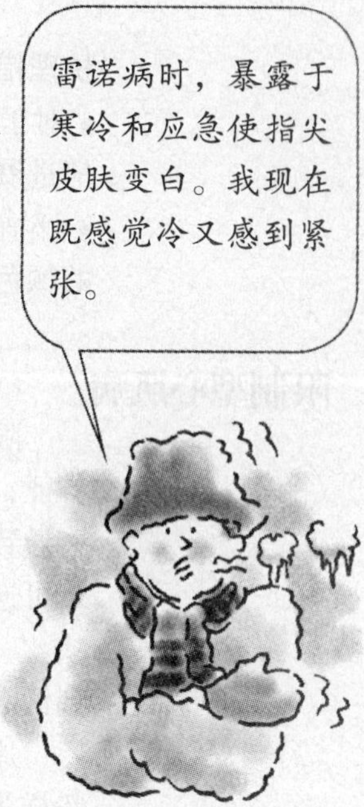

病理生理学

雷诺病是肢体小动脉和微动脉阵发性收缩，导致手指或足趾苍白和发绀的一种综合征。有几种机制可解释指、趾血流减少，包括：

- 血管内壁对寒冷的超敏反应；
- 由于交感刺激增强了血管的舒缩张力；
- 抗原–抗体免疫反应（最有可能，因为雷诺现象伴有异常的免疫检查结果）。

临床表现

暴露在寒冷或刺激后，患者将出现的典型表现有：

- 指尖皮肤苍白，然后由紫变红并由凉变为正常体温。
- 手指麻木和刺痛感。
- 硬皮病、溃疡或慢性甲沟炎（见于长期存在的疾病）。

辅助检查

- 诊断本病需要临床症状持续至少两年。患者可进行检查以排除继发性疾病，如慢性动脉闭塞和结缔组织病。
- 抗核抗体（ANA）效价可确定自身免疫性疾病为雷诺现象的原因。如果ANA阳性，则需进行更多的特异性检查。
- 如果症状是由动脉闭塞引起的，多普勒超声检查可显示血流减少。
- 动脉造影可排除动脉闭塞性疾病。

治疗

首先，患者必须避免着凉，防护机械性或化学性损伤并戒烟。仅对症状严重的患者予以药物治疗。

可给予钙通道阻断剂，如硝苯地平、地尔硫卓和尼卡地平，以使血管舒张并防止血管痉挛。肾上腺素受体阻滞剂，如苯氧苄胺或利舍平，可改善手指或足趾的血流。如果保守性治疗不能预防缺血性溃疡的发生，患者可行交感神经切断术。

护理措施

- 对于疾病进展不明显的患者，让其相信症状是良性的。当病情进展时，尽量减轻患者对肢体变形的恐惧。
- 评估患者。对治疗反应良好的患者手足将会变暖，手足皮肤的颜色将恢复到正常（见：雷诺病患者的宣教要点）。

教育园地

雷诺病患者的宣教要点

- 告诫患者不要暴露在寒冷中。告知患者在寒冷天气或接触寒冷物品时要戴手套。
- 建议患者避免紧张并戒烟，必要时提供戒烟方法。
- 鼓励患者避免使用消肿药物和咖啡因以减轻血管收缩。
- 指导患者经常观察皮肤，并对破损和感染的皮肤给予及时护理。
- 向患者宣讲相关的处方药物、药物的用法和副作用。

限制型心肌病

限制型心肌病以心室充盈受限和在收缩期不能完全收缩为特征，是一种罕见的心肌组织病变，导致心输出量降低，并最终导致心内膜纤维化和增厚。如果病情严重，限制型心肌病是不可逆的。

病因

原发性限制型心肌病的病因尚不明确。在淀粉样变时，淀粉样蛋白渗透进入心肌、心内膜和心内膜下的细胞间隙，可导致限制型心肌病综合征。

病理生理学

在限制型心肌病中，左心室肥厚和心内膜纤维化限制了收缩期心肌的收缩和排空以及舒张期心室的松弛和充盈，其结果是心输出量降低。

临床表现

限制型心肌病表现为：

- 疲乏；
- 呼吸困难；
- 端坐呼吸；
- 胸痛；
- 全身性水肿；
- 肝大；
- 外周发绀；
- 苍白；
- S_3 和 S_4 奔马律。

辅助检查

- ECG可显示综合波群低电压、心肌肥大或房室传导阻滞。动脉搏动图提示颈动脉升支搏动钝挫。
- 胸部X线检查显示广泛的心肌肥大，累及心脏的四个腔（进展期）。
- 超声心动图发现左心室心肌质量增加和两心室间舒张末期压力不同，可排除作为充盈受限原因的缩窄性心包炎。
- 心导管检查可发现左心室舒张末期压升高，并排除作为充盈受限原因的缩窄性心包炎。
- 心内膜活检可提示淀粉样变。

治疗

尽管目前对心室充盈受限尚无治疗方法，但地高辛、利尿剂和限钠饮食可缓解症状。抗凝治疗可预防长期卧床患者的血栓性静脉炎。

护理措施

- 在急性期，监测心率、心律、血压和尿量。
- 给予支持和理解，并鼓励患者表达他的担心。
- 为需长期卧床的患者提供适当的可转换注意力的活动。
- 如果患者需要额外帮助以应对受限的生活方式，给患者提供心理咨询。
- 评估患者。当评估患者对治疗的反应时，观察组织灌注良好的表现，如皮肤色泽良好、温暖干燥，肺部呼吸音清晰。患者应保持体重和活动量。血压应正常且无头晕和水肿（见：限制型心肌病患者的宣教要点）。

教育园地

限制型心肌病患者的宣教要点

- 向患者宣讲观察和报告地高辛中毒的征象（厌食、恶心、呕吐和黄视）。
- 建议患者每天记录体重，体重一天内增加0.9kg或一周内增加2.3kg时向医师汇报。
- 如果患者必须限制钠的摄入，告知患者避免食用罐装食物、咸菜、熏肉和过量食用高盐饮食。

血栓性静脉炎

血栓性静脉炎是以炎症和血栓形成为特征的急性疾病，可发生于深部（肌肉间或肌肉内）或表浅（皮下）静脉。

深静脉

血栓性深静脉炎侵袭小静脉，如基底静脉窦，或大静脉，如腔静脉、股静脉、髂静脉及锁骨下静脉。本病通常为进行性，可导致肺栓塞，是一种潜在的致命性疾病。

浅静脉

血栓性浅静脉炎常可自愈，很少导致肺栓塞。

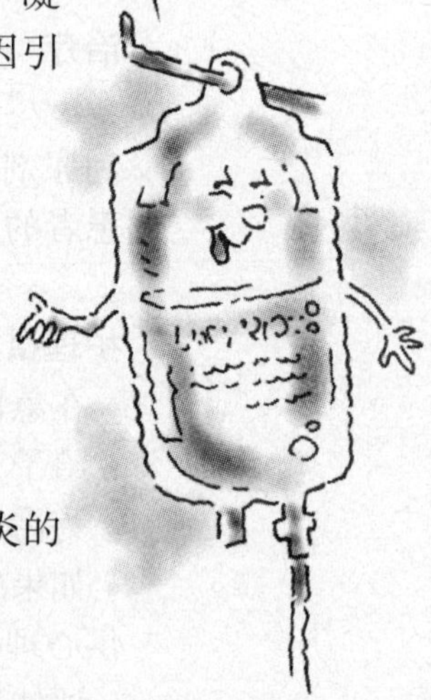

病因

虽然血栓性深静脉炎可以是特发的，但常由内皮损伤、凝血加速或血流减慢所导致。血栓性浅静脉炎可由下列原因引起：

- 创伤；
- 感染；
- 经静脉使用毒品；
- 长时间静脉点滴引起的化学性刺激。

危险因素

某些危险因素似乎增加患深静脉或浅静脉血栓性静脉炎的危险，这些因素包括：

- 长期卧床；
- 创伤；
- 分娩；
- 应用避孕激素；
- 大的腹部外科手术；
- 关节置换。

病理生理学

上皮层的改变导致血小板聚集和红细胞、白细胞及其他血小板被纤维蛋白包裹。血栓触发血管上皮导致纤维素生成的化学炎症，这可导致血管腔闭塞或栓塞。

临床表现

临床特征因累及静脉的部位和长度的差异而不同。深静脉血栓性静脉炎可产生：

- 剧烈疼痛；
- 发热；
- 寒战；
- 不适；
- 患侧上、下肢肿胀和发绀；
- 触诊发现病变部位温度高；
- Homans 征阳性（足背屈时疼痛），假阳性常见。

血栓性浅静脉炎在受累及的静脉区域可产生下列症状和体征：

- 发热；
- 疼痛；
- 肿胀；
- 潮红；
- 压痛；
- 硬化；
- 淋巴结炎（大范围的静脉受累时）。

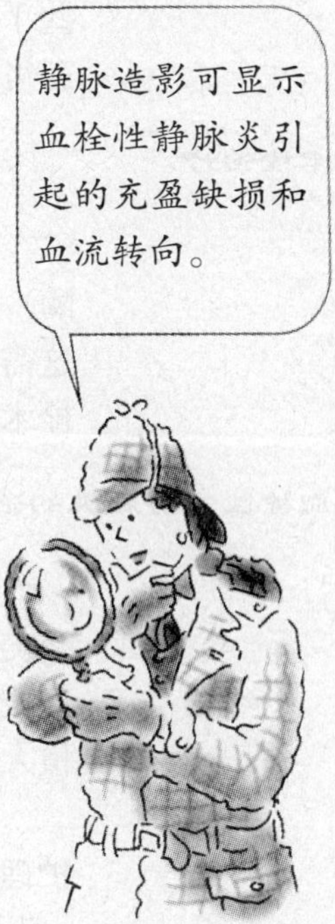

辅助检查

- 多普勒超声检查提示流向某一区域和阻塞静脉的血流减少，尤其是髂-股深静脉血栓性静脉炎。
- 体积描记术显示受累区域远端的血液循环减少。
- 静脉造影常可确诊，显示充盈缺损和血流转向。

治疗

治疗的目的是控制血栓进展、防止并发症、缓解疼痛和预防疾病复发。对症治疗的方法包括：卧床休息、患侧上肢或下肢抬高、受累区热敷和遵医嘱给予镇痛药。血栓性深静脉炎急性发作缓解后，患者穿抗栓袜（下床前应用）后可以开始步行。

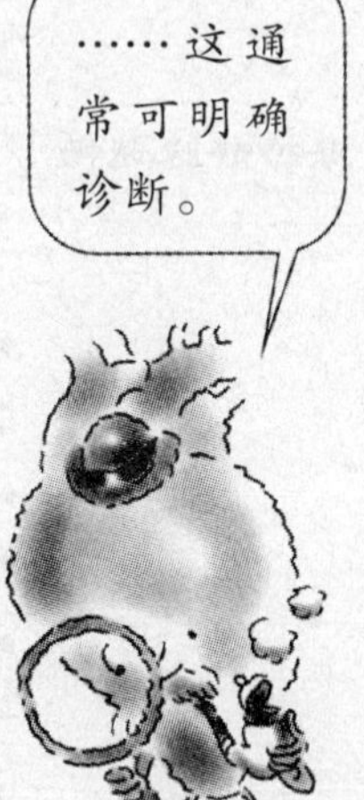

抗凝治疗

血栓性静脉炎的治疗也可包括抗凝治疗（最初应用未分馏的或低分子肝素，以后应用华法林）以延长凝血时间。在任何手术操作前，遵医嘱完全停用抗凝药以减少出血的危险。在某些手术后，特别是较大的腹部或盆腔手术后，预防剂量的抗凝药可减少发生血栓性深静脉炎和肺栓塞的危险。

溶栓治疗

对急性广泛性深静脉血栓的溶解治疗可包括溶栓（如链激酶）。在少数情况下，血栓性深静脉炎可导致完全的静脉闭塞，这需要通过简单的静脉折叠结扎或钳夹来阻断静脉，也可行取栓术。

血栓性浅静脉炎的治疗

严重的血栓性浅静脉炎的治疗可包括抗炎药物治疗，如吲哚美辛，结合抗栓袜、热敷和抬高患腿。对于有抗凝治疗禁忌证或易发生出血并发症的血栓性静脉炎和肺栓塞高危患者，可植入腔静脉伞或过滤器。

护理措施

- 为预防具有高危因素的患者发生血栓性静脉炎，在患者卧床休息时进行 ROM 练习。在长时间手术或诊断性检查时应用间断外部压迫装置。术后应用抗栓袜，并鼓励早期行走。
- 对肺栓塞的征象保持警惕，如湿啰音、呼吸困难、咯血、精神状态的突然改变、坐立不安和低血压。
- 为了预防发生严重并发症例如内出血，严密监测抗凝治疗。观察出血的征象，如黑色柏油样便、咖啡色呕吐物和瘀斑。鼓励患者用电动剃须刀，并避免服用含阿司匹林的药物。

保持静脉通畅

为了预防血栓性静脉炎的静脉淤滞，采取以下措施：

- 遵医嘱强制性卧床休息，抬高患肢。如果计划用枕头垫高患肢，要将整个肢体置于枕头上并避免腘窝受压。
- 热敷以改善受累区循环并缓解疼痛和炎症。遵医嘱给予镇痛药缓解疼痛。
- 每天测量并记录患肢的周长，与健侧周长进行比较。为确保持续测量的精确性和一致性，在该部位的皮肤上作一标记并每天在同一部位进行测量。
- 遵医嘱静脉点滴或皮下给予肝素。如有必要，用输液监测装

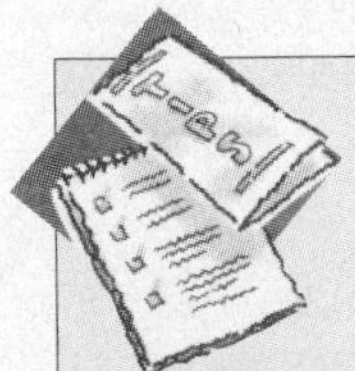

教育园地

血栓性静脉炎患者的宣教要点

- 为血栓性静脉炎患者做出院准备，强调随访进行血液检查以监测抗凝治疗的重要性。如果医师有出院后继续肝素治疗的医嘱，向患者及家属宣讲如何进行皮下注射。如果需要更多的帮助，安排随访护士。
- 告知患者避免长时间坐位或站立，这有助于防止复发。
- 向患者宣讲如何正确应用抗栓袜。
- 告知患者如出现足趾发凉和青紫的血流受阻征象，立即通知医师。

置或输液泵控制静脉点滴的速度。

- 评估患者。治疗成功后，患者的受累部位无疼痛或发热，患肢的皮温和脉搏也应该是正常的（见：血栓性静脉炎患者的宣教要点）。

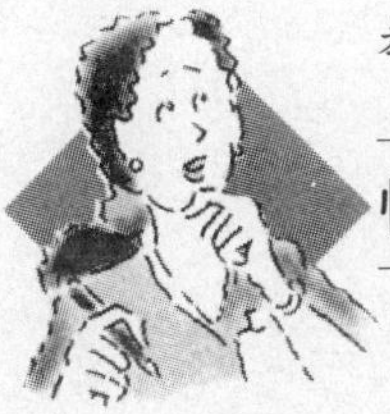

快速测试

1．心肌损伤最特异的检测指标是：

A．CK

B．CK-MB

C．肌钙蛋白 I

D．肌红蛋白

答案：C。肌钙蛋白是在骨骼肌和心肌中发现的一种蛋白质，然而只有肌钙蛋白 I 存在于心肌中，对心肌损伤较其他指标更为特异。

2．与 CAD 相关的可改变的危险因素包括：

A．年龄、体重、胆固醇水平

B．吸烟、饮食、血压

C．家族史、体重、血压

D．血糖、活动量、家族史

答案：B。吸烟、饮食和血压是可变的危险因素，年龄和家族史不是可变因素。

3．心肌梗死治疗的主要目的是：

A．防止血液丢失

B．降低血压

C．缓解疼痛

D．静脉补液

答案：C。心肌梗死治疗的主要目的是缓解疼痛、稳定心律、重建冠状动脉、保护心肌组织和降低心脏负荷。

4．动脉闭塞性疾病的体征之一是：

A．洪脉

B．腹痛

C．高血压

D．间歇性跛行

答案：D。间歇性跛行是动脉闭塞性疾病的体征之一。

评分

☆☆☆ 如果你回答完全正确，太棒了！你已经掌握了心血管疾病的精髓。

☆☆ 如果你正确回答 3 项，太好了！你已可以自如地运用心血管疾病的知识。

☆ 如果你正确回答少于 3 项，不要担心！深呼吸，复习此章节，再试一次。

（王瑜　译　刘四清　校）

10

第十章　呼吸系统疾病

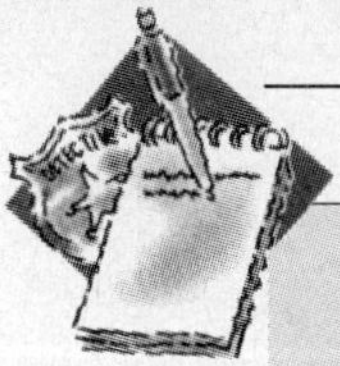

主要内容

在本章，你将学习到：

- 呼吸系统的结构和功能
- 评估呼吸系统疾病的技巧
- 呼吸系统疾病的护理诊断
- 常见呼吸疾病的治疗

呼吸系统疾病概述

呼吸系统的基本功能是维持肺与组织间的氧气和二氧化碳的交换，并调节酸碱平衡。此系统的任何改变都会影响到身体的每个系统。相反，身体其他系统的变化也会降低肺提供氧和排出二氧化碳的能力。

解剖和生理

呼吸系统包括呼吸道、肺、胸廓、呼吸肌，和并与中枢神经系统（central nervous system，CNS）一道执行功能（见：理解呼吸系统）。这些结构协同工作将氧输送至血液并将机体多余的二氧化碳排出体外。

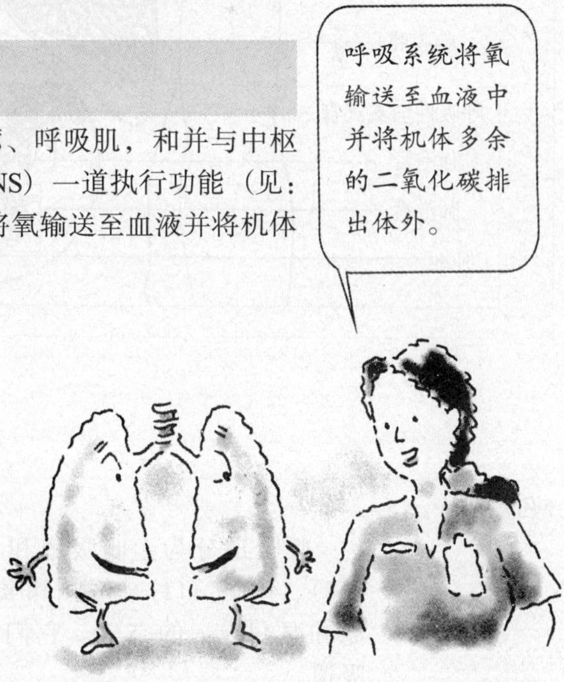

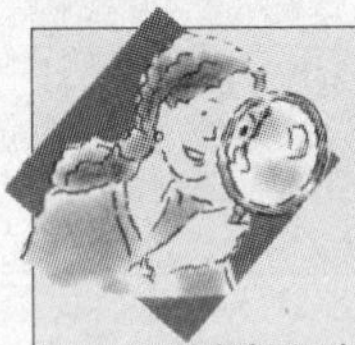

近距离观察

呼吸系统详解

此图显示了上、下呼吸道的主要结构，内部插图详示了肺泡结构。

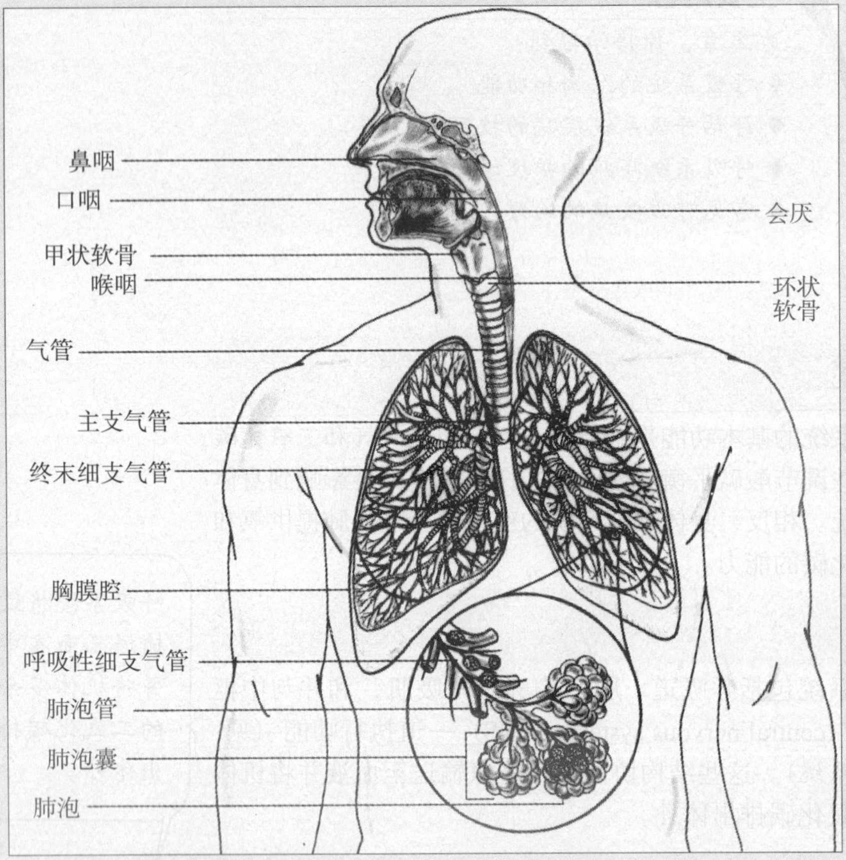

呼吸道

呼吸道分为上呼吸道和下呼吸道。上呼吸道包括鼻咽（鼻）、口咽（口）、喉咽和喉。上呼吸道的功能是加温、过滤和湿润吸入的空气。它们也帮助发音和输送空气至下呼吸道。

会厌的保护作用

会厌是当患者吞咽时能关闭喉口的组织活瓣。会厌防止食物或液体吸入下呼吸道。

喉位于气管的顶部并覆盖声带。它是上、下呼吸道的交界点。

下呼吸道

下呼吸道起于气管，气管随后分为左、右主支气管。主支气管分为叶支气管，叶支气管内排列着分泌黏液的纤毛上皮，纤毛上皮是肺的主要防御系统之一。

叶支气管分为次级支气管、三级支气管和终末支气管、呼吸性支气管、肺泡管，最终为肺泡，肺泡是气体交换的单位。在正常成人，肺含有30亿个肺泡。

肺

每侧肺被脏层胸膜所包裹。右侧肺较大，有三个叶：上叶、中叶和下叶。左肺较小，只有上叶和下叶。

平稳的移动

肺与心脏、大血管、气管、食管和支气管共存于胸腔内。与肺相连的胸腔所有区域都被壁层胸膜所覆盖。

两层胸膜间的区域填充有少量的液体。随着胸廓的扩张和收缩，这些胸膜液体可使壁层和脏层胸膜相互平稳地移动。壁层胸膜还含有神经末梢，发生感染时可传递疼痛信号。

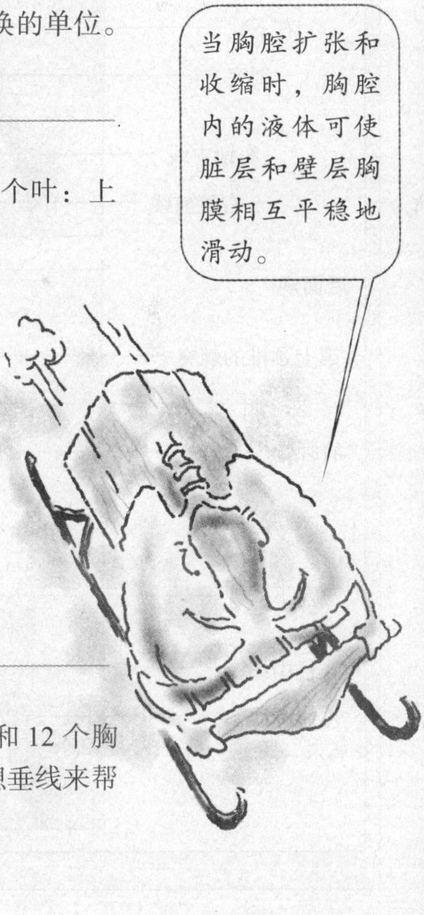

胸廓

骨性胸廓包括锁骨、胸骨、肩胛骨、12对肋骨和12个胸椎。可应用胸廓的具体部位和一些在胸部作出的假想垂线来帮助定位（见：呼吸系统检查标示）。

呼吸系统检查标示

此图显示的是呼吸系统检查时的常用界示。

前面观

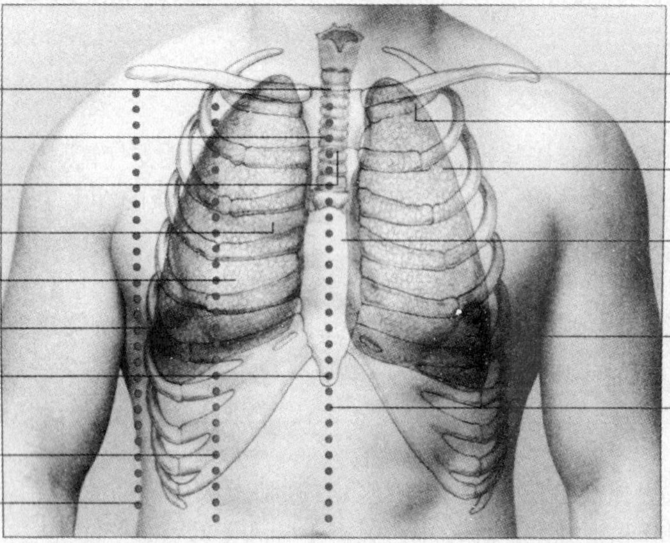

后面观

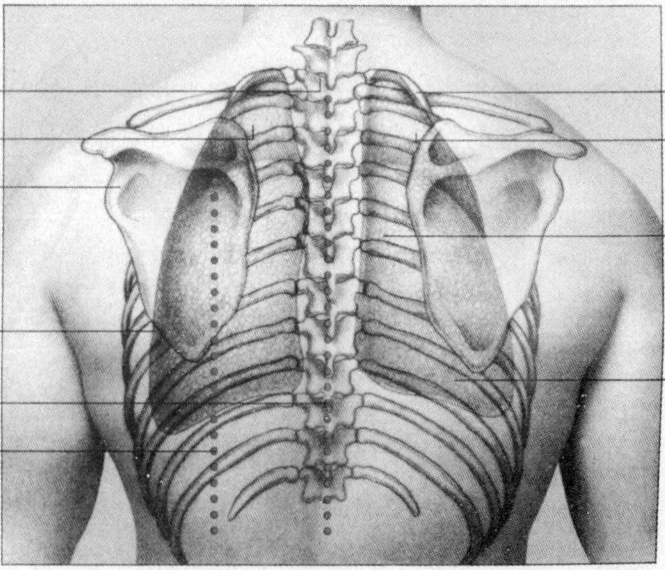

近距离观察呼吸

此图显示了机械力（如膈肌和肋间肌的运动）如何产生呼吸。加号（+）代表正压，减号（-）代表负压。

休息

- 呼吸肌松弛
- 气管支气管树中维持大气压
- 无气体运动

吸气

- 呼吸肌收缩
- 膈下降
- 肺泡内呈负压
- 空气进入肺

呼气

- 呼吸肌松弛，肺回缩至静息时大小和位置
- 膈上升
- 肺泡内呈正压
- 空气从肺中排出

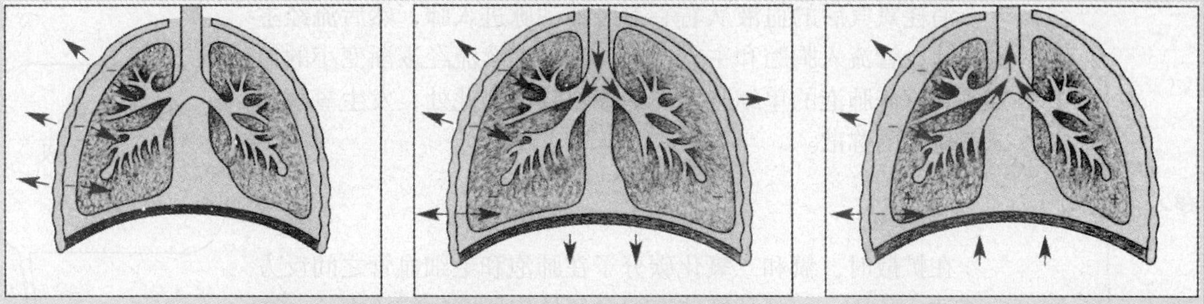

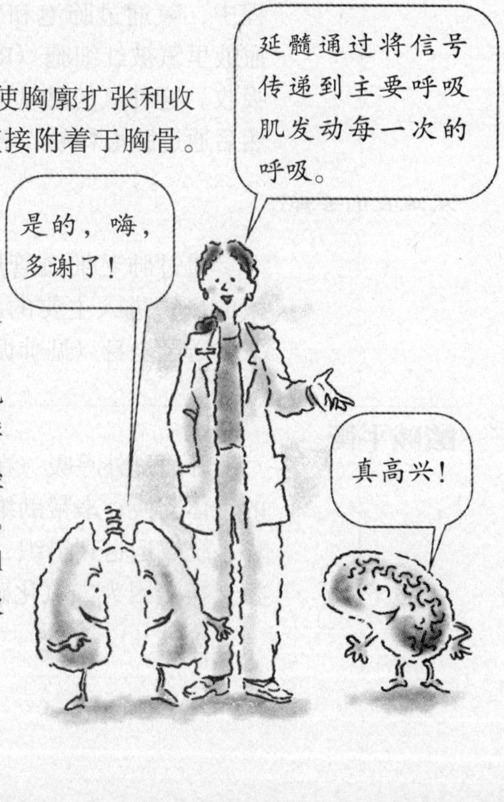

肋骨由骨和软骨组成，每次呼吸时肋骨使胸廓扩张和收缩。所有肋骨附着于椎体上。前七对肋骨直接附着于胸骨。第八对和第九对肋骨附着于第七肋。第十一和第十二肋叫浮肋，因为它们不附着于任何前述的组织上。

呼吸肌

膈肌和肋间外肌是呼吸时应用的主要肌肉。当患者吸气时膈肌和肋间外肌收缩，而呼气时则松弛。位于延髓的呼吸中枢通过膈神经将信息传递到主要呼吸肌而引发每一次的呼吸。膈神经的冲动依赖于脑脊液（cerebrospinal fluid，CSF）中的 CO_2 和 pH 水平来调整呼吸的频率和深度（见近观呼吸）。

辅助呼吸肌

辅助呼吸肌也协助呼吸，包括斜方肌、胸锁乳突肌和斜角肌。辅助呼吸肌共同作用可上提肩胛骨、锁骨、胸骨和上肋。当膈肌和肋间肌不起作用时，这些辅助肌可以使胸廓前后径扩大。此外，如果患者有气道梗阻，可用腹肌和肋间内肌来呼气。

肺循环

消耗氧气后的血液从右心室经肺动脉进入肺，然后流经主要的肺血管流入胸腔和主支气管，血液继续流经逐渐变小的血管直到营养肺泡的单细胞内皮毛细血管。在此处，发生氧气和二氧化碳的弥散。

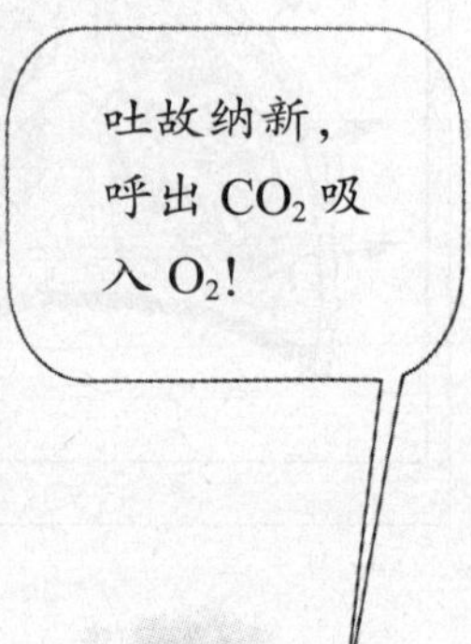

移入和扩散

在扩散时，氧和二氧化碳分子在肺泡和毛细血管之间反方向移动。分压——某种气体在混合气体中所产生的压力——决定移动的方向，气体总是从高浓度区移向低浓度区。在弥散过程中，氧通过肺泡和毛细血管膜进入血流，在血液里氧被红细胞（RBC）中的血红蛋白（Hb）吸收。这种氧的移动取代红细胞中的二氧化碳，然后通过肺泡释放二氧化碳。

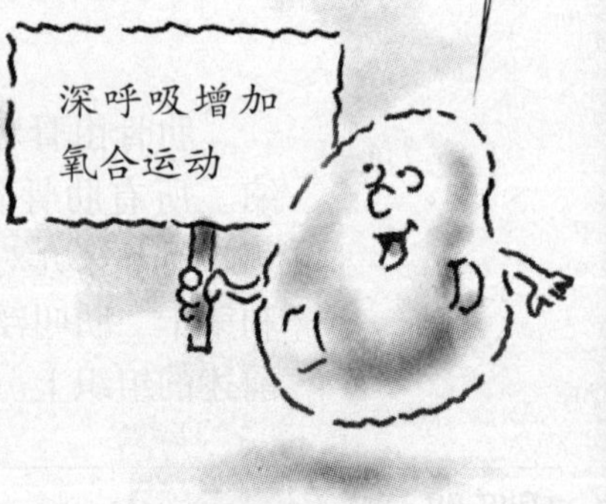

从这我们去哪？

通过肺毛细血管后，氧合血液通过逐渐变大的血管进入主要的肺静脉，然后流入左心房并输送至全身（见肺循环详解）。

酸碱平衡

肺通过外呼吸（在肺部的气体交换）和内呼吸（在组织中的气体交换）来帮助维持机体的酸碱平衡。肺收集的氧通过循环系统被运送到组织，在组织中与由细胞代谢产生的二氧化碳相交换。因为二氧化碳的可溶性是氧气的 20 倍，所以二氧化

肺循环详解

左、右肺动脉将乏氧的血液从右心运送到肺。这些动脉的最终分支为小动脉，最后终止于肺泡和肺泡囊的集合毛细血管网。在肺泡和肺泡囊中发生气体交换。肺静脉的终末支称为小静脉，从毛细血管收集氧合血液并运送至大血管，再流入肺静脉。肺静脉进入左心并将氧合血运送到全身。

在气体交换过程中，氧和二氧化碳不断通过很薄的呼吸膜弥散。为了理解运动的方向，牢记：气体从高浓度区移向低浓度区。二氧化碳从毛细血管的静脉末端进入肺泡，而氧气从肺泡弥散进入毛细血管。

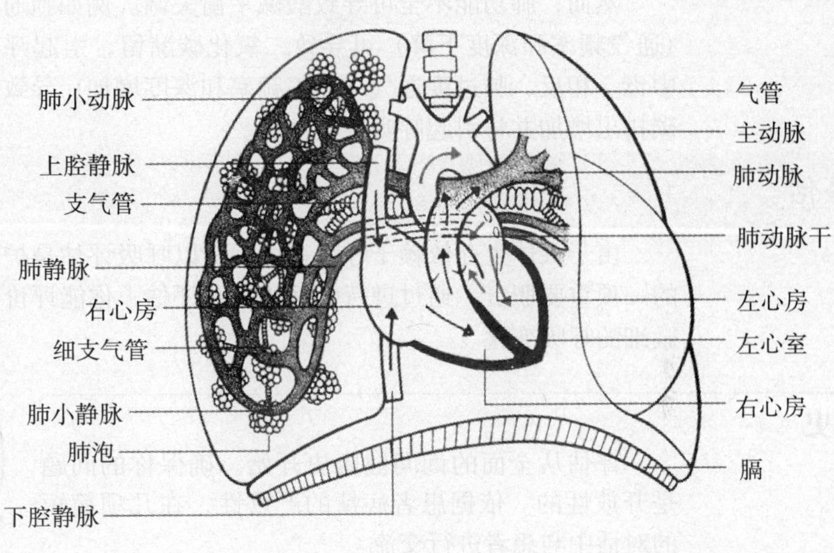

碳溶解于血液中，其中大多数形成碳酸氢盐（碱），少数形成碳酸（酸）。

调控作用

肺通过把碳酸氢盐转换成二氧化碳和水并将其排出体外来控制碳酸氢盐水平。通过对来自延髓信号的反应，肺可改变通气的频率和深度。这种变化通过调整二氧化碳的丢失量来维持酸碱平衡。例如，在过多的碳酸氢盐蓄积所致的代谢性酸中毒时，通过减少通气频率和降低深度使二氧化碳潴留。这增加了碳酸的水平。在代谢性酸中毒时（由过多酸潴留或碳酸氢盐丢失导致的疾病），肺通过增加通气的频率和深度以呼出多余的二氧化碳，从而降低碳酸水平。

酸碱平衡紊乱

然而，肺功能不全可导致酸碱平衡失调。例如肺通气不足（通气频率和深度下降）可导致二氧化碳潴留，引起呼吸性酸中毒。相反，肺过度通气（通气频率和深度增加）导致二氧化碳排出增加并将引起呼吸性碱中毒。

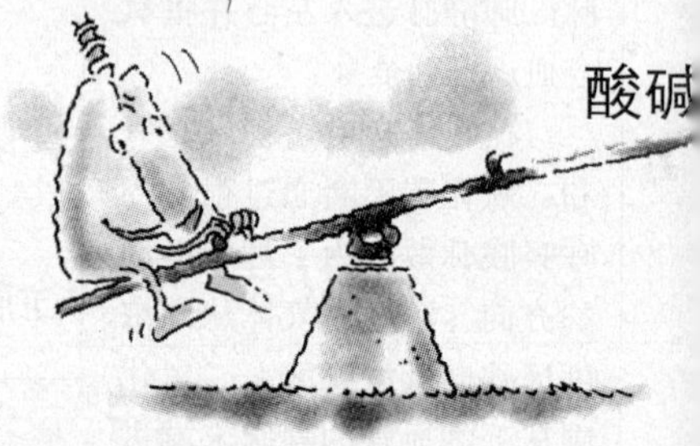

评估

由于人体生存依赖于呼吸系统，所以呼吸评估是护理工作的一项重要职责。通过进行全面的呼吸评估，你能评价明显和微细的呼吸变化。

病史

评估从全面的询问健康史开始。确保你的问题是开放性的。依据患者病情的严重性，在几项简短的对话中与患者进行交流。

现病史

询问患者就诊的原因，因为许多呼吸系统疾病是慢性病，一定要询问患者最后一次发病与既往发病相比有何区别，并且询问有无帮助缓解的措施。呼吸系统疾病患者可主诉呼吸急促、咳嗽、咳痰、气喘和胸痛。

获得患者气短的病史，确定气短的严重性（见呼吸困难的分级）。询问患者如下问题：

- 做什么可以缓解气短？
- 缓解的程度如何？

高枕卧位

抬高端坐呼吸（躺下时气短）的患者的上身易于睡眠。询问此类患者使用多少枕头。答案可提示端坐呼吸的严重性。例如，使用三个枕头的患者可称为有“三个枕头端坐呼吸”。

咳嗽

询问咳嗽患者下列问题：

- 何时发生咳嗽？
- 咳嗽时有痰吗？

• 如果是慢性咳嗽，近期咳嗽有变化吗?如果有，是什么变化?
• 什么使咳嗽好转?
• 什么使咳嗽加重?
• 正在服用什么药物？（血管紧张素转化酶抑制剂可引起一些患者咳嗽）（见慢性咳嗽诊治流程图）

呼吸困难的分级

为了尽可能客观评估呼吸困难，要求患者简短描述各种活动对呼吸的影响。然后应用下面的分级系统来记录患者的反应。

0 级：除剧烈运动外不会出现气短。

1 级：在平路急行或爬缓坡时出现气短。

2 级：由于气短，在平路行走时比同龄人慢，或当按自己的速度走平路时不得不停下来呼吸。

3 级：在平路上行走 100 码（91.4 米）后停下来呼吸。

4 级：喘不过气来以至于不能离开房间，或在穿衣和脱衣时喘不过气来。

痰量

当患者咳痰时，要求患者用茶匙或其他常用量器来估计痰量。同时询问患者下列问题：
• 一天中何时咳嗽最频繁?
• 痰的颜色和黏稠度如何?
• 如果咳痰是慢性的，近期有变化吗？如果有，是什么变化?

是否有喘鸣

如果患者有喘鸣，询问下列问题：
• 喘鸣发生在一天的什么时间?
• 什么诱发喘鸣?
• 喘鸣声能被其他人听到吗?
• 什么措施有助于中止喘鸣?

胸痛的特点

呼吸系统疾病引发的胸痛通常源于胸膜炎和肋骨和肋软骨连接处炎症，以及咳嗽引起的胸肌痛或消化不良等。胸痛的少见原因包括由于咳嗽或骨质疏松引起的肋骨和椎骨骨折。如果患者有胸痛，询问下列问题：
• 疼痛的确切位置在哪里?
• 感觉像什么？是刺痛、钝痛、灼痛还是酸痛?
• 疼痛转移到其他部位吗?
• 疼痛持续多长时间?
• 什么导致疼痛的发生？
• 什么措施可使疼痛好转?

既往史

重点询问既往的呼吸系统疾病，如哮喘或肺气肿。这些疾病史为患者的现病史提供了即时的线索。然后询问儿童时期的

权衡证据

慢性咳嗽处置流程图

以下为美国胸科医师协会（American Academy of Chest Physicians）建议的慢性咳嗽处置流程图

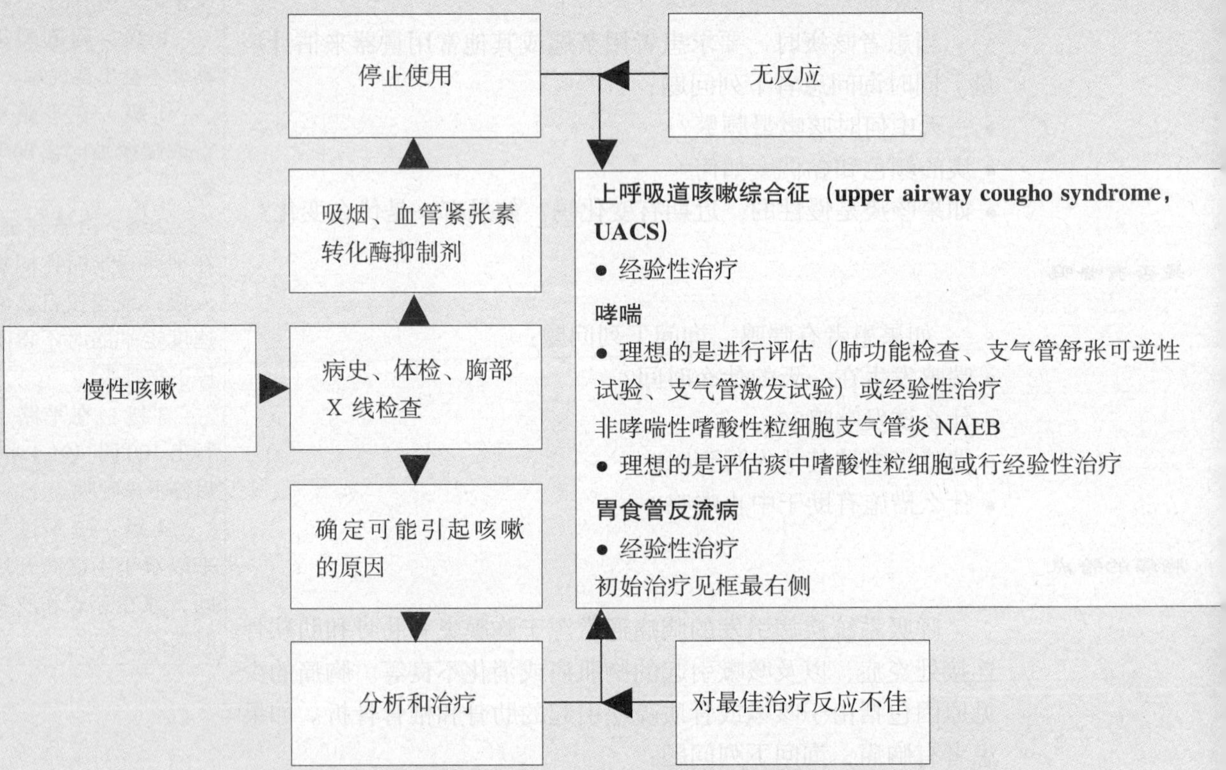

疾病情况。诸如婴儿期的湿疹、特应性皮炎或过敏性鼻炎等，因为它们可促发当前的呼吸性疾病如哮喘。

家族史

询问患者的家里是否有癌症、糖尿病、镰刀细胞性贫血、心脏病或慢性病如哮喘、肺气肿患者。确定与患者居住在一起的人是否患有传染性疾病，如流感或结核（TB）。

对有效治疗
反应不佳

进一步分析可考虑

- 24 小时食管pH 监测
- 内镜或电视透视检查
- 吞咽试验
- 钡餐造影
- 鼻窦影像检查
- 高分辨 CT
- 支气管镜
- 心电图
- 环境评估
- 考虑其他少见原因

重点考虑问题

- 分析每个诊断的理想治疗
- 检查依从性
- 因为病因的多重性，坚持各种有效治疗

初始治疗

- 上呼吸道咳嗽综合征：抗组胺药和减轻充血药物
- 哮喘：吸入糖皮质激素、支气管舒张剂、白三烯受体拮抗剂
- 非哮喘性嗜酸性粒细胞支气管炎：吸入糖皮质激素
- 胃食管反流病：质子泵抑制剂，饮食及生活方式改变

摘自：Baumann, M.H. et al. "Diagnosis and management of Cough Executive Summary: ACCP Evidence-Based clinical Practice Guideline." Chest 129 (1 Suppl); 1s-23s, January 2006.

生活方式

病史还应当包括生活方式、社交信息和其他可能影响呼吸系统状况的环境因素，或患者如何处理呼吸系统疾病。最重要的是，询问患者是否吸烟，如果吸烟，要询问什么时间开始吸烟以及每天吸多少只烟。

还要询问人际关系、心理状况、应激处理和心理应对方式。记住：患者的性习惯和用药史可能与获得性免疫缺陷综合征相关的呼吸系统疾病有关。

体格检查

多数情况下，采集完病史后进行体格检查。然而，如果患者患有如急性呼吸窘迫的征象时就没有机会采集病史（见呼吸急症评估）。

呼吸系统的体格检查按以下四步进行：视诊、触诊、叩诊和听诊。在开始检查前，你可先自我介绍，如有必要，向患者解释将要做的检查是什么。然后确保房间有光线良好且温暖。

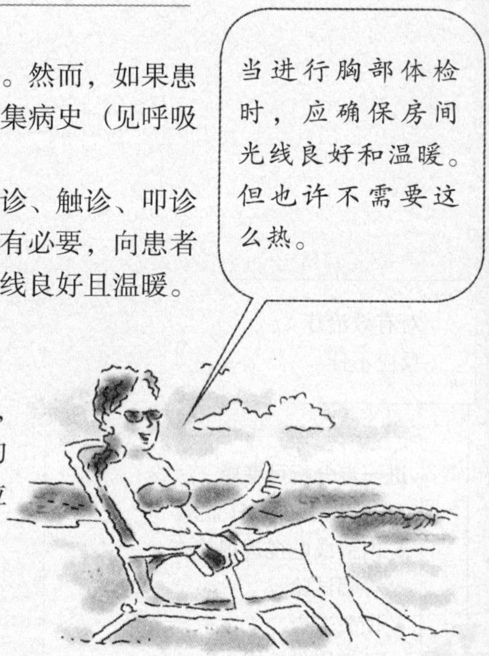

从后向前

用视、触、叩、听首先检查胸部的后面，要两侧对照比较。然后用同样顺序检查胸部的前面。检查胸前时，对于患者来说如果仰卧位更为舒服，可让患者取仰卧位。

视诊

首先，望诊胸廓。帮患者采取直立体位，患者应将衣服脱至腰部以上或穿检查服以便易于评估胸部。

是否对称

应注意肿块或提示外伤或手术的瘢痕。观察胸壁的对称性。静息时胸廓两侧应对称的，并且患者吸气时胸廓呈对称性扩张。胸廓前后径应该是宽度的一半。

观察肋角

还要观察紧靠剑突上方肋骨和胸骨交点之间的角。此角——腹上角——在成年人应该小于 90°。如果由于肋间肌扩展引起胸壁慢性扩张，此角将会变大。这种情况可发生在慢性阻塞性肺疾病（chronic obstructive pulmonary disease，COPD）。

呼吸频率和模式

为观察到患者的呼吸频率，要数整整一分钟的呼吸次数——如果发现异常时要延长时间。不要告诉患者你正在做什么，否则患者会改变自然的呼吸模式。

注意事项

呼吸系统急症的评估

当患者处于急性呼吸窘迫时，立即评估患者的气道、呼吸和循环（airway，breathing and circulation，ABCs）。如果危及生命，必要时请求帮助并开始心肺复苏。如果患者气道开放，呼吸和脉搏存在，可进行如下快速评估。

危机问题

快速检查预示将要发生危象的如下征象：

- 患者有呼吸困难吗？
- 患者使用辅助呼吸肌呼吸吗？如果胸廓移动度少于3～6厘米，当患者呼吸时将使用辅助呼吸肌，观察其肩部上提、肋间肌缩回以及斜角肌与胸锁乳突肌的利用。
- 患者的呼吸频率是多少？患者的呼吸较平时快还是慢？
- 患者的意识程度下降了吗？
- 患者有意识模糊、焦虑或躁动吗？
- 患者改变体位时可减轻呼吸困难吗？
- 患者有皮肤苍白或发绀吗？
- 患者出汗吗？

确立优先解决的问题

当患者处于呼吸窘迫时，应确立护理评估的优先项目。不要设想显而易见的事情。注意有利和不利的因素。从最危急的因素开始（ABCs）处理并逐渐处理不太危急的因素。尽管你没有时间做完护理程序的每一步，确保收集到足够的资料来说明问题。记住，单一的体征或症状有多种可能的情况，要基于一组结果来解决问题和合适的治疗。

成年人的正常呼吸频率为每分钟12～20次。呼吸模式应该是平稳、协调、规律并伴有偶尔的叹息。呼吸比（吸气时间与呼气时间的比率）约为1∶2。

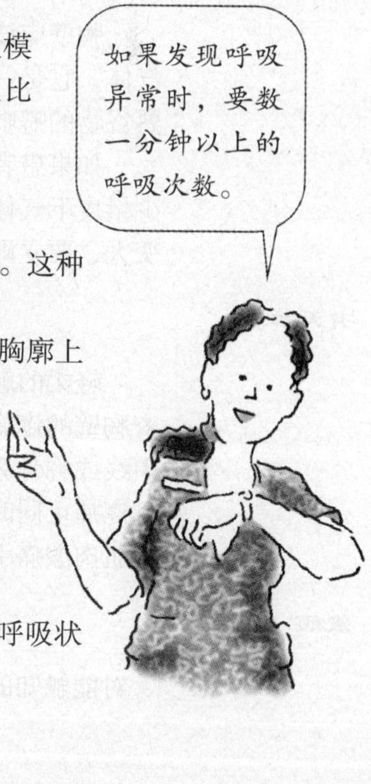

肌肉运动

当患者吸气时，膈肌应该下降，而肋间肌应该收缩。这种双重运动引起腹部抬起和低位肋骨向侧方扩张。

当患者呼气时，腹部和肋骨返回到静息时的位置，胸廓上方不应移动太多。频繁使用辅助呼吸肌可引起肌肉肥大。在一些运动员中频繁使用辅助呼吸肌可能是正常的，但是对于患者来说则提示有呼吸系统疾病，尤其是在呼吸时患者有口唇和鼻翼煽动的时候。

视诊相关组织

皮肤、舌、口、手指和甲床的视诊也可以提供有关呼吸状况的信息。

皮肤颜色和甲床

皮肤的颜色因人而异，但在所有病例中，如果患者皮肤和黏膜呈蓝色则被认为是发绀。当与组织的氧合作用很差时发生发绀，是低氧血症的晚期体征。

检查发绀的最可靠部位是舌和口腔黏膜。受凉的患者可有青紫的甲床、鼻或耳，这表明这些区域血流量较低，而不是主要器官血流量低。

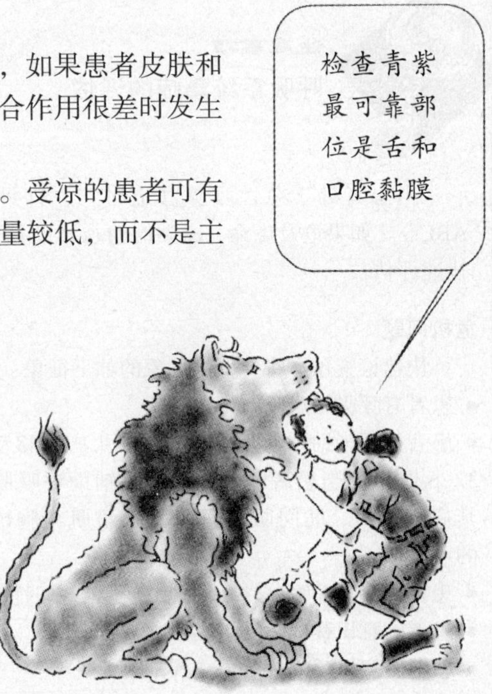

杵状指

当检查患者手指时，注意观察杵状指，它是一种长期缺氧的可能体征。正常情况下指甲与皮肤的相联处所形成的角度小于180°，当发生杵状指时，此角≥180°。

触诊

胸部触诊可为呼吸系统和呼吸过程提供重要的信息。以下是触诊胸部时要做的。

有无皮下气体

胸壁应该感觉光滑、温暖和干燥。捻发感提示有胸部皮下气体，它是一种异常情况。捻发感的感觉就像从皮下发出的爆熟谷物的噼啪感，并提示空气从气道或肺漏出。

如果患者有胸部引流管，可在引流管插入部位的周围发现少量皮下气体。如果患者没有胸部引流管或捻发感的区域逐渐变大，要立即通知医师。

有无触痛

轻柔的触诊不会引起患者疼痛。如果患者诉有胸痛，应检查胸壁的疼痛部位。典型的肋骨和肋软骨连接点疼痛位于锁骨中线或胸骨旁。肋骨或椎骨骨折在骨折部位出现剧烈疼痛，而且疼痛可同时向胸部放射。疼痛也可由长期咳嗽或肺萎陷导致的肌肉酸痛引起。

震颤

对能触知的震颤触诊，触觉语颤是由空气通过支气管肺系统

触觉语颤的检查

当检查胸部后面的触觉语颤时，让患者交叉双臂置于胸前，这种姿势可提升肩胛骨。

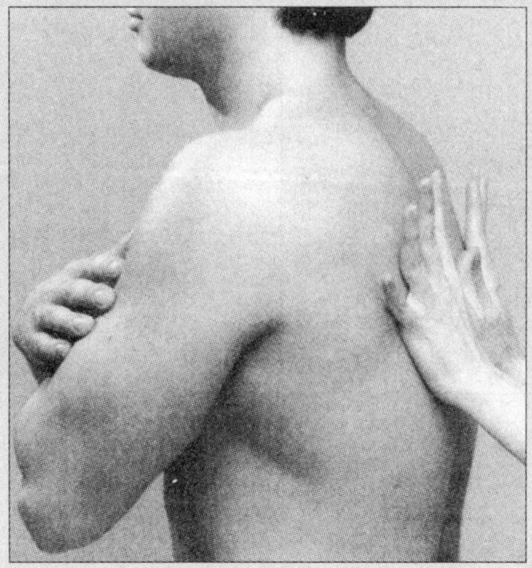

如何做

将伸展的手掌轻轻放在患者背部的两侧检查触觉语颤，如图所示，不要用手指接触患者的背部。让患者大声重复说“ninety-nine”以至产生可触到的颤动。然后用相同方法触诊胸的前面。

意义

感觉一侧的震颤比另一侧强提示此侧组织实变。震颤较弱可提示肺气肿、气胸或胸腔积液。在胸部前上方的震颤减少或无震颤可提示支气管阻塞或腔内充满液体。

的传递而引起的可触知的震颤。胸腔积液积聚部位语颤减弱，有时当患者轻声说话时和在气胸、胸腔积液及肺气肿时语颤也减弱。正常情况下，在大支气管的上方语颤增强，而在充满液体或渗出液的肺泡部位震颤增强是异常的，如发生肺炎。（见：触觉语颤的检查）。

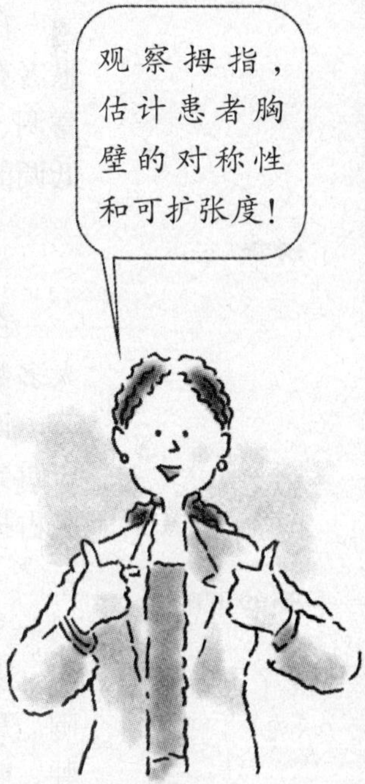

测量

为了评价患者胸壁的对称性和扩张度，将手置于胸壁的前面，在第二肋间隙将大拇指互接。当患者深吸气时，观察拇指。两拇指应同时和均等地远离胸骨大致几厘米的距离。在第五肋间重复测量。在临近第十肋的胸部的后面也可进行同样的测量。

叩诊

叩诊胸部是为了明确肺的界线；确定肺是充满了气体、液体还是固体物质；并评估患者在吸气和呼气之间膈移动的距离（见：胸部叩诊）。

胸部的叩诊

叩诊胸部，如果检查者是右利手则可过度伸展左手的中指，如果检查者是左利手则可过度伸展右手的中指。将手平稳地放在患者的胸部。用你优势手的中指的末端——如果是右利手用右手，如果是左利手用左手——轻叩另一只手中指远端关节的稍下方（如图所示）。

手指的运动应该来自优势手的腕部，而不是肘和上臂。用来叩击的指甲要短，这样不会伤到自己。按照标准叩诊顺序进行胸壁前后的叩诊。

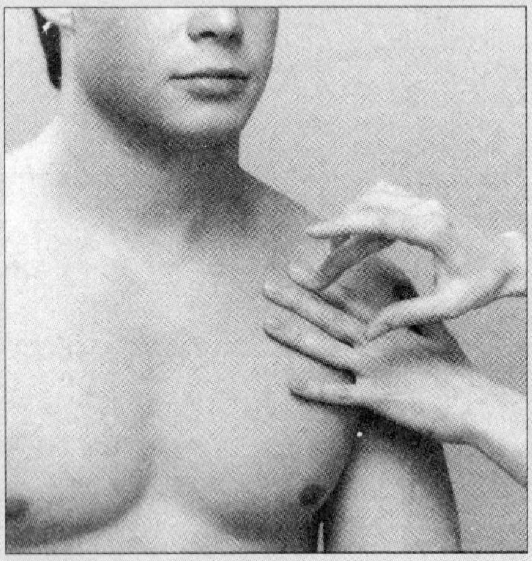

不同的部位，不同的声音

叩诊可用来评估深达 7.6 厘米的组织。在胸部不同的部位会听到不同的叩诊音（见：叩诊音）。

在经过某些治疗处理后也可听到不同的声音。例如，如果患者有肺不张并在理疗之前叩诊胸部，将会听到高调、混浊、柔和的声音。在理疗后你应该听到低调的中空音。

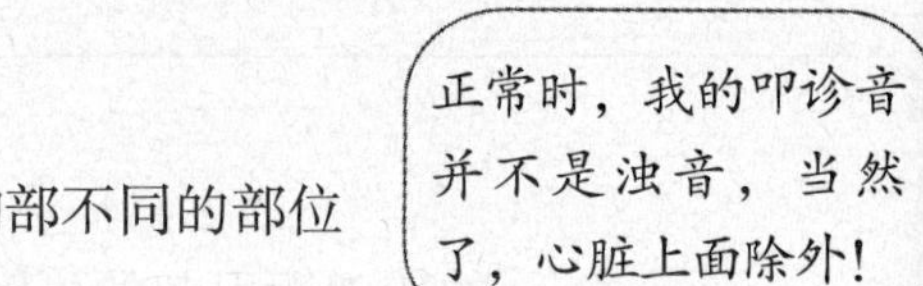

清音

在正常肺组织上方将会听到清音，在胸部的大多数部位都应该能听到。在左前胸，从胸骨的三、四肋间隙至锁骨中线的第三或第四肋间隙都应听到浊音。此处叩诊为浊音是因为此空间被心脏占据。在第六肋间隙重新出现清音。

膈的下降

叩诊还可评估在吸气和呼气期间膈的移动范围。患者吸气时，正常膈下降 3～5 厘米。在肺气肿、呼吸抑制、膈麻痹、肺不张、肥胖或腹水的

叩诊音

应用下表可使应用叩诊和解释叩诊音变得更为轻松。通过在自己、患者和愿意帮助的人身上练习将学会不同的叩诊音。

声音	描述	临床意义
实音	短暂、柔和、高调、极浊、在大腿部可叩及	实变，如肺不张和广泛的胸膜渗出
浊音	中等强度和音调、中等时长、呼呼声、在肝区可叩及	固定区，如胸腔渗出
清音	长、高声、低调、中空音	正常肺组织
过清音	声音很大、低调、在胃部可叩及	过度膨胀的肺，如肺气肿或气胸
鼓音	声大、高调、中等时长、像音乐、像鼓声、在鼓足气的面颊可叩及	空气集中区，如胃内的空气泡或肠内的空气

患者，膈的移动范围小于正常（见：膈移动的测量）。

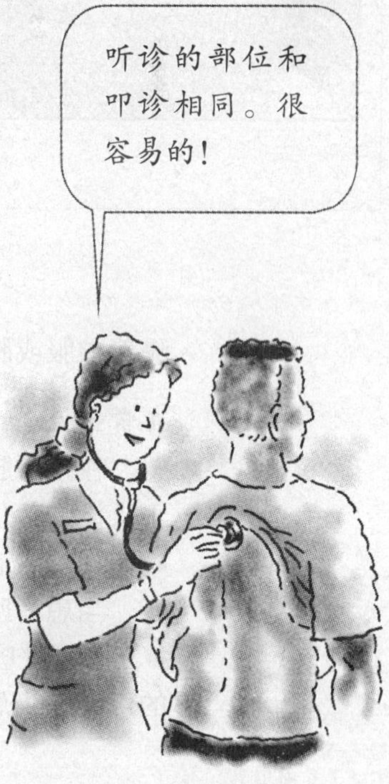

听诊

听诊有助于确定肺泡和周围胸膜的情况。当空气通过支气管时，气体产生传导到胸壁的声波。空气从大气道进入小气道的呼吸变化产生了声音。如果气体通过液体、黏液或狭窄气道时声音也会改变。

听诊的准备

听诊部位和叩诊部位相同。用听诊器的膜部在每个位置听诊一个完整的吸气和呼气过程。让患者用嘴呼吸，用鼻呼吸会改变呼吸音的声调。

固定听诊器

为了听诊呼吸音，应平稳地把听诊器靠压在皮肤上。如果患者有大量胸毛，将听诊器膜部边紧密按压，这样胸毛就不会发出噼啪声而被人误会。记住：如果

测量膈移动度

通过让患者呼气可测量膈移动了多大的范围。叩诊一侧背部来标定膈的上界，在这一点正常肺的清音变成浊音，用钢笔标记此处，提示背部标定侧膈肌完全处于呼气状态。

然后让患者尽可能地深吸气。当患者充分吸气时屏住呼吸，叩诊背部直到标定好膈的位置。同样用钢笔标记此处。重复标定背部另一侧。

测量

用一根直尺或卷尺测量并确定两标记之间的距离，此距离正常为 3～5 厘米。左右两侧应该相等。

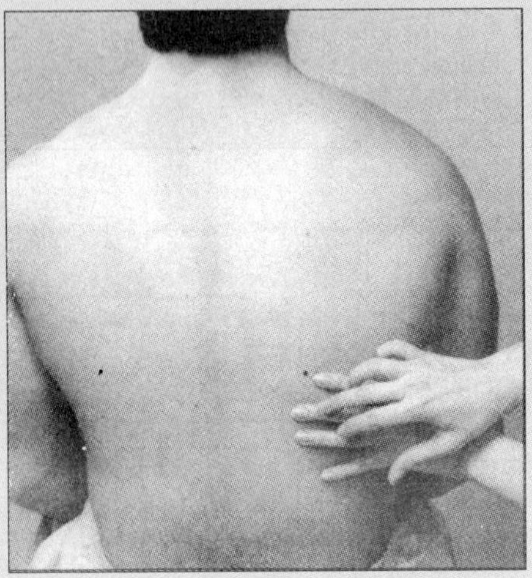

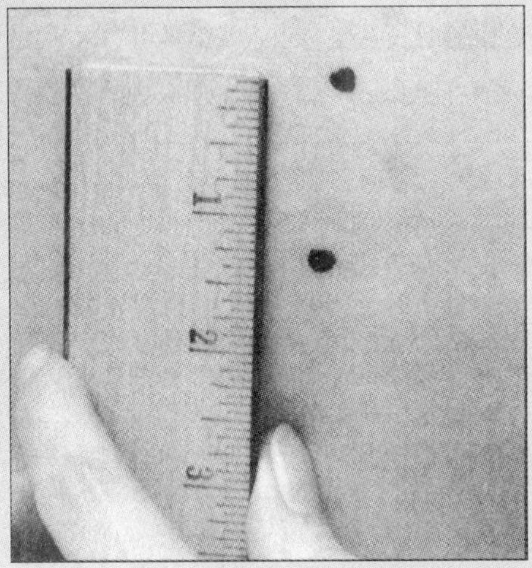

隔着衣服或胸毛听诊，可能听见异常的、不真实的声音。

正常呼吸音

在正常肺的上方将听到四种呼吸音。听到的声音类型取决于听诊的部位。

- 气管呼吸音，在胸外气管外可听到粗糙、音调不连续的声音，当患者吸气或呼气时出现。
- 支气管呼吸音，通常在紧邻气管处听到响亮、高调、不连续的声音，当患者呼气时最响亮。

正常呼吸音性质

呼吸音	性质	吸气–呼气比率（I:E）	部位
气管音	粗糙、高调、间断	I=E	锁骨上窝、支气管上方
支气管音	响亮、高调、间断	I<E	胸骨两侧的锁骨正上方、胸骨柄上方
支气管肺泡音	中等声音和音调、连续	I=E	紧邻胸骨、肩胛间区
肺泡音	柔和、低调	I>E	肺的其余部分

• 支气管肺泡呼吸音，当患者吸气和呼气时能听到，是中调和连续的，在胸骨两侧和肩胛间区最清楚。

• 肺泡音，在肺野的其他部位能听到听到，是柔和、低调的，吸气时延长，呼气时缩短。

确定呼吸音

根据声音的强度、位置、音调、时相和特点对每一种声音进行分类。记录在吸气、呼气或呼吸时发出的声音。如果在不应听到这种声音的区域听到了此声音，应考虑异常声音（见：正常呼吸音性质）。

例如，在正常能闻及肺泡呼吸音的区域听到了支气管或支气管肺泡呼吸音，表明肺泡和小支气管区域可能充满液体或渗出液，如发生肺炎和肺不张时，由于没有空气通过小气道，在此区域不会听到肺泡呼吸音。

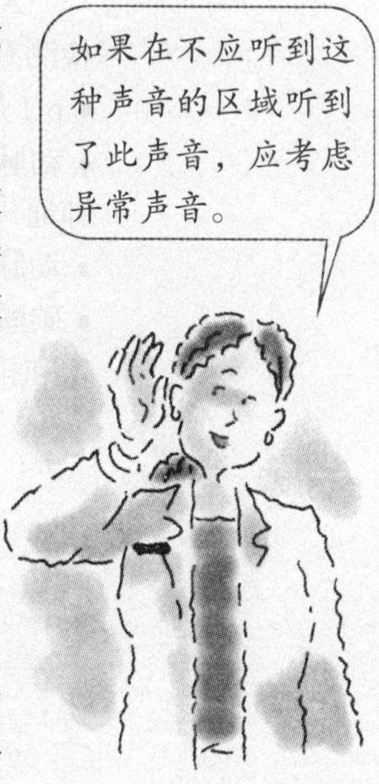

进一步检查

在呼吸评估期间有异常的患者应进一步进行诊断性检查，如动脉血气分析或肺功能检测。

语音震颤

语音震颤是当患者说话时由胸部振动产生的声音。语音的异常传导可发生在实变部位。最常见的异常语音是支气管语音、支气管羊鸣音和耳语胸语音。它们的特征分别为：

- 支气管语音。让患者说“ninety-nine”或“blue-moon”，在正常肺组织上方，这些词语产生的声音低沉。在实变区，这些词语发出异常响亮的声音，为支气管语音。
- 支气管羊鸣音。让患者说“E”。在正常肺，其声音低沉，在实变的肺组织上方，听起来像字母“a”的声音。
- 耳语胸语音。让患者耳语“1，2，3”。在正常肺组织上方，这些数字几乎不能分辨出来，在实变的肺组织，数字将响亮且清晰的声音，为耳语胸语音。

诊断性检查

如果病史和体格检查提示有呼吸功能不全的证据，诊断性检查将有助于鉴别和估计功能不全的情况。这些检查包括血和痰的检查、内镜和影像学检查以及其他诊断性检查，如动脉血氧测定、胸腔穿刺术和肺功能检测。

血和痰的检查

血和痰的检查包括动脉血气（ABG）分析和痰液分析。

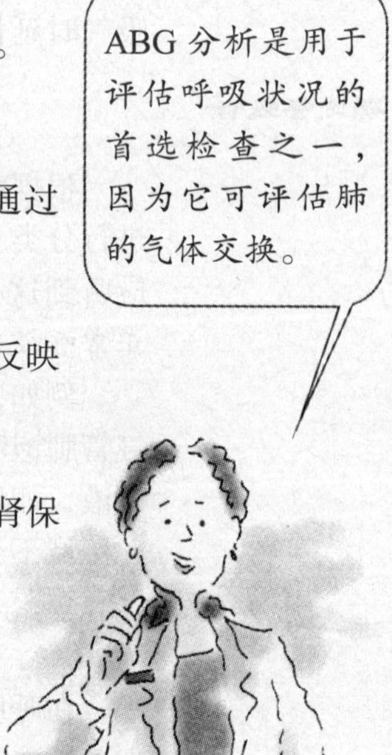

动脉血气（ABG）分析

ABG 分析是为评估呼吸状况的首选检查之一，因为通过检测有助于评估肺的气体交换。

- pH 是血液中氢离子浓度的指标。显示血的酸碱度。
- 动脉二氧化碳分压（$PaCO_2$），称之为呼吸参数，$PaCO_2$ 反映肺通气和二氧化碳排出的情况。
- 动脉氧分压（PaO_2）：PaO_2 反映机体从肺获得氧的能力。
- 碳酸氢盐水平（HCO_3^-），称为代谢性参数，HCO_3^-反映肾保留和排泄 HCO_3^-的能力。

酸碱平衡的维持

呼吸和代谢系统共同作用以维持机体正常范围内的酸碱平衡。例如，如果发生呼吸性酸中毒，肾尝试通过保留 HCO_3^- 来代偿。所以，如果发生呼吸性酸中毒，检测到的 HCO_3^- 值将高于正常。同样，如果发生代谢性酸中毒，肺尝试通过增加呼吸频率和深度来排出 CO_2 来代偿。所以，检测到的 $PaCO_2$ 水平将低于正常（见：酸碱平衡失调详解）。

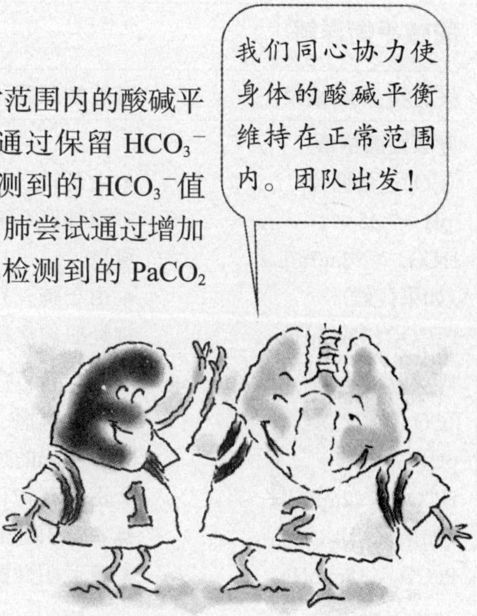

护理事项

- 进行血气分析的血应从动脉中抽取。如果必须做经皮穿刺，必须仔细选择穿刺部位。可用肱动脉、桡动脉和股动脉穿刺。
- 获得标本后，按压穿刺点 5 分钟，并用纱布垫按压穿刺点（不要束臂一周，这样可能会限制循环）。定期观察抽血点，并检查手臂并发症的征兆（如肿胀、变色、疼痛、麻木、刺痛感）。
- 确保将患者呼吸的是室内空气还是氧气记录在化验单上。如果是氧气，记录吸氧升数。如果患者正在接受机械通气，应标记吸入氧的浓度。也应将体温标注在检验单上，如果患者出现发热或体温低，其结果应进行校正。注意某些情况可能会干扰检测结果——例如，在抽取血样之前注射器未被适当地肝素化或将样本暴露于空气中。静脉血标本可显示较低的 PaO_2 和较高 $PaCO_2$ 水平。

痰液分析

痰液标本的分析（深咳时从患者肺和支气管中咳出的痰液）有助于诊断呼吸性疾病，明确呼吸道感染的病因（包括病毒和细菌）、发现异常的肺细胞并治疗肺部疾病。

酸碱平衡详解

失衡和 ABG结果	可能的原因	症状和体征
呼吸性酸中毒 （CO_2 过量潴留） pH＜7.35 HCO_3^-＞26mEq/L （如果代偿） $PaCO_2$＞45mmHg	● 由药物、外伤或疾病引起的中枢神经系统（CNS）抑制 窒息 ● 由于肺、心脏、肌肉骨骼或神经肌肉疾病引起的通气不足	出汗，头痛，心动过速，意识模糊，坐立不安，忧虑，面颊潮红
呼吸性碱中毒 （CO_2 排出过多） pH＞7.45 HCO_3^-＜22mEq/L （如果代偿） $PaCO_2$＜35mmHg	● 由于焦虑、疼痛、不适当的呼吸机设置引起的过度通气 ● 由于药物、疾病、缺氧、发热或高室温引起的呼吸刺激 ● 革兰阴性菌	快而深的呼吸；感觉异常；头晕目眩；痉挛；焦虑；畏惧
代谢性酸中毒 （HCO_3^-丢失，酸潴留） pH＜7.35 HCO_3^-＜22mEq/L $PaCO_2$＜35mmHg（如果代偿）	● 由腹泻引起的 HCO_3^-丢失 肝病、内分泌疾病、休克或药物中毒引起的有机酸产生过多 ● 肾病导致的酸排泄障碍	深而快呼吸；呼出气带有酮味；疲乏；头痛；嗜睡；倦怠；恶心；呕吐；腹痛；昏迷（严重时）
代谢性碱中毒 （HCO_3^-潴留，酸丢失） pH＞7.45 HCO_3^-＞26mEq/L $PaCO_2$＞45mmHg（如果代偿）	● 长期呕吐或抽吸胃液引起的氢氯酸丢失 ● 肾排泄增加（利尿剂治疗）或类固醇引起的钾丢失，碱摄入过多	呼吸浅慢；肌肉张力高；坐立不安；痉挛；意识模糊；易怒；冷漠；烦躁，手足抽搐；昏迷（如果严重）

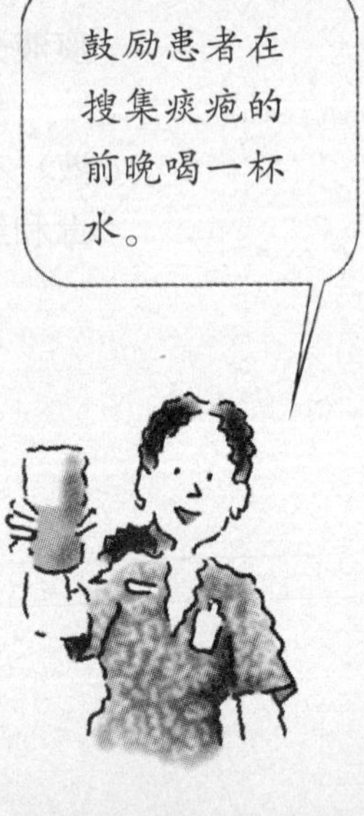

显微镜观察

依据患者的情况，将痰标本染色并在显微镜下观察，有时需做痰培养。痰培养和药敏试验可鉴别出特定的微生物和抗生素敏感性。阴性的培养结果可能提示病毒感染。

护理事项

- 鼓励患者在收集痰前的前晚增加液体摄入来帮助痰的咳出。
- 防止外来物质污染标本，指导患者咳痰前不要进食、刷牙或用漱口剂。可以用水洗漱口腔。

• 当准备咳痰时，指导患者作三次深呼吸和用力深咳。

• 将标本送往化验室前，确定标本是痰液而不是唾液，唾液与痰相比较稀薄并且有较多的泡沫。

内镜检查和影像学检查

内镜检查和影像学检查包括支气管镜检查、胸部 X 线、核磁共振成像（MRI）、肺血管造影、胸部 CT 扫描和通气 / 血流（$\dot{V}/\dot{Q}$）比值测定。

支气管镜检查

支气管镜检查是通过可屈伸的光学纤维或刚性支气管镜来直接检查气管和支气管。此项检查可协助医师明确病变的位置和病理进程，评估肿瘤切除的可能性，诊断出血部位，采集组织或痰液标本，并取出异物、黏液团或过多的分泌物。

护理事项

• 告知患者他将接受镇静止痛药，如苯二氮䓬类（安定）、咪达唑仑（咪达唑仑针剂）或哌替啶类（度冷丁）。

• 向患者说明医师将通过患者的鼻或口把支气管镜的管道插入气道。然后通过管道注入少量麻醉剂以抑制咳嗽和呕吐。

• 向患者说明他要取侧卧位或取头部抬高至少 30°的坐位直到恢复咽反射。禁止进食食物、液体和口服药，直到恢复呕吐反射。声音嘶哑和喉痛是短暂的，而当他咽反射恢复时，患者就可以服用止咳糖浆或漱口剂。

• 如出现血性黏液、呼吸困难、喘鸣或胸痛的情况应立即向医师汇报。在支气管镜检查后将拍摄胸部 X 线并给予患者雾化吸入支气管扩张剂的治疗。

• 观察患者的面部或颈部是否出现皮下捻发音，这可提示气管或支气管穿孔。

• 监测是否有喉水肿或喉痉挛引起的呼吸困难，如果观察到呼吸困难要立即通知医师。

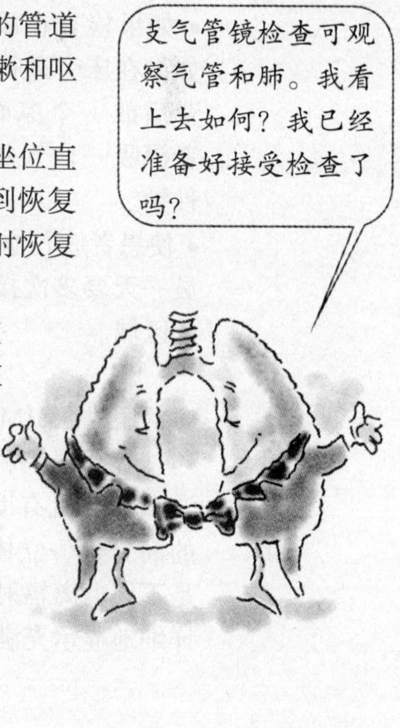

- 观察患者低氧、气胸、支气管痉挛或出血的体征。
- 在支气管镜检查和检查后 24 小时内备好复苏设备和气管切开器械盘。

胸部 X 线

因为正常肺组织是可透 X 线的，异物、渗出、液体、肿瘤和其他异常情况在胸部 X 线上显示出高密度影（白色区域）。与患者以前的 X 线片比较是最有意义的，放射科医师可发现这种变化。

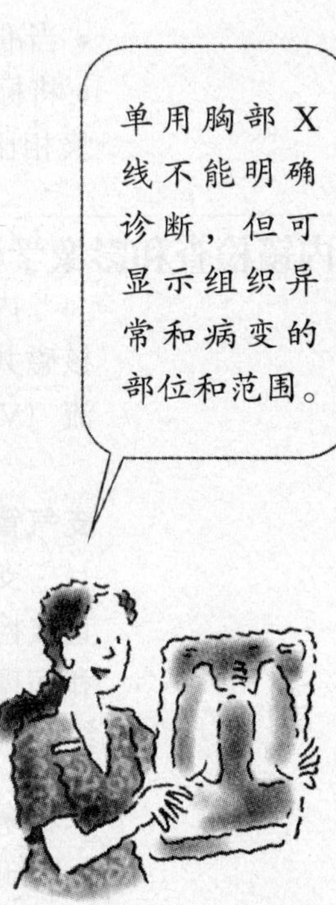

就 X 线本身而言，胸部 X 线不能明确诊断。例如，X 线片不能提示轻到中度阻塞性肺疾病。尽管如此，X 线能显示病变的部位和大小，并明确影响通气和弥散的结构异常。在 X 线可见异常的例子包括气胸、肺纤维化、肺不张和渗出性病变。

护理事项

- 告知患者必须穿无纽扣的病号服，并必须摘下颈部和胸部所有的珠宝首饰，但不必脱内裤、袜子、鞋。
- 如果检查在放射科进行，告诉患者站立在或坐在机器前。如果在床旁进行检查，将有人帮患者摆好坐姿，并在患者的背后放一个凉而硬的胶片感光板。在拍摄 X 片时，要求患者深吸一口气并屏住呼吸几秒钟。患者应保持深吸气状态几秒钟。
- 使患者放心他们接受的放射线的剂量是最小的。因为技术人员一天要多次接触射线，所以当技师拍摄 X 线片时将会离开此区域。

磁共振成像（MRI）

MRI 是一种非侵入性检查方法。采用强力的磁体、放射波和计算机有助于呼吸系统疾病的诊断。MRI 可提供非结构的高分辨、立体的肺的图像并可追踪血流。MRI 的最大优点是不用电离辐射或形成对照的媒介就能“看穿”骨头，并可极详细地显示充满液体的软组织。

护理事项

- 告知患者必须摘下所有的首饰并掏空口袋。在检查室不能有金属物质。强大的磁力可使信用卡的磁条消磁或使手表停止工作。如果患者体内有任何金属物质，如起搏器、矫形针或内固定板及子弹或弹片，患者必须通知医师。
- 向患者解释他将被要求躺在滑进磁场内部约 2.4 米的工作台上。
- 告知患者在检查时正常呼吸，且不要说话或移动以避免干扰检查结果，检查通常需 15～30 分钟，但也可能耗时 45 分钟。
- 告诫患者机器会发出从持续的砰砰声至一声巨响的噪声。患者可能感到恐惧或厌烦。建议患者尽量放松，并将注意力转移到呼吸或喜欢的事或图像上。

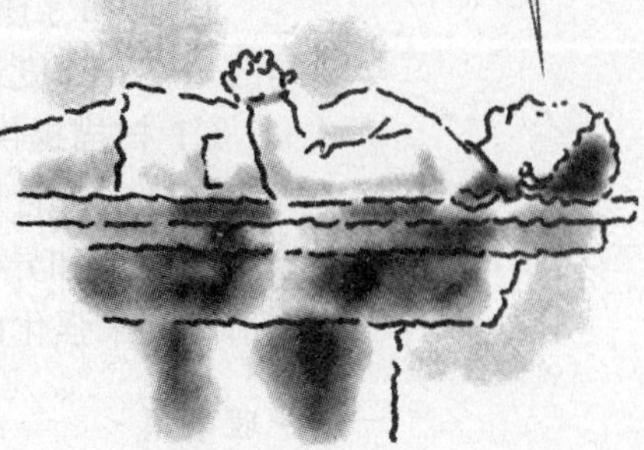

肺血管造影术

也叫肺动脉造影术，是对肺循环进行放射线照相的检查。

造影剂发现病变

通过向插入肺动脉或其分支的导管注入放射性对比造影剂后，采集一系列 X 线来观察可能由栓子或肺梗死引起的血流异常。这项检查比 $\dot{V}/\dot{Q}$ 扫描能提供更可靠的结果，但是具有高风险，包括心律失常。

护理事项

- 告知患者此项检查的操作者和检查的时间、地点。说明检查大约需要 1 小时，此检查可明确肺栓塞。
- 告知患者在检查前必须禁食 6 小时或遵医嘱，无特殊医嘱，患者可以继续服用药物。
- 询问患者有无对造影剂、贝壳或碘过敏。如果有应在术前通知医师。
- 说明将按医嘱给予镇静止痛剂，如安定。苯海拉明也用于降低造影剂反应的危险性。
- 向患者说明在整个操作过程中，医师将在肘前静脉、股静脉、颈静脉或锁骨下静脉做经皮穿刺，患者在这些位置将有压力感。然后医师插入并导入导管。

• 插入导管后，检查压迫敷料有无出血，通过检查患者插入位置远端的温度、感觉、肤色、脉搏评估动脉闭塞情况。

• 检查结束后，观察患者对造影剂或局麻药的超敏反应。床旁备有急救设备并监视呼吸困难。

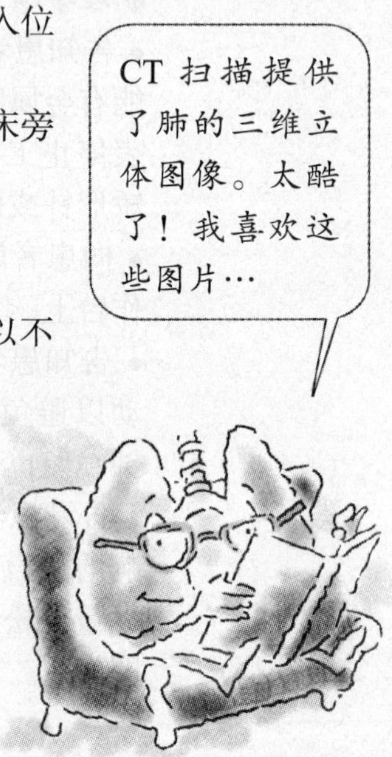

胸部 CT 扫描

胸部 CT 扫描能通过从计算机扫描设备发出的 X 线束以不同的角度和深度通过人体，提供横断面图像。

CT 扫描提供了肺的三维立体图像，让医师来评估气管和主支气管形态的异常，并评估肿块或病变（如肿瘤或脓肿）和异常的肺阴影（见：肺栓塞诊断）。有时用造影剂来强化血管并且使可见的区别更加明显。

护理事项

• 告知患者，如果应用造影剂时，检查前应禁食 4 小时。

• 询问患者是否对造影剂、贝壳或碘过敏。如果有，应在术前通知医师。

• 告知患者他将躺在一个大的、有噪声的管道形状的仪器上。当将造影剂注入手臂静脉时，患者可能会感到恶心、脸红、发热和有咸味。

• 告知患者机器可能让他感觉到对封闭场所的恐怖症。在检查期间患者不能活动，应尽力放松并平静呼吸。活动可使检查结果失去价值并需要重新检查。

• 让患者放心，检查期间他接触到的放射线剂量非常少。

通气 / 血流扫描（$\dot{V}/\dot{Q}$）

尽管 $\dot{V}/\dot{Q}$ 分析与肺血管造影相比可靠性差，但这项检查危险性小。这项检查可显示肺的灌注和通气。$\dot{V}/\dot{Q}$ 分析被用来评估 $\dot{V}/\dot{Q}$ 失衡，以提示肺栓塞和评估肺功能，尤其是在肺储备能力较差的术前患者。

权衡证据

肺栓塞的诊断：辅助检查

哪一项检查效果最好?

每年，在急诊室我们可看到众多的呼吸困难患者。这些患者中的许多人怀疑有肺栓塞——但是，做哪些检查可让医务工作者确诊此类患者呢？研究发现D–二聚体和肺CT扫描相结合有确诊作用。

两种检查相结合

为了验证这两种检查的有效性，研究者对3306名怀疑患有肺栓塞的患者进行了研究。得出的结论是将CT扫描和D–二聚体检测结合可明确诊断。结合所有的临床资料，这两项检查有助于医务工作者明确肺栓塞患者的诊断。

摘自：van Belle, A., et al. Effectiveness of managing suspected pulmonary embolism using an algorithm combining clinical probability, D-dimer testing, and computed tomography." JAMA, 2006, 295(2):172-79.

护理事项

- 告知患者 $\dot{V}/\dot{Q}$ 扫描需要注射一种放射性对比造影剂。向患者说明他将仰卧于操作台上，同时这种放射性蛋白质将被注入手臂静脉。
- 当患者保持仰卧位时，一个较大的照相机将会拍照。当患者采取侧卧、俯卧和坐位时照相机将继续拍照。当患者采取俯卧位时将被注入更多的造影剂。
- 让患者放心，造影剂的放射性剂量非常少。然而，患者可能会感到来自静脉穿刺和躺在又冷又硬的操作台上的不适感。被照相器材包围时患者也可能会感觉到对封闭场所的恐怖症。

其他诊断性检查

其他诊断性检查包括外周血氧饱和度测定、胸腔穿刺术和肺功能检查（pulmonary function tests，PFTs）。

外周血氧饱和度

外周血氧饱和度是将夹子或探针连接在敏感部位（通常耳

垂或指尖）的一种持续监测动脉血氧饱和度的非侵入性方法。百分数表示的是氧气与血红蛋白（Hb）结合的比率（见：血氧饱和度）。

外周血氧饱和度

外周血氧饱和度可以间断和连续地用于监测动脉氧饱和度。对于成年人来说，正常血氧饱和度在95%～100%，足月新生儿为94%～100%，低于上述值可提示低氧血症并认为应当干预。

干扰因素

某些因素可影响准确性。例如高胆红素水平可造成非实际的血氧饱和度降低，而高碳氧血红蛋白和正铁血红蛋白升高能导致假性的血氧饱和度值升高。某些血管间的物质，如脂乳和造影剂，也可能影响其数值。其他干扰因素包括强光（如来自理疗的光和直接的太阳光），患者过量运动、过多的血色素、严重的外周血管疾病、低温、低血压和血管收缩。

护理事项

- 将探针或夹子放置在手指或其他敏感部位以使光束和传感器彼此对应。
- 不要将传感器暴露在强光下，应经常检查传感器位置以确保装置在适当的位置，并检查有无皮肤擦伤和循环的损害。
- 为避免皮肤刺激，至少4小时变换一次传感器的位置。
- 如果正确进行血氧饱和度监测，当氧饱和度在84%～98%时，氧饱和度的数值通常应在血气分析值的±2%以内。

胸腔穿刺术

胸腔穿刺术也称为胸腔积液抽吸术，用于获取检测胸腔积液的标本，减轻肺的压迫，有时用于获取肺组织活检标本。

护理事项

- 告知患者他将被监测生命体征，然后剃去穿刺部位周围区域的毛发。
- 医师将会用凉的抗菌液消毒穿刺部位，然后注射局麻醉药。当医师注射麻醉药时，患者可能会有烧灼感。

保持静止状态

- 告知患者在皮肤麻醉后，医师将插入穿刺针。在穿刺针进入和拔出过程中患者将有压迫感。为避免肺损伤的危险，在穿刺过程中患者必须保持静息状态。在穿刺过程中，患者应尽量放松，正常呼吸，不应咳嗽、深呼吸或活动。
- 强调如果患者感到呼吸困难、心悸、喘息、头晕、虚弱或出汗时应告诉医师，因为这些症状可能提示有呼吸窘迫。拔针后，医师将轻压穿刺点，然后垫以用黏性胶带固定的敷料。
- 告知患者应汇报从穿刺点漏出的液体或血液以及呼吸窘迫的体征和症状。

PFTs

PFTs 包括两种方式：肺容积检查和肺容量检查。这些检查有助于怀疑有呼吸功能不全的患者的诊断。医师开出以下检查的医嘱：

- 通过肺活量测定评估通气功能。
- 确定呼吸困难的原因。
- 评估药效，如支气管扩张剂和糖皮质激素。
- 确定呼吸异常是源于阻塞性还是限制性疾病。
- 估计呼吸功能不全的程度。

肺容量测定

在五个肺容量检测中，潮气量和补呼气量是通过直接呼吸描记法得到的指标。每分通气量、补吸气容积和残气量是通过其他肺功能检查的结果计算得出来的。

计算肺容量

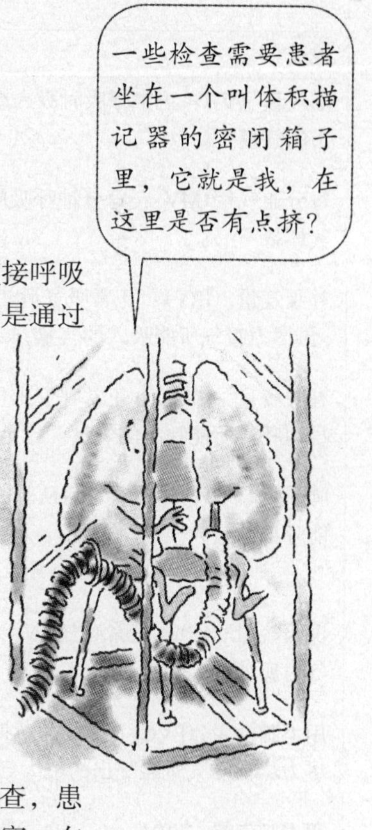

在肺容量检测中，必须计算功能残气量、肺总量和最大呼气中期流速。肺活量和深吸气量可直接被测量或通过间接计算得出。直接肺容量检测包括用力肺活量、用力呼气量和最大通气量。呼出的一氧化碳量使一氧化碳弥散量的计算成为可能（见：肺功能检测结果详解）。

护理事项

- 有的检查，患者将取直立坐位并戴鼻夹。另外一些检查，患者可能坐在一个叫体积描记器的小密闭箱子里，不需鼻塞。在这种情况下，告诫患者他可能会体验到对封闭场所的恐怖症。安抚患者他不会窒息并能通过箱子的窗户与技师交谈。
- 告知患者可能会被给予雾化吸入支气管扩张剂。为了评估药效，可能会重复给予支气管扩张剂。
- 强调如果患者按照指导进行检查、努力尝试并为确保精确的结果而保持口器或管子周围密闭，检查将会很快结束。
- 指导患者解开紧身衣物以便于自由呼吸。告知患者在检查前 4 小时不要吸烟和进食大量食物。

肺功能检查结果详解

在评估患者的呼吸状况时可能需要解释肺功能的检测结果。下表可作为对常见肺功能检查的指南。

限制性和阻塞性

该表提到了限制性和阻塞性通气障碍。限制性通气障碍是指患者不能吸入正常量空气。在胸壁畸形、神经肌肉疾病或急性呼吸道感染时可发生限制性通气障碍。

阻塞性通气障碍是指某些物质阻塞空气进入或排出肺。它可发生在哮喘、慢性支气管炎、肺气肿和囊性纤维化等疾病。

检查	意义
潮气量（V_T）：正常呼吸时吸入或呼出的气量	V_T 降低表明限制性疾病，需要进一步检查，如各项肺功能检查和胸部 X 线
每分通气量（MV）：每分钟呼吸的气体量	肺气肿时 MV 可正常。MV 降低可能提示肺水肿等其他疾病
补吸气量（IRV）：正常吸气后再尽力吸气所能吸入的气量	单独 IRV 异常不能提示呼吸功能不全，正常活动时 IRV 降低
补呼气量（ERV）：正常呼气末再尽力呼气所能呼出的气量	即使在健康人群中，ERV 也各不相同
肺活量（VC）：尽力吸气后从肺内所能呼出的最大气量	伴流速降低的正常或增加的 VC 可提示功能性肺组织减少。流速正常或增加伴 VC 降低可提示呼吸费力、胸廓扩张度降低或膈肌运动受限
深吸气量（IC）：正常呼气末尽力吸气时所能吸入的气量	IC 降低提示限制性疾病
用力肺活量（FVC）：尽力最大吸气后尽力尽快呼气所能呼出的最大气量	FVC 降低提示来自阻塞性疾病的呼吸系统流动阻碍，如慢性支气管炎、肺气肿和哮喘。
用力呼气量（FEV）： 第一秒钟内用力呼出的气量（FEV1） 第二秒钟内用力呼出的气量（FEV2） 第三秒钟内用力呼出的气量（FEV3）	FEV_1 降低，FEV_2、FEV_3 增加可提示阻塞性疾病。FEV1 降低或正常表示限制性疾病。

- 记住，焦虑可影响检查的精确性。还要记住止痛药和支气管扩张剂等药物也可能产生误导的结果。在检查前可能要求停止支气管扩张剂和其他呼吸性治疗。如果在检查期间患者接受支气管扩张剂，4 小时内不要再给一次剂量。

治疗

呼吸系统疾病可影响气道清除、呼吸模式和气体交换。如果得不到纠正，可能会危害身体其他系统，并可危及生命。呼吸系统疾病的治疗包括药物治疗、手术、吸入治疗和胸部理疗。

药物治疗

用来治疗呼吸性疾病如支气管哮喘和慢性支气管炎的药物包括：

- 黄嘌呤（茶碱和其衍生物）和拟肾上腺素能药可扩张支气管通道，并降低气道阻力，使呼吸变得容易并能充分通气。
- 糖皮质激素可用来减轻炎症和使气道对支气管扩张剂更加敏感。
- 抗组胺药、镇咳药、祛痰药有助于抑制咳嗽和排出分泌物。
- 抗生素可减少或消除感染性微生物。
- 白三烯受体调节剂可阻滞白三烯的支气管收缩作用。
- 抗组胺药可阻滞或逆转过敏原的炎症反应。

手术

如果药物或其他治疗方法不能保持气道开放和保护健存组织免受疾病损害，外科手术治疗可能是需要的。呼吸系统外科手术包括气管切开术、胸腔闭式引流术和胸廓切开术。肺切开术、也可应用肺减容术、肺部分切除术或肺移植术。

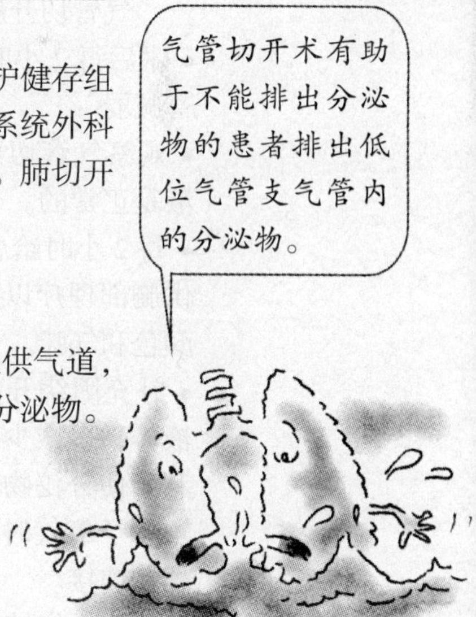

气管切开术

气管切开术为需要长期机械通气而插管的患者提供气道，并帮助不能排出分泌物的患者排出低位气管支气管的分泌物。

当气管内（endotracheal，ET）插管无法置入时，或为了防止昏迷或瘫痪患者误吸食物或分泌物以及避开由于外伤、烧伤、会厌炎或肿瘤引起的上呼吸道阻塞，也可急诊行气管切开术。

医师切开气管后，插入气管插管。医师依据患者的情况，可从几种类型的插管中选择插管（见：气管切开插管的比较）。

患者准备

在进行气管切开之前，采取以下步骤：

- 对于急诊气管切开术，如果时间允许，向患者简短介绍手术过程，并迅速准备所需物品或气管切开包。
- 对于择期气管切开术，向患者及家属介绍手术过程和全身麻醉。如果可能，要提及气管插管是短时间还是长期的。
- 与患者建立一种交流体系（字母板或闪卡），并与患者一起练习，确保患者在说话受限时他能用此体系舒适地交流。

需要注意的

- 向需要长期或永久气管切开的患者介绍对此手术过程有经验和适合气管切开手术护理的人选。
- 确保已采集血气分析和其他诊断性检查的标本，患者或负责的家庭成员签署了同意书。

监护和术后护理

气管切开后，采取下列措施：

- 术后每 2 小时听诊一次呼吸音。注意湿啰音、干啰音或呼吸音减弱。
- 观察气管切开部位是否有出血，术后 24 小时引流出小量血液是正常的。
- 每 2 小时给患者翻身一次以避免气管分泌物聚集。按医嘱提供胸部理疗以协助排出分泌物，并记录分泌物的量、黏稠度、颜色和气味。
- 补充因绕开鼻、口、上呼吸道黏膜而丢失的液体，以减少氧气对黏膜的干燥作用。湿化也利于使分泌物稀薄。通过 T 形管或气管切口面罩给予氧气时，要与喷雾器或预热的级联加湿器相连接。
- 监测血气结果并与标准值比较以检查氧和二氧化碳排出的程度，遵医嘱还应监测患者的血氧饱和度值。
- 必要时用无菌操作吸引出气管插管过多的分

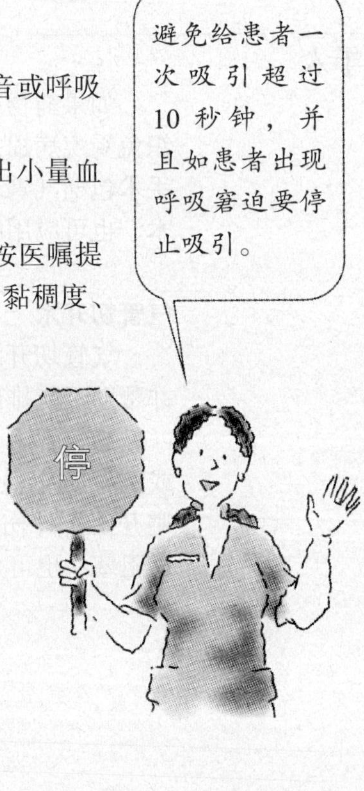

气管切开插管的比较

气管切开插管由塑料或金属制成，并有无囊、有囊或有窗多种类型。插管的选择根据患者的情况和医师的喜好而定，要确保熟悉这些常用气管切开插管的优缺点。

无囊的

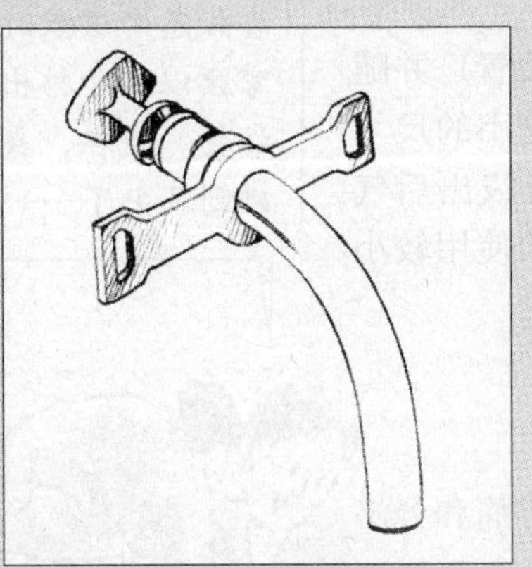

优点：

- 管周围空气自由流动并通过喉部
- 降低了气管损伤的危险性
- 伴有神经肌肉疾病的患者可进行机械通气

缺点：

- 由于缺少气囊，在成人中增加了吸入的危险性。

塑料有囊的（低压高容积）

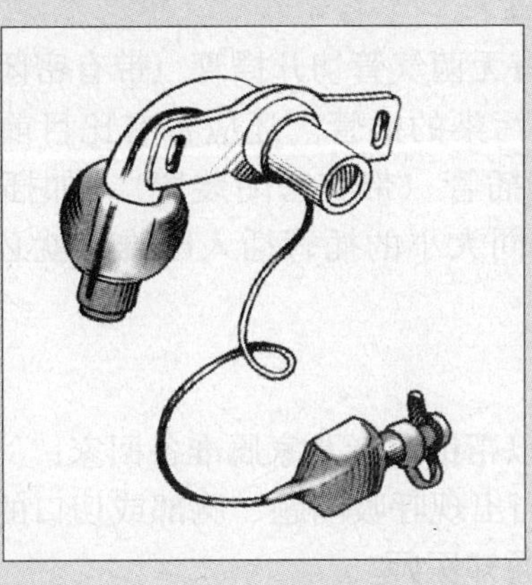

优点：

- 一次性使用
- 囊与管相结合（在气管内不会意外脱离）
- 均匀分布于气管壁的低囊压（无需定期放气减压）
- 降低了气管损伤的危险性

缺点：

- 可能比其他插管昂贵

有窗的

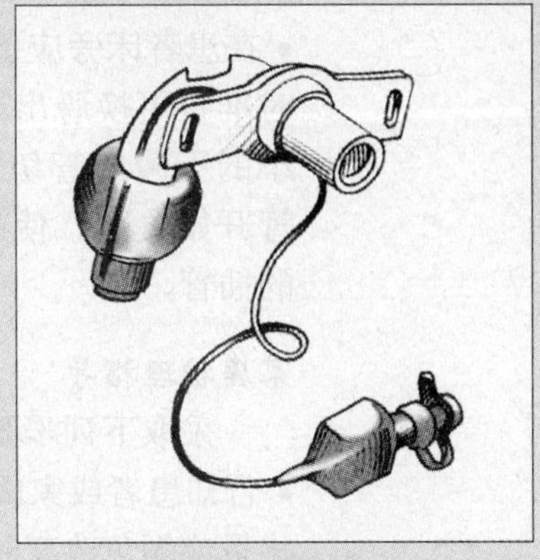

优点：

- 当外口被覆盖和囊放气时可以通过上呼吸道说话
- 与内套管连在一起的囊充气后可机械通气呼吸
- 内套管易被取出清洗

缺点：

- 窗口可被堵塞
- 内套管可能移位
- 为了通气可能需要连接管
- 在囊充气前须打开囊盖

泌物。避免一次吸引超过 10 秒钟，如患者出现呼吸窘迫要停止操作。

确保插管安全

• 确保气管切开的线结是安全的，但不要太紧。为了防止插管意外移位或脱出，在固定切口之前避免换线结。向医师汇报任何的插管搏动情况，这可能提示插管紧邻无名动脉，使患者有出血的可能。

- 当气管插管的敷料受到污染或每次更换敷料时要严格无菌操作，并检查引流液的颜色、气味、量和类型。还要检查换药部位有无肿胀、捻发感、红斑、出血点和出血等情况，并立即向医师汇报大量出血或异常引流情况。更换气管切开插管时要戴护目镜、手套和面罩。
- 在患者床旁应备有无菌气管切开插管（带有密闭装置）并随时准备更换脱出或污染的插管。还应备有比目前使用的尺寸小的无菌气管切开插管（带有密闭装置）。如插管拔出后气管开始关闭，使相同大小的插管插入困难，就必须使用较小的插管。

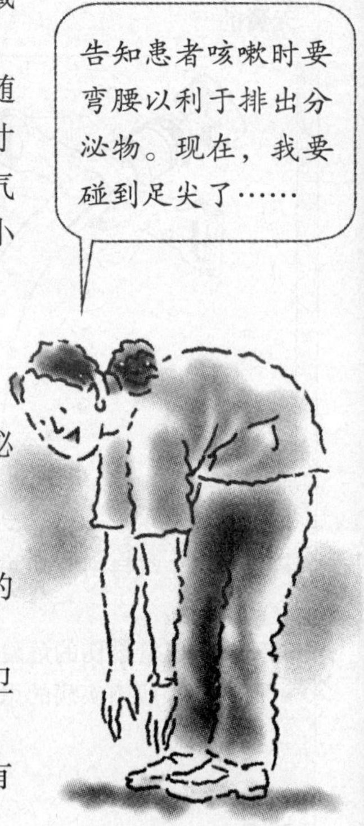

家庭护理指导

采取下列步骤以帮助患者及家属准备回家：

- 告知患者或家属当出现呼吸问题、胸部或切口的疼痛和分泌物量或颜色改变时通知医师。
- 确保患者或家属有效护理切口和气管切开的插管。
- 告知患者冬天时在切口上放置一个泡沫过滤器，以给吸入的空气加热，并在过滤器上戴一围兜。
- 对患者宣教咳嗽时弯腰以助于排出分泌物。告知患者备有卫生纸来擦排出的分泌物。
- 要求患者和家属备有无菌气管插管以便随时使用，确保所有的家属成员知道它存放何处。

胸部引流管置入

胸部引流管可用来协助治疗气胸、血胸、脓胸、胸腔积液或乳糜胸。置入胸膜腔的插管可以引流血液、液体、脓液或气体并使肺恢复膨胀。

水封瓶引流系统

发生气胸时，可通过水封瓶引流系统使胸膜腔恢复负压。水封瓶系统中的水能阻止吸气时空气被吸入胸膜腔。如果通过支气管时发生漏气或不能被密封，应用水封瓶系统抽吸气体较其收集气体而言，能更快地排除胸膜腔的气体。

患者准备

在进行引流前，采取以下步骤：

- 如果时间允许，医师向患者说明手术过程后将得到患者签字的同意书。使患者确信胸部引流管的置入更有利于呼吸。
- 观察基本生命体征，并按医嘱给予镇静止痛剂。
- 如果需要使用水封瓶要准备必要的设备，包括胸廓切开器械包和水封瓶引流系统。遵医嘱准备局麻药物利多卡因（赛鲁卡因）。医师用消毒液消毒插管部位。按照生产厂家说明建立水密封系统并将其置于患者胸以下水平的床边。固定装置以免弄翻水封瓶。（见：胸腔闭式引流系统。）

胸腔闭式引流系统

一体的一次性塑料引流设备，如胸腔引流装置，包括三个室。引流室在右边，并有三个标准化的柱子能显示所收集引流物的量。当充满第一个引流瓶时，引流物进入第二个柱，充满第二个柱后流入第三个柱。水密封室位于中心。将左边的吸引控制室用水所填充来达到不同的吸引水平。在装置的后面有橡皮隔来改变水位或排出引流物。水密封室顶部的正压缓解阀可将多余的压力释放入大气，防止压力增加。

胸腔引流装置

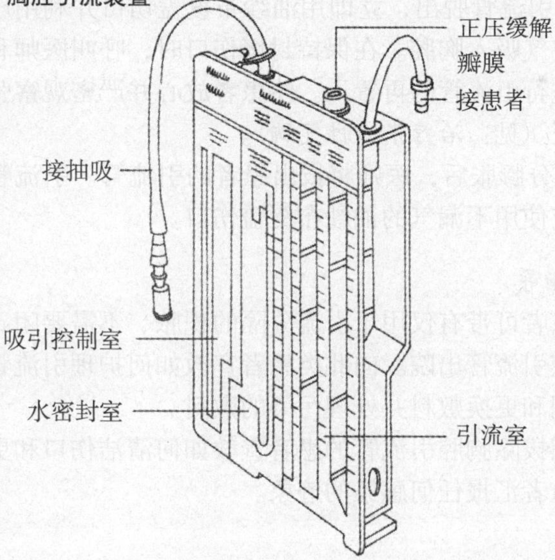

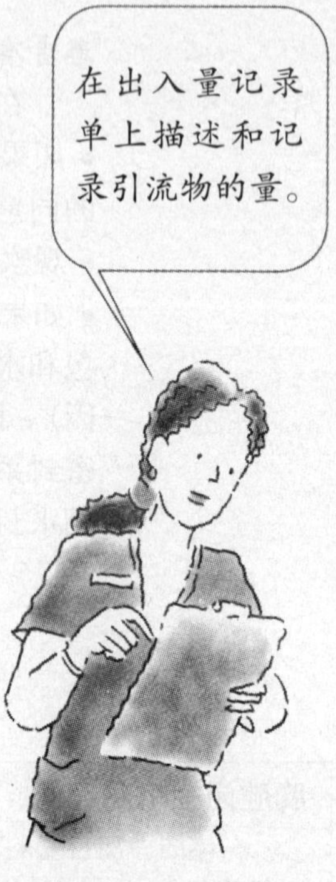

监护和术后护理

插管之后，按以下步骤进行：

• 当患者的胸部引流管被固定后，指导患者进行深呼吸使肺充分膨胀，并有助于通过引流管排出胸膜腔内的空气。

• 置入引流管后立即观察生命体征，然后根据装置情况，每15分钟观察一次（通常观察1小时）。

• 常规评估胸部引流管情况，在出入量记录单上描述并记录引流物的量。

• 监测吸引室，确保正常水平面，如果水分蒸发丢失，可能需要加水。

• 排出大多数气体后，除患者有支气管胸膜瘘之外，应该仅在用力呼气时有气泡冒出。引流系统中有连续气泡可能提示有连接松动或引流管轻微脱出患者胸腔。如有任何连接松动应立即纠正以防并发症的发生。

• 每天更换敷料（或根据所在单位规定）清洁引流管部位并移走引流物。

• 如果胸腔引流管脱出，立即用油纱布覆盖切口并利用压力阻止负压将空气吸入胸腔。在保持封堵伤口时，呼叫医师和助手准备设备进行引流管的再置入。使患者放心并严密观察张力性气胸的体征（见：治疗张力性气胸）。

• 肺再次充分膨胀后，医师将拔出患者的引流管。引流管一旦被拔出，应使用不漏气的油纱布覆盖伤口。

家庭护理指导

通常患者可带有仅用于引流分隔的积脓、不需要闭式引流系统的胸腔引流管出院。向此类患者宣教如何护理引流管、进行伤口护理和更换敷料并处理污染的敷料。

向近期拔除胸腔引流管的患者宣教如何清洁伤口和更换敷料。告知患者汇报任何感染的迹象。

胸廓切开术

胸廓切开术是对一侧肺的部分或全部手术切除；其目的是使健康的肺组织免受疾病的侵袭。肺切除术可包括全肺切除术、肺叶切除术、段切除术或楔形切除术。

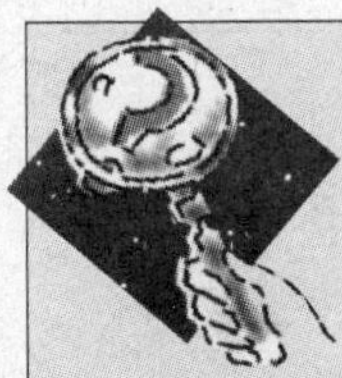

护理措施

治疗张力性气胸

张力性气胸（空气在胸膜腔积聚）如不立即治疗可危及生命。

张力性气胸的病因

张力性气胸常见的原因是胸腔引流管的堵塞和移位。其他原因包括胸部钝性挫伤或高压机械通气。在这些情况中，在患者胸膜腔内增加的正压挤压受影响的肺和纵隔，并使其移向对侧。这影响了静脉回流和心输出量，并可导致肺萎陷。

特异性体征

如果患者胸部钝性外伤后或如果患者有胸腔引流管时出现呼吸困难、胸痛、刺激性咳嗽、头晕、晕厥或焦虑应考虑张力性气胸。患者皮肤湿冷、苍白或潮湿吗？患者的呼吸和脉搏有异常快速吗？患者两侧胸廓的扩张度均等吗？

如果注意到这些症状和体征，触诊患者的颈、脸、胸壁检查皮下气肿并检查气管是否偏离中线。听诊肺部有无一侧呼吸音减弱或消失。然后叩诊检查过清音。如果怀疑张力性气胸，立刻通知医师并且帮助确定病因。

全肺切除

全肺切除术是一侧肺的切除；常用于治疗支气管癌，也可用于治疗结核、支气管扩张或肺脓肿。只有当用部分切除的方法不能切除所有病变组织时才用全肺切术。全肺切除术后胸腔压力稳定，随时间的延长，液体进入切除肺组织的腔隙，防止严重的纵隔移位。

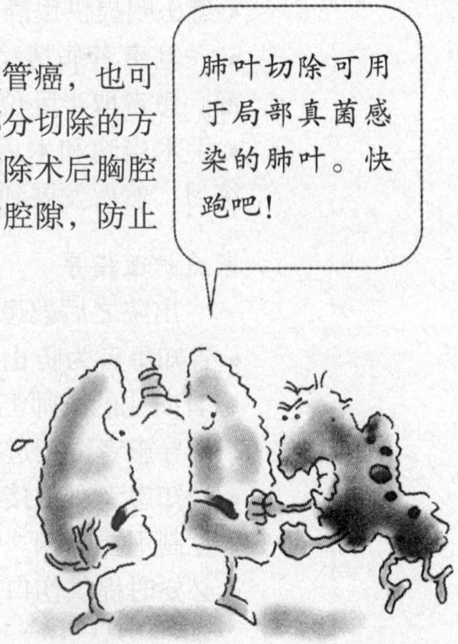

肺叶切除

肺叶切除术就是切除五个肺叶之中的一叶，用于治疗支气管癌、结核、肺脓肿、肺气肿性肺大泡、良性肿瘤和局部真菌感染。术后，剩余的肺叶扩张充填整个胸腔。

段和楔形切除

段切除术是切除一个或多个肺段，与肺叶切除术相比能保留更多有功能的组织，常用于治疗支气管扩张。楔形切除是与段无关的一小部分肺切除；在所有手术中是能保留大多数有功能组织的手术，但只能治疗小的局限性病变。这两种类型的手术后，剩余的肺组织再次膨胀填充。

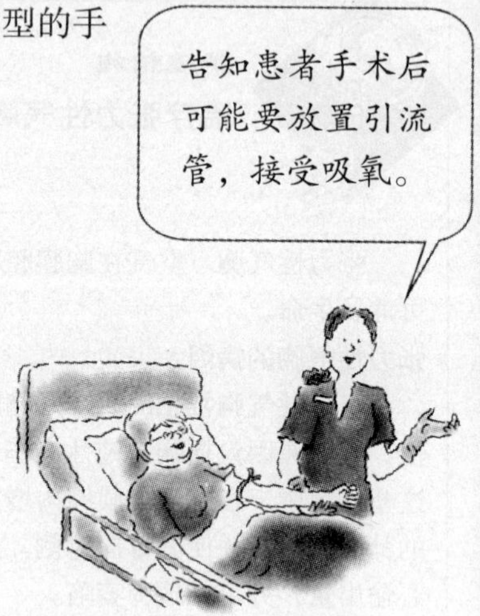

患者准备

按如下步骤帮助患者准备：

- 向患者解释预期的手术，并告知患者将接受全麻。
- 告知患者术后可能需要放置胸腔引流管并吸氧。
- 向患者宣教深呼吸技巧，并向患者解释为了促进肺再膨胀他在术后要进行深呼吸。还要教会患者使用激励性肺量计；记录他能达到的肺活量以提供基础值。

监测和术后护理

手术后，采用以下步骤：

- 肺切除术后，患者应该向术侧卧位或仰卧位直至病情稳定。如果缝合支气管切口开裂，此体位可防止液体进入健侧肺。
- 如果放置了胸腔引流管应确保其发挥作用，观察张力性气胸的体征。
- 遵医嘱提供镇静止痛剂。
- 一旦患者病情稳定，让其进行咳嗽和深呼吸练习。听诊肺部，患者取半卧位，用夹板固定切口以便于咳嗽和深呼吸。
- 手术当晚和术后每天 2～3 次进行被动的活动范围（ROM）练习，然后发展到进行主动的 ROM 练习。

家庭护理指导

出院之后教患者学会：

- 告知患者为防止并发症要继续进行咳嗽和深呼吸练习。建议患者向他的医师汇报痰液性质的变化。
- 指导患者继续进行 ROM 练习以保持肩和胸壁的活动度。
- 告知患者避免接触上呼吸道感染的患者。
- 克制不要吸烟。
- 必要时提供伤口护理和敷料更换的指导。

吸入疗法

如果发生呼吸衰竭时要谨慎应用控制通气的吸入疗法帮助患者维持最佳通气。通气方法包括机械通气、持续气道内正压通气（CPAP）和氧疗。

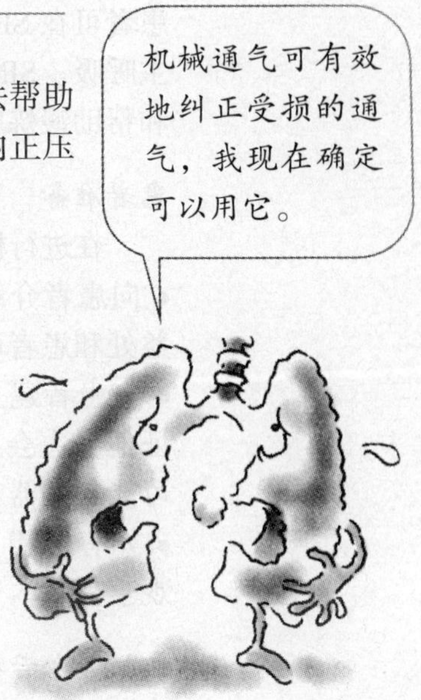

机械通气

机械通气可有效地纠正严重受损的通气，后者可由血碳酸过多症、低氧血症和呼吸窘迫的症状（如鼻翼扇动、肋间隙回缩、血压下降和发汗）所证实。典型的需要气管内插管或气管切开插管，在正压下输送100%的室内空气或氧浓度接近 100% 的气体。

正压

机械通气系统的主要类型包括正压通气、负压通气和高频通气（high-frenquency ventilation，HFV）。最常用的正压系统可以是容量周期的或压力周期的。在呼吸周期中，当压力或容量满足时，吸气停止。

负压

负压系统为不能产生足够吸气压的患者提供通气。HFV 系统提供与患者的自主呼吸同步的低气道峰压的高通气频率。

控制方式

机械性通气机被划分为辅助、控制、辅助－控制模式。辅助模式呼吸机根据患者的呼吸频率进行通气，患者开始吸气，并接受机器中预设的潮气量，该潮气量增加患者的通气力量。控制模式为通气设备用预先设定的吸气和呼气时间，按照指定的频率输送设定的潮气量。这种模式对麻痹和呼吸停止的患者能全面地调整通气。在辅助－控制模式中，患者引发呼吸并以固定的容量支持性控制预先设定的呼吸次数。

同步性

同步间歇指令通气（synchronized intermitted madatory，SIMV），指呼吸机按设定的特定性比容呼吸数来通气。然而，患者可在SIMV呼吸期间按不同于机器的SIMV呼吸容量来自主呼吸。SIMV通常被用来当作替代的工具，也可被用来通气和帮助锻炼呼吸肌。

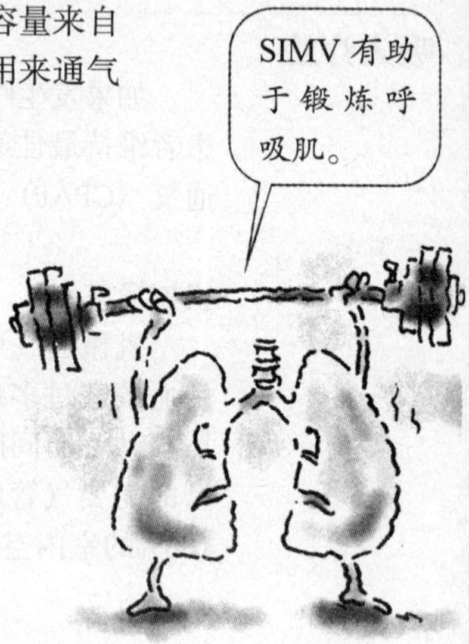

患者准备

在进行机械通气前按如下步骤帮助患者准备：

- 向患者介绍机械通气装置的作用，包括仪器的益处和患者可能的体验。
- 与患者建立交流方式（如字母板）并向患者保证他身边会有护士护理。应记住，有知觉的患者可能与机器对抗，致使机械通气失败。
- 如有可能，让患者取半坐位，促进肺的膨胀。观察其基本生命体征和血气分析的结果。

监护和术后护理

如果患者未做气管内插管或气管插管，可用非侵入性机械通气以避免插管或气管切开。如果更多保守性的治疗措施无效，患者可插管建立人工气道。经口气管内插管常规用牙垫来防止患者咬破插管。插管后应进行胸部X线检查以评估插管的位置。确保患者有交流设备和伸手可及的呼叫铃。

所有患者应遵医嘱检测血气分析值。过度通气时由于CO_2降低可导致呼吸性碱中毒。肺泡不完全通气或不适当潮气量的肺膨胀不全可导致呼吸性酸中毒。

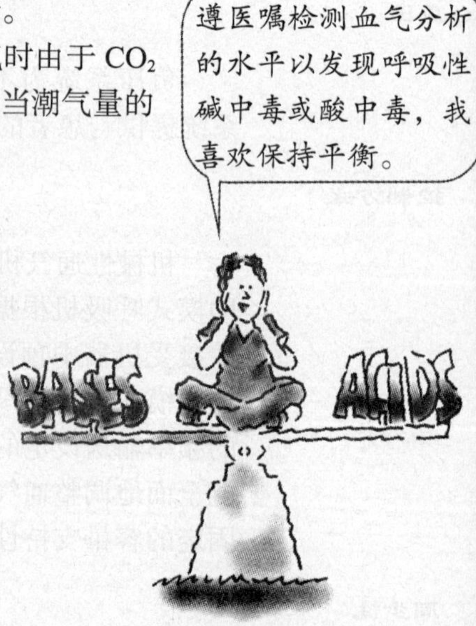

每1～2小时和必要时进行以下检查：

- 检查通气设备与患者之间的所有连接处。确保打开危险警报器，如提示设备断开连接的低压警报器和设置成不少于3cm水柱以及防止气道压力过高的高压警报器。高压警报器应设置成比患者的气道峰压高出20～30cm水柱。如有可能，也应使用容量警报器。确保患者能触及呼叫铃。

选择一个循环

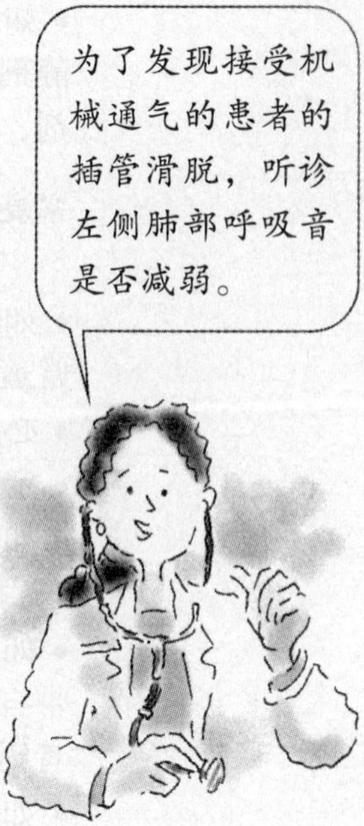

- 核实通气设备是正常的并核实通气设备按预先设定进行运作；将患者的呼吸频率与机器设定频率进行比较，对于周期性容量机器，应检查呼吸计是否达到了正确的容量。对于周期性压力机器，用呼吸计检测呼出潮气量。
- 检查加湿器，如有必要再充满加湿器。检查皱褶样冷凝的管道；引流集聚的水进入一个容器并将其丢弃。不要引流浓缩液进入加湿器，因为浓缩液可能被细菌污染，并且不要把浓缩液引流进患者的气道内。
- 如果有医嘱，通过设置通气设备上的叹息机制或应用手提式复苏袋每小时给患者几次深呼吸（通常 2 次或 3 次）
- 每 8 小时检查血氧饱和度和在通气装置发生改变时进行血气分析。对急性患者至少每 2 小时评估一次呼吸状况，对病情稳定的慢性患者每 4 小时评估一次呼吸状况，以发现吸引痰液的需要并评估其对治疗反应。必要时吸引患者的分泌物，记录分泌物的量、颜色、气味和黏稠度。听诊左侧有无呼吸音减弱——这是插管滑入右主支气管的征象。

还应进行以下操作：

- 监测患者的液体出入量和电解质平衡，按医嘱称体重。
- 根据设备情况应用无菌术更换加湿器、喷雾器和通气管道。
- 经常更换体位，必要时进行胸部理疗。

胃不再有灼热感

- 提供情感支持来减轻压力，遵医嘱给予抗酸剂和其他药物以减少胃酸的产生并有助于防止胃肠道并发症。
- 监测肠鸣音减弱和腹胀情况，这些可能提示麻痹性肠梗阻。
- 检查胃管的吸引和血便情况，应激性溃疡是机械性通气的常见并发症。
- 如果患者正在接受高压通气，应评估气胸的体征（患侧呼吸音减弱或消失、急性胸痛和可能的气管移位或皮下气肿或纵隔气肿）。
- 如果患者正接受高浓度氧疗，观察中毒的体征（胸骨下疼痛、咳嗽加剧、呼吸急促、肺顺应性和肺活量降低以及吸氧浓度不变时 $PaCO_2$ 降低。）

• 如果患者抵抗机械性通气和导致无效通气，可遵医嘱给予镇静剂、抗焦虑药或神经肌肉阻断剂，或遵医嘱给予短效麻醉剂，同时密切观察患者情况。

家庭护理指导

如果患者需要在家使用通气设备，应向患者和家属宣教：

• 如何检查装置和设备的精确度及喷雾器和氧气装置的功能正常运行，至少每天检查一次。
• 必要时充填加湿器。
• 定期检测血气分析的水平以评估疗效。
• 如何计数脉搏并汇报频率和节律的变化以及胸痛、发热、呼吸困难或肢体肿胀情况。
• 如果有需要治疗的急诊情况且不需要住院治疗患者可随身携带自己的通气设备以稳定患者的病情。如果需要住院治疗，患者则可能不能使用自己的通气设备。
• 如果有疑问和问题，可给医师或呼吸专家打电话。

CPAP

顾名思义，CPAP 在患者的呼吸周期内维持气道内正压。最初只用呼吸机输送 CPAP，现在 CPAP 可依靠呼吸机或独立的高流量发生系统通过人工气道、面罩、鼻塞输送压力至插管或没有插管的患者（见：经鼻 CPAP）。

CPAP 成功地治疗了呼吸窘迫综合征、肺水肿和肺栓塞、细支气管炎等等。CPAP 是我的英雄。

流速

CPAP 可作为一个持续流动装置和需求装置。在持续-流动装置中，含氧的空气通过加湿器或储存囊进入 T 管。在需求装置中，开放一个阀门以作为对患者的吸气流动的反应。

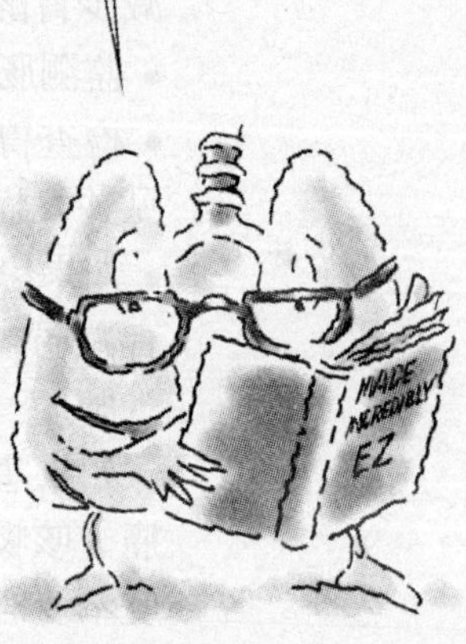

其他功能

CPAP 除治疗呼吸窘迫综合征外，也成功地应用于治疗肺水肿、肺栓塞、细支气管炎、脂肪栓塞、肺炎、病毒性肺炎和术后肺不张。在上述轻至中度病例中，CPAP 提供插管或机械通气。它通过使萎陷的肺泡膨胀来增加功

经鼻 CPAP

持续气道内正压（CPAP）装置可利用气道内正压防止有睡眠呼吸暂停症的患者发生阻塞。以下图示了两种类型的 CPAP。典型地患者和操作会偏爱使用某一种。

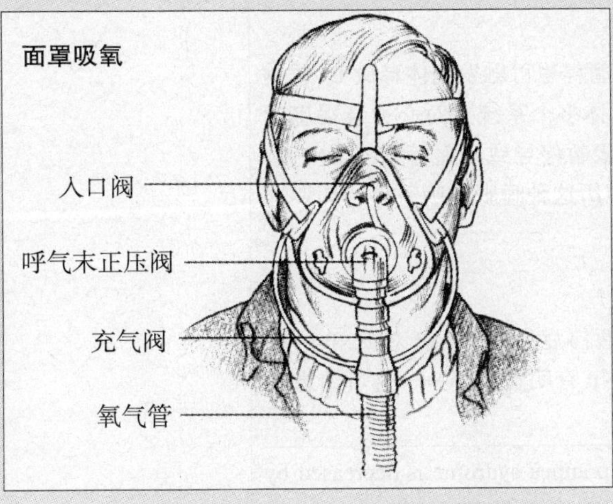

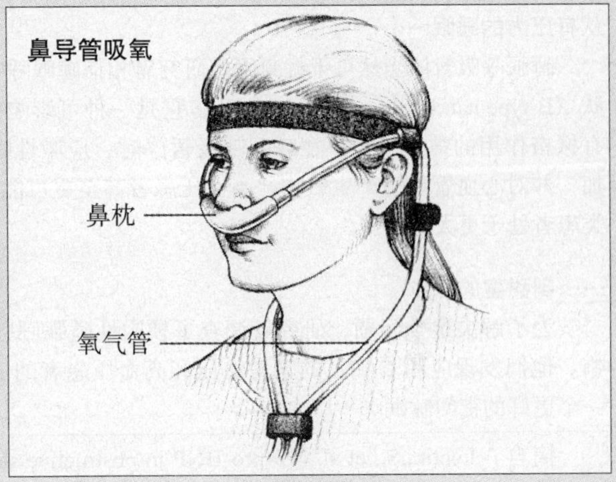

能残气量，这可改善氧分压及减少肺内分流和氧耗。它还可降低呼吸做功。CPAP 也可应用于中断机械通气的患者。

经鼻

经鼻 CPAP 已成功用于阻塞性呼吸睡眠暂停症的长期治疗。在这种情况下使用 CPAP，被压缩的高流量空气被直接导向仅覆盖于患者鼻部的面罩。通过用于背压夹板的面罩提供压力，防止吸气过程时不稳定的上呼吸道塌陷。它也可减少阻塞性呼吸睡眠暂停症的其他危险因素（见 CPAP：安全引导睡眠）。

副作用

如果患者在治疗过程中吞咽气体，CPAP 可引起胃痛（在 CPAP 未插管输送空气时最常见）。患者可能感到恐惧感。因为经面罩 CPAP 也可能引起恶心、呕吐，所以不应该应用于反应迟钝或有呕吐和吸入危险的患者。CPAP 很少引起气压性创伤或心输出量降低。

权衡证据

CAPA：安全引导睡眠

从有压力的睡眠……

睡眠呼吸暂停当然可干扰睡眠。研究者相信睡眠呼吸暂停也可触发机体释放 B- 尿钠肽（B-type natriuretic peptide，BNP），它是一种可影响机体多个系统并对心力衰竭患者有振奋作用的神经激素。在睡眠呼吸暂停时，应激性呼吸暂停导致心血管系统 BNP 增加，并对心血管系统产生影响。高血压患者甚至更可能经历这种睡眠呼吸暂停，而使这类患者处于更大危险中。

……到甜蜜的梦乡

为了解决这个问题，研究者调查了梗阻性睡眠呼吸暂停症患者 CPAP 对 BNP 的影响。他们发现应用 CAPA 的正常血压和高血压患者的 BNP 有明显下降——这可给患者一个更好的夜间睡眠。

摘自：Lentini,S., et al. NT-pro-BNP in obstructive sleep anpea sydrome is decreased by nasal continuous positive airway pressure. Clinical Research in Cardiology, 2006, 95 (1): 23-30.

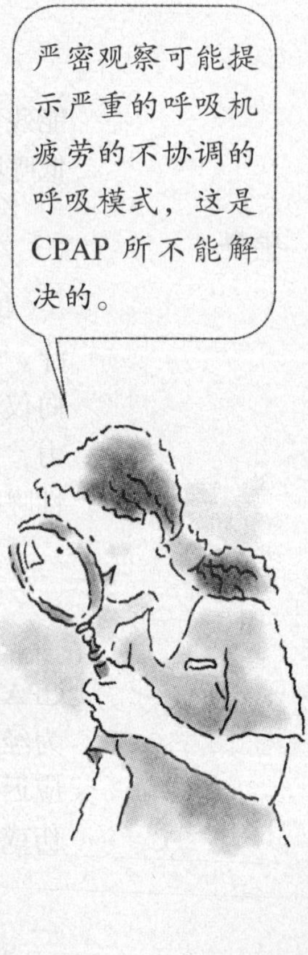

患者准备

如果患者进行插管或气管切开，可以通过调整设置用机械性通气来完成 CPAP。在 CPAP 期间应评估患者的生命体征和呼吸音。

如果 CPAP 通过面罩来输送，通常由呼吸治疗专家装配设备并调试面罩。面罩应该是透明和质量轻的，带有软的、柔韧的密封。只要压力能被维持就不需要紧密的封闭。完成血气分析和床旁肺功能检测以建立基准值。

监测和术后护理

CPAP 开始后，采取下列步骤：

- 检查心输出量是否降低，可能是由于与 CPAP 有关的胸膜腔内压增高所致。
- 密切观察呼吸频率和方式的变化。不协调的呼吸方式可提示严重的呼吸肌疲劳，这是 CPAP 所不能解决的。向医师汇报这种情况，患者可能需要机械通气。
- 检查 CPAP 装置压力的波动情况。

- 记住：高气道压增加了气胸的危险性，所以应观察胸痛和呼吸音减弱。
- 如果可能，用血氧饱和度来监测血氧浓度，特别是当移走面罩提供常规护理时。
- 如果患者病情稳定，每 2～4 小时暂时移开面罩，用液体提供口腔和皮肤护理。面罩下不要用润滑油或外用药液，因为它们可能与面罩密封材料起反应。当患者不用 CPAP 就能维持氧合作用时，可延长脱离面罩的时间。
- 密切检查在眼部附近面罩周围（这是一个很难封闭的区域）的气体漏出情况，逸出的气体可使眼睛干燥，引起结膜炎和其他问题。
- 如果患者正在应用经鼻 CPAP 设备治疗睡眠呼吸暂停症，观察患者睡眠时鼾声减轻和用口呼吸情况。如果这些症状没有消失，应通知医师；可能由于设备漏气或压力不够所致。

家庭护理指导

用于睡眠呼吸暂停的 CPAP 是唯一需要家庭护理指导的治疗。

- 让患者示范在无过多漏气的情况下维持指定压力。教会他如何清洗面罩和更换空气过滤器。
- 向患者解释即使在最初治疗后感觉好转时，患者每晚也必须应用经鼻 CPAP；如未按指导使用 CPAP，窒息将会复发。尽管持续使用，如症状复发患者也应该通知医师。
- 如果患者肥胖，可向患者解释随着体重的减轻，CPAP 可能降低疗效或没有疗效。

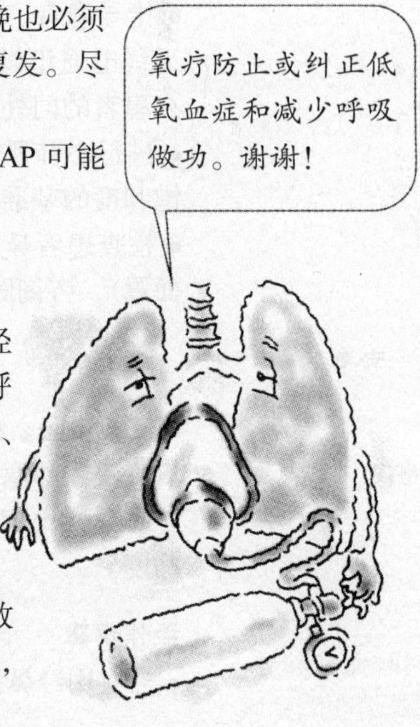

氧疗

进行氧疗时，氧气通过面罩、鼻塞、鼻导管或经气管的导管来输送，以防止或纠正低氧血症并减少呼吸做功。低氧血症可能的原因包括肺气肿、肺炎、Guillain-Barré 综合征、心力衰竭和心肌梗死。

所需设备

仪器的选择根据患者的情况和吸氧所需分数（FIO_2）而定。高流量设备，如 Venturi 面罩和呼吸机，输送精确控制的含氧混合空气。低流量设备，如鼻塞、鼻导管、简易面罩、部分再生式氧气系统面罩、非再生式氧气系统面罩，可根据患者的呼吸方式输送不同百分含量的氧气，选用不同的设备。

各种设备的优缺点

鼻塞以 0.5～6L/min 的流速输送氧气，既便宜又易于使用，戴鼻塞时患者可以说话、进食和吸吮，与其他方法相比，鼻塞很少影响患者的活动。即便如此，鼻塞可能引起鼻干和不能输送高浓度氧。相反，鼻导管能输送较高浓度的低流量氧，但因为可引起黏膜干燥和不适也不被经常使用。面罩可输送100%的氧气但不能控制氧浓度。此外，患者由于在不适和进食时必须移开面罩而可能导致不适应。经气管的氧导管适用于需要长期氧疗的患者，能输送高流量氧并增加了便于携带氧气设备的灵活性，避免了经鼻输送方法的副作用。即便如此，这可能成为感染的源头，并需要密切监测，除每日坚持护理外还要有插入导管后的随访。

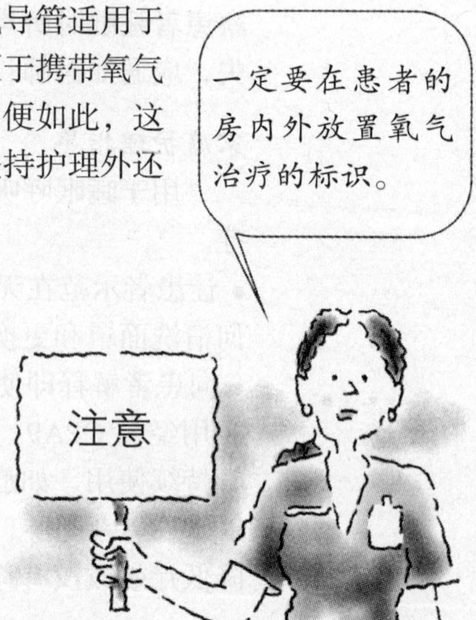

患者准备

在氧疗开始前，采取如下步骤：

- 指导患者、病友和探视者不要不当地使用地面无线电通讯设备、电视、电子雷达或其他设备。在患者的门外放置“注意氧气”的标示牌。
- 进行心肺评估，检测可获得的血气分析或血氧饱和度的基准值。
- 检查患者鼻孔的开放情况（如果堵塞可能需要面罩），咨询医师是否需要改变护理常规。

安装设备

- 安装设备、检查连接处、打开氧源。确保加湿器发出气泡和氧气流经鼻塞、导管或面罩。
- 遵医嘱设定流速。如果需要，让护理人员检查流速计的精确度。

操作步骤

- 当应用经鼻插管时，应沿鼻孔的自然曲度向内插管。将管固定在患者耳后和颌下。遵医嘱设定流速。

- 如果插入鼻导管，沿着患者的鼻尖至耳垂来伸展导管的一端以测量插入的长度，并标记此点。然后用无菌水或水溶性的润滑剂润滑导管，并通过鼻孔轻柔地将导管插入鼻咽至预先测定的长度。用手电筒和压舌板检查导管的位置是否正确：导管应该位于悬雍垂的后面而不是旁边（如果气流方向错误可导致胃胀）。如果导管引起患者干呕或窒息，可轻轻向外抽出一点，以确保用胶带将其固定在鼻部和脸颊，遵医嘱设定流速。
- 应用面罩时，确保流速不低于 5L/min。低流速不能冲淡面罩里的二氧化碳。将面罩放置于患者的鼻、口、下颌的上面，并按压柔韧的金属条使其与患者鼻梁相适应。应用纱布垫以确保舒适和合适。

用再生式还是非再生式面罩

- 部分再生式面罩有一个与之相连的能保存患者呼出气体的第一部分和下次呼吸前充填的 100%氧气的储存囊。面罩输送的氧气浓度范围是从 40%氧气 8L/min 到 60%氧气 15L/min，根据患者的呼吸模式和频率决定吸氧浓度和流速。非再生式氧气系统面罩也有一个储存囊，能输送氧气的范围是从 60%氧气 8L/min 至 90%氧气 15L/min。遵医嘱设定面罩的流速，但应记住：仅在吸气时应将储存囊稍放气。如果明显或完全排空储存囊内的气体，可增加流速直至只有轻微的排气为止。
- Venturi 面罩是另外可供选择的一种方法，能输送最精确氧浓度的氧气（在设定的 1%内），当应用此面罩时，确保空气出口不被堵塞或患者的 FIO_2 值不会很高。Venturi 面罩可接连结允许输送 24%～60%氧气的适配器。确保按适配器的指示来调节氧气的流速。
- 如果用经气管的氧导管来输送氧气，插管前医师应给予患者局部麻醉药。

监测和术后护理

氧气输送系统到位后，采取如下步骤：

- 定期对接受任何形式氧疗的患者进行心肺评估。

床上活动

- 如果患者卧床休息，应经常更换体位来确保足够的通气和良好的循环。
- 提供良好的皮肤护理可以防止由插管、鼻塞或面罩引起的刺激和破溃。
- 对流速超过 3L/min 的氧气进行湿化，有助于防止黏膜干燥。然而因为水能堵塞 Venturi 面罩的喷口，所以不对 Venturi 面罩进行湿化。
- 评估低氧的体征，包括意识程度下降、心动过速、心律失常、出汗、坐立不安、血压和呼吸频率的改变、皮肤湿冷和发绀。如果出现上述症状，通知医师，检测外周血氧饱和度，并检查氧气输送装置以明确是否有故障。特别是在改变或中断氧疗时注意呼吸状况的变化。
- 如果是 COPD 的患者，要对其密切观察，高浓度吸氧可抑制此类患者的呼吸，引起 CO_2 潴留和呼吸抑制。
- 如果患者应用非再生式氧气系统面罩，应定期检查阀门功能是否正常。如果阀门关闭，患者将吸入二氧化碳，而得不到足够的氧气。如有必要应更换面罩。

高浓度氧

- 如果患者接受高浓度氧（超过 50%）超过 24 小时，应注意氧中毒的症状和体征，如高热、胸骨下胸痛、呼吸困难和干咳。也可能发生肺不张和肺水肿。鼓励患者咳嗽和深呼吸有助于预防肺不张。经常监测血气分析，只要血气分析结果提示适宜就可以降低氧浓度。
- 如果患者有慢性肺疾病，要应用低流速氧。然而，不要使用简易面罩，因为低流速氧不能冲走面罩内的二氧化碳，患者又会吸入二氧化碳。注意患者意识消失、心率和呼吸频率的变化，这些可提示二氧化碳麻醉或使低氧血症恶化。

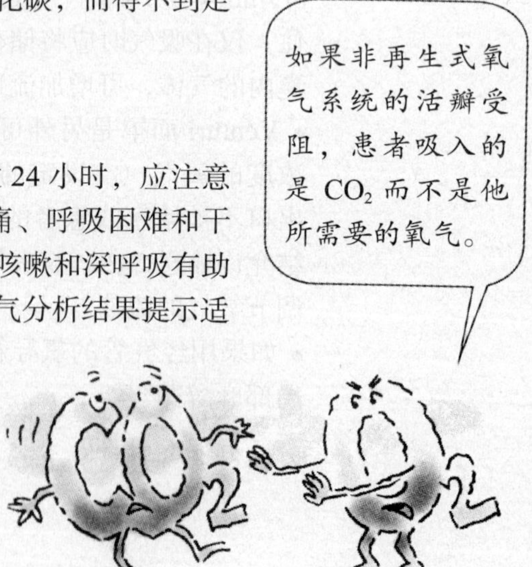

家庭护理指导

如果患者需要在家氧疗，医师将决定流速、每天吸氧的小时数和适应证。有几种可利用的输氧装置，包括氧气罐、浓缩器和液氧装置。根据患者的需要和装置的可利用性以及价格来选择装置。确保患者能安全有效地应用所建议的装置。需要定期随访护理来评估患者对治疗的反应。

胸部理疗

胸部理疗通常与其他治疗同时实施，如抽吸术、激励性呼吸量测定和给予小剂量喷雾气雾剂及祛痰剂（见：胸部理疗的种类）。最近研究表明叩击震动疗法对除囊性纤维化和支气管扩张之外的大多数疾病不是一种有效的治疗方法。呼吸音改善、氧分压增高、有痰和气流改善提示治疗有效。

患者准备

开始胸部理疗之前，采取如下步骤：

- 遵医嘱在治疗前给予止痛药，教会患者用夹板固定切口。
- 听诊肺部以确定基本状况，核对医嘱确定肺区是否需要治疗。
- 如有必要，准备枕头和倾斜的木板。
- 饭后不要立即安排治疗，为了减少恶心和呕吐的危险，应在餐后 2～3 小时后进行。
- 确保患者有充足的体液以便于分泌物的排出。
- 如有医嘱，治疗前给予支气管扩张剂和雾化治疗。
- 提供纸巾、呕吐盆和痰盂。
- 如果患者不能充分咳嗽排出分泌物，要准备吸引装置。
- 如果患者需氧疗，或不给予氧疗氧浓度将处于低氧的界线，则在理疗期间应提供足够的氧流量（见：胸部理疗）。

胸部理疗的种类

胸部理疗可促进分泌物的清除和通气，有助于防止或治疗肺不张和肺炎，对绝对卧床的患者更为重要。操作过程包括：

- 体位引流：利用重力作用将分泌物从肺或支气管引流至气管。
- 叩击：将手和手指卷成杯形，在患者的肺部左右手交替地轻拍来松动分泌物。（也可用轻柔振动方法）。
- 振动疗法：可与叩击疗法同时应用，或作为虚弱、疼痛、胸部手术或外伤恢复期患者的可选方法之一。
- 深呼吸练习：可使分泌物松动并促进更有效的咳嗽。
- 咳嗽：有助于清除肺、支气管和气管的分泌物并防止误吸。

胸部理疗

胸部理疗可以用体位引流、叩击法或振动法。下面是每一种方法的操作过程。

体位引流

- 按医嘱摆好体位（医师通常在听诊和检查胸部 X 线后决定体位顺序）。确保患者的体位使引流总是朝向大的、较中央的气道。
- 如果患者有局限性病变，如某一肺叶的肺炎，首先引流该区域以避免感染未受累部位。如果患者有弥漫性病变，如支气管扩张，则应首先从下叶开始，然后依次向上。

叩击疗法

- 将手掌弓成杯形并置于患者的胸壁，迅速地伸屈腕部叩击胸壁，可产生有节律的砰砰响（一种中空音，有助于证明操作方法的正确）。
- 叩击每个肺段 3 分钟。产生的振动沿胸壁传递，有助于使气道内分泌物松动。
- 在整个吸气和呼气过程中均应进行叩击，并鼓励患者进行深慢呼吸。
- 因为可能引起外伤，尤其是老年患者，所以不要叩击脊柱、胸骨、肝、肾或女性患者的乳房。
- 如操作方法正确，杯形手掌形成的气垫减少了冲击，所以叩击疗法不会引起疼痛。此方法需要练习。

振动疗法

- 让患者深吸气，然后缩唇慢慢呼气。
- 呼气期间，将手指和手掌平稳地压在胸壁上。用等长收缩使你的手臂和肩部肌肉拉紧，通过胸壁传递细小的颤动。
- 在每个胸段重复振动疗法 5 次。
- 当患者在呼气时说“啊”，你应该听到患者声音的颤动。

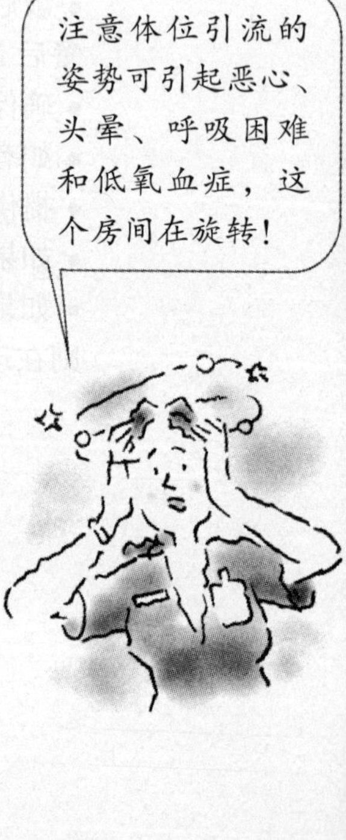

监测和术后护理

- 估计患者对治疗的耐受性并根据需要作出调整。应注意疲劳，记住，疲劳时患者咳嗽和呼吸能力会严重受损。
- 估计患者咳出分泌物的难度，如果患者有无效咳嗽或咽反射降低时可用吸引术。
- 治疗后清洁口腔，分泌物可能有恶臭味或令人作呕的气味。
- 注意体位引流的姿势，如体位不当可导致恶心、头晕、呼吸困难和低氧血症。

家庭护理指导

- 慢性支气管炎、支气管扩张或囊性纤维化的患者需要在家进行胸部理疗。向患者及家属宣教适当的方法和体位。如有必要，安排患者接受机械叩击疗法和机械振动疗法。

护理诊断

完成评估后，准备分析检查结果和作出护理诊断。下面是常见的呼吸系统疾病的护理诊断，同时在每一个护理诊断中，你也可找到护理干预及其理由。

无效的呼吸模式

*无效的呼吸模式*与能量降低或疲劳增加有关，通常与慢性阻塞性肺病和肺栓塞等疾病相伴随。

预期结果

- 患者汇报呼吸时感觉舒适。
- 适当通气时，患者达到最大肺膨胀。
- 患者的呼吸频率维持在基准值的 5 次 / 分钟以内。

护理干预及理由

- 至少每 4 小时听诊一次呼吸音以发现减弱或异常的呼吸音。
- 估计通气的正确性以发现呼吸损害的早期体征。
- 宣教呼吸方法以帮助患者改善通气。
- 宣教放松的方法以帮助患者减少焦虑和提高自控感。
- 给予支气管扩张剂以帮助患者减轻支气管痉挛和喘鸣。
- 按医嘱给予吸氧以帮助患者减轻低氧血症和呼吸窘迫。

无效气道清理

*无效气道清理*与气管支气管有分泌物或阻塞有关，通常伴有哮喘、慢性阻塞性肺疾病、间质性肺病、囊性纤维化和肺炎。

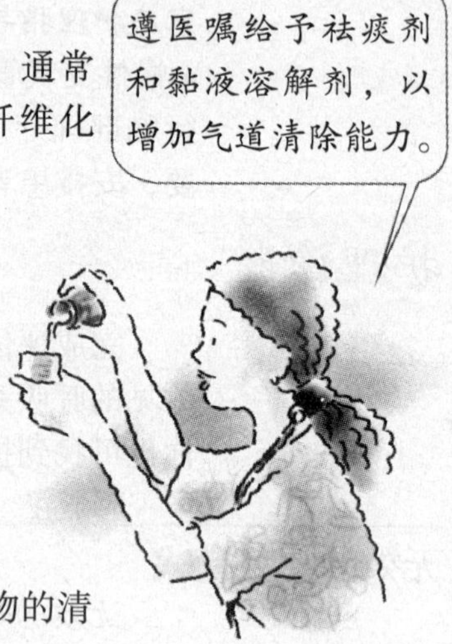

预期结果

- 患者有效地咳嗽。
- 患者的气道保持开放。
- 异常呼吸音消失。

护理干预及理由

- 宣教咳嗽方法以促进胸廓扩张和通气并增加气道分泌物的清除，宣教患者的自我护理。
- 进行体位引流、叩击疗法和振动疗法以利于分泌物的移动。
- 鼓励摄入液体，以确保体液充足和使分泌物湿化。
- 遵医嘱给予祛痰剂和黏液溶解剂，以提高气道清除力。
- 必要时建立人工气道以保持气道开放。

气体交换受损

*气体交换受损*与血液中氧气供应或携带氧气的能力有关，可与急性呼吸衰竭（ARF）、COPD、肺炎、肺栓塞和其他呼吸疾病相伴发。

预期结果

- 患者的呼吸频率保持在基准值 5 次 / 分钟以内。
- 患者有正常的呼吸音。
- 患者血气分析值回归基准值。

护理干预及理由

- 遵医嘱给予抗生素，监测治疗感染的有效性并促进肺泡膨胀。
- 宣教深呼吸和使用激励性肺量计以促进肺扩张和通气。

• 检测血气分析，如果 PaO_2 下降或 $PaCO_2$ 升高立即通知医师。如有必要，使用机械性通气改善通气。

• 必要时提供 CPAP 或呼气末正压通气（PEEP）以提高通过肺泡毛细血管氧的压力，增加动脉血氧饱和度和肺的顺应性。

常见呼吸系统疾病

以下是几种常见的呼吸系统疾病以及病因、病理生理学、体征和症状、诊断性检查、治疗和护理措施。

急性呼吸窘迫综合征（acute respiratory distress syndrome, ARDS）

肺泡毛细血管膜通透性增加引起了某种肺水肿，而后者则导致急性呼吸衰竭和 ARDS。虽然严重的 ARDS 可能是致命的，但康复的患者可能很少有或无永久性肺损害。

病因

ARDS 可能发病于：

• 胃内容物吸入
• 毒血症（主要是 G^-菌）
• 外伤（如肺挫伤、头部外伤和伴有脂肪栓塞的长骨骨折）
• 氧中毒
• 病毒性、细菌性、真菌性肺炎
• 微栓子（脂肪栓、气栓或弥散性血管内凝血）
• 药物过量（如巴比妥类药物和阿片样物质）。
• 输血。
• 吸烟或化学物质吸入（如一氧化氮、氯、氨和有机磷）。
• 食入碳氢化合物或百草枯。
• 胰腺炎、尿毒症、粟粒型肺结核（罕见）
• 溺水

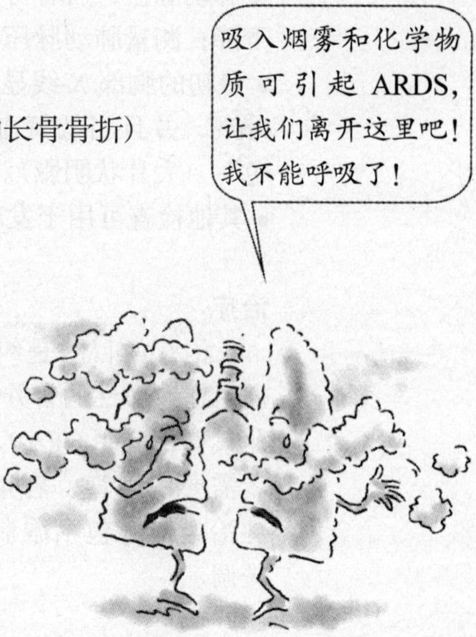

病理生理学

发生 ARDS 时，在肺间质、肺泡腔和小气道内有液体积聚，导致肺组织变硬。这破坏了肺通气并降低了肺毛细血管中血液的氧合作用（见：ARDS 发生机制）。

临床表现

评估患者以下的症状和体征：

- 浅而快的呼吸、呼吸困难、低氧血症。
- 心动过速。
- 肋间隙和胸骨下回缩、湿啰音、干啰音。
- 坐立不安、忧虑、表情呆滞、运动障碍。

辅助检查

- 吸室内空气时血气分析值显示 PaO_2 降低（低于 60mmHg）和 $PaCO_2$ 降低（低于 35 mmHg）。随着 ARDS 的加重，血气分析值显示呼吸性酸中毒，$PaCO_2$ 升高在 45 mmHg 以上。还会出现代谢性酸中毒，HCO_3^-低于 22mEq/L。尽管进行了氧疗，患者的 PaO_2 也会降低。
- 肺动脉导管测量肺动脉楔压有助于鉴别肺水肿的原因并可采集肺动脉血，后者可提示组织低氧血症的征象——血氧饱和度下降；测量肺动脉压，并通过热稀释法测定心输出量。
- 最初的胸部 X 线显示双侧肺浸润。在后期，X 线有毛玻璃状外观，并且当低氧血症变成不可逆时，双侧肺野可见“乳白色”（大片状阴影）。
- 其他检查可用于发现感染、药物吸入或急性胰腺炎。

治疗

治疗的目的是纠正导致 ARDS 的原发病因，防止疾病朝向潜在致命性的合并症发展。支持性治疗包括通过密闭面罩湿化氧气，应用 CPAP。当低氧血症对这些措施没有反应时，患者需要用插管、容量通气和 PEEP 进行通气支持。其他支持性治疗措施包括限制液体量、利尿和纠正电解质和酸碱平衡失调。

控制焦虑

接受机械通气的患者通常需要镇静剂和麻醉剂或神经肌肉阻断剂，如维库溴铵、双哌雄双酯来减轻焦虑。减轻焦虑可通过降低氧耗和二氧化碳的生成来改善通气。如果给予早期、短

近距离观察

ARDS 发病机制详解

下图显示了 ARDS 的发生机制

损伤减少了流向肺的正常血流，使血小板聚集。聚集的血小板释放活性物质，如 5-羟色胺、缓激肽和组胺，使肺泡膜发生炎症和破坏，随后增加了毛细血管的通透性。

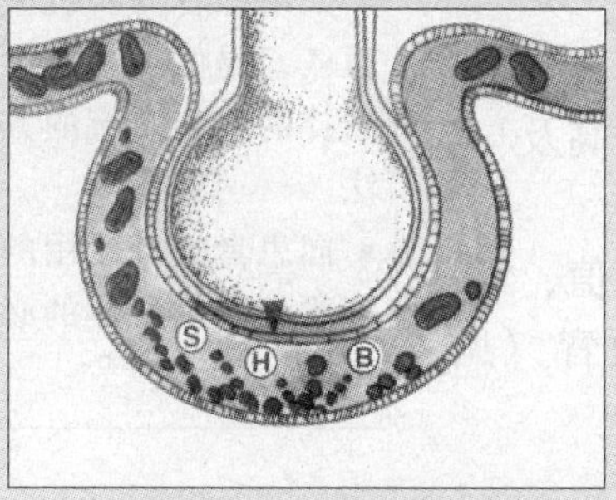

毛细血管通透性增加时，漏出更多的蛋白质和液体，从而引发肺水肿。

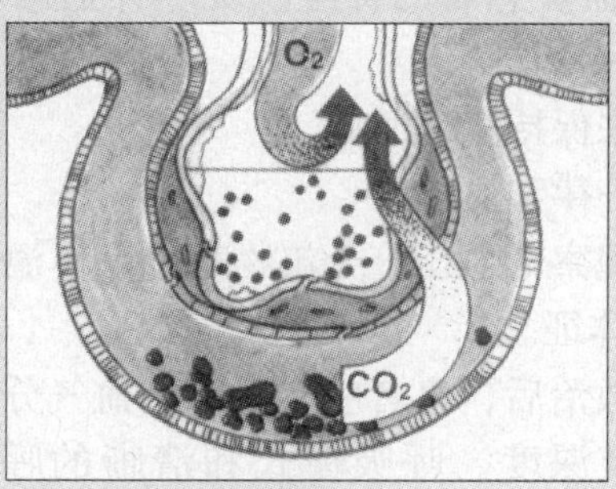

患者的呼吸加快，但无足够的氧气通过肺泡毛细血管膜。然而，二氧化碳较容易通过肺泡毛细血管膜，并随每一次呼气而丢失。血液中的氧气和二氧化碳值均下降。

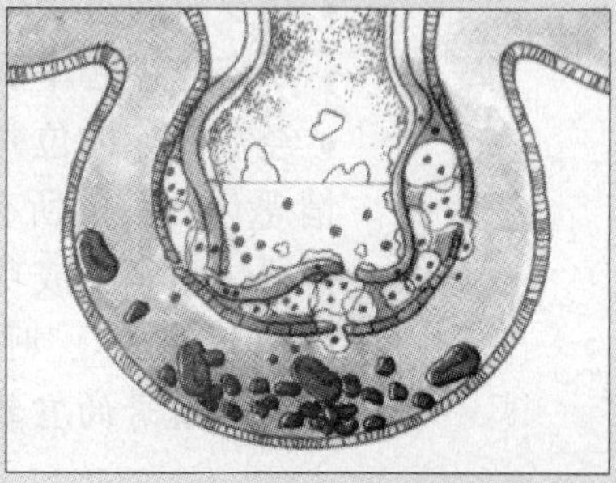

组胺和其他炎症介质增加了毛细血管的通透性，液体进入组织间隙。

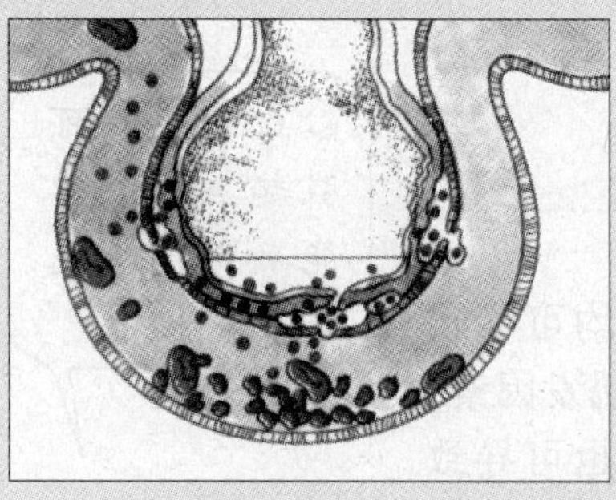

肺泡内液体和减少的血流量破坏了肺泡表面活性物质，降低了肺泡细胞产生更多表面活性物质的能力。肺泡表面活性物质的缺失使肺泡发生萎陷，从而损害了气体交换。

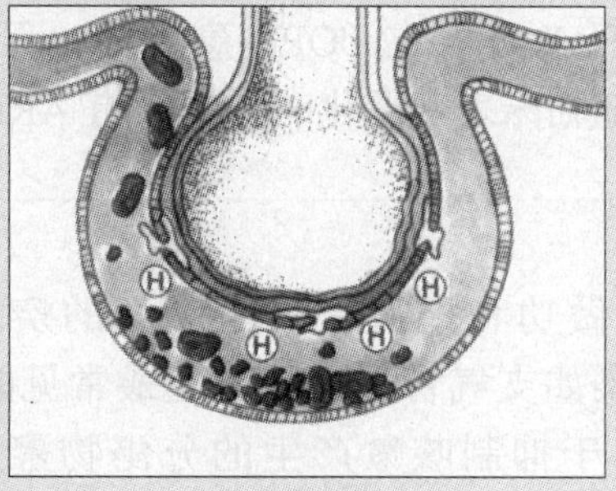

肺水肿加重。同时，炎症导致纤维化，进一步阻碍了气体交换。低氧血症导致呼吸性酸中毒。

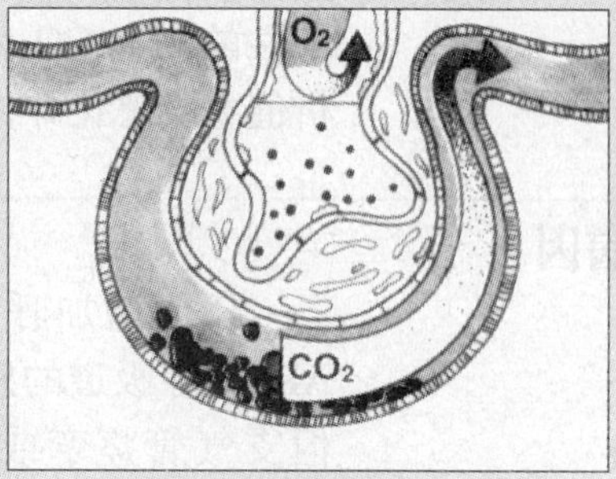

疗程、高剂量的类固醇激素，对脂肪栓塞或化学物质损伤导致的 ARDS 患者可能是有利的。给予碳酸氢钠对逆转严重的代谢性酸中毒是必要的。给予液体和血管加压药以维持患者血压。对非病毒性感染需要使用抗生素。

护理事项

- 密切监护患者，提供支持性护理，为将患者送至ICU做准备。
- 频繁地评估患者的呼吸状况。特别注意吸气时肋间肌的回缩。记录呼吸的频率、节律和深度并观察呼吸困难和辅助呼吸肌的应用。听诊时注意异常或减弱的呼吸音。检查粉红色泡沫痰，这提示可能有肺水肿的发生。
- 观察和记录低氧血症患者的神经状况。评估患者的意识程度，并观察其精神呆滞。
- 必要时通过吸引来保持气道通畅。
- 严密监视心率、心律和血压。
- 经常变换体位并观察低血压、分泌物增加、体温升高及与病情恶化有关的所有体征。
- 评估患者。成功救治后，患者应有正常的血气分析值，正常的呼吸频率、呼吸深度、呼吸模式和清晰的呼吸音（见：ARDS患者的宣教要点）。

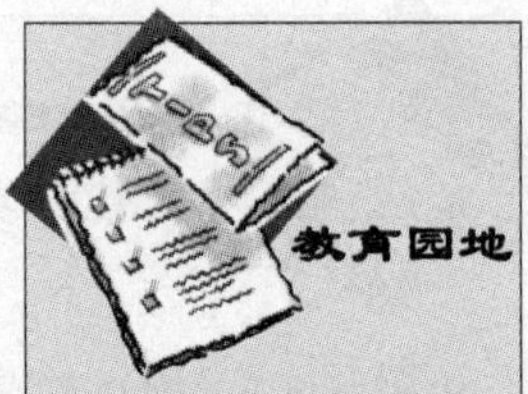

ARDS患者的宣教要点

- 提供感情支持，告知ARDS患者逐渐康复恢复体力需要一段时间。
- 如果患者需要机械通气，提供一套可供选择的医患交流的方法。
- 向患者解释使用的药物及限制液体的必要性。

急性呼吸衰竭（acute respiratory failure，ARF）

当肺不能满足机体代谢需要时就发生ARF。在肺组织基本正常的患者中，ARF通常意味着 $PaCO_2$ ＞50 mmHg和 PaO_2 ＜50mmHg。但此界值不适用于COPD患者，他们通常都有持续性的高 $PaCO_2$ 和低 PaO_2。在COPD患者中，只有当血气分析值急剧恶化并伴随临床表现恶化时才提示有ARF。

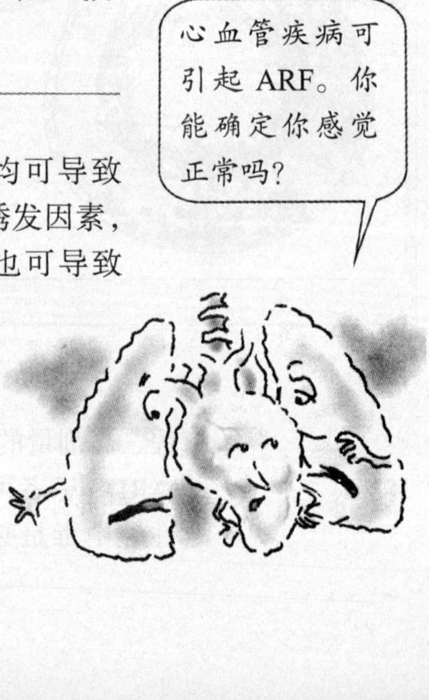

病因

任何增加呼吸做功和降低呼吸驱动力的疾病均可导致ARF。呼吸道的感染如支气管炎和肺炎是最常见的诱发因素，但支气管痉挛或由于抑制咳嗽产生的分泌物聚集也可导致ARF。ARF的其他病因包括：

- 中枢神经系统抑制——头部外伤或不当应用镇静剂、麻醉剂、安定或氧气。
- 心血管疾病——心肌梗死、心力衰竭或肺栓塞。
- 气道刺激物——烟雾或烟尘。

• 内分泌和代谢性疾病——黏液性水肿或代谢性碱中毒。
• 胸廓畸形——胸部外伤、气胸、胸部或腹部手术。

病理生理学

当气体交换受损，肺不能使血液充分氧合和不能阻止二氧化碳潴留时，即发生呼吸衰竭。任何未经治疗的伴有低通气（进出肺的气体量减少）、V/Q 失调（血流正常伴通气减少或血流减少伴通气正常）或肺内分流（未经氧合的血液从右心进入左心）的疾病均可导致 ARF。

临床表现

ARF 的患者出现影响机体所有器官的低氧血症和酸血症，尤其是中枢神经系统、呼吸系统和心血管系统。尽管特异性的症状随原发病因的不同而各不相同，但应该经常评估：
• 呼吸的改变（频率增加、降低或正常；浅呼吸、深呼吸或深浅交替呼吸；可能的发绀；湿啰音、干啰音、喘鸣或胸部听诊呼吸音减弱）。
• 精神状况的变化（坐立不安、意识模糊、注意力不集中、易激惹、震颤、腱反射减弱或视乳头水肿）。
• 心律失常（由心肌缺氧引起）。
• 心动过速（发生在对低氧分压区反应的早期）。
• 肺动脉高压（右心压力增高、颈静脉怒张、肝大和外周水肿）。

辅助检查

• 与患者的基准值相比，血气分析值和 pH 出现进行性恶化，强烈提示 ARF（肺组织基本正常的患者，pH＜7.35 提示 ARF。然而，COPD 患者显示 pH 的更大偏离，伴有 $PaCO_2$ 和 PaO_2 的偏离）。
• HCO_3^-水平在代谢性碱中毒或慢性代偿性呼吸性酸中毒时升高。
• 由于失血，血细胞比容和血红蛋白值下降，提示携氧能力下降。

• 血电解质提示低钾血症，可能是由于代偿性过度通气（试图纠正碱中毒），还有低氯血症，在代谢性碱中毒时常见。

• 如果是细菌性感染（用革兰染色和痰培养鉴别病原体）引起的 ARF，白细胞计数增加。

影像学检查

• 胸部 X 线——肺的异常，如肺气肿、肺不张、损伤、气胸、浸润性病变和渗出性病变。

• 心电图（ECG）——心律失常，通常提示心肺和心肌缺氧。

治疗

对于 COPD 患者，ARF 是急症，需要谨慎地给予氧疗（用鼻塞或 Venturi 面罩）来增加患者的 PaO_2。如果严重的呼吸性酸中毒，可能需要通过气管内插管或气管切开插管来进行机械通气。如果患者对常规机械通气无效，可用 HFV，俯卧位可能也是有利的。常规治疗包括抗生素预防感染、支气管扩张剂和可能情况下应用类固醇。

护理事项

• 需要严密监视气道开放和氧气供应的情况。

• 为逆转低氧血症，给予适当浓度的氧气以维持 PaO_2 不低于 50mmHg。COPD 患者通常只需要小流量吸氧。观察其积极的反应，如血气分析结果的改善和患者呼吸及肤色改善。

• 保持气道开放。如果患者已插管或出现嗜睡，每 1～2 小时给患者翻身。应用体位引流和胸部理疗有助于清除分泌物。

• 有插管的患者，高氧合后根据需要吸引气道。观察痰液的量、黏稠度和颜色的变化。为防止吸入和减少与通气有关肺炎发生的危险，经常在囊放气前吸引口咽和气管插管囊以上区域的分泌物。提供湿气使分泌物湿化。

• 严密监视患者的呼吸抑制，听诊呼吸音。监测血气分析值并立即汇报任何变化情况。

液体平衡

- 监测血电解质并纠正失衡；通过记录液体出入量和每天的体重来监测液体平衡。
- 检查心电监护有无心律失常。
- 如果患者需要机械通气且病情不稳定，患者将可能被转移至重症监护病房（ICU）。做好安全转移的安排。
- 如果患者没有机械通气并出现二氧化碳潴留，鼓励患者咳嗽和缩唇深呼吸。如果患者是清醒的，宣教并鼓励患者使用激励性肺活量计。
- 评估患者。确保血气分析值正常，PaO_2＞50mmHg，并确保患者能正常呼吸（见：ARF 患者的宣教要点）。

教育园地

ARF 患者的宣教要点

- 如果患者没有机械通气并出现二氧化碳潴留，鼓励患者咳嗽和缩唇深呼吸。
- 如果患者是清醒的，宣教并鼓励患者用激励性肺活量计。

肺不张

肺不张（全肺或部分肺处于萎陷或无气体状况）可慢性或急性发病，一般发生在一些腹部或胸部手术的患者中。预后取决于气道阻塞的快速解除、低氧的缓解和萎陷叶或全肺再膨胀。

病因

肺不张可发生于：

- 黏液栓引起支气管堵塞（在过度吸烟或 COPD 人群、支气管扩张、囊性纤维化患者中常见）
- 异物堵塞。
- 支气管癌。
- 炎症性肺病。
- 氧中毒。
- 肺水肿。
- 抑制全肺扩张或使深呼吸时出现疼痛的任何情况，如腹部手术切口、肋骨骨折、穿紧身衣和肥胖。
- 长期制动。
- 使用没有间歇深呼吸的持续小潮气量机械通气。
- 中枢神经系统抑制（如药物过量），排除周期性叹息。

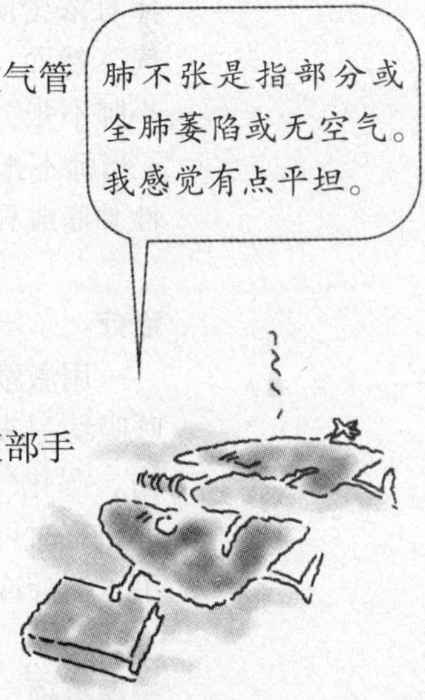

病理生理学

肺不张是肺小叶（肺泡丛）或肺段的不完全膨胀导致肺部

分或完全性萎陷。因为部分肺不能进行气体交换，所以未经氧合的血液通过这些没有气体交换的区域，从而导致低氧血症。

临床表现

你的评估结果将随病因和缺氧程度的不同而各不相同，可能包括：

- 呼吸困难，如果仅累及小片区域，可能无需治疗呼吸困难就会减退或消失，如果大部分肺发生萎陷将会很严重。
- 发绀。
- 焦虑，发汗。
- 如有大部分肺萎陷叩诊为浊音。
- 低氧血症，心动过速。
- 胸骨下或肋间隙回缩。
- 肺未受累区域代偿性过度通气。
- 纵隔向患侧移位。
- 呼吸音减弱或消失。

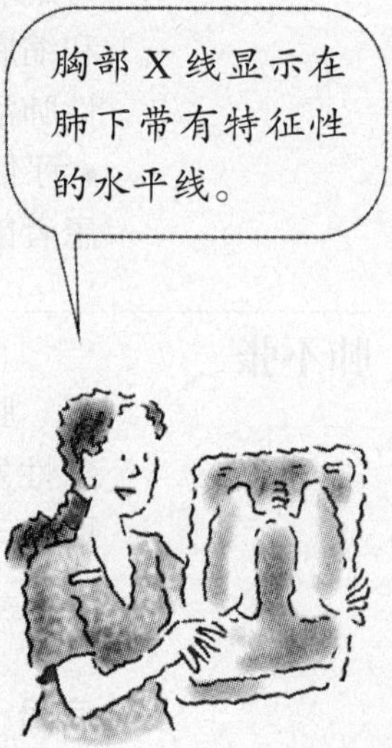

辅助检查

- 胸部 X 线显示肺下带有特征性的水平线。在广泛性肺不张，伴有浓密阴影的肺叶或肺段萎陷通常也有相邻肺区的过度通气。然而，胸部 X 线未显示异常的患者可能存在大面积“微小肺不张”区域。
- 当肺不张的病因不明确时，可进行支气管镜检查以排除阻塞性肿瘤或异物。

治疗

用激励性肺活量计、胸部叩击、体位引流、经常咳嗽和深呼吸练习来治疗肺不张。如果无效，支气管镜可帮助排除分泌物。湿化气和支气管扩张剂能促进黏膜纤毛的清除和扩张气道，有时可应用雾化器。继发于肿瘤的阻塞性肺不张可能需要手术治疗或放射治疗。

护理事项

- 目的是保护患者的气道清洁并缓解缺氧症状。
- 为了防止肺不张，鼓励患者咳嗽、翻身和按医嘱每 1～2 小时深呼吸。向患者宣教咳嗽时用夹板固定切口，经常为术后患者轻柔地翻动体位，并一旦可能就帮助患者步行。给予足够的止痛药控制疼痛。

- 机械通气期间，潮气量应该维持在患者体重的 10～15ml/kg 以确保肺充分膨胀。如果适当的话，应用通气机的叹息机制来以每小时 3～4 次叹息的频率间断地增加潮气量。
- 湿化吸入的气体并鼓励摄入足够的液体使分泌物易于松动。应用体位引流和胸部叩击法使分泌物松散并易于清除。
- 经常评估呼吸音和通气状况，并汇报任何的变化。
- 评估患者。分泌物被清除，患者应无低氧的体征（见：肺不张患者的宣教要点）。

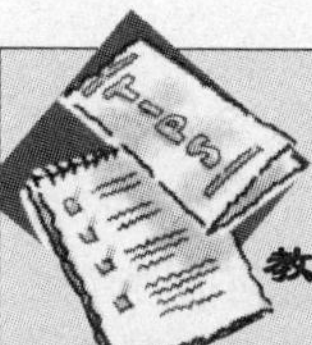

肺不张患者的宣教要点

- 因为患者呼吸功能受限感到惊恐，要提供保证和情感支持。
- 向患者宣教如何使用激励性肺活量计。鼓励患者在清醒时使用激励性肺活量计每小时呼吸 10～20 次。
- 宣教患者有关的呼吸护理，包括体位引流、咳嗽和深呼吸。
- 鼓励患者戒烟，必要时减肥。指导患者向适当的支持团体求助。

支气管扩张

支气管扩张是一种支气管的慢性异常扩张和管壁毁损的不可逆性疾病，可累及气管和支气管树或被局限于一个肺段或肺叶。然而，支气管扩张通常是双侧的，累及下叶的基底段。所有年龄段的男女都可发病。

病因

支气管扩张可能由以下疾病引起：

- 胰纤维化囊肿病（胰腺的囊性纤维化）
- 免疫性疾病如丙种球蛋白缺乏症
- 反复发作、治疗不彻底的细菌性呼吸道感染如结核。
- 麻疹、肺炎、百日咳或流感。
- 由异物或肿瘤或与反复感染有关的狭窄引起的阻塞。
- 吸入腐蚀性气体或反复将胃液吸入肺内。

病理生理学

支气管扩张的发生是由于反复的支气管壁损伤和异常的黏膜纤毛清除引起的与气道毗邻的支持性组织的破坏。本病有三种类型：圆柱状的（梭状）、曲张的和囊形的（囊的）（见：支气管扩张类型）。

支气管扩张的类型

支气管扩张的不同类型可单独发生，也可同时存在。在圆柱形支气管扩张，支气管不均等地扩张，直径变化很小，末端突然呈方形。在曲张形支气管扩张，出现异常不规律的扩张和支气管的狭窄，显示出曲张静脉的轮廓。在囊性支气管扩张，许多大的囊性扩张位于囊的末端，在外周这些囊融合成充满脓液的腔，叫做小囊。

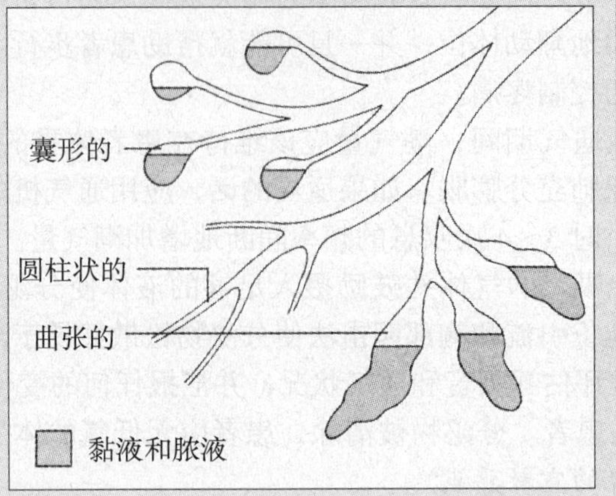

临床表现

起初，支气管扩张可无症状，如患者出现慢性咳嗽，咳大量恶臭的黏液脓性分泌物，每天可能有几满杯，则需对患者进行评估（典型症状）。其他特征性的临床表现的检查包括：

- 受累的肺叶或肺段区在吸气时可闻及粗糙的湿啰音。
- 偶尔的喘鸣音。
- 呼吸困难。
- 体重下降，身体不适。
- 杵状指。
- 反复发热、寒战和其他感染的体征。

辅助检查

- 支气管造影术是最可靠的诊断性检查，并可提示病变的部位和范围。
- 胸部X线显示气管周围增厚、肺不张区域和散在的囊性变。
- 支气管镜检查有助于明确分泌物的来源或咯血患者的出血部位。
- 痰培养和革兰染色鉴别主要的病原体。
- 全血细胞计数和白细胞分类鉴别贫血和白细胞增多。
- 肺功能检测发现肺活量降低和呼气流速降低。
- 血气分析显示低氧血症。

治疗

支气管扩张的治疗包括：

- 口服或静滴抗生素 7～10 天，或直至痰量减少。
- 如果患者有支气管痉挛和黏稠痰，给予支气管扩张剂，配合体位引流或叩击法，有助于清除分泌物。
- 偶尔用支气管镜来排除分泌物。
- 吸氧治疗低氧血症。
- 对于严重的咯血可行肺叶或肺段切除。

护理事项

- 提供一个温暖、安静、舒适的环境并鼓励患者尽可能多地休息。
- 遵医嘱应用抗生素。
- 每天进行几次胸部理疗（早晨和睡觉时间最好）；包括体位引流和对受累叶的胸部叩击疗法。让患者保持每个体位 10 分钟，然后进行叩击并让其咳嗽。
- 鼓励平衡、高蛋白饮食以促进康复和组织愈合，并且摄入足够的液体以协助排痰。
- 经常提供口腔护理，清除恶臭痰。
- 评估患者。分泌物应该是稀薄、清澈或为白色（见：支气管扩张患者的宣教要点）。

教育园地

支气管扩张患者的宣教要点

- 解释所有的诊断性检查。
- 向家属展示如何进行体位引流和叩击。还要对患者宣教咳嗽和深呼吸方法来促进良好的通气和清除分泌物。
- 建议患者戒烟，吸烟可刺激分泌并使气道产生不适感。指导患者向当地自助团求助。
- 向患者宣教适当地清除分泌物。
- 告知患者避开空气污染原和上呼吸道感染人群。指导患者遵医嘱准确服用药物（尤其是抗生素）。
- 为了有助于预防本病，应有效地治疗细菌性肺炎并强调为预防儿童期疾病所进行的免疫。

慢性阻塞性肺疾病（chronic obstructive pulmonary disease，COPD）

COPD 是一个概括性术语，可以指肺气肿、慢性支气管炎、哮喘和这些疾病的常见并发症（通常是支气管炎和肺气肿）。COPD 中这些最常见的慢性肺疾病累及大约三千万美国人，并且发病率正在上升。在美国，COPD 现在在死亡的主要原因中居第四位。

男女发病率的区别

男性患病率高于女性，可能是因为到目前为止男性吸烟过多。然而，在女性中，COPD 的发病率也在上升。COPD 早期可无症状或可能在大多数患者中仅有轻微的无力感，但很容易随时间而恶化。

病因

COPD 可来源于：

- 吸烟。
- 反复发作性或慢性呼吸道感染。
- 过敏反应。
- 家族和遗传因素，如 α_1–抗胰蛋白酶缺乏。

病理生理学

吸烟是 COPD 的主要原因之一，它可损害纤毛的活动和巨噬细胞的功能并引起气道的炎症，使黏液量增加、肺泡隔毁坏和细支气管周围纤维化。在肺部病变进展至广泛前如果患者停止吸烟，早期炎症性改变可以逆转。

黏液栓和气道狭窄引起空气进出受限。如在慢性支气管炎和肺气肿时，呼气时发生肺泡过度膨胀。吸气时，气道扩张，允许气体进入阻塞的边缘；呼气时，气道缩窄，气流受阻。气体滞留（也叫球形瓣）通常发生在哮喘和慢性支气管炎时。

临床表现

典型的 COPD 患者在中年以前没有症状，中年后可出现以下症状和体征：

- 锻炼或体力工作的能力下降。
- 咳痰。
- 劳累即出现呼吸困难。

辅助检查

用于明确 COPD 的特异性诊断（见：COPD 的类型）。

治疗

治疗 COPD 的目的是缓解症状和预防并发症。多数患者应用 β–受体激动剂以扩张支气管（沙丁胺醇或沙美特罗）、抗胆碱能的支气管扩张剂（异丙托铵）和肾上腺皮质激素（倍氯米松或氢泼尼松）。这些药物通常用定量吸入器给药。

护理事项

- 遵医嘱应用抗生素治疗呼吸道感染。
- 遵医嘱给予低浓度氧气。
- 定期检测血气分析值以明确氧需并避免二氧化碳麻醉。
- 评估患者，患者的胸部 X 线、呼吸频率和节律、血气分析值和 pH 应该是正常的。$PaO_2 > 60mmHg$。体重和尿量也应该正常（见：COPD 患者的宣教要点）。

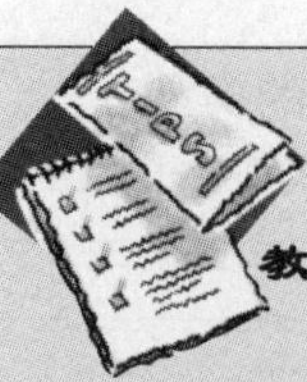

教育园地

COPD 患者的宣教要点

- 要求患者戒烟并避开其他呼吸道刺激物。建议使用带有空气过滤器的空调。
- 解释支气管扩张剂有减缓支气管痉挛并提高黏膜纤毛对分泌物的清除能力。让患者熟悉所开的支气管扩张剂。向患者宣教使用吸入器的正确方法。
- 增强呼吸肌的力量，向患者宣教进行深而慢的呼吸和进行缩唇呼气。
- 向患者宣教如何有效咳嗽来协助松动分泌物。如果分泌物黏稠，建议患者每天饮用 12～15 杯水。
- 如果患者在家继续氧疗，向患者宣教如何正确使用设备。

胸腔积液

胸腔积液是胸膜腔内有过多的液体。正常时胸膜腔内含有少量起润滑作用的细胞外液。这种液体产生增多或清除不足则导致漏出性或渗出性胸膜积液。积脓是脓液和坏死组织在胸膜腔的积聚。

病因

漏出性胸腔积液可来源于：

- 心力衰竭。
- 伴有腹水的肝病。
- 腹膜透析。
- 低蛋白血症。
- 导致血管内容量过多的疾病。

渗出性胸腔积液可来源于：

- 结核。
- 膈下脓肿。
- 食管破裂。
- 胰腺炎。
- 细菌性或真菌性肺炎或脓肿。
- 癌症。
- 伴或不伴梗死的肺栓塞。
- 结缔组织性疾病（如红斑狼疮和风湿性关节炎）。
- 黏液水肿。
- 胸外伤。

病理生理学

在漏出性胸腔积液，过高的静水压或降低的渗透压使过多

COPD 的类型

下表列举了 COPD 的类型和病因、病理生理学、临床特征、确诊方法和治疗。

疾病	病因和病理生理学	临床特征
肺气肿		
• 由于肺泡壁的毁坏造成终末细支气管远端管腔的异常和不可逆膨大，导致肺弹性回缩能力下降。 • 在美国是呼吸疾病死亡的最常见原因。	• 吸烟和 α_1-抗胰蛋白酶先天性缺乏。 • 伴有肺细胞释放蛋白水解酶的反复发作性炎症，引发细支气管和肺泡壁的破坏，最终毁坏；由于肺的支持结构丧失使呼气时弹性回缩下降和气道塌陷；由于肺泡壁毁坏使气体交换的表面区域减少。	• 隐匿发病，有明显的呼吸困难 • 其他慢性病的体征和症状：厌食、体重减少、身体不适、桶状胸、辅助呼吸肌的使用、伴有呼噜声的呼气相延长、缩唇呼吸和呼吸急促。 • 并发症：反复发作的呼吸道感染、肺源性心脏病、呼吸衰竭。
慢性支气管炎		
• 每年至少三个月并连续两年的咳嗽。仅少数有临床症状的慢性支气管炎患者会出现严重的气道堵塞。	• 疾病的严重程度与吸烟的量和时间有关，呼吸系统感染使症状加重 • 支气管的黏液腺发生肥大和增生，杯状细胞增多，纤毛破坏，柱状上皮鳞状化生，支气管壁慢性白细胞和淋巴细胞浸润，广泛炎症和气道变形、狭窄和气道内黏液引起小气道阻力增加和严重的 $\dot{V}/\dot{Q}$ 失衡。	• 隐匿发病，咳嗽、咳痰和劳累性呼吸困难。 • 其他的症状和体征：伴有痰量增多和呼吸困难加剧的感冒，需要长时间才能恢复；大量痰液（灰色、白色或黄色）；由于水肿体重增加发绀；呼吸急促；喘鸣；呼气时间延长；辅助呼吸肌的作用。
哮喘		
• 对各种刺激物的支气管反应性增加，在气道炎症共同作用下产生发作性支气管痉挛和气道堵塞。	• 可能由过敏反应引起（有家族倾向和季节性发作），肥大细胞释放血管活性物质和使支气管痉挛的介质是对过敏的反应。 • 上呼吸道感染、运动、焦虑或咳嗽或大笑（罕见）可诱发哮喘发作；通常在夜间突然发作。	• 间断的呼吸困难和喘息发作史。 • 轻度的喘息进展至严重的呼吸困难，可听见的喘鸣，胸部紧压感（一种不能呼吸的感觉）和咳大量的黏稠痰。

确诊方法	治疗
• 体格检查：叩诊过清音，呼吸音减弱，呼气相延长和心音减弱。 • 胸部 X 线：疾病晚期膈变平，肺外周血管纹理减少，肺过度扩张，垂直心，胸廓前后径变大，胸骨后大的气体间隙。 • 肺功能检查：残气量增加，总肺容量增加，肺顺应性增加，肺活量下降，弥散容积下降和呼吸量下降。 • 动脉血气分析：直至疾病晚期动脉氧分压降低和动脉二氧化碳分压正常。 • 心电图（ECG）：Ⅱ、Ⅲ导联高而对称的 P 波，AVF 导联 QRS 轴垂直，疾病后期有右室肥厚的体征。 • 红细胞计数：当疾病晚期持续存在严重的低氧时，血红蛋白增多。	• 低流量给氧治疗低氧。 • 避免吸烟和空气污染物。 • 控制呼吸困难的呼吸方法。 • 对某些患者可行肺减容手术
• 体格检查：听诊可闻及干啰音和喘鸣音，呼气相延长， • 抗生素治疗感染。 颈静脉怒张，足部水肿。 • 避免吸烟和空气污染物。 • 胸部 X 线：肺过度膨胀和支气管血管纹理增粗。 • 支气管扩张剂减轻支气管痉挛和增强黏膜纤毛清除功能 • 肺功能检测：残气量增加，肺活量下降，FEV 下降，静态肺顺应性和弥散容积正常。 • 血气分析：动脉氧分压下降，动脉二氧化碳分压正常或升高。 • ECG：显示房性心律失常，Ⅱ、Ⅲ、AVF 导联尖 P 波，偶有右心室肥大。	• 摄入充足液体并予胸部理疗以松动分泌物。 • 超声机械雾化治疗使分泌物变疏松以协助其排出。 • 有时用类固醇激素。 • 用利尿剂治疗水肿。 • 给低氧患者吸氧。
• 体格检查：疾病发作期间正常；呼气时整个肺也能闻及干啰音和喘鸣音，有时吸气时也能闻及；严重阻塞时呼吸音减弱和缺失；双侧可闻及粗大喘鸣音；胸廓过度膨胀。 • 胸部 X 线：疾病发作时肺充满气体而过度膨胀，缓解时正常。 • 肺功能检查：发作时 FEV 降低，吸入支气管扩张剂后明显升高；RV 升高，偶见发作间期肺总量正常。	• 含有 β－肾上腺素能制剂的气雾剂，如二羟苯基异丙氨基乙醇或沙丁胺醇（舒喘宁）；也可口服 β-肾上腺素能制剂（特布他林）和口服甲基黄嘌呤（茶碱）；大多数患者需要吸入、口服或静滴皮质类固醇激素。 • 急症治疗：氧疗，皮质类固醇激素和支气管扩张剂如皮下给予肾上腺素，静滴氨茶碱和吸入剂（如间羟异丙肾上腺素、舒喘宁和异丙托铵）

（续）

COPD 的类型（续）

疾病	病因和病理生理学	临床特征
哮喘 *(续)* • 成年人发作的哮喘无明显的过敏原，儿童期发作的哮喘通常伴有明确的过敏原。哮喘危象是一种伴有严重的支气管痉挛的急性哮喘发作，应用支气管扩张剂很难缓解）。 • 成年人的无症状哮喘的发病是儿童期的一半。偶尔发作的疾病严重持续状态在 15 岁以上占一半多。	• 与鼻息肉有关的阵发性气道阻塞可能是对服用阿司匹林或消炎痛的反应。 • 支气管平滑肌的痉挛引起气道阻塞，使气道变窄；尤其在哮喘危象时，支气管壁的炎性水肿和黏稠分泌物的浓缩也是很明显的。	• 其他体征：呼气相延长、吸气时肋间和锁骨上回缩，辅助呼吸肌呼吸、鼻翼扇动，呼吸急促，心动过速、出汗、面颊潮红，湿疹和过敏性鼻炎（枯草热）。 • 如不及时治疗，哮喘危象将发展为呼吸衰竭。

的液体通过完整的毛细血管膜，导致含低浓度蛋白的血浆超滤。在渗出性胸腔积液，毛细血管通透性增加，伴或不伴有静水压和胶渗压的改变，使富含蛋白的液体漏入胸膜腔。积脓症通常与胸膜腔感染同时存在。

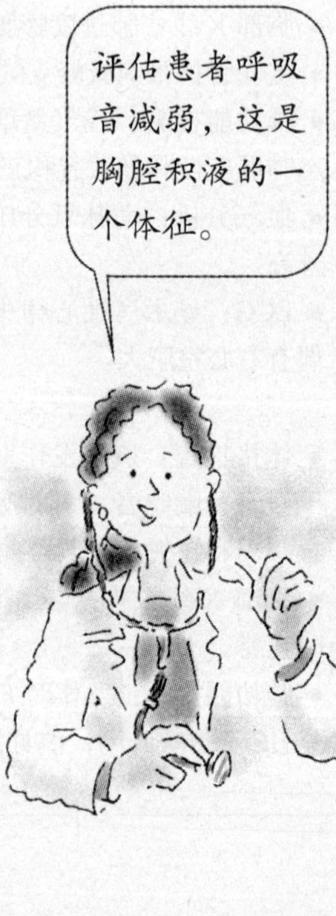

临床表现

评估患者以下症状和体征：

- 呼吸困难，干咳。
- 胸膜摩擦音。
- 随咳嗽或深呼吸胸膜疼痛可能加剧。
- 叩诊浊音。
- 心动过速，呼吸急促。
- 胸廓动度和呼吸音减弱。

辅助检查

- 通过胸腔穿刺术获得胸腔积液的检查提示漏出性积液，胸腔积液的比重通常小于 1.015，蛋白小于 3g/dl。

确诊方法	治疗
• 肺功能检查：发作时，用力呼气体积下降，吸入气管扩张剂后将得到改善；残气量增加，偶尔，总肺容量增加；两次发作间期中可能正常。 • 血气分析：动脉氧分压降低；动脉二氧化碳分压可能降低、正常或升高； • ECG：发作时出现窦性心动过速；在严重发作时出现肺源性心脏病的征象（心电轴右偏，尖 P 波），发作后缓解。 • 皮试：鉴别可能的过敏原。	• 观察呼吸状况的恶化和记录痰的特性；摄入足够量的液体，遵医嘱给氧。 • 预防：避免接触触发物及吸入皮质类固醇，并给予抗组胺药，解除充血剂，吸入色甘酸粉末，遵医嘱口服。告知患者应激和焦虑对哮喘的影响以及疾病与锻炼（尤其是跑步）、冷空气、夜间突发的相关性。 • 帮助患者识别触发物和教患者如何使用定量吸入器和峰流速仪。

• 在渗出性积液，胸腔积液的比重大于 1.02，胸腔积液的蛋白含量与血清的比值≥0.5。胸腔积液的乳酸脱氢酶（LDH）≥200IU，胸腔积液中的 LDH 与血清中的比值≥0.6。

• 如果是由于食管破裂或胰腺炎引起的胸腔积液，抽出液的淀粉酶含量通常高于血清含量。

• 积脓时，细胞分析显示白细胞增多。

• 抽出液也可检查红斑狼疮细胞、抗核抗体和肿瘤细胞。可分析颜色和黏稠度，以及抗酸杆菌、真菌细菌培养以及甘油三酯（乳糜胸）的检测。

• 胸 X 线在肋膈角显示不透 X 线的液体。

• 胸膜活检对诊断结核或癌症特别有用。

治疗

依据液体量，有症状的积液既要用胸腔穿刺术排出液体，还要仔细监测患者液体的重吸收情况，为预防纤维胸的形成，需要引流血胸。如伴有低氧需要吸氧。

护理事项

- 遵医嘱给予吸氧。
- 提供精心的胸部引流管护理并应用无菌术更换积脓患者引流管周围部位的敷料。记录引流管引流液的量、颜色和黏稠度。
- 如果患者通过肋骨切除术或肋间插管开放引流，用手和敷料预防。因为通常需要几周的时间来消灭空腔，故应让家访护士告知患者将带管出院。
- 如果胸腔积液是肺炎或流感的并发症，建议及时进行药物治疗支气管炎。
- 评估患者。患者应只有轻微的胸部不适，无发热，有正常的呼吸模式（见：胸腔积液患者的宣教要点）。

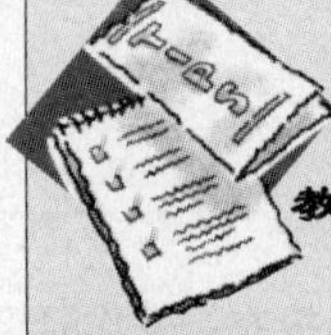

教育园地

胸腔积液患者的宣教要点

- 向患者解释胸腔穿刺术。
- 让患者在操作过程中安心，在操作期内和操作后观察并发症。
- 鼓励患者深呼吸以促进肺扩张和应用激励性肺活量计以促进深呼吸。

肺炎

肺炎是肺实质的急性感染，通常有气体交换受损。在肺炎发病前有正常肺组织和足够的宿主防御功能的患者预后通常是好的；然而，在虚弱患者中细菌性肺炎是第五位主要死因。本病分为原发性和继发性。

病因

肺炎是由具有传染性的病原体（细菌或病毒）、化学物质或其他刺激物（误吸物）引起的。某些诱因增加了患肺炎的危险性。细菌和病毒性肺炎的诱因有：

- 慢性疾病和衰弱。
- 癌症（尤其是肺癌）。
- 胸部和腹部手术。
- 肺不张，吸入。
- 受凉或呼吸系统病毒感染。
- 慢性呼吸系统疾病，如 COPD、哮喘、支气管扩张和囊性纤维化。
- 吸烟和酗酒。
- 营养不良。
- 镰刀细胞病。
- 气管切开术。
- 接触毒气。
- 免疫抑制治疗。
- 制动或活动能力下降。

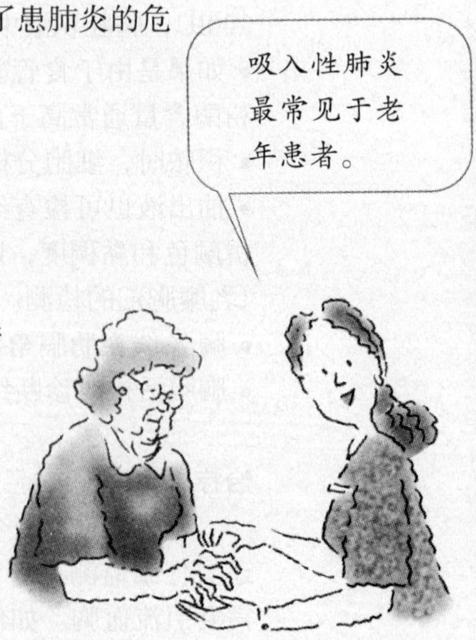

吸入性肺炎更容易发生于年老或体弱的患者、接受鼻饲管的患者、咽反射减弱的患者、口腔卫生差或意识水平下降的患者。

病理生理学

总体上来说，下呼吸道容易通过吸入、抽吸、血管的播散或直接与污染的设备接触如抽吸管而接触到病原体。病原体进入肺后开始繁殖并引发感染。

郁积

细菌性肺炎可发生于肺的任何部位，开始时感染引发肺泡的炎症和水肿。这产生了灌注正常的低通气区域。毛细血管内充满血液引起充盈。当肺泡毛细血管膜损害时，肺泡内充满血液和渗出液，导致肺不张（肺萎陷）。在严重的细菌性感染，肺看似沉重，呈肝样变，与 ARDS 类似。

病毒感染

在病毒性肺炎，病毒首先侵袭细支气管上皮细胞，引起间质炎症和脱屑。病毒也侵袭支气管黏液腺体和杯状细胞，进而波及肺泡，肺泡内充满血液和液体。

肺泡表面活性物质减少

吸入性肺炎时胃液或碳氢化合物的吸入引发炎症和大部分区域的肺泡表面活性物质灭活。肺泡表面活性物质减少导致肺泡萎陷。酸性的胃液可破坏气道和肺泡。吸入胃液中的微粒也可阻塞气道并减少气流，导致继发性细菌性肺炎。

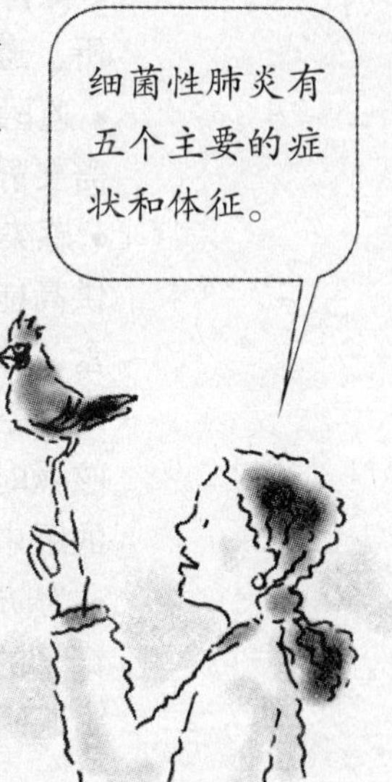

临床表现

早期细菌性肺炎的五个主要症状和体征是：

- 咳嗽。
- 咳痰。
- 胸膜源性胸痛。
- 恶寒。
- 发热。

其他的体征变化很大，可从弥散的细小湿啰音到局限或广泛的实变和胸腔积液。

辅助检查

• 胸部 X 线显示浸润性病变和痰涂片有急性炎性细胞支持诊断。
• 肺浸润的患者血培养阳性强烈提示是由从血培养中分离出来的微生物引起的肺炎。
• 偶尔，可应用经气管吸引气管支气管内分泌物或支气管镜刷取来获得涂片和培养的标本。
• 单纯通过通气 / 血流分析可发现早期卡氏肺囊虫性肺炎。

治疗

抗菌治疗因病原体不同而异。在治疗过程中的早期应再次评估治疗效果。支持性治疗包括：
• 湿化氧气治疗低氧血症。
• 机械通气治疗呼吸衰竭。
• 高能量饮食和摄入足够的液体。
• 卧床休息。
• 应用止痛药缓解胸膜源性胸痛。

护理事项

• 保持气道开放和充分氧合。特别是在低氧患者中检测血气分析。遵医嘱给予吸氧。对伴有 COPD 的患者应谨慎吸氧。
• 遵医嘱给予抗生素和必要时应用止痛药，发热和脱水的患者需要静脉补充液体和电解质。
• 感染期内维持足够的营养以提供额外能量。要求膳食部门提供高能量、高蛋白饮食，包括软、易消化的食物。鼓励患者进食。监测液体出入量。
• 为控制感染的扩散，适当处理分泌物。告知患者在打喷嚏和咳嗽时用一次性纸巾捂住口鼻；床旁放置废物袋，用来装用过的纸巾。
• 为防止鼻饲管在鼻饲期间的吸入，可抬高患者头部，检查鼻饲管的位置，缓慢给予食物。一次给予量不要太大，因为容易引起呕吐。如果患者有气管切开插管或气管内插管，给插管气囊充气，每次进食后至少保持头高位 30 分钟。

• 谨慎应用治疗巨细胞病毒、卡氏肺囊虫性肺炎和呼吸道合胞病毒性肺炎的抗微生物剂，因为这些抗微生物剂可影响胎儿发育。怀孕或准备怀孕的护理工作者应尽量避免这些药物（如阿昔洛韦、利巴韦林和喷他脒）。

• 评估患者。胸部 X 线应正常，血气分析值应显示 PaO_2 为 50～60mmHg（见：肺炎患者的宣教要点）。

气胸

气胸是指在壁层和脏层胸膜之间有空气或气体引起肺萎陷。胸腔内的气体量决定肺萎陷的程度。在某些情况下，静脉回流到心脏受阻，导致危及生命的疾病称为张力性气胸。

自发性还是外伤性

气胸分为外伤性和自发性。外伤性气胸可进一步分为开放性（胸部外伤的抽吸）或闭合性（钝伤或穿通伤）。如果大气和胸膜间的交通闭合，开放性伤口也可能导致闭合性气胸。自发性气胸（也被认为是闭合性气胸）可进一步分为原发性气胸（特发性）或继发性气胸（与具体疾病相关）。

病因

自发性气胸可源自：

• 先天性肺大泡破裂。
• 肺气肿的肺大泡破裂。
• 结节性或恶性病变侵入胸膜腔。
• 间质性肺病如嗜酸性肉芽肿。

外伤性气胸可来自于：

• 中心静脉压导管的插入。
• 胸部手术。
• 胸腔穿刺术或闭合性胸膜活检。
• 胸部穿通伤。
• 经气管活检。

教育园地

肺炎患者的宣教要点

• 向患者宣教如何咳嗽和进行深呼吸练习以及清除分泌物。
• 要求所有术后和卧床患者经常进行深呼吸练习。患者采取适当的体位可促进充分通气和分泌物的引流。
• 鼓励高危患者每年注射流感和肺炎链球菌肺炎疫苗，如伴有 COPD 的慢性心脏病或镰刀细胞病。
• 为防止肺炎，建议患者在轻微病毒感染时不要应用抗生素，因为可导致对抗生素耐药的细菌在上呼吸道繁殖。如果后来患者发生肺炎，需要用更大剂量的抗生素进行治疗。

张力性气胸详解

在张力性气胸，空气积聚于胸膜腔间且不能逸出。胸膜腔内压力升高，同侧肺萎陷。

吸气时，纵隔移向健侧，减少通气。

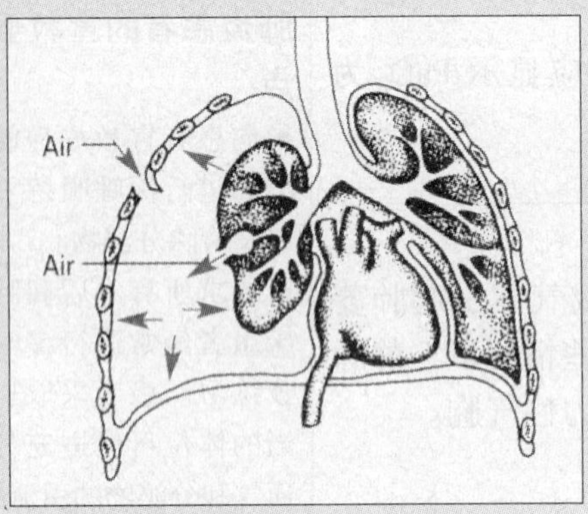

呼气时，纵隔摆动使腔静脉扭曲而减少静脉回流。

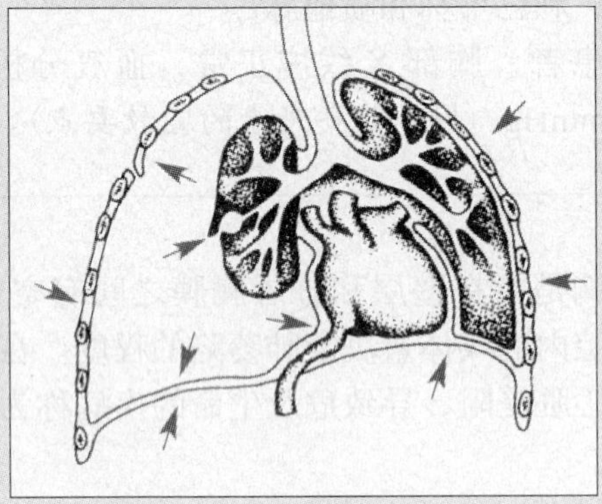

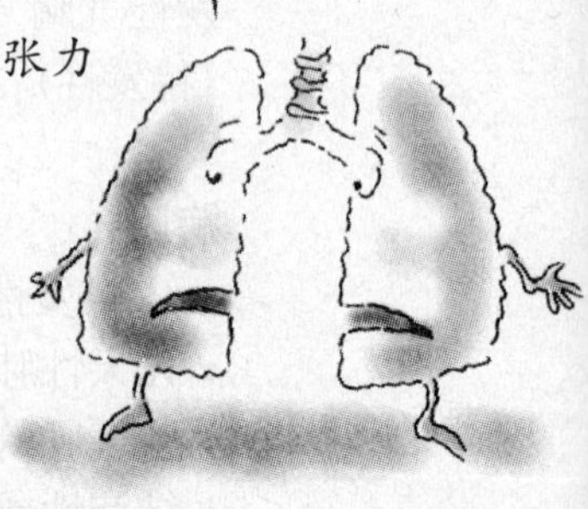

张力性气胸可从自发性或外伤性气胸发展而来（见：张力性气胸详解）。

病理生理学

气胸的病理生理学根据分类的不同而异。

大气的变化

当大气中的空气（正压）进入胸膜腔（负压）时就发生开放性气胸。当胸膜腔内气压变为正压时，患侧肺萎陷。肺萎陷导致肺的总容量下降。随后发生 $\dot{V}/\dot{Q}$ 失衡导致低氧。

肺内气体漏出

当肺内的气体进入胸膜腔时发生闭合性气胸，引起胸膜腔内压力升高并阻止吸气时肺的膨胀。当胸部钝性伤导致肺组织破裂导致空气漏出时，可称为外伤性气胸。

破裂

自发性气胸是闭合性气胸的一种。常见的原因是肺表面胸膜下的肺大泡（小的囊性腔）破裂。这种破裂导致空气进入胸膜腔，然后发生肺萎陷，导致肺总容量、肺活量和肺顺应性降低，继而导致低氧。

临床表现

轻度自发性气胸可无症状，但中至重度患者出现明显的呼吸窘迫。脉搏细速、面色苍白、颈静脉怒张和焦虑提示张力性气胸。在大多数情况中，观察以下症状：

- 突发的剧烈胸膜炎性疼痛。
- 胸壁运动不对称。
- 气短。
- 发绀。
- 肺萎陷区呼吸音减弱或缺失。
- 患侧过清音。
- 触诊皮下捻发音（皮下气肿）。

辅助检查

- 胸部 X 线显示胸膜腔内的气体并可发现纵隔移位。
- 如果气胸明显，血气分析包括 pH＜7.35，PaO_2＜80 mmHg，$PaCO_2$＞45mmHg。

治疗

对无胸膜腔压升高体征的，肺萎陷小于 30%和患者无呼吸困难或其他生理损害征象的自发性气胸可采用保守疗法。治疗包括：

- 根据患者的耐受能力采用卧床休息或活动。
- 严密监测血压、脉搏和呼吸。
- 吸氧。
- 在某些情况下，应用连有大孔针的注射器抽吸空气。

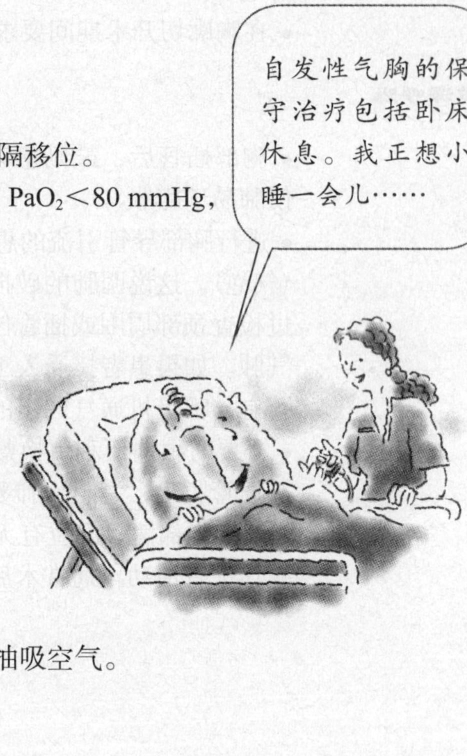

同时，记住下列治疗指征：

- 当肺萎陷大于 30%，在锁骨中线第二三肋间隙放置胸腔插管使肺再膨胀。此操作让空气升至胸膜腔顶部。插管与低压的水下封闭抽吸装置相连接。
- 复发的自发性气胸需行胸廓切开术和胸膜部分切除术。这些手术通过使肺和壁层胸膜粘连防止复发。
- 外伤或张力性气胸需要胸导管引流。
- 外伤性气胸也可能需要手术修补。

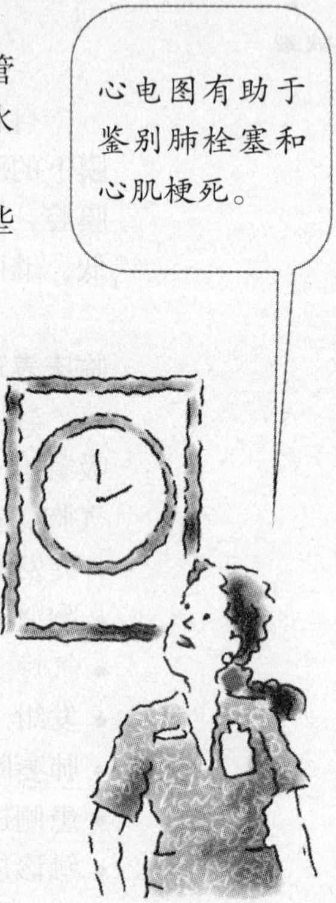

护理事项

- 观察面色苍白、张口呼吸和突发的胸痛。
- 至少每小时严密监测休克的征象、呼吸窘迫加重或纵隔移位等生命体征。在双肺听诊呼吸音。伴有脉搏和呼吸频率增加的血压下降提示张力性气胸，如不及时治疗可危及生命。
- 使患者尽可能地舒适——气胸患者通常于直立位时最舒适。
- 在胸廓切开术期间要求患者不能咳嗽和张口呼吸。

做深呼吸

- 胸部插管后，鼓励患者至少每小时进行一次咳嗽和深呼吸，使肺易于膨胀。
- 进行胸部导管引流的患者，观察水密闭瓶内持续的空气漏出（气泡）。这说明肺的破损处还未关闭，可能需要手术。同时通过检查颈部周围或插管位置皮下捻发音来观察逐渐增多的皮下气肿。如果患者接受人工通气，监测发现压力升高时要警惕是否有与呼吸机通气同步的呼吸困难。
- 必要时根据便利更换敷料。小心不要使插管移位或脱出，如果插管脱出，为阻止肺萎陷应迅速在开口上方放置油纱敷料。
- 观察胸部插管部位有无漏出和记录引流物的颜色和量。按医嘱让患者活动（通常术后第一天）以利于深呼吸和肺膨胀。

• 通过解释说明气胸是如何发生的、病因和所有相关的诊断性实验和操作步骤使患者安心。

• 评估患者：胸部 X 线、呼吸频率和深度以及生命体征都应该正常（见：气胸患者的宣教要点）。

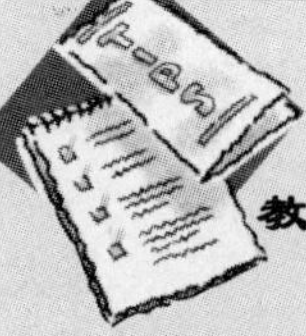

教育园地

气胸患者的宣教要点

• 鼓励患者清醒时每小时进行深呼吸练习。

• 探讨自发性气胸复发的可能性，并回顾症状和体征。强调如果发生这些情况，立即给予必要的医疗干预。

肺栓塞和肺梗死

肺栓塞是肺动脉被脱落的栓子或异物阻塞。肺梗死，或因肺栓塞引起肺组织死亡，有时症状轻微，也可无症状。然而，累及肺动脉循环 50%以上的大块栓塞可能很快危及生命。

病因

肺栓塞通常来源于下肢静脉的栓子脱落。其他少见的栓子来源有：盆静脉、肾静脉、肝静脉、右心和臂静脉。

病理生理学

外伤、血凝块溶解、突然的肌痉挛、血管内压改变或外周血流的变化均可导致血栓的松动并破裂成小块。然后血栓（现在称为栓子）漂流至右心，并通过肺动脉进入肺。栓子在肺内可能溶解、碎裂或增大。

危及生命

如果栓子堵塞了肺动脉，可发生肺泡萎陷和肺不张。如果栓子增大，可堵塞肺血管的大部分或全部并导致患者死亡。

其他少见的栓塞

少见的栓子包括气栓、脂肪栓、羊水栓、肿瘤细胞栓子或口服药物中的滑石粉被吸毒者注入静脉。肺栓塞可导致肺部肺梗死，尤其是在患者患有心脏或肺部疾病时。

临床表现

主要的肺动脉完全堵塞将很快致命，较小或碎片状栓子因其大小、数量、阻塞位置的不同而产生不同的症状。呼吸困难通常是肺栓塞的首发症状，可伴有心绞痛和胸膜源性胸痛。其他的临床表现包括心动过速、咳痰（痰中带血）和低热。

较少见的体征包括大咯血、胸部发紧和下肢水肿。大的栓子可引发发绀、晕厥和颈静脉怒张。休克（如脉搏细速和低血压）和缺氧（如坐立不安）也可发生。心脏听诊偶尔在胸骨下段闻及右室第三心室和肺动脉区强度增加的 S_2。在梗死区可听到湿□音和胸膜摩擦音。

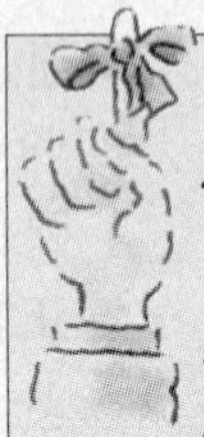

记忆小窍门

当评估患者可能是肺栓塞时，如咳嗽、痰中带血，评估下列征象并记住 FAST：

发热（fever）

绞痛或胸膜炎性胸痛（anginal or pleuriticchest pain）

气短（shortness of breath）

心动过速（tachycardia）

辅助检查

- 胸部 X 线显示特征性的提示肺栓塞的楔形浸润。X 线的检查可除外其他肺部疾病并发现肺不张区、膈肌抬高、胸腔积液和肺动脉凸出。
- 肺扫描显示堵塞血管旁的灌注缺损，肺扫描正常可排除肺栓塞。

危险的事情

- 肺动脉造影是最有确诊价值的检查，但对患者有一定的危险性（如对造影剂过敏、导管部位的感染、与造影剂难以排泄有关的肾衰竭）。在诊断不明确和在高危患者中为了避免不必要的抗凝治疗（肺栓塞的治疗），可行肺动脉造影。
- ECG 是无确诊性的检查，但有助于肺栓塞和心肌梗死的鉴别。在广泛栓塞时，ECG 也可显示电轴右偏、右束支传导阻滞、高尖 P 波、ST 段压低和 T 波倒置（提示右心劳损）和室上性心动过速。

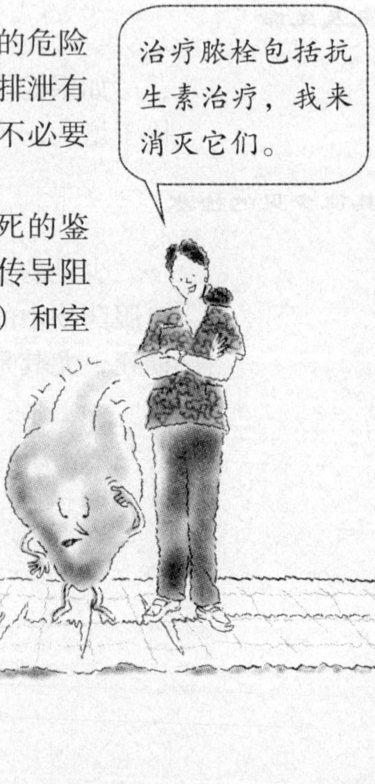

- 血气分析显示的 PaO_2 和 $PaCO_2$ 下降具有特征性但不经常出现。

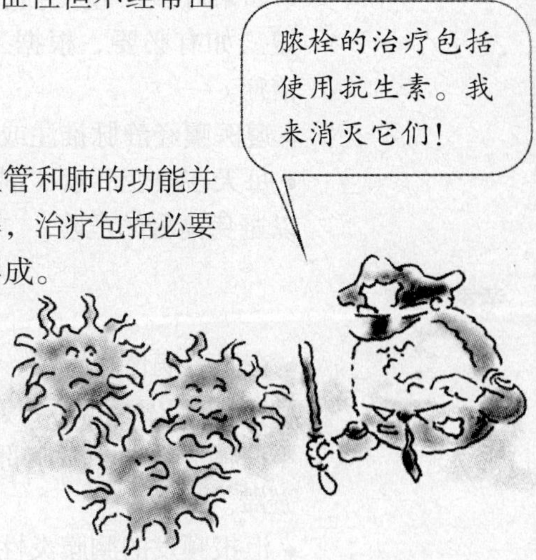

治疗

治疗的目的是解除阻塞以维持适当的心血管和肺的功能并防止复发。因为大多数栓子在十天内都能溶解，治疗包括必要时给予氧疗和应用肝素抗凝以阻止新的血栓形成。

大块肺梗死

有大块肺栓塞和休克的患者可能需要用组织纤维蛋白溶酶原激活剂或链激酶溶栓治疗以促进肺栓子和其他血栓的纤维蛋白溶解作用。与肺栓塞相关的低血压需要用血管加压素治疗。

寻找脓栓的来源

脓栓的治疗需要应用抗生素并评估感染的来源，尤其是心内膜炎患者。抗凝剂不用于脓栓的治疗。

最后的治疗手段——手术

对禁忌抗凝治疗（例如年龄、近期手术或恶病质）或抗凝治疗期间复发的肺栓塞的患者可应用手术来阻断下腔静脉。当肺动脉造影检查显示肺栓塞得到确诊时才进行手术治疗。手术治疗包括腔静脉结扎、折叠术或植入伞状过滤器过滤回流至心肺的血液。低剂量肝素和二氢麦角胺（为一种治疗偏头痛的药物）联合用药可用来预防术后静脉血栓栓塞。

护理事项

- 通过鼻导管或面罩给氧。
- 如果发生新的栓塞或呼吸困难加重应检测血气分析。

• 如果呼吸严重受损，准备提供气管内插管和协助通气的器械。如有必要，根据工作单位的规定准备将患者转移至ICU治疗。
• 遵医嘱经静脉推注或连续静脉点滴肝素。
• 每天在改变肝素"剂量"后检测凝血情况。保持充足的体液以避免高凝的危险。

教育园地

肺栓塞和肺梗死患者的宣教要点

• 向患者宣教如何使用激励性肺活量计来协助深呼吸。
• 告诫患者不要交叉双腿，因为这可促进血栓形成。
• 鼓励家属参与护理。大多数患者肺栓塞后需要口服4～6个月抗凝剂（如华法林）治疗。
• 告知患者观察由于使用抗凝剂引起的出血体征，遵医嘱正确服药，避免服用其他药物（即使是头痛或感冒）或未经医师同意改变药物剂量。
• 强调后续检查和监测抗凝治疗的重要性。

活动锻炼

• 在患者病情稳定后，鼓励患者经常活动并协助等长和关节全动范围（ROM）练习。检查足的温度和颜色以发现静脉淤滞。不要用力按摩患者腿部。患者术后应尽可能地行走以预防静脉淤滞。
• 汇报频发的胸膜炎性胸痛以便于医师开具止痛药物。
• 评估患者：生命体征应在正常范围内，并且在抗凝治疗后应无出血的征象（见：肺栓塞和肺梗死患者的宣教要点）

肺结核

肺结核是以肺浸润和干酪样肉芽肿形成、纤维化和空洞为特征的急性或慢性感染。美国肺脏协会估计急性结核发病率约为5/100 000。如正确治疗预后很好。

病因

结核分枝杆菌是肺结核的主要病因。也包括其他类分枝杆菌。增加感染危险的几个因素包括：

• 胃切除术
• 控制不良的糖尿病
• 霍奇金病
• 白血病
• 应用肾上腺皮质激素或免疫抑制剂治疗
• 硅肺
• 人类免疫缺陷病毒感染

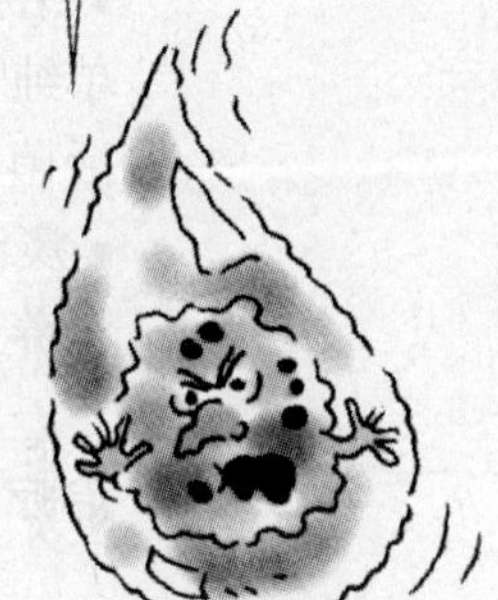

病理生理学

肺结核通过吸入已感染者咳嗽或打喷嚏的飞沫传播。以下是发病过程：

飞沫传播

• 传播：感染者通过咳嗽和打喷嚏播散具有传染性的飞沫。当无免疫力的人吸入这些飞沫后，细菌则沉积于肺内。

炎症反应

• 免疫反应：免疫系统的反应是白细胞聚集并引起炎症。几天后白细胞由巨噬细胞取代，然后细菌被巨噬细胞摄取并被淋巴细胞携带运送至淋巴结。

组织包裹

• 结节形成：吞噬细菌的巨噬细胞融合形成上皮样结节（周围有淋巴细胞的小结节）。在病变处，出现干酪样坏死和瘢痕组织包裹的结节。微生物在此过程中可能被杀死。

播散

• 播散：如果结节和发炎的淋巴结破裂，结合菌污染周围组织可通过血液和淋巴循环播散至远处。这个过程称为血行播散。

临床表现

在发生原发感染时，本病通常无症状，然而，本病可产生非特异性症状，如：

• 疲乏
• 虚弱
• 厌食
• 体重降低
• 盗汗
• 低热

在再次感染时，患者可出现咳嗽、咳黏液脓性痰和胸痛。

辅助检查

- 胸部X线显示结节样病变、片状浸润（多见于上叶）、空洞形成、瘢痕组织和钙沉积。然而，上述情况不能鉴别活动性和非活动性肺结核。
- 结核菌素试验可发现接触过结核，但不能鉴别是肺结核还是单纯感染。非北美国家人群由于在儿童时期接种 Calmette-Guerin 活菌疫苗而产生阳性滴度抗体，使结核菌素皮试呈阳性。
- 痰液、脑脊液、尿液、脓肿引流物或胸腔积液标本的染色和培养显示热敏的、不动的、需氧的抗酸菌即可明确诊断。

治疗

每日口服异烟肼、利福平和吡嗪酰胺（有时用乙胺丁醇或链霉素）的抗结核治疗，至少需6个月可治愈结核。2～4周后，本病不再具有典型的传染性，患者继续服药的同时可以开始正常的生活。非典型分枝杆菌感染或耐药的患者可能需要使用二线药，如卷曲霉素、链霉素、对氨基水杨酸、环丝氨酸、氨基羟丁基卡那霉素和喹诺酮类。

护理事项

- 隔离具有传染性的患者直至其不再具有传染性。
- 警惕药物的副作用。有时推荐应用吡哆醇（维生素 B_6）预防由大剂量异烟肼引起的外周神经炎。如果患者应用乙胺丁醇，观察有无视神经炎，如果发生视神经炎应停止服药。观察服用利福平的患者有无肝炎和紫癜。
- 评估患者：患者痰培养阴性且分泌物应为稀薄和清亮（见：肺结核患者的宣教要点）。

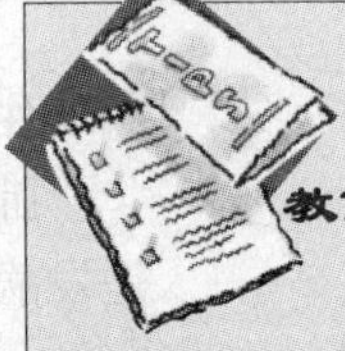

教育园地

肺结核患者的宣教要点

- 向隔离的患者宣教咳嗽和打喷嚏时用纸巾捂住口鼻并恰当处理分泌物。
- 当患者离开房间时指导其戴面罩。探视者和工作人员在房间内应戴高效滤过空气微粒的呼吸器面罩。
- 提醒患者要有足够的休息。
- 强调平衡饮食的重要性。每周记录体重。
- 向患者宣教药物副作用的体征，告诫患者应立即汇报。
- 强调规律的后续复查和观察复发性结核的重要性。
- 建议接触感染患者的人群接受适当的检查。

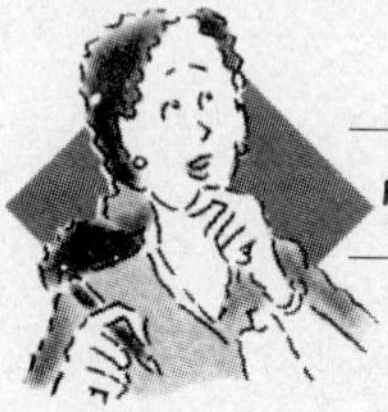

快速测验

1．下面哪种呼吸音是中调、持续性、在上三个肋间隙区域并在吸气相和呼气相同样可以听到？

A．肺泡呼吸音

B．支气管呼吸音

C．支气管肺泡呼吸音

D．气管呼吸音

答案：C。支气管肺泡呼吸音显示了这些特征。

2．患者血气分析值显示 pH＜7.35，HCO_3^-＞26mEq/L，和 PaO_2＞45mmHg。患者有出汗、心动过速和坐立不安。患者可能出现了下面哪种情况：

A．呼吸性碱中毒

B．呼吸性酸中毒

C．代谢性碱中毒

D．代谢性酸中毒

答案：B。呼吸性酸中毒患者显示所有的上述症状和体征，也可有头痛、昏迷和面颊潮红。

3．给患者吸引时应该做到以下哪项

A．插入导管时间断地吸引

B．每次大于 10 秒

C．吸引前后给患者吸氧

D．插入导管时连续吸引

答案：C。吸引前后给氧可减少低氧发生的危险。此外，应避免每次吸引时间长于 10 秒，拔出吸引管时应用间断吸引。

4．结核传播通过

A．传染性飞沫的吸入

B．血液接触

C．粪–口途径

D．皮肤接触

答案：A。结核通过吸入感染者咳嗽或打喷嚏散发的飞沫传播。

评分

☆☆☆ 如果你回答完全正确，继续前进！你可以轻松运用呼吸系统疾病的知识。

☆☆ 如果你回答正确 3 道题，很不错！你对呼吸疾病的理解是好的！

☆ 如果你的正确回答低于 3 项，不要担心！做一次深呼吸，给组织供氧，然后复习此章。

（边俊霞　译　王久玲　校）

第十一章　胃肠道疾病

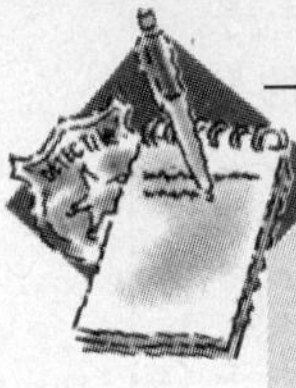

主要内容

在本章，你将学习到：

- 胃肠道系统的解剖和生理学
- 询问病史的主要问题和讨论要点
- 胃肠道系统的评估技术和异常结果的解释
- 胃肠道系统疾病的护理诊断
- 常见胃肠道疾病的护理

胃肠道疾病概述

作为人体消化过程的场所，胃肠道系统的主要任务是为大脑、心脏和肺提供必须的营养物质。胃肠道功能还通过影响全身健康而严重影响生活质量。

解剖和生理学

胃肠道的主要功能包括摄取和消化食物以及排出代谢产物。当这些过程受到阻碍，患者就会出现食欲减退甚至酸碱平衡紊乱等诸多问题。

胃肠道系统主要由两部分组成：消化道和附属器官（见：消化系统结构）。

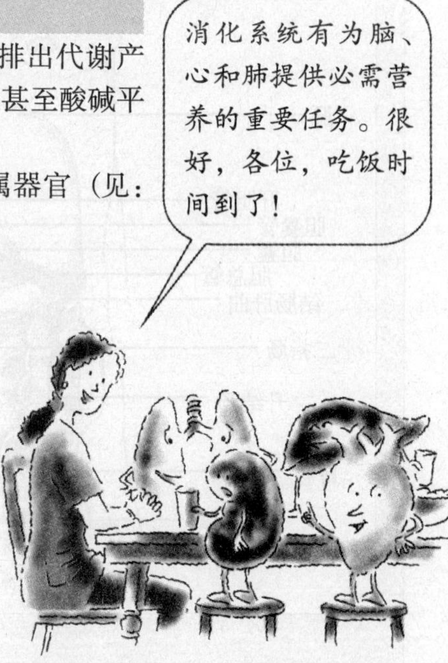

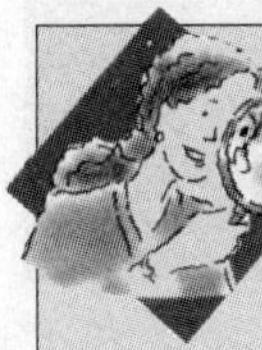

近距离观察

消化系统结构

下图显示了消化系统主要的解剖结构。弄懂了这些结构将有助于你进行准确的身体评估。

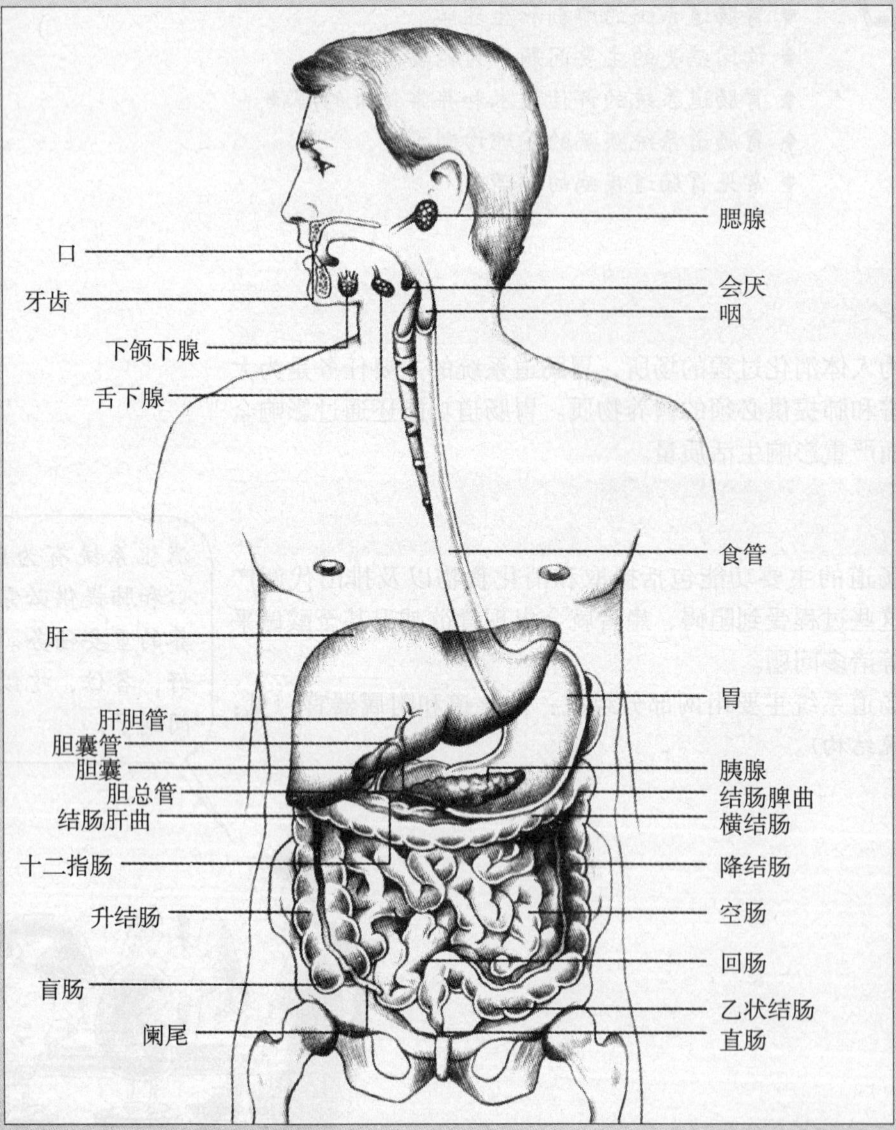

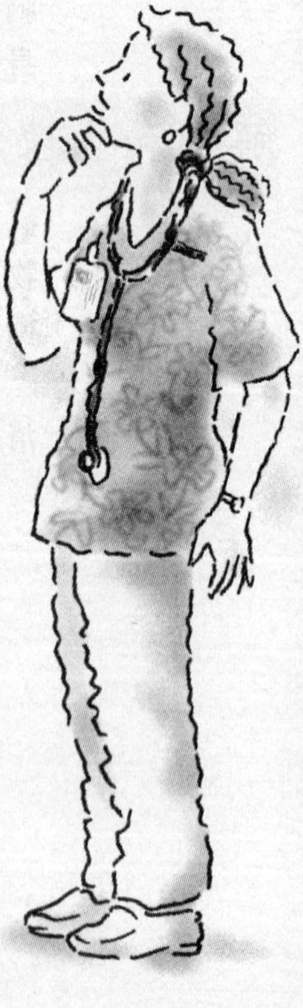

胃肠道

消化道是一条空腔管道，起于口腔而止于肛门。它由富含血管和神经组织的平滑肌组成，全长约 7.5 米。特殊的环行和纵行肌纤维的收缩引起肠蠕动，从而帮助推进食物通过胃肠道。胃肠道包括咽、食管、胃、小肠以及大肠。

进入口腔

消化过程开始于口腔咀嚼、分泌唾液以及吞咽。舌可感知味觉。唾液由三对腺体分泌，即：腮腺、下颌下腺和舌下腺。

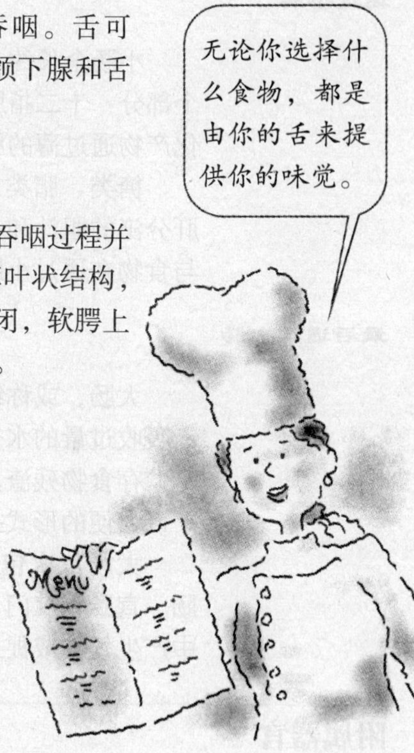

通过咽部

咽或喉是食物由口腔进入食管的通道。咽协助吞咽过程并分泌帮助消化的黏液。会厌是由纤维软骨构成的薄叶状结构，它位于舌根后部。吞咽食物时，会厌在喉头上方关闭，软腭上抬封闭鼻腔。这个动作可阻止食物和液体进入气管。

进入食管

食管是一条肌性中空管道，全长约 25.5cm，可将食物从咽喉送入胃内。吞咽食物时，上食管括约肌松弛使食物进入食管，再通过蠕动将其推入胃内。位于食管下端的胃食管括约肌正常情况下呈关闭状态，以防止胃内容物反流。此括约肌在吞咽、嗳气及呕吐的情况下松弛。

进入胃内

胃是一个贮存食物的膨大囊状结构，胃呈倾斜状位于左上象限，在食管及横膈下方、脾的右方，部分位于肝的下方。胃有两种重要的括约肌，即位于胃入口处的贲门括约肌和胃出口处的幽门括约肌。胃具有三种主要功能：

- 贮存食物。

将食物与胃液（盐酸）混合成食糜。

运送食糜——部分消化的食物和消化液形成的水样混合物——进入小肠，以利于进一步消化吸收。

每次就餐的食物平均在胃内停留 3～4 小时。在胃的内膜面有手风琴样的皱褶，称为皱襞，它可使胃在进食大量食物和液体时扩张。

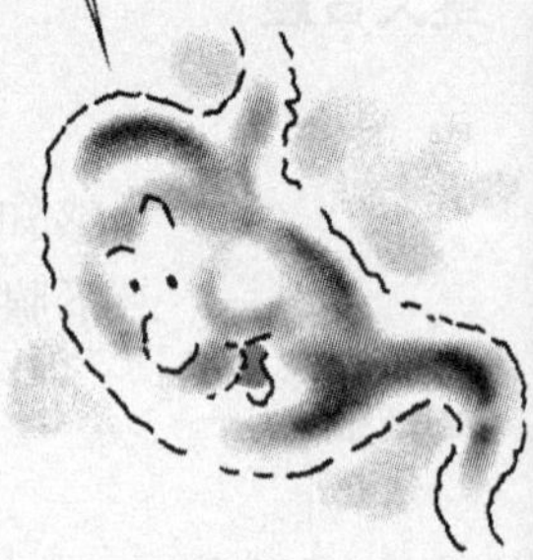

通过小肠

小肠全长约 6 米，其命名是根据直径而非长度。它包括三个部分：十二指肠、空肠和回肠。食物经过小肠时，最后的消化产物通过薄的肠黏膜屏障吸收入血。

糖类、脂类以及蛋白质在小肠内被降解。胰腺分泌的酶、肝分泌的胆汁和小肠腺体分泌的激素均参与消化。这些分泌液与食物在通过小肠时，经过肠蠕动混合在一起。

最后通过大肠

大肠，或称结肠，长约 1.5 米，其功能为：

- 吸收过量的水分和电解质。
- 贮存食物残渣。
- 以大便的形式排出代谢废物。

大肠依次包括盲肠、升结肠、横结肠、降结肠、乙状结肠、直肠和肛门。阑尾呈手指状连接于盲肠末端。细菌在结肠中产生气体或促进排气。

附属器官

胃肠道的附属器官包括肝、胰腺、胆囊和胆管。腹主动脉、胃静脉和脾静脉亦维持胃肠道系统的血液供应。

肝

肝位于横膈下方的右上象限。镰状韧带将肝分为主要的两叶。肝是身体中最重的器官，成人肝重约 1.5kg。

肝的功能包括：

- 代谢糖类、脂类和蛋白质。

• 解毒作用。
• 将氨转变为尿素排出体外。
• 合成血浆蛋白、非必需氨基酸、维生素 A 及必需营养物质，如铁、维生素 D、维生素 K 和维生素 B_{12}。

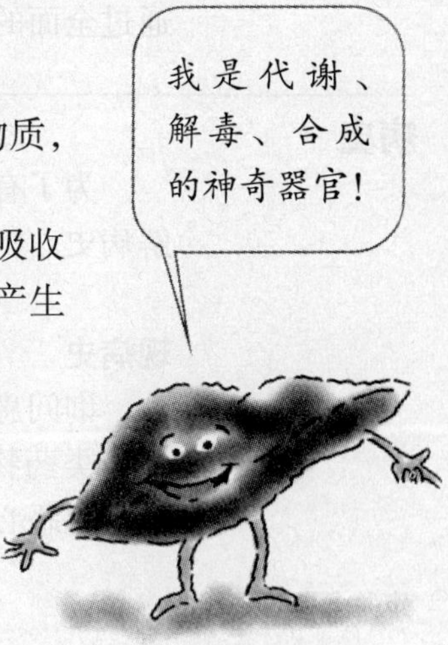

肝还可分泌胆汁。胆汁是一种可帮助消化脂类，以及吸收脂肪酸、胆固醇和其他脂类的绿色液体，同时也使大便产生颜色。

胆囊

胆囊是一个小的梨形器官，长约 10cm，位于肝右叶脏面的中部。它的主要功能是贮存从肝分泌的胆汁，直至将胆汁全部排入十二指肠内。这一过程始于小肠分泌出可引起胆囊收缩的化学刺激物。

胰腺

胰腺长约 15～20cm，呈水平走行，位于腹中部，在胃的后方。胰腺包括头部、体部和尾部。胰腺体部位于右上象限，尾部位于左上象限，胰腺与十二指肠相连。胰尾与脾相邻。胰腺分泌胰岛素和糖原入血，并分泌胰酶进入十二指肠以帮助消化。

胆管

胆管为胆汁从肝进入肠管提供通道。两支肝管引流肝分泌的胆汁，胆囊管引流胆囊内的胆汁。肝管和胆囊管汇合成胆总管，胆总管将胆汁排入十二指肠。

血管

腹主动脉为消化道提供血液。它进入腹部，分为髂总动脉，然后产生许多分支并分布于整个胃肠道。

胃和脾静脉引流吸收的营养物质进入肝的门静脉。进入肝后，经肝内循环，由肝静脉出肝而进入下腔静脉。

评估

胃肠道疾病有许多令人迷惑的症状和体征。为了找出主要症状，需要采集全面的病史。然后运用视、听、叩、触的方法通过全面的体格检查进行进一步的评估。

病史

为了有助于追踪相关症状及体征的发展过程，必须详细了解病史。

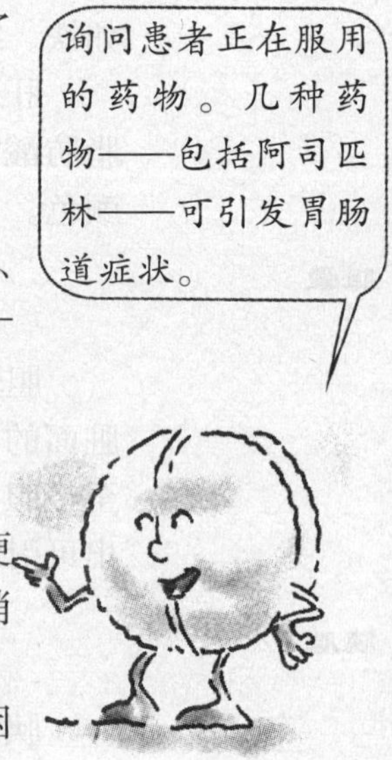

现病史

询问患者是否服用了药物。一些药物——包括阿司匹林、磺胺类药物、非甾体类抗炎药（NSAIDs）及抗高血压药——可引起恶心、呕吐、腹泻、便秘以及其他胃肠道症状和体征。

药物因素

不要忘记询问是否服用了泻药，长期服用泻药可导致便秘。还要询问是否对某些药物和食物过敏。此类过敏常引起消化道症状。

同时应询问患者的食欲是否发生变化，有无进食或咀嚼困难及排便习惯的改变。患者是否注意到大便有颜色、量和外观的改变？有便中带血的现象吗？

既往史

为了判断患者的疾病是新发还是复发，需要询问患者既往胃肠道疾病，如溃疡、胆囊疾病、炎症性肠病、胃食管反流病或胃肠道出血。同时询问患者是否有腹部手术史或外伤史。

家族史

由于部分胃肠道疾病与遗传因素有关。询问患者家人中是否有人患过胃肠道疾病。家族遗传性疾病包括：

- 溃疡性结肠炎。
- 结肠癌。
- 胃溃疡。
- 糖尿病。
- 酒精中毒。
- Crohn 病。

生活方式

询问患者的职业、家庭生活、经济状况、压力水平和近期生活变化状况。必须询问患者有无饮酒、饮咖啡史和吸烟史以及饮食情况、用餐频率、锻炼习惯和口腔卫生。同时应询问患者的睡眠方式，需要睡眠几小时以及实际睡眠情况。

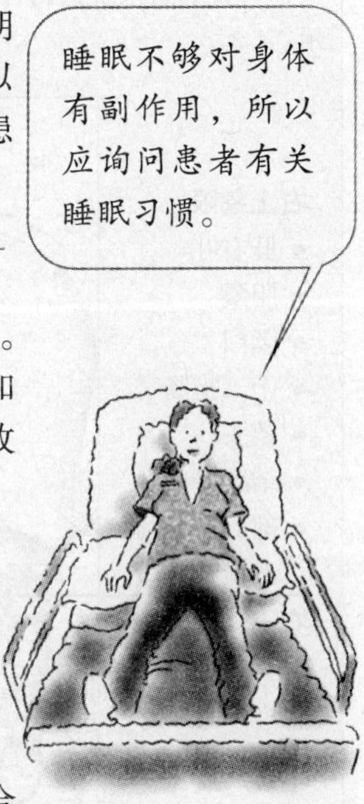

身体检查

消化系统的体格检查包括口腔、腹部、肝和直肠的评估。为了进行腹部评估，按照视、听、叩、触的顺序进行检查。如在听诊以前进行叩诊和触诊，可使患者肠鸣音的特征发生改变，从而导致错误评估听诊。

口腔

运用视诊、触诊来评估口腔。

张口

首先，视诊患者的口腔和下颌是否对称、肿胀。检查咬合面，观察是否有覆咬合或反颌错位等错位咬合现象。用小电筒视诊内外唇、牙齿和牙龈。观察出血、牙龈溃疡和牙齿缺失、移位或损坏的情况。触诊牙龈有无压痛，内唇和颊部有无病变。

伸舌

评估舌，检查有无覆盖物、震颤、肿胀和溃疡。观察异常的呼吸气味。最后检查咽部，注意悬雍垂是否偏移，扁桃体有无异常、病变、斑块和渗出物。

腹部

运用视、听、叩、触检查腹部。最后评估腹部疼痛部位可有助于防止加重患者的不适感和紧张。

视诊

开始视诊腹部之前可在脑海中将腹部分为四个象限，然后想象各个象限内的器官（见：腹部四分法）。

腹部四分法

对胃肠道系统进行评估时，可以把腹部分为四个象限来观察腹部结构，如下图所示：

右上象限
- 肝右叶
- 胆囊
- 幽门
- 十二指肠
- 胰头
- 结肠肝曲
- 部分升结肠和横结肠

左上象限
- 肝左叶
- 胃
- 胰体
- 结肠脾曲
- 部分横结肠和降结肠

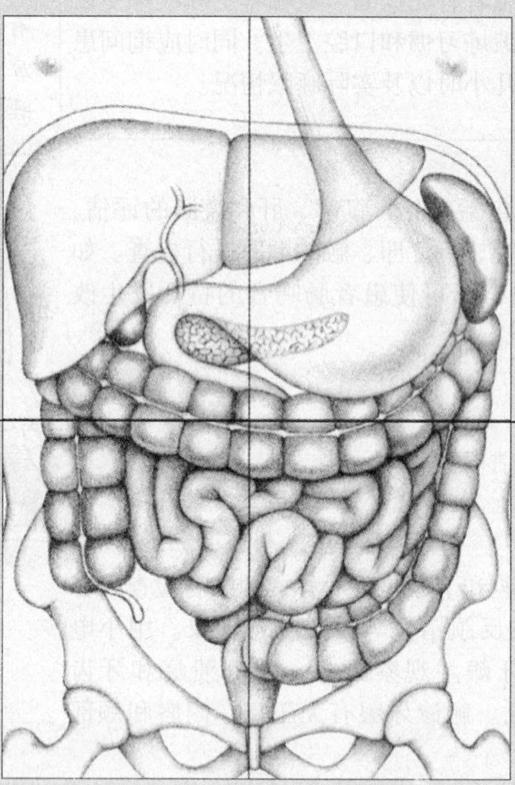

右下象限
- 盲肠和阑尾
- 部分升结肠

左下象限
- 乙状结肠
- 部分降结肠

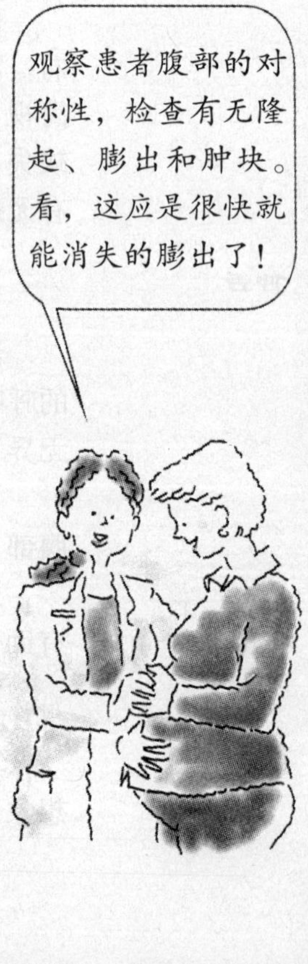

掌握术语

通过掌握以下三个术语，可使你更准确地定位体检的发现：

- 上腹部——脐以上和两肋缘之间。
- 脐部——脐周围。
- 耻骨弓上——耻骨联合以上。

腹部形状

观察腹部是否对称，检查是否有隆起、膨出或肿块。同时注意患者的腹部形状和轮廓。

评估脐部，脐应位于腹中线且呈内翻状。如脐部突出，患者可能有脐疝。

皮肤检查

腹部皮肤应光滑且色泽均一。观察是否有牵拉的标记、条纹和静脉曲张。记录腹部手术瘢痕的长度。

蠕动波

注意腹部的活动度和搏动感。通常，肠蠕动波是不可见的，若能看到也是轻微的波状蠕动。如果看见涟漪状蠕动波，应立即报告。这提示可能存在肠梗阻。在瘦弱者可在其上腹部看到动脉搏动。明显的动脉搏动可发生在高血压、动脉瘤以及其他可引起脉压增大的疾病。

听诊

将听诊器的隔膜轻放在腹部右下象限，慢慢向下然后移至脐部右侧。在每个象限按顺时针方向听诊，每个位置听诊时间不少于 2min。注意每个部位肠鸣音的性质和音调。在部分情况下，可能需要听诊 5min 以上才能听到肠鸣音。在得出肠鸣音消失的结论之前，必须确保在每个象限有足够的听诊时间。

在听诊带有与吸引器相连的胃管、腹腔引流管（例如胃管）的患者的腹部之前，应暂时夹闭引流管或关闭吸引器。吸引器的声音可以掩盖或降低实际的肠鸣音。

血管音

在下图所示位点用听诊器的钟形听头来听诊血管音。

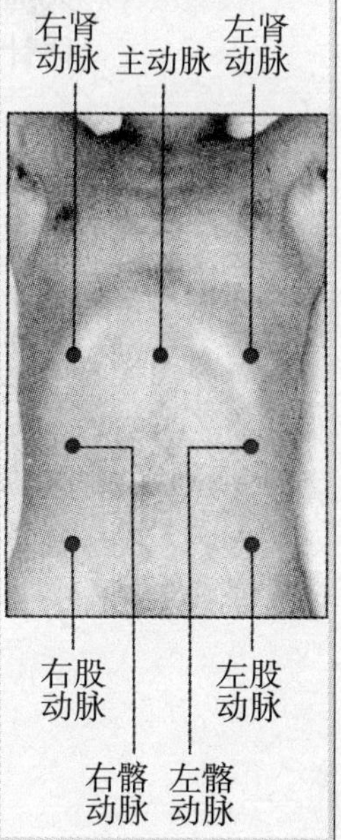

肠鸣音

在正常肠鸣音，可听到由于蠕动过程中气体与液体相混合而产生的高调咕噜声。肠鸣音的频率、音调和强度常有变化，每分钟发出无规律的肠鸣音 5~34 次。餐前肠鸣音最强。腹鸣，或胃鸣，是气体通过大肠时在大肠上方听到的高声、气过水音、击水声。

肠鸣音可分为正常、减弱和亢进。

血管音

用听诊器的钟形头听诊血管音（见：血管音）。用力将听诊器放在腹主动脉、肾动脉、髂动脉、股动脉上方听诊杂音、静脉嗡鸣音和摩擦音。

叩诊

直接或间接叩诊可用来确定腹部器官的位置及大小，检查腹腔、胃和肠内的气体及液体。直接叩诊时用手或手指直接叩击患者腹部。间接叩诊时，用优势手的中指或叩诊锤垂直敲击放在患者腹部的另一只的手指。先从右下腹部开始叩，沿顺时针方向检查每个象限。切忌叩击有腹部主动脉瘤或器官移植患者的腹部，因为这样可诱发破裂或器官排异反应。

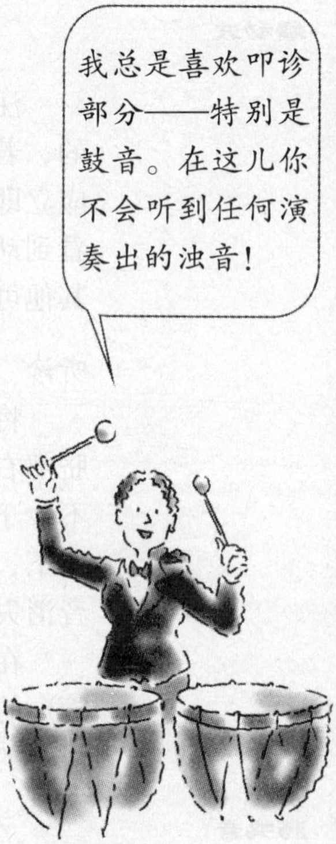

鼓音和浊音

通常，在腹部叩诊时可听到两种声音：鼓音和浊音。当叩诊空腔脏器如胃、肠等时，你将会听到一个清晰的敲鼓似的声音即鼓音。鼓音是由于胃、肠内常含有气体所致。鼓音的程度取决于胃肠内气体的量及胃扩张程度。

叩诊实质性器官时——如肝、肾、充满大便的肠道——叩诊音转变为浊音。注意由鼓音变为浊音的叩诊部位。

叩诊肝

肝叩诊有助于估计肝的大小（见：肝的叩诊及测量）。肝大通常与肝炎及其他肝疾病有关。肝边缘也可不明确而难以估计。

脾

脾位于左侧腋中线第 10 肋间水平。叩诊可呈小范围的浊音区，在成人约 18cm 或更小。然而，由于结肠的鼓音掩盖了脾的浊音，因此脾通常不能被叩诊到。

要求患者深呼吸来评估是否存在脾大。然后沿左侧第 9～11 肋间叩诊，倾听从鼓音到浊音的转变。测量此浊音区。

触诊

触诊腹部四个象限，疼痛及压痛部位最后触诊。

肝的叩诊及测量

按如下步骤叩诊并测量肝：

- 确定肝上缘浊音，从右锁骨中线肺清音区开始，向下方的肝区方向叩诊。用笔标注声音变为浊音的位置。
- 从右锁骨中线与脐水平线交界下方开始，向上方的肝区方向轻叩诊。标记出声音由鼓音变为浊音的位置。
- 如图所示，用尺测量两个标记点间垂直距离。在成人，肝此距离的正常值为6.5～12cm。

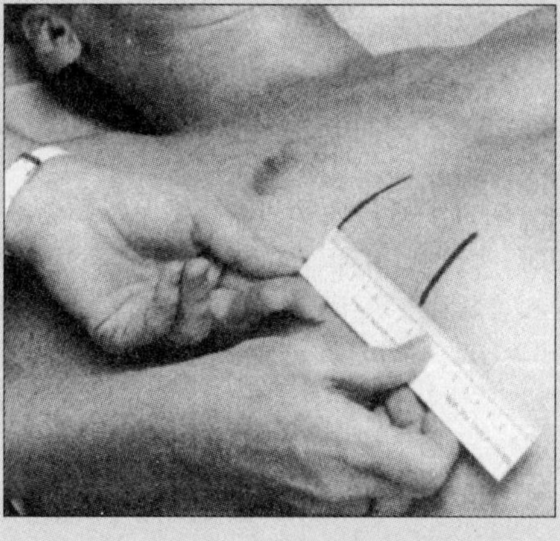

轻触诊

轻触诊有助于确定肌紧张和压痛以及表浅器官的位置。触诊时应将手的五指并拢，用指尖下压皮肤约1.3cm，轻柔、旋转地移动手指。应避免短暂、快速地戳腹部。

腹部应是柔软无压痛的。触诊四个象限时，注意器官、肿块和压痛以及肌紧张的部位。

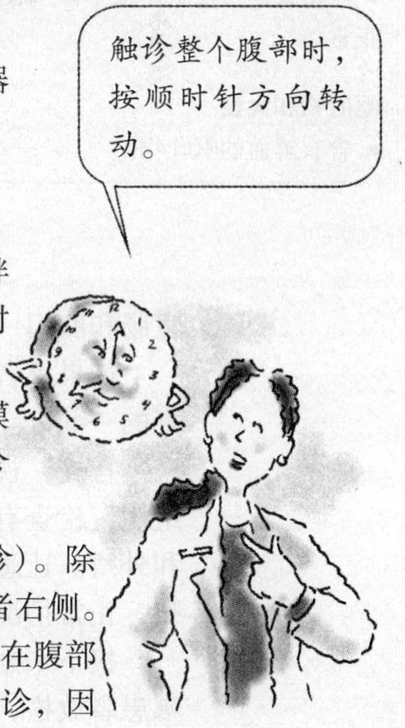

深触诊

进行深部触诊时，将腹部按下5～7.5cm。触诊肥胖患者时，一只手放于另一只手上方按压。触诊时按顺时针方向检查有无压痛、搏动、脏器扩大和肿块。

如果患者腹肌紧张，不要触诊。患者可能有腹膜炎，触诊可能引起疼痛或有炎症的器官破裂（见：急诊征象）。

触诊患者的肝以检查有无肿大和压痛（见：肝触诊）。除非有脾肿大，否则不能触及。触诊脾时，应站立于患者右侧。用左手托起左侧肋弓后部，嘱患者深呼吸。然后用右手在腹部向脾方向向上、向深按压，如确定触及脾应立即停止触诊，因为压力可造成脾破裂。

护理事项

急症征象

评估胃肠道疾病患者时，对以下所提症状和体征要保持警惕，因其可能提示急症。当发现任何此类症状或体征时，应告知医师，同时评估患者病情有无恶化，如休克的表现。如需要遵医嘱给予氧疗和静脉补液等干预措施，根据需要对患者进行心脏监测，给予情感支持。

腹部疼痛

- 进行性、严重的或绞痛持续6小时以上无改善。
- 剧烈疼痛伴有高血压。
- 老年患者的剧烈疼痛（此类患者甚至当腹部器官破裂或有阑尾炎时可能只有轻微压痛）。
- 伴肌紧张的严重疼痛和近期腹部手术史。
- 腹部疼痛伴游离腹腔气体或纵隔内气体的X线证据。
- 严重腹痛与轻微体征不符（腹软并体检正常）。

呕吐物和大便

- 含有鲜血的呕吐物。
- 长时间呕吐或腹部膨胀，伴或不伴有顽固性便秘。
- 血便或黑便、柏油样便。

腹部压痛

- 腹部压痛及肌紧张，即使在患者注意力分散时也存在。
- 反跳痛。

其他征象

- 发热。
- 心动过速。
- 低血压。
- 脱水。

直肠和肛门

如果患者为40岁或40岁以上，直肠检查应作为消化道检查的一部分。在开始前向患者解释操作过程。

首先，视诊肛周区域。戴手套分开臀部，暴露肛门和周围组织，检查有无肛裂、病变、瘢痕、炎症、分泌物、直肠脱垂和外痔。让患者用力做排便动作，这样可发现内痔、息肉或肛裂。正常情况下肛周部位的皮肤比周围皮肤颜色深。

接下来触诊直肠。在戴手套的示指上涂抹水溶性润滑剂。嘱患者放松，并告诫患者将有压力感。然后将手指向脐的方向插入直肠。尽可能触及更多的直肠壁，行先顺时针后逆时针旋

肝触诊

下图显示了两种正确触诊肝的手法。

单手触诊

- 患者仰卧位，检查者站在患者右侧，左手放在背部大约肝的位置。
- 右手轻轻置于叩诊和测量确定的肝下缘标志处，紧靠右肋缘下手指指向患者头部。
- 患者深吸气时，轻压腹部直至肝碰到右手指。肝边缘应为光滑、坚挺，有时为圆钝。注意有无压痛。

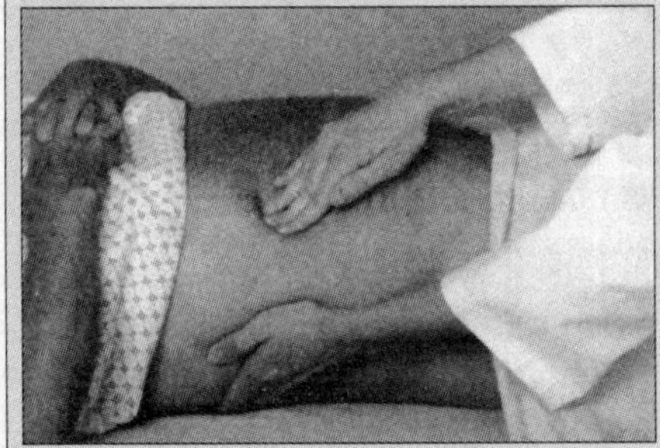

钩手法

- 钩手法是另一种触诊肝的方法。为触及肝，站在邻近患者右肩处，面向患者足部。双手并排，手指弯曲置于右肋缘下，低于肝浊音界的下缘。
- 指腹向深、向上按压腹部时让患者深呼吸。如果能触及肝，当患者吸气时肝脏会在腹腔内向下滑动，可触及它的边缘。

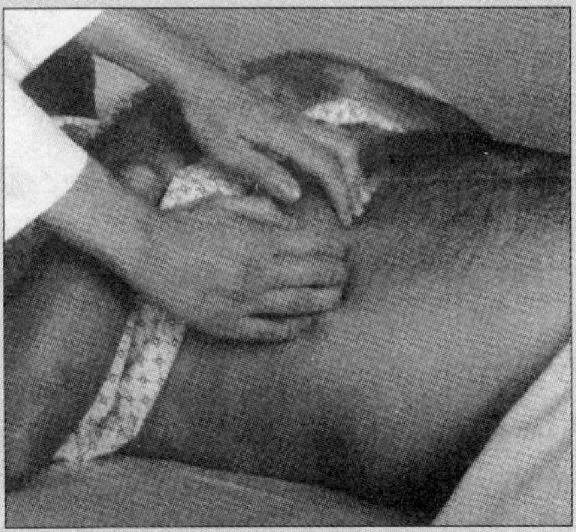

转手指进行检查。直肠壁应该感觉光滑、柔软，无肿块、大便嵌塞及压痛。

查看手指和潜血试验

从肛门撤回手指，检查手套有无大便、血液和黏液。将黏附在手套上的大便用愈创木脂试验检测有无潜血。

诊断性检查

许多检验手段可提供有效信息从而能帮助你护理胃肠道疾病的患者。即使你未参与检查，也要了解进行每项检查的原因、检查结果的意义和检查前、检查中和检查后需要的承担的责任。

内镜

使用纤维光学内镜，医师可直接观察空腔脏器黏膜来诊断炎症性、溃疡性或感染性疾病；良性或恶性肿瘤；以及其他的食管、胃、肠黏膜病变。内镜还可用于介入性治疗和采集活检标本。

下消化道内镜

下消化道内镜（又称结肠镜或直肠乙状结肠镜）有助于诊断炎症性和溃疡性肠病、下消化道出血以及发现下消化道疾病，如肿瘤、息肉、痔疮和脓肿。

护理事项

- 告知患者遵医嘱于检查前 48 小时进食清淡流质饮食，检查日清晨禁食。
- 向患者解释应遵医嘱继续服用口服药（抗凝药、阿司匹林及非甾体类抗炎药除外）。

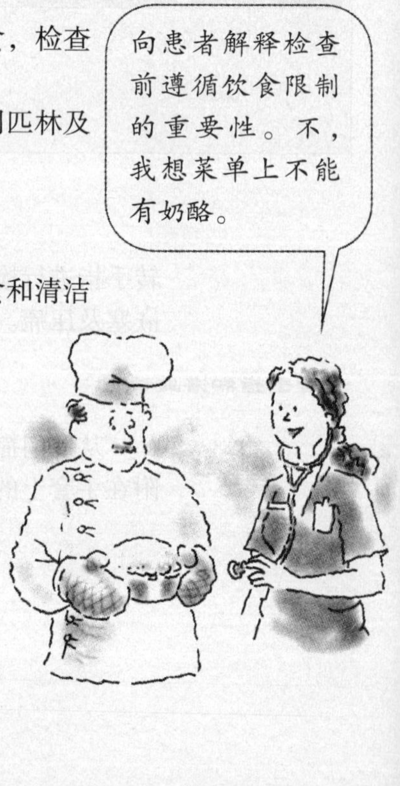

限制饮食

- 向患者解释为了更好地观察下消化道而进行限制饮食和清洁肠道准备的重要性。
- 如患者进行乙状结肠镜检查，向患者解释无需镇静；如要进行结肠镜检查，告知患者需要静脉给予镇静剂。
- 告知患者医师要将一根可屈伸的管道插入其直肠内。
- 告知患者他可能会感到下腹部不适，当管子推进时患者会有急于排便感。为控制急于排便感和缓解不适感，可指导患者张口缓慢深呼吸。

- 解释可通过此管向肠内注入空气。如果患者感到有排气的急迫感，告知患者不必忍耐。
- 告知患者可能听到并感觉到医师为清洁视野而用吸引器将液体吸引出来，但这并不会带来不适感。
- 告知患者清醒后可进食，通常在检查后 1 小时左右。
- 如果空气进入肠道，患者可能大量排气。向患者解释此为正常现象，并有助于患者避免腹痛。
- 告知患者应向医生汇报任何便中带血的情况。

上消化道内镜

上消化道内镜（也可称为食管、胃、十二指肠镜）用以明确食管、胃和小肠的异常情况，如食管炎、炎症性肠病、Mallory-Wess 综合征、损伤、肿瘤、胃炎和息肉。在内镜检查过程中，可能需进行病理活检以明确是否存在幽门螺旋杆菌或排除胃癌。

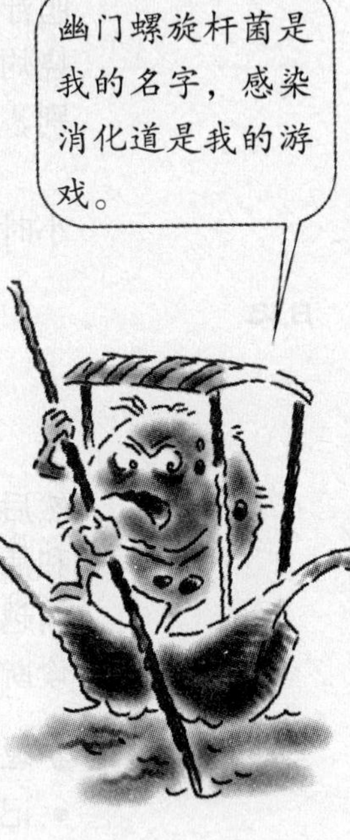

护理事项

- 告知患者检查前至少禁食、水 6 小时。
- 如为急诊检查，告知患者要吸引出他的胃内容物以获得良好的视野。
- 向患者解释将经静脉给予镇静剂来帮助其保持舒适感。

局部麻醉

- 插入上消化道内镜管道前，要向患者喉部喷撒局部麻醉剂。向患者解释喷雾剂有异味，可使患者感到口腔肿胀和麻木，引起吞咽困难。
- 要确保患者垫好口垫，以避免镜管损伤牙齿。
- 检查前，要去除假牙和牙套（如果有）。
- 当插入和推进管道以及向胃内注入气体使胃膨胀时，告知患者他可能会感到腹部有压迫和胀满感。
- 约 1 小时后咽反射恢复时，患者可以恢复进食。

实验室检查

用于诊断胃肠道疾病的常见实验室检查包括大便、尿、食管、胃及腹腔内容物以及经皮肝活检。

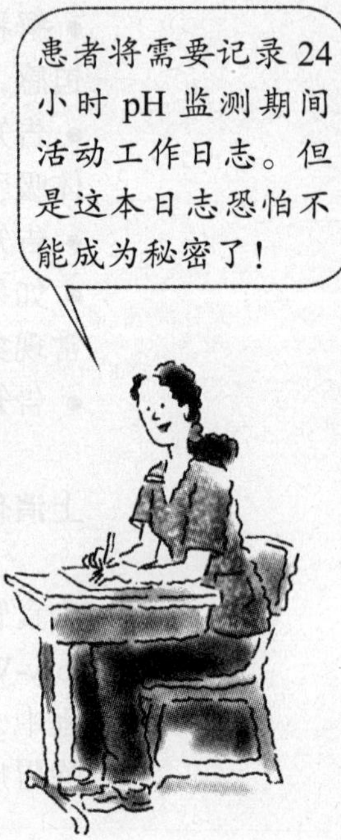

24 小时 pH 监测

正常情况下下食管括约肌（lower esophageal sphincter，LES）可以防止胃内容物反流。然而，如果此括约肌功能失常，胃酸反流进入食管（如果幽门括约肌功能也失常时可合并胆汁反流）可灼伤食管黏膜。这种炎症（食管炎）引起上腹部烧灼感或胸骨后疼痛并向后背或上肢放射。为与心绞痛相鉴别，对主诉胸痛的患者应行心脏检查以排除心绞痛的可能性。

连续性 24 小时 pH 监测可在门诊完成，它提供了持续 24 小时内的胃酸数据。

日记

在监测的同时，患者应记录活动的日记——如散步、端坐、卧床和就餐——和症状及体征——如打嗝、呕吐和胸痛。然后将日记和 24 小时 pH 监测数据一同输入电脑，比较症状和活动时的酸反流水平来明确反流的严重程度。如果监测的时间越长，诊断反流性疾病的准确性就越高（见：反流性疾病的诊断：为得到好结果，就得花时间）。

护理事项

- 记录患者服用抗反流的药物，包括日期和最后一次服药的时间。
- 告知患者监测期间禁止服用抗酸剂、嚼口香糖、服糖衣含片或食用坚硬的糖果。
- 鼓励患者遵从日常生活习惯，从而使结果能准确地阐述活动与反流性疾病的相互联系。
- 为帮助减轻喉部不适，告知患者可饮用冰块或喷雾盐酸达克罗宁。
- 为帮助防止反流，告知患者避免大量进食、食用咖啡因或酒精以及饭后取仰卧位。

权衡证据

反流的诊断：为得到好结果，就要花时间

24 小时，好…

为了帮助确定非心源性胸痛的原因，许多患者行 24 小时 pH 监测来监测胃酸。然而，这种方法有一个缺点：并不是所有患者都在特定的 24 小时内出现症状。

…48 小时，更好

为避免以上缺点，研究人员试图监测更长时间。他们发现将监测时间加倍即到 48 小时可使反流性疾病的确诊率提高约 20%。在这种情况下，多花一点时间是值得的。

摘自：Clouse, R.E, Prakash, C.. Wireless pH monitoring in patients with non-cardiac chest pain. The Anerican Journal of Gastroenterology, 2006, 101(3):446.

大便检查

正常大便为褐色、成形但质软。细带状大便常提示肠痉挛、肠道激惹、部分性结肠或直肠梗阻。饮食和药物可导致便秘。腹泻可提示肠痉挛或病毒性感染。混有黏液和血的软便提示可能存在细菌感染。发生结肠炎时为脓血便。

黄绿便提示严重、长期的腹泻。黑便提示有消化道出血、补充铁剂或生食肉食。白陶土样便提示肝胆管或胆囊管阻塞、肝炎或癌症。红色大便可提示结肠或直肠出血。但有些药物和食物也可引起大便的颜色改变。

大多数大便含 10%～20%的脂肪。然而，如脂肪含量更高会使大便呈糊状或油腻性，这是肠道吸收不良或胰腺疾病的可能征象（见：大便和尿液检查）。

护理事项

- 将大便标本置于清洁、干燥的容器内。
- 不要使用混有厕所内水或尿的大便作为标本。

大便和尿液检查

此表列举了大便和尿液检查、正常值、目的以及异常结果的意义。

检查和正常值	目的	异常结果的意义
胆红素 无	确定尿中胆红素	出现：胆道梗阻
难辨梭状芽胞杆菌毒素分析 阴性	确定为伪膜性肠炎	• 提示有难辨梭状芽胞杆菌 • 可出现假阴性结果
粪便中的脂类 ＜7g/24h	怀疑有吸收障碍时，检测 72 小时大便增加的脂肪含量	• 增加：可能有胰酶分泌不足引起的营养吸收障碍
大便潜血 ＜2.5ml/d	测量大便标本中的潜血	• 阳性：胃肠道出血或结直肠癌、肛门出血
大便中的尿胆原 男性：0.3～2.1Ehrlich 单位 /2h 女性：0.1～1.1 Ehrlich 单位 /2h	确定肝功能损害	• 升高：肝功能损害 • 降低：胆总管梗阻
大便培养 无病原体	确定引起胃肠道疾病的病原体	• 出现病原体：胃肠道细菌、病毒或真菌感染
大便寄生虫或虫卵检测 大便中无寄生虫或虫卵	明确或排除肠道寄生虫感染和疾病	• 出现寄生虫或虫卵：有寄生虫侵袭或可能存在感染

- 立即将标本送到检验室以保证结果的准确性。
- 记住如连续采集大便标本常取每日晨起第一次大便。
- 指导患者检测大便潜血，应避免检测前 48～72h 内进食生肉、家禽、鱼、萝卜、山葵或服用铁剂、抗坏血酸（维生素 C）或抗炎药。
- 用商业化的潜血玻片作为检测大便潜血的简易方法。按说明书操作。

经皮肝穿刺活检

经皮肝穿刺活检是用针吸取肝组织中心进行组织学分析。一般在局部或全身麻醉下进行。在超声、CT、放射性核素检查不能确定病变性质时，肝活检可对肝疾病以及肝癌作出明确诊断。

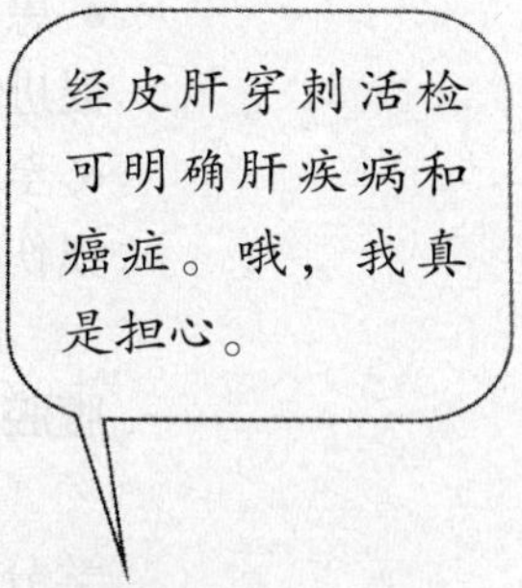

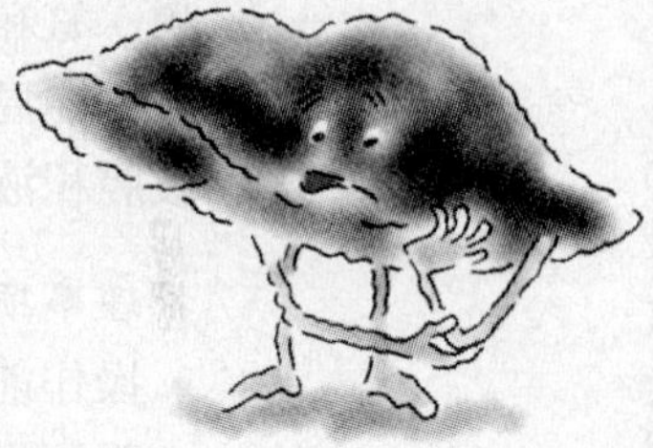

注意事项

由于许多肝疾病患者都有凝血功能障碍，因此在穿刺活检前应检查凝血系列［凝血酶原时间（prothrombin time，PT）］、部分凝血活酶时间［（partial thromboplastin time，PTT）］、血型及交叉配血。

肝活检时，将 Menghini 针头安装在盛有 5ml 生理盐水的注射器上，将针头迅速穿过胸壁和肋间隙刺入肝，注射器内产生负压。针头则快速进入肝，抽取标本后完全撤出。

护理事项

- 告知患者检查前至少禁食和禁水 4 个小时。
- 向患者解释操作流程：

——患者在术中应保持清醒，尽管有不适感，可给予药物以缓解不适。

——医师对穿刺部位消毒和铺单。然后对患者行局部麻醉，这样患者可能会有针刺感并导致短时间不适。

——指导患者当医师将穿刺针刺入肝时，患者如何和何时屏住呼吸并保持安静。

——穿刺针可导致压迫感和右上背部不适感，但只会持续数秒。

穿刺术后须知

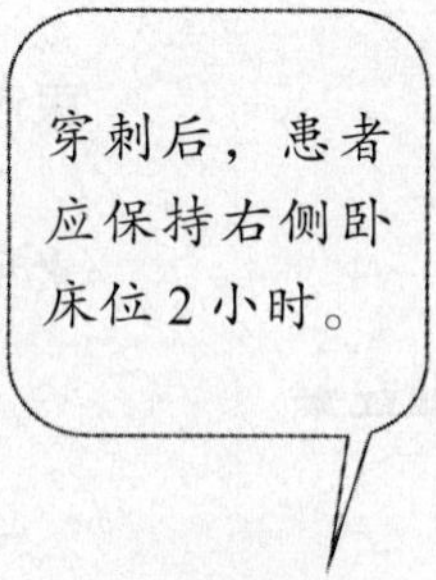

穿刺后：

- 患者须右侧卧位至少 2 小时，卧床休息 24 小时。
- 患者可出现数小时的不适感，可服布洛芬，但不能服用阿司匹林。
- 让患者知道他可恢复正常饮食。
- 观察出血和胆汁性腹膜炎的症状——穿刺部位周围的压痛和肌紧张。
- 对气胸的症状和体征要保持警惕，如呼吸频率加快、呼吸音减弱、呼吸困难、持续肩痛和胸膜炎性胸痛。立即报告上述征象。
- 用纱布覆盖穿刺点。定期检查敷料，随时观察生命体征。根据需要给予加压包扎或使用加压敷料。

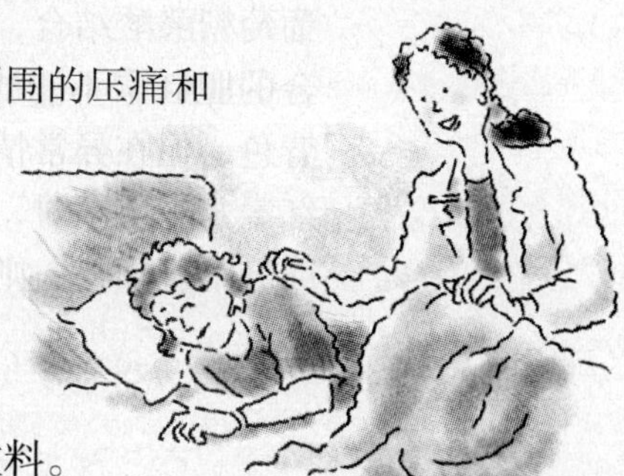

● 患者保持右侧卧位至少 2 小时，以便在穿刺部位形成压力，促进凝血。

● 至少监测 24 小时尿量，观察有无血尿，血尿常提示有膀胱损伤。

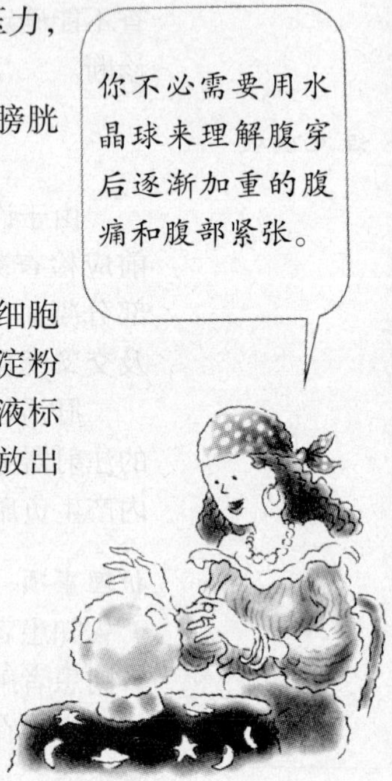

腹腔液体分析

腹腔液体分析系列包括外观、红细胞和白细胞计数、细胞学分析、细菌和真菌的微生物学检查以及蛋白质、糖、淀粉酶、氨和碱性磷酸酯酶水平的测定。通过穿刺获取腹腔积液标本，在局麻下通过腹壁穿刺入套管针。如果以治疗为目的放出腹腔积液，套管针可与引流系统相连接。

护理事项

● 操作前嘱患者排空膀胱。

● 观察患者有无头晕、面色苍白、出汗和紧张。

● 检查穿刺部位有无腹腔液体的渗漏。

休克征象

● 观察有无出血、休克、疼痛加剧及腹部压痛的体征。这些体征可提示肠穿孔（或根据穿刺部位）、刺破下腹部动脉、盲肠前壁血肿、髂静脉或膀胱破裂。

尿液检查

尿液检查可提供有价值的肝和胆道功能的信息。常用尿胆素和尿胆原检测来评估肝功能。

胆红素

胆红素来源于血红蛋白的降解产物。在肝，游离胆红素与葡萄糖醛酸结合，结合的胆红素可以通过肾小球滤过（而未结合的胆红素不能滤过）。胆红素通常通过胆汁排泄，而使胆汁着色，但在异常情况下，胆红素可出现在尿液中。当血清中胆红素水平增高时，结合胆红素可出现在尿液中，如有胆道阻塞或肝细胞损伤，则同时伴有黄疸。

在肠道内，细菌作用于结合胆红素形成尿胆原，尿胆原主要由大便排出，形成特征性的棕色大便。少量尿胆原由门脉系统重吸收，尽管肾也排泄一部分，但主要经胆汁再次排泄。所以尿液中尿胆原水平升高可早期提示有肝损害。胆道阻塞时，尿液中尿胆原水平下降。

护理事项

- 用所提供的容器随机收集新鲜尿液标本。

及时检测

- 应用测试条在患者床旁就能分析胆红素。等待 20 秒后试纸条颜色会发生改变。胆红素必须在取得尿液标本后 30 分钟内（未结合前）进行实验室检查。如果在实验室检测胆红素，应将采集后的标本立即送检，并把采集时间记录在患者的化验单上。
- 为了检测尿胆原，可采集随机尿标本并立即送检，尿胆原也必须在 30 分钟内（在尿液变性前）检验。

核素成像及超声检查

核素成像方法包括肝、脾扫描及 MRI，通过分析注射或经消化道摄入的造影剂的浓度，从而增强对可能的病变的可视性评估。核素成像方法可用于检查肝、脾或其他腹部器官。

超声检查可使内部器官成像，如胆囊和肝。含气的组织，如肠道不能用这种技术来观察。

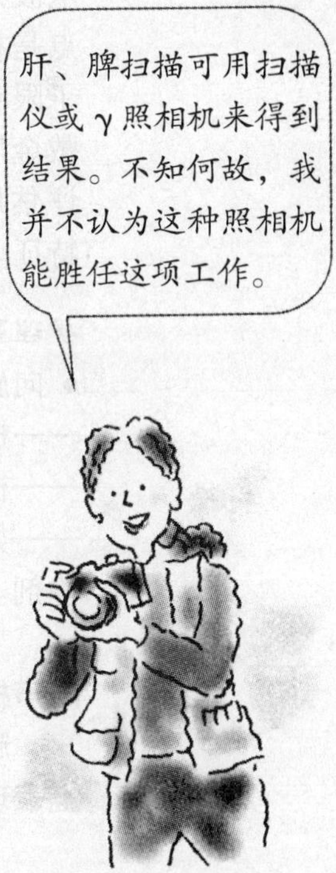

肝、脾扫描

在进行肝、脾扫描时，通过静脉注射放射性胶体后，扫描仪或γ照相机记录肝和脾内的放射性分布。大部分放射性胶体被肝内枯否细胞吸收，小部分滞留在脾和骨髓中。通过记录吸收的范围，影像装置可确定异常情况如肿瘤、囊肿和脓肿。因为此项检查为非特异性（如某一区域不能吸收胶体，或为冷结节），检查结果常需要通过超声、CT、镓扫描或活检来证实。

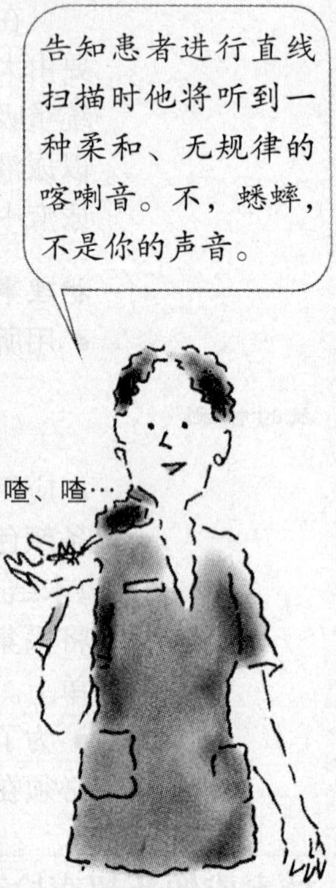

护理事项

● 向患者解释检查步骤。

——通过特殊扫描仪或照相机获取图像以检查肝、脾。

——为了使肝、脾更清晰地显影，将通过手或上肢的静脉通路注入放射性物质（^{99m}锝）。注射物只是含有微量的放射性物质，检查后不会产生放射性损害。

——患者应立即报告所有的副反应，如面红、发热、轻度头痛或呼吸困难。

——如果使用直线扫描仪检测，当扫描仪移过腹部时，患者将听到柔和、无规律的喀喇音。

——如果使用γ照相机检测，患者可感觉到照相机轻轻接触其腹部。患者应静卧、放松并正常呼吸。为获得高质量的图像，可能要求患者短暂性屏住呼吸。

MRI

MRI 通过活化质子进入强力磁场而产生图像，从而使肝和腹部器官成像。当质子恢复到原来的平衡状态时会产生无线电波并被记录。扫描时 MRI 发射非离子化的射线。MRI 的缺点是扫描过程需要密闭的管状空间，虽然新的 MRI 中心提供了限制较少的“开放式 MRI 扫描”。因为具有强磁场，因此佩戴金属物或植入物的患者不能进行此项检查。MRI 有益于评估肝疾病，有助于确定以前检查出的肿瘤、肿块和囊肿的特征。

护理事项

● 向患者解释检查程序：

——检查期间患者必须静卧，检查至少持续 30～90 分钟。

——检查前患者必须摘下各种金属物，如珠宝。

——如果患者在检查时有幽闭恐惧症，可给予作用平缓的镇静剂。

超声检查

超声检查利用高频声波的聚集束产生回声，回声在显示器上表现为峰或点。回声因组织密度而变化。这种检查有助于鉴别阻塞性及非阻塞性黄疸，并可诊断胆石病、胆囊炎和某些转移癌及血肿。

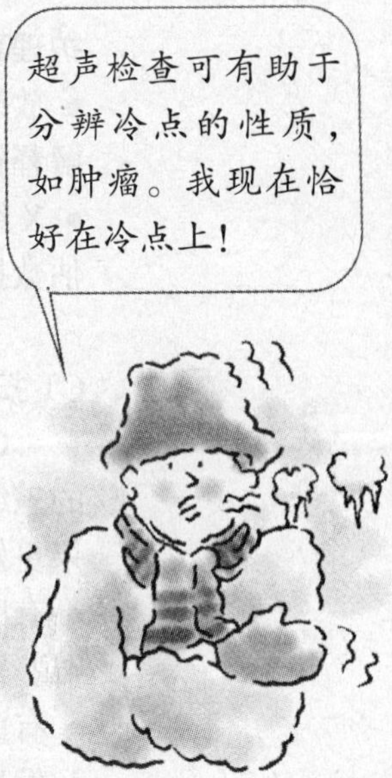

冷点

用于肝、脾扫描时，超声可分辨出冷点的性质，如肿瘤、囊肿和脓肿。还有助于诊断胰腺炎、假性囊肿、胰腺癌、腹水和脾大。

护理事项

- 如果患者进行盆腔超声检查，需要充盈膀胱，所以，检查前必须饮 3～4 杯水，并且直到检查结束后才可排尿。
- 检查胆囊时，告知患者检查前 12 小时不能进食固体食物。
- 进行肝、胆、胰超声检查时，告知患者检查前需禁食 8 小时。
- 如果患者进行了钡剂灌肠或上消化道造影，应确保在腹部超声检查完毕后进行造影，因为声波不能穿透钡剂。

放射线检查

放射线检查包括腹部 X 线、CT 扫描、各种造影剂检查或虚拟结肠镜检查。

腹部 X 线

腹部 X 线检查（也称为腹部平片或肾–输尿管–膀胱 X 线摄影）可有助于辨别和评估肿瘤、肾结石、异常积气和其他腹部疾病。检查包括两种体位：站立位和卧位。在 X 线片上，气体表现为黑色，脂肪组织表现为灰色，而骨组织表现为白色。

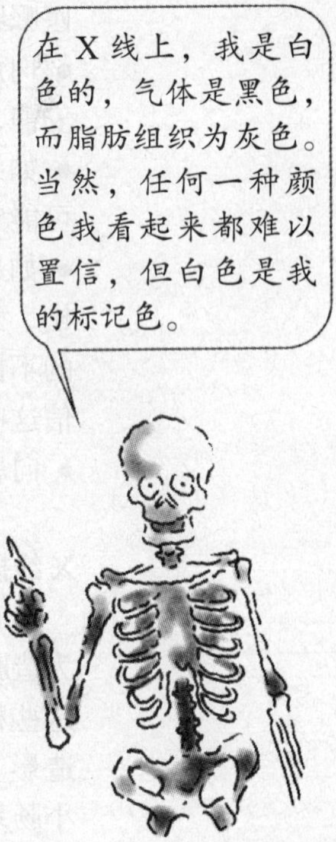

比较和对照

虽然常规 X 线检查不能显示大多数腹部器官，但它可显示气体和液体的对比。例如，肠梗阻时可显示肠腔内有大量气体和液体。肠壁破裂时，气体进入腹腔内而在 X 线下显影。

护理事项

● 放射线检查不需要特殊的检查前准备和检查后护理，向患者解释检查过程。

● X 线检查包括解剖结构定位、确定异常图像和相关资料的评估数据。

CT 扫描

CT 扫描时，计算机将多组 X 线束转换成胆道、肝和胰腺的三维可视图像。检查用不用造影剂均可，但使用造影剂的效果更好（除非患者对造影剂过敏）。CT 扫描检查：

● 有助于鉴别阻塞性和非阻塞性黄疸。

● 鉴别脓肿、囊肿、血肿、肿瘤和假性囊肿。

● 有助于评估体重下降的原因。

● 发现微小的恶性肿瘤。

● 有助于诊断和评估胰腺炎。

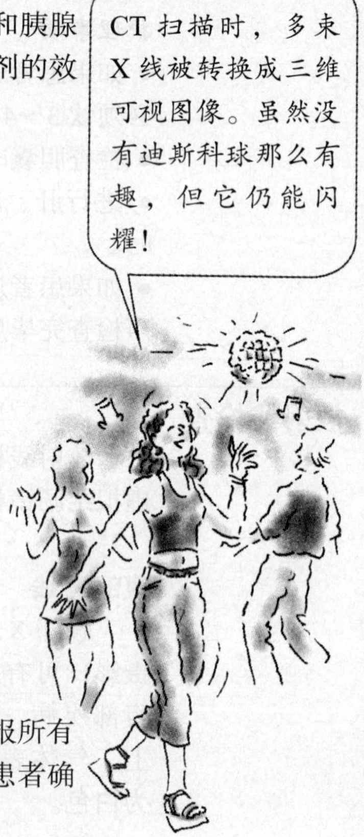

护理事项

● 告知患者检查前一天后半夜开始禁食、水，但可遵医嘱继续服用药物。

● 向患者解释检查时应静卧、放松、平静呼吸并保持安静，因为活动可影响 X 线片的效果并延长检查时间。

● 如果医师下达静脉注射造影剂的医嘱，穿刺时患者可能感到不适，注射部位会有发热感。

● 如果患者对海产品或染料过敏，检查前准备好泼尼松、西咪替丁和苯海拉明，可随时给药。患者应立即汇报所有的不良反应，如恶心、呕吐、头晕、头痛和荨麻疹。使患者确信这些反应很少见。

● 向患者解释检查完毕后即可恢复正常饮食。

X 线摄影对比

有些 X 线检查需要造影剂才能更准确地评估消化系统，因为造影剂在气体、脂肪、软组织和骨骼中的密度差异更为明显。这些检查包括钡剂灌肠、吞钡检查、胆管造影、逆行性胆管造影（endoscopic retrograde cholangiopancreatography，ERCP）、小肠系列检查和灌肠以及上消化道系列检查。

钡剂灌肠、吞钡检查

钡剂灌肠检查最常用于评估可疑低位肠道疾病。它有助于诊断炎症性疾病、结直肠癌、息肉、憩室和大肠结构的改变如肠套叠。

吞钡检查用于咽和食管的检查以发现狭窄、溃疡、肿瘤、息肉、憩室、裂孔疝、食管蹼、胃食管反流病、动力性疾病和贲门痉挛（有时）。

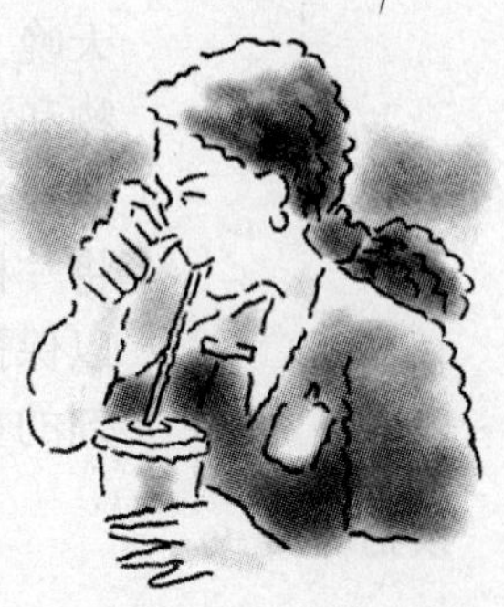

胆管造影

胆管造影时（经皮或手术后），通过可弯曲的针头将造影剂注入胆道。经皮肝穿胆道造影术通过腋中线第八或九肋间将造影剂直接注入肝。若是术后造影，造影剂可通过 T 管注入。经口胆管造影时，患者需经口服用造影剂。这些检查用于确定胆囊切除术后上腹部疼痛的原因、评估黄疸、确定胆道机械梗阻的部位、程度及常见的原因。

内镜检查

做 ERCP 时，医师将内镜插入十二指肠并通过插入 Vater 壶腹的插管注入造影剂。此项检查有助于明确黄疸的原因，评估胰腺、胆囊、肝的肿瘤和炎症，且确定胰管和肝胆管阻塞的部位。

小肠钡剂灌肠效果好

口服钡剂或小肠钡剂灌肠造影（使造影剂通过小肠）的结果可提示炎性腹泻、梗阻、动力性疾病、吸收不良综合征、霍奇金病、淋巴肉瘤、缺血、出血、炎症或小肠 Crohn 病。尽管小肠钡剂灌肠较口服钡剂造影相比所花时间较长且不适症状较严重，但在诊断疾病上更容易。

上消化道造影

做上消化道造影检查时，钡剂从食管进入胃内。通常情况下与小肠造影同时进行，上消化道造影有助于诊断胃炎、癌症、憩室、裂孔疝、狭窄和胃十二指肠溃疡（最常见），也可提示动力性疾病。

护理事项

- 告知患者检查的地点和时间。
- 向患者解释吞钡剂或灌肠仅需 30～40 分钟，但上消化道或小肠造影需 6 小时。
- 指导患者保持少渣饮食 2～3 天，检查前从午夜开始禁食水、禁烟。检查前 12～24 小时进食纯流体饮食。遵医嘱，检查前 24 小时停止服药。
- 除非是吞钡检查，患者应于检查前一天下午给予泻药，前一天晚上或检查日清晨给予三次清洁灌肠，向患者解释肠道内食物和液体可影响检查结果。
- 使进行钡剂灌肠检查的患者明白，他应取左侧卧位，医师会将一根细小光滑的管子插入直肠，让患者持续收缩肛门括约肌以保持灌肠管的位置，防止钡剂外泄。应向患者强调保留造影剂的重要性。

钡剂的排出

- 检查结束后，患者可恢复正常饮食和遵医嘱服药。应给予泻药以促进造影剂的排泄。强调排出造影剂的重要性，因为滞留的造影剂可变硬，导致梗阻或嵌塞。检查后 24～72 小时，大便中可含有白色的造影剂。
- 如果患者行口服法胆囊造影，应向患者解释，如有医嘱，检查前一天中午可进食含脂肪的食物，晚餐进食不含脂肪的食物，晚饭后只能饮水，但可遵医嘱服药。
- 告知患者检查前 2～3 小时应清洁灌肠，检查时服用 6 杯造影剂，每次 1 杯，间隔 5 分钟。灌肠和造影剂可使胆囊显影。要立即报告服用造影剂引起的副作用，如腹泻、恶心、呕吐、腹部疼痛性痉挛及排尿困难。
- 向患者解释在检查过程中要求多次吞饮钡剂。告知患者钡剂黏稠且有粉笔味。

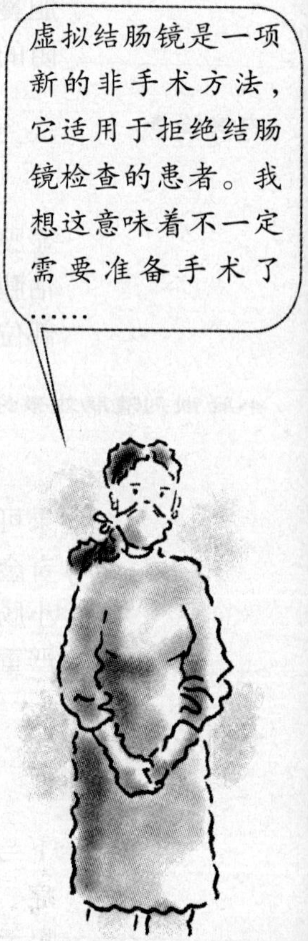

虚拟结肠镜

虚拟结肠镜是评估结肠的一种非手术方法。用软头导管于结肠内充入空气，同时行三维 CT 扫描。CT 扫描大约持续 10 分钟。经过计算机程序处理成可视的扫描图像。这种检查适用于拒绝传统结肠镜检查的患者。

护理事项

- 告知患者空气进入结肠时会有不适感。
- 指导患者在采集图像时保持平静。
- 告知患者检查后没有禁忌，但会感觉到注入结肠内的气体所导致的腹胀。

治疗

胃肠道功能紊乱的治疗受到许多挑战。毕竟有各种各样的病理生理机制，可单独或混合出现。这些机制包括肿瘤、功能亢进或低下、吸收障碍、感染和炎症、血管疾病、肠梗阻和退行性疾病。对于这些疾病的治疗包括药物治疗、手术治疗以及相关的有效护理措施。

药物治疗

最常用的胃肠道药物包括抗酸剂、助消化药、H_2受体拮抗剂、质子泵抑制剂、抗胆碱能药、止泻剂、催吐和止吐药。一些药物，如抗酸剂和止吐剂，可立竿见影。另一些药物，如泻剂和H_2受体拮抗剂，需要几天甚至更长的时间才能见效。

手术治疗

行消化道手术的患者因为可能不得不做出持久和困难的生活方式改变，所以常需要给予特别的支持。例如：除了向结肠造瘘患者宣教造瘘口护理外，还必须帮助调整患者身心和个人关系的变化。另外，患者还须忍受数周或数月肠道功能的训练计划，这种训练可使患者有挫折感和尴尬。你不得不利用你的情感力量来帮助患者克服这些困难。另外还有些患者要克服饮食控制的巨大痛苦。必须使患者相信这些措施与肠道功能的恢复有极密切的关系。

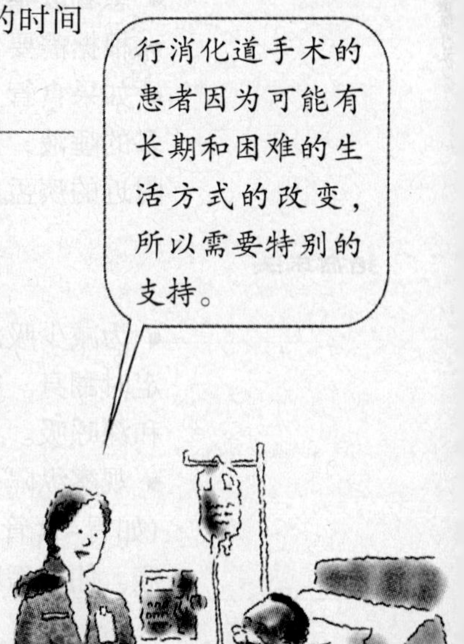

食管手术

对于急症手术是必要的，如急性梗阻，或对于不可治愈的疾病如晚期食管癌提供姑息的治疗。

手术方式

主要的食管手术包括贲门肌切开术、环咽切开术、Nissen胃底折叠术、食管切除术、食管-胃吻合术和食管肌层切开术。依据病变部位，手术入路方法为经颈、胸或腹部。

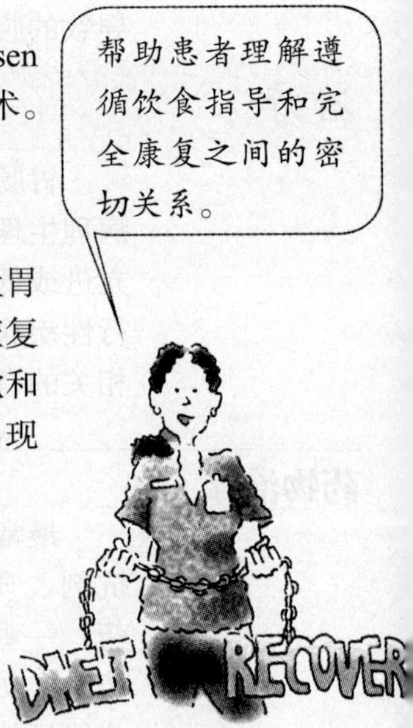

患者准备

向患者介绍手术过程。告知患者在麻醉清醒后可能放置胃管以帮助患者进食和缓解腹胀。告诫患者肺炎的危险以及恢复期肺部良好的卫生对预防肺炎的重要性。指导患者练习咳嗽和深呼吸，向患者演示如何保护切口及减少疼痛。探讨可能出现的术后并发症及预防减少并发症的措施。

监测和术后护理

术后：可采取下列措施：

- 患者取半坐位，以有助于减少食管反流。
- 根据需要使用抗酸药物缓解症状。
- 如果食管上段手术导致唾液分泌过多，患者可能无法吞咽过多的唾液，可用纱条引流或吸引器吸引。可让患者将唾液吐到附近的痰盂内。

抬高床头

- 为减少吸入性肺炎的危险，应抬高患者的床头，并鼓励患者定时翻身。密切监测生命体征及听诊肺部，鼓励患者练习咳嗽和深呼吸。
- 观察纵隔炎的发生，特别是如果手术涉及大范围的胸腔损伤(如胃-食管吻合术)。观察并报告发热、呼吸困难及胸骨后疼痛。如有医嘱，可给予抗生素预防或治疗纵隔炎。

● 观察吻合口漏的征象。检查引流管有无出血，检测大便和引流物中有无潜血。监测血红蛋白水平以判断有无慢性失血。如果患者带有胃管，不要移动胃管，因为移动胃管可损伤内部结构及吻合口。同样，对于接受广泛食管修补的患者应避免过深吸引。

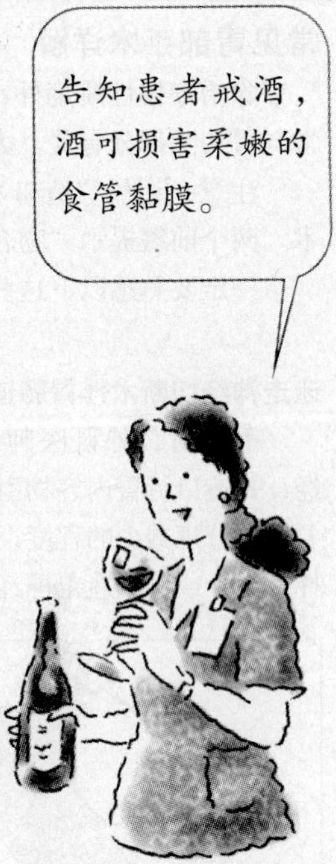

家庭护理指导

给患者提供如下内容的指导：

● 建议患者睡眠时抬高头部以防反流。建议患者抬高床头。

● 如果患者吸烟，应鼓励其戒烟。解释尼古丁对食管括约肌的危害。避免饮酒，禁服阿司匹林、泡腾型非处方药（如苏打水），这些药物可损伤柔嫩的食管黏膜。

● 避免举重物、弯曲、咳嗽，这些动作可引起薄弱的黏膜破裂。

● 告知患者应报告呼吸系统的症状和体征，如喘鸣、咳嗽和夜间呼吸困难。

胃部手术

如果药物、饮食和休息对慢性溃疡无效，可行胃部手术来切除病灶或恶性组织、防止溃疡复发或缓解梗阻及穿孔。

急诊胃部手术

急诊情况下，胃部手术可用于控制严重的胃肠道出血及穿孔。当激光内镜止血不能控制严重的胃肠道出血时，手术治疗也是必要的。

胃部手术根据病灶的部位及范围可采用多种方式。如胃部分切除术减少了分泌胃酸的黏膜量。两侧迷走神经切断术可缓解溃疡症状及迷走神经兴奋导致的胃酸分泌。幽门括约肌切断术可改善引流和预防梗阻。然而，最常见的是两种手术合并进行，如迷走神经切断术加胃大部切除术或迷走神经切断术加胃窦切除术。尽管在病态肥胖的治疗上存在争议，但胃减容手术可有助于减轻体重（见：常见胃手术详解）。

常见胃部手术详解

除治疗慢性溃疡外，胃部手术有助于切除梗阻和恶性肿瘤。胃部手术的命名（不包括迷走神经切断术术）通常与胃切除部分有关。大多数手术包括两种类型。

注意：记住“造口术”意味着“开口进入”。若“造口术”前有一个前缀，那么手术开口在外部，如胃造口术。两个前缀提示“吻合术”，如胃肠吻合术意味着将胃剩余部分与小肠部分相吻合。

一定要熟悉以下这些常用的胃部手术：

迷走神经切断术伴胃肠道吻合术

手术时，外科医师切断迷走神经，并造口行胃内容物引流。根据需要胃酸分泌减少的程度，患者将行选择性主干或分支迷走神经切断术。

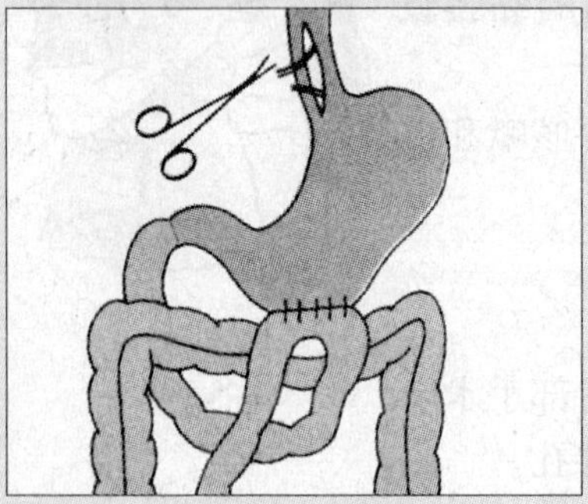

迷走神经切断术伴胃窦切除术

迷走神经切断后，手术医师切除胃窦。然后将剩余的胃与空肠吻合并缝合关闭十二指肠残端。

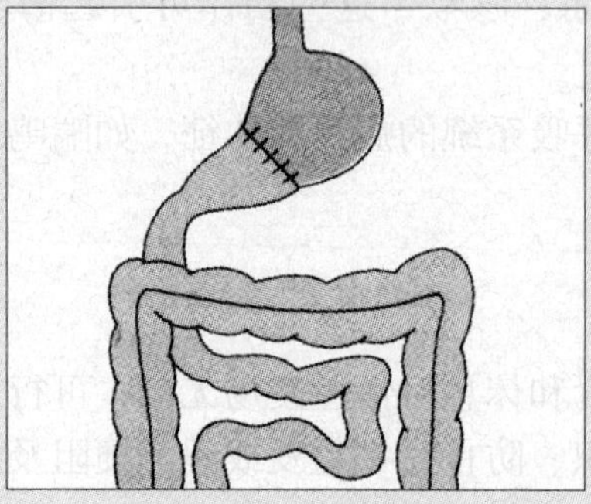

迷走神经切断术伴幽门成形术

手术时，手术医师切断迷走神经，通过扩大内腔来再造幽门并帮助胃的排空。

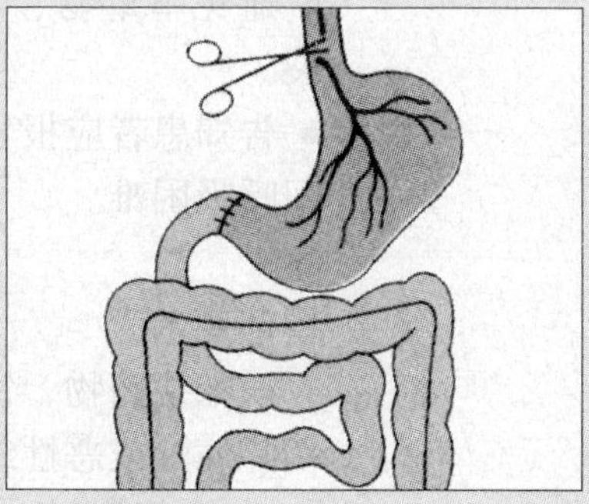

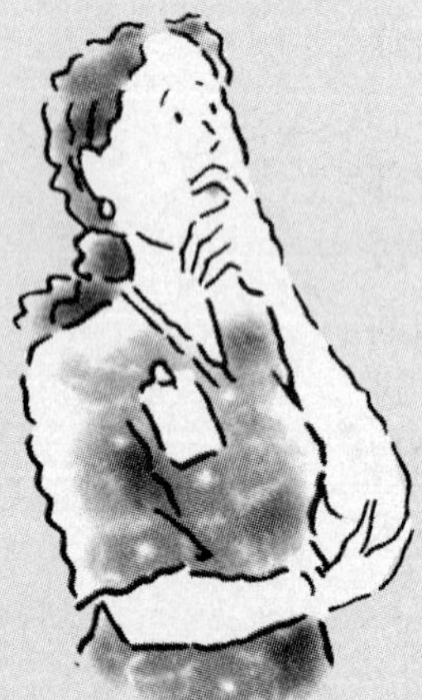

Billroth Ⅰ式

胃大部切除术伴胃十二指肠吻合术时，手术医师切除胃的远端1/3～1/2，将剩余部分的胃和十二指肠进行吻合。

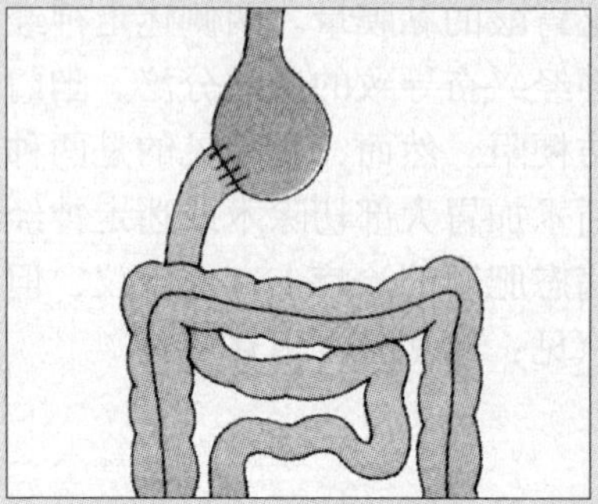

Billroth Ⅱ式

胃大部切除术伴胃空肠吻合术时，手术医师切除胃的远端部分和幽门，然后将剩余部分胃与空肠相吻合，并闭合十二指肠残端。

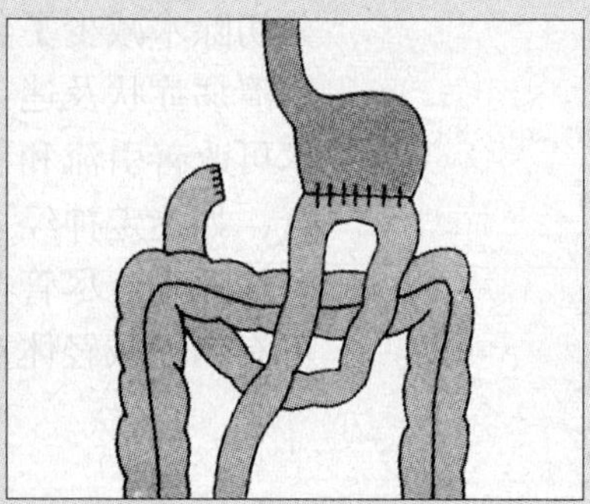

患者准备

手术前，采取如下措施：

- 评估并维持患者体液、电解质和营养状态的平衡——慢性溃疡或其他消化系统疾病均可使其严重失衡。
- 监测出入量，采集标本进行血液学检查。
- 行腹部 X 线检查的准备。
- 手术前晚根据需要给予泻剂或灌肠。
- 术晨，遵医嘱下胃管。

监测和术后护理

术后采取如下措施：

- 患者取半卧位或略低半卧位。这种体位可使患者易于呼吸，并且如果患者有呕吐时可预防误吸。
- 遵医嘱给予鼻饲饮食或全胃肠外营养（total parenteral nutrition，TPN），并有静脉补液和电解质替代治疗。每天抽血化验。如果进行胃肠减压，观察脱水、低钠血症和代谢性碱中毒的征象。每日称体重，监测并记录出入量，包括胃肠减压引流量。

肠鸣音恢复

- 经常听诊腹部肠鸣音。肠鸣音恢复后医师可根据情况嘱夹闭或去除胃管，恢复经口饮食。夹闭胃管期间观察患者有无恶心及呕吐，如果有，应立即松开夹闭的胃管并重新吸引。
- 整个恢复期，嘱患者咳嗽、深呼吸并经常改变体位。鼓励患者使用肺活量计。向患者宣教咳嗽时注意保护腹部切口以减轻疼痛。经常听诊呼吸音以发现肺不张。
- 评估患者其他并发症，包括维生素 B_{12} 缺乏、贫血（尤其常见于全胃切除术后的患者）和倾倒综合征，后者为以饭后 30 分钟内出现无力、恶心、胃肠胀气、心悸为特征的潜在性严重的消化系统并发症。

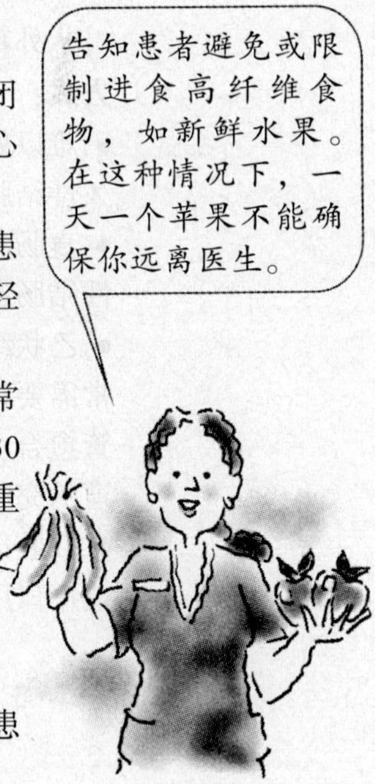

家庭护理指导

为患者提供下列指导：

- 如果出现危及生命的并发症，如出血、梗阻和穿孔，告知患者要立即就医。

● 向患者解释倾倒综合征及如何预防。建议患者少食多餐。患者应彻底咀嚼食物，要在两餐间喝水而不是就餐时喝水。患者应减少饮食中糖类和盐的摄入，这些可增加脂肪及蛋白质。餐后应平卧20～30分钟。如果患者带鼻饲管出院，向患者及其家属宣教如何给予鼻饲饮食。

● 告知患者应避免或限制高纤维食物如新鲜水果、蔬菜和全谷类面包。如果医师开具胃肠道抗胆碱能药物以减少运动和胃酸分泌，则指导患者餐前30分钟到1小时服药。

● 鼓励患者戒烟，因为吸烟可影响胰腺分泌，胰腺分泌物可在十二指肠中和胃酸。

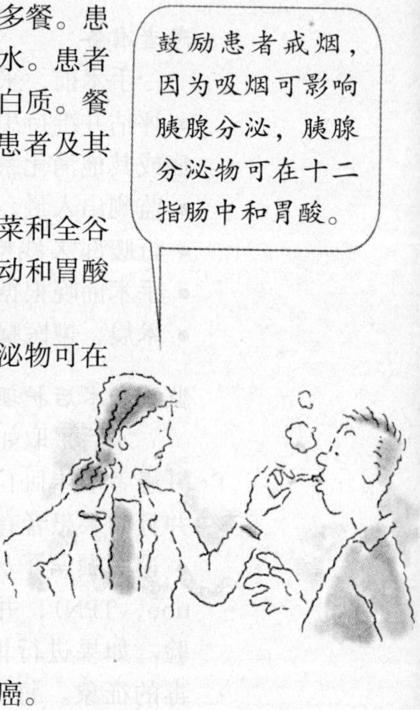

肠道造瘘手术

行肠道造瘘手术时，手术医师将病变的直肠和结肠部分切除，在腹壁外建立出口，使大便排出。此类手术适用于保守性外科治疗和其他治疗无效或患者发生严重并发症如梗阻、脓肿和瘘的肠道疾病如炎症性肠病、家族性息肉、憩室炎和晚期直、结肠癌。

手术方式

外科医师根据病变的性质和部位可选用的几种类型的手术方式：

● 难以处理的升结肠、横结肠、降结肠或乙状结肠梗阻需行永久性结肠造口术并切除病变肠管。

● 直肠和低位乙状结肠癌通常选用经腹会阴切除术，包括永久性结肠造口术并切除造口以下的结肠、直肠和肛门。

● 乙状结肠憩室穿孔、先天性巨结肠病、直肠阴道瘘和贯通伤常需要行暂时性结肠造瘘来保持肠道通畅并使炎症和损伤的肠管愈合。痊愈后（通常为8周），分开的部分行吻合术恢复肠道的完整性和功能。

● 双腔造瘘术时，横结肠分为两段，每段均开口于腹壁，近端造瘘口用于排泄大便，远端造瘘口连接无功能的肠管。

● 袢式结肠造口术，用于急症情况下缓解急性梗阻，是将拉出腹壁切口之外的肠袢的近端和远端造瘘，每个瘘口用塑料和玻璃架支撑。

● 严重广泛的结肠梗阻可能需要切除全部或绝大部分结肠和直肠，并在回肠末端造瘘。永久回肠造瘘口需要患者在造口上佩戴一引流袋，以引流不断的大便。相比之下，自制性回肠造口术或 Kock 回肠造口术不需要外部引流袋。

患者准备

手术前，完成以下事项：

● 安排患者与手术医师交谈，手术医师可以提供更详细的信息。医师还可帮助患者选择最佳的造瘘位置。

增加见识

● 尝试让患者与造瘘患者接触（来自如造瘘联合协会的成员），造瘘者可与患者共享造瘘生活的见识和护理瘘口的经验。

● 评估患者的营养和体液状态。通常情况下，患者将接受全胃肠外营养以应对手术引起的生理应急。

● 记录患者每天的液体出入量并测量体重，并观察脱水的早期征象。

● 定期抽血化验血细胞比容及血红蛋白。如果有医嘱准备输血。

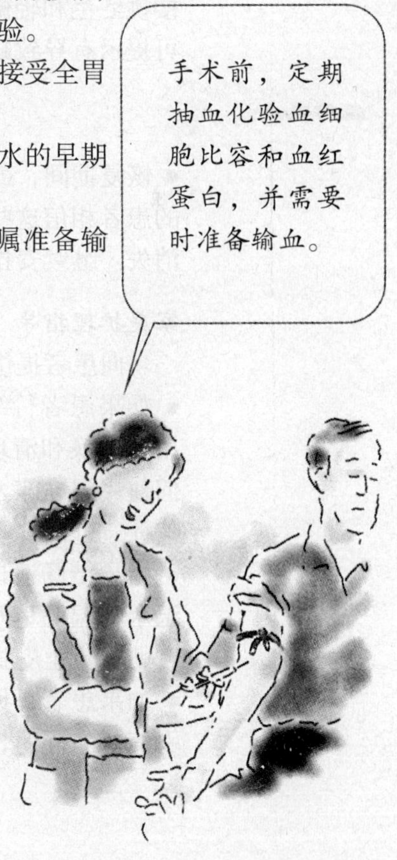

监测和术后护理

手术后采取下列步骤：

● 监测每天的液体出入量并称体重。保持水和电解质平衡，注意观察有无脱水（尿量减少、皮肤弹性差）和电解质失衡的征象。

● 遵医嘱给予镇静剂。由于切口大及所在位置的原因，要特别关注经腹会阴切口患者的疼痛。

● 观察并记录造瘘口大便引流物的颜色、黏度和气味。如果患者是双腔结肠造口，检查从远端引流出的黏液。引流大便的性质取决于造瘘手术的类型。通常情况下，结肠组织切除越少，大便越接近正常。术后的前几天，大便可为黏液状（可能混有少量血液），基本无味。应向医师汇报过量的血便或黏液便情况，因这可提示出血或感染。

注意脓毒血症

● 观察患者由于肠内容物漏入腹腔引起的腹膜炎或脓毒血症。记住：使用抗生素或全胃肠外营养的患者发生脓毒血症的危险性增加。

● 提供细致的伤口护理，经常更换敷料。经常检查敷料和引流部位以发现感染（脓性引流物、恶臭）和大便漏出的征象。如果患者有会阴部切口，遵医嘱冲洗会阴部。

● 经常检查造瘘口及其周围的皮肤有无刺激或表皮脱落，并采取相应措施。同时观察造瘘口的外形。造瘘口外观应为平滑、樱桃红色和轻微水肿。立即报告任何的变色或过度肿胀，这些可提示有导致缺血的循环障碍。

缓解焦虑

● 恢复期间，鼓励患者表达自己的感受和关切。让焦虑和抑郁的患者相信这些术后常见的反应会随着对造瘘口的适应而逐渐消失。继续安排患者与经治医师会面。

家庭护理指导

向患者提供下列指导：

● 如果患者行结肠造口术，向患者及护理员宣教如何使用、更换和清理引流袋。在适当的时候，向患者宣教如何使用温自来水灌洗造瘘口以部分控制排泄。让患者相信他通过饮食控制和肠道训练能够重新恢复排便。

● 指导结肠造口患者根据需要更换瘘口用具，每三天用温水和温肥皂水清洗瘘口部位并更换固定层。这些措施有助于防止皮肤刺激和表皮脱落。

● 如果患者行回肠造瘘，指导患者当有漏出时方可更换引流袋。同时，强调细致的皮肤护理并在瘘口部位使用

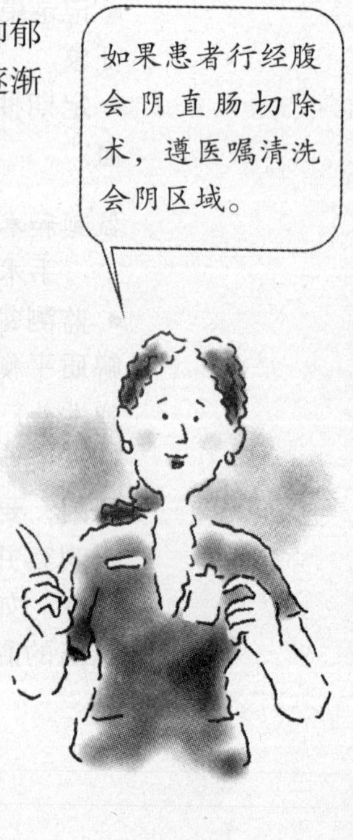

皮肤保护膜。

● 探讨饮食限制以及防止瘘口阻塞、腹泻、排气和恶臭的建议。告知患者保持低纤维饮食 6～8 周，并逐渐增加新的食物。如果在患者的食谱里有产气的食物，建议患者使用造瘘除臭剂或防味引流袋。

● 反复试验可帮助患者确定哪些食物产气。产气的水果包括苹果、甜瓜、鳄梨和香瓜；产气的蔬菜包括豆类、玉米、椰菜和卷心菜。

进食肉汤

● 患者极易发生水和电解质丢失。他必须大量饮水，特别是在腹泻或热天时。果汁和肉汤含钾盐，对患者有特别的益处。

● 告诫患者不要饮酒、使用泻剂和利尿剂，这些药物可增加体液的丢失并导致水、电解质失衡。

● 告知患者报告瘘口的持续性腹泻，这可以导致水、电解质失衡。

温水浴

● 如果患者有腹会阴部切口，建议患者坐浴，有助于缓解会阴部不适。告知患者会阴伤口愈合前不得性交。

肠切除和肠吻合

病变肠道的切除（结肠切除术）和剩余部分肠道的吻合有助于治疗局部梗阻性病变，包括憩室、肠息肉、肠粘连以及良、恶性肠道病变。手术切除是治疗局限性肠癌的最佳治疗方法，但不适合病变范围广的癌症。病变范围广的癌症通常需要广泛切除和暂时或永久的结肠或回肠造瘘。

与全结肠切除或广泛切除的患者不同，进行简单切除吻合术的患者常能保留正常的肠道功能。

患者准备

手术前，遵医嘱给予抗生素以减少肠道菌群，并给予泻剂或灌肠以清除大便。

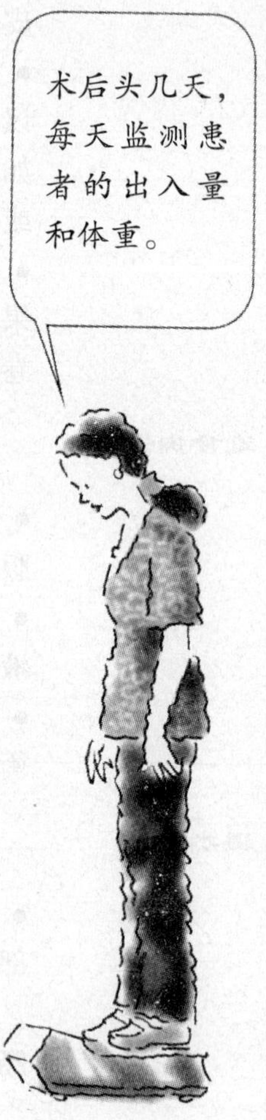

监测和术后护理

术后采取下列措施：

● 术后前几日，每天监测患者出入量和体重变化。通过静脉补液保持水、电解质平衡，经常检查有无脱水征象，如尿量减少和皮肤弹性差。

● 保持胃管通畅。告诫患者不要自行复位脱落的胃管，因为自行复位可损伤吻合口。

● 观察患者有无肠漏引起的腹膜炎或脓毒血症的征象。如果患者使用抗生素或 TPN 则会增加脓毒症的风险。脓毒症也可由于结肠的细菌逆行至胃管和口腔所致，经常的口腔护理和引流管护理可有助于预防脓毒血症的发生。

突然发热

● 提供细致的伤口护理，根据需要更换敷料。经常检查敷料和引流处有无感染（如脓性引流物、恶臭）和粪漏的征象。同时，注意有无突然的发热，特别是伴有腹部疼痛和压痛时。

● 定期评估患者有无术后梗阻的征象。检查腹胀和腹肌紧张情况。听诊肠鸣音，注意排便和排气情况。

● 患者恢复肠蠕动和肠道功能后，有助于患者避免便秘和排便时用力。这两种情况均可损坏肠道造瘘口。鼓励患者多饮水，遵医嘱给予大便软化剂或其他泻剂。观察并记录肠道运动的频率和次数以及大便的特征。

● 鼓励患者经常咳嗽和深呼吸以预防肺不张的发生。必要时用腹带保护腹部切口。

● 评估疼痛，遵医嘱给予镇痛剂。

家庭护理指导

向患者提供下列指导：

● 指导患者记录肠道运动的频率和特征，如果患者发现正常肠道运动方式发生变化应通知医师。告知患者没有医师的允许不能使用泻药。

避免腹部紧张

● 告知患者避免腹部紧张和举重物，直到缝合处完全愈合且得到医师的许可。

• 鼓励患者维持医嘱的半流质饮食直至肠道完全愈合（通常为术后 4～8 周）。强调避免饮用富含碳酸饮料和产气食物的必要性。

• 因为广泛的肠道切除会影响肠道对营养物质的吸收功能，强调补充维生素的重要性。

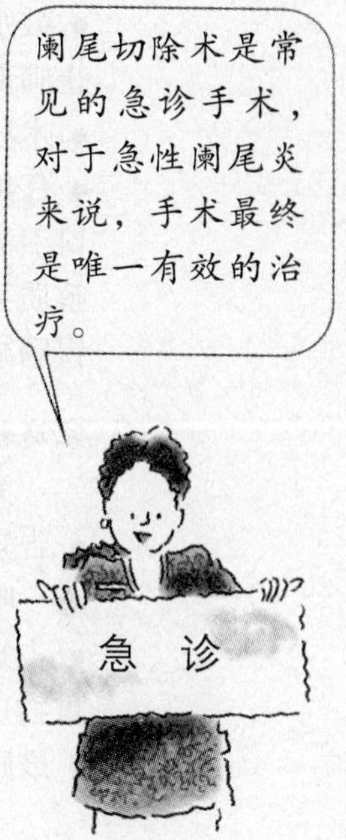

阑尾切除术

除极少数情况外，急性阑尾炎最有效的治疗方法是切除病变的阑尾。阑尾切除术是一种最常见的外科急诊手术，目的在于防止阑尾的破裂和穿孔。在并发症出现以前完成手术是非常有效和一劳永逸的治疗手段。如果术前出现阑尾穿孔破裂，感染会扩散到腹膜腔，很可能导致腹膜炎，这是阑尾炎常见的致命并发症，死亡率约为 10%。除怀疑阑尾破裂的患者外，大多数阑尾切除可在腹腔镜下完成。

患者准备

手术前，做好以下准备：

• 患者半卧位以减轻患者的疼痛。

• 避免使用镇痛剂，镇痛剂可掩盖阑尾破裂的疼痛。

阑尾破裂的危险因素

• 永远不要热敷腹部，不要给予导泻或灌肠，不要触诊腹部，这些措施可导致阑尾破裂。

监测和术后护理

术后采取下列措施：

• 术后 2 天仔细监测生命体征并记录出入量。

• 听诊腹部肠鸣音，肠鸣音为肠道恢复的标志。

• 定期检查敷料有无渗出，必要时更换敷料。如果放置了腹部引流，检查并记录引流物量和性质，并保持引流通畅。

• 检查胃管引流情况，必要时冲洗胃管。

• 如有可能，鼓励患者术后 12 小时内下地走动，必要时给予帮助。

● 鼓励患者咳嗽、深呼吸并使用肺活量计，经常变换体位以防止肺部并发症。

● 术后第一天，遵医嘱去除胃管并逐渐恢复经口饮食。

● 仔细评估腹膜炎体征。观察并汇报持续疼痛和发热、过量伤口引流液、低血压、心动过速、苍白、虚弱以及感染和水、电解质丢失的征象。如果出现腹膜炎，立即进行急诊处理，包括胃肠减压、补充水电解质和行抗生素治疗。

家庭护理指导

为患者提供以下指导：

● 告知患者观察并立即汇报以下症状：发热、寒战、出汗、恶心、呕吐或腹痛和压痛。

● 告知患者术后1个月内避免剧烈活动（如弯腰举重物或推拉重物）。

● 鼓励患者按时随诊以观察手术切口愈合情况和并发症。

胆囊手术

当胆囊和胆道疾病对药物、饮食和支持治疗无效时，可能需要手术来解决胆汁从肝流入肠道的问题。胆囊切除术可治疗胆石疾病的胆汁引流问题（胆囊炎或胆管炎）。作为最常用的手术之一，胆囊切除术可以缓解90%的胆囊结石病患者的症状。传统的胆囊切除手术需做较大的切口，有许多的不适，且需要几周的时间来恢复。

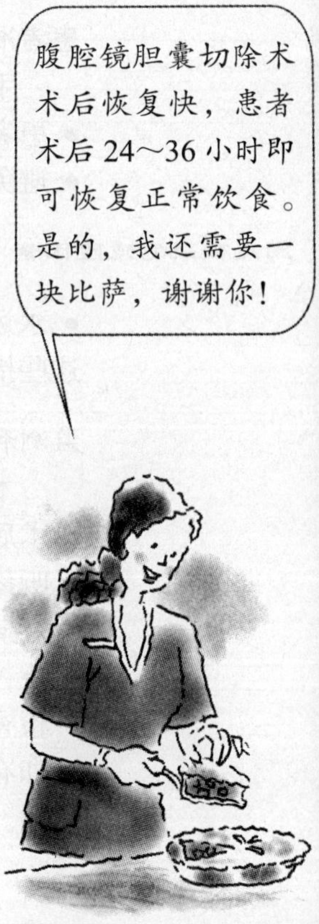

腹腔镜胆囊切除术

腹腔镜胆囊切除术无需开腹即可切除胆囊。恢复时间快，减少了伤口感染和疝等并发症的发生。患者常在术后24～36小时就可恢复饮食并出院。通常情况下，患者在10天内就可工作。腹腔镜胆囊切除术的禁忌证为妊娠、急性胆囊炎、脓毒性腹膜炎和严重的出血性疾病（见：胆囊切除术详解）。

胆囊切除术详解

胆囊手术包括开腹胆囊切除术和腹腔镜胆囊切除术以及其他几种不常用的手术方式。现将前两种较常用的手术方式描述如下：

开腹胆囊切除术

在全身麻醉下进行，开腹胆囊切除术行右肋缘下或旁正中切口。然后手术医师探查腹部，用纱布垫将胆囊与周围组织分离，明确胆管结构后，使用胆管造影术或超声检查明确胆石。通过胆道镜检查，医师可在直视下看到胆管，插入取石网篮取出胆管结石。

手术医师结扎并离断胆囊管和胆囊动脉，切除整个胆囊。一般情况下，医师进行胆囊切除术时，在胆总管内置入T管来减压胆道并预防恢复期间发生胆汁性腹膜炎。医师可能还在腹腔内放置引流管。

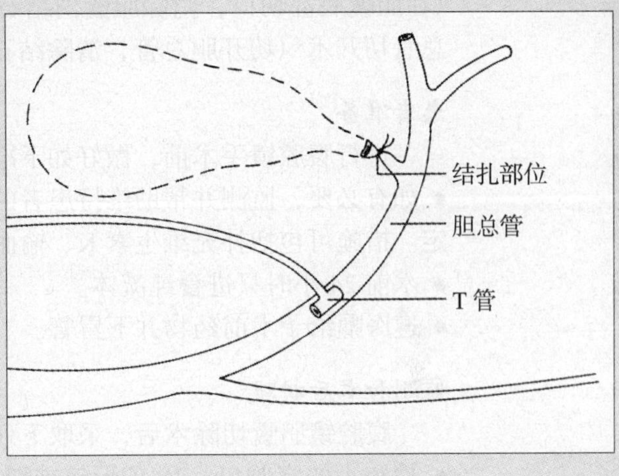

腹腔镜胆囊切除术

在腹部开几个很小的切口（1～3cm），在脐部（用于腹腔镜并连接到摄像机上）和上中线、右侧线、右锁骨中线（用于放置抓钳和解剖钳）。用CO_2使腹部膨胀，这有利于对腹腔内结构的观察。连接的摄像机将图像传输到电视监视器上，使手术人员在直视下进行手术操作。胆囊管和胆囊动脉被夹闭并离断。在胆囊从胆囊床肝面分离期间，激光或烧灼术可起到切断和凝固作用。针吸胆汁使胆囊在通过脐部切口时易被取出。

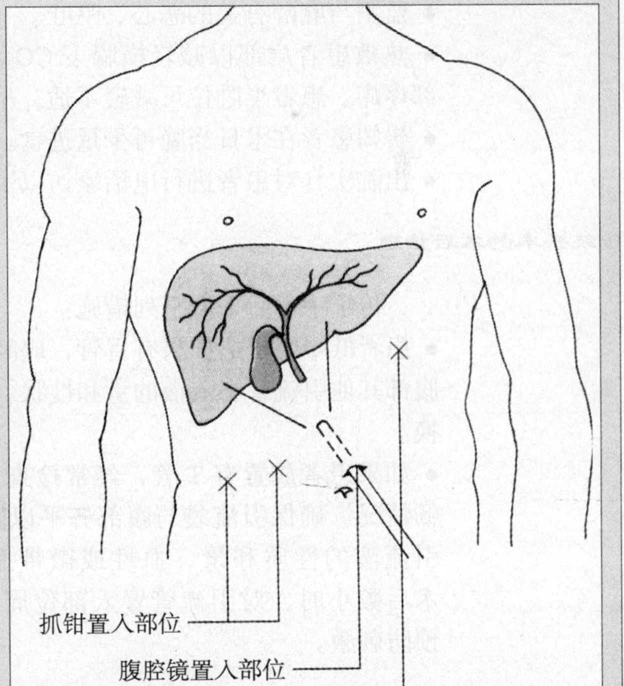

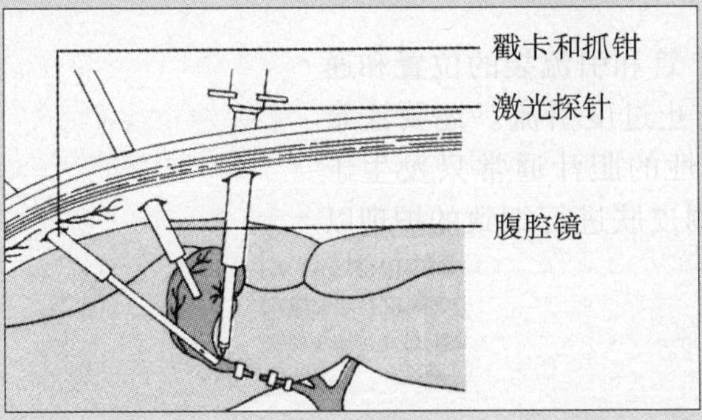

手术方式

对不适合行胆囊切除术的患者来说，有时可行胆囊造口术（在胆囊底部切口，清除胆囊内结石或炎症物质并引流）或胆总管切开术（切开胆总管，清除结石和其他梗阻物）。

患者准备

进行腹腔镜手术前，做好如下准备：

- 如有必要，监测并帮助维持患者的营养状况和体液平衡的稳定。措施可包括补充维生素 K、输血、糖及蛋白质的补充。
- 术前 24 小时只进食纯流体。
- 遵医嘱给予术前药物并下胃管。

监测和术后护理

腹腔镜胆囊切除术后，采取下列措施：

- 检查小的穿刺口，用 U 形钉或缝线闭合伤口，并可用小块敷料覆盖。
- 监测与麻醉有关的恶心、呕吐。
- 热敷患者肩部以减轻横膈下 CO_2 气体刺激腹膜引起的右肩部疼痛。患者半卧位可减轻不适。早期活动也有助于恢复。
- 告知患者在术日当晚可少量进食。
- 出院次日对患者进行电话家访以了解病情。

传统手术的术后护理

传统手术后采取下列措施：

- 患者低半卧位。如果有胃管，应间断低压吸引。监测胃管和腹部其他引流管引流液的量和性状。经常检查敷料，必要时更换。
- 如果患者放置有 T 管，经常检查 T 管和引流袋的位置和通畅情况。确保引流袋与腹部齐平以防止过度引流。还要注意引流液的性质和量，血性或微带血性的胆汁通常只发生于术后数小时，对引流管置入部位周围皮肤进行细致的护理以预防刺激。

- 术后数日，拔除胃管并开始进食：首先是流食，随后逐渐改为软食。遵医嘱每餐前后 1 小时夹闭 T 管 1 小时使胆汁运送到小肠以帮助消化。
- 观察胆囊切除术后综合征的征象（如发热、腹痛和黄疸）和其他胆汁引流受阻的并发症。术后数天内，每 8 小时监测生命体征并记录出入量。向医师报告异常症状和体征，收集尿、大便标本并送实验室检测胆汁成分。

家庭护理指导

腹腔镜胆囊切除术后，指导患者服用镇痛药、如何清洁手术穿刺点和何时向医师咨询。宣教时还包括以下指导：

- 建议患者进行可耐受的活动，但告知患者在两周内避免搬重物。使患者明白一般情况下在 10 天内恢复正常的生活节律。
- 告知患者复诊的时间或在 7 天内回诊所拆线。使患者明白一般情况下瘢痕很小。

传统手术后指导

在传统手术后，给予患者如下指导：

- 如果患者出院时带有 T 管，向患者强调细致护理引流管的必要性。
- 告知患者立即报告胆汁性梗阻的症状和体征：如发热、黄疸、瘙痒、疼痛、深色尿和白陶土样便。
- 鼓励患者保持低脂、高糖类和高蛋白饮食。告知患者随着排入肠道胆汁量的增加，他消化脂肪的能力会逐步恢复。在这一过程中（通常为 6 周）可逐渐增加脂肪的摄入量。

肝移植

对于患有对治疗无效的危及生命的肝疾病患者来说，肝移植可以说是最后的希望。即便如此，因为风险大、费用高，且合适的供体器官短缺，使肝移植手术很少开展。通常情况下，此手术仅在一些大的医疗中心开展，且只适用于有机会渡过手术及术后合并症的终末期患者。适应证包括先天性胆道畸形、慢性乙型或丙型肝炎、先天性代谢障碍或肝病终末期患者。

筛选适应证

仔细筛选出合适的适应证并安排患者到移植小组是治疗成功的关键。适合安排移植的标准包括：

- 肝衰竭晚期，预期生存时间少于 2 年。
- 没有其他药物或手术治疗措施能够延长患者的生存期。
- 无手术禁忌证，如肝以外的癌症、严重的心脏病及目前酗酒或药物成瘾。
- 患者及家属对移植手术在身体、心理和经济方面的情况有充分的理解。

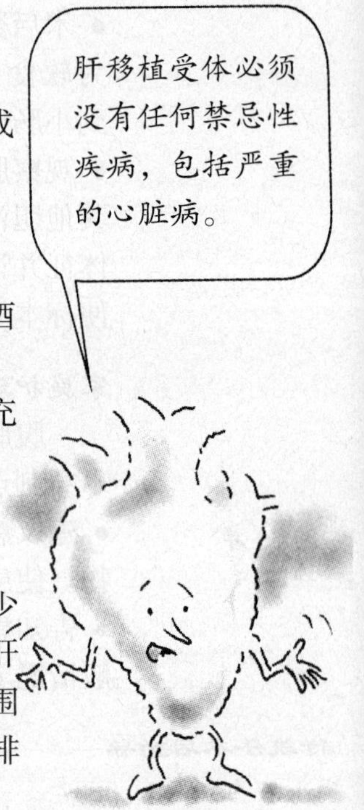

等待手术

许多合格的移植者都要等待合适的供体器官，但只有很少一部分人能生存到那一刻。此外，即使已经找到匹配的健康肝并实施了移植手术，患者仍面临诸多的康复问题。除了大范围的腹部和血管外科手术伴随的并发症外，肝移植还伴有组织排异的高风险性。目前肝移植的 1 年生存率为 54%～83%。

患者准备

手术前，做好以下准备：

- 遵医嘱开始免疫抑制治疗以降低组织排异的危险，应用如环孢素和糖皮质激素类药物。
- 解释为防止排异反应而进行的终生治疗的必要性。
- 强调患者及家属的情感需求。探讨肝移植患者情感适应的典型过程：渡过手术后的情绪高涨、如释重负，随后如果发生并发症时患者会伴有焦虑、挫折和抑郁。

监测和术后护理

术后护理的重点在以下四个方面：

- 维持免疫抑制治疗以防止组织排异。
- 监测组织排异的早期征象和其他并发症。
- 预防导致组织排异的机会性感染。
- 在患者的延长康复期提供情感支持。

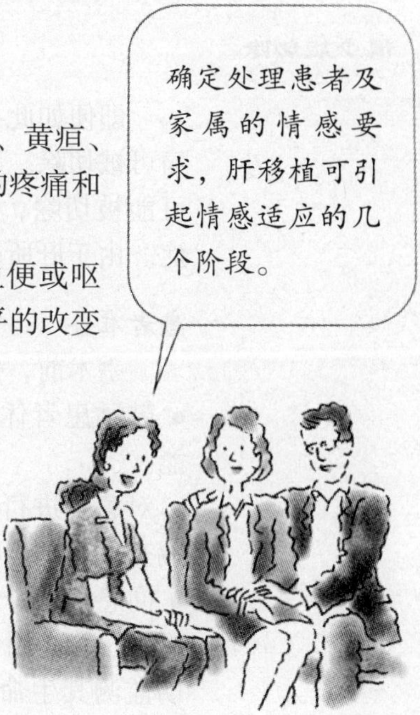

家庭护理指导

向患者及家庭宣教：

- 观察组织排异的早期征象——包括发热、心动过速、黄疸、尿液及大便颜色的改变及右上腹、右肋腹或后背正中的疼痛和压痛，如果出现以上症状和体征，立即通知医师。
- 观察并汇报任何肝衰竭的症状和体征，如腹胀、血便或呕吐、尿量减少、腹部疼痛和压痛、食欲不振和意识水平的改变（level of consciousness，LOC）。

挥手致意替代握手

- 通过避免与患有或可能患有传染性疾病的人接触以减少组织排异的危险，并报告感染的任何早期症状和体征，包括发热、虚弱、嗜睡和心动过速。
- 坚持随访观察，包括定期肝功能检测、全血细胞计数、血环孢素水平，评估手术部位的完整性及持续的组织相容性。
- 即使移植肝功能正常多年，仍要严格执行处方的免疫抑制治疗方案，否则会引发组织排异。
- 警惕免疫抑制治疗的潜在副作用，如感染、体液潴留、痤疮、青光眼、糖尿病和癌症。
- 如有必要可寻求心理咨询来帮助患者和其家庭以应对患者长期和艰难的恢复过程。

肝切除或修复

有多种可能需要切除或修复患病或被破坏的肝组织的肝疾病，包括囊肿、脓肿、肿瘤、钝器或穿刺性外伤导致的挫裂伤。通常情况下，只有在保守治疗无效后方可实施外科手术。例如，肝脓肿穿刺抽吸无效，则必须进行切开引流术。

肝切除手术包括部分或次全肝切除术（切除肝的一部分）和肝叶切除术（切除整个肝叶）。肝叶切除术是原发性肝癌手术治疗的常用术式，但对于小的肿瘤来说，肝部分切除术可能是有效的。

很少能切除

即便如此，因为肝癌在诊断时多已处于晚期，只有少数肿瘤可被切除。事实上，通常只有单个肿瘤且局限于一个肝叶才可能被切除，而且患者必须没有肝硬化、黄疸或腹水等并发症。由于肝所处的解剖位置，肝手术常选用经胸腹联合切口。

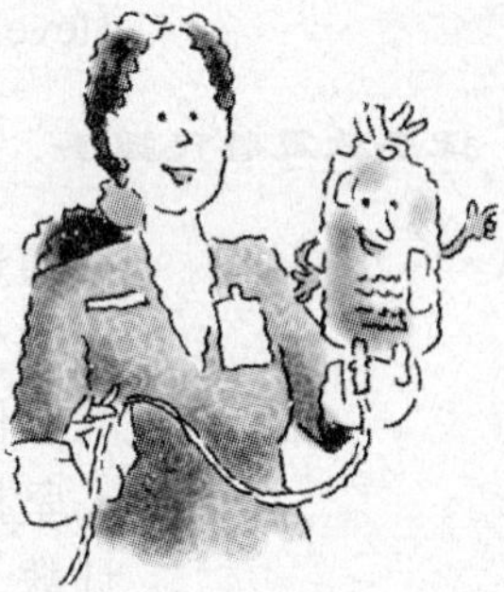

患者准备

手术前，做好下列准备：

- 鼓励患者休息、增加营养和遵医嘱补充维生素以改善肝功能。
- 对患者进行其他的诊断性检查，可包括肝扫描、CT、超声检查、经皮针吸活检、肝血管造影和胆管造影。
- 向患者解释术后的护理措施。告知患者手术清醒后会放置有胃管、胸腔引流管以及血流动力学监测导线。告知患者将会定期监测其生命体征、水电解质平衡和精神状态，以及静脉补液，可能有输血以及全胃肠外营养。如有可能，让患者参观并熟悉 ICU 病房。
- 为减少术后肺不张的危险，鼓励患者练习咳嗽和深呼吸，并向患者宣教如何使用诱导式肺量计。

监测与术后护理

术后遵循以下步骤：

- 经常评估并发症，如出血、感染。每 1～2 小时监测患者的生命体征并评估体液情况。报告体液不足的征象，体液不足可提示有腹腔内出血。维持静脉补液通道的通畅以便于紧急补液或输血。遵医嘱给予镇痛药。
- 至少每天一次检测有无低血糖、凝血酶原时间延长、血氨水平升高、氮质血症（血尿素氮、肌酐水平增高）和电解质失衡（特别是钾、钠、钙的失衡）。立即报告异常检测结果，并遵医嘱采取治疗措施，如肌注维生素 K 以缩短凝血酶原时间或输注高糖以纠正低血糖。
- 经常检查伤口敷料并在必要时更换。记录并汇报敷料上或引流管的过多血性引流量。还要记录胃管引流液的量及性状，牢记胃液引流过多时会导致代谢性碱中毒。如果患者留置了胸腔引流管，必要时挤压引流管以保持通畅，并确保引流装置工作正常。防止引流管脱出；负压增加可能会伤害患者。

头晕和意识错乱

• 观察肝性脑病的症状和体征，包括行为和人格的改变，例如意识错乱、健忘、嗜睡或木僵和幻觉。同时观察扑翼样震颤、失用症和反射亢进。

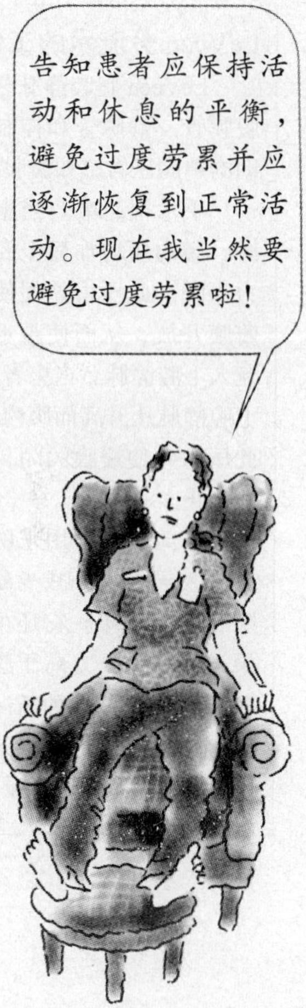

家庭护理指导

为患者提供以下指导：

• 建议患者充分休息，给予高营养以保存能量和减轻对肝代谢的需求，从而加速康复。术后的最初 6～8 个月，患者可逐渐恢复日常活动、平衡作息时间并避免过度劳累。

• 遵医嘱指导患者在此期间坚持高热量、高糖类和高蛋白饮食以促进肝组织的恢复。如果患者有肝性脑病，建议其进食低蛋白饮食，用糖类补充热量摄入。

LeVeen 分流置管术

慢性肝病继发的顽固性腹水可通过使用 LeVeen 腹腔静脉短路分流术将腹水经腹腔静脉分流到上腔静脉而得到控制。常用利尿剂治疗腹水，LeVeen 分流术提供了一种有效的替代传统治疗腹水（如穿刺抽液术）的方法。

患者准备

手术前，采取以下措施：

• 向患者展示分流管并讲解其工作原理。

• 告知患者将给予其局部麻醉以缓解分流置管期间的不适感。

• 测量并记录患者的体重和腹围作为基础值（见：LeVeen 分流术的工作原理）。

监测与术后护理

手术后遵循以下步骤：

• 患者手术后，应尽可能使其保持舒适。让患者处于他所喜欢的半卧位或略低半卧位，遵医嘱给予镇痛药。

• 经常监测生命体征，观察血容量不足或血容量过多。遵医嘱经静脉或肌内注射利尿剂，如呋塞米，以减轻液体潴留。观察并记录术后最初 24 小时内每小时的出入量，随后记录每天的

LeVeen 分流术的工作原理

LeVeen 腹腔静脉分流术由腹膜管、静脉管和控制液体流动的单向压力感知瓣膜组成。

手术很简单。当患者吸气时，腹内压增加而上腔静脉压力下降。此压力差促使分流的瓣膜开放，从而使腹水从腹腔流入上腔静脉。当患者呼气时，上腔静脉压升高而腹内压降低，此压力差使瓣膜关闭，液体流动停止。

单向瓣膜可用来防止血液反流入导管内，减少凝血的危险和分流阻塞。它还可防止如果上腔静脉压力高于腹内压时瓣膜的开放，这种情况可发生于心力衰竭的患者。这可减少血管系统内水负荷过重的危险。

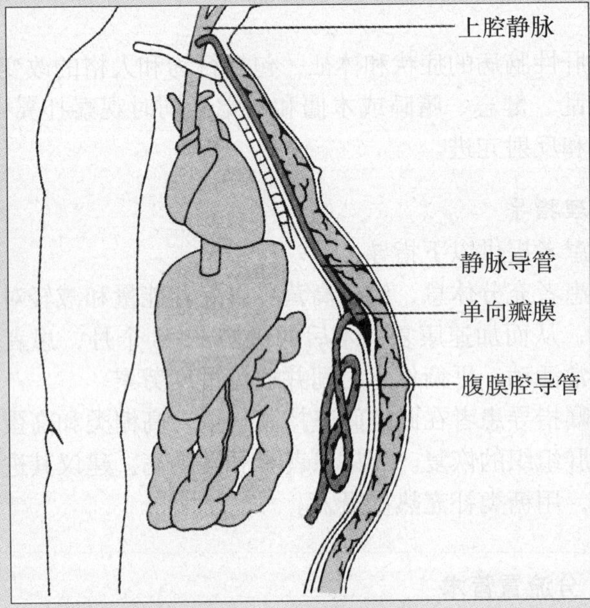

出入量直到出院。每天测量腹围和体重，与患者基础值比较以评估液体引流情况。

- 遵医嘱采血检测全血细胞计数、血清电解质、肌酐、白蛋白、尿素氮水平以及其他指标。监测上述检验结果，并及时向医师汇报异常情况。

诱导式肺量计

- 向患者宣教每天四次使用诱导式肺量计，每次最少 15 分钟。遵医嘱术后最初 24 小时使用腹带。告知患者诱导式肺量计和腹带可升高腹压，有助于腹水分流。
- 定期检查手术部位以发现有无出血、肿胀、感染、渗液和血肿，并及时更换敷料。还要警惕心力衰竭、弥散性血管内凝血和消化道出血的征象。

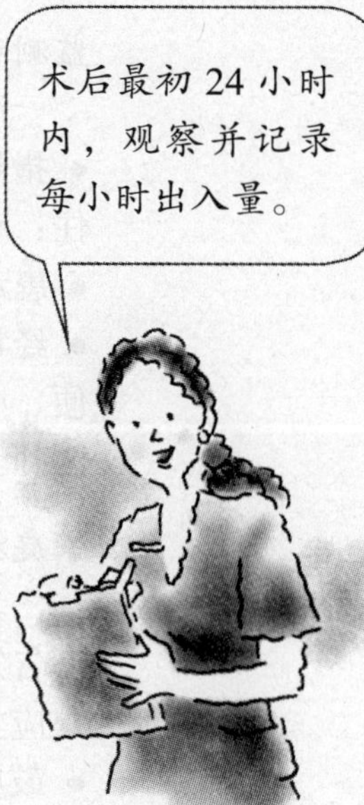

家庭护理指导

给患者提供以下指导：

- 鼓励患者坚持每天应用诱导式肺量计四次，每次 15 分钟，置管期间持续应用诱导式肺活量计。
- 告知患者避免分流部位受压以预防血凝块形成和分流堵塞。
- 指导患者观察并立即汇报切口部位的出血和渗液，以及发热、寒战、出汗等感染的症状和体征。
- 鼓励患者坚持定期随访检查以评估分流通畅和腹水控制情况。

内镜逆行性括约肌切开术

内镜逆行性括约肌切开术（endoscopic retrograde sphincterotomy，ERS）最早应用于胆囊切除术后从胆总管取出残留的胆结石，现在也应用于治疗胆汁排泄障碍的高危患者和胆总管出现良、恶性狭窄时置入胆道支架的引流。

乳头切开刀、球囊或取石网篮

操作过程中，光学纤维内镜经胃和十二指肠到达 Vater 壶腹。用乳头切开刀通过内镜在乳头开口做一小切口以扩大胆道括约肌。如果胆结石不能自行进入十二指肠内，医师可通过内镜导入 Dormia 取石网蓝、球囊或碎石器取出或粉碎结石。

快速、无痛而且安全

ERS 不需要全身麻醉或手术切口即可进行，确保患者快速、安全地恢复。部分患者可在门诊进行，是替代外科手术有效、经济的治疗措施。

患者准备

向患者解释治疗方法：

- 向患者喉部喷麻醉剂以预防置管期间的不适，并可应用镇静剂帮助其放松。让患者确信操作过程没有或仅有轻微的不适。
- 使患者在 X 线透视台上取左侧卧位，左臂置于身后。嘱咐患者放松。

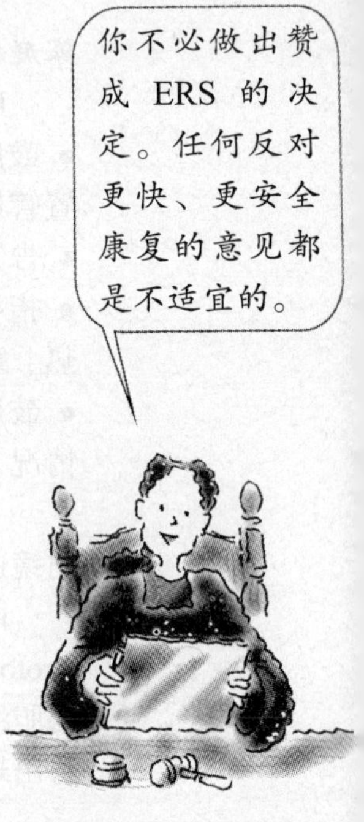

监测和术后护理

治疗后遵循以下步骤：

- 指导患者经常咳嗽、深呼吸和咳痰以避免吸入分泌物。记住：麻醉药的作用可抑制咳痰和吞咽。
- 患者在麻醉作用消失及咽反射恢复前禁食、水。
- 经常检查患者的生命体征并仔细监测出血的征象：呕血、黑便、心动过速和低血压。如果有任何上述征象出现，立即通知医师。

家庭护理指导

为患者提供下述指导：

- 告知患者如出现出血、脓毒血症、胆管炎或胰腺炎的任何征象应立即报告。
- 鼓励患者报告胆汁梗阻所表现的特异性黄疸和疼痛复发征象。患者可能需要再次行 ERS 清取出新发结石或更换功能有障碍的胆道支架。

护理诊断

以下护理诊断常用于胃肠道疾病的患者。对每一条护理诊断都有干预措施及理由。

便秘

便秘与液体和固体食物的摄入不足有关，可发生于禁食、水期间的所有患者。

预期结果

- 患者诉说便秘感减轻。
- 患者报告排便方式更有规律。
- 患者理解用于帮助促进排便的合适方法。

护理干预及理由

- 准确记录出入量以确保正确的补液治疗。
- 观察大便的颜色和黏稠度以及肠道蠕动的频率以作为建立有效的治疗计划的依据。

● 如合适，可促使患者摄入足够的液体，以增加肠道内液体量而减少便秘的发生。

● 鼓励患者增加饮食中纤维素的摄入量以促进肠道肌肉张力并促使舒适的肠道排泄。

● 不鼓励患者常规应用缓泻药和灌肠以免肠道黏膜损伤、脱水甚至失去排便刺激反射（膨胀性缓泻剂无刺激性，通常允许应用）。

● 鼓励患者尽可能多地步行和锻炼以促进肠道蠕动。

● 鼓励患者每天排便以促进肠道运动，帮助其养成规律性的排便习惯。

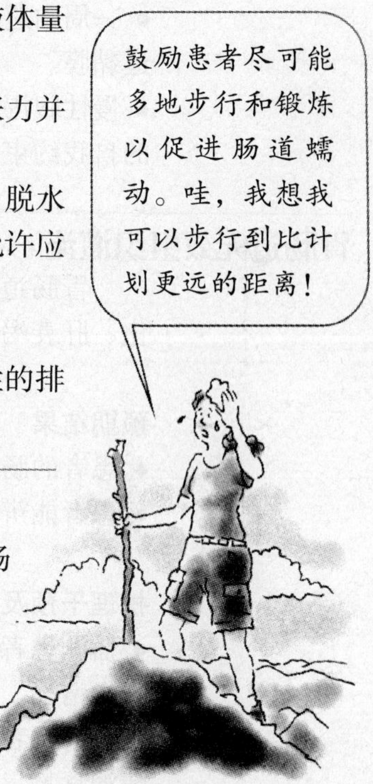

腹泻

腹泻与吸收不良、感染或肠道刺激有关，可发生于肠道激惹综合征、结肠炎、Crohn 病和其他疾病。

预期结果

● 患者报告腹泻停止，大便成形。

● 患者找到治疗腹泻的合适方法。

护理干预及理由

● 评估患者脱水的程度及电解质状态。继发于腹泻的体液丢失可危及生命。

● 每天监测患者的体重以发现体液丢失或潴留。

● 观察大便的颜色和黏稠度以及肠道蠕动的频率以监测治疗效果。

● 检测大便潜血并行大便培养以有助于评估腹泻的原因。

● 评估大便嵌塞情况。水样便可自嵌塞大便周围渗出。

液体饮食好，但不要忘记纤维

对于急性腹泻，提供以下食物疗法：

● 给予口服纯流体，包括葡萄糖、含电解质的饮料以及商业性的水合制剂。纯流体吸收快，能提供热量和电解质，刺激作用小。腹泻停止后 24～48 小时，可逐渐给予全流食，继而普食。

● 一周内避免饮用牛奶、咖啡以及高纤维素食物以避免刺激肠道黏膜。

● 慢性腹泻时，鼓励患者避免可导致腹泻的食物及活动。患者的自我约束和控制是治疗慢性腹泻的重要因素。

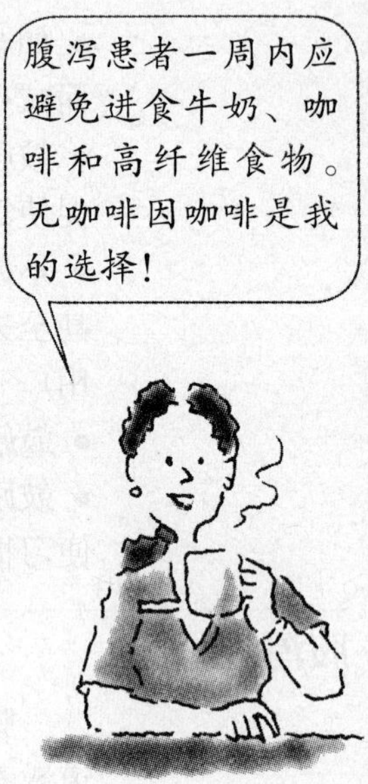

胃肠道无效组织灌流

胃肠道无效组织灌流与血流量降低有关，可发生于肝硬化、肝衰竭及其他疾病。

预期结果

● 患者的肠道黏膜保持充足的血流量。

● 患者能辨别明显的症状。

护理干预及理由

● 监测患者的肠鸣音、腹围增加、腹痛、恶心、呕吐和电解质失衡情况。急性改变可提示由于缺血引起的外科急症。

● 如果患者有慢性循环性疾病，可给予少量、多次、易消化的清淡食物。此外，鼓励患者进食后休息以使消化道得到最大的供血。

大便失禁

大便失禁与神经肌肉调节有关，常发生于痔疮切除术、前列腺根治术、腹会阴切除术后的患者。

预期结果

● 患者可控制大便。

● 患者知道帮助保持大便节律的方法。

护理干预及理由

● 建立排便的计划——肠道蠕动加快者餐后半小时排便为佳。鼓励患者适应规律性的排便方式和恢复日常生理功能。

● 指导患者尽量使用厕所或抽水马桶排便以易于排便而不会产生焦虑。

● 如果必须使用床上便盆，尽可能协助患者采取正常的排便姿势以增加其舒适度并减少焦虑。
● 指导患者大便时取坐位或使躯干前倾以增加腹压。
● 如有必要，可使用甘油栓剂或润滑后的手指轻柔地插入肛门括约肌以促进肌肉收缩、刺激肠蠕动、减轻感染及增加排便时的舒适感。
● 提供皮肤护理以预防感染和增加舒适感。
● 发生失禁“意外”时不要抱怨患者以免刺激他，并帮助患者树立自我形象。

常见的胃肠道疾病

下面是一些常见的胃肠道疾病以及病因、病理生理学、症状和体征、辅助检查、治疗和护理干预。

阑尾炎

阑尾炎是指阑尾发生炎症，它是最常见的外科急症。准确地说，此疾病就是蚯蚓状的阑尾（回盲瓣下方与盲肠相连的一个小的、指状的凸起）所发生的炎症。阑尾没有已知的功能，但它也规律性地充满并排空食物。

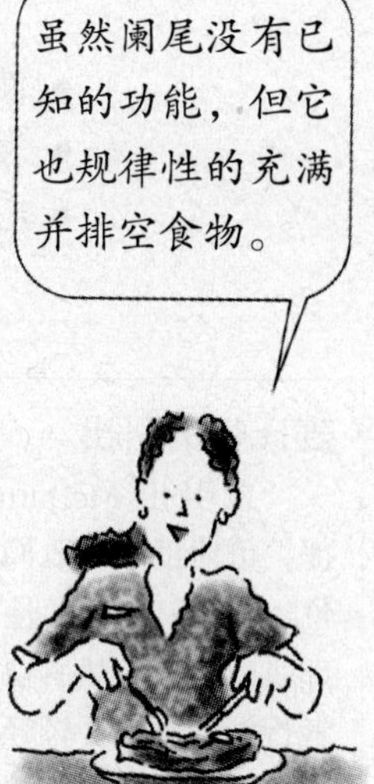

病因

阑尾炎的病因包括：
● 黏膜溃疡。
● 粪便块（粪石）。
●（管腔）狭窄。
● 进入钡剂。
● 病毒感染。

病理生理学

黏膜溃疡诱发炎症，炎症暂时堵塞阑尾，使黏膜分泌物不能流出，阑尾内压力增高，阑尾收缩，细菌增殖，炎症和压力进一步发展，阑尾供血减少而导致严重的腹痛。

炎症导致感染、凝血、组织坏死和阑尾穿孔。如果阑尾发生破裂或穿孔，感染的内容物流入腹腔就会导致腹膜炎。这是最常见的和危险的并发症。

临床表现

最初，患者出现下列症状和体征：

- 腹痛，为全腹或局限于右上腹，最终局限于右下腹（麦氏点）（见：麦氏征的引出）。
- 食欲减退。
- 恶心和呕吐。
- 板状腹。
- 呼吸受限。
- 逐渐加重的痉挛性腹痛和反跳痛（腹部反跳痛提示腹膜的炎症）。

后期症状包括：

- 便秘（也可能表现为腹泻）。
- 发热，37.2～38.9℃。
- 心动过速。

记忆小窍门

当接诊全腹或右上腹、右下腹（麦氏点）疼痛的患者时，可怀疑为阑尾炎。常用BRAIN一词来记住可能出现的阑尾炎的其他早期症状和体征：

板状腹（Boardlike abdominal rigidity）

呼吸受限（retractive respiratim）

食欲减退（anorexia）

进行性加重的腹痛和反跳痛（increasingly severe abdominal and rebound spasms）

恶心、呕吐（nausea and vomiting）

麦氏征的引出

为引出McBurney征，可协助患者取仰卧位，双膝轻微弯曲使腹部肌肉放松。然后检查者行深部触诊并轻轻触诊右下腹麦氏点区域上方，即右髂前上棘与脐的连线上，距右髂前上棘5cm处。如右下腹有压痛和反跳痛，则为麦氏征阳性，提示阑尾炎。

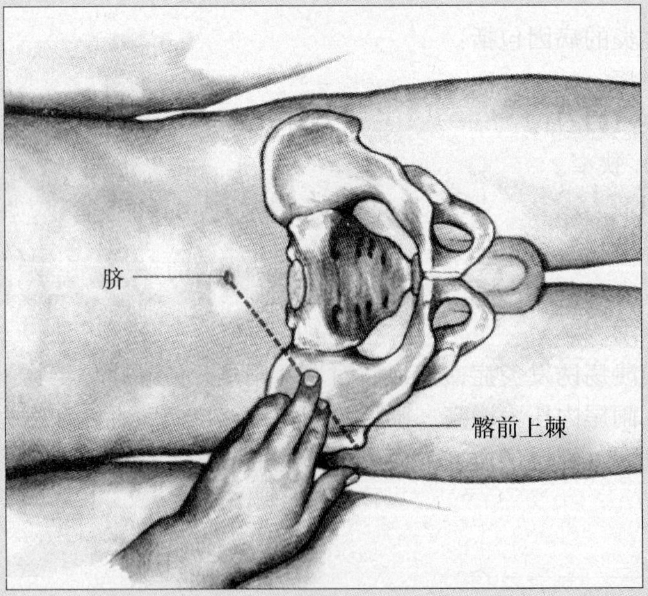

● 腹痛突然停止（表明阑尾穿孔或破裂）。

辅助检查

● 白细胞计数中度升高，幼稚细胞增多。

● 腹腔或盆腔超声检查对非穿孔性阑尾炎的诊断有帮助。CT扫描能发现脓肿。

治疗

阑尾切除术是阑尾炎唯一有效的治疗方法。如果发生了腹膜炎，治疗应包括胃肠减压、输入液体和电解质并给予抗生素。

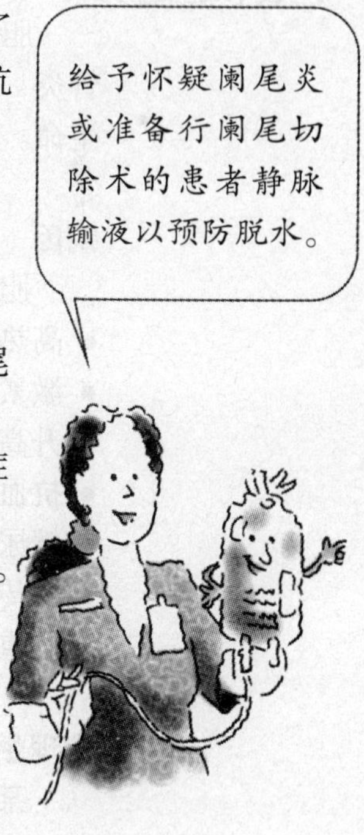

护理事项

对于怀疑阑尾炎或准备行阑尾切除术者

● 静脉输液以防止脱水。禁忌通便或灌肠，因其可能导致阑尾破裂。

● 患者禁食、水，并慎用镇痛药，因其可能掩盖阑尾破裂的症状。

● 让患者处于半卧位以减轻疼痛（这一措施在术后也有益）。禁止右下腹热敷或触诊，这些可能导致阑尾破裂。

阑尾切除术后

● 监测患者生命体征和出入量。

● 遵医嘱给予镇痛剂。

● 记录肠鸣音、肠排气或肠道活动，这些是肠蠕动恢复的体征。如果上述体征出现在恶心和腹部强直消失的患者，那么患者可恢复经口流食。

● 仔细观察可能出现的手术并发症。持续性疼痛和发热提示脓肿。“什么东西裂开了”的主诉可能意味着伤口裂开。如果出现脓肿或腹膜炎，则必须进行伤口切开和引流。要经常检查敷料，观察有无伤口渗出液。

● 如果阑尾炎并发腹膜炎，患者可能需要下鼻胃管进行胃部减压并减轻恶心和呕吐。如果行胃管减压引流，应记录引流量，并做好口腔及鼻腔护理。

● 评估患者。患者应能诉说适当的活动限制，能够恢复正常的饮食和排便习惯，并理解后续护理的重要性（见阑尾炎宣教要点）。

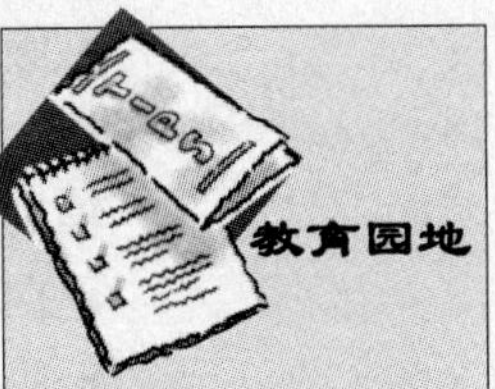

阑尾炎宣教要点

● 解释什么是阑尾炎。

● 帮助患者理解手术的必要性及可能的并发症。如果时间允许，提供术前宣教。

● 讨论术后活动受限。告知患者遵从关于驾驶、恢复工作及体力活动的医嘱。

胆囊和胆道疾病

胆囊和胆道疾病，如胆囊炎、胆石症、胆总管结石病和胆管炎，是常见的疼痛性疾病，通常需要手术治疗，有时可危及生命。它们特征性地伴有结石及炎症。

病因

胆囊炎的确切病因尚不清楚，危险因素包括：

● 高热量、高胆固醇饮食，伴肥胖症。

● 激素类避孕药、绝经后治疗、妊娠或多胎产引起的雌激素水平升高。

● 抗血脂药氯贝丁酯（安妥明）的应用。

● 糖尿病、回肠疾病、溶血性疾病、肝疾病或胰腺炎。

● 遗传因素。

● 严重的能量限制和快速减肥的减肥饮食。

病理生理学

某些情况（如年龄、肥胖和雌激素失衡）导致肝分泌中胆汁中胆固醇成分异常增高或者缺乏适度浓度的胆汁盐。过多的水分和胆汁盐被再吸收，导致胆汁的可溶性差。胆固醇、钙和胆红素随后沉淀成胆结石（见：胆囊和胆道疾病详解以及胆结石形成详解）。

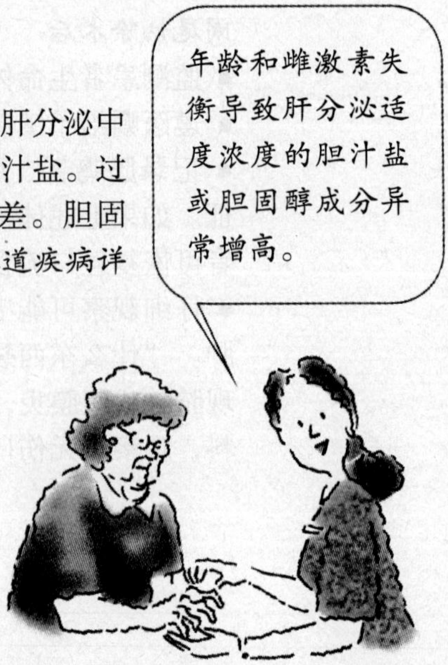

临床表现

发生急性胆囊炎、急性胆石症和胆总管结石病时，观察：

● 典型的表现为进食富含脂肪的食物后出现严重的中上腹部、右上腹部疼痛并向背部放射或右肩胛区的牵涉痛。

● 反复发作的脂肪不耐受。

胆囊和胆道疾病详解

有五种与胆囊和胆管有关的疾病，它们是：

- 胆囊炎：为一种急性或慢性的胆囊炎症，通常合并有胆管结石，导致胆囊的疼痛性扩张。急性胆囊炎常见于中年人，慢性胆囊炎常见于老年人。经治疗后预后良好。
- 胆管炎：是胆管的感染，通常伴有胆总管结石，可行经皮肝胆管造影术。广泛的炎症可导致胆总管的纤维化、狭窄以及胆汁淤积。这些少见的疾病预后不佳。狭窄性或原发硬化性胆管炎几乎常常是致命的。
- 胆石症：由于胆汁成分的改变导致胆囊结石或钙化。它在胆道疾病中发病率最高，有 20 000 000 名美国人患病，而且胆囊切除术是美国第三位常见的手术。经治疗后预后良好，除非合并感染。感染患者的预后取决于感染的严重程度以及对抗生素的反应。
- 胆总管结石：结石由胆囊进入胆总管，导致胆管部分或完全梗阻。预后良好，除非发生感染。
- 胆石性肠梗阻：包括胆囊结石导致的小肠梗阻。通常情况下，为结石通过胆囊与小肠之间的瘘管并嵌顿在回盲。此疾病常见于老年人。手术后预后良好。

- 嗳气、返酸。
- 胃肠胀气。
- 消化不良。
- 多汗。
- 恶心。
- 寒战、低热。
- 胆总管梗阻时可有黄疸和白陶土样便。

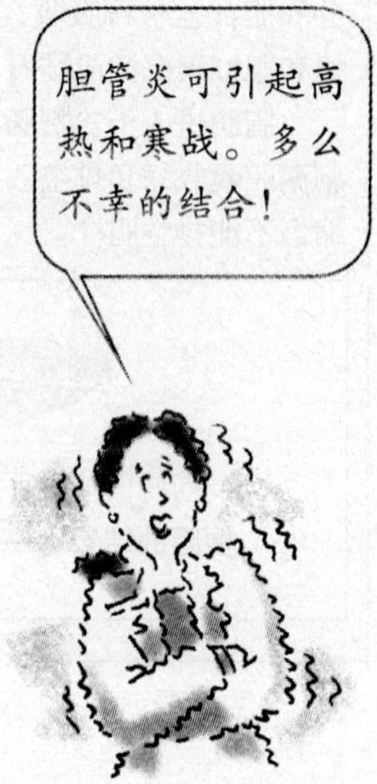

胆管炎的特点

发生胆管炎时，观察：

- 腹痛。
- 高热和寒战。
- 可能有黄疸和瘙痒。
- 虚弱和乏力。

梗阻性疾病

发生胆结石性肠梗阻时，观察：

- 恶心和呕吐。
- 腹胀情况。
- 肠鸣音消失（在完全性肠梗阻时）。
- 持续数天的间歇性隐痛。

胆结石形成详解

胆固醇和胆汁盐的异常代谢在胆结石的形成过程中起了重要作用。胆汁由肝持续产生，在胆囊中浓缩和储存，需要时排放到十二指肠帮助消化脂肪。胆汁成分的改变可以导致胆结石的形成。胆囊吸收能力的改变也与胆结石的形成有关。

胆固醇过多

某些疾病（如高龄、肥胖和雌激素失衡）导致肝分泌胆固醇成分的异常增高或缺乏合适的胆汁盐浓度的胆汁。

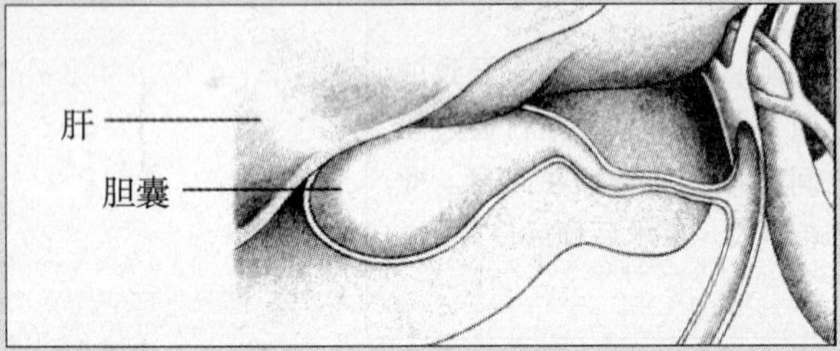

黄疸、刺激、炎症

如果结石位于胆总管内，胆汁进入十二指肠受阻。胆红素被吸收入血导致黄疸。胆道狭窄和结石周围组织的肿胀也可导致胆总管的刺激和炎症。

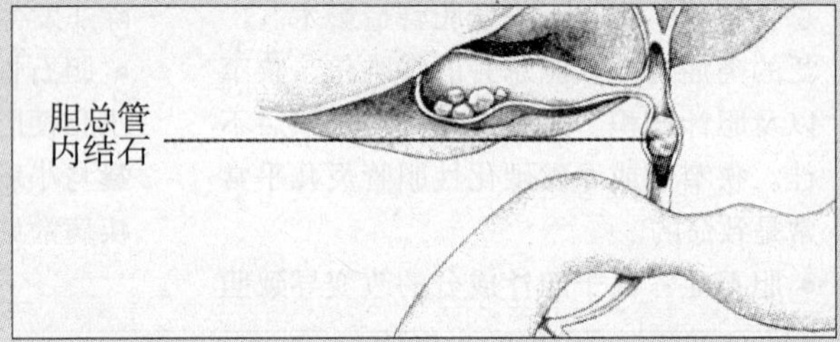

胆囊内环境的改变

胆囊浓缩胆汁时，可有或无炎症的发生。过多的水分和胆汁盐被再吸收，导致胆汁的可溶性差。胆固醇、钙和胆红素沉淀成结石。

脂肪进入十二指肠导致肠黏膜分泌胆囊收缩素，它刺激胆囊收缩和排空。如果结石位于胆囊管内，胆囊收缩但不能排空胆汁。

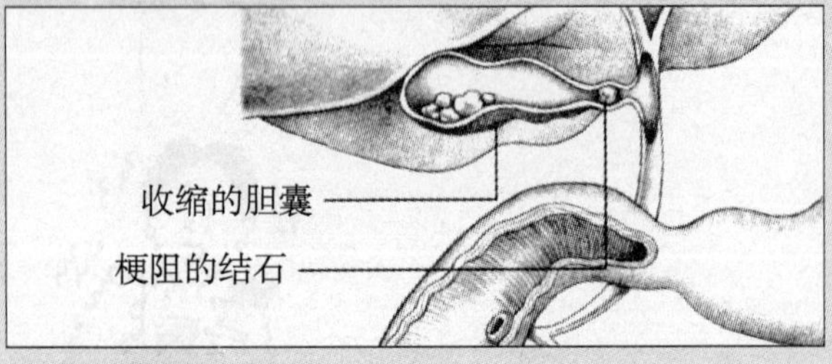

逆行至胆树

炎症扩展到胆树可导致任何部位的胆道感染。感染导致组织瘢痕形成、液体积聚、肝硬化、门静脉高压和出血。

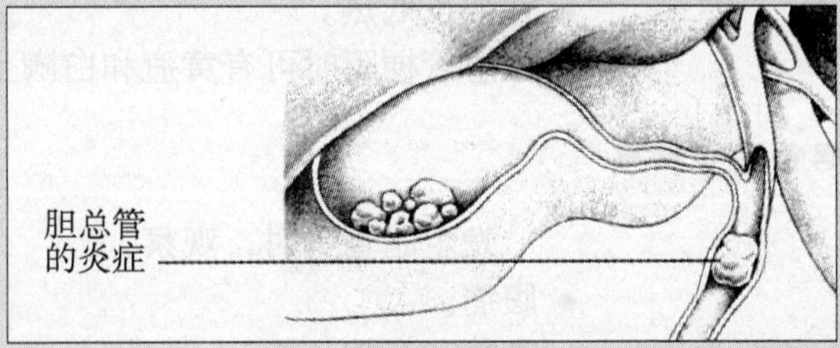

辅助检查

- 超声检查提示胆囊含钙结石的准确率达到96%。有黄疸的患者可行PTHC鉴别胆囊疾病和胰头癌。
- CT扫描可发现胆道结石。

● ERCP 可在内镜检查十二指肠后直视下观察胆道系统，对胆总管和胰管进行插管并注入造影剂。

● 胆道闪烁显像可显示胆囊管的梗阻。

● 如果放射学检查发现胆总管结石，在考虑胆囊切除术前可以先行 ERCP 取石。

● 经口胆囊造影术可显示胆囊结石和胆管梗阻。

● 实验室检查显示黄疸指数、总胆红素、尿胆原和碱性磷酸酶升高可支持诊断。

● 胆囊炎发作期间白细胞计数轻度升高。

● 血清淀粉酶水平有助于鉴别胆囊疾病和胰腺炎。

● 如果怀疑有心脏疾病，应行心电图和系列心肌酶学检查。

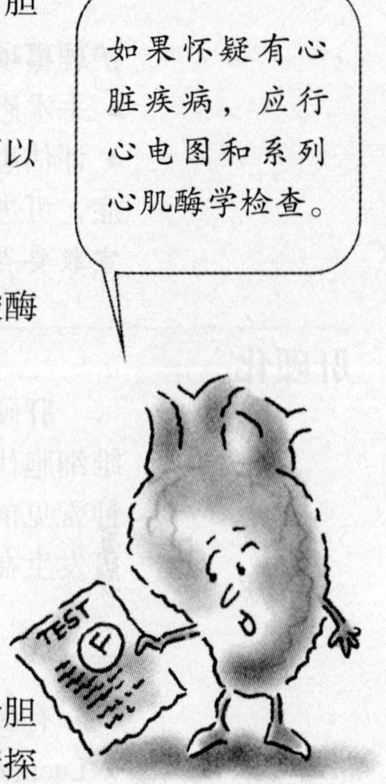

治疗

有多种治疗胆囊和胆道疾病的方法。

● 手术是胆囊和胆道疾病经常选用的治疗方法。术式可包括胆囊切除术、胆囊切除术并术中胆管造影以及可能进行胆总管探查。

● 低脂饮食可预防疾病发作，维生素 K 对黄疸、瘙痒以及维生素缺乏导致的出血倾向有治疗作用。

● 急性发作期间，治疗可包括胃肠减压、静脉输液和应用抗生素。

● 胆总管结石的非手术治疗包括使用将可弯曲的导管做成 T 形管，经窦道插入胆总管。在透视导引下，医师插管到达结石，通过导管用取石网将结石取出。

● 熊去氧胆酸是一种可溶解结石中固态胆固醇的药物，可应用于手术风险大或拒绝手术的患者。然而，熊去氧胆酸的应用由于疗程过长（需要 2 年）、副作用的发生率和治疗后结石的复发率等原因而受限。

神奇的超声碎石术

● 碎石术即超声碎石术，通常不易成功且有很高的复发率。因为经腹腔镜胆囊切除术简单、手术时间短且成本-效益合理，所以溶石术及碎石术的应用很少。

护理事项

- 手术患者的术前和术后护理事项参见“胆囊手术”。
- 评估患者。患者应恢复正常的营养代谢和体液状态，无并发症，可进行日常活动和遵循限定的饮食（见：胆囊或胆管疾病宣教要点）。

肝硬化

肝硬化是肝的慢性疾病，特征为广泛的肝细胞破坏并由纤维细胞代替。这一过程称为纤维性再生。在美国，肝硬化是一种常见的死因，在35～55岁人群中占死亡原因的第4位。它可发生在任何年龄。

病因

有多种类型的肝硬化，而每种肝硬化的原因各不相同：

- Laennec 肝硬化（也称为门脉性、营养不良性或酒精性肝硬化）是最常见的肝硬化类型，由营养不良（特别是饮食中缺乏蛋白）和长期的酒精摄入引起。
- 由于胆道疾病引起的胆源性肝硬化。
- 色素性肝硬化可来源于血色素沉积症类疾病。
- 肝硬化的其他原因包括药物或毒性物质导致的心力衰竭和慢性右心衰竭。
- 在约10%的患者中，肝硬化的病因不明。

病理生理学

肝硬化的特征为不可逆的慢性肝损伤、广泛的纤维化和结节组织增生。这些改变的原因包括：

- 肝细胞死亡（肝细胞坏死）。
- 肝支持结构的崩解（网状系统）。
- 血管床的畸变（整个肝的血管）。
- 残留肝组织的结节性再生。

并发症

肝开始出现功能障碍时，可发生血液凝固性疾病（凝血紊乱）、黄疸、水肿以及许多代谢性疾病。纤维化和血管的畸变

教育园地

胆囊或胆道疾病宣教要点

- 如果医师开具了低脂饮食处方，应指导患者如何执行，如有需要，请营养师加强指导。确保患者了解如何改变饮食能有利于预防胆绞痛的发生。
- 强化医师对已定治疗方案的解释，如手术治疗、ERCP 或超声碎石术。确保患者全面了解与其治疗相关的潜在并发症。

阻碍了门静脉和肝动脉系统毛细血管床中的血流，导致门静脉高压（门静脉内的压力增高）。增高的压力导致食管静脉曲张、增粗，扭曲的静脉出现在食管下段与胃连接处。曲张的食管静脉容易破裂，导致上消化道大出血。

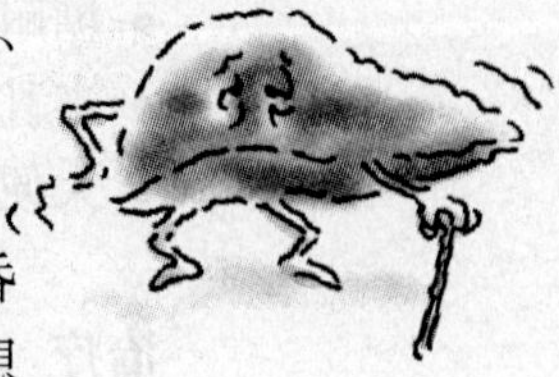

临床表现

肝硬化影响人体的多个系统。患者可有下列症状和体征：

- 胃肠道（通常是早期和不明确的）：食欲减退、消化不良、恶心、呕吐、便秘或腹泻、腹部隐痛。
- 呼吸道：胸腔积液、胸腔扩展受限。
- 中枢神经系统：出现肝性脑病进行性的症状和体征，包括昏睡、精神改变、言语不清、扑翼样震颤、末梢神经炎、妄想症、幻觉、极度迟钝、昏迷。
- 血液系统：出血倾向（鼻出血、易淤伤、牙龈出血）、贫血。
- 内分泌：睾丸萎缩、月经紊乱、男性乳腺发育、胸毛和腋毛脱落。
- 皮肤：严重瘙痒、极度干燥、组织弹性差、异常色素沉着、蜘蛛痣、肝掌，可能有黄疸。
- 肝：黄疸、肝大、腹水、下肢水肿。
- 其他：呼吸有氨味、上腹壁静脉扩张、肌肉萎缩、坐位或前倾时加重的右上腹疼痛、肝脾可触及、体温38.3～39.4℃、曲张的食管静脉出血。

辅助检查

- 肝活组织检查，确诊肝硬化，可提示肝组织的破坏和纤维化。
- 肝扫描显示肝异常增厚和团块生成。
- 胆囊造影术和胆管造影术可分别显示胆囊和胆道系统。
- 脾门静脉造影术可使门静脉系统显影。
- PTHC有助于鉴别肝内和肝外的梗阻性黄疸，并能提示肝疾病和胆结石。
- CT扫描可以显示肝叶增大、血管改变和结节。
- 白细胞计数、血细胞比容和血红蛋白、白蛋白、血电解质和乙酰胆碱酯酶水平均降低。

● 球蛋白、血氨、总胆红素、碱性磷酸酶、谷丙转氨酶、谷草转氨酶和乳酸脱氢酶水平均升高。
● 出现贫血、中性粒细胞减少和血小板减少。PT 和 PTT 延长。

维生素减少

● 叶酸、铁、维生素 A、维生素 B_{12}、维生素 C 和维生素 K 水平下降。
● 糖耐量检测可异常。
● 半乳糖耐量和尿胆红素检测呈阳性。
● 大便和尿的尿胆原水平升高。

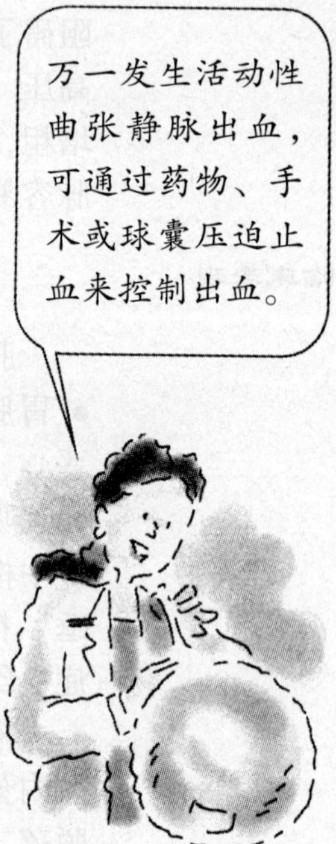

治疗

治疗的目的是去除或减轻肝硬化的原发病因，防止肝的进一步破坏以及预防或治疗并发症。一旦发生活动性曲张静脉出血，治疗的目的是通过药物、手术和球囊压迫治疗来积极控制出血。高蛋白饮食可能对患者有益，但要控制摄入量以预防肝性脑病的发生。限制每日摄钠量为 200～500mg，液体量为 1～1.5L。

如果患者的病情持续恶化，有可能需要行鼻饲或给予全胃肠外营养。其他的支持治疗措施包括：

● 补充维生素（维生素 A、复合维生素 B、维生素 C 和维生素 K）以代偿肝的储存不足。
● 补充维生素 B_{12}、叶酸和硫胺素以纠正贫血。
● 注意休息、适度锻炼、避免接触感染患者和有毒物质。
● 给予有恶心的患者使用止吐剂，如曲美苄胺（绝对必要时）。
● 应用垂体后叶素（加压素）治疗食管静脉曲张出血。
● 利尿剂如呋塞米、螺内酯（安体舒通）应用于水肿患者时要严密监测，因为水、电解质失衡可诱发肝性脑病。
● 腹穿和输入低盐白蛋白以减轻腹水。
● LeVeen 腹腔静脉分流术。
● 手术治疗，包括内镜下曲张静脉硬化治疗（或曲张静脉结扎）、脾切除术、食管胃切除术和手术分流以减轻门静脉高压。
● 对晚期患者进行肝移植。
● 预防肝硬化，特别是戒酒。

护理事项

- 定期检查皮肤、牙龈、大便和呕吐物有无出血。加压注射部位以防止出血。
- 密切观察行为征象和人格改变。汇报加重的木僵、昏睡、幻觉或神经肌肉功能障碍。观察扑翼样震颤，这是发生肝性脑病的体征。
- 每天评估液体潴留、称重和测量腹围，检查踝关节和骶部的坠积性水肿，并且准确记录出入量。

小心护理

- 为防止与水肿和瘙痒相关的皮肤破溃，患者洗澡时避免使用肥皂。代之以润滑的洗剂和加湿剂。操作应轻柔，定期翻身和更换体位以保持皮肤完整。
- 评估患者对治疗的反应。让患者保持正常营养和皮肤完整。注意患者是否已经适应肝疾病的生活方式和饮食，并理解适当的后续护理的必要性（见：肝硬化宣教要点）。

教育园地

肝硬化宣教要点

- 告诫患者禁服阿司匹林，避免用力排便、擤鼻或用力打喷嚏。建议患者使用电动剃须刀和软牙刷。
- 告知患者休息和良好的营养可储存能量并减少肝代谢的需求。要求患者少食多餐。
- 强调避免感染和戒酒的重要性。如有必要，将患者转至酗酒者匿名组织（Alcoholics Anonymous）。

Crohn 病

Crohn 病是一种炎症性疾病，可影响到胃肠道的任何部位（常见于回肠末端），并累及肠壁的各层，也可影响局部淋巴结和肠系膜。

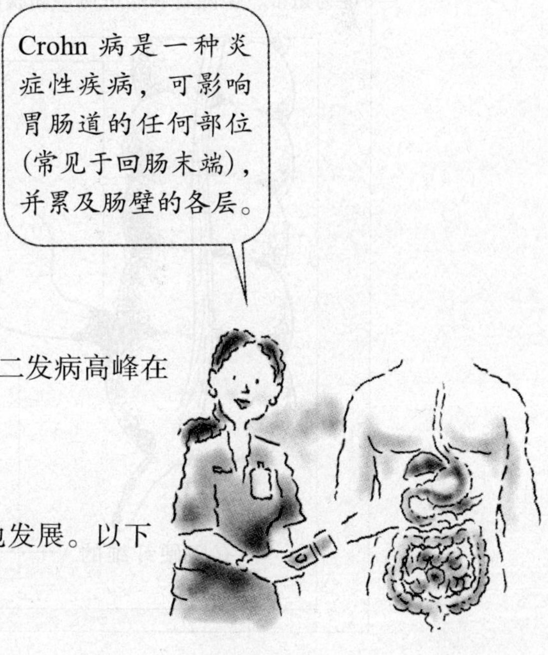

病因

Crohn 病的确切病因尚不清楚，可能的病因包括变态反应、免疫紊乱、淋巴梗阻、感染和遗传因素。Crohn 病最常见于 20～40 岁的成年人，但第二发病高峰在 55～65 岁。

病理生理学

Crohn 病的炎症呈缓慢而渐进性地发展。以下为其病理生理学改变：

- 淋巴结增大，黏膜下淋巴回流受阻。

跳跃式病变

- 淋巴回流受阻导致水肿、黏膜溃疡、裂开、脓肿和有时发生的肉芽肿。溃疡性结肠炎时因黏膜溃疡是不连续的，故其黏膜溃疡被称为跳跃式病变。
- 密集的淋巴滤泡聚集形成的卵圆形、升高的隆起（称为派尔集合淋巴结）在小肠内呈线状排列。
- 发生纤维化、肠壁增厚并引起狭窄或肠腔狭窄（见 Crohn 病的肠道改变）。

临床表现

临床表现根据炎症发生的部位及程度不同而各不相同，疾病最初的症状轻微且无特异性。

Crohn 病的肠道改变

随着 Crohn 病的进展，肠壁发生纤维化增厚和肠腔狭窄。狭窄可以发生在肠道的任何部位，并导致不同程度的肠道梗阻。最初，黏膜可表现为正常，但随着疾病进展，黏膜呈鹅卵石样改变，如图所示。

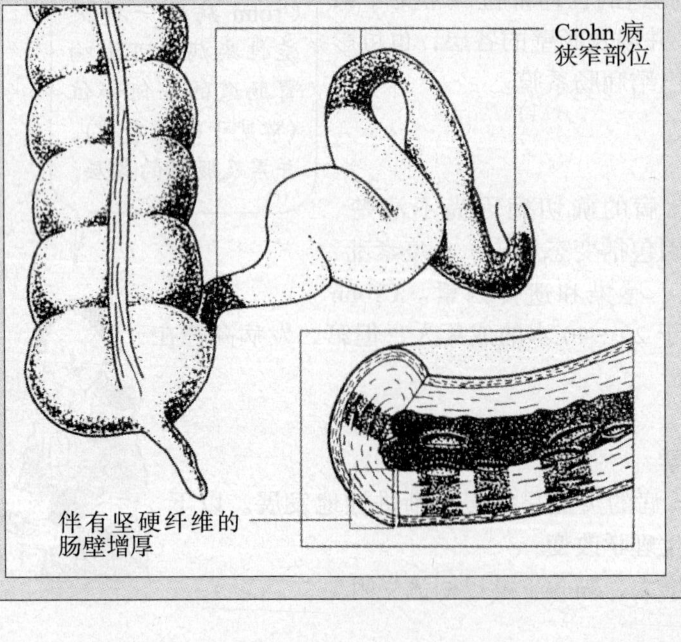

• 在急性 Crohn 病，注意右下腹痛、绞痛、触痛、胃肠胀气、恶心、发热、腹泻和便血（通常为小量，但也可大量出血）。

• 在慢性 Crohn 病，注意腹泻、每天排便 4～6 次、右下腹痛、脂肪泻、显著的体重减轻、可能的虚弱无力和少见的杵状指。

辅助检查

• 实验室检查的典型表现为白细胞计数增高、红细胞沉降率加快、低血钾、低血钙、低血镁和血红蛋白水平降低。

• 钡剂灌肠显示索束征（节段性狭窄与正常的肠管交替）支持诊断。

• 乙状结肠镜和结肠镜检查可显示隆起的区域或炎症，所以有助于排除溃疡性结肠炎。

• 活组织检查可得出明确的诊断。

• 包括小肠的上消化道检查有助于明确回肠的病变。

治疗

全胃肠外营养有助于让疲惫的患者在胃肠道休息时维持患者的营养。手术可治疗肠道穿孔、大出血、窦道或急性肠梗阻。结肠和直肠广泛性病变的患者可能需要行结肠切除术及回肠造口术。

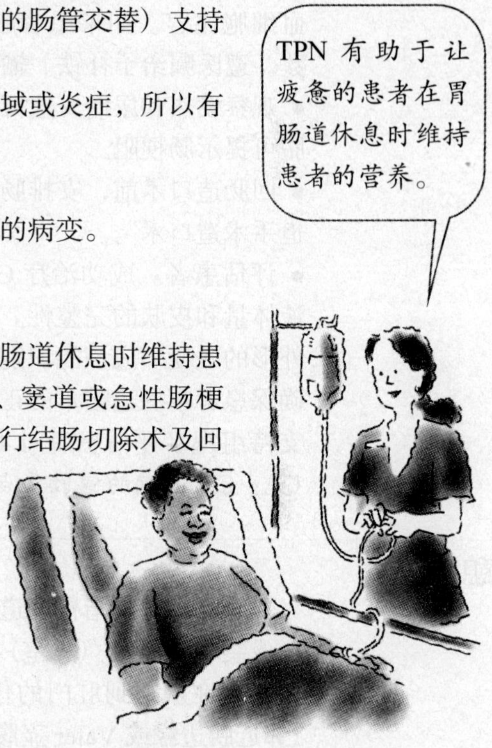

服药

有效的药物治疗需要在生活方式方面有重要的改变：休息、限制纤维素的饮食（非水果或蔬菜）和每日清除乳糖耐受不良的产物。药物治疗可包括：

• 抗炎类糖皮质激素和抗生素，如柳氮磺吡啶和 5–氨基水杨酸。

• 甲硝唑。

• 有助于止泻的阿片酊和地芬诺酯（严重肠梗阻的患者禁忌使用）。

• 免疫抑制剂，如硫唑嘌呤、环孢素和 6–巯基嘌呤，用于糖皮质激素的治疗不能控制病情的患者。

• 英夫利昔单抗、肿瘤坏死因子 α 能促进组织的愈合和治疗顽固性 Crohn 病，可使用具有监测功能的静脉装置进行 3 个周期的治疗（在第 1、2 和 6 周）。

护理事项

- 每天记录液体出入量（包括大便量）和体重。
- 注意脱水和保持水、电解质平衡。
- 警惕肠道出血的征象（血便）。每天检测大便潜血。
- 如果患者正接受糖皮质激素治疗，观察其副作用如胃肠道出血。记住：糖皮质激素能掩盖感染症状。定期检测血红蛋白和血细胞比容。如果患者服用免疫调节剂，还要检测白细胞计数。遵医嘱给予补铁、输血和镇痛药。
- 观察发热和尿痛，这可提示膀胱瘘。腹痛、发热和腹硬、腹胀可提示肠梗阻。
- 回肠造口术前，安排肠造口专家会诊。有关术后护理见“肠道手术造口术”。
- 评估患者。成功治疗 Crohn 病后，患者应保持最佳的营养、液体量和皮肤的完整性。患者将采取积极的应对态度适应身体外形的改变。应该能识别和避免食物可能导致的不良应激。要确保患者掌握造瘘术的正确护理，如果需要，可求助于适当的支持组织。评估患者对术后随访的理解和何时寻求急救护理（见：Crohn 病的宣教要点）。

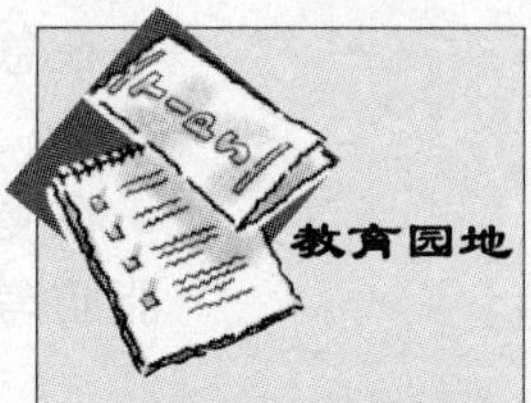

Crohn 病的宣教要点

- 指导患者及家属护理造口，让他们意识到回肠造口术改变了患者的躯体形象，向患者提供相关信息和情感支持。
- 强调严格限制饮食和床上休息的必要性，这很难做到，尤其是年轻患者。鼓励患者尽量减少紧张情绪。若情绪紧张是明显的恶化因素，向患者提供咨询建议。指导患者进食低渣饮食并进行锻炼，同时寻求家庭支持。

憩室疾病

憩室疾病是指胃肠道壁上的黏膜层及周围的肌层向外膨出形成袋状的肠疝（憩室）。憩室最常发生在乙状结肠，但憩室可发生在从咽到肛门的任何部位。其他典型部位是十二指肠（邻近胰边缘或 Vater 壶腹）和空肠。

胃的憩室疾病罕见，且常为消化性或肿瘤性疾病的癌前病变。回肠憩室疾病（Meckel 憩室）是最常见的胃肠道先天性畸形。

憩室疾病有两种临床类型：

- 憩室病——憩室存在但无症状。
- 憩室炎——炎症性憩室；可导致潜在的致命性梗阻、感染和出血。

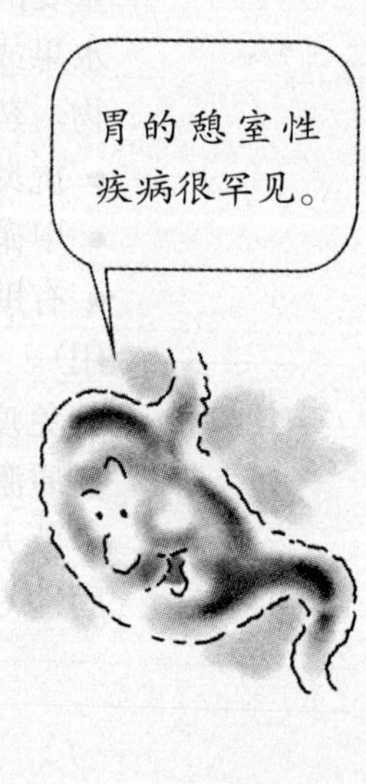

病因

确切的原因还不明确，但可能有下列原因：

- 结肠的活动减弱和管腔内压力增加。
- 结肠壁强度的缺陷。

病理生理学

憩室可源于血管进入胃肠道处的区域管壁较薄弱且腔内压力较高。饮食可能是一个致病因素，因为缺少纤维素而减少大便的存留，使肠腔变窄，导致排便期间腹内压增高。

可悲的囊腔

发生憩室炎时，未消化的食物和细菌聚集在憩室的囊内，坚硬的食物团块阻碍了囊腔壁的血供，使肠壁更容易被肠道细菌的攻击。随之发生炎症，可导致穿孔、脓肿、腹膜炎、梗阻和出血。偶尔发炎的肠管与膀胱或其他器官粘连可导致窦道。

临床表现

憩室炎的不同形式可引发不同的症状和体征：

- Meckel 憩室通常没有症状。
- 发生肠道憩室时，可屡现左下腹痛，在排便或排气后缓解。便秘和腹泻交替出现。
- 发生憩室炎时，患者可有中度的左下腹痛、略感恶心、排气、排便无规律。低热、白细胞增多、憩室破裂（严重憩室炎时）、纤维化和粘连（慢性憩室炎时）。

辅助检查

- 上消化道系列检查可确诊或除外食管和高位肠管的憩室病。
- 钡剂灌肠可确诊或除外低位肠管的憩室病。活组织检查可除外癌症。然而，结肠镜活组织检查在急性憩室病时不推荐应用，因为它要求有充分的肠道准备。
- 血液检查可显示憩室炎时红细胞沉降率加快，特别是如果憩室被感染时。

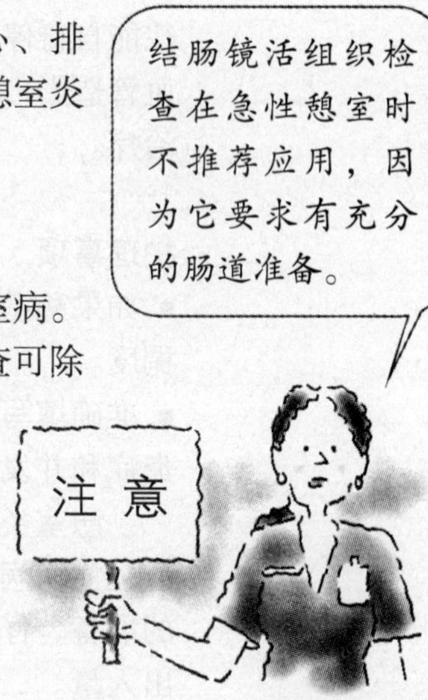

治疗

无症状的憩室病通常不需要治疗。憩室病的治疗取决于类型。

- 伴有疼痛、轻度胃肠道反应、便秘或排便困难的肠道憩室病可给予流食和较容易消化的饮食、大便软化剂和少量的矿物油。这些措施可缓解症状、减少不良刺激和减少进展到憩室炎的危险。疼痛消失后，多渣饮食和扩容性泻剂也可使患者受益，如蚤草。

温和的措施

没有穿孔征象的轻度憩室炎的治疗可采用预防便秘和抗感染的措施。包括卧床休息、流食、大便软化剂、广谱抗生素、盐酸哌替啶控制疼痛和松弛平滑肌药及解痉药，如双环维林或莨菪碱以减轻肌痉挛。

主要的治疗方法

对药物治疗无效的憩室炎可行结肠切除术以切除病变肠段。

- 治疗憩室炎并发症可能需要临时结肠造瘘以引流脓液及大便，而后行吻合术。
- 出血的患者需输血和密切监测水和电解质平衡。这种出血往往能自行停止。如果为持续性出血，有效的措施是通过导管行血管造影，向出血的血管注射血管加压素。一般很少需要外科治疗。

护理事项

- 如果憩室病患者住院治疗，仔细观察大便的次数、色泽和黏稠度。
- 准确填写脉搏和体温表，因为脉搏或体温的变化可能是出现炎症和并发症的征象。

憩室炎的治疗取决于症状的严重程度。

- 轻症疾病遵医嘱给药、向患者解释诊断性检查和做这些检验的准备、仔细观察大便，及准确记录体温、心率、呼吸频率和出入量。

● 如果患者需要造影和因注射血管加压素而置入导管时要仔细监测。经常检查穿刺部位有无出血，经常检查足背动脉搏动并防止患者的腿在腹股沟呈弯曲位。

● 观察血管加压素引起的液体潴留（焦虑不安、腹部绞痛、癫痫发作、少尿或无尿）和严重的低钠血症（低血压、快速弦脉、皮肤湿冷和发绀）的体征和症状。

● 术后护理见“肠切除和吻合术”。

● 评估患者。在成功的治疗和适当的宣教之后，患者能观察并报告大便的特征、根据需要改变饮食、理解后续护理的需要并知道什么时候需要立即就医（见：憩室疾病的宣教要点）。

胃食管反流病

胃食管反流病（gastroesophageal reflux disease，GERD）是胃或十二指肠或两者的内容物的反流，通过食管下端括约肌进入食管，不伴有嗳气或呕吐。反流可出现或不出现症状或异常改变。持续性反流可导致反流性食管炎（食管黏膜的炎症）。

病因

当食管下端括约肌压力下降或胃内压超过食管下端括约肌压力时发生反流。易患因素包括：

● 幽门手术（幽门的改造或切除），使胰液或胆汁反流。

● 长期的胃管插管（超过5天）。

● 降低食管下端括约肌压力的因素如食物、饮酒、吸烟、抗胆碱能类药物（阿托品、颠茄和溴丙胺太林）和其他药物（吗啡、安定或哌替啶）。

● 食管裂孔疝（尤其发生于儿童时）。

● 任何增加腹内压的情况或体位。

病理生理学

正常情况下，食管下端括约肌使食管下端周围有足够的压力以关闭食管下端并防止反流。在每次吞咽使食物进入胃内后括约肌松弛。在胃食管反流病中，食管下端括约肌不能持续关闭（通常是由于缺乏食管下端括约肌的压力或胃内的压力超过了食管下端括约肌的压力）且胃内容物反流入食管。酸性的胃内容物刺激食管导致疼痛，并且发生食管狭窄或溃疡。如果胃

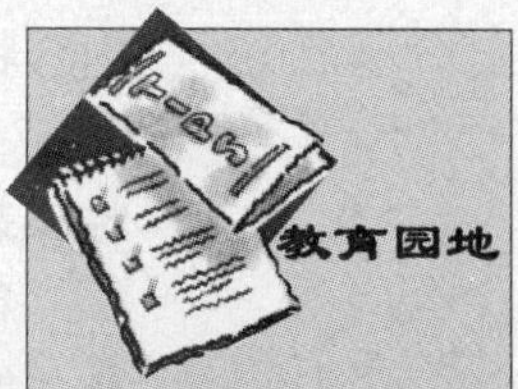

憩室疾病的宣教要点

● 解释什么是憩室以及憩室是如何形成的。

● 确保患者理解纤维饮食的重要性以及便秘和用力排便的危害。鼓励患者进食富含消化纤维的饮食。建议患者使用大便软化剂或服用扩容性泻药缓解便秘。但应注意在未饮用足量水时不服用扩容性泻药。

● 根据需要宣教结肠造口的护理，并安排肠造口术治疗师与患者座谈。

内容物进入咽喉并被吸入气道，则可能导致慢性肺部疾病。

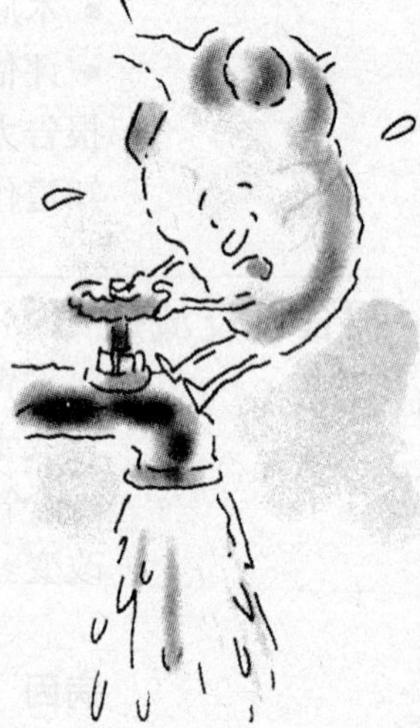

临床表现

胃食管反流不常产生症状，在有临床症状的患者中，也并非总能发现生理性反流。

疼痛、间断性胃烧灼感

胃食管反流最常见的特点是胃烧灼感，可在剧烈活动、弯腰或躺下时更为严重且在服用抑酸药或坐直后缓解。反流性食管炎导致的食管痉挛性疼痛易发展为慢性且可能与心绞痛相似，放射到颈、下颚和手臂。其他症状包括：

- 吞咽疼痛，长期严重的反流可能引起胸骨后钝痛。
- 源自于食管痉挛、狭窄或食管炎的吞咽困难和出血（鲜红或暗红）。
- 偶尔，咳嗽、窒息和满口唾液的患者可由于夜间的反流而惊醒。

抑制呼吸

由于胃内容物反流进入咽喉并随即被吸入气道而引起的肺部症状，可表现为：

- 慢性肺部疾病或夜间喘鸣。
- 支气管炎。
- 哮喘。
- 晨起声嘶和咳嗽。

辅助检查

- 在儿童，透视钡餐食管 X 线检查可显示反流。年龄大于 6 岁的儿童出现反流是不正常的。
- 食管滴酸试验可提示反流是产生症状的原因。
- 内镜和活组织检查可直视并确定黏膜的任何异常变化。
- 24 小时 pH 监测可测量食管内的酸度。
- 测压法可显示食管下段括约肌的张力和活动。

治疗

- 通过重力作用、用药物增加食管下端括约肌张力、中和胃内容物和减轻腹内压力等减少反流的有效治疗方法可缓解症状。

- 为减轻腹内压，患者睡眠时应采用头高脚低位（床头抬高）、应避免餐后和夜宵后平卧、避免穿勒紧腹部的衣服。在没有并发症的情况下，体位治疗对婴儿和儿童尤其有效。
- 餐后1小时、3小时及睡觉时给予抗酸药对间歇性反流治疗有效。根据患者胃肠道的情况可选择非腹泻性抗酸药，包括碳酸铝或氢氧化铝（不用镁剂）。
- 质子泵抑制剂是目前治疗胃食管反流病和腐蚀性食管炎的主要手段。胃复安和H_2受体阻滞剂因效果好也被广泛使用。
- 患者的胃肠引流管尽可能放置不超过5天，这是因为胃管干扰了括约肌的收缩功能，容易导致反流，尤其是在患者平卧时。
- 外科治疗可用于控制严重和顽固的症状，如肺误吸、出血、梗阻、严重的疼痛、穿孔、食管下端括约肌功能不全和并发食管裂孔疝。手术治疗也用于严重的胃食管反流病患者（而不选择终生药物治疗）。

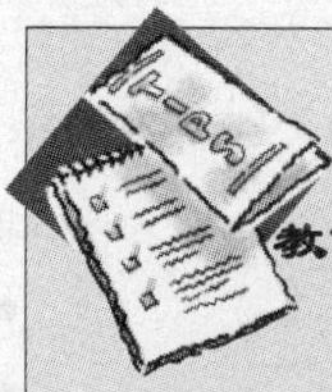

教育园地

GERD 宣教要点

- 向患者宣教引起反流的原因，如何通过药物、饮食和体位治疗来避免反流以及需要观察和报告哪些症状。
- 指导患者避免增强腹内压的情况（弯腰、咳嗽、过度运动、穿过紧衣物和便秘）。患者还应避免服用减弱括约肌控制的物质（土豆、酒精、脂类食物、薄荷、咖啡和某些药物）。
- 建议患者保持直立坐位，特别是餐后，同时少食多餐。
- 告知患者避免食用过多调味食品、酸性饮料、酒类、睡前吃零食、高脂类和高糖类食品，这些物质可降低食管括约肌的压力。患者应至少在睡前2小时进餐。

护理事项

胸部手术治疗后，遵循下列步骤：

- 认真观察和记录胸部引流管的引流和呼吸情况。
- 如果需要，给予胸部理疗和氧气吸入。
- 行胃肠减压的患者采取半卧位以有助于预防反流。
- 评估患者。评估最佳的体液和营养水平、饮食改变、体位、适当的活动程度并随着患者对治疗的依从使舒服感增加（见：GERD 宣教要点）。

肝性脑病

肝性脑病也称为门体性脑病或肝昏迷，是源于慢性肝病并发症的神经系统综合征。常发生于肝硬化患者，主要是由于大脑氨中毒所致。肝性脑病可为急性、自限性或慢性和进展性。在疾病的终末期，尽管积极治疗本病预后仍然不佳。

病因

血氨浓度升高可来源于：

- 肝硬化。
- 过量的蛋白质摄入。
- 脓毒血症。
- 便秘或胃肠道出血导致体内含氮废物的过多蓄积。
- 细菌作用于蛋白质和尿素形成氨。

病理生理学

肝性脑病发生于血氨浓度的升高。通常，肠内降解的蛋白质在肝内合成尿素。然而，当门脉血发生分流而绕过肝时，氨直接进入体循环并被转运至脑。这种分流可源于门脉高压时形成的侧支循环或手术造成的门体分流术。

临床表现

尽管肝性脑病的临床表现差异很大（取决于神经系统受累的严重程度），但常分为四期：

前驱期：因为隐匿性发病，早期症状常被忽视。早期症状包括轻微的性格改变（定向障碍、健忘、言语不清）、失眠、情感下降和轻微震颤。

在昏迷前期，震颤进展为扑翼样震颤，这是肝昏迷的标志。扑翼样震颤是指手掌向背侧伸展，手指分开时出现不规则的手腕和手指的伸展和屈曲。也可出现嗜睡、行为异常和失用症。

昏睡期可发生通气过度，患者处于昏睡状态，但唤之能醒。

在昏迷期，体征包括反射亢进、Babinski 征阳性、肝病性口臭（霉臭、甜味呼吸）和昏迷。

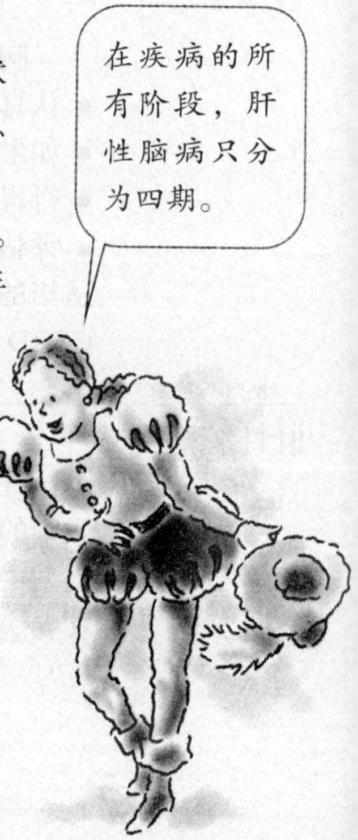

辅助检查

● 动、静脉血氨浓度升高、临床特征和肝病病史可明确诊断。
● 动脉血气分析提示中枢性通气过度引起的呼吸性碱中毒。
● 随着疾病的进展，脑电图显示慢波。
● 提示本病的其他检查结果包括血胆红素升高和 PT 延长。

治疗

治疗的目的在于改善肝功能和纠正原发性肝病。具体步骤如下：

● 以糖或糖类形式摄入足够的热量（1800～2400cal/d）有助于预防蛋白质的分解代谢。蛋白质限制在每天 40g，随症状改善可逐渐增至每天 100g。
● 电解质紊乱的纠正和胃肠道出血的治疗也是必要的。
● 通过降低血氨浓度这一有效的治疗来终止肝性脑病的进展。通过使用新霉素抑制细菌产氨、使用山梨醇产生渗透性腹泻、持续吸出胃肠内的出血、减少饮食中蛋白质的摄入和给予乳果糖以减少血氨浓度等方法可清除胃肠道内产氨物质。
● 补钾有助于纠正碱中毒（源于血氨水平增加），尤其是患者正在服用利尿剂时。

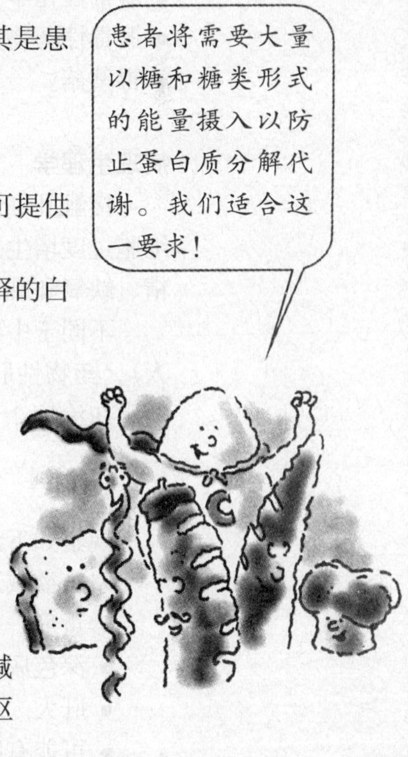

有毒物质的清除

● 血液透析可暂时清除血液中的有毒物质。交换输血可提供明显但短暂的改善。然而，这需要大量的血液。
● 无盐白蛋白可用于保持体液和电解质平衡，补充稀释的白蛋白浓度和恢复血浆容量。

护理事项

● 经常评估和记录患者的意识水平。
● 持续监测患者的定向和定时能力。
● 每天记录患者的书写能力以监测神经系统受累的进展情况。
● 监测出入量和水、电解质平衡。每天测体重和腹围。
● 观察并及时报告贫血（血色素水平下降）、感染、碱中毒（血碳酸氢盐浓度增加）和胃肠道出血（黑便、呕血）的表现。

- 提供特殊的低蛋白饮食，用糖类补充绝大部分热量。提供良好的口腔护理。
- 提供休息，以及舒适和安静的氛围。不鼓励较剧烈的活动。
- 通过使用人工泪液或眼罩来保护昏迷患者眼睛的角膜以免受损伤。
- 在肝昏迷的终末期为患者家属提供情感支持。
- 评估患者。患者应有充足的水分和完整的皮肤。患者家人应得到足够的支持以应对患者的病情变化（见：肝性脑病宣教要点）。

非病毒性肝炎

非病毒性肝炎是暴露于某些化学物质或药物而引起的肝炎症。尽管部分患者发展为暴发性肝炎或肝硬化，但大多患者都能治愈。

病因

非病毒性肝炎的病因包括：

- 肝毒性化学物质，如四氯化碳、三氯乙烯和氯乙烯。
- 肝毒性药物如对乙酰氨基酚（扑热息痛）。
- 毒蘑菇。

病理生理学

接触肝毒性物质后，肝细胞发生坏死、瘢痕形成、Kupffer 细胞过度增生并出现严重的程度不同的单核吞噬细胞浸润。酒精、缺氧和既往肝病可加重一些毒性物质的影响。

不同于中毒性肝炎（中毒性肝炎影响所有接触毒性物质的人），药物性肝炎可能是某些个体独有的高敏反应所致。症状通常在治疗 2～5 周后改善。

临床表现

观察如下症状和体征：

- 食欲减退、恶心和呕吐。
- 黄疸。
- 深色尿。
- 肝大。
- 可能有腹痛。

教育园地

肝性脑病宣教要点

- 如果患者仍能理解，告知患者和家属关于肝性脑病的知识及治疗。在治疗前，重复解释每次治疗，即使患者处于昏迷状态也要保证解释整个过程。
- 如果患者有慢性脑病，确保他和家属理解疾病最后对患者精神和身体的影响，警惕并发症或恶化的征象，建议患者及家属及时向医师报告上述情况。
- 患者开始恢复时，告知其进食低蛋白饮食。强调严重疾病的恢复需要时间。反复说明如何服用药物。

● 可能有白陶土样大便和瘙痒症（胆汁淤积）。

辅助检查

● 肝组织活检可有助于明确原发病，尤其是如果发现白细胞和嗜酸性粒细胞浸润。

● 转氨酶（ALT 和 AST）、总胆红素和直接胆红素（胆汁淤积）、碱性磷酸酶升高和白细胞计数升高均可在非病毒性肝炎中出现。

● 药物引起的非病毒性肝炎可出现嗜酸性粒细胞增加。

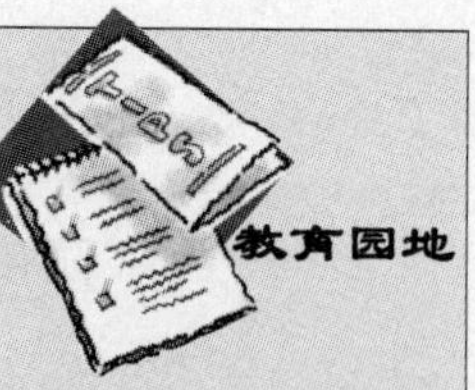

非病毒性肝炎宣教要点

● 指导患者合理用药。

● 指导患者正确使用可引发毒性反应的清洗剂和溶剂。

治疗

有效的治疗目的在于根据接触毒性物质的途径通过灌洗、导泻或过度通气来清除毒物。二硫基丙醇可治疗金或砷中毒导致的中毒性肝炎，但不能预防其他物质导致的药物性肝炎。糖皮质激素可遵医嘱用于治疗药物引起的肝炎患者。

护理事项

● 密切监测肝衰竭的并发症（出血和肝昏迷）。

● 确保充足的水分和营养。

● 缓解患者的恶心、瘙痒和腹痛。

● 评估患者。患者应保持正常的营养和水分，改变生活习惯和饮食习惯，按需要寻求后续护理（见：非病毒性肝炎宣教要点）。

病毒性肝炎

病毒性肝炎是一种以肝细胞破坏、坏死和自溶为特征的肝急性炎症。在大多数患者中，肝细胞最终再生，不遗留或很少遗留毁损。然而，高龄和病情严重的患者可发生很相似的并发症。如果出现水肿和肝性脑病，则预后差。

类型

目前认为有五型主要形式的病毒性肝炎，每一种由不同的病毒引起：

甲型：甲型肝炎主要通过粪－口途径传播，常在人口密集和卫生条件差的地方暴发。日间护理中心及其他公共区域是常见的传染地。

乙型：在美国，乙型肝炎占输血后肝炎的5%～10%。接种疫苗可预防感染。现在许多州要求医务人员及在校儿童预防接种。

丙型：约占所有病毒性肝炎的20%，大多由输血所致。

丁型：在美国，仅发病于输血及使用血液制品的患者，如静脉药成瘾者和血友病患者。

戊型：戊型以前属于丙型，称为非甲非乙型肝炎。在美国，此型肝炎主要发生在去过疫区如印度、非洲、亚洲及中美洲的人群中（见：从甲到戊型病毒性肝炎）。

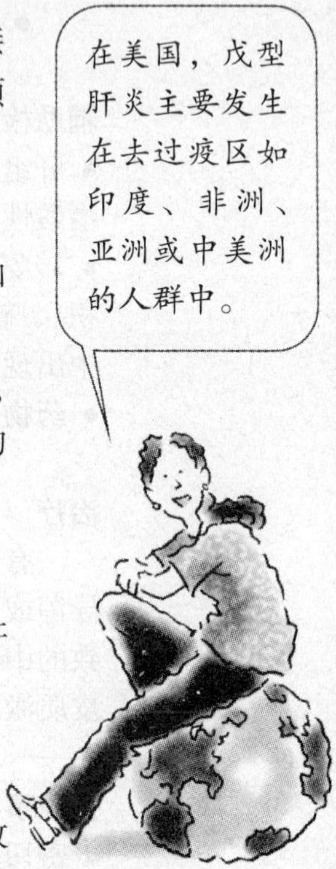

病因

所有形式的病毒性肝炎均由甲、乙、丙、丁或戊型五种肝炎病毒所致。

病理生理学

尽管是不同的致病病毒，每一种类型的病毒性肝炎的肝改变是相似的。肝细胞可发生不同程度的损伤和坏死。当患者度过急性期后，肝损伤可完全恢复。

常见的并发症为恢复期超过8个月的慢性持续性肝炎。有些患者可能复发，有些患者可进展为慢性活动性肝炎，导致肝部分坏死，形成肝硬化。偶尔，大面积肝坏死可引起严重突发（暴发）的肝衰竭和死亡。

临床表现

在黄疸前期可出现：

- 疲劳、不适、关节痛、肌痛、畏光和头痛。
- 食欲下降、恶心和呕吐。
- 味觉和嗅觉改变。
- 发热，可伴有肝和淋巴结肿大。

黄疸期可持续1～2周，症状和体征包括：

- 轻度体重下降。

从甲到戊型病毒性肝炎

该表比较了各种病毒性肝炎的特点。

特点	甲型	乙型	丙型	丁型	戊型
潜伏期	15～45天	30～180天	15～160天	14～64天	14～60天
发病	急性	隐匿	隐匿	急性或慢性	急性
易感人群	儿童，年轻人	任何年龄	多见于成人	任何年龄	20～40岁
传播途径	粪-口，性传播（特别是口-肛交），非经皮途径（性传播、母婴传播），皮肤传播（极少）	血液制品，非胃肠途径，性传播，母婴传播，各种体液所带病毒	血液制品，非胃肠途径	非胃肠途径，大多数丁型肝炎患者合并感染乙型肝炎	主要为粪-口途径
严重程度	较轻	通常较重	中等	较重，可导致暴发性肝炎	较轻，孕妇除外，对孕妇可具有高致病性
预后	通常较好	严重程度与年龄及机体状况有关	中等	严重、慢性病例预后不良，可形成慢性丁型肝炎和慢性肝病	除孕妇外预后良好
进展为慢性肝炎的可能性	无	偶尔	10%～50%	偶尔	无

- 深色尿和白陶土样大便。
- 巩膜及皮肤黄染。
- 持续性肝大伴触痛。

恢复期持续2～12周或更久，症状和体征包括：

- 持续性疲劳。
- 虚弱、腹部疼痛或触痛和消化不良。

辅助检查

- 乙型肝炎表面抗原和乙型肝炎抗体可确定乙型肝炎的诊断。
- 甲型肝炎抗体可确定既往或现在患有甲型肝炎。
- 丙型肝炎抗体可确定丙型肝炎的诊断。通过聚合酶链反应进行的病毒定量检测有助于确定患者是否需要治疗及监测治疗效果。
- PT 延长（较正常值超过 3 秒以上提示肝损害严重）。
- 血清转氨酶（ALT 和 AST）升高。
- 血清碱性磷酸酶轻度升高。
- 血清和尿胆红素升高（伴黄疸）。
- 血清白蛋白水平下降，血清球蛋白水平升高。
- 肝活组织检查和扫描提示肝片状坏死。

治疗

在疾病的初期阶段患者应休息，有厌食时可进食少量高热量、高蛋白食物（如出现淡漠、烦躁、精神改变等肝性脑病前驱期表现，蛋白摄入量应减少）。晨起可耐受较多的进食量。其他治疗方法如下：

- 慢性乙型肝炎伴肝炎症时应用 α-2b 干扰素治疗 16 周。治疗期间应监测血细胞计数。
- 拉米夫定是另外一种用于减少乙型肝炎病毒复制的药物。
- 丙型肝炎目前的治疗方案有干扰素或干扰素与利巴韦林联合治疗。在实验室检查和肝组织学检查证实肝炎症或肝硬化早期后，行个体化治疗。根据检查结果和病毒基因型治疗 6～18 个月。向患者宣教自我注射，并告知药物的副作用。
- 血细胞计数及分类、甲状腺功能测定、肝功能检查、肝炎定量分析等实验室检查有助于判断疗效，预防治疗期间的并发症。当白细胞计数、血红蛋白水平和血细胞比容降至正常范围以下时，治疗药物应减量。
- 药物副作用有抑郁、流感样综合征、疲劳、不适和胃肠道功能紊乱。

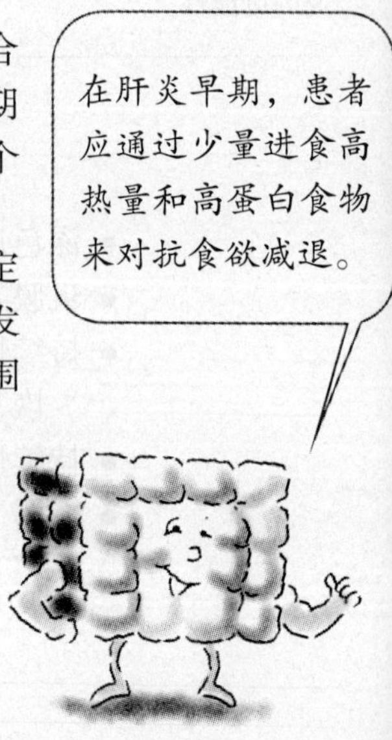

对患者负责

● 在治疗时患者必须积极主动地监测并按时服用药物。目前丙型肝炎患者联合治疗的治愈率在 30%～40%。

● 餐前 30 分钟给予止吐药如曲美苄胺和苯喹胺可有助于减轻恶心并防止呕吐。酚噻嗪由于有胆汁淤积的作用，应避免使用。如果为顽固性呕吐，患者需要静脉输液治疗。

● 对于重症肝炎，糖皮质激素可使患者感觉舒适并促进食欲，同时减轻瘙痒和炎症。然而，其在肝炎中的应用尚存在争议。

护理事项

● 应警惕所有类型的肝炎患者的排泄物、血液和体液。告知来访者隔离事项。

● 给予患者充足的液体（最少 4000ml/d）。鼓励厌食患者饮用果汁。另外，提供碎冰和泡腾软饮料使患者得到足够的水分而不引起呕吐。

● 每天记录体重，并准确记录出入量。

● 观察患者大便的颜色、软硬度、次数及量。

● 观察肝昏迷、脱水、肺炎、血管问题和压迫性溃疡的征象。

● 向卫生行政机关汇报所有的肝炎病例，询问患者近期接触人的名字。

● 评估患者。患者应保持足够的水分和营养，进行必要的隔离和预防，根据需要改变饮食和生活习惯，定期随诊。也应评估与患者密切接触的人群，如有可能对其接种疫苗（见：病毒性肝炎宣教要点）。

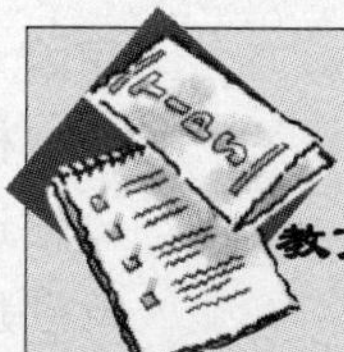

教育园地

病毒性肝炎宣教要点

● 出院前，强调至少一年定期检查的重要性。告诫患者在此期间戒酒，并向患者宣教辨别复发的征象。根据需要提供后续护理。

● 建议肝炎携带者在性生活时避免相互接触体液。告知患者出现肝大时避免接触性体育活动，患者还应戒酒。

● 如果患者为育龄期妇女，告诫患者在治疗期间或治疗后 6 个月内避免怀孕。

肠梗阻

发生肠梗阻时，大肠或小肠可部分或完全阻塞。小肠阻塞更为常见（约 90%的患者）且更为严重。肠道任何部位的完全阻塞，如不经治疗，可在数小时内因休克和循环衰竭而死亡。肠梗阻最常发生于腹部手术后或存在肠道先天畸形的患者。

病因

机械性肠梗阻的病因有：

- 粘连和嵌顿疝（常为小肠梗阻）。
- 癌症（常为大肠梗阻）。
- 异物（果核、胆石、蛔虫）。
- 压迫。
- 绞窄。
- 肠套叠。
- 乙状结肠或盲肠扭转。
- 肿瘤。
- 闭锁。

非机械型梗阻

非机械肠梗阻的病因有：

- 电解质紊乱。
- 中毒。
- 胃肠道神经异常。
- 肠系膜血管栓塞或血栓。
- 肠麻痹（见：肠麻痹概述）。

病理生理学

肠梗阻分为三种类型：

☝ 单纯性肠梗阻：肠道内容物不能通过，无其他并发症。

✌ 绞窄性肠梗阻：除肠道梗阻外，梗阻部位的血供部分或完全中断。

☟ 闭袢性肠梗阻：病变肠道两端发生阻塞，病变处与其他肠管隔离。

病因和影响

三种类型的肠梗阻引起相似的生理影响。发生肠梗阻时，液体、空气和气体积聚在梗阻部位的近端。肠道试图使内容物通过梗阻部位时导致肠蠕动增加，使肠黏膜损伤并导致梗阻区及以上段肠管扩张。肠管扩张阻碍静脉血流并妨碍正常的吸收过程。结果，肠道分泌水、钠和钾进入肠管内。

麻痹性肠梗阻概述

麻痹性肠梗阻是肠道梗阻的一种生理形式，常发生于腹部手术后的小肠部位。麻痹性肠梗阻可引起肠蠕动减弱或消失，这种情况常在手术后2～3天自行消失。

症状和体征

- 严重腹胀
- 极度痛苦
- 呕吐
- 严重便秘
- 排气和少量稀水样便

病因

- 创伤
- 毒血症
- 腹膜炎
- 电解质紊乱（特别是低钾血症）
- 药物，如神经节阻断剂和抗胆碱药物
- 血管性疾病，如栓塞或血栓形成
- 吞咽大量空气（鲜为病因，症状很少持续超过24小时）

治疗

- 胃管减压和抽吸（如持续48小时以上）
- 严重腹胀者可留置Miller-Abbott管（应慎重使用以免额外损伤肠管）
- 使用拟胆碱药物，如新斯的明和氯贝胆碱（由于肠管的手术所引起）
- 耐心宣教解释拟胆碱药物的副作用，如肠绞痛和腹泻
- 监测新斯的明的心血管副作用，如心动过速和低血压
- 经常检查肠鸣音恢复情况

临床表现

为帮助发现小肠梗阻，采取下列步骤：

- 评估患者的绞痛、恶心、呕吐和便秘情况。
- 听诊高调、响亮、乐性或叮叮样肠鸣音、腹鸣音和蠕动音（有时不用听诊器就可闻及）。
- 触诊腹部中度膨隆伴触痛，当梗阻引发绞窄伴缺血时，有反跳痛。
- 在完全性肠梗阻时可有大便样呕吐物。

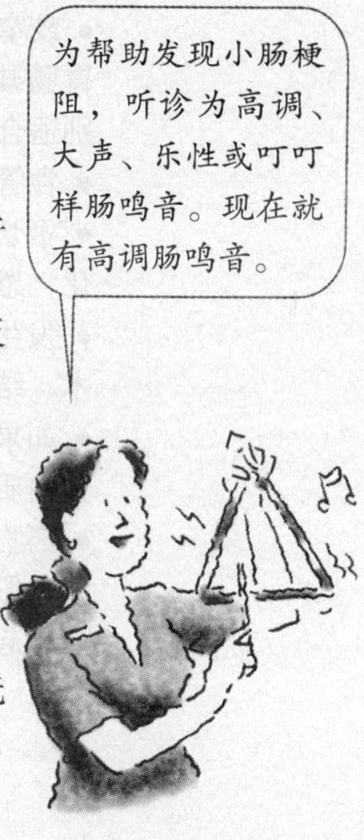

大肠阻塞

大肠梗阻时，采取下列步骤：

- 评估最初几天的便秘情况。
- 观察其他症状和体位，包括绞窄性腹痛、恶心（通常开始无呕吐）和腹部膨隆。最后，患者有持续性腹痛伴呕吐大便样物。

辅助检查

- 腹部X线检查可明确诊断。X线显示肠内气液平面的出现和位置。小肠梗阻时，可出现典型的“梯田样”改变。在3～

4小时内，气液平面可发生改变。

- CT扫描用于排除肠梗阻或确定穿孔或肠扭转。
- 大肠梗阻时，钡灌肠可显示扩张、充气的结肠或乙状结肠的闭袢伴远端扩张（乙状结肠扭转时）。
- 在诊断的早期，实验室检查结果可正常。

高和低的实验室检查结果

下列实验室检查结果支持肠梗阻的诊断：

- 钠、氯和钾水平下降（由于呕吐）。
- 白细胞计数轻度升高（发生坏死、腹膜炎或绞窄时）。
- 血清淀粉酶水平升高（可能由于胰腺的刺激）。
- 血气分析提示代谢性碱中毒，为长时间呕吐所致。

治疗

术前治疗的目的是纠正水和电解质失衡、肠管减压以缓解呕吐和扩张、纠正休克和腹膜炎。具体治疗包括以下措施：

- 绞窄性肠梗阻通常需要输血和静脉补液。通过Levin管进行胃肠减压，如长时间使用可使用较大的Miller-Abbott管，特别适合于小肠梗阻。
- 食管、胃、十二指肠镜检查可用于去除梗阻的病变。
- 密切观察病情以决定下一步的治疗。如果病情无好转或恶化，患者将需要进行手术治疗。
- 发生大肠梗阻时，常用Levin管减压后，行外科切除吻合术、结肠造瘘术或回肠造瘘术。
- 如果患者由于慢性肠梗阻、术后或麻痹性肠梗阻或感染导致蛋白质缺乏，可给予全胃肠外营养。
- 药物治疗包括止痛或镇静，如盐酸哌替啶、苯巴比妥等（不要口服，否则可抑制胃肠道活动）。抗生素应用于肠绞窄或梗死引起的腹膜炎。

● 对于肠套叠，可试将钡剂注入直肠的静水压复位。如不成功，可手法复位或行肠管切除术。

在肠梗阻患者，血压下降可能提示有出现绞窄疝后血液丢失导致的血容量不足。

护理事项

● 经常观察患者的生命体征，血压下降可能提示有出现绞窄疝后血液丢失导致的血容量不足。记住，小肠内积聚多达 10 升的液体可造成血容量急剧下降。密切观察休克的征象（如苍白、尿量减少、脉速和低血压）。

● 对代谢性碱中毒（包括神志改变、肌张力增加、手足抽搐和呼吸浅慢等）或代谢性酸中毒（劳累后气短、定向力障碍及晚期的深快呼吸、虚弱及不适）的症状和体征保持警惕。同时观察继发性感染的症状与体征如发热和寒战。

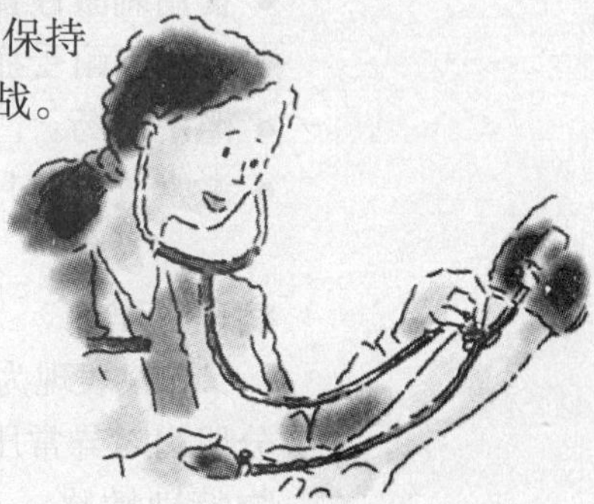

● 仔细观察尿量以评估肾功能和观察有无扩张肠管压迫膀胱造成的尿潴留。如怀疑膀胱受压，排尿后立即导尿，排出残余尿。同时经常测量腹围以发现腹胀进展情况。

● 如果患者有置管减压或呕吐，应提供全面的口腔和鼻腔护理。观察脱水的征象（如舌厚、肿，口唇干裂和口腔黏膜干燥）。

● 记录减压管的引流量和颜色。如有需要，用生理盐水冲洗导管以保持其通畅。

● 如果留置了 Miller-Abbott 管，定期检查以保持其畅通。协助患者翻身（或行走，如患者可以）以促进引流管的通畅。

● 尽可能使患者保持于半坐卧位以促进肺通气并减轻因腹胀压迫引起的呼吸困难。

● 听诊肠鸣音，观察肠蠕动恢复的征象（排气或黏液通过直肠）。

● 评估患者。患者应该保持体液和电解质平衡、足够的经口摄入、肠鸣音正常和排泄规律正常。患者还应无腹胀和并发症（见：肠梗阻宣教要点）。

教育园地

肠道梗阻宣教要点

● 提供情感支持和手术后的积极康复

● 安排造口治疗师回访造口患者

肠易激综合征

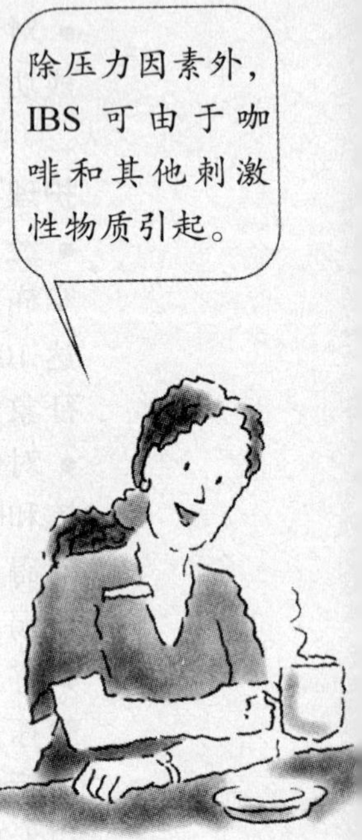

肠易激综合征（irritable bowel syndrome，IBS）也称为结肠痉挛或痉挛性结肠炎，表现为慢性腹痛、便秘与腹泻交替出现、严重的胀气、排便不尽感和腹胀。IBS 是一种常见的与情绪有关的疾病。由于它是一种没有解剖异常及炎症因素的良性疾病，约 20%的患者从不就医治疗。女性发病率是男性的 2 倍。

病因

IBS 常与精神压力有关，但也可因身体因素所致，如：

- 食用刺激性食物（咖啡、生水果或蔬菜）。
- 乳糖不耐受症。
- 滥用泻药。
- 激素改变（月经期）。

病理生理学

IBS 表现为全结肠对刺激反应的反射运动紊乱。小肠的部分肌肉对异常压力和扩张特别敏感，其他部位对某些食物和药物特别敏感。有些患者对胃泌素或胆囊收缩素有超敏反应。IBS 的疼痛可能是由于肠道平滑肌对扩张、刺激和压力产生的强烈收缩所致。

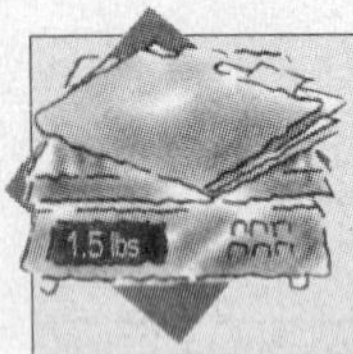

重要证据

IBS：严重影响生活质量

肠易激综合征（IBS）可严重影响患者的生活方式，包括腹痛、嗳气、腹胀和腹泻。这些影响中哪一项对患者影响最大？为找出答案，研究人员对 242 名女性 IBS 患者进行了研究，要求患者每天记录症状和体征，同时记录各种症状对其生活质量的影响。

疼痛结论

研究表明腹痛对生活质量的负面影响最大。原因是什么？疼痛几乎每天发作——不同于很少发生的腹泻。

摘自：Cain,K.C, et al. Abdominal pain impacts quality of life in women with IBS. American Journal of Gastroenterology, 2006, 101(1):124.

临床表现

大便习性或肠道功能改变的症状和体征如下：

- 下腹痛（排便或排气后缓解）。
- 腹泻（通常发生于白天）。
- 大便量少并伴黏液。
- 可有消化不良。
- 腹胀（见：IBS：严重影响生活质量）。

辅助检查

- 检查便血、寄生虫和细菌以除外其他疾病。
- 其他检查包括乙状结肠镜、结肠镜、钡灌肠和直肠活检。

治疗

- 个别辅导有助于患者理解精神压力与疾病之间的关系。
- 严格的饮食限制并无帮助，但应该避免刺激性食物。
- 休息也可能有益，适当使用镇静剂（如苯巴比妥）和解痉剂（如普鲁本辛、盐酸地芬诺酯合用硫酸阿托品、山莨菪碱、盐酸双环胺）。然而，长期使用这些药物，患者可产生药物依赖。
- 如为长期泻药滥用所致的 IBS，患者可能需要肠道收敛剂来帮助改善病情。

护理事项

评估患者。患者应改变控制或避免症状出现的饮食和生活习惯，养成规律排便的习惯，理解后续护理的必要性并知道何时立即就医。然而，由于 IBS 患者无须住院治疗，护理重点在于向患者宣教（见：IBS 宣教要点）。

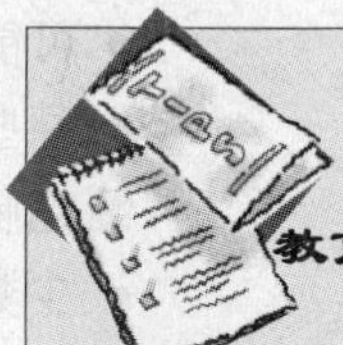

教育园地

肠道激惹征宣教要点

- 告知患者避免摄入刺激性食物，并鼓励其养成规律性排便的习惯。
- 向患者宣教记录每天的食物以确定食物的刺激性。
- 帮助患者处理压力，并告诫患者镇痛药或抗痉挛药的依赖性。
- 鼓励患者增加纤维素摄入并大量饮水以促进规律排便。

胰腺炎

胰腺炎即胰腺的炎症，以急性和慢性形式发病，可导致胰腺水肿、坏死或出血。当胰腺炎并发于胆道疾病时预后较好；如为酒精中毒的一种并发症则预后不良。当胰腺炎出现组织出血、坏死时，死亡率可高达 60%。

病因

胰腺炎最常见的病因为胆道疾病和酒精中毒，其他病因有：

- 胰腺癌。
- 可能与消化性溃疡、流行性腮腺炎或低体温有关。
- 某些药物，如糖皮质激素、齐多夫定、双脱氧腺苷、磺胺、氯噻嗪和硫唑嘌呤。
- 少数与 Oddi 括约肌狭窄或梗阻、高脂血症、代谢和内分泌疾病、血管性疾病、病毒感染、支原体肺炎或妊娠有关。
- 医源性原因：包括 ERCP 的诊断或治疗，它可使患胰腺炎的危险增加 3%～6%。

病理生理学

慢性胰腺炎是由于持续存在的炎症对胰腺的结构和功能造成不可逆的损害。有时伴急性胰腺炎发作。可有下列病理变化：

- 蛋白凝固阻塞胰管，导致胰腺变硬和钙化。
- 胰腺结构改变导致腺体纤维化和萎缩。
- 形成假性囊肿，内含胰酶和组织碎片。
- 如有感染可形成脓肿。

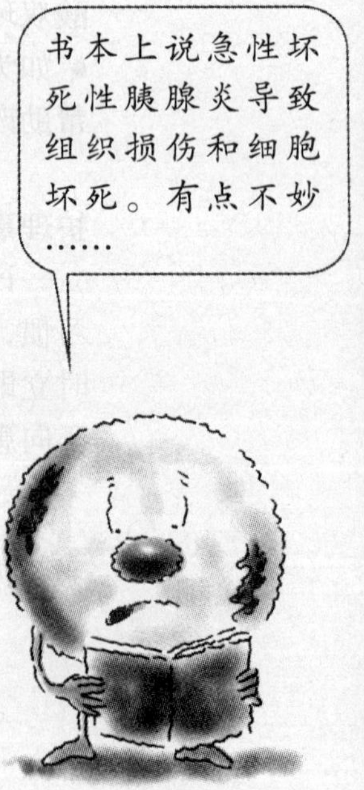

急性胰腺炎

急性胰腺炎有下列两种形式：

☝ 水肿型（间质型）：导致液体聚集和肿胀。

✌ 坏死型：导致细胞坏死和组织损伤。

以上两型均可因为胰酶提前激活引发炎症，导致组织损伤。正常情况下，胰腺胰泡分泌的酶不具有活性。

有趣的理论

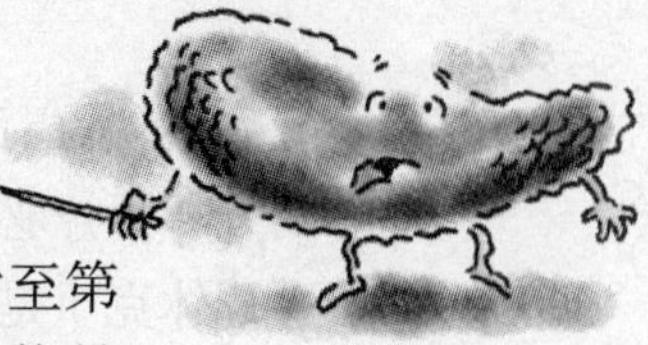

有两种理论解释胰酶为什么被提前激活：

☝ 毒性物质如酒精改变了胰腺分泌胰酶的方式。这些毒性物质可增加胰腺分泌、改变胰泡细胞的代谢，并通过引发胰腺分泌的蛋白质被激活而导致胰管阻塞。

✌ 含有活性酶成分的十二指肠内容物反流入胰管，激活其他酶并形成使胰腺进一步损伤的恶性循环。

临床表现

上腹部持续性疼痛，疼痛中心接近脐部，疼痛放射至第12胸椎与第6腰椎之间。呕吐不能缓解痉挛，上腹痛可能是轻症患者最早或唯一的症状。严重发作可导致：

- 剧烈疼痛。
- 持续呕吐。
- 腹壁强直。
- 肠道活动减弱（提示腹膜炎）。
- 肺底部捻发音。
- 左侧胸腔积液。
- 极度不适。
- 坐立不安。
- 皮肤紫斑。
- 心动过速。
- 低热（37.8～38.9℃）。
- 畏寒、大汗。
- 可有肠梗阻。

辅助检查

- 血清淀粉酶水平明显升高（通常超过500U/dl）可确诊胰腺炎，并除外消化性溃疡穿孔、急性胆囊炎、阑尾炎、肠梗阻或梗死。在尿、腹水和胸腔积液中淀粉酶也可明显升高。有特征性的是，尽管症状和体征持续存在，淀粉酶水平在胰腺炎发生48小时后恢复正常。
- 血清脂肪酶水平升高，但升高比淀粉酶慢。
- 由于脂肪组织坏死和钙化灶形成，血钙水平下降。

- 血糖水平升高，可超过 900mg/dl，提示高血糖症。
- 白细胞升至 8000～20000/μl，多核粒细胞升高。
- 偶尔，红细胞压积超过 50%。
- 腹部 X 线可提示大肠或小肠肠管扩张，胰腺钙化。
- 胃肠道造影检查提示由于胰头水肿导致十二指肠或胃部受压。
- 由于胰腺回声不良，通常超声对胰腺诊断价值不大。
- 腹部 CT 扫描有助于鉴别胆囊炎和胰腺炎。

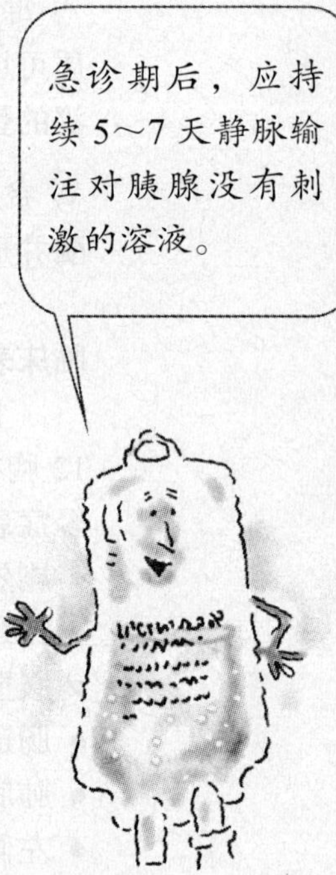

治疗

治疗必须维持循环和血容量、缓解疼痛和减少胰腺分泌。

- 休克（是胰腺炎早期最主要的死亡原因）的急诊治疗包括静脉补充充足的电解质和蛋白质。继发于血容量减少和细胞灌注不足的代谢性酸中毒需要充分补液。
- 低钙血症需要输注 10%葡萄糖酸钙；血糖超过 300mg/dl 需要胰岛素治疗。
- 急性期后，应持续 5～7 天的静脉输液治疗，应给予足够的对胰腺无刺激的电解质和蛋白溶液。

随时准备

- 如果患者禁食、水，应行全胃肠外营养。
- 由于降低了感染和过量负荷的危险，鼻饲非刺激性食物是安全的。
- 在极端的情况下，患者可能需要剖腹引流胰床、95%的胰腺切除术或联合行胆囊造口–胃造口术、空肠吻合术、营养性空肠造瘘和引流术。

护理事项

- 如有医嘱给予血浆或白蛋白以维持血压。
- 记录液体出入量，监测每小时尿量和电解质水平。
- 提供胃肠减压、持续稳定的吸引并禁食水。提供良好的口腔和鼻腔护理。
- 观察钙缺乏的征象，如搐搦、抽筋、腕足痉挛和癫痫。如疑为低钙血症，应保持呼吸道通畅、准备好通气和吸引设备并放好床挡。

• 根据需要给予止痛剂以缓解疼痛和焦虑。

口干的情况

• 不要将因高血糖（指血糖超过 350mg/dl，尿中出现葡萄糖和酮体）导致的口渴感和因胃管与抗胆碱药物所致的口干相混淆。

• 观察全胃肠外营养的并发症，如脓毒症、低钾血症、体内水分过多和代谢性酸中毒。

• 评估患者。患者应有正常的营养和体液状况、电解质平衡并感觉良好。还应理解改变生活习惯和调整促发发病的个体因素的必要性（见：胰腺炎宣教要点）。

胰腺炎宣教要点

• 强调避免诱发急性胰腺炎的因素，特别是酒精。

• 为患者及家属推荐营养师。强调高糖类、低蛋白和低脂饮食的必要性。告诫患者避免饮用咖啡和刺激性食物。

消化性溃疡

消化性溃疡是发生在胃黏膜上的限制性病变，可发生于食管下段、胃、幽门、十二指肠或与胃液接触的空肠（特别是盐酸和胃蛋白酶）。约 80%的消化性溃疡为十二指肠溃疡。

病因

消化性溃疡的确切病因尚不明确，可能与下列因素有关：

• 幽门螺杆菌感染（Hp）。
• 使用非甾体类药物或水杨酸类药物。
• 黏膜保护作用不完全。
• 病理性胃酸分泌过多性疾病。

易患因素

消化性溃疡的易发因素包括：

• 血型（胃溃疡与 A 型、十二指肠溃疡与 O 型有关）和其他遗传因素。
• 暴露于刺激性因素，如酒精、咖啡以及烟草。
• 情感刺激。
• 身体创伤。
• 正常老龄化。

病理生理学

在幽门螺杆菌所致的消化性溃疡，酸增加了细菌感染的作用。幽门螺旋杆菌释放毒素从而破坏了胃黏膜保护层，促进黏膜炎症和溃疡形成。水杨酸和其他非甾体类药物由于抑制了前列腺素（一种可防止溃疡形成的物质）的分泌而促进溃疡形成（见：近观消化性溃疡）。

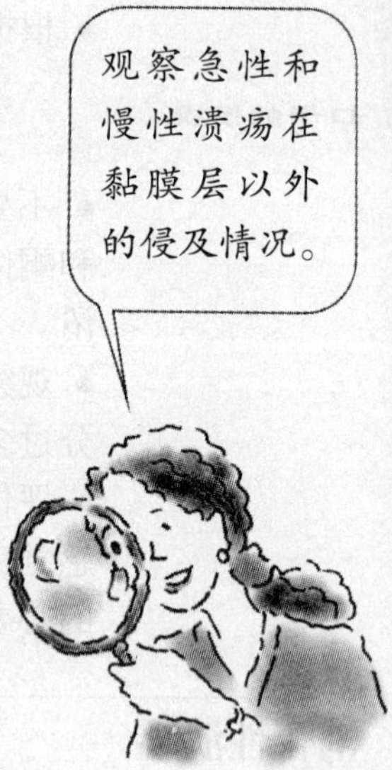

临床表现

十二指肠溃疡表现为进食后 2 小时发病，当胃排空或进食橘汁、咖啡、阿司匹林和酒精后发病。一年内可反复发作多次，

近距离观察消化性溃疡

下图显示了消化性溃疡的不同深度。病变没有侵及黏膜下（上皮层）称为糜烂。急、慢性溃疡病变可穿透上皮层并使胃壁穿孔。慢性溃疡在基底部有瘢痕组织。

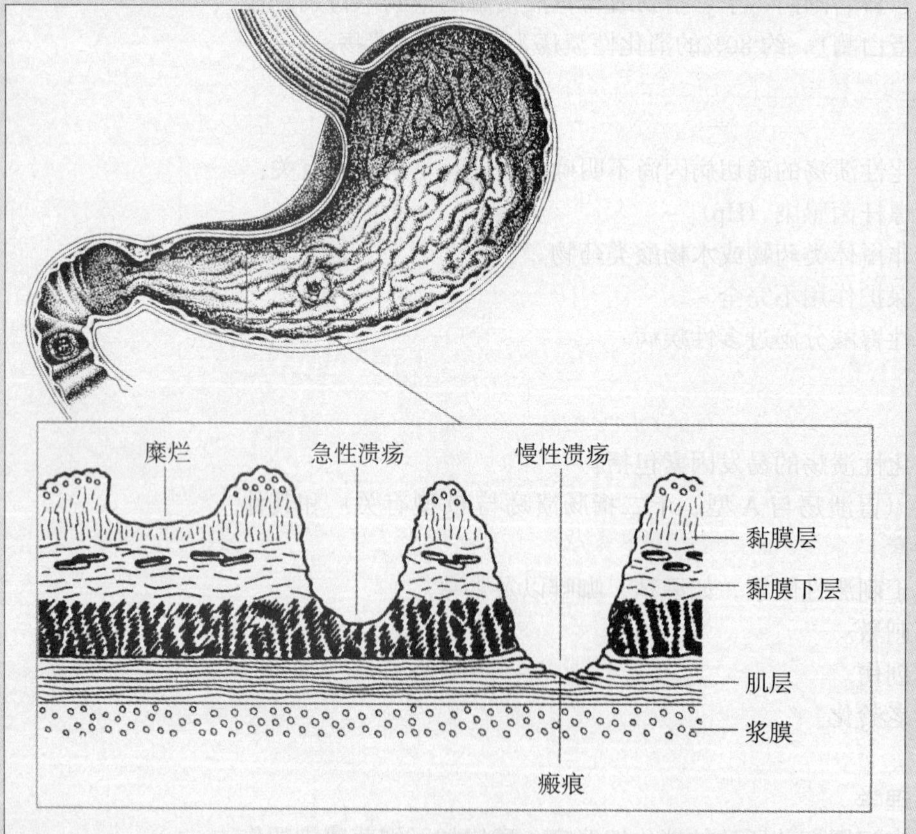

其余时间缓解。患者主诉烧心和中上腹部疼痛，进餐后缓解。

辅助检查

- 上消化道 X 线检查显示黏膜异常。
- 胃液分泌物检测显示高胃酸。
- 上消化道内镜检查确诊溃疡。
- 血清学或呼吸尿素检测显示幽门螺旋杆菌感染。
- 活组织检查除外癌症。
- 大便潜血试验可为阳性。

治疗

治疗重点为消除症状，强调药物治疗和休息：

- 抑制胃酸分泌的药物：短期内（8 周）应用质子泵抑制剂（如奥美拉唑、兰索拉唑）或 H_2 受体拮抗剂（如西咪替丁、雷尼替丁）可减少胃酸分泌。
- 抗胆碱药（如普鲁本辛）可抑制壁细胞上的迷走神经活性，减少胃泌素产生和十二指肠溃疡时的过度胃酸活性。
- 休息可有助于溃疡愈合。
- 胃镜可通过烧灼和激光治疗进行出血部位的止血。
- 如果发生胃肠道出血，可通过胃管注入加用去甲肾上腺素的冰盐水进行紧急治疗。肾上腺素硬化疗法用于闭塞活动性出血的血管。用动脉内导管造影可确定出血部位，随后灌注血管加压素使血管收缩而控制出血。这些措施可使手术延后至患者病情稳定。
- 手术指征是保守治疗无效的穿孔和可疑的癌症。手术方案有迷走神经切断术和幽门成形术或远端胃次全切除术（详见“胃的手术治疗”）。

护理事项

- 遵医嘱给予药物治疗，观察西咪替丁的副作用（头晕、皮疹、轻度腹泻、肌肉疼痛、白细胞减少和男性乳房增生）和抗胆碱药物的副作用（口干、视物模糊、头痛、便秘和尿潴留）。抗胆碱药在餐前 30 分钟应用效果最好。必要时给予镇静剂和安定。

● 评估患者。消化性溃疡治疗成功后，患者应理解疾病过程和遵循治疗方案。应认识到避免加重其病情的因素，并改变饮食和生活习惯。还应理解后续护理的必要性以及知道何时应立即就诊（见：消化性溃疡宣教要点）。

教育园地

消化性溃疡宣教要点

- 指导患者餐后 1 小时服用抗酸药物。建议有心脏病或需限钠饮食的患者服用低钠抗酸药。同时告诫患者抗酸药可改变排便习惯（含镁抗酸药可引起腹泻，含铝抗酸药可引起便秘）。
- 告诫患者避免服用含阿司匹林的药物、非类固醇类抗炎药、利血平和保泰松，因为这些药物可刺激胃黏膜。同时告诫患者不要大量饮用咖啡、暴露于应激情境下及发作期间不饮用含酒精饮料。建议患者禁烟和不食用奶制品，因为这些物质可刺激胃酸分泌。

腹膜炎

腹膜炎是一种急性或慢性炎症，可扩展到全腹膜（腹膜位于腹腔内并覆盖内脏器官）或可局限于某处形成脓肿。腹膜炎常导致肠蠕动减弱和肠胀气。死亡率可达 10%。患者通常死于肠梗阻。

病因

- 腹膜炎可由阑尾炎、憩室炎、消化性溃疡、溃疡性结肠炎、肠扭转、绞窄性肠梗阻、腹腔肿瘤或腹部外伤导致的细菌性炎症引起。
- 腹膜炎也可由化学性炎症所致，如输卵管或膀胱破裂、胃溃疡穿孔或胰酶释放。

病理生理学

虽然消化道常存在菌群，但腹膜是无菌的。当发生消化道炎症或穿孔时，细菌或化学性刺激物侵犯腹膜就可引起腹膜炎。在化学性或细菌性炎症，积聚的体液中含有蛋白和电解质，可使透明的腹膜变得不透明、发红、发炎和水肿。由于腹腔可发生局限性感染，故可形成局限性脓肿。

临床表现

腹膜炎的主要症状是突发、严重的弥漫性腹部疼痛，腹痛逐渐加剧并局限于原发病部位。其他表现有：

- 身体虚弱、面色苍白、大汗和皮肤湿冷。
- 肠蠕动减弱和麻痹性肠梗阻。
- 腹胀。
- 剧烈腹痛伴反跳痛。
- 呼吸表浅。
- 患者制动以减轻疼痛。

● 低血压、心动过速和脱水表现。
● 发热在39.4℃以上。
● 可伴肩痛和呃逆。

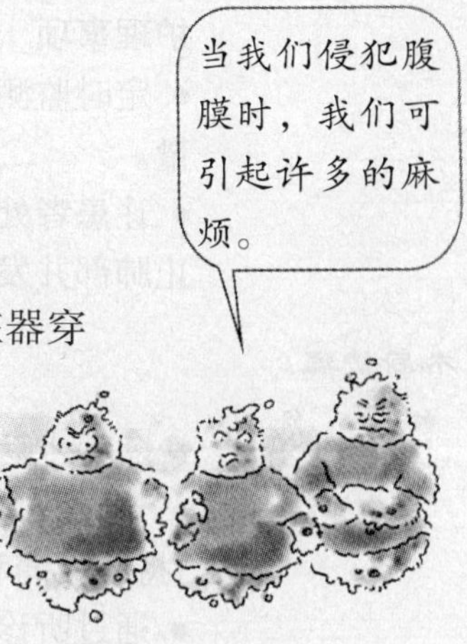

辅助检查

● 腹部X线显示大、小肠管水肿和扩张可支持诊断。脏器穿孔时，X线显示腹腔内的气体。
● 胸部X线提示膈肌抬高。
● 白细胞升高（白细胞超过20000/μl）。
● 腹穿液内可见细菌、渗出物、血液、脓或尿液。
● 必要时可剖腹探查以明确病因。

治疗

早期治疗消化道炎症和术前与术后抗生素治疗预防腹膜炎。出现腹膜炎后，急诊治疗的目的是控制感染、恢复肠蠕动、补充液体和电解质。

● 根据感染微生物通常选用大剂量抗生素治疗，包括头孢噻吩合用一种氨基糖苷类抗生素，或青霉素G和克林霉素合用氨基糖苷类抗生素。其他药物有头孢菌素类和喹诺酮类。

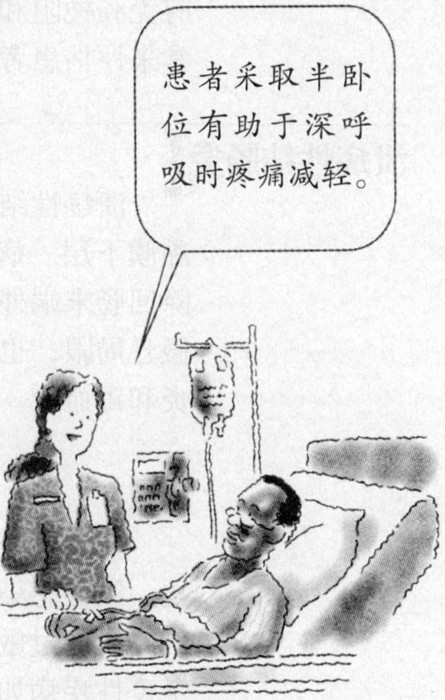

● 为减少肠蠕动和预防穿孔，患者应禁食，应胃肠外给予液体和电解质支持治疗。
● 其他治疗包括术前、术后应用镇痛剂，如哌替定（杜冷丁）。行胃肠减压，必要时行直肠插管排气。
● 如果穿孔导致腹膜炎，应在患者能耐受时立即手术治疗。手术的目的是通过清除渗出物和引流消除感染灶。
● 有时可用穿刺术清除积液。
● 术中应用抗生素溶液冲洗腹腔是合适的。

护理事项

- 定时监测生命体征，记录液体出入量、胃管引流和呕吐物的量。
- 让患者处于半卧位以有助于深呼吸时疼痛减轻，并有助于防止肺部并发症的发生。

术后护理

手术后评估腹腔以下情况：

- 观察伤口开裂（患者可能诉“有东西出来”）和脓肿形成（持续腹痛和发热）的症状和体征。
- 通过听诊肠鸣音、检查肠积气和肠蠕动以及腹部柔软度来经常评估腹腔情况。
- 肠蠕动恢复，以及体温和脉率正常后，逐步减少胃肠外液体，增加口服液量。如果患者置有胃管，应间断夹闭。如果无恶心、呕吐，根据医嘱和耐受情况开始口服液体。
- 通过检查体液和电解质平衡、体温、白细胞计数是否正常、有无肠梗阻和其他并发症、经口摄入量和肠道排泄情况是否正常来评估患者（见：腹膜炎宣教要点）。

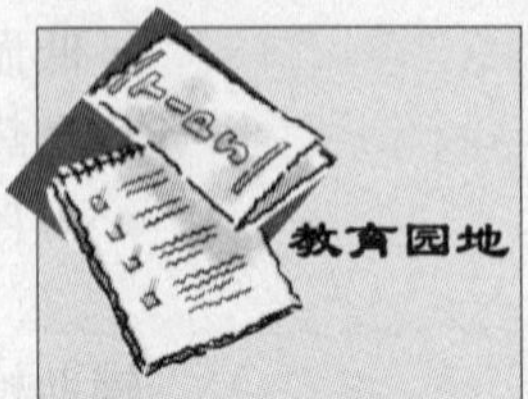

腹膜炎宣教要点

- 向患者宣教有关腹膜炎、病因（该患者的病因）和必要的治疗。如果术前时间允许，再次强调医生介绍过的有关手术过程和并发症的解释。告知患者可能住院治疗的时间，大部分患者需术后住院治疗2周或更长。
- 指导饮食和活动限制（根据手术类型），通常情况下，患者必须避免术后至少6周抬举重物。

溃疡性结肠炎

溃疡性结肠炎是一种炎症性慢性疾病，累及结肠的黏膜和黏膜下层。病变通常由直肠和乙状结肠开始并蔓延到全结肠。除回肠末端外，很少累及小肠。病变严重程度不等，病变可轻微且局限，也可因炎症而穿孔，发展为具有潜在致死性的腹膜炎和毒血症。

病因

溃疡性结肠炎的病因不详。危险因素包括有本病的家族史、细菌感染、对食物和乳制品或其他在肠道内释放炎症介质的物质的过敏反应、破坏黏膜的酶生成过量及心理压力。自身免疫性疾病如类风湿性关节炎、溶血性贫血、结节性红斑和葡萄膜炎可增加患病风险。

病理生理学

溃疡性结肠炎损伤黏膜及黏膜下层，以下是其病情进展情况：

- 通常，该病起源于直肠和结肠下段，然后蔓延到全结肠。
- 黏膜出现弥漫性溃疡，伴出血、坏死、水肿和炎症性渗出。与 Crohn 病不同，溃疡性结肠炎的溃疡呈连续性。
- 黏膜脓肿排出脓性物，黏膜坏死形成溃疡。
- 组织坏死，导致血性黏液便。

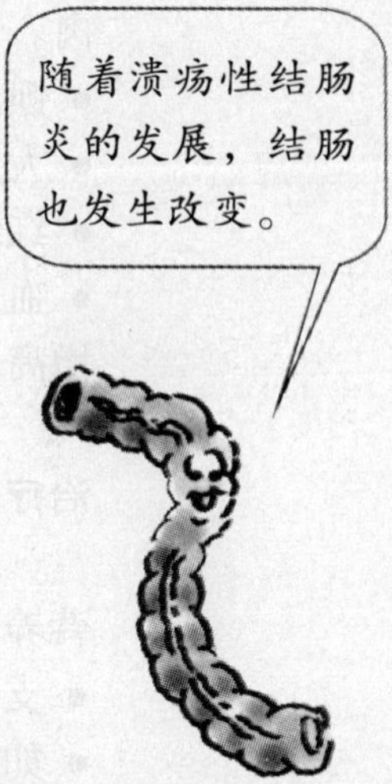

结肠狭窄

随着溃疡性结肠炎的进展，结肠有下列改变：

- 开始，结肠黏膜表面变得暗红、柔软。
- 脓肿形成并融合成溃疡。
- 黏膜发生坏死。
- 随着脓肿愈合，肠管内的肌层形成瘢痕并增厚。
- 随着肉芽组织取代肌层，结肠狭窄、缩短并失去囊袋特征(结肠袋)。

临床表现

溃疡性结肠炎的特征是出血性腹泻与无症状期交替出现。大便中含有特征性的脓液和黏液。其他的症状和体征有：

- 直肠和肛门痉挛。
- 腹痛。
- 易激惹。
- 体重减轻。
- 虚弱。
- 厌食。
- 恶心和呕吐。
- 发热。
- 偶有便秘（见于老年人）。

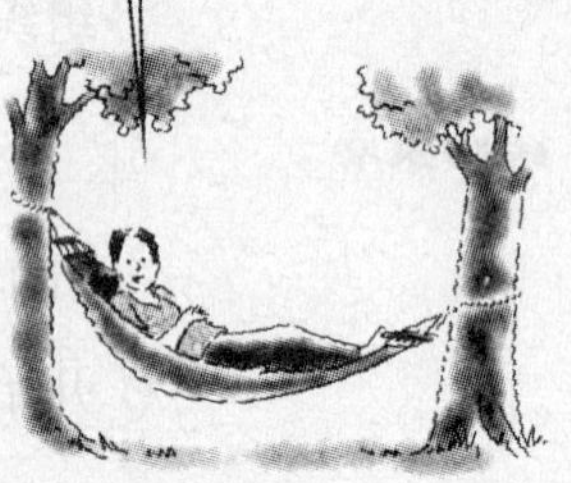

辅助检查

- 乙状结肠镜检查显示黏膜脆性增加、黏膜破坏和有厚的炎性渗出物。乙状结肠镜活组织检查有助于明确诊断。
- 结肠镜检查有助于确定病变的范围并评估狭窄部位和假息肉。
- 钡灌肠有助于评价病变范围并发现并发症，如狭窄和癌变。
- 大便检查可发现白细胞、虫卵和寄生虫。
- 红细胞沉降率增快提示病情恶化。
- 血清钾、镁、血红蛋白、白蛋白水平下降，而白细胞增高和 PT 延长，则支持诊断。

治疗

溃疡性结肠炎的治疗目的是控制炎症，补充丢失的营养和血容量并预防并发症的发生。

- 支持治疗包括卧床休息、静脉输液和纯流体饮食。
- 如果患者拟行手术治疗或因腹泻出现脱水表现和虚弱，行全胃肠外营养可使肠道得以休息，减少排便量，恢复正氮平衡。贫血时可行输血、补充铁剂治疗。
- 药物治疗控制炎症，包括促肾上腺皮质激素和肾上腺皮质激素，如泼尼松、强的松龙、氢化可的松和布地奈德。
- 如果疾病局限于左侧结肠，局部应用氨基水杨酸栓剂或灌肠、氢化可的松灌肠可能有效。
- 柳氮磺胺嘧啶有抗炎和抗生素作用，也可使用。

治疗难点

- 如果溃疡性结肠炎已控制，但患者仍频繁腹泻，可应用解痉剂（如阿托品）和止泻剂（如地芬诺酯）治疗。这些药物可加重结肠扩张（中毒型巨结肠）而常禁忌应用。
- 免疫调节剂（如硫唑嘌呤和 6-巯基嘌呤）对尽管使用糖皮质激素但症状仍反复的患者可能有效。严重患者也可应用环孢霉素治疗。应用这些药物需要严密监测全血细胞计数及分类。

● 如果患者有中毒性巨结肠、对药物和支持治疗无反应或出现不可忍受的症状，手术治疗是最后的治疗方法。最常用的术式为直肠结肠切除术加回肠造口术。由于全结肠切除术加回肠直肠吻合术死亡率高（2%～5%）而很少应用。

● 行回肠造口术时，用一小段回肠末端做成囊袋，用远端回肠做成乳头状隆起的瓣膜。造瘘口开口于耻毛齐平的上方。通过插入造瘘口的导管，囊袋每天排空数次。

● 发生溃疡性结肠炎时行结肠切除以预防结肠癌的发生尚存争议（详见“肠道造口术”）。

护理事项

● 准确记录出入量，特别是大便的次数和量。观察脱水（皮肤弹性差、舌皱缩）和电解质紊乱的征象，特别是低钾血症（肌无力、感觉异常）和高钠血症（心动过速、皮肤发红、发热、舌干）的征象。

● 监测血红蛋白及红细胞压积，遵医嘱输血。

● 给禁食患者提供良好的口腔护理。

● 每次排便后，彻底清洁肛周皮肤。

● 提供气垫或羊皮以预防皮肤破损。

● 观察长期应用糖皮质激素和免疫调节剂的副作用（如高血糖、高血压、多毛症、水肿、胃肠道刺激）。警惕这种治疗可掩盖感染。

● 密切观察并发症的征象，如结肠穿孔和腹膜炎（发热、剧烈腹痛、腹肌强直及触痛、畏寒、皮肤湿冷）及中毒性巨结肠（腹胀、肠鸣音减弱）。

● 遵医嘱行肠道准备。通常包括纯流体饮食、灌肠和给予抗生素如新霉素。

● 评估患者。患者应保持最佳的营养和体液状况、汇报对身体形象改变情况的感受、确定并避免可能造成患者痛苦的食物、描述正确的造瘘口护理、利用合适的支持小组、理解后续护理的必要性并知道应何时立即就医（见：溃疡性结肠炎宣教要点）。

教育园地

溃疡性结肠炎宣教要点

● 给患者做术前准备并告知患者回肠造口术的有关知识。鼓励患者表达自己的感受并提供精神支持。

● 直结肠切除术和回肠造口术后，向患者宣教良好的造口护理。在袋状回肠造口术后，同时向患者宣教如何插入导管。

● 指导患者有关疾病情况，向患者宣教观察疾病进展或暴发的征象，探讨药物的副作用，尤其是免疫调节药物。

● 指导患者自己使用灌肠和药膏。

● 向患者解释卫生、少渣饮食的重要性，及应摄入足量的蛋白质、钙、叶酸及维生素 D。

● 鼓励患者定期行身体检查，因溃疡性结肠炎有发展为结肠癌的危险。

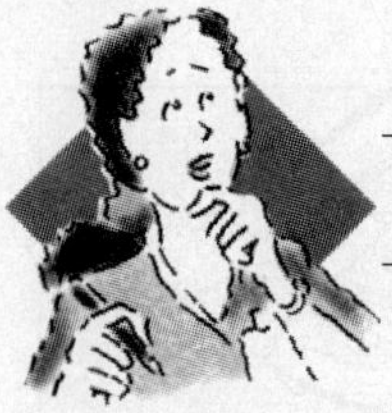

快速测试

1. 进行腹部检查时，下列四步应如何排序？

A. 视诊、叩诊、触诊、听诊

B. 视诊、听诊、叩诊、触诊

C. 触诊、视诊、叩诊、听诊

D. 叩诊、听诊、触诊、视诊

答案：B。在检查腹部时，听诊在叩诊和触诊之前进行，因为后者可导致肠活动改变。

2. 在进行尿胆红素和尿胆原检测时，标本应在多长时间内检测？

A. 5 分钟

B. 10 分钟

C. 30 分钟

D. 1 小时

答案：C。这两项检查均应在 30 分钟内进行，以防标本腐败。

3. 如果患者有严重的放射到背部或右肩胛部的中上腹或右上腹痛，呃逆后口中留有酸味伴腹胀。最可能为何种疾病？

A. 阑尾炎

B. 急性胆囊炎、胆结石或急性胆管炎

C. 消化道憩室

D. 急性胃炎

答案：B。由症状和体征推测为急性胆囊炎、胆结石或急性胆管炎。

4. 疑为阑尾炎的患者，下列哪项为合理措施？

A. 静脉输液、禁食和腹部热敷

B. 静脉输液、禁食和术前灌肠清洁肠道

C. 静脉输液、禁食、慎重使用止痛药、使患者半卧位以减轻疼痛

D. 只给予纯流食和腹部热敷

答案：C。不能热敷右下腹、导泻和灌肠，以防引起阑尾穿孔。慎重使用止痛药，因为可能掩盖穿孔症状。

5．关于肝炎，下列哪项正确？

A．甲型肝炎可导致暴发性肝炎

B．乙型肝炎可通过血液制品、尿液及其他体液传播

C．丙型肝炎仅通过粪－口途径传播

D．丁型肝炎症状较轻

答案：B。乙型肝炎可通过血液制品、尿液及其他体液传播；甲型肝炎症状较轻，不会导致暴发性肝炎；丙型肝炎通过血液及其他肠道外途径传播；丁型肝炎症状较重，可导致暴发性肝炎。

6．评估肝硬化早期患者时，首发症状是：

A．黄疸

B．周围水肿

C．腹水

D．厌食

答案：D。肝硬化早期症状不明显，通常表现为胃肠道症状，如厌食、消化不良、恶心、呕吐或典型的肠道症状。

7．应向患有憩室炎的患者宣教在日常家庭生活中执行哪一项措施？

A．进食高纤维饮食

B．减少液体摄入量

C．应用灌肠法，缓解便秘

D．增加肠蠕动

答案：A。高纤维饮食可增加大便、减少大便在结肠的运送时间和降低腹内压。

评分

☆☆☆ 如果全部回答正确，太棒了！你对消化系统疾病已完全领悟。

☆☆ 如果正确回答 3～4 个问题，不错！你的消化系统知识已经够用。

☆ 如果正确回答少于 3 个，不要松懈！再次阅读本章，进一步理解。

（武爱萍　译　王瑞霞　校）

12

第十二章　内分泌疾病

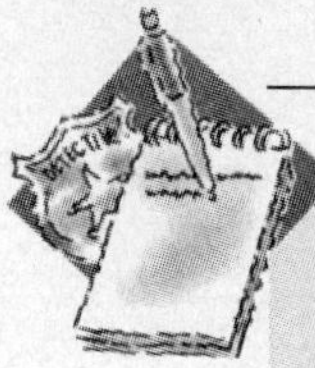

主要内容

在本章，你将学习到：

- ◆ 激素的功能
- ◆ 评估内分泌系统的技术
- ◆ 内分泌系统常见病的病因、病理生理学、诊断检查及护理

内分泌疾病概述

内分泌疾病改变了患者的健康和自我形象。这些疾病可能会影响患者的成长、发育、生殖系统、能量水平、新陈代谢率和应激能力。有些疾病，如库欣综合征和甲状腺肿，会损害患者的身体外形。其他疾病，如糖尿病，则要求患者严格遵守药物治疗方案和膳食计划。

解剖和生理学

内分泌系统主要由三部分组成：

☝ 腺体，是特殊细胞的集合体或器官。

✌ 激素，是腺体对刺激产生反应所分泌的化学物质。

☟ 受体，是一种蛋白质分子，存在于靶细胞中，它能对激素刺激产生反应，从而引起特异性的生理变化。

腺体

内分泌系统的主要腺体是：

- 垂体
- 甲状腺
- 甲状旁腺
- 肾上腺
- 胰腺
- 胸腺
- 松果体
- 性腺（卵巢和睾丸）（见：内分泌系统组成）

垂体

垂体位于颅骨基底部的蝶鞍内。这个豌豆大小的腺体有两个分叶。下丘脑合成的催产素和抗利尿激素在垂体后叶隆突部储存和释放，而垂体前叶隆突最大，至少能合成六种激素：

- 生长激素（GH），或促生长素。
- 促甲状腺激素（TSH），或甲状腺刺激激素。
- 促肾上腺皮质激素。
- 卵泡刺激素（FSH）。
- 黄体生成素（LH）。
- 泌乳素。

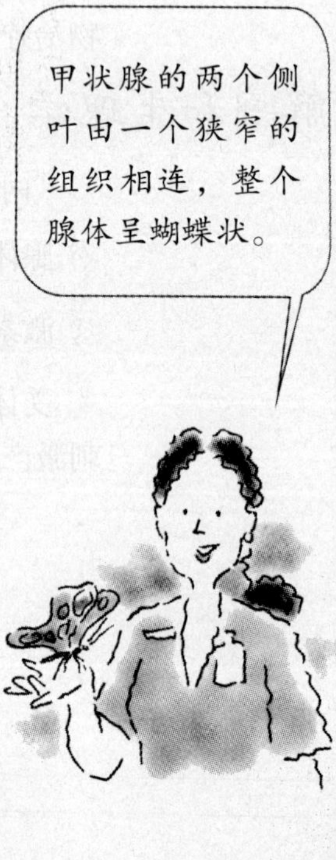

甲状腺

甲状腺位于喉咙的正下方，部分在喉管的前方。它的两侧叶在喉管的两边，彼此间由一个狭窄的组织相连，被称为峡，整个腺体呈蝴蝶状。甲状腺的两个叶作为一个整体合成激素：

- 三碘甲状腺原氨酸（T_3）和甲状腺素（T_4），统称甲状腺激素，是身体主要的新陈代谢激素。
- 降钙素，通过抑制骨钙释放维持血钙水平。

甲状旁腺

四个甲状旁腺嵌于甲状腺的背面，分别位于四个角上。就像甲状腺两叶一样，彼此在一起作为一个腺体发挥功能，合成

内分泌系统组成

内分泌腺分泌激素直接进入血液以调整身体机能。该图说明了主要内分泌腺的所在位置（除性腺和甲状旁腺外）。

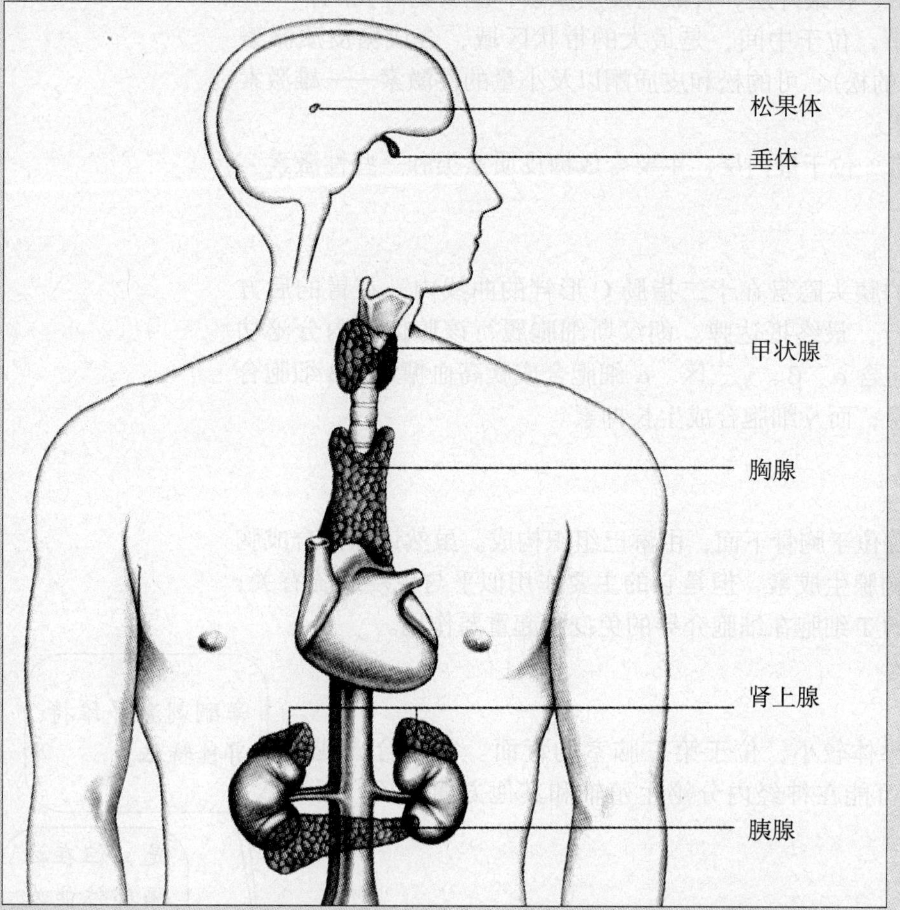

甲状旁腺激素（PTH），协助调节血钙平衡。

肾上腺

两个肾上腺分别位于两个肾顶部。每个腺体都有两个独特的结构——肾上腺皮质和肾上腺髓质，它们在功能上作为独立的内分泌腺。肾上腺髓质在内层，合成儿茶酚胺。儿茶酚胺在自主神经系统中发挥重要作用，因此，肾上腺髓质被认为是神经内分泌结构。

外层带

肾上腺皮质的外层很大。它有三个带或细胞层：

- 球状带，在最外层，合成盐皮质激素，主要为醛固酮。
- 束状带，位于中间，是最大的带状区域，合成糖皮质激素(氢化可的松)、可的松和皮质酮以及小量的性激素——雄激素和雌激素。
- 网状带，位于最内层，主要合成糖皮质素类和一些性激素。

胰腺

胰的胰头隐身在十二指肠C形袢的曲线内，在胃的后方水平走行，最终抵达脾。朗汉斯细胞履行该腺体的内分泌功能，它包含α、β、γ三区。α细胞合成胰高血糖素；β细胞合成胰岛素；而γ细胞合成生长抑素。

胸腺

胸腺位于胸骨下面，由淋巴组织构成。虽然该腺体合成胸腺素和胸腺生成素，但是它的主要作用似乎与免疫系统有关；它产生的T细胞在细胞介导的免疫中起重要作用。

松果体

松果体较小，位于第三脑室的背面。它可合成褪黑素，可能在神经内分泌生殖轴和其他方面发挥广泛作用。

性腺

性腺包括卵巢（女性）和睾丸（男性）。卵巢对女性性征有促进发育和维持作用，调节月经周期，使子宫为妊娠做准备，而且连同其他激素一起，使乳腺为哺乳做准备。睾丸产生精子和男性激素——睾酮。睾酮刺激并维持男性特征。

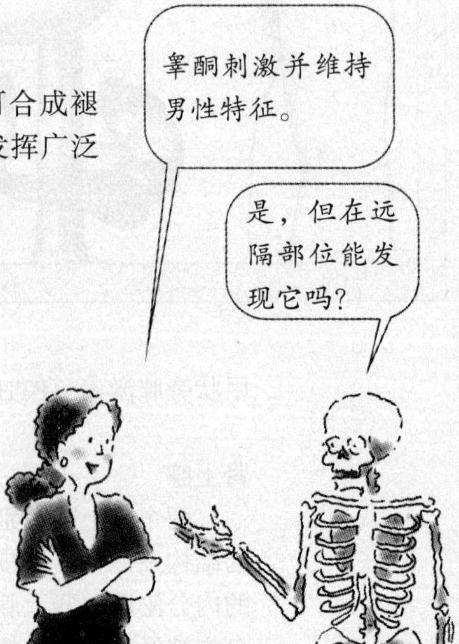

激素

从结构上讲，激素可以分为三种类型：

- 胺类。
- 多肽类。
- 类固醇类。

可检测的胺类

胺类衍生于酪氨酸，是一种存在于大多数蛋白质中的必需氨基酸。它们包括甲状腺激素（T_3 和 T_4）和儿茶酚胺（肾上腺素、去甲肾上腺素和多巴胺）。

哪些是多肽类激素？

多肽是许多氨基酸由肽键连接起来形成的蛋白质化合物。它们包括垂体前叶激素（GH、TSH、促肾上腺皮质激素、FSH、LH、间质细胞刺激激素和泌乳素）、垂体后叶激素（抗利尿剂激素和催产素）、PTH 和胰腺激素（胰岛素和胰高血糖素）。

类固醇类：性激素

类固醇衍生于胆固醇，包括肾上腺皮质分泌的肾上腺皮质激素（醛固酮和可的松）和性腺分泌的性激素（在男性为睾酮，在女性为雌激素、黄体酮）。

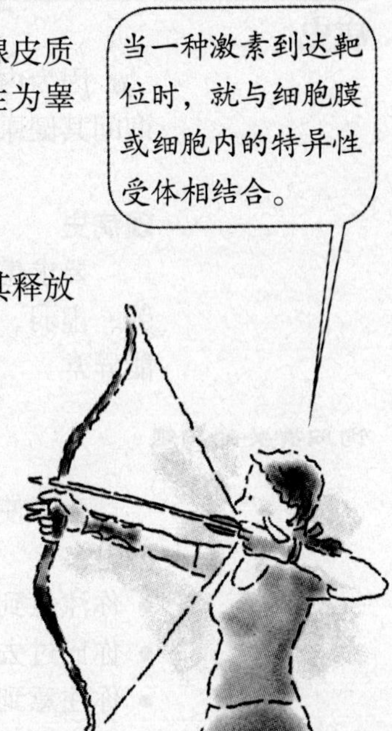

激素的释放和运输

虽然所有激素的释放均是内分泌腺兴奋的结果，但其释放的模式多种多样。例如：

- 促肾上腺皮质素（由垂体前叶分泌）和皮质醇（由肾上腺皮质分泌）呈不规律地喷射式释放以适应机体的节律周期，凌晨达到顶峰。
- PTH（由甲状旁腺分泌）和泌乳素（由垂体后叶分泌）全天均匀分泌。
- 胰腺分泌的胰岛素有持续和单次释放两种模式。

激素的功能

当一种激素到达它的靶位时，就与细胞膜或细胞内的特异性受体相结合。多肽类和一些胺类与膜受体相结合。更小、更多的脂溶性类固醇类和甲状腺素会透过细胞膜与细胞内受体结合。

针对靶点

与受体结合后，每种激素均可产生独特的生理变化，这种变化取决于靶点及其在该靶点的独特功能。一种激素在不同的靶点可能会产生不同的效应。

激素调节

复杂的反馈机制涉及激素、中枢神经系统（central nervous system，CNS）、血液中的化学物质和代谢产物，该反馈机制通过调节激素的合成和分泌协助维持机体精确的平衡。反馈是将信息传递给内分泌腺，内分泌腺再根据需要发出信号改变激素水平，从而增加或减少激素的合成和释放（见：反馈环）。

评估

为了全面评估内分泌系统，你必须采集一份详细的健康史并且对患者做一次身体检查。

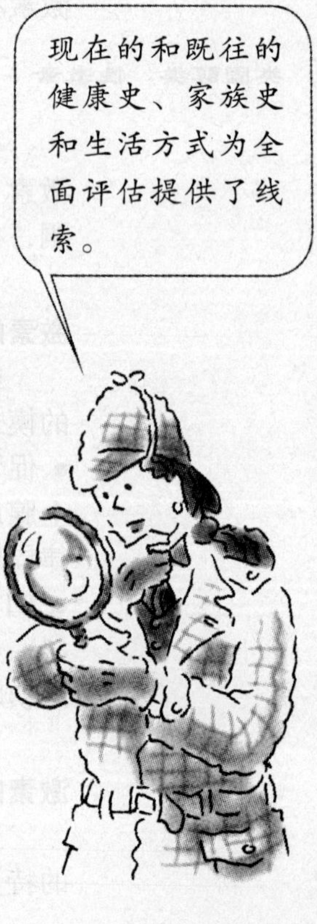

病史

因为内分泌系统与身体的其他系统相互影响，所以向患者询问其健康史和目前的健康及疾病情况是非常重要的。

现病史

要求患者叙述主诉。与内分泌疾病有关的常见主诉包括疲劳、虚弱、体重改变、情绪变化、多尿、多饮、性成熟和性功能异常。

询问有关的问题

为了使你对患者的全身系统有全面的回顾，你可询问下列问题：

- 你注意到皮肤的改变了吗？如果有，发生了哪些变化？
- 你比过去更容易受伤吗？
- 你注意到体毛在数量或分布方面有改变吗？
- 当你闭上眼睛的时候你的眼睛有灼痛和“眼里含沙”的感觉吗？
- 你的嗅觉好吗？

反馈环

本图显示了调节内分泌系统的负反馈机制。

从简单的……

当一种物质的水平调节激素的分泌时，就会发生简单反馈（简单环）。例如，低血钙刺激甲状旁腺释放甲状旁腺激素（PTH），反过来，PTH 促进钙的吸收。而高血钙抑制了 PTH 分泌。

……到复杂的

当下丘脑接收来自靶腺的负反馈时，其反馈机制就更复杂了（复杂环）。通过下丘脑-垂体-靶器官轴系统形成复杂的反馈。例如，下丘脑分泌的促肾上腺皮质激素释放激素刺激垂体释放促肾上腺皮质激素，反过来，促肾上腺皮质激素又刺激肾上腺（靶腺）分泌皮质醇。而血液中皮质醇的升高可以通过减少促肾上腺皮质激素释放激素的分泌而抑制促肾上腺皮质激素的分泌。

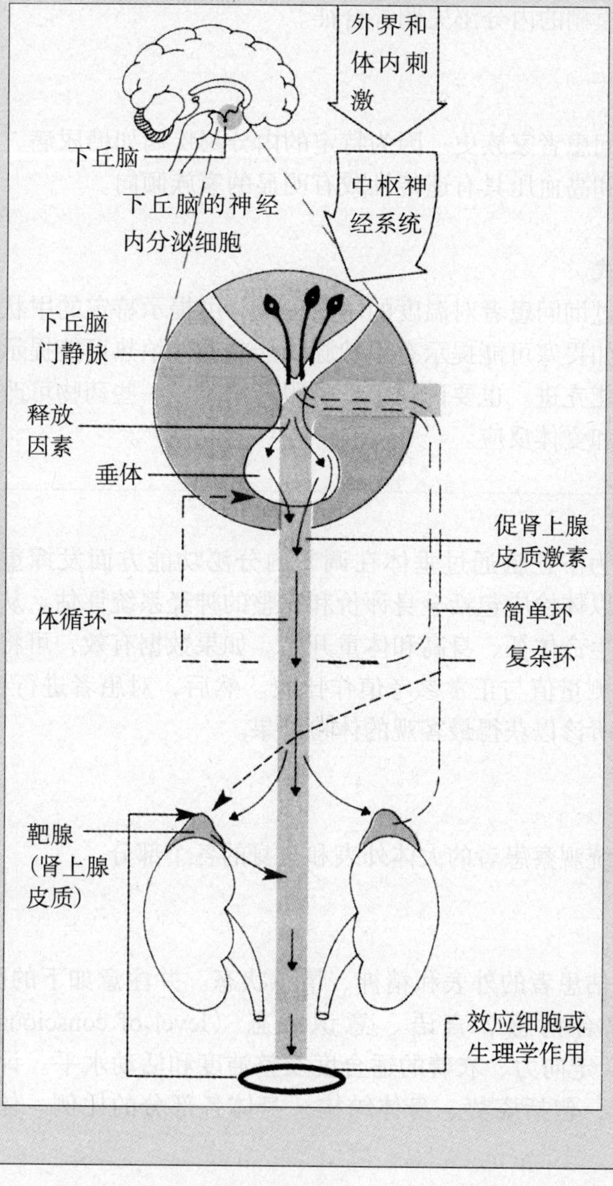

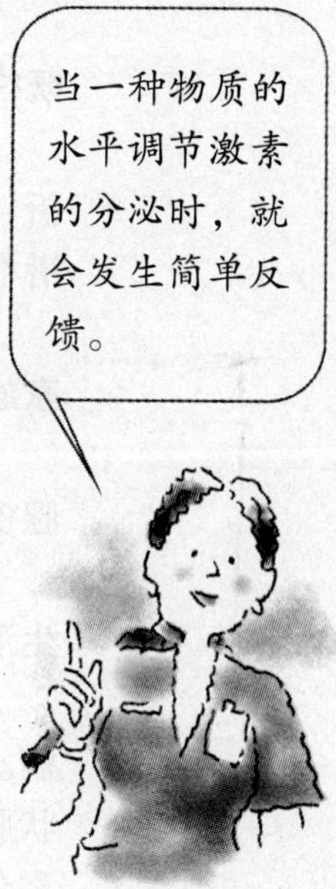

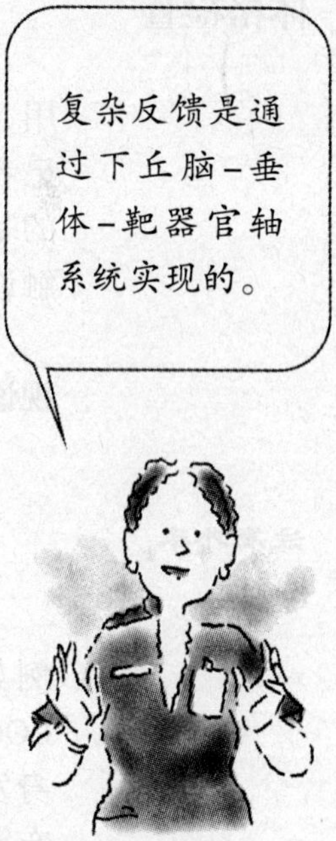

既往史

询问患者的疾病史。还可以通过询问患者是否有颅骨骨折、手术、术后并发症或脑部感染如脑膜炎或脑炎等情况确定潜在、模糊的内分泌失调综合征。

家族史

询问患者家族史。因为特定的内分泌疾病如糖尿病、甲状腺疾病和高血压具有遗传性或有明显的家族倾向。

生活方式

通过询问患者对温度的耐受程度，可提示特定的甲状腺疾病。例如畏寒可能提示有甲状腺功能减退，怕热可能提示有甲状腺功能亢进。也要询问患者的服药情况，一些药物可改变激素分泌和受体反应。

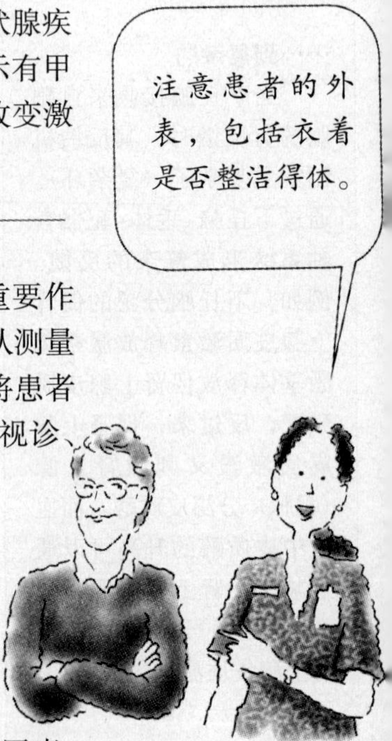

体格检查

因为下丘脑通过垂体在调节内分泌功能方面发挥重要作用，所以体检应包括全身评价和完整的神经系统评估。从测量患者的生命体征、身高和体重开始。如果数据有效，可将患者的基线测量值与正常参考值作比较。然后，对患者进行视诊、触诊、听诊以获得最客观的体检结果。

视诊

系统观察患者的大体外表和全身的各个部分。

注意外表

评估患者的外表和精神、情感状态。并注意如下的因素，例如综合情感、言语、意识状态（level of consciousness，LOC）、定向力、衣着的适合度及整洁度和活动水平。评估全身发育，包括姿势、身体结构、身体各部分的比例、体脂分布等。

皮肤

评估患者的全身皮肤颜色。仔细观察其皮肤、黏膜是否受损及肤色是否有变深、变浅或色素缺失情况。视诊皮肤时，一定要考虑种族和民族差异。对于黑色皮肤的患者，最好通过他的巩膜、结膜、口、甲床、手掌进行评估。而后，评估患者的皮肤质感和弹性。

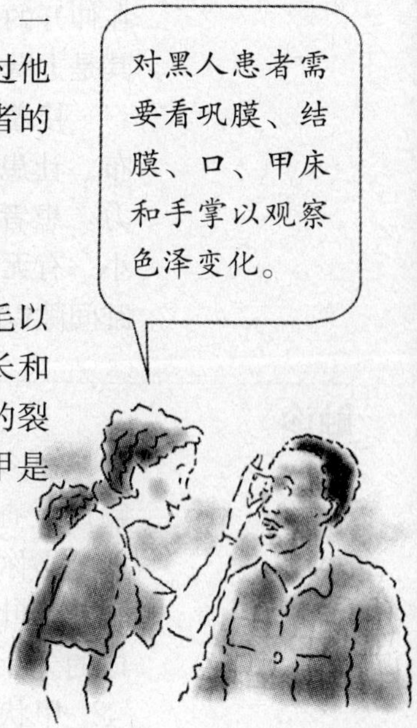

毛发

观察毛发的数量、分布、状况和质地。观察毛发和体毛以发现毛发增多或减少的异常状况。另外，还需考虑毛发生长和质地在种族、民族及性别上的差异。接着，检查患者指甲的裂纹、脱甲、与甲床是否脱离（甲松离）及杵状指；观察趾甲是否存在真菌感染、嵌甲、变色及趾甲的长度和厚度。

头面部

评估患者面部的整体色泽、红斑区情况，尤其是脸颊。注意其面部表情，是痛苦焦虑的、迟钝淡漠的，还是警觉、注意力集中的。注意眼睛的形状和对称性，是否有眼球突出、眼睑闭合不全或眼眶周围水肿。让患者伸舌，观察其颜色、大小、受损情况、位置、有无震颤或异常活动。

颈部

站在患者前面检查其颈部，首先使其伸直脖子，然后使其轻轻伸展，最后让患者做咽水动作。检查颈部对称性、中线定位及气管对称性。用切线灯光从患者的下颌直接向下看以协助看到甲状腺。增大的甲状腺可呈非对称性或弥漫性。

胸部

评估患者胸廓的大小、形状和对称性，注意有无变形。女性要观察乳腺的大小、形状、对称性、色素沉着（尤其是乳头和皮肤皱褶处）和乳头分泌物（乳溢）。男性要观察双侧乳腺或单侧乳腺有无增大（男性乳房女性化）和乳头分泌物。

视诊患者的外生殖器，特别是睾丸和阴蒂的发育是否正常。

视诊四肢

视诊患者的四肢。检查手、臂是否震颤。具体方法是：让患者双臂平举向前伸展，双手掌向下，手指分开。把一张纸放在伸开的手指上，观察其是否颤动。注意观察肌肉的抖动，尤其是上臂。让患者握住你的手以评估握力和对称性。

接着视诊其腿部的肌肉发育、对称性、色泽以及体毛分布。让患者坐在体检床的边缘并水平地伸直双腿以评估其肌力。患者能保持这个动作 2 分钟证明肌力正常。检查双足大小，有无损伤、鸡眼、胼胝或袜子及鞋的压痕。检查足趾及足趾间隙以确定有无浸渍和皲裂。

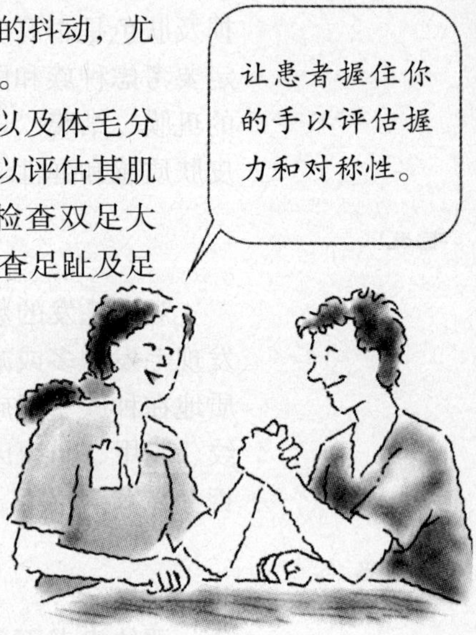

触诊

触诊甲状腺和睾丸，只有这两个腺体可经触诊检查。你无法触诊每一个患者的甲状腺。但是当你检查到甲状腺的时候，它应该是光滑、分成小叶、无痛、质软或硬的。你会感觉到腺体的分叶（见：触诊甲状腺）。

甲状腺结节触诊像一个结，突起或肿胀；一个坚硬、固定的结节可能提示是肿瘤。注意不要将颈部厚厚的肌肉组织与肿大的甲状腺或甲状腺肿相混淆。

青春期前的睾丸触诊应该是坚硬的，长度 2cm。到 16 岁，睾丸长约 4.5cm（正常范围是 3.5～5.5cm）。患者处于站立位时检查者可触及其精索。

重视体征

如果怀疑患者的各种体征与甲状旁腺功能减退或甲状旁腺切除术所致的 PTH 缺乏或无效分泌有关，如低钙血症（血清钙水平低），可以尝试诱发 Chvostek 征和 Trousseau 征。诱发 Chvostek 征时，需用一个手指轻敲患者耳前的面神经，如果面部肌肉向耳部抽动，则低钙血症的试验为阳性。诱发 Trousseau 征时，把一个血压袖带套在上臂上，充气使其压力超过收缩压，试验阳性的患者在 3 分钟内将会出现腕关节痉挛（拇指和其余手指内收）。

听诊

如果你能触及肿大的甲状腺，听诊则可发现收缩期杂音，这是甲状腺功能亢进的体征。当血流加速经过甲状腺动脉引起

触诊甲状腺

在前面触诊甲状腺，如图所示，须站在患者前面，把示指和中指放在气管两边环状软骨下面。吞咽时可触及甲状腺峡部。然后当你轻轻触诊一侧叶时，要求患者向被检查的方向转颈。多数情况下，你只能触及连接两叶的峡部。但如果患者颈部较薄，你可能会触及整个腺体；如果其颈部短粗，即使甲状腺肿大，也可能较难触及。

甲状腺叶的定位

定位甲状腺右叶时，可用你的右手将甲状软骨轻轻地推至左侧。用左手示指和中指握住胸锁乳突肌以触诊有无甲状腺肿大。然后检查左叶，用你的左手将甲状软骨轻轻地推至右侧，用右手触诊该叶。

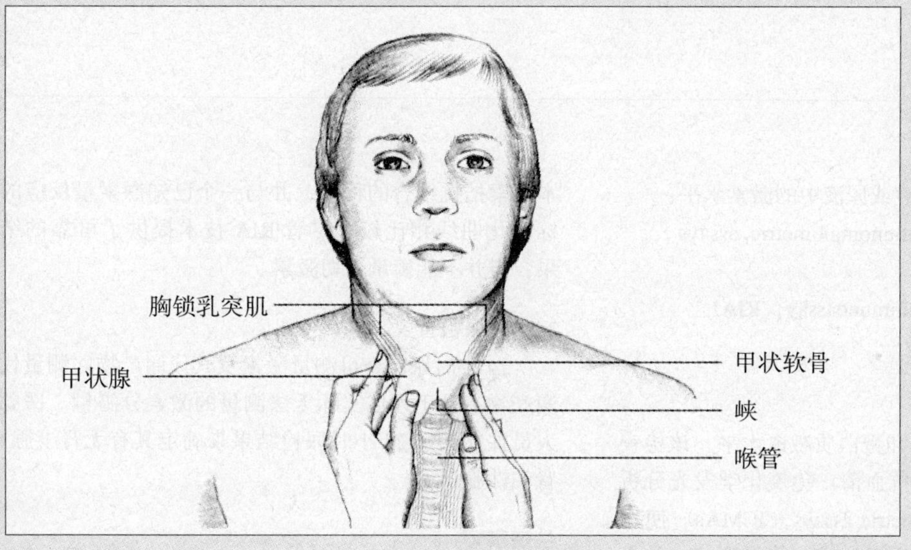

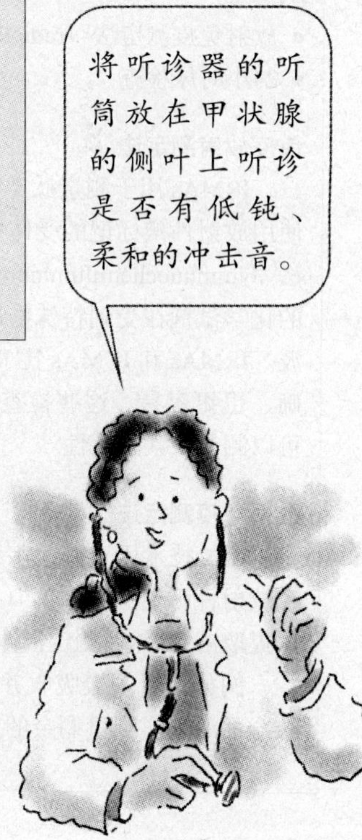

振动时，就会出现杂音。听杂音时，可将听诊器的听筒放在甲状腺的一个侧叶上，然后可仔细地听到一个低钝、柔和的冲击音。为确保气管的声音不与杂音相混，听诊时可让患者屏气。

为了区别杂音与静脉血流的嗡嗡声，首先要听冲击音；然后在听诊部位的一侧用手指轻轻压迫颈静脉再听一次。压迫静脉期间静脉嗡嗡声（颈静脉血流形成的）消失，而杂音仍在。

诊断性检查

内分泌功能检测可分为直接、间接、兴奋试验及影像学检查等方法。

直接检测

最常用的方法是直接检测血液或尿中的激素水平。然而，准确的测量需要特殊技术，因为机体仅含有微量的激素（见：直接测试法）。

直接检测法

用直接测试法检测血液或尿液中的激素水平：

- 免疫放射测定法（immunoradiometric assays，IRMAs）
- 放射免疫测定法（radioimmunoassay，RIA）
- 24小时尿检查

免疫放射测定法

IRMAs 用于测量肽类和蛋白质激素水平。该检查使用放射性碘标记的受体抗血清。免疫化学发光分析法（immunochemiluminometric assays，ICMAs）使用的化学试剂在受到特殊物质激活后，能发出特定的光波。IRMAs 和 ICMAs 比 RIAs 更特异、更稳定、更精确、也更容易。这些检查被称为放射性受体测试法，可以测量激素的活性。

放射免疫测定法

RIA 技术用于确定多种激素水平，可用激素抗体和放射性标记的示踪剂（抗原）孵育血液或尿液（或尿提取液）。然后测定抗体-示踪剂复合物含量。

例如，用木炭吸收并除去不与抗体-抗原复合物结合的激素。测量剩余的放射性标记复合物以证实样本激素拮抗结合的程度，并与一个已知激素量反应的标准化曲线相比较。尽管 RIA 技术提供了可靠的结果，但并不能衡量一切激素。

24小时尿检查

24 小时尿检查可测量激素及其代谢产物。测量代谢产物有助于评估实际无法测量的激素分泌量。医务人员往往通过 24 小时尿检结果来确定其有无肾上腺、肾和性腺疾病。

护理事项

各类直接检查法测量激素可包括血清或尿液标本。采取下列步骤：

- 告知患者需要静脉穿刺取标本，并告知其何时做、由谁来做。
- 向患者解释准确的检查需要在一天的不同时刻采集几次血样，因为一些生理因素，如应激、饮食、阶段性分泌、自身节律均可改变循环激素水平。
- 向患者解释用适当的容器收集 24 小时尿液，如果留尿期间标本偶被倒掉，则需重新采集。
- 为使结果准确，将 24 小时尿液标本在冰中保存。

间接检测

间接检查测量的是某种特定的激素调节而不是激素本身。例如，测量葡萄糖有助于评估胰岛素水平，而测量钙有助于评估 PTH 活性。虽然放射免疫测定法可直接测量这些物质，但间接测试更容易、更经济。

间接测得的葡萄糖水平将会准确反映胰岛素的功效，但是各种与内分泌病变不相关的因素可能影响钙水平。例如，蛋白质水平异常似乎可导致钙的异常，因为近一半的钙与血浆蛋白质结合。因此，在假设通过钙来反映 PTH 失衡之前先要排除其他的可能性。

激发试验

当其他测试显示激素水平处于临界值，或不能确切查明异常部位时，兴奋试验有助于判定内分泌腺的储备功能。例如，皮质醇水平的异常低下可能表明肾上腺功能减退或可间接反映垂体功能减退。

进行兴奋试验的原则是：依据患者的可疑疾病，兴奋其受抑制的腺体，抑制其过于活跃的腺体。刺激后激素水平不增加则证明原发性功能减退。抑制后激素持续分泌证实功能亢进。

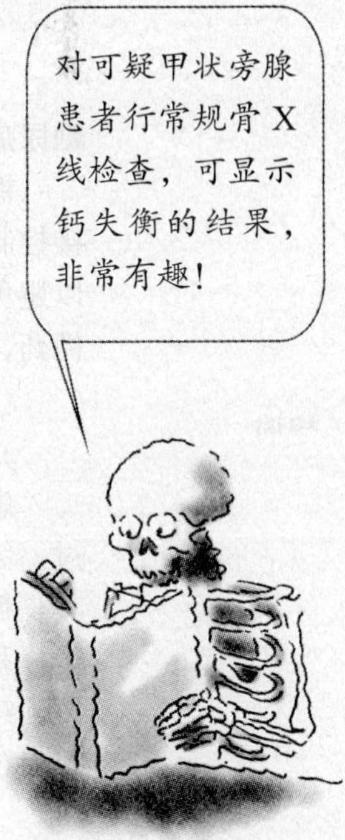

影像学检查

影像学检查可与其他测试同时或在其后进行。CT 及 MRI 可以通过高分辨率、断层成像、腺体的三维结构成像评估内分泌腺。然而，核素成像有助于确定甲状腺功能亢进的病因。

常规 X 线检查虽然不显示内分泌腺，但有助于评估内分泌功能异常对机体组织的影响。例如，可疑甲状旁腺疾病常规所做的骨 X 线片可显示钙失衡的结果。

治疗

本章将提供一些治疗内分泌疾病的实用方法。你将在为患者治疗做准备的过程中发挥重要作用，治疗期间或之后应监督患者，并向其宣教各方面的自我保健。

药物治疗

治疗内分泌疾病的常用药物包括：

- 糖皮质激素，治疗炎症和肾上腺功能不全。
- 抗糖尿病药，降低 1 型、2 型糖尿病和糖尿病性酮症酸中毒的血糖水平。
- 胰高糖素，改善低血糖症。
- 影响钙的药物，治疗 Paget 病和低钙血症。
- 垂体激素，治疗某些类型的尿崩症和垂体生长激素不足。
- 抗甲状腺素药，治疗甲状腺功能亢进。
- 甲状腺素，治疗甲状腺功能减退。

非手术治疗

非手术治疗内分泌疾病包括糖尿病控制饮食和放射性碘 (^{131}I) 治疗。

糖尿病膳食计划

糖尿病专家认为控制饮食是糖尿病治疗的基石，因为它直接控制了机体主要的葡萄糖来源，所以，患者要认真控制饮食以避免血糖的大幅度波动。如果他正在使用胰岛素或磺脲类降糖药，就必须更加严格地坚持膳食计划以避免低血糖。

均衡

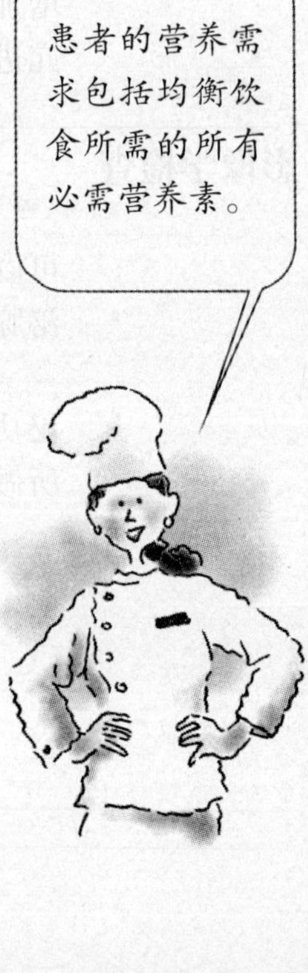

患者的营养需求包括均衡饮食所需的所有必需营养素。不过，为了避免血糖大幅度变化，需要严格调控蛋白质、脂肪尤其是糖类的摄入。目前，美国糖尿病协会和美国饮食协会推荐了一种独特的营养评估方法以确定适当的医学营养治疗方案。按治疗目标，糖类、蛋白质的组成可以多样化，脂肪应少于总热量的 30%。相对低的脂肪含量有助于减少心血管疾病发生的危险。

患者准备

如果患者需要膳食计划，采取下列步骤：

● 向患者说明他需要专门的膳食计划以协助其控制血糖水平。

● 采集完整的饮食史，并谨记，糖尿病膳食计划的困难可能由于不必要地限制患者的饮食喜好和习惯引起。不仅要考虑他吃什么还要考虑什么时候吃，这有助于你和患者安排合适的正餐和加餐时间。

● 确定患者对糖尿病膳食计划了解的程度。如果使用（食品）交换体系，告诉他要保留所吃食物的记录，并将其按食物交换进行分类。要注意任何食物都不能除外，甚至是所谓的保健食品。

减少甜食

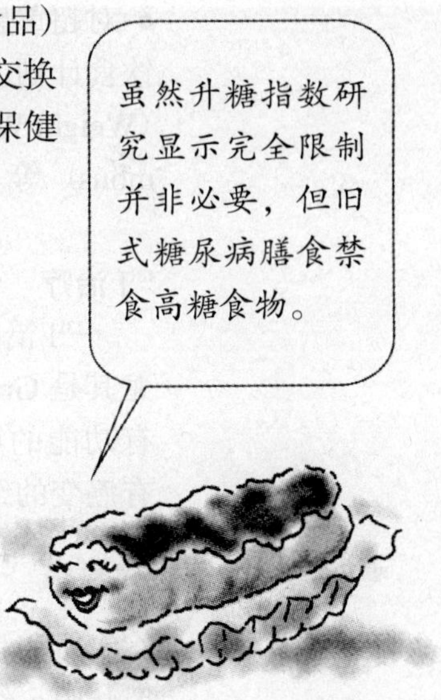

● 一定要与患者集中讨论甜食（高单糖食物）。旧式糖尿病膳食计划禁止食用冰淇淋、饼干、糖果、糕点等食品。将食品按升糖指数（吸收后的血糖水平）进行分类的研究证实完全限制并非必要。例如烤马铃薯的升糖指数比冰淇淋还高。这些挑战糖尿病膳食计划的研究结果非常相近。然而尤其是对以减肥为目的的患者，鼓励其应严格控制甜食。除非糖尿病控制良好，否则仍需避免这些食物。

● 安排饮食专家教患者如何制定膳食计划。饮食专家可推荐食品交换体系。这种方法以糖类、脂肪、蛋白质等六种基本食物组为基础，使膳食计划更灵活。交换组包括奶制品、蔬菜、水果、麦类、肉类和脂肪。

监测和术后护理

如果是新诊断的糖尿病患者，他的血糖极高，应监测其血糖并使用胰岛素治疗，可能需要住院。住院期间采取如下步骤：

● 观察其是否有低血糖征象，如神经质、出汗、震颤、头晕、疲乏、无力，可能出现癫痫或昏迷。

● 也要留意高血糖征象，如多尿、烦渴、多饮和脱水。

● 最后，要警惕酮症酸中毒征象，如呼吸有烂水果味、脱水、虚弱、脉快和 Kussmaul 呼吸。若血糖超过 400mg/dl，一定要检测尿酮体。

家庭护理指导

● 教患者在从事额外活动或锻炼时如何调整膳食计划。如果他在饭店吃许多食物，要有饮食专家教他如何选择适合其膳食计划的食物。如有必要，告诉他如何从快餐店获取营养成分清单。

● 对超重患者，按医嘱实施减重措施，并说明减少热量摄入的饮食计划。如有必要，向其介绍一个支持组织，如体重监测员（Weight Watchers）和暴食者匿名交流团体（Overeaters Anonymous）等。

^{131}I 治疗

^{131}I 治疗是一种放射性疗法。^{131}I 可以治疗甲状腺功能亢进尤其是 Graves 病，它也是甲状腺癌的辅助治疗方法。它可使有功能的甲状腺组织萎缩，使血液中的甲状腺素减少并破坏有癌变的细胞。

难以置信的甲状腺萎缩

口服摄取后，如正常碘一样，^{131}I 也被快速吸收并聚集于甲状腺，结果会造成急性放射性甲状腺炎和进行性甲状腺萎缩。^{131}I 所致症状大约 3 周后减退，3～6 个月之后才发挥完它的效应。

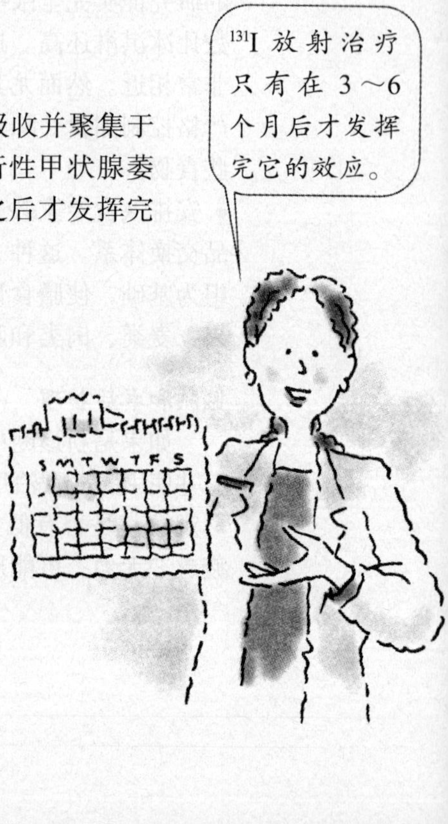

患者准备

进行 ^{131}I 治疗前应采取下列步骤：

● 向患者解释治疗程序，询问其碘过敏史。

● 如果没有禁忌证，应指导患者在 ^{131}I 治疗前停用抗甲状腺药 4～7 天。因为这些药物会减少甲状腺细胞对射线的敏感性。

● 告诉患者在前一夜禁食，因为食物可能延迟 ^{131}I 的吸收。

● 确定患者没有摄入碳酸锂，因为它可能与 ^{131}I 相互影响而引起甲状腺功能减退症。

- 告诉患者，如果发生严重的呕吐和腹泻则不能用 ^{131}I，因为这些情况可减少吸收。

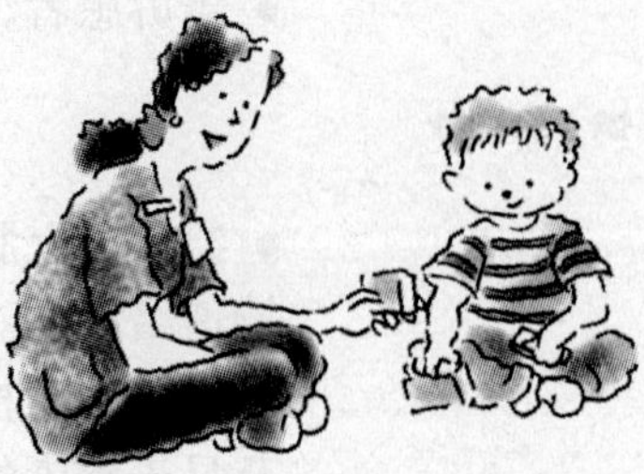

监测和术后护理

^{131}I 治疗后，患者通常在适当的指导下出院。然而，如果他接受了超大量的射线或进行了针对癌症的治疗，就可能被留在医院监测。在这种情况下，3 天内要预防辐射。

家庭护理指导

出院前指导患者：

- 48 小时内要大量喝水，以加速 ^{131}I 的排泄。
- 将 48 小时内的尿液排到铅容器中。
- 使用一次性餐具，治疗后 7 天内避免与幼童和孕妇密切接触（如果你怀孕了，可安排其他护士照顾该患者）。
- 妥善处置尿液、唾液和呕吐物，因为 24 小时内尿液和唾液仍将有轻微辐射，而呕吐物在治疗后 6～8 小时具有高度的放射性。
- 数周后病情就会有所改善，虽然最佳效应将在 3～6 个月后发生。
- 汇报放射治疗所致的疼痛、肿胀、发热和其他的症状、体征，这些症状、体征治疗较容易。
- 治疗后的数月内避免怀孕（如果患者是育龄女性）。

手术治疗

内分泌疾病的手术治疗包括肾上腺切除术、垂体切除术、甲状腺切除术。

肾上腺切除术

肾上腺切除术（切除或摘除一侧或双侧肾上腺）是肾上腺功能亢进和醛固酮增多症所选择的治疗。该手术也被用于肾上腺肿瘤如腺瘤和嗜铬细胞瘤，而且已用于乳腺癌和前列腺癌的辅助治疗。肾上腺切除术用于治疗肾上腺腺瘤的预后很好，然而对于肾上腺癌则疗效欠佳。

患者准备

行肾上腺切除术前，采取下列步骤：

- 提前口服或静脉补钾以纠正低钾血症。监测肌肉抽动和Chvostek征（提示碱中毒）。
- 让患者遵医嘱坚持低钠、高钾饮食以有助于纠正高血钠。
- 遵医嘱服用醛固酮拮抗剂以控制血压。
- 告诉患者，如果是腺瘤，手术可治愈高血压。

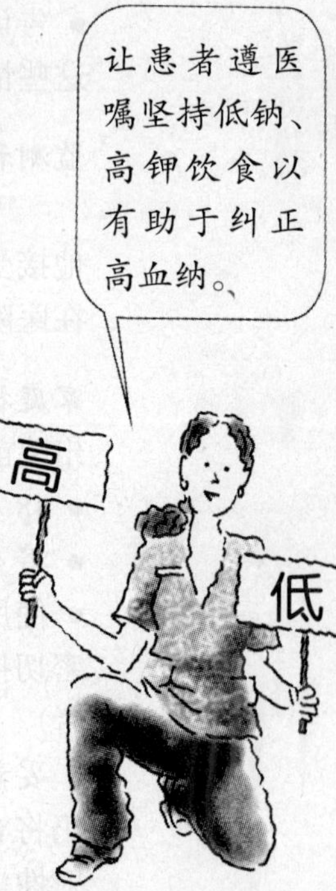

情感支持

- 给予肾上腺功能亢进的患者以情感支持，控制环境以使其保持情绪稳定。如有医嘱给予镇静剂以帮助休息。
- 提前服药控制高血压、水肿、糖尿病和心血管的症状、体征及易于感染的倾向。
- 手术日早晨，遵医嘱给予其糖皮质激素以避免手术期间发生急性肾上腺功能不全。

监测和术后护理

肾上腺切除术后，可采取下列步骤：

- 认真监护患者的生命体征，观察有无出血性休克的表现。
- 应注意术后高血压较常见，因为处理肾上腺可以刺激儿茶酚胺的释放。
- 观察患者有无虚弱、恶心和呕吐，这可能是低钠血症的信号。
- 更换敷料时，注意无菌操作将使感染的危险性降到最小。
- 患者出现疼痛时可应用止痛药，遵医嘱给予类固醇替代。

危象控制

- 记住，来自肾上腺皮质的糖皮质激素是生命所必需的，必须予以药物替代以避免肾上腺危象，直到下丘脑-垂体-肾上腺轴恢复功能为止。
- 如果患者为原发性醛固酮增多症，由于其术前的肾素受抑制将会引起术后的醛固酮减少。应密切监测血钾；如果患者正在服用螺内酯，可能会出现高钾血症，该药为控制术后高血压的保钾利尿剂，可能需要氟氢可的松。

家庭护理指导

出院前，采取下列步骤：

- 告知患者遵医嘱服药的重要性。如果患者做了一侧肾上腺切除术，要告知其在剩余腺体恢复功能、垂体重新分泌促肾上腺皮质素时，其药物减量可能需要几个月的时间。
- 确保患者能够理解突然停用类固醇激素可能会引发肾上腺危象，患者需要进行持续的医学随访，以在应激或疾病期间适当调节类固醇激素剂量。

解读症状

- 描述肾上腺功能不全的症状，使患者能理解如果不治疗将如何加剧肾上腺危象的进程。如果出现体重增加、痤疮、头痛、疲劳和尿频等类固醇用药过量的不良反应时，应及时看医师。劝其进餐时或随抗酸剂一起服用类固醇激素以将药物对胃的刺激降到最低。
- 如果患者有肾上腺功能亢进症，告知其观察随后几个月病变生理特征的逆转表现。但要警告其生理表现的改善并不意味着能停药。
- 劝告患者佩戴医学证明卡以确保急救中得到及时的药物治疗。

垂体切除术

显微外科技术极大地逆转了以前与垂体和蝶鞍肿瘤切除相关的高病死率。经蝶垂体切除术目前已是垂体肿瘤所选择的治疗方法，该病能引起肢端肥大症、巨人症和 Cushing 病。该手术也是转移性乳腺癌或前列腺癌的姑息治疗方案，它可以减轻病痛并减少刺激肿瘤生长的激素分泌。

手术危险性

垂体切除术可经额下（经颅骨入蝶鞍）或经蝶骨（从上唇的内面经蝶窦进入）进行（见：经蝶骨垂体切除术）。经额下入路可能会带来较高的病死率和并发症，如嗅觉、味觉丧失及永久、严重的尿崩症等。因此，该入路仅极少用于以下病例：

经蝶骨垂体切除术

当垂体瘤位于蝶鞍时，医师要实施经蝶骨垂体切除术。依程序，使患者处于半仰卧位，然后行全身麻醉。医师切开上唇的内侧面，以便经蝶窦进入蝶鞍切除肿瘤。

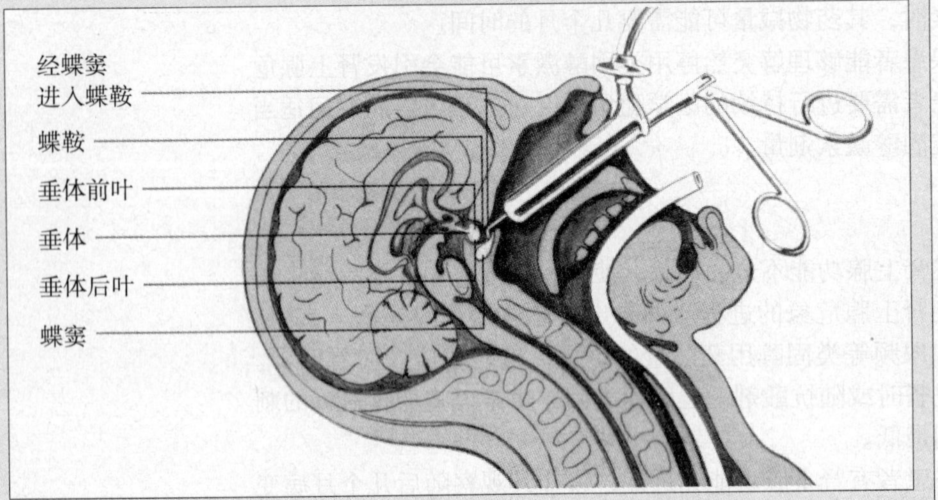

肿瘤引起的额下或颞下显著扩张及视交叉受累。

患者准备

垂体切除术前，采取下列步骤：

- 告知患者，他将接受全身麻醉而且术后可能去重症监护病房(intensive care unit，ICU)，并被密切监测长达 48 小时。
- 告知其术后插鼻导管至少 1 天，并保留导尿。
- 遵医嘱给予适宜的辅助检查和体格检查。例如，肢端肥大症患者需要全面的心脏评估，因为它可能会出现初发的心肌缺血；Cushing 病患者则需要监测血压和血钾。
- 安排视野检查以作为患者的基线水平。
- 如有必要，检查患者的术前用药情况。如其患有甲状腺功能减退症，可能需要激素替代治疗（hormone replacement therapy，HRT）。许多患者术前、术后均要静脉输注氢化可的松治疗。

监测和术后护理

垂体切除术后，采取下列步骤：

- 患者术后要卧床 24 小时，然后鼓励其走动。
- 抬高床头以避免增加骨缝线张力或压力。
- 嘱其在数天内不要打喷嚏、咳嗽、吹鼻子或弯腰以防干扰骨线愈合。
- 对于在手术期间因脑脊液丢失所致的头痛或鼻侧疼痛，可遵医嘱给予温和的镇痛药。术后 24～72 小时去除导管和包扎后，鼻侧疼痛会明显减轻。
- 患者于术后 24～72 小时可能出现暂时性尿崩症，警惕其口渴加重、尿量增多和低比重尿。
- 如果出现尿崩症，遵医嘱予以补液并给予足量的抗利尿激素，或给予舌下应用去氨加压素制剂。使用这些方法可使尿崩症于 72 小时内得以解决。
- 尽快安排视野检查并与基线视野进行比较，因为视觉缺陷提示有出血。
- 采血测量垂体激素水平，评估激素替代的必要性。

家庭护理指导

出院前，采取下列步骤：

- 指导患者及时报告尿崩症征象。告知其可能需要限制液体摄入或服药治疗。
- 告知高泌乳素血症患者，他需要随访数年，因为有可能复发。如果复发需要服用溴隐亭（抑制泌乳素分泌）。
- 劝告患者坚持 2 周不要刷牙以避免骨缝线断裂。告诉其可以漱口。
- 因为垂体促激素分泌下降，患者可能需要 HRT。如果需用氢化可的松或甲状腺素替代，应教其认识到过量或剂量不足的表现。
- 建议其佩戴医学证明卡。

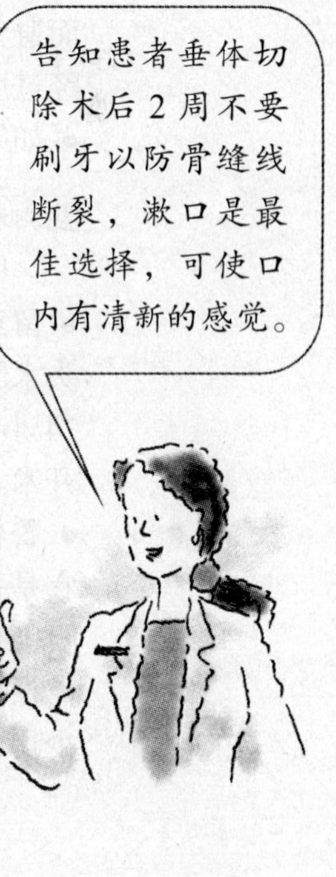

甲状腺切除术

甲状腺切除术（切除全部或部分甲状腺）用于治疗甲状腺功能亢进、甲状腺肿大所致的呼吸道阻塞和甲状腺癌。甲状腺次全切除术可减少甲状腺素分泌，用于药物治疗失败或禁忌使用放射性治疗时纠正甲状腺功能亢进。它还可有效治疗弥漫性甲状腺肿。术后，余下的甲状腺组织足以提供正常身体功能所需要的甲状腺素，但是以后可能会出现甲状腺功能减退。

患者准备

行甲状腺切除术前，采取下列步骤：

- 告知患者甲状腺切除术会切除病变的甲状腺组织，必要时切除全部腺体。
- 告诉患者，术后其颈部将留有一个切口，该部位要引流及加盖敷料，因为插管和麻醉患者可能会出现声音嘶哑和喉部不适的症状。保证其接受镇痛药以减轻痛苦。
- 确保患者已按医嘱服用了其术前药量，以获得正常功能甲状腺（有正常功能的甲状腺），从而避免在手术期间发生甲状腺毒症。通常在术前4～6周开始服用丙基硫尿嘧啶或甲巯基咪唑。
- 建议其术前10～14天接受碘治疗以减少腺体血流分布，从而避免流血过多。也可口服普萘洛尔（心得安）以减少交感神经过度兴奋。如果患者没有按规定服药，要立刻通知医生。
- 如果必要的话，进行心电图检查以评估心脏状态。

监测和术后护理

甲状腺切除术后，采取下列步骤：

- 留意呼吸窘迫的征象，如气管塌陷、气管内分泌物蓄积、喉头水肿和声带麻痹均可引起呼吸障碍伴突发喘鸣和烦躁。术后24小时内床边备用一个气管切开包，如有必要行紧急气管切开术。
- 警惕甲状腺危象表现（突发而且甲状腺毒症的危险增加），它是一种罕见而严重的并发症，发生甲状腺危象时，脉搏和呼吸会很快达到危险水平，同时体温迅速上升。
- 保持头高脚低半坐位姿势，以促进头颈部的静脉回流，以减少切口渗出。

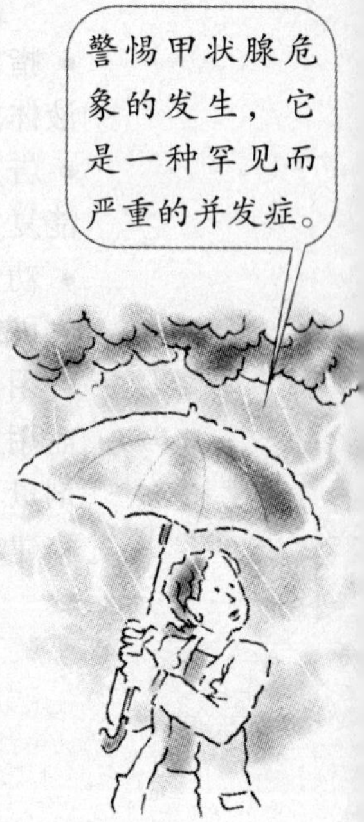

帕金森病

Parkinson 病影响锥体外系，它影响机体的运动。锥体外系统由纹状体、苍白球和黑质组成。在帕金森病，多巴胺缺乏发生在基底核，基底核是连接黑质和纹状体的释放多巴胺的通路。

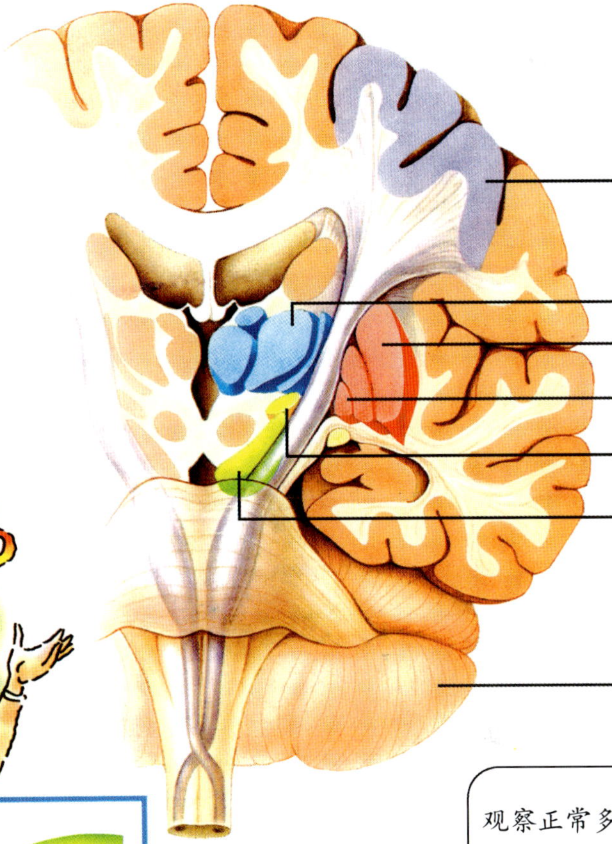

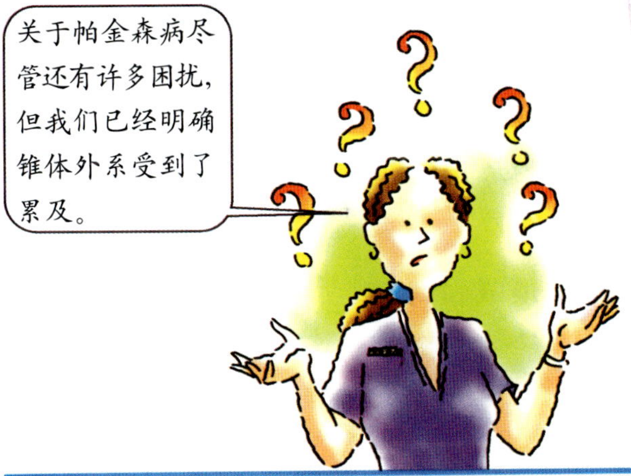

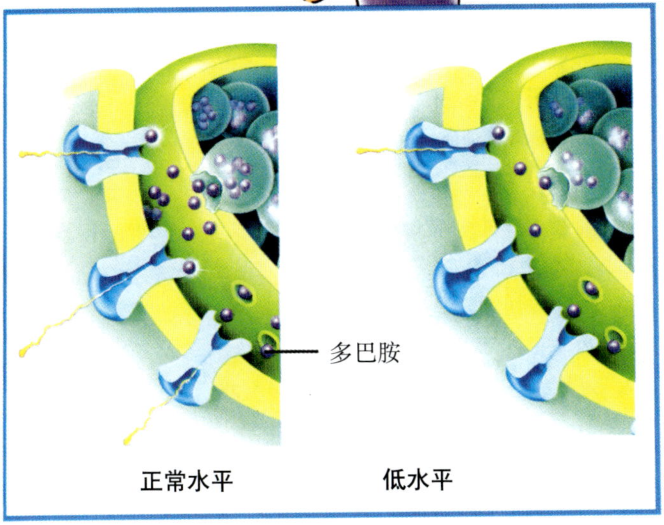

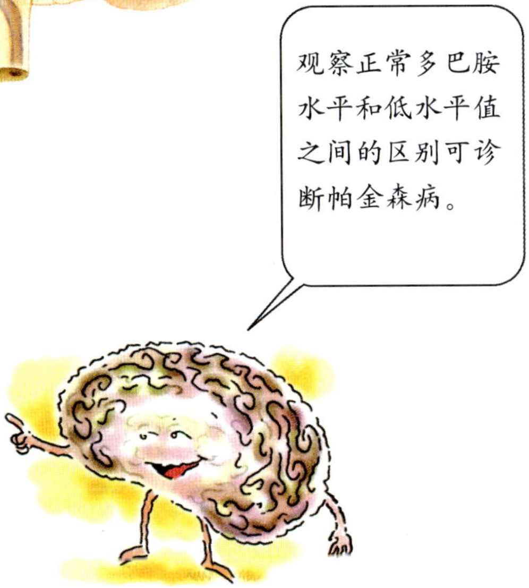

卒中

供应大脑的一根或多根血管的脑循环突然受损时发生卒中。受损的循环减少或停止供氧，引起脑组织的毁损或死亡。原因可能是缺血或出血。

缺血性卒中

发生缺血性卒中时，血栓或斑块在血管内形成，阻断脑循环。根据原发病血栓在心脏的不同部位形成。栓子有时可以脱落，转移到脑循环。

心脏血栓形成的常见部位

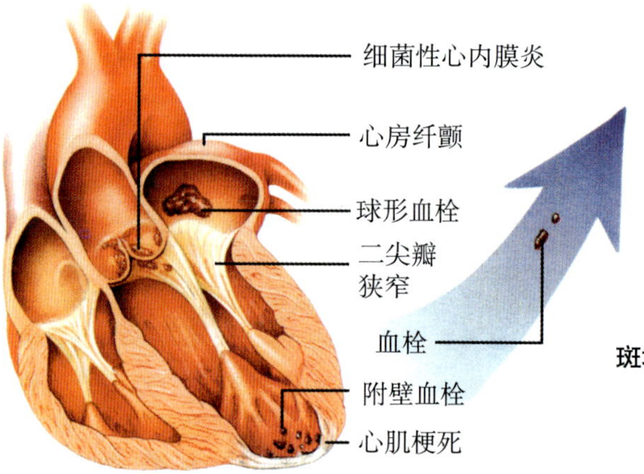

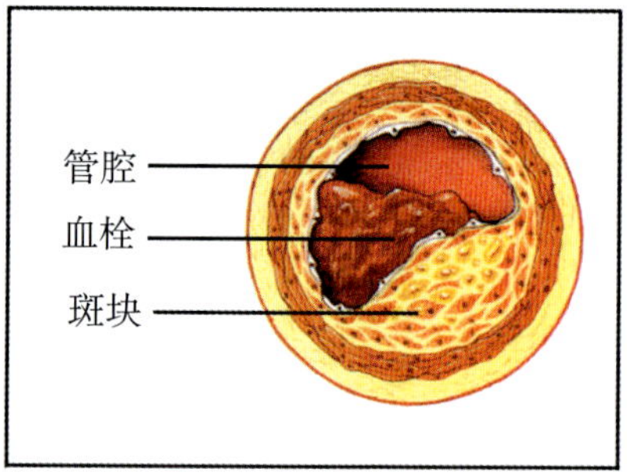

斑块形成、栓子和梗死的常见部位

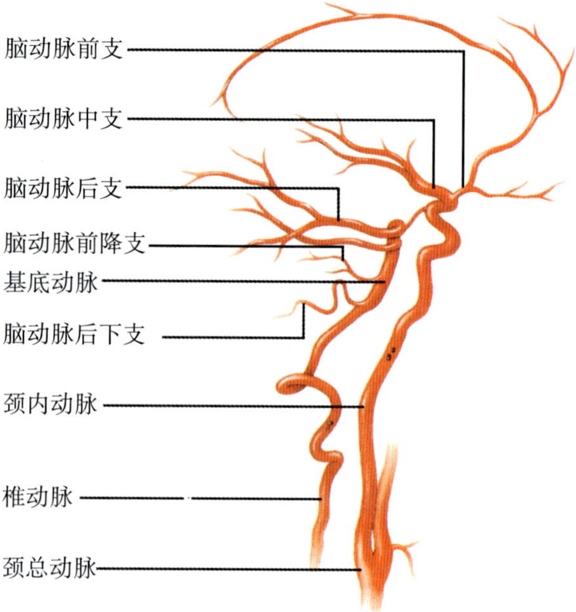

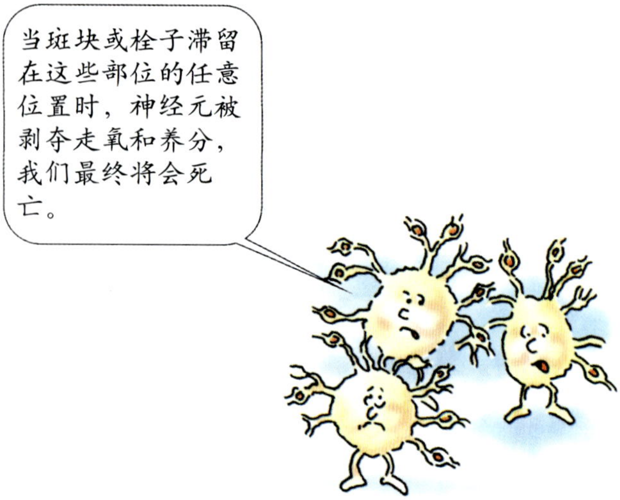

出血性卒中

发生出血性卒中时，出血发生在脑内或脑的周围，出血可来源于以下几种情况：

- 动脉瘤破裂，导致颅内出血。
- 脑血管异常，动静脉畸形（arterio venous malformation，AVM）也可发生曲张和破裂，引起导致卒中的出血。
- 高血压可引起脑内微小梗死，称之为腔隙性梗死，这种梗死也可导致卒中。
- 头外伤可损伤颅内血管，引起导致卒中的颅内出血。

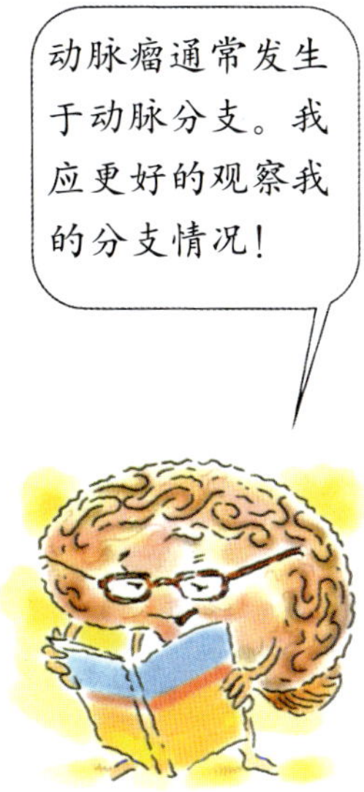

脑出血的常见部位

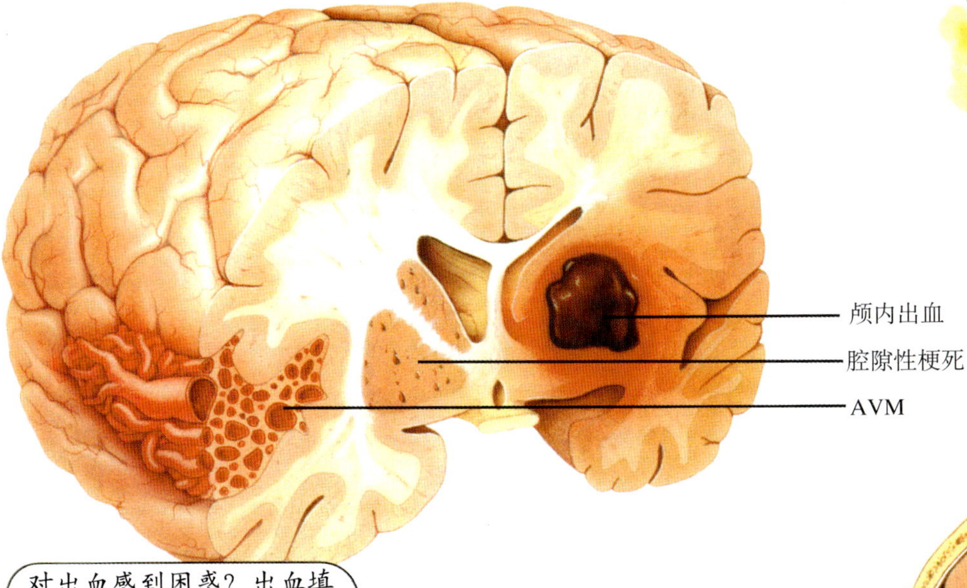

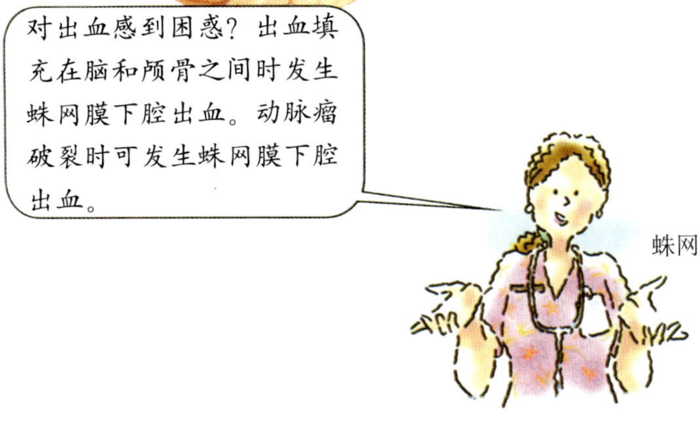

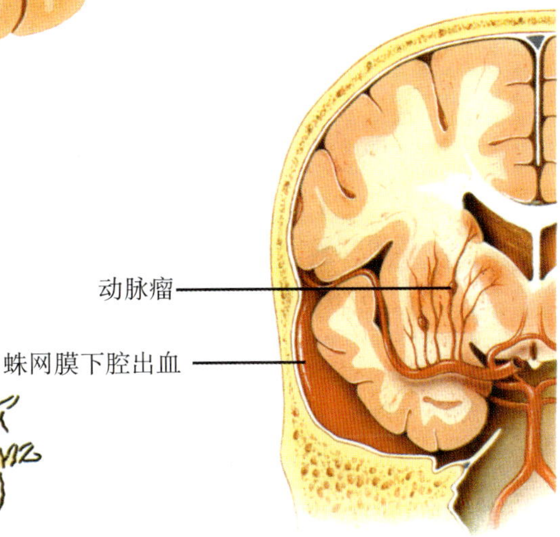

心力衰竭

心脏不能泵出足够的血量以满足机体的新陈代谢需要时则发生心力衰竭。可分为右心衰或左心衰。

正常心脏循环

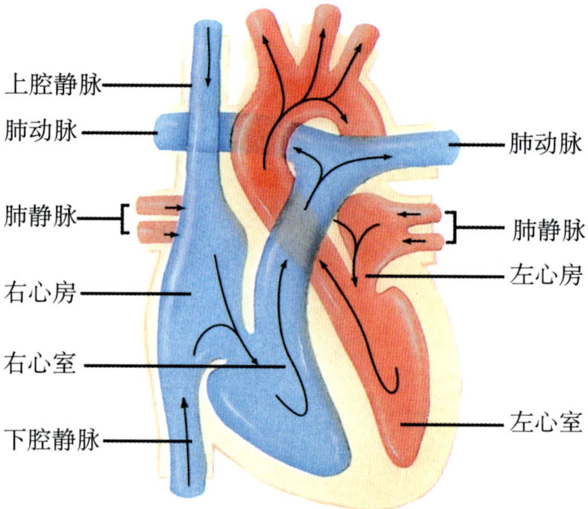

右心衰	**左心衰**
无效的右心室收缩	无效的左心室收缩
↓	↓
右心室泵血功能衰竭	左心室泵血功能衰竭
↓	↓
到达肺的心输出量减少	到达机体的心输出量减少
↓	↓
血液回流至右心房和外周循环	血液回流至左心房和肺
↓	↓
体重增加、外周水肿、肾和其他器官发生肿胀	肺充血、呼吸困难、活动不耐受
	↓
	肺水肿和右心衰

心肌梗死

所有的梗死有一中心坏死区，坏死区被潜在的可逆性缺氧损伤所包绕。如果循环恢复，此可逆区可以恢复正常。如不能，将进展为坏死。反之，损伤区被可逆性缺血组织包绕。

心肌梗死时的组织破坏

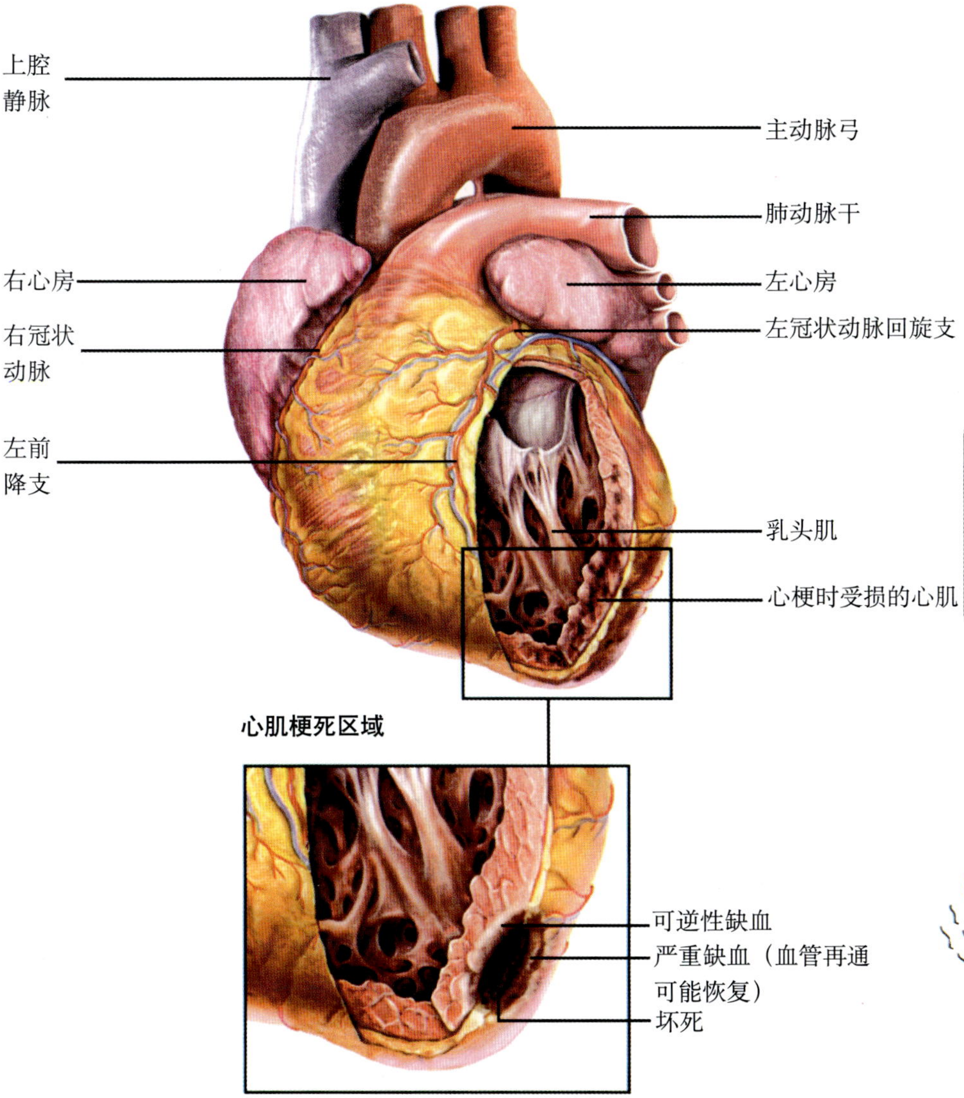

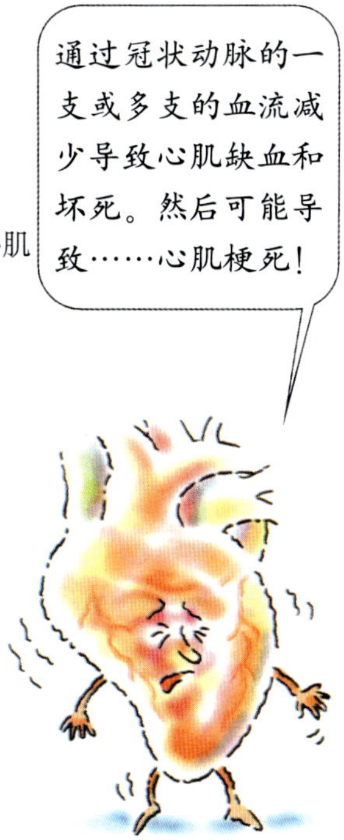

肺水肿

增高的流体静力压使液体从血流进入肺泡内时发生肺水肿。

正常肺泡

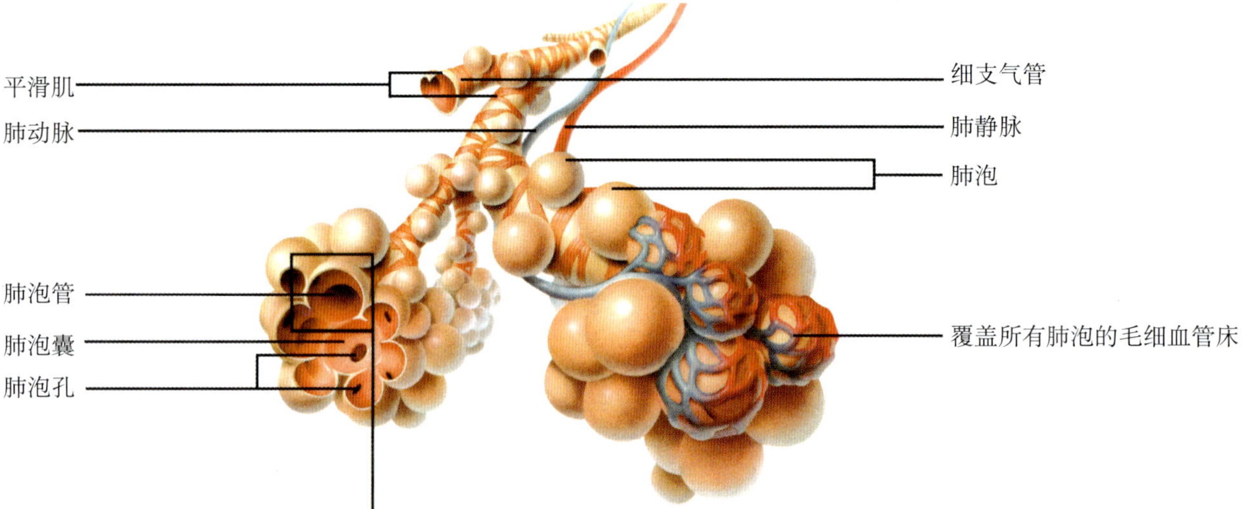

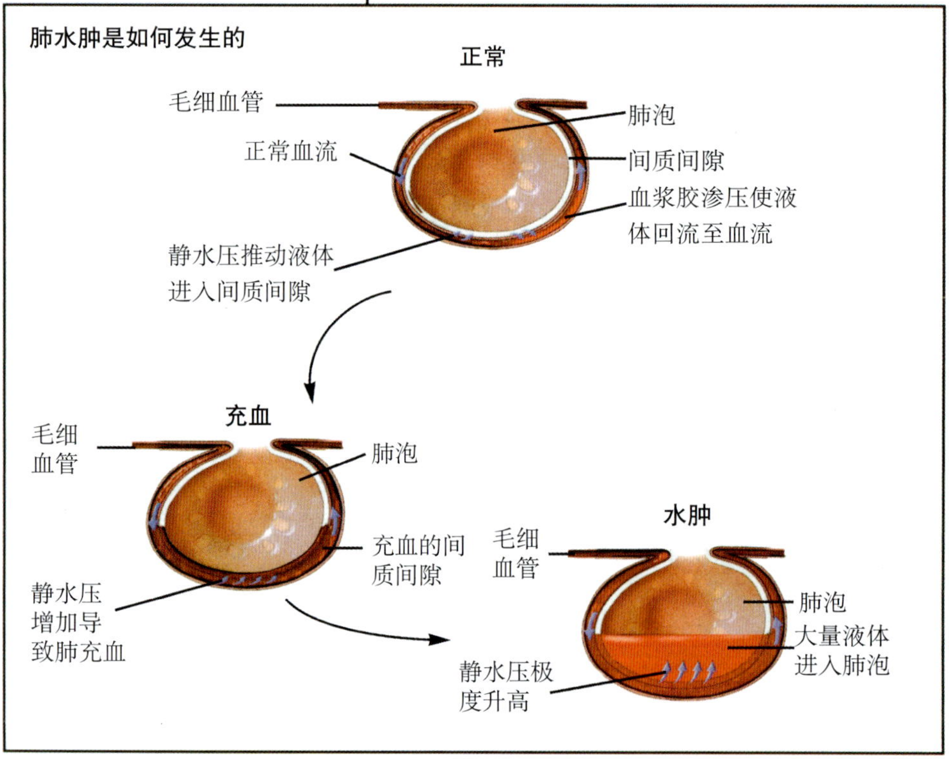

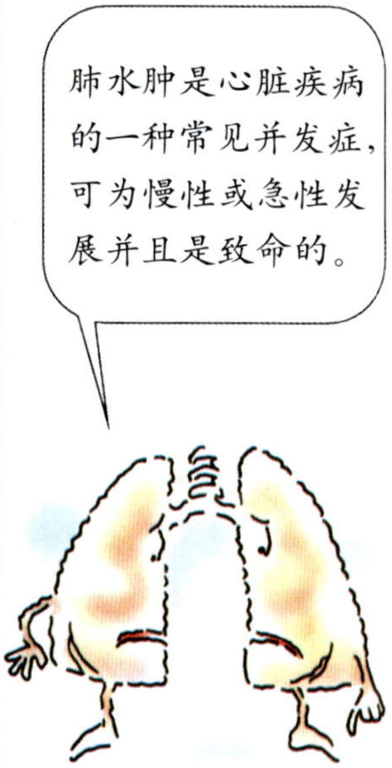

肝炎

肝炎病毒可导致肝细胞损伤和死亡，既可通过直接杀死细胞，也可通过活化炎症和免疫反应。炎症和免疫反应通过裂解感染或邻近细胞来损伤或毁损肝细胞。间质的水肿和肿胀导致毛细血管塌陷、血流减少、组织缺氧、瘢痕形成和纤维化。

正常肝组织活检

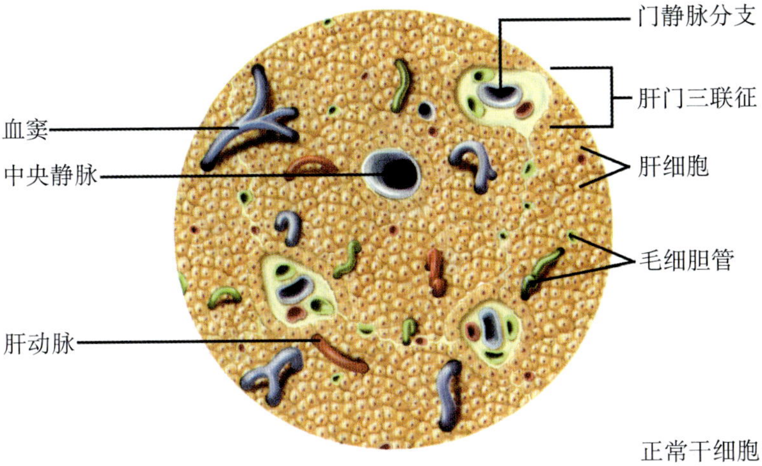

轻度肝炎

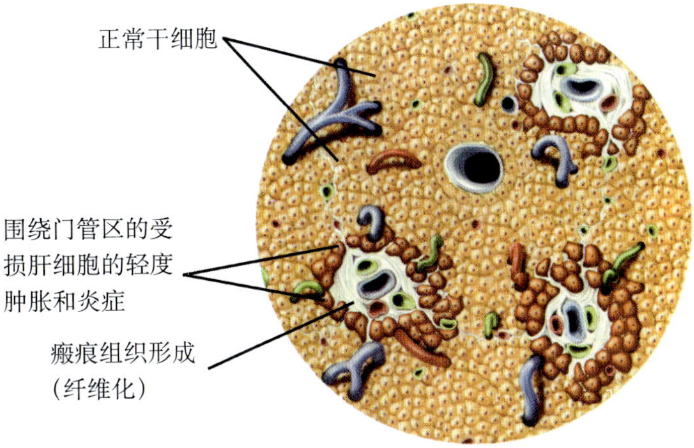

中度肝炎

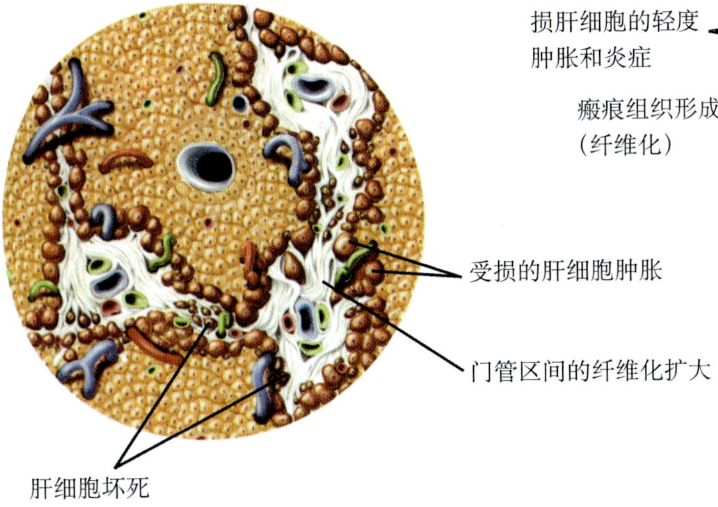

糖尿病

糖尿病是影响机体利用食物转换成生命必须能量的一组慢性或终生性疾病的名称。最初，糖尿病干扰碳水化合物（糖和淀粉）代谢，也影响脂肪和蛋白质代谢。糖尿病有两种主要形式（1 型和 2 型），还有葡萄糖不耐受性疾病、妊娠期糖尿病和由于胰腺疾病引起的糖尿病。不管哪种形式的糖尿病，在医生指导下的代谢控制是良好健康所必须的。

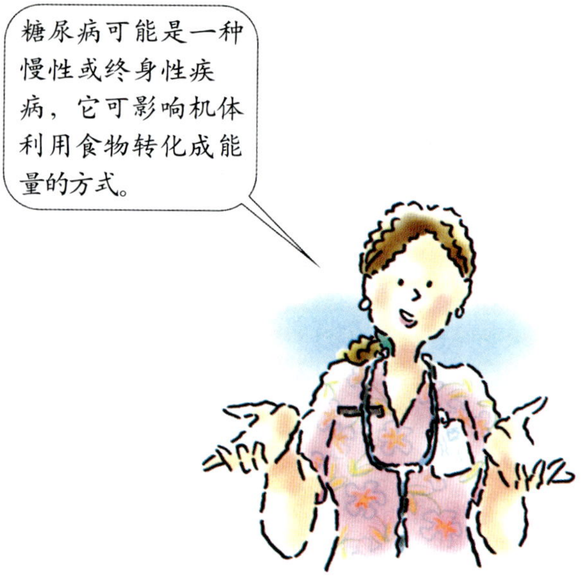

什么是胰岛素？

胰岛素是一种在胰腺生成并释放入血的必需激素。胰岛素吸附于胰岛素受体所在的细胞部位。一旦吸附后，胰岛素使食入的糖或葡萄糖进入肝、脂肪和肌肉细胞内，在上述部位糖或葡萄糖被利用作为能量。

1 型糖尿病

在 1 型糖尿病，胰腺合成微量或不产生胰岛素。没有胰岛素，糖不能进入细胞内应用于能量供应。机体组织挨饿且血糖升高到危险水平。本病最常发生于年轻人，但也可发生于老年人。1 型糖尿病的发生占糖尿病患者的 5% ~ 10%，患者需要进行胰岛素治疗。

2 型糖尿病

在 2 型糖尿病，胰腺生成部分胰岛素，但胰岛素不是量少就是没有作用。另外，控制运输糖进入细胞内的胰岛素受体不能适当地工作或数量减少。2 型糖尿病最常发生于 40 岁以上的人群。大多数新近诊断的 2 型糖尿病患者过于肥胖，但不能通过饮食和减肥来控制糖尿病。部分患者可能需要口服药物或注射胰岛素以使血糖得到控制。

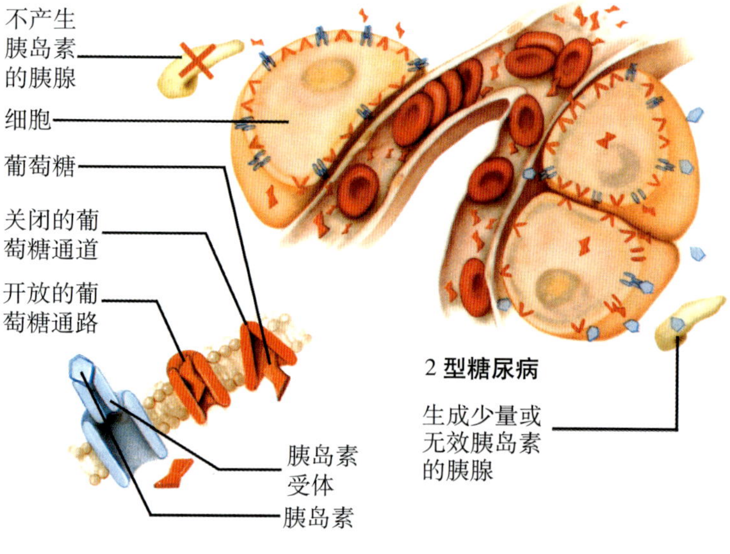

类风湿性关节炎

类风湿性关节炎是一种慢性、全身炎症性疾病，它最初发生于外周关节和周围的肌肉、肌腱、韧带和血管。

类风湿性关节炎受累及的典型关节

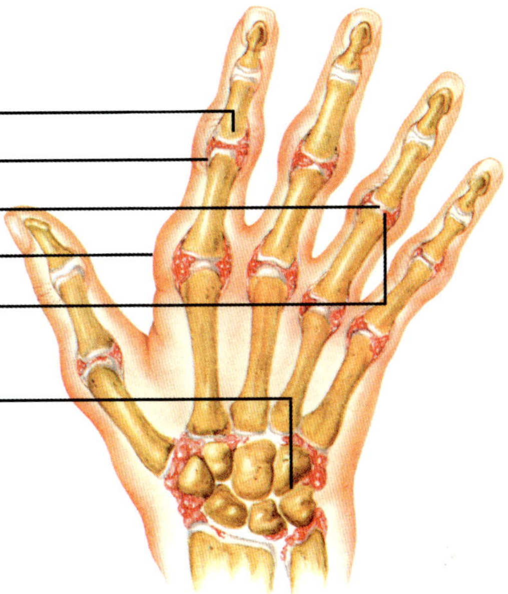

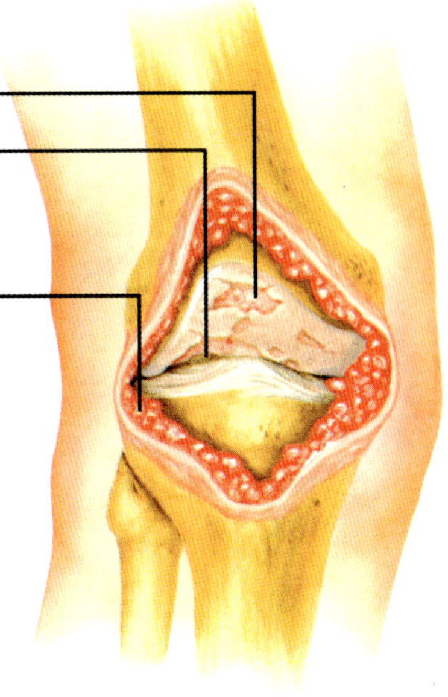

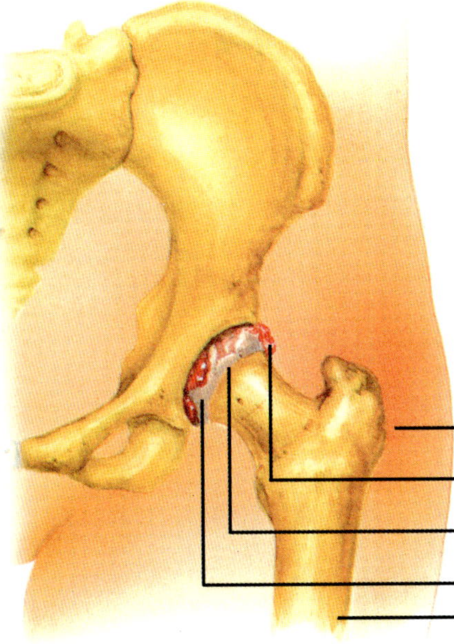

骨质疏松症

骨质疏松症是一种代谢性骨病，发生本病时骨的再吸收速度加快，而骨形成的速度减慢，导致骨质丢失。本病通过丢失钙和磷盐使骨骼受累，并使骨骼变得疏松、质脆和异常地易于骨折。

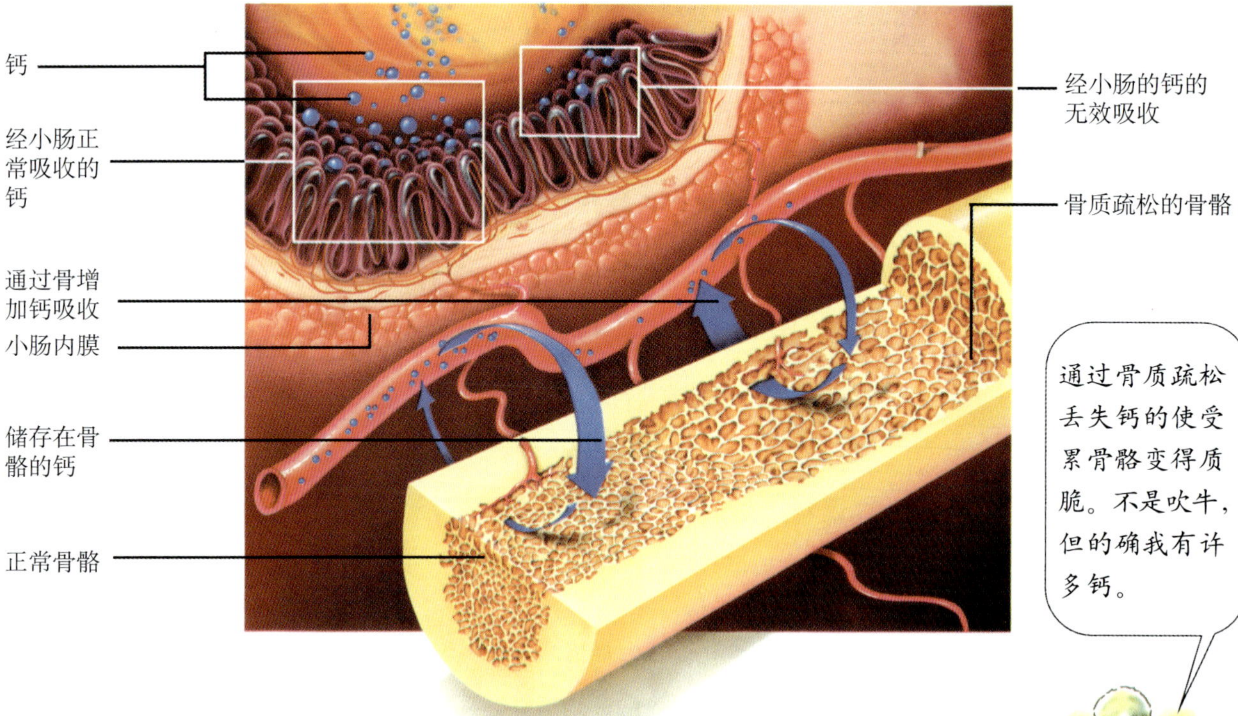

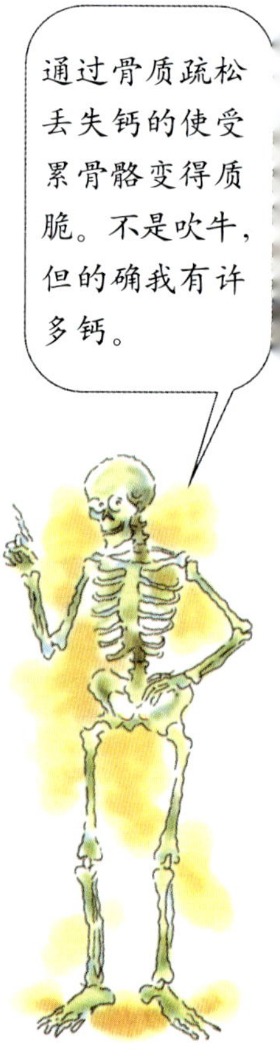

镰状细胞贫血

镰状细胞贫血是一种导致异常形状（镰刀状）红细胞的遗传性疾病。患本病的人群在感染、寒冷、高海拔、过度运动和其他导致细胞氧缺乏的情况时可发生镰刀细胞危象。镰刀细胞危象包括：

- 缺氧的镰状红细胞吸附于毛细血管壁、堵塞血流并引发细胞缺氧。
- 随着组织缺氧和酸性代谢产物的产生而引发更多的镰状细胞和细胞损害，使危象加重。
- 随着每一个新的危象，器官和组织毁损以及组织部位死亡减慢——特别是在脾和肾。

镰状细胞贫血时外周血涂片

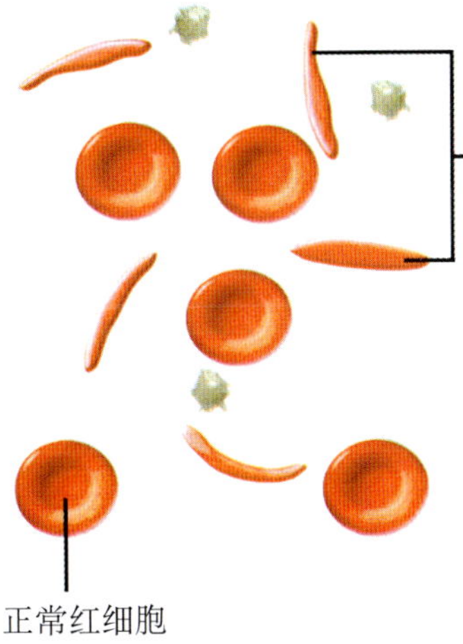

镰状细胞危象

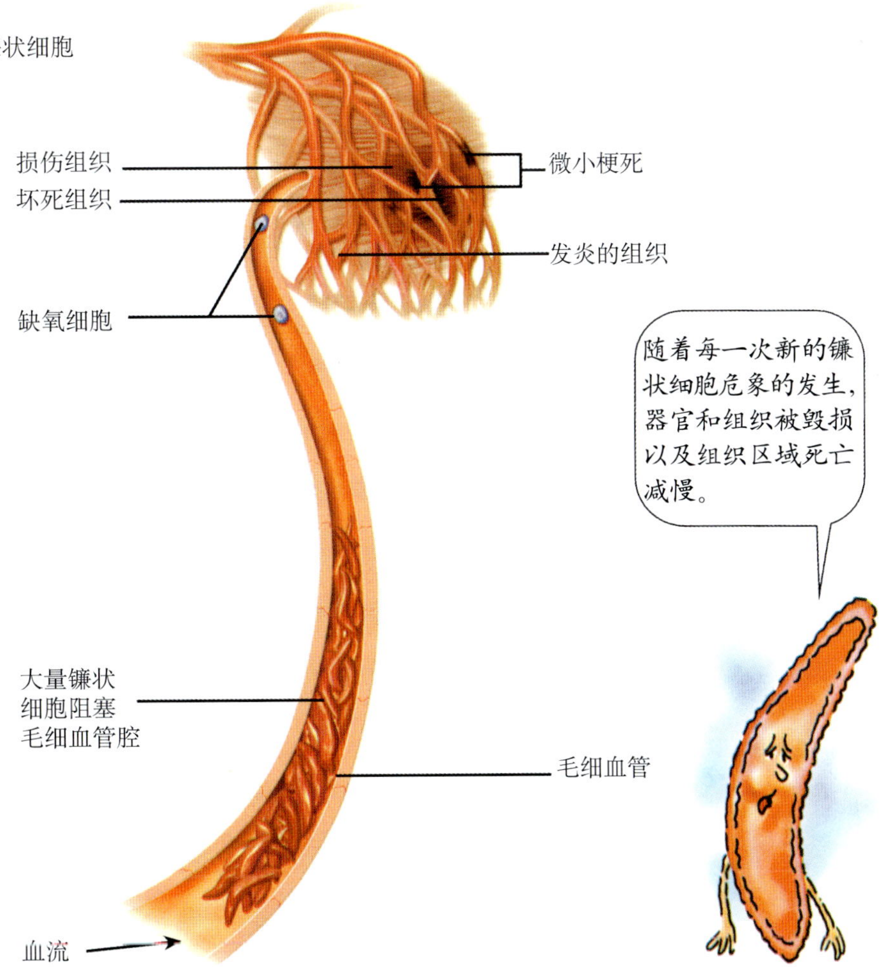

过敏反应

过敏反应是一种急性、潜在危及生命的超敏反应。反应通常在几分钟内发生，也可发生在接触过敏原一个小时以后。以下图示了过敏反应是如何发生的。

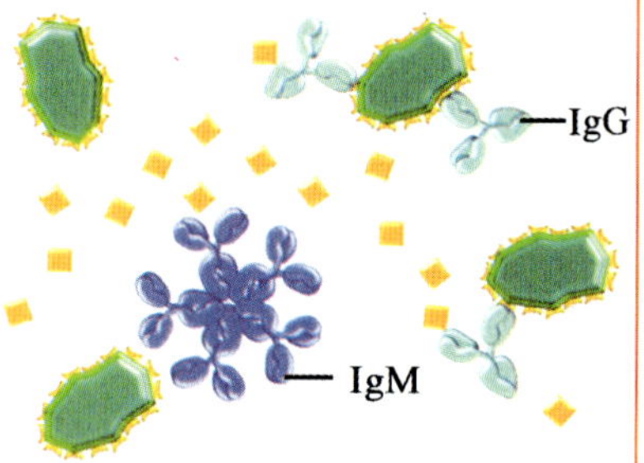

1. 对过敏原的反应
免疫球蛋白（Ig）M 和和 G 识别并与抗原结合。

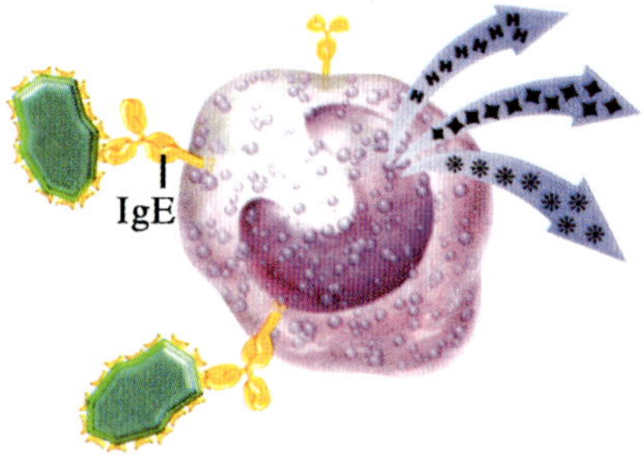

2. 化学递质的释放
嗜碱性粒细胞上活化的 IgE 促进递质的释放：组胺、5- 羟色胺和白三烯类。

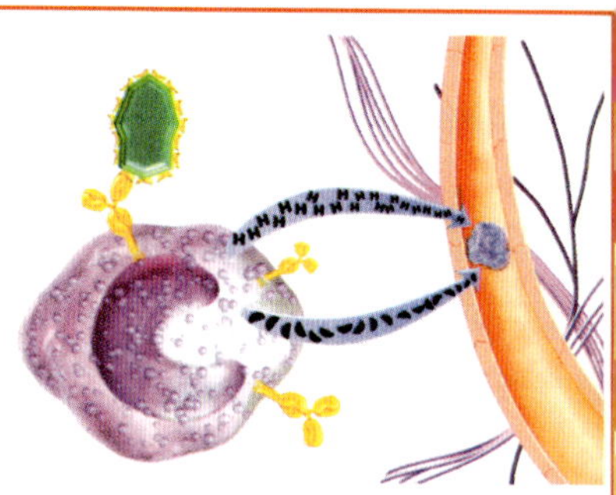

3. 剧烈反应
肥大细胞释放更多的组胺和 ECF-A。

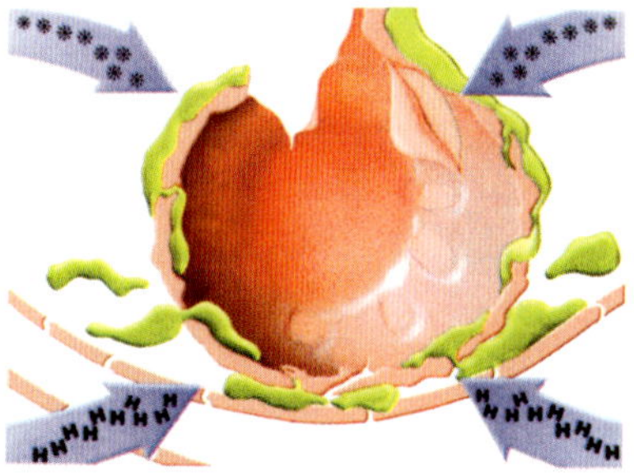

4. 呼吸窘迫
在肺部，组胺导致内皮细胞毁损和液体漏入肺泡内。

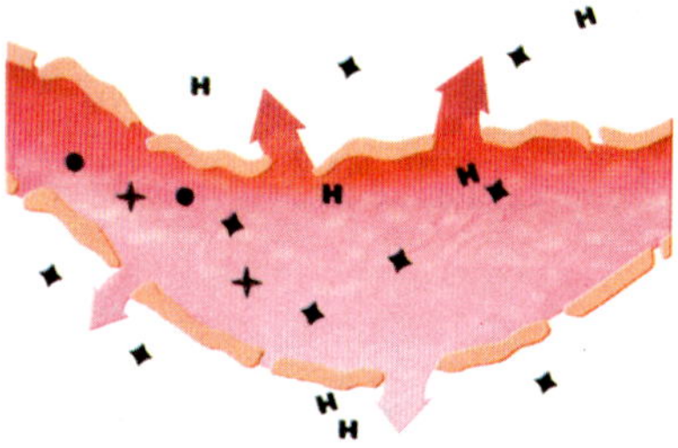

5. 病情恶化
同时，递质增加血管的通透性，导致液体从血管内漏出。

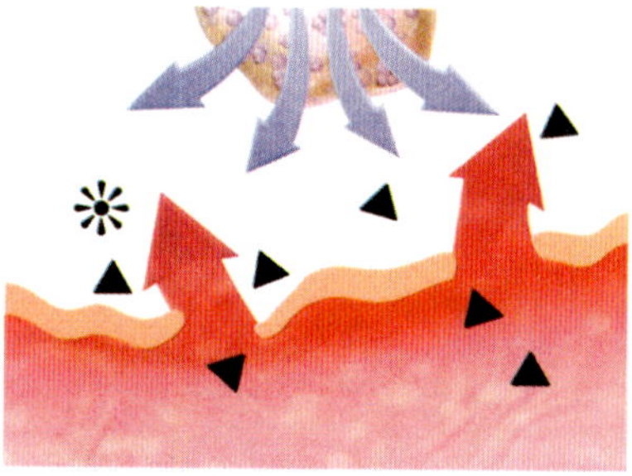

6. 代偿机制失效
内皮细胞损伤导致嗜碱性粒细胞和肥大细胞释放组胺和中和递质的物质。然而，此时的过敏反应已经不可逆转。

关键

■ 补体级联　◆ 5- 羟色胺　✛ 前列腺素　● 缓激肽

H 组胺　❋ 白三烯　◢ ECF-A（过敏性嗜酸性粒细胞趋化因子）　▲ 肝素

获得性免疫缺陷综合征（acquired immunodeficiency syndrome，AIDS）

人类免疫缺陷病毒（human immunodeficiency syndrome，HIV）感染可导致 AIDS。导致的免疫缺陷使患者易于羁患机会性感染、癌症和其他异常情况，被定义为 AIDS。

HIV 感染和 AIDS 的征象

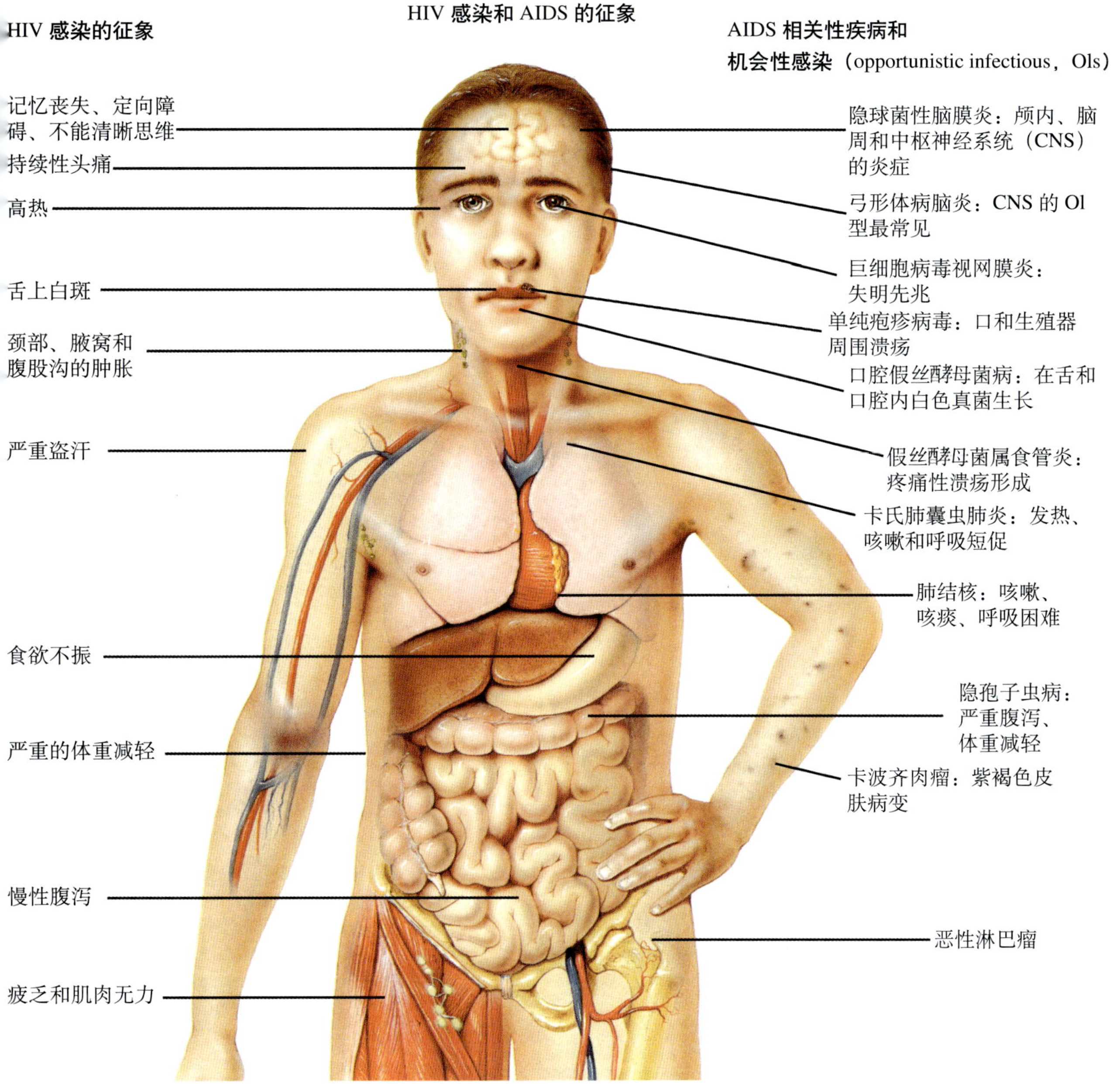

压力性溃疡

压力性溃疡发生在皮肤和皮下组织的细胞坏死部位，通常位于骨性隆起表面。压力性溃疡由摩擦、切应力、制动和其他损伤皮肤完整性的因素引起的，常分为六个阶段，这六个阶段反映了受累组织的深度和范围。

可疑深部组织损伤

深部组织损伤以紫红色或枣红色完整皮肤的局部区域或由来自受压或切应力的潜在软组织损伤所引起的充满血液的水泡为特征。深部组织损伤可先发于与邻近组织相比出现的疼痛、质硬、糊状、潮湿或温暖或发冷。这种情况在深色皮肤的人群中可能难以发现。

Ⅰ期

Ⅰ期压力性溃疡以不能使局部区域变白的发红完整皮肤为特征，位于骨性隆起表面。褐色皮肤不可能出现发白，但它的颜色可与周围部位区分开来。

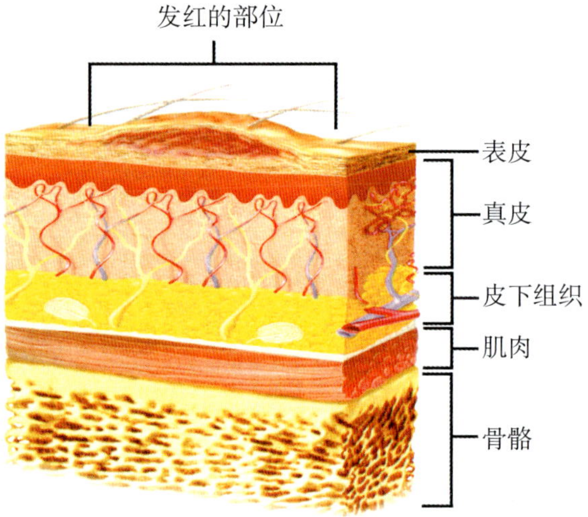

Ⅱ期

Ⅱ期压力性溃疡以真皮的部分厚度丧失，出现以浅的、没有腐肉的粉红色创面的开放性溃疡为特征。Ⅱ期压力性溃疡也可发生于完整皮肤或开放性充满浆液的水泡。

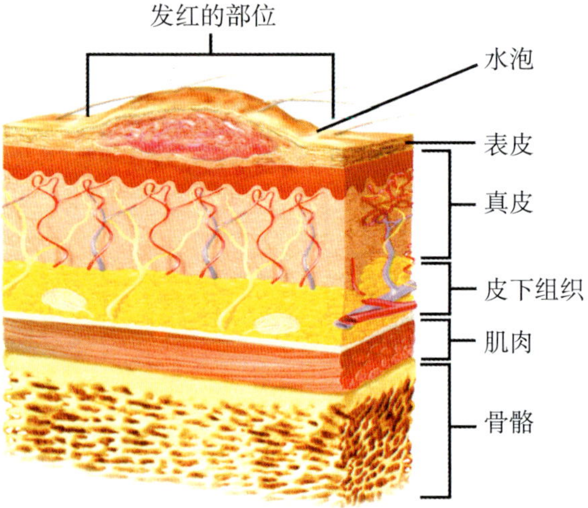

III期

Ⅲ期压力性溃疡以全层皮肤组织丧失为特征。皮下脂肪组织可见，但骨骼、肌腱和肌肉没有暴露。可以出现腐肉，但组织丧失的深度明确。可以出现皮肤剥离和皮下隧道。Ⅲ期溃疡的深度根据解剖部位的不同而异。

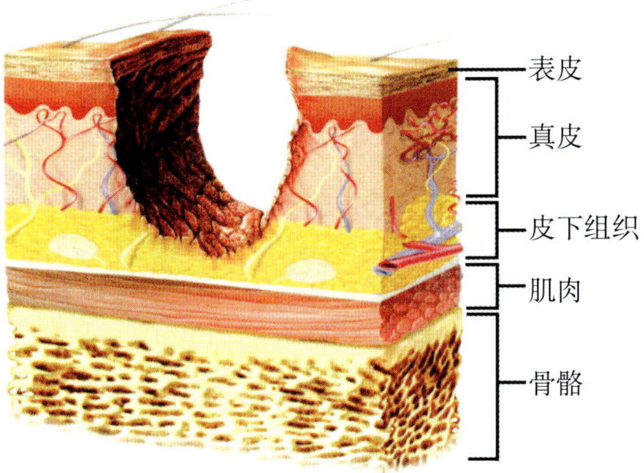

IV期

Ⅳ期压力性溃疡包括全层皮肤组织丧失伴骨骼、肌腱或肌肉外露。腐肉和焦痂可出现在创面的部分区域。皮肤剥离和皮下隧 道也常见。Ⅳ期溃疡的深度根据解剖部位的不同而异。

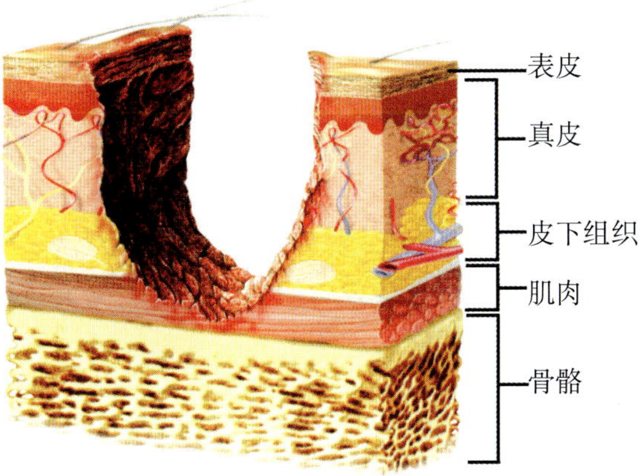

不可分期

不可分期的溃疡以溃疡基底部的创面覆盖腐肉、焦痂或两者皆有的全层组织丧失为特征。直到大量的腐肉和焦痂被去除后暴露出伤口基底部，真实的深度不能确定，所以分期不明确。

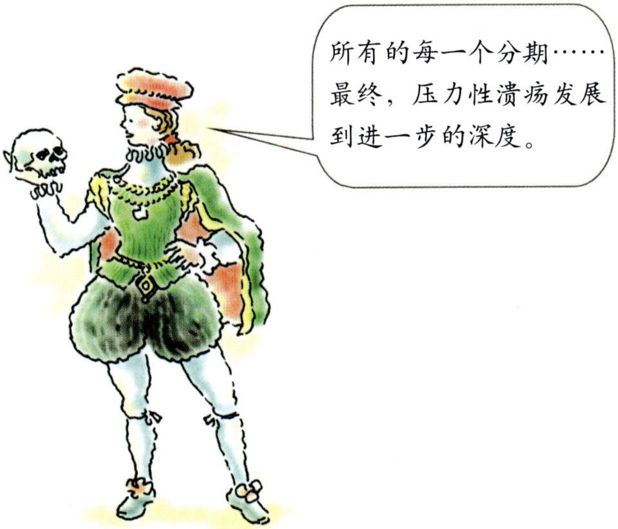

皮肤癌

目前皮肤上的生长物或没有愈合或溃疡部位的新的生长物的变化可能提示皮肤癌或癌前病变，癌前病变是如没有治疗干预可能发生癌变的异常细胞的集结。皮肤癌治疗成功的关键是早期诊断。大多数早期皮肤癌可进行简单的门诊手术操作切除。如果不进行治疗，皮肤癌可扩散，导致功能障碍或甚至死亡。

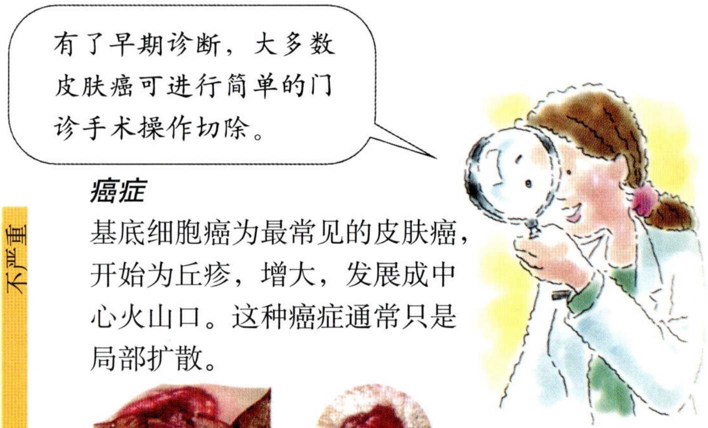

不严重

癌症

基底细胞癌为最常见的皮肤癌，开始为丘疹，增大，发展成中心火山口。这种癌症通常只是局部扩散。

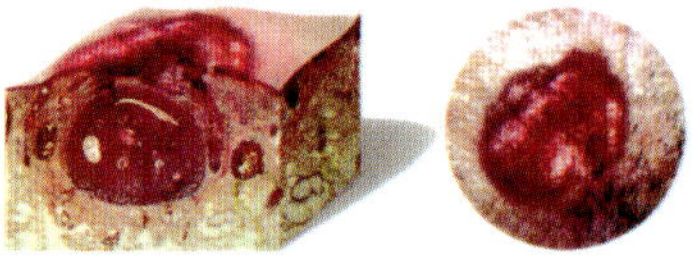

癌前病变

光化性角化病如表现为角质细胞出现异常变化可能将来成为鳞状细胞癌。

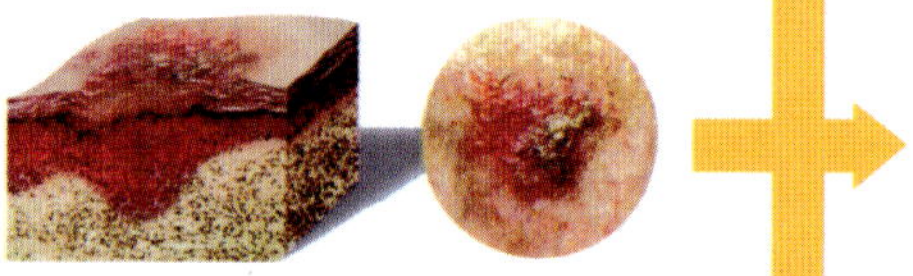

鳞状细胞癌开始为一质硬、红色结节或有鳞的、结痂的扁平病灶。如果不治疗，这种癌可扩散。

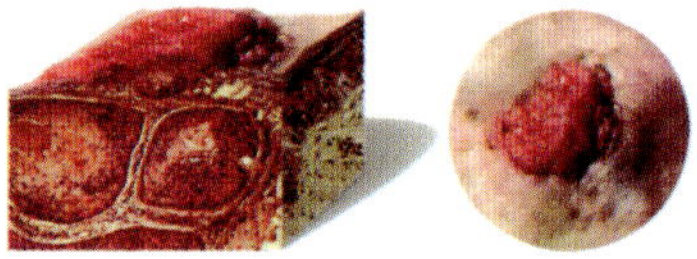

发育不良痣在痣（黑素细胞）部位出现细胞的异常生长，可能将来成为黑色素瘤。

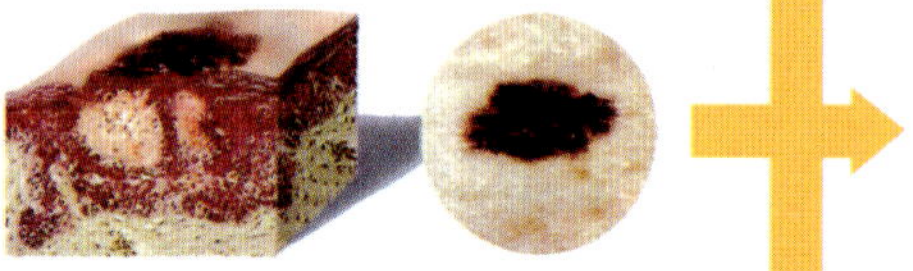

恶性黑色素瘤可发生于正常皮肤或原有的黑色素瘤。如果不及时治疗，它可向下扩散到皮肤的其他部位、淋巴结或内脏。

恶性黑色素瘤的 ABCD

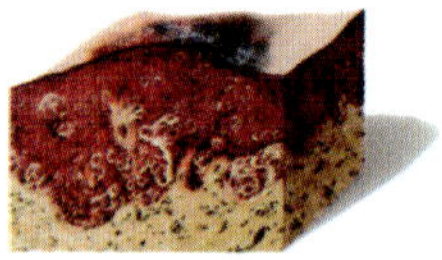

不对称 A（asymmetry，A） 边缘 B（borders，B） 颜色 C（color，C） 直径 D（cliameter，D）

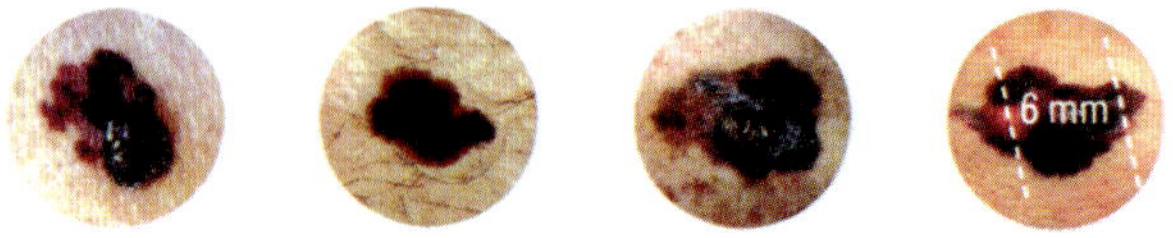

更严重

● 一旦患者从麻醉中苏醒，立刻要求他说话以检查其喉神经是否受损。

● 评估出血迹象，因其可引起休克、气管压迫和呼吸困难。检查患者的敷料并触诊其颈后部，因渗出物易引流至此。第一个 24 小时内预计引流约 50ml；如果未发现渗出物，应检查是否引流不畅，或者是否需重建吸引。预计 24 小时后渗液才会减少。

颈部疼痛

● 遵医嘱给患者注射温和的镇痛剂以减轻其喉颈部不适。使患者放心，这种不适几天内就可恢复。

● 评估低钙血症，甲状腺功能亢进从发病至好转均消耗骨钙，之后骨骼迅速摄取血钙，如果甲状旁腺受损或破坏，也会出现低钙血症。检查 Chvostek 征和 Trousseau 征阳性，则提示存在低钙血症的神经肌肉过敏。准备葡萄糖酸钙以在应急时静脉输注。

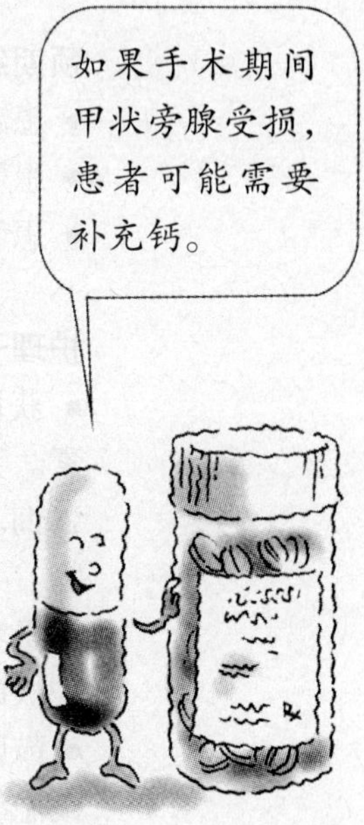

家庭护理指导

出院前，采取下列步骤：

● 如果患者曾行甲状腺全切或次全切手术，或甲状旁腺受损或破坏，均需告知患者调整口服甲状腺素替代治疗的重要性。让患者认识到甲状腺功能减退和甲状腺功能亢进的症状并及时反馈。

● 如果手术期间甲状旁腺受损，需告知患者可能需要补钙。使之认识到低钙血症的预警征象。

● 告知患者保持切口处洁净、干燥。

改观形象

● 帮助患者解决有关自身形象的担心。建议其穿松散的、领口有纽扣的高领衫及套装，佩戴首饰、围巾，这样可以在愈合前掩盖切口。医务人员可推荐使用外用药软化正在愈合的瘢痕，这样可以改善外观。

● 必要时安排预约随访，并告知患者医师需要定期检查切口和血清甲状腺素水平。

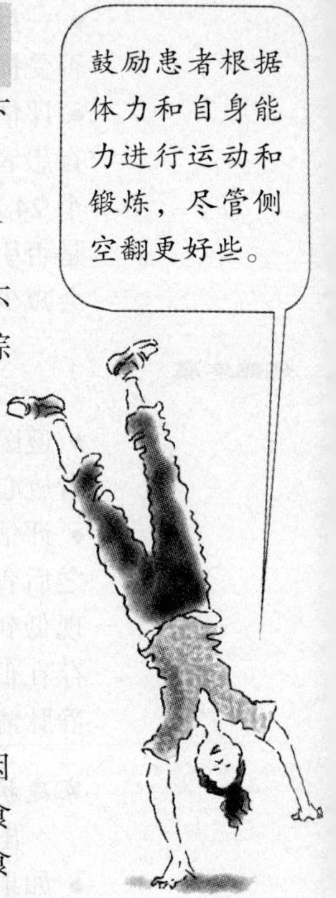

护理诊断

当护理内分泌疾病患者时，通常要使用一些护理诊断。下面将介绍这些护理诊断及适当的护理干预及原理。

营养失衡：超过身体所需

营养失衡与食欲增加、摄入高热量、营养素无法利用、不运动有关：营养超过身体所需与许多疾病有关，如 Cushing 综合征和糖尿病。

预期结果

- 患者对体重的感受。
- 患者制定适宜的节食食谱。
- 患者坚持食疗。

护理干预及理由

- 获取患者的饮食资料。恒定的体重变化始于查找增重的因素。为患者提供基于热量的饮食计划复印件。必要时进行饮食咨询。评估患者的进餐习惯，膳食计划中要包括其所喜欢的食物。
- 患者试图改变热量摄入时要予以支持和鼓励。鼓励可增加其积极的心态，减少挫败感。
- 鼓励患者基于体力和自身能力进行运动和锻炼。锻炼除了帮助患者减轻体重，还有助于减轻压力、抑制紧张相关的进食。
- 根据需要和可能将患者转至社区服务机构，利用社区资源。

失眠

失眠会引起相关的焦虑或激素失衡，它还与一些疾病有关，如甲状腺功能亢进、尿崩症和糖尿病。

预期结果

- 患者能识别妨碍或干扰睡眠的因素。
- 患者每晚睡眠 _____小时。
- 患者有良好休息的感觉。

护理干预及理由

- 促进正常休息和睡眠，减少环境刺激，提供一个安静、黑暗、私人的空间。
- 鼓励多次、短时间步行。
- 遵医嘱服用抗激素药和必要时服用镇静剂。
- 指导患者及其家人停止食用含咖啡因的食物——如咖啡、茶、可口可乐和巧克力。
- 提供并鼓励平静、可转移注意力的活动以促进休息和睡眠。

常见的内分泌疾病

内分泌功能失调有两种形式：功能亢进导致激素的合成及反应过度，功能减退是由于激素相对或绝对缺乏。激素失衡也可根据病变部位分类。内分泌腺本身的疾病可引起原发性功能障碍；由外部特定内分泌腺功能降低引起的疾病，除了影响腺体本身，还影响它所分泌的激素及其他激素，故称之为继发性功能障碍。

Addison 病

Addison 病是肾上腺功能减退最常见的类型，当超过 90% 的肾上腺腺体被破坏时，可患此病。早期诊断和适当的激素替代治疗使肾上腺功能减退预后良好。急性肾上腺功能不全或肾上腺危象（Addison 危象）是需要立即全力救治的医学急症。

病因

除了最常见的自身免疫因素外，Addison 病的其他病因有：

- 结核。
- 双侧肾上腺切除术。
- 肾上腺内出血。
- 肿瘤。
- 真菌感染。

继发性肾上腺功能减退的病因是：

- 垂体功能低下。
- 长期类固醇激素治疗后突然撤药。
- 切除分泌促皮质激素的非内分泌性肿瘤。

病理生理学

在 Addison 病的自身免疫过程中，循环抗体针对肾上腺组织发生特异性免疫应答，导致雄激素、糖皮质激素、盐皮质激素分泌减少。肾上腺功能减退也可由腺体以外的疾病引起，而这些疾病通常可引起醛固酮的持续分泌。肾上腺功能减退的患者由于创伤、感染、手术或其他生理性应激状态引起体内糖皮质激素耗竭，就可能发生肾上腺危象。

临床表现

欲确诊 Addison 病，需寻找以下临床表现：

- 疲乏、无力。
- 食欲减退、体重减轻。
- 恶心、呕吐。
- 慢性便秘或腹泻。
- 皮肤呈青铜色，尤以掌纹、掌指关节、肘部和膝部为甚。
- 瘢痕及白癜风（色素脱失）区域变暗。
- 黏膜色素沉着过多，尤其是颊黏膜。
- 心血管异常，如体位性低血压、心脏缩小、心排血量减少，脉细弱，节律不齐。
- 对极小的应激耐受力下降。
- 协调性差。
- 空腹低血糖。
- 喜咸食。
- 闭经。

继发性肾上腺功能减退的临床表现类似于 Addison 病，但没有色素沉着、低血压和电解质异常。肾上腺危象的特点是极度疲乏无力、休克、严重的恶心和呕吐、低血压、脱水和偶有高热。

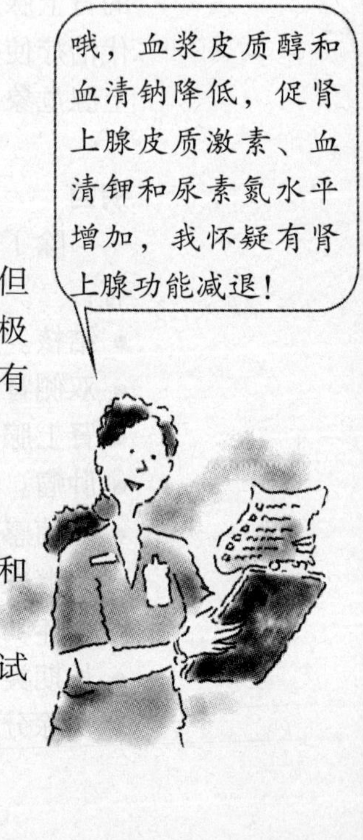

辅助检查

- 如果血浆皮质醇和血清钠降低，促肾上腺皮质素、血清钾和尿素氮水平增加则可确诊为肾上腺功能减退。
- 美替拉酮和促肾上腺皮质激素兴奋试验是特异性的兴奋试验，它可确定肾上腺皮质功能减退是原发性还是继发性。

治疗

类固醇激素替代治疗，通常使用可的松或氢化可的松（两者均有盐皮质激素作用），为原发或继发性肾上腺功能减退患者重要的终身治疗手段。药物治疗也可包括氟氢可的松，它能发挥盐皮质激素作用以防止脱水与低血压的发生。

发生肾上腺危象时需要立即给予地塞米松、氢化可的松或两者同时应用，随后静脉注射氢化可的松直到患者病情稳定。危象经过正确的治疗常迅速改善，血压稳定，体液和血钠恢复正常。此后，口服维持量氢化可的松以稳定病情。

教育园地

Addison 病宣教要点

- 向患者解释终身可的松替代疗法的必要性。
- 告知患者药量过大和剂量不足的症状和体征，提醒患者在应激时（如感冒）应增加药物剂量。
- 警告患者感染、损伤或在炎热环境中过度出汗可导致肾上腺危象。
- 建议患者随身携带医学诊断证明卡和带一个写有患者服用类固醇激素药物名称与剂量的腕带。
- 教会患者怎样给自己注射氢化可的松。
- 告诉患者准备一个急救箱，里面准备好含氢化可的松的注射器，以备应激时用。
- 警告患者在任何应激情况下，均可能需要增加可的松用量，以防止危象的发生。

护理事项

- 发生肾上腺危象时，密切监测生命体征以及时发现低血压、血容量减少和其他休克的体征（LOC 降低和排尿减少）。治疗前注意高血钾，治疗后注意低血钾（由于盐皮质激素的过度作用）。
- 有糖尿病的患者要定期测血糖，因为类固醇激素替代治疗可能需要改变胰岛素剂量。认真记录体重和液体出入量，因为患者可能有血容量减少。可补液以弥补体液丢失过多，直到盐皮质激素发挥作用。

饮食

- 合理安排饮食以维持钠-钾平衡，如果患者出现食欲减退，建议每天分六小餐以增加热量摄入。请营养师提供高蛋白、高糖类饮食。
- 观察接受类固醇治疗患者的类库欣综合征的体征，如眼及面部水肿。注意水、电解质紊乱，尤其是患者接受盐皮质激素治疗后。
- 评估患者对自己病情和治疗的理解。应坚持合理饮食；维持正常的血钠、钾、血浆皮质醇；掌握常规服药的必要性；并在应激时做必要的调整（见：Addison 病宣教要点）。

库欣综合征

库欣综合征是一种肾上腺功能亢进性疾病，由于肾上腺皮质激素（尤其是皮质醇）或相关的皮质类固醇激素分泌过多所致，很少出现雄激素和醛固酮过多。其典型体征包括：面部（满月脸）、颈部和躯干部脂肪堆积和皮肤紫纹，尤其是腹部皮肤。库欣综合征更常见于女性。其预后取决于原发病因，未经治疗者和不能治愈的异位 ACTH 分泌性癌或转移性肾上腺癌患者预后差。

病因

库欣综合征的病因有：

- 垂体促皮质素分泌过多（库欣病）。
- 其他器官的分泌促皮质素的肿瘤（尤其是支气管癌或胰腺癌）。
- 应用人工合成的糖皮质激素。
- 成人肾上腺肿瘤（常为良性，为少见病因）。

病理生理学

库欣综合征中皮质醇的正常反馈抑制丧失。皮质醇升高抑制不了下丘脑和垂体前叶分泌促皮质激素释放激素和促皮质素，从而导致血皮质醇过多。

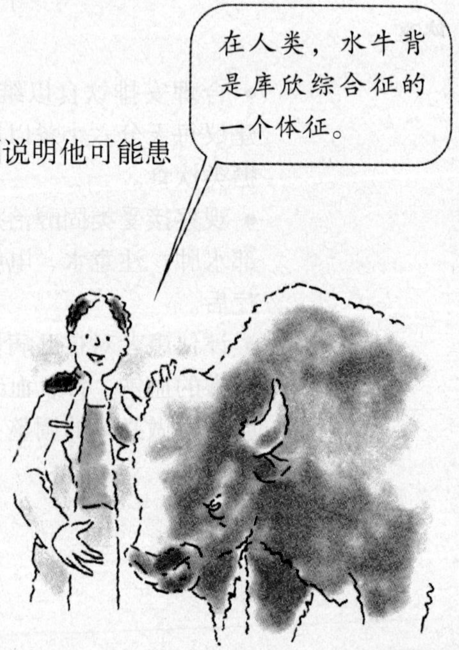

临床表现

若患者出现如下某些或所有症状和体征，则说明他可能患有库欣综合征：

- 体重增加。
- 肌无力。
- 疲劳。
- 水牛背。
- 肌肉消耗和脂肪转移所致的四肢消瘦。
- 皮肤变薄、变脆。
- 满月脸，颜面潮红。
- 多毛症。
- 向心性肥胖。
- 广泛紫纹。
- 易挫伤。
- 伤口不易愈合。

辅助检查

● 小剂量（过夜）地塞米松抑制试验，24 小时尿游离皮质醇升高，夜间皮质醇升高（表明昼夜节律消失）可确诊库欣综合征。

● 血浆 ACTH 试验和大剂量地塞米松抑制试验，可确定库欣综合征的病因。

● 如有肾上腺肿瘤，ACTH 检测不出来，且皮质醇不受抑制；异位 ACTH 综合征则显示 ACTH 升高或皮质醇不受抑制。ACTH 正常或升高，皮质醇受抑制且低于基线值的 50%则提示库欣综合征。

● 超声检查：CT 扫描或血管造影可定位肾上腺肿瘤。

● 头部 CT 扫描或 MRI 有助于定位垂体肿瘤。

治疗

患者可能需要放疗、药物治疗或手术以恢复激素平衡，逆转库欣综合征。如：

● 经蝶窦切除分泌 ACTH 的垂体微腺瘤是治疗库欣综合征的可选手段。

● 对肾上腺肿瘤行单侧切除预后较好，但患者在术前和术后均需糖皮质激素治疗。

● 非内分泌性的 ACTH 分泌肿瘤需要切除。如果症状、体征持续存在或肿瘤不宜手术者，用氨鲁米特、依托咪酯、酮康唑、美替拉酮、咪托坦或邻氯苯对氯苯二氯乙烷进行药物治疗可降低皮质醇。

● 氨鲁米松、依托咪酯、赛庚啶可降低皮质醇。单用氨鲁米特或与美替拉酮联用也有助于治疗转移性肾上腺癌。

● 术前出现类库欣体征和症状的患者需要特殊处理以控制高血压、水肿、糖尿病和心血管疾病并防止感染。手术当日清晨服用糖皮质激素有助于预防术中出现急性肾上腺功能不足。

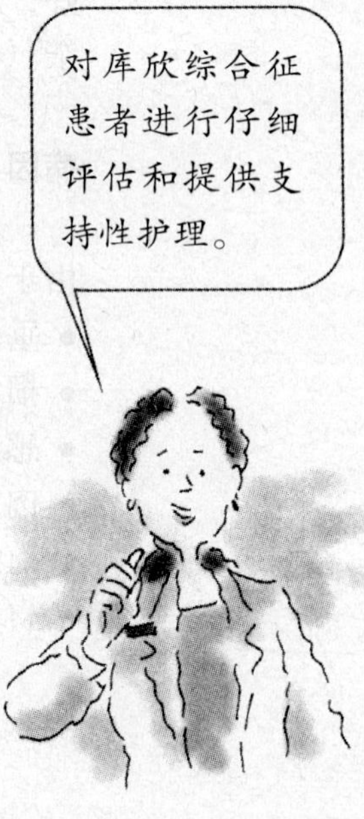

护理事项

● 对库欣综合征患者进行仔细评估和提供支持性护理，可实施如下措施：

——反复监测生命体征，尤其是血压，对患心脏病的高血压患者进行仔细观察。

——查看检查报告是否存在高血钠、低血钾、高血糖和尿糖。

——因为类库欣综合征患者很可能有水、钠潴留，因此要检查其有无水肿，并仔细监测每日体重及液体出入量。为减轻体重增加、水肿及高血压，可请营养师提供高蛋白、高钾，但低热量、低糖类及低钠饮食。

——观察有无感染，这是库欣综合征的主要问题。

——对骨质疏松和久病卧床的患者，须认真进行被动的功能锻炼。

——库欣综合征患者可出现情绪不稳定。记录干扰其情绪的事件，并尽量避免类似情况发生。帮助他得到生理和心理上的休息，如果必要可使用镇静剂。在艰难的治疗阶段要给予其精神上的支持。

——评估患者。患者在成功治疗之后要遵医嘱服药，应学会识别类固醇激素过量或不足的症状和体征，并随身携带医疗卡。水、电解质和血浆皮质醇水平在正常范围内，根据需要，应及时进行咨询（见：库欣综合征宣教要点）。

教育园地

库欣综合征宣教要点

- 建议患者行替代治疗时类固醇激素要与抗酸药或食物同服以减轻肠道激惹（可晨起服用三分之二的剂量、午后服用三分之一剂量，以模拟日间的肾上腺分泌）。
- 指导患者在生病不能进食时应肌内注射可的松，提供必要时联系医师的指南。
- 让患者随身携带医疗卡片，及时汇报其生理应急状况，此时需增加剂量。
- 指导患者识别类固醇激素不足（疲劳、无力、眩晕）及过量（严重水肿、体重增加）的症状和体征。
- 告诫患者突然中断类固醇激素会产生致命的肾上腺危象。

尿崩症

尿崩症是由循环中的抗利尿激素或血管加压素缺乏引起的。此病并不多见，男女发病比例相当。单纯的尿崩症预后良好，应用水替代疗法，患者大多可以正常生活。而原发病因复杂（如转移癌）的患者，则预后各不相同。

病因

尿崩症可以是家族性的、获得性的或特发性的，它可能是由于颅内肿瘤或转移性病变所致。其他的病因还有：

- 垂体切除术或其他神经外科手术。
- 损害神经垂体结构的头部创伤。
- 感染。
- 肉芽肿病。
- 血管性疾病。
- 自身免疫性疾病。

病理生理学

正常情况下，抗利尿激素在下丘脑合成后贮存于垂体后叶，释放入血后可增加肾远曲小管和集合管对水的通透性，引起对水的重吸收。如果抗利尿激素缺乏，滤出的水未被重吸收而随尿排出，患者就会排出大量稀释尿。

临床表现

尿崩症的主要症状是极度多尿——通常为4～16L/d的稀释尿，有时可达30L/d，且比重低（小于1.005）。其他症状包括：

- 多饮，尤其是冷的、冰镇饮品。
- 夜尿。
- 疲劳（病情严重者）。
- 脱水，其特征为体重减轻、组织弹性差、黏膜干燥、便秘、肌无力、眩晕、心动过速和低血压。

辅助检查

- 尿分析显示低渗透压（小于200mOsm/kg）和低比重（小于1.005）的近乎无色尿。
- 通过禁饮试验证实肾无法浓缩尿液（为ADH缺乏的证据）则可明确诊断。
- 对于中枢性尿崩症患者，皮下注射5U血管加压素可减少尿量，增加尿比重。

治疗

只有查明并去除尿崩症的病因才能使用血管加压素或其激动剂以控制体液平衡并防止脱水。噻嗪类利尿剂通过适当消耗盐类以减少尿量。

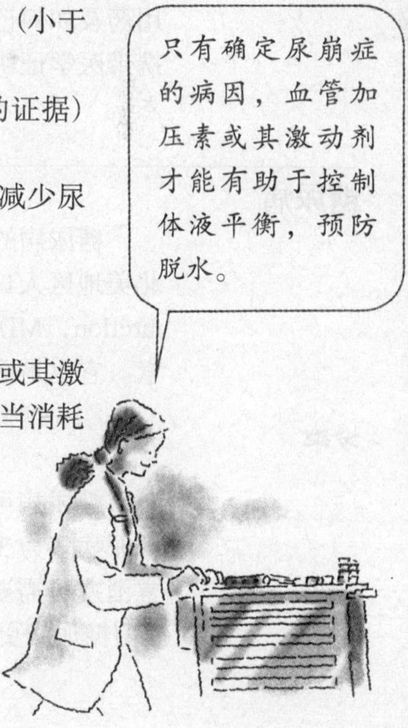

护理事项

- 详细记录液体出入量，维持液体入量以防止严重脱水。
- 观察有无低血容量性休克的体征，定时监测血压、心率和呼吸频率，尤其是在禁饮试验期间。
- 每日测体重。
- 如果患者出现眩晕和肌无力，固定好床边护栏，协助其行走。
- 监测不同药物剂量间的尿比重。尿量增加、比重降低显示尿液浓缩能力欠佳，需要再次用药或者增加药物剂量。

额外的事项

- 如出现便秘则需在饮食中加入纤维性食物和果汁，必要时可加入轻泻剂如镁乳。
- 给予细心的皮肤和口腔护理，如有唇裂或疼痛可使用润滑剂。
- 确保足量的热量摄入，制定的饮食计划要低盐。
- 用药期间观察尿量减少和尿比重增加情况。
- 检测低钠血症的实验室数据。
- 评估患者。应维持充足的液体入量和电解质平衡，并恢复其正常的清除模式。若尚未消除尿崩症，患者也应知道如何正确用药及如何记录出、入量；住院患者最好能自行用药。患者应携带医学证明饰物和小卡片及就医日程表（见：尿崩症宣教要点）。

教育园地

尿崩症宣教要点

- 患者服用噻嗪类利尿剂时，应指导其如何监测液体出入量及限制饮食中钠盐摄入。
- 指导患者通过鼻腔吹入法或经口服去氨加压素。告知患者可能的不良药物反应如头痛。嘱其汇报体重增加情况，因为这可能意味着药物剂量过大。出入量记录单上反映出多尿重现时提示药物剂量不足。
- 告知患者无论何时均应携带医学证明饰物及药物。
- 填写好如何服药及服药时间说明书，并写明应将什么样的征象汇报给医师。

糖尿病

糖尿病的特点是糖类、蛋白质和脂肪代谢紊乱。糖尿病是北美地区人口死亡的首要原因，也是心肌梗死（myocardial infarction，MI）、卒中、肾衰竭和周围血管病变的主要危险因素。它也是成人致盲的首要病因。

分型

糖尿病可分为两型：1 型和更为流行的 2 型糖尿病。1 型糖尿病多为 30 岁以前发病（即使任何年龄均可患病）；患者通常消瘦且需要外源性胰岛素及饮食治疗控制血糖。与之相反，2 型糖尿病更常见于 40 以上的肥胖成年人；通常可通过锻炼、饮食计划和降糖药治疗，也包括胰岛素治疗。越来越多的青少年被确诊为2型糖尿病。

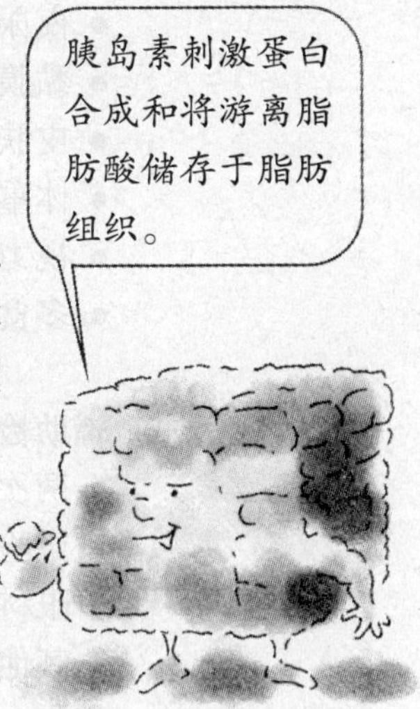

并发症

在非酮症性高血糖高渗综合征（hyperosmolar hyperglycemic nonketotic syndrome，HHNS），脱水可能引起低血容量性休克。长期糖尿病可引起视网膜病变、肾病、动脉粥样硬化、周围神经病变和自主神经病变。周围神经病变通常影响下肢引起麻木。

病因

1型糖尿病是一种自身免疫性疾病，与人类白细胞抗原DR3、4密切相关，也可能与某种病毒感染有关。

2型糖尿病的病因可能有：

- 胰岛素分泌受损。
- 外周胰岛素抵抗。
- 基础肝葡萄糖输出增加。

其他相关因素包括：

- 肥胖。
- 胰岛素拮抗剂（如反向调控激素或苯妥英过量）。
- 激素避孕。
- 妊娠。

病理生理学

糖尿病是由胰岛素缺乏或对内源性胰岛素抵抗引起的。正常情况下，胰岛素将葡萄糖转运至细胞内，以能量形式被利用或者以糖原形式储存。胰岛素亦可促进蛋白合成和将游离脂肪酸储存于脂肪组织，胰岛素缺乏损害了机体获取必要营养物质以供能和储存的途径。

临床表现

评估患者是否有：

- 疲劳。
- 高血糖引起的多尿。
- 多饮。

- 夜尿。
- 黏膜干燥。
- 皮肤弹性差。
- 体重下降。
- 视力下降。
- 多食。

辅助检查

- 两次空腹血糖检查高于 126mg/dl 或者空腹血糖正常而糖耐量试验 2h 中血糖有两次高于 200mg/dl 即可确诊。
- 眼科检查可证实糖尿病视网膜病变。
- 其他检查有：血浆胰岛素检测，以及尿糖、尿丙酮、糖化血红蛋白 [血红蛋白 A_{1C} （HBA_{1C}）] 检查。

治疗

可采用饮食计划、锻炼、有时使用胰岛素或口服抗糖尿病药物以平衡糖类、脂类和蛋白质代谢，避免慢性并发症的发生，同时防止低血糖（见：*1 型糖尿病的治疗*）。

关于食物

所有类型的糖尿病患者均应严格遵守周密的饮食计划以满足其营养需求、控制血糖、达到并维持适当的体重。美国糖尿病协会（the American Diabetes Association）推荐应用个体化的营养评估和医学营养疗法使治疗达标。如果患者坚持遵守饮食计划治疗效果就会很好。遵医嘱，通常每星期至少进行三次有氧运动，每次不得少于 45～60 分钟。当把减肥作为治疗目标时，患者每周需要锻炼 5～6 次（见：*糖尿病护理标准*）。

胰岛素绝对不足！

1 型糖尿病患者由于胰岛素绝对缺乏，必须每日注射胰岛素。2 型糖尿病患者在饮食控制、口服降糖药效果不佳或急性应激阶段可能需用胰岛素来控制血糖。其他类型的糖尿病通常需要每日使用胰岛素治疗以控制血糖（见：*胰岛素治疗*）。

重要证据

糖尿病护理标准

美国糖尿病协会发布了糖尿病护理标准，以帮助护理人员护理糖尿病患者，部分内容如下：

- 已诊断的糖尿病患者应接受由糖尿病专科医师、执业护士、护士、营养专家、药学家组成的协作团队的治疗。
- 糖尿病患者应接受由注册营养师提供的个体化的医学营养治疗。
- 有能力参与规律体育活动的患者可参加适合自己需求的个体化的体育活动。
- 患者的饮食中糖类不能低于130g/d。
- 所有糖尿病患者，不论年龄大小，均应接受肺炎和流感疫苗注射。

摘自：American Diabetes Association. Standards of Medical Care in Diabetes. Diabetes Care28, 2005, (Supplement1):S4-S36.

联合用药

那些不能通过饮食计划和锻炼使血糖达标的2型糖尿病患者需要使用降糖药。降糖药间或与胰岛素的联用均有助于2型糖尿病患者维持正常血糖。有几类药物用于治疗2型糖尿病。

- 胰岛素促泌剂可促进胰腺的胰岛素分泌，包括：

——第一代——磺酰脲类、甲磺氮䓬脲（妥拉磺脲）、甲苯磺丁脲（甲糖宁）；

——第二代——格列苯脲（达安疗）、格列吡嗪（瑞易宁）和格列美脲（亚莫利）。

此外，瑞格列奈能增加胰岛素分泌，起效更快。

- 双胍类 [二甲双胍（格华止）是目前唯一可用的] 可阻止不恰当的肝糖输出的药物。
- α-葡萄糖苷酶抑制剂阿卡波糖、米格列醇能延缓肠道对糖类的吸收。

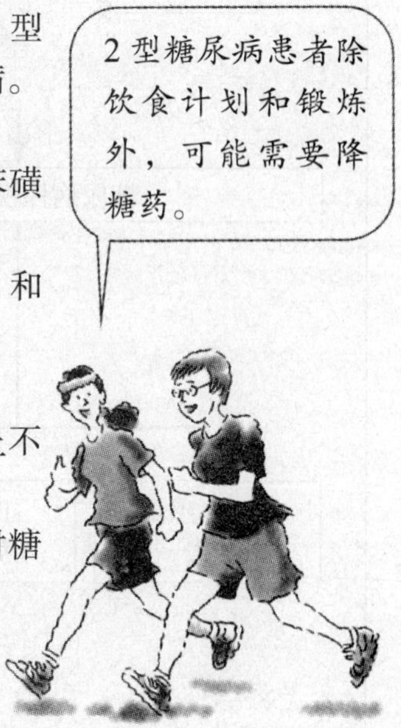

1 型糖尿病的治疗

该流程图显示了糖尿病的病理生理过程和治疗干预提示点。

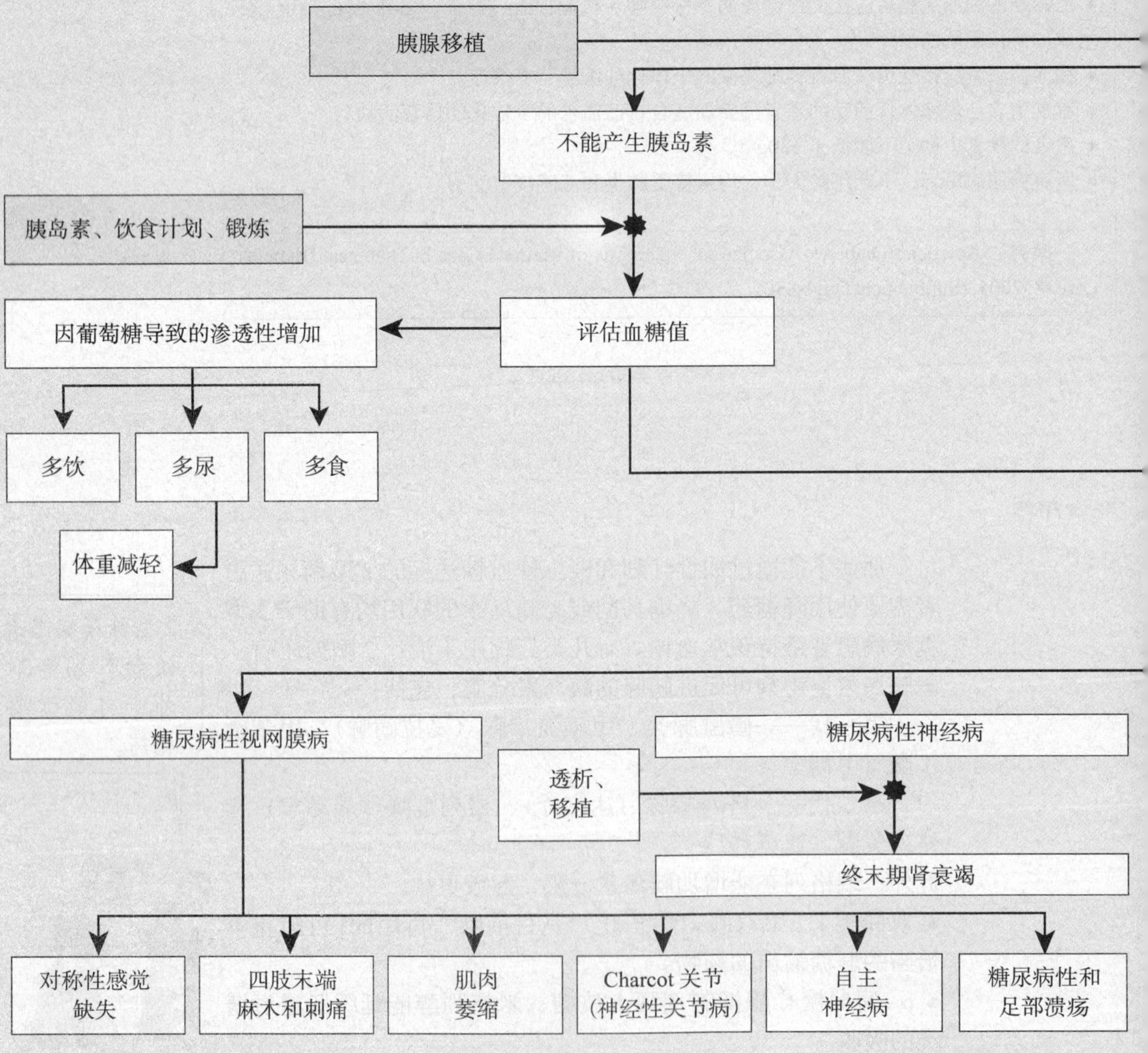

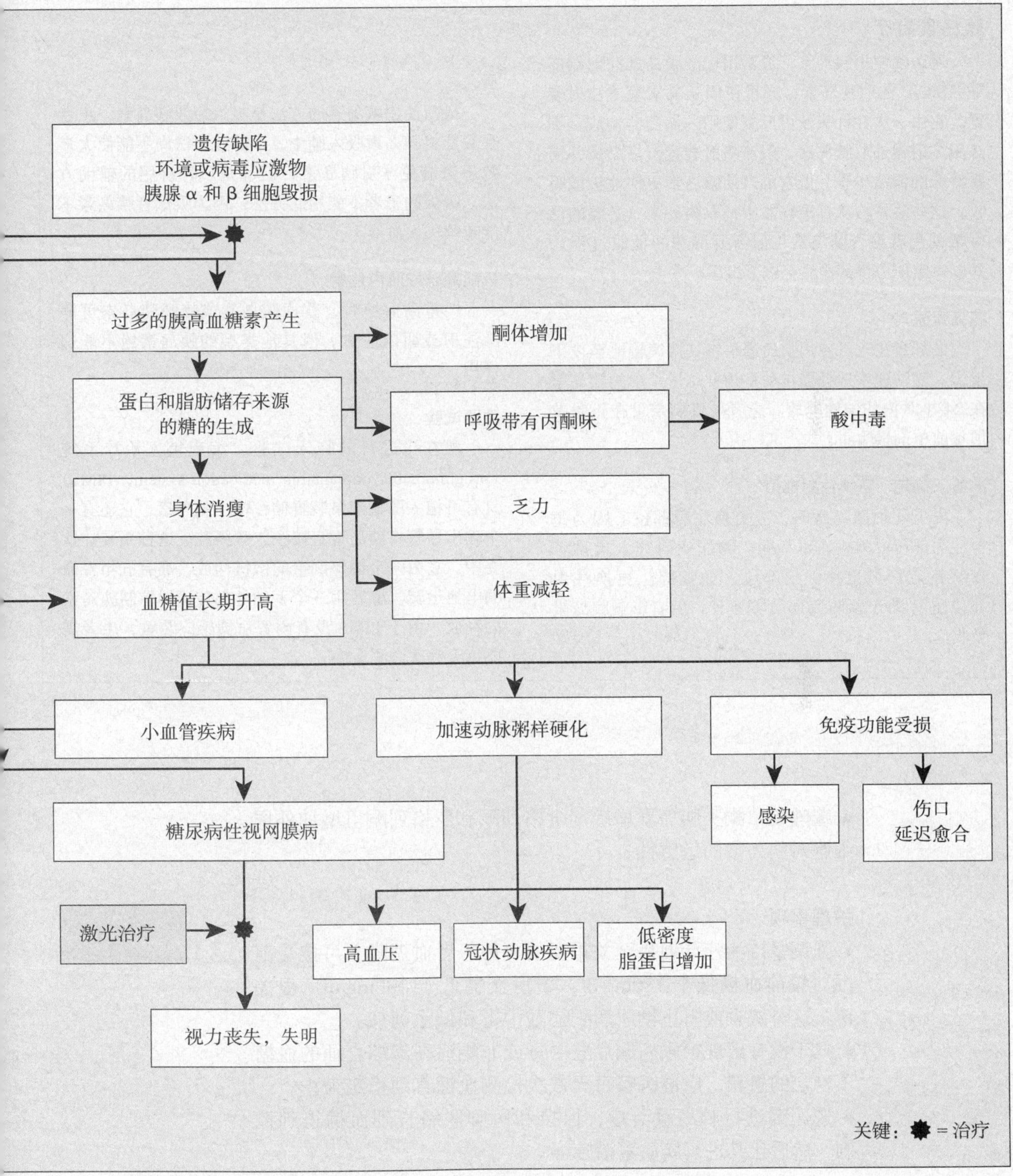
遗传缺陷
环境或病毒应激物
胰腺 α 和 β 细胞毁损
过多的胰高血糖素产生
酮体增加
蛋白和脂肪储存来源的糖的生成
呼吸带有丙酮味
酸中毒
身体消瘦
乏力
体重减轻
血糖值长期升高
小血管疾病
加速动脉粥样硬化
免疫功能受损
感染
伤口延迟愈合
糖尿病性视网膜病
激光治疗
高血压
冠状动脉疾病
低密度脂蛋白增加
视力丧失，失明
关键：✸ = 治疗

胰岛素治疗

遵医嘱使用胰岛素，通常用标准胰岛素注射器皮下（S.C.）注射胰岛素；亦可使用胰岛素笔式注射装置，它由一次性针头及可反复使用的储药器构成，不必用注射器抽取胰岛素。射流喷射装置价格昂贵并需要特殊的清洁步骤，但它可以使胰岛素更快地扩散吸收。这些装置均从标准容器中抽取胰岛素（必要的话可帮助患者混合胰岛素，但需要特殊的抽取过程），并以一定压力将其输注至皮下组织。

胰岛素泵入

大剂量注入可使用胰岛素泵将其持续输注至皮下组织。输注速率选择器自动将约日总量一半的胰岛素在24小时内均匀地释放。患者可将剩余量在正餐及加餐前单剂量输注。

准备、确定、更换注射部位

皮下注射胰岛素时，应更换注射部位，因为每个注射部位的吸收速率不同。糖尿病研究人员推荐在某特定区域更换注射部位，如腹部。更换注射部位也有助于预防脂肪营养不良，后者影响胰岛素吸收。

吸入

最新使用胰岛素的方法是吸入短效胰岛素，患者在餐前将胰岛素吸入肺中，虽然此方法尚不能使大多数患者避免注射胰岛素，但却是一种有用的辅助方法。吸烟的患者不能用此方法，因为吸烟者胰岛素不能持续进入血液。

只能静脉或肌内注射

严重高血糖时，普通胰岛素或赖脯胰岛素可静脉注射或肌内注射。但其他类型的胰岛素绝不能这样用。

重要试验

现在正进行的临床试验，编程植入治疗系统（programmable implantable medication system，PIMS）具有可植入的输液泵装置储存输注胰岛素，它还有一个输出导管将胰岛素直接注入腹膜腔。这种泵装在钛壳中，它由一个调整剂量的微机构成，靠有五年寿命的电池运转。患者用一个手动外部传输器控制胰岛素的释放。由于PIMS没有内置血糖感应装置，患者需要每天数次监测血糖。

- 噻唑烷二酮类胰岛素增敏剂吡格列酮和罗格列酮可增加外周细胞对胰岛素的敏感性。

护理事项

- 强调坚持治疗计划是至关重要的。使患者血糖降至可接受范围（餐前血糖低于120mg/dl，餐后血糖低于180mg/dl）很关键，这可减少或阻止糖尿病酮症酸中毒和低血糖症。
- 对于没有出现糖尿病酮症酸中毒或非酮症高渗综合征的血糖不稳定的患者，应遵医嘱每天数次检测血糖直到稳定为止。
- 遵医嘱进行胰岛素治疗，保持和医师联络直到血糖得到控制，然后让其进行胰岛素治疗。

● 对于2型糖尿病患者，可能需要降糖药物或尝试一段时间的饮食治疗。

六点整进晚餐

● 对于接受胰岛素和胰岛素促泌剂治疗的患者，要确保准时就餐。

● 密切监测患者的酮症酸中毒（diabetic ketoacidosis，DKA）、高血糖非酮症性高渗综合征（HHNS）和低血糖症（由血糖降低过快引起）的症状和体征，若患者出现酸中毒呼吸，呼气带烂水果味及严重脱水的症状和体征则疑似DKA、HHNS。出现上述情况立即通知医生。

● 如果患者有DKA、HHNS，治疗包括补液、补充电解质、增加胰岛素治疗，减轻酸中毒。遵医嘱给予静脉补充胰岛素量，输入胰岛素期间应频繁监测血糖。血糖达到250～300mg/dl时要提醒医师胰岛素减量以免发生低血糖。通常胰岛素降糖约每小时5～100mg/dl。HHNS患者的胰岛素敏感性强于DKA患者，因此胰岛素用量要少。

● 危险过后，可恢复到患者原来的胰岛素用量。可遵医嘱进行快速静脉输液，依据患者状态可输入低渗或等渗液。血糖略高于正常时，可改输葡萄糖以防止低血糖并减少脑水肿的危险。

保钾

● 密切监测老年患者液体负荷过重的表现，检测患者的电解质水平，遵医嘱补充钾。若患者pH相当低，则需要碳酸氢盐治疗酸中毒，但液体和胰岛素通常可纠正代谢性酸中毒。

● 饮食计划是糖尿病护理的关键，因为它直接涉及机体的血糖来源。控制饮食可预防血糖大幅度波动。若患者应用胰岛素就需要更仔细的计划饮食，以避免发生低血糖。

● 检测患者与胰岛素治疗相关的并发症，包括低血糖、黎明现象（清晨血糖升高）、胰岛素过敏、胰岛素耐受、胰岛素引起的脂肪营养不良。

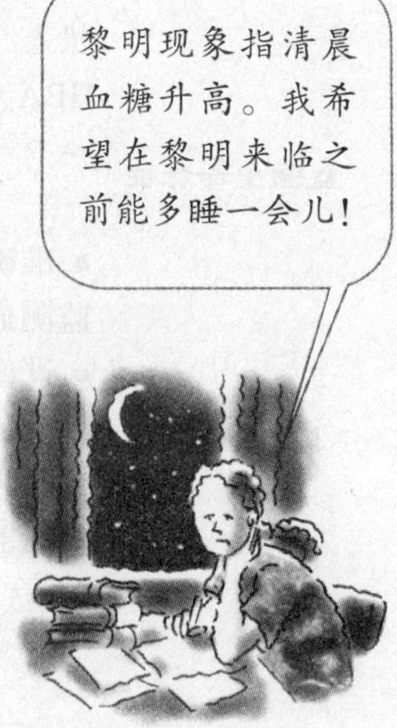

● 遵医嘱使用口服抗糖尿病药物。询问增加胰岛素用量的病史例如妊娠、哺乳、应急状态或疾病，了解是否有磺脲类药物过敏史，监测患者的不良反应。

检查酮体

● 如有必要，检查患者的尿酮体。尿液检查有时可用于监测血糖控制情况；但它很快将被血糖监测所取代。尽管尿检很方便，但它并不是总能准确地反映血糖情况。然而唯有尿检可发现酮体，尤其是 1 型糖尿病有酮症倾向的患者。

● 向患者示范如何测血糖。因为血糖变化可引起令人误解的症状、体征（或者并非全部如此），糖尿病患者必须经常测血糖。毛细血管血的血糖有助于患者（和护士）尽快确定其代谢状况，并解答反馈来的关于饮食和口服药物的问题，从而迅速调整治疗。这更有利于患者严格控制用药。最近的研究表明，如血糖控制良好，糖化血红蛋白低于 7%，可降低糖尿病远期并发症的危险。

● 血糖检测设备多种多样。因此，认真遵守操作指南是重要的。医务人员可在餐前、餐后、睡前检测血糖，对血糖稳定者的检测次数可相应减少。

● 遵医嘱检查糖化血红蛋白以评估长期以来的糖尿病控制情况。糖基化作用与血糖直接相关。理想情况是，患者的 HBA1C 不应超过正常的 1.5 倍，范围为 3%～6%。任何血糖状态下的 HBA_{1C} 值升高均证实高血糖已达数周；血糖高而 HBA_{1C} 值低表明为新发高血糖。

监测生命体征

● 准确记录生命体征、体重、液体入量、尿量和热量摄入，并监测血糖及尿酮体。

● 严密监测患者高血糖、低血糖的症状和体征。如果发生低血糖反应，应立即查血糖并以果汁、糖块或蜂蜜提供糖类。若患者意识不清可给予高血糖素或静脉给予葡萄糖。患者血糖变化较大时应通知医生。

● 认真进行皮肤护理，尤其是足部和腿部，以避免出现周围血管病变和周围神经病变的问题。即使一个小的皮肤破损也会引起较严重的并发症，最后导致截肢。避免使用较紧的长筒袜、拖鞋和亚麻床品。如发现迹象可指导患者看足医。

● 评估患者。患者的血糖应正常，患者能保持足够的营养摄入，掌握药物用法，自我监测该病的并发症，携带医学证明饰物和诊断卡（见：糖尿病宣教要点）。

> 教育园地
>
> **糖尿病宣教要点**
>
> ● 总结医嘱上的饮食计划，教患者何时调整饮食。
>
> ● 建议患者制定有氧运动计划，向其解释锻炼是如何影响血糖的，并向其提供安全的指导。
>
> ● 如有医嘱，可指导患者使用胰岛素，包括类型、峰值作用时间、剂量、调整用量、预混制剂（如可使用）、技术操作、更换注射部位等。
>
> ● 遵医嘱指导患者口服降糖药。
>
> ● 告知患者坚持记录血糖水平和胰岛素使用情况，定时进行随诊。

甲状旁腺功能亢进症

甲状旁腺功能亢进症的特征是四个甲状旁腺中的一个或多个腺体功能亢进，导致甲状旁腺素（PTH）分泌过多，PTH的高分泌促进骨吸收，导致高钙血症和低磷血症，PTH也可促进肾和胃肠道对钙的重吸收。

病因

原发性甲状旁腺功能亢进症可由单个腺瘤、遗传性疾病或多发内分泌肿瘤引起，继发性甲状旁腺功能亢进可能由佝偻病、维生素D缺乏、慢性肾衰竭或滥用苯妥英、缓泻剂引起。

病理生理学

甲状旁腺功能亢进症可是原发，也可是继发。原发性甲状旁腺功能亢进症可见一个或多个甲状旁腺体增大，导致PTH分泌增加和血钙升高。

继发性

继发性甲状旁腺功能亢进症是甲状旁腺腺体外的低血钙引起的异常，并不对PTH的代谢活动产生反应，它可导致PTH分泌的过度代偿。

临床表现

甲状旁腺功能亢进可出现多种症状，继发性甲状旁腺功能亢进同原发性甲状旁腺功能亢进一样可出现相似的临床表现，可能出现长骨的骨骼畸形（如佝偻病）及其他原发病的表现，包括：

- 中枢神经系统——精神运动性障碍及人格障碍，近期记忆丧失、抑郁、外显精神病、木僵，甚至可能昏迷。
- 胃肠道——厌食、恶心、呕吐、消化不良、便秘。
- 神经、肌肉——疲劳；显著的肌无力和肌萎缩，特别是腿部。
- 肾——反复出现肾结石的症状和体征，可导致肾功能不全。
- 骨骼和关节——背部慢性钝痛，因骨病变易导致骨折、骨骼触痛和关节疼痛。
- 其他——皮肤瘙痒、白内障所致的视力损害、皮下钙化。

辅助检查

- 免疫放射法证实血清 PTH 升高。同时血钙升高，血磷下降，这些结果有助于明确诊断。
- X 线检查可见弥漫性骨质脱矿化、骨囊肿、皮质骨表面重吸收、中指桡侧骨膜下侵蚀。
- 实验室检查发现尿钙、血钙、血氯、碱性磷酸酶升高，血磷降低。
- 血钙正常或稍下降，血磷及碳酸氢盐水平不定者可确诊为继发性甲状旁腺功能亢进。

治疗

依据不同的病因，治疗亦不同。通常选择手术切除腺瘤及腺体，只保留半个甲状旁腺（所保留的半个甲状旁腺部分用以维持正常的 PTH 水平）。虽然手术可在 3 天内缓解骨痛，但肾损害是不可逆的。

控制血钙

术前或患者不宜手术时则用非侵入性治疗降血钙。包括：

- 强化输液。
- 限制饮食中钙摄入。
- 通过强化利尿促进钠、钙排泄。
- 使用标准盐溶液（有生命危险时可高达 6L）。
- 呋塞米（速尿）或依他尼酸（利尿酸）。

● 口服磷酸钠或磷酸钾、降钙素。

治疗原发病

治疗继发性甲状旁腺功能亢进症必须纠正甲状旁腺肥大的原发病，包括用维生素 D 治疗或用氧化铝治疗肾病患者导致的高磷血症。慢性继发性甲状旁腺功能亢进症的患者即使血钙控制正常，增生的腺体及功能也不能恢复正常，如果这样应手术切除。

护理事项

● 给予补液降血钙后需记录患者的出入量。
● 过滤尿液检查结石。
● 反复检测钠、钾、镁水平。

听诊呼吸音

● 静脉输入大量盐溶液时要经常听诊呼吸音以发现肺水肿——尤其是肺病或心脏病患者。
● 采取预防措施防止患者摔倒，因为患者易发生病理性骨折。
● 评估患者。应理解定期检测血钙的必要性，掌握高钙、低磷的症状和体征，需要汇报哪些内容，药物治疗和充分补液的原因和可能出现的不良药物反应等（见：甲状旁腺功能亢进症宣教要点）。

教育园地

甲状旁腺功能亢进症宣教要点

● 告知患者可能的不良药物反应。
● 强调定期随访进行辅助检查的重要性。
● 如果甲状旁腺功能亢进患者未经手术纠正，警告患者避免长时间不运动，应保持足够的液体入量，避免使用含钙的制酸剂和噻嗪类利尿剂。
● 指导患者出现明显腹泻或呕吐时与医生联系。

甲状旁腺功能减退症

甲状旁腺功能减退症源于 PTH 不足。因为 PTH 主要调节钙平衡，甲状旁腺功能减退导致低钙血症，可产生神经肌肉症状，出现感觉异常甚至手足搐搦。通常替代治疗可改善其临床表现。然而，该病的一些并发症如白内障和基底神经节钙化等是不可逆的。

病因

三种主要原因是：

● 先天性甲状旁腺腺体缺如或功能障碍。
● 自身免疫性破坏。
● 颈部手术时切除或损伤一个或一个以上的甲状旁腺。

其他原因包括：

- 由于手术或其他疾病如淀粉样变或增生导致的甲状旁腺缺血性梗死。
- 因高血钙（可逆）所致的正常甲状旁腺功能受抑制。
- 低血镁（可逆）引起的激素分泌受损。
- 大范围的甲状腺放射性治疗（罕见）。

病理生理学

PTH 通常通过以下方式维持血钙水平：促进骨吸收；促进维生素 D 在肾转化成活性形式，从而促进胃肠道对钙的吸收和骨吸收。PTH 通过抑制肾小管对磷的重吸收、增加对钙的重吸收，从而维持钙、磷的反向关系。甲状旁腺功能减退中 PTH 的生成异常可破坏这种精细的平衡调节。

临床表现

轻度甲状旁腺功能减退症可不出现症状，否则可有以下表现：

- 神经肌肉易激惹。
- 腱反射亢进。
- Chvostek 征及 Trousseau 征阳性。
- 吞咽困难。
- 感觉异常。
- 精神病。

其他表现包括手足搐搦，癫痫发作，心律失常，白内障，腹痛，头发干枯、无光泽，头发自发脱落，指甲脆弱、易隆起或脱落，皮肤干燥、起鳞，牙釉质衰弱及可出现牙齿的色素斑、剥裂、易腐蚀等。

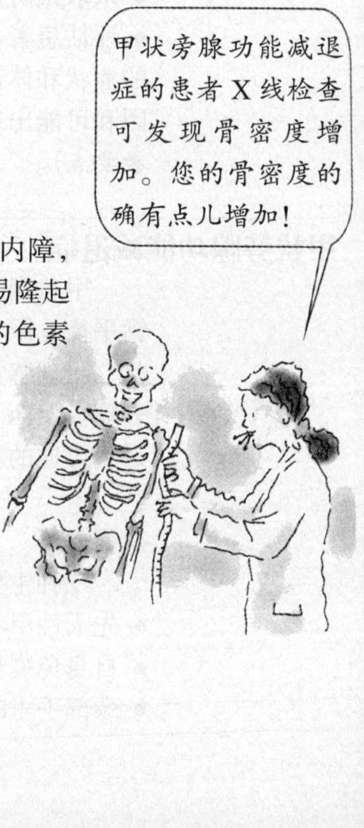

辅助检查

- PTH、血钙下降和血磷升高可确诊甲状旁腺功能减退症。
- X 线可见骨密度增加。
- ECG 显示 QT 间期延长，由低钙引起的 QRS 波及 ST 段改变，可能被误诊为急性心肌梗死或其传导异常情况。

治疗

治疗包括给予维生素 D 同时补钙，且为终身给药，除非疾病为可逆的。如果肾功能良好可给予二氢速固醇以补充维生素 D，肾功能严重受损者可给予骨化三醇。

经静脉补钙

对于威胁生命的急性手足搐搦需立即输液补钙以提高血钙。给予镇静剂和抗惊厥剂控制抽搐直至血钙升高。慢性手足搐搦者需要给予维生素 D 和口服补钙以保持正常的血钙水平。

护理事项

- 对于手足搐搦的患者在确诊甲状旁腺功能减退前要维持静脉通路，并备好 10%葡萄糖酸钙溶液。
- 制定癫痫预防措施，因为患者有发生癫痫的危险。
- 床旁准备气管切开盘和气管插管，因为低钙可导致喉痉挛。
- 监测 Chvostek 征及 Trousseau 征。
- 对手足搐搦患者准备缓慢静点 10%葡萄糖酸钙，维持患者气道通畅；患者也可能需要插管及静脉输入地西泮镇静，此时应将患者转送至 ICU 病房。严密监测生命体征以确保血压、心率恢复正常，尤其是静脉输入地西泮镇静时。
- 护理甲状旁腺功能减退的患者要注意小肌肉变化（尤其是手部）和喉痉挛体征（呼吸喘鸣或吞咽困难），这些反应很可能是手足搐搦的信号。

注意毒性作用

- 因为慢性病的患者心电图上常显示 QT 间期延长，所以要注意心脏传导阻滞和心输出量下降的征象。对应用地高辛及钙剂的患者要严密监测，因为钙剂可增加地高辛的作用。注意地高辛中毒的症状和体征（心律失常、恶心、乏力、视力变化）。
- 评估患者。患者应保持血钙正常，不应出现手足搐搦；患者应掌握低血钙和高血钙的症状和体征，并说明要汇报的内容；应识别高钙、低磷食物；理解修整好指甲的重要性及用皮肤软化膏软化皮肤的必要性（见：甲状旁腺功能减退症宣教要点）。

甲状腺功能亢进症

甲状腺功能亢进是由于甲状腺激素分泌过多所致的代谢失衡，甲状腺功能亢进最常见的形式是 Graves 病（甲状腺毒症）。T_4 合成增加，甲状腺腺体增大（甲状腺肿），可引起多系统病变。经治疗，大多数患者可正常生活。然而甲状腺危象（甲状腺功能亢进的急性加重）是医学急症，它可导致心力衰竭（见：甲状腺功能亢进症的分型详解）。

病因

Graves 病是一种自身免疫性疾病，常有家族史。大多数该病患者出现甲状腺受体抗体。

病理生理学

Graves 病的甲状腺刺激抗体可结合并刺激甲状腺 TSH 受体。这种自身免疫应答的触发机制还不十分清楚。由于抑制性 T 淋巴细胞的功能缺陷，Graves 病也与几种不同自身抗体的合成有关。

临床表现

Graves 病的典型症状和体征包括：

- 甲状腺弥漫性肿大。
- 神经过敏。
- 怕热。
- 食欲增加但体重减轻。
- 出汗。
- 腹泻。
- 震颤。
- 心悸。
- 可能有突眼。

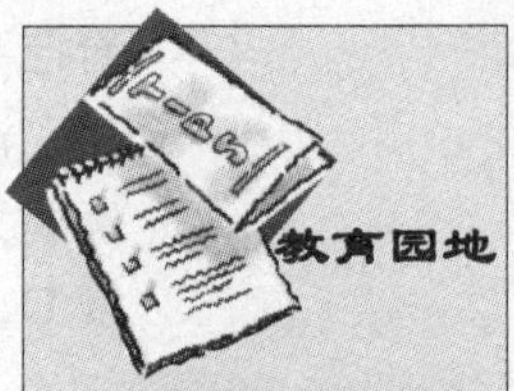

甲状旁腺功能减退症宣教要点

- 指导有鳞状皮肤的患者应用乳膏软化皮肤。
- 告知患者将指甲修剪整齐以免裂开。
- 建议患者进食高钙、低磷食物，并告知哪些食物是适宜的。
- 如果患者正进行药物治疗，强调检查血钙的重要性，至少每年 3 次。嘱其注意观察高钙体征，药物要避光保存。

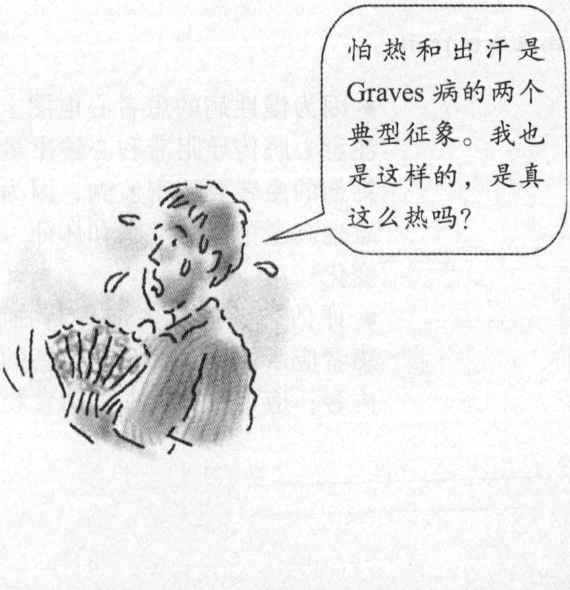

甲状腺功能亢进症的分型详解

除了 Graves 病，还有其他类型的甲状腺功能亢进症，包括：

- 毒性结节性甲状腺肿：是一种能分泌甲状腺素的甲状腺良性小结节，它是甲状腺功能亢进症的第二个最常见病因。本型甲状腺肿的病因未明，老年患者的发病率最高。临床表现类似于 Graves 病，但病情较轻，可能心血管症状比较突出，一般不出现眼征、胫前黏液性水肿或杵状指。确诊毒性结节性甲状腺肿依据放射性碘（^{131}I）摄取率和甲状腺扫描，显示至少有一个能抑制其余腺体的功能亢进的小结节。治疗包括 ^{131}I 疗法或服用抗甲状腺药使甲状腺接近正常后切除甲状腺肿。
- 人为甲状腺毒症是由于长期摄入甲状腺素抑制促甲状腺素所致，常见于甲状腺癌或欲减轻体重者滥用甲状腺素。
- 甲状腺功能转移癌是一种罕见疾病，引起甲状腺素的大量合成。
- 分泌甲状腺素刺激激素的垂体肿瘤可引起甲状腺素过量分泌。
- 亚急性甲状腺炎是由病毒引起的甲状腺肉芽肿性炎症，引起一过性甲状腺功能亢进症的症状，伴有发热、疼痛、咽炎和甲状腺触痛。
- 寂静甲状腺炎是一种一过性甲状腺自限性疾病，伴有甲状腺组织炎但无炎性症状。

甲状腺危象

发生甲状腺危象时，可伴有以下症状和体征：过度兴奋、高血压、心动过速、呕吐、体温高达 41.1℃、谵语和昏迷，其余症状、体征包括：

- *心血管系统*——心动过速；心肌肥大，心输出量和血容量增加，明显洪大的脉搏，脉压增宽，心脏肥大，可见脉搏搏动，阵发性室上性心动过速和纤颤（特别是在老年患者），在胸骨左缘偶有收缩期杂音。
- *中枢神经系统*——注意力不集中，易激惹或神经过敏，细微的震颤，书写震颤，明显的情绪变化（从偶尔发作到明显的精神病）。
- *眼睛*——眼球突出，偶有结膜炎症，角膜或眼肌的炎症，复视，流泪增加，眼睑闭合不全，眼睑回缩。
- *胃肠道*——食欲增加，但偶有食欲减退，特别是在老年患者中，大便增多，为软便，严重者有腹泻，肝大。
- *骨骼肌肉系统*——软弱无力、疲劳和近端肌肉萎缩；周期性瘫痪，特别是在亚洲和拉丁美洲男性患者。偶有杵状指（软组织肿胀）并伴原发性骨骼改变（新骨形成）。

- *生殖系统*——在女性，有月经过多或闭经，生育率降低，自然流产增加；在男性表现为乳房发育。
- *呼吸系统*——劳累性呼吸困难，在休息时也可能发生。
- *皮肤、头发和指甲*——皮肤光滑、温暖、变薄，胫前黏液性水肿部位皮肤增厚，毛囊变化，引起皮肤红斑、发痒，有时有疼痛，偶有结节形成，头发细软，男、女均早出现白发，易脱发，指甲易脆和有 Plummer 指甲（末梢的指甲与甲床分离）。

辅助检查

- 放射性免疫检查，显示 T_4 水平升高。
- 甲状腺扫描显示 ^{131}I 摄取增强。
- 免疫检测分析显示抑制了敏感 TSH 水平。
- 眼窝超声波和 CT 扫描显示亚临床眼肌麻痹。

治疗

甲状腺功能亢进症的主要治疗方法是抗甲状腺药物、^{131}I、β-肾上腺素阻滞剂、镇静剂和外科手术。适当的治疗手段取决于甲状腺肿的大小、病因、年龄、性别、延期外科治疗的时间（如果有计划）。

- 抗甲状腺药物治疗用丙硫氧嘧啶和甲巯咪唑（他巴唑），阻碍甲状腺激素的合成，适用于怀孕的妇女以及拒绝 ^{131}I 和外科手术治疗的患者。
- 另一种治疗甲状腺功能亢进的方法是服用单一剂量的 ^{131}I。在 ^{131}I 和外科治疗后，患者在余生中需要反复定期随诊，他们会出现甲状腺功能减退，有时在治疗后数年出现。

手术治疗

- 对甲状腺肿大明显、药物治疗后甲状腺功能亢进复发的患者可行部分甲状腺切除。甲状腺次全切除术是切除部分甲状腺，减小甲状腺的体积，降低激素合成和储存的能力。
- 术前，患者要服用碘化物（卢戈碘溶液或碘化钾溶液）、抗甲状腺药物或大剂量 β-肾上腺素阻滞剂普萘洛尔（心得安）来预防甲状腺危象。如果甲状腺功能没有恢复正常，外科手术延期，使用普萘洛尔（心得安）可减少甲状腺功能亢进引起的系统作用（如心律失常）。

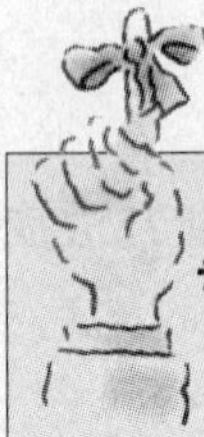

记忆小窍门

Graves 病是最常见的甲状腺功能亢进症，可引起一系列典型的症状和体征，你记住 STEPN' WIDE 就可全部记住这些症状的体征了。

多汗 (Sweating)
震颤 (Tremor)
甲状腺弥漫性肿大 (Enlarged thyroid)
心悸 (Palpitations)
N 神经过敏 (Nervousness)
W 体重下降 (Weight loss)
I 怕热 (Intolerance to heat)
D 腹泻 (Diarrhea)
E 突眼 (Exophthalmos)

类固醇注射

- 治疗甲状腺功能亢进症引起突眼的方法包括局部使用外用药，但也可大剂量注射糖皮质类激素。有些严重病例需要球后注射。
- 视神经受压的严重突眼患者，需要外科减压，以减少眼窝内压力。
- 治疗甲状腺功能亢进危象，包括用抗甲状腺药物如丙硫氧嘧啶，静脉输注普萘洛尔（心得安）来阻滞交感神经的作用，使用糖皮质激素补充降低的氢化可的松，使用碘化物来阻滞甲状腺激素的释放。支持疗法包括营养、维生素液体，必要时使用镇静剂。
- 如果用碘化物治疗，用水和液体混合来预防胃肠不适，喝的时候用吸管以防止牙龈染色。

抗甲状腺药物包括丙硫氧嘧啶和他巴唑，可阻碍甲状腺激素的合成，适用于甲状腺功能亢进的孕妇。

护理事项

- 给甲状腺功能亢进症患者提供细致的护理以预防急剧恶化和并发症：

——记录患者生命体征和体重。

——监测血清电解质浓度，定时检查高血糖和尿糖。

——认真监测心功能。

——监测 LOC 和尿量。

- 在患者怀孕前 3 个月内，如有自然流产的先兆（见红、偶有腹绞痛）应立即报告医生。
- 切记，极度的神经过敏可产生古怪行为，应让患者与家人多沟通，治疗可使这些行为消失，必要时给予镇静剂。
- 为增加体重可提供高蛋白、高热量饮食，每天 6 餐，并保证维生素的供应，如果患者有水肿建议低盐饮食。

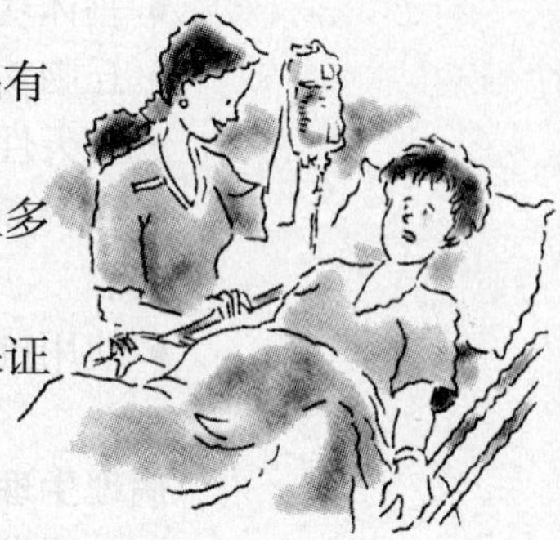

甲状腺功能亢进症危象监护

- 监测甲状腺功能亢进危象的体征。仔细检查出入量以保证适当的水化作用和液体平衡。密切监测血压、心率和心律、体温。如果患者体温升高，用适当的方法降低体温（擦拭、低温毯和对乙酰氨基酚），禁用阿司匹林，因它可升高 T_4 水平。根据医嘱维持静脉通路给药。

● 甲状腺功能亢进症手术后需悉心照顾患者，防止并发症。

● 评估患者，患者应维持适当的血容量和电解质平衡，正常的心功能、体温和体重（应增加体重），眼睛应无角膜损害，感觉舒适。患者应理解定期按时随诊的重要性。如果他正在服用抗甲状腺药物和 ^{131}I 治疗，应该知道向医师报告哪些症状和体征。患者应用一张卡片列出这些症状和体征（见：甲状旁腺功能亢进症的宣教要点）。

甲状腺功能减退

甲状腺功能减退是指血清甲状腺激素水平降低或细胞对甲状腺素抵抗的一种情况，甲状腺功能减退症可由丘脑、垂体或甲状腺功能不全引起。该病最常见于女性，可进展至危及生命的黏液性水肿昏迷。常由感染、暴露于寒冷、使用镇静剂所致。

病因

甲状腺功能减退病因包括：

● 甲状腺切除。

● 放射疗法。

● 慢性自身免疫性甲状腺炎（桥本甲状腺炎）。

● 炎症性疾病，如淀粉样变和结节病。

● 垂体功能障碍而不能生成 TSH。

● 丘脑功能障碍而不能生成 TRH。

● 先天性甲状腺分泌不足。

● 因为碘缺乏（通常是饮食因素）引起的甲状腺激素合成障碍。

● 使用抗甲状腺的药物如丙硫氧嘧啶。

病理生理学

原发性甲状腺功能减退症源于甲状腺组织缺乏引起的甲状腺激素产生不足，这导致 TSH 分泌过多，后者可引起甲状腺肿。继发性甲状腺功能减退症常源于垂体不能合成足够的

教育园地

甲状旁腺功能亢进症宣教要点

● 如果患者有突眼或眼肌麻痹，建议戴太阳镜或眼罩以保护眼睛，以免光线对眼睛的损害，可用人造眼泪湿润结膜，警告有严重眼睑回缩的患者避免突然的身体移动，以免引起眼睑滑到眼球后面，抬高床头能减少眶周水肿。

● 强调在手术后 2～4 周易发生甲状腺功能减退，进行经常的医学观察非常重要。药物治疗和 ^{131}I 治疗需要严密监测和全面的患者指导。

● 如果患者已怀孕，应告诉患者严密观察，如果出现以下症状（流血、绞痛）立即就医。

护理事项

黏液性水肿昏迷的治疗

黏液性水肿昏迷是一种临床急症，常可引起致命的后果。病程通常是渐进性的，但是当应激使病情变化或导致长时间的甲状腺功能减退时，昏迷可能突然发生。严重的应激刺激包括感染、寒冷和外伤。其他诱因包括停用甲状腺药物、使用镇静剂或麻醉剂。

黏液性水肿昏迷的患者有严重的呼吸抑制，所以动脉血二氧化碳分压升高。也可出现心输出量减少以及严重的大脑缺氧。患者出现木僵和低体温，而且他的生命体征表现为心动过缓和低血压。

急救措施

如果患者出现昏迷，应尽快采取下列措施：

- 如果必要的话，用通气支持来维持气道通畅。
- 通过静脉输液来维持循环。
- 提供连续的心电监测。
- 监测动脉血气分析以发现低氧和代谢性酸中毒。
- 把患者裹在毯子里以保暖，不要使用加热毯，因为它可能增加外周血管舒张，从而导致休克。
- 用低读数体温计监测患者的体温，直到体温上升到正常范围内。
- 根据医嘱通过静脉给予大剂量左甲状腺素替代甲状腺激素。监测生命体征，因为快速地纠正甲状腺功能减退可能导致不利的心脏效应。
- 监测出入量和每日体重，治疗后应尿量增加、体重减轻。如果情况相反应通知医生。
- 补充液体和其他物质如葡萄糖，监测血电解质水平。
- 根据医嘱给予糖皮质激素。
- 应查找可能的感染源，如血液、痰、尿液，这些因素可诱发昏迷，根据医嘱治疗感染或其他基础性疾病。

TSH 或靶器官组织对正常血浓度的甲状腺激素缺乏反应。无论是哪一种类型均可以发展为黏液性水肿，临床上黏液性水肿是重症并且是急症（见：黏液性水肿昏迷的治疗）。

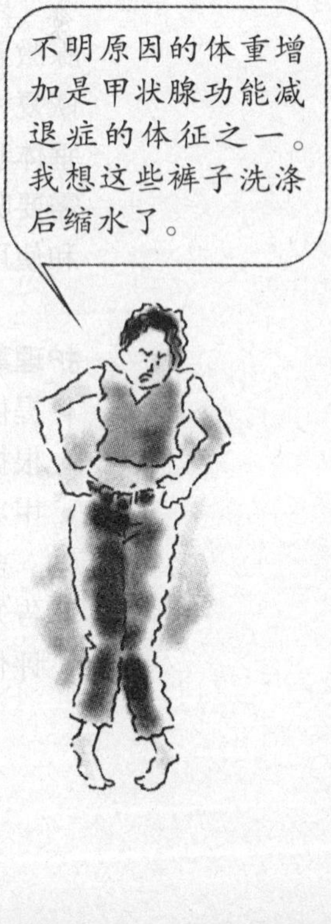

临床表现

甲状腺功能减退症的症状和体征包括：

- 无力、疲乏。
- 健忘。
- 怕冷。
- 不能解释的体重增加。
- 便秘。
- 甲状腺肿。
- 讲话慢。
- 情绪稳定性差。
- 皮肤冷、干、粗糙、呈鳞片状、无弹性。

- 面部、手、足肿胀，眶周水肿。
- 头发稀少、干枯。
- 指甲薄、易脆。

其他症状和体征包括缓脉、厌食、腹胀、月经过多、性欲减退、不育症、运动失调、意向性震颤、眼球震颤和松弛反射时间延迟（特别是跟腱反射）。

黏液性水肿昏迷的临床表现包括：渐进性木僵、低通气、低血糖、低血钠、低血压和低体温。

辅助检查

- 放射免疫测定检查 T_3、T_4 水平下降提示甲状腺功能减退。
- 发生原发性甲状腺功能减退症时 TSH 水平升高，继发性甲状腺功能减退症时 TSH 水平减低，下丘脑性甲状腺功能减退症者 TRH 水平减低。
- 血胆固醇、胡萝卜素、碱性磷酸酶和甘油三酯水平升高。
- 在黏液性水肿昏迷的患者中，辅助检查可发现低钠血症，血 pH 降低、动脉血二氧化碳分压升高，提示呼吸性酸中毒。

治疗

甲状腺功能减退症的治疗包括逐渐用左甲状腺素替代甲状腺激素，黏液性水肿昏迷的有效治疗在维持生命功能的同时可恢复甲状腺功能。为维持血压和脉率应静脉输入左甲状腺素。垂体和肾上腺功能障碍的患者还要加用氢化可的松，低通气者需要吸氧和有力的呼吸支持，其他的支持治疗包括精心的补液和使用抗生素治疗感染。

护理事项

- 提供高纤维、低热量饮食并且鼓励患者运动。
- 根据需要给予泻剂和粪软化剂。
- 甲状腺替代治疗开始后，观察甲状腺功能亢进的症状如多动、多汗和体重减轻。
- 告知患者如何获得医学证明饰物。
- 评估患者。患者应正常排便并具有良好的心脏功能。了解有哪些心脏症状需要向医生汇报。要理解终身甲状腺替代治疗和定期检查以监测替代治疗的必要性。患者要携带医学证明饰物和一张可装在皮夹中的诊断卡片。患者应显示足够的心输出量和功能，包括正常的血压、脉率、尿量，皮肤完整、液体量正常和电解质平衡以及充足的气体交换（见：甲状腺功能减退症的宣教要点）。

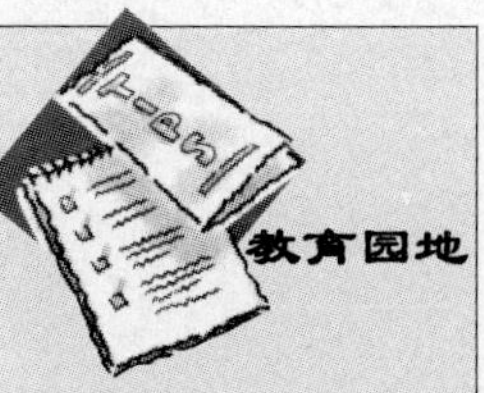

甲状腺功能减退症宣教要点

- 告诉患者要汇报心血管疾病恶化的征象如胸痛和心动过速。
- 为防止黏液性水肿昏迷，告知患者坚持抗甲状腺素药物的疗程，即使症状已缓解。
- 告知患者发生感染时要立即汇报，且确保任何开处方的医务人员都知道其为甲状腺功能减退症患者。

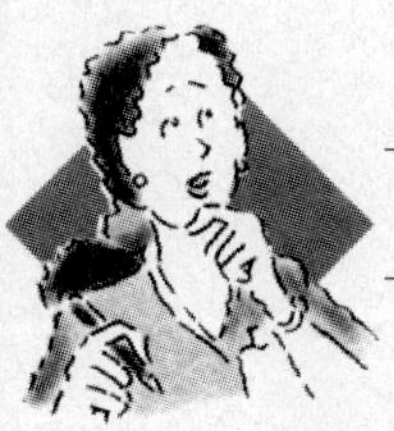

快速测验

1．服用 ^{131}I 之后尿液和唾液呈现轻度放射性可达多少小时？

A．小于 2 小时

B．6～8 小时

C．24 小时

D．36 小时

答案： C。尿液和唾液呈现放射性的时间约为 24 小时，在治疗后呕吐物中显示放射性的持续时间为 6～8 小时。

2．家庭护理肾上腺切除术的患者时，哪项是应强调的？

A．当身体状况改善时患者可以停药

B．患者应空腹服用类固醇药物

C．患者应在指导下服用处方药物

D．患者不需要任何药物

答案： C。患者应按指导服用处方药物，突然停用类固醇药物可诱发肾上腺危象。

3．下列哪项不是肾上腺危象的特异性征象？

A．无力、疲劳

B．恶心、呕吐

C．低血压

D．钠、水潴留

答案： D。钠、水潴留是库欣综合征的典型表现，肾上腺危象导致低钠和低血压。

4．关于糖尿病哪项描述是错误的？

A．2 型糖尿病多发生在 40 岁以后的成年人

B．1 型糖尿病通常发生于 30 岁以前

C．1 型糖尿病应给予锻炼、饮食控制及降糖药物治疗

D．患 2 型糖尿病的青少年人数正在增加

答案：C。1 型糖尿病需要用胰岛素和饮食控制治疗。

得分

☆☆☆ 如果你正确回答了所有 4 个问题，恭喜你！你已经完全获得了所需要掌握的内分泌疾病的能力。

☆☆ 如果你正确回答了 3 个问题，好！你的受体正针对正确的内分泌信息做着大量的工作。

☆ 如果你正确回答的问题少于 3 个，不要紧张！随着内分泌信息的迅速注入，你将能做出正确答案。

（邸艳荣　译　刘金凤　校）

13

第十三章　肾和泌尿系统疾病

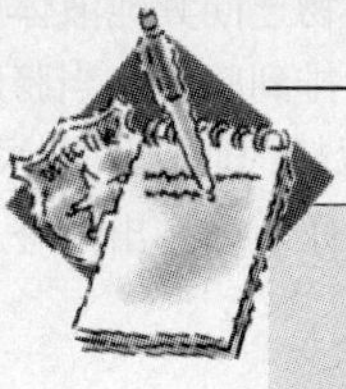

主要内容

在本章中，你将学习到：

- 评估肾功能的询问病史和体格检查的方法
- 促进健康的肾和泌尿系统的合适的治疗方法
- 常见肾和泌尿系统疾病的病因、症状、体征、诊断检查和护理干预

肾和泌尿系统疾病概述

肾和泌尿系统保留有用物质，排泄外来或多余的物质和废物。通过这些基本功能，泌尿系统对其他系统和患者整体健康有着重要的影响。肾和泌尿系统疾病可影响水和电解质的平衡及机体的其他重要功能。

解剖和生理学

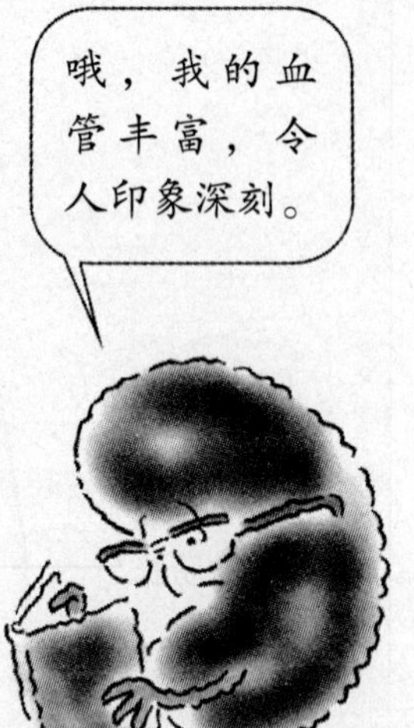

泌尿系统包括两个肾、两条输尿管、一个膀胱和尿道。这些结构共同工作，把废物排出体外，通过保留或排泄氢离子来调节酸碱平衡，并调节水和电解质平衡（见：泌尿系统）。

肾

肾为蚕豆形且血管丰富，位于脊柱两侧的腹膜后，在第12胸椎和第3腰椎之间。肾受到腹部内容物、附着于脊柱的肌肉和肾周脂肪层的保护。

泌尿系统

从冠状面观察，肾组成泌尿系统的主要部分。这对豆形器官位于腰背部脊柱两侧并靠近脊柱，左侧肾位置略高于右侧，肾上腺位于肾的顶部，通过肾影响血压和水、钠潴留。

过滤站

肾接收来自肾动脉（主动脉分支）携带废物的血液，通过小血管和肾小球的复杂的网络系统进行过滤，过滤后的血液通过肾静脉再循环，注入下腔静脉。

完成排泄

从血液清除的废物连同其他液体由肾排出形成尿液，经过输尿管蠕动排到膀胱。当膀胱充盈时，刺激膀胱壁上的神经松弛括约肌（即排尿反射），产生随意性刺激，尿液经过尿道被排出体外。

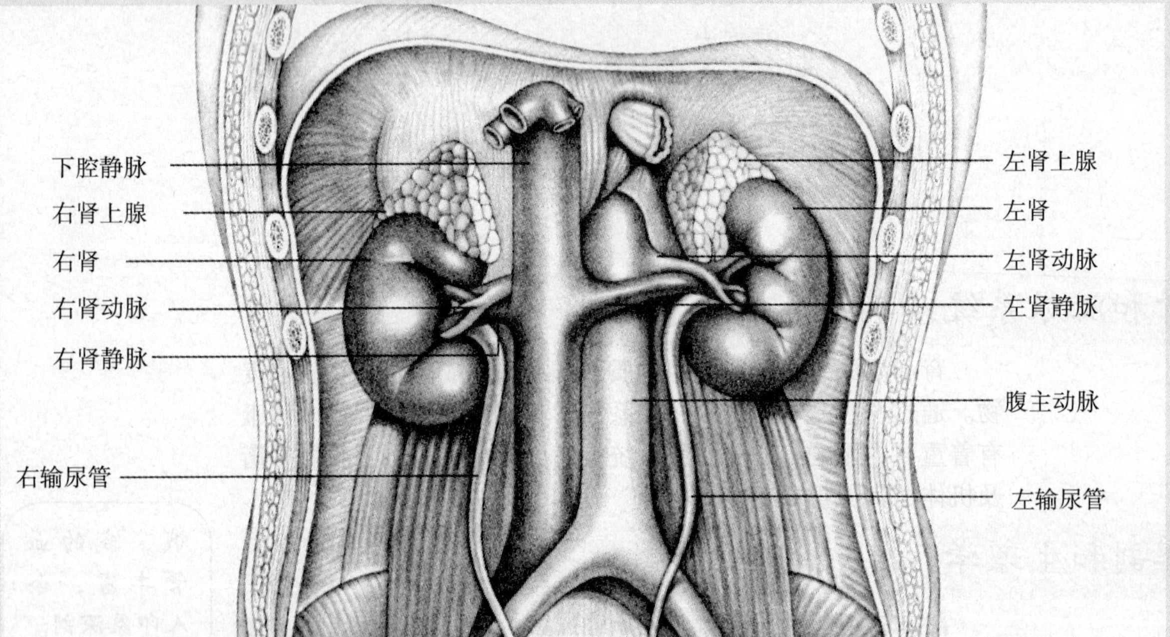

肾由肾皮质、肾髓质、肾盏、肾盂以及肾单位等肾的基本功能单位构成（见：近观肾）。

泌尿系统其他结构

泌尿系统从肾向下延伸，包括：

- 输尿管 —— 通过每分钟发生 1～5 次的蠕动把尿液输送到膀胱的输尿管内。输尿管在成年人长约 25.5～30.5cm，直径 2～8mm，输尿管和肾盂的连接部是输尿管最狭窄的部分。
- 膀胱 —— 为盆腔内中空、球形的肌性器官，储存经输尿管输送来的尿液。正常成人的膀胱容量是 500～600ml（在儿童和老人较小）。
- 尿道——为尿液从膀胱排出体外的小管道，对外的开口称为尿道外口。女性尿道长 2.5～5cm，尿道外口位于阴道口前方；男性尿道长约 20cm，尿道外口位于阴茎末端；男性尿道是精液和尿液的共同通道。

尿液的形成

肾分三个步骤收集和排出体内的废物：

- 肾小球过滤——过滤流向肾血管或肾小球的血液（见：GFR 详解）。
- 肾小管重吸收——构成肾的微小管道，重吸收过滤后的液体。
- 肾小管分泌——肾小管释放过滤出来的物质。

尿量相差很大

由于液体摄入和气候的不同，一天的尿液量平均为 720～2400ml。例如，患者大量饮水后，由于人体要快速排出过多的水而使尿量增多。如果患者限制水分摄入或摄入过多的溶液如钠，因为人体需要保留水分以维持正常体液浓度而致尿液排出量减少。

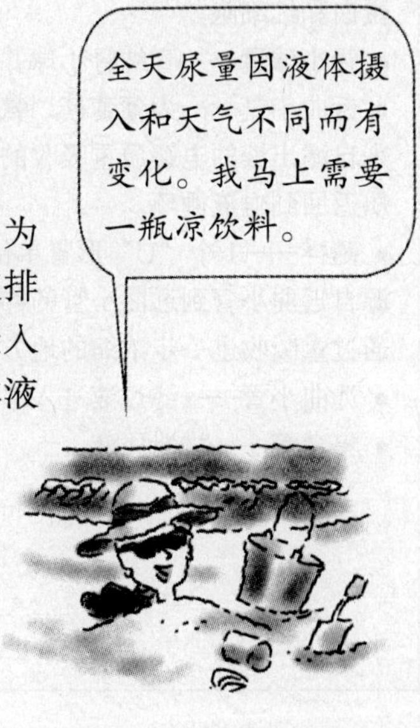

近观肾

该图显示的是肾以及肾单位的放大图。肾的主要结构包括：

- 髓质：肾内层部分，由锥体和管状结构组成。
- 肾动脉：向肾供应血液。
- 肾锥体：通向肾盂的排泄通道。
- 肾盏：尿液从肾锥体到肾盂的通道。
- 肾静脉：大约 99%过滤后的血液通过肾静脉回到全身的循环，剩余的含废物的 1%血液在肾中进一步处理。
- 肾盂：含有废物的血液进一步在肾经过处理后形成尿液被引入肾盂。
- 输尿管：终点位于膀胱的管道，然后尿液进入尿道被排泄出去。
- 肾皮质：肾的外层。

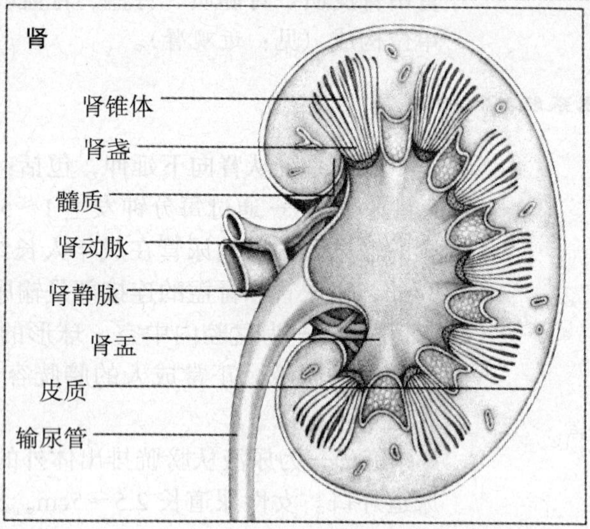

肾单位

肾单位是肾的功能和结构单位。每个肾包括大约 1 百万个肾单位。肾单位的两个主要活动是选择性重吸收和分泌离子以及对体液、废物、电解质、酸性和碱性物质的过滤。

肾单位的组成包括：

- 肾小球——由弯曲的毛细血管组成的网络，起着过滤网的作用，使到近曲小管的滤过液中没有蛋白和红细胞。
- 肾小球囊——容纳肾小球并作为尿液滤过器。
- 近曲小管——为葡萄糖、氨基酸、代谢产物和来自滤出液的电解质重吸收的地方；重吸收的物质返回到血液循环。
- 髓袢——1 个“U”形肾单位小管，位于髓质，源自近曲小管到远曲小管的伸展部分，是滤过液通过重吸收进一步浓缩的地方。
- 远曲小管——滤过液进入集合管的位置。
- 集合管——排泄尿液。

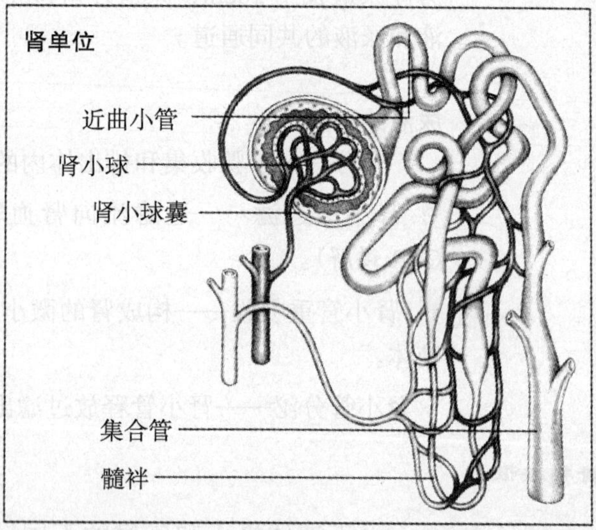

肾小球滤过率（GFR）详解

肾小球滤过率（glomerular filtration rate,GFR）是肾小球过滤血液的速度，正常 GFR 大约是 120ml/min。GFR 取决于：

- 毛细血管壁的通透性。
- 血管的压力。
- 渗透压。

GFR 和清除率

清除是指一种物质从血液中彻底排出。最能准确地反映肾小球滤过滤的是肌酐清除率，因为肌酐通过肾小球被过滤而不被肾小管吸收。

等于、大于或小于

以下是肾小球滤过率如何影响血液中某一种物质清除率测量的情况。

- 如果肾小管既不吸收也不分泌这种物质，就像肌酐一样，那么清除率等于 GFR。
- 如果肾小管吸收这种物质，清除率小于 GFR。
- 如果肾小管分泌这种物质，清除率大于 GFR。
- 如果肾小管既吸收又分泌这种物质，清除率可能等于、小于或大于 GFR。

激素与肾

两种激素有助于调节肾小管的重吸收和分泌：

- 抗利尿激素（antidiuretic hormone, ADH），由垂体分泌，作用于远曲小管和集合管，增加水的重吸收和尿液浓缩。ADH 缺乏会减少水的重吸收，引起尿液稀释。

- 醛固酮，由肾上腺分泌，通过调节钠潴留影响肾小管重吸收，通过肾小管上皮细胞有助于控制钾的分泌。

与肾有关的其他激素的功能包括：

- 分泌红细胞生成素。为了应对较低的动脉血氧分压，肾产生红细胞生成素，后者到达骨髓并刺激红细胞产生。

- 调节钙和磷平衡。为了帮助调整钙和磷的平衡，肾过滤和重吸收约一半游离的血清钙和活性维生素 D_3，后者为一种能促进肠内钙吸收和调整磷酸盐分泌的复合物。

肾素的作用

肾通过产生和分泌肾素帮助控制血压以应对急性或潜在性的细胞外液量的减少。肾素进而形成血管紧张素Ⅰ，后者被转变成更有效的血管紧张素Ⅱ。

血钾调节

肾的远曲小管调节钾的排泄。当血钾水平升高时，肾上腺皮质就增加醛固酮的分泌。醛固酮调节血钾排入远曲小管，所以血钾被排出体内。如果机体不能产生足够的醛固酮，钾被重吸收，则血钾浓度升高。

评估

评估泌尿系统可以找到人体各系统问题的线索。

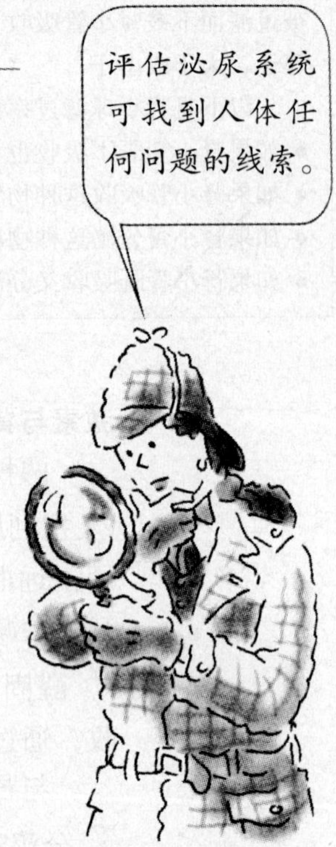

病史

评估先从详细的病史开始，包括现病史和既往史、家族史和生活方式。

现病史

为了确定患者的主诉，要问“你为什么要看病？”用患者自己的语言记录看病的原因。如患者有泌尿系统疾病时，通常有下列主诉：

- 尿频、尿急。
- 尿痛。
- 排尿困难。
- 侧腹痛。

既往史

询问患者所有的既往主要疾病、复发的小疾病、意外或外伤、手术史和过敏史，询问与泌尿系统有关的疾病如高血压。

完整的性生活史可以帮助你发现患者的知识缺乏和期望，这可能需要心理学或性行为治疗。它也可指导治疗决策，如与性交相关的疼痛、不舒服或性欲减退可能反应疾病进展或好转。

其他要询问的问题包括：

- 曾经有过泌尿系统感染吗？
- 服用过草药或处方药、非处方药还是违法药品吗？

- 对药物、食物或其他产品过敏吗？如果有，描述既往的反应。
- 曾经患过性传播疾病吗？

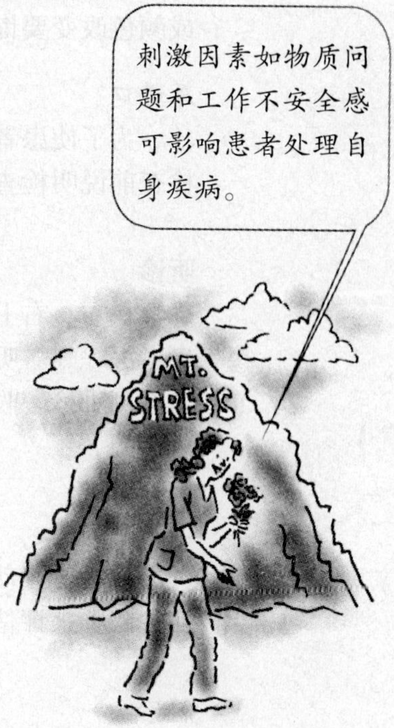

家族史

为了得到危险因素的线索，应询问亲属是否治疗过肾或心血管疾病、糖尿病、癌症或其他慢性疾病。

生活方式

调查可能影响患者应对疾病方式的社会心理因素。婚姻问题、贫困的生活条件、工作不安全感和其他压力会严重影响患者的感受。

自我看法

还要发现患者对自己的看法。影响外观的生殖器病变或性传播疾病会改变自我形象。了解患者对疾病哪些问题关心。如患者恐惧疾病或治疗将影响他的性生活吗？如果患者能表达出他的恐惧和担忧，你会更容易采取恰当的护理干预。

体格检查

体格检查开始先记录患者的生命体征，给患者称重。要求患者把尿排到一个标本杯中，评价标本的颜色、气味和透明度，因为泌尿系统影响着人体的许多功能，应全面彻底地评价，包括使用视诊、听诊、叩诊和触诊技术对人体多个相关系统进行检查。

视诊

泌尿系统的视诊包括腹部和尿道口的检查。

腹部

帮助患者采取仰卧位，将其胳膊放松地置于两旁。暴露从剑突到耻骨联合的范围，通过比较左右两边来观察腹部膨隆或饱满情况，注意不对称区域。在正常成人，腹部是光滑、平坦或呈舟状，且左右对称。如发现腹部皮肤的瘢痕、损伤、挫伤或颜色改变要询问相关情况。

尿道口

为了使患者在视诊时感觉更轻松，应最后检查尿道口并在检查前说明检查方法。确保检查者在检查时戴上手套。

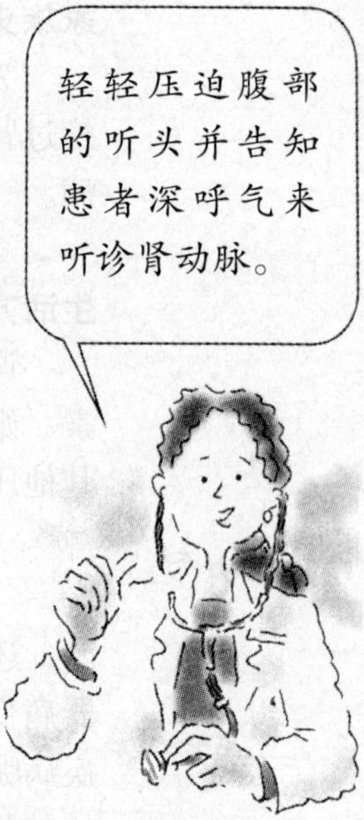

听诊

在左、右上腹部听诊肾动脉，用听诊器轻压患者腹部，嘱患者深呼气。听诊顺序从中线开始移到左侧，然后再回到中线向右侧听诊。收缩期杂音（嘶嘶声）或其他异常声音是非常有意义的。

叩诊

在听诊肾动脉后，叩诊患者肾以检查有无触痛或疼痛，并叩诊膀胱来评估其位置和内容物（见：*泌尿器官的叩诊*）。

触诊

接下来对肾和膀胱进行触诊。通过触诊，可以发现肿瘤、肿块或触痛。为了获得最佳效果，要求患者用口深呼吸放松腹部（见：*泌尿系统器官的触诊*）。

诊断性检查

先进技术（包括改进的计算机程序和影像技术）使以前只有通过侵入技术才能检查出的肾及泌尿系统疾病可通过非侵入性技术来评估了。这些诊断性检查可帮助评估患者的肾和泌尿系统状况。

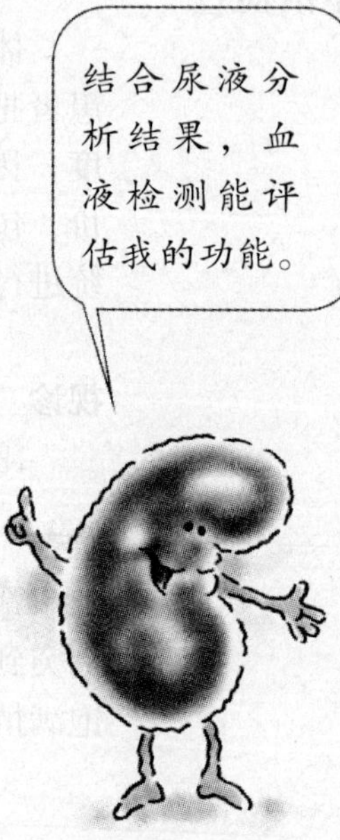

血液检测

结合尿液分析结果，血液检测可帮助医师诊断泌尿生殖系统疾病并评估肾功能。血液检测包括尿素氮和肌酐的检测。

泌尿器官叩诊

用下述技巧来叩诊肾及膀胱。

肾叩诊

患者取坐位，叩诊每一个脊肋角（为肾上方由最低的肋骨下缘和脊柱形成的夹角）。进行间接叩诊，把左手手掌放在脊肋角处，用右拳轻轻叩击。进行直接叩诊时，用拳头轻轻叩击脊肋角，通常在叩诊时患者有重击感或压迫感。

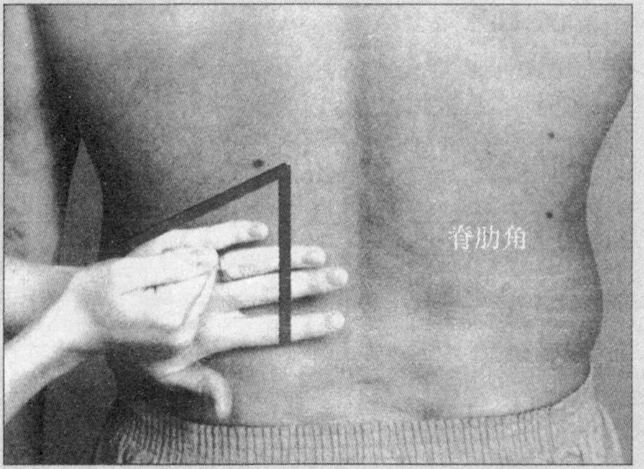

膀胱叩诊

进行间接叩诊，在膀胱上方叩击，从耻骨联合上方 5cm 开始。为了确定叩诊音的区别，应朝向膀胱底方向叩击。叩诊通常为鼓音（膀胱充满尿液时为浊音）。

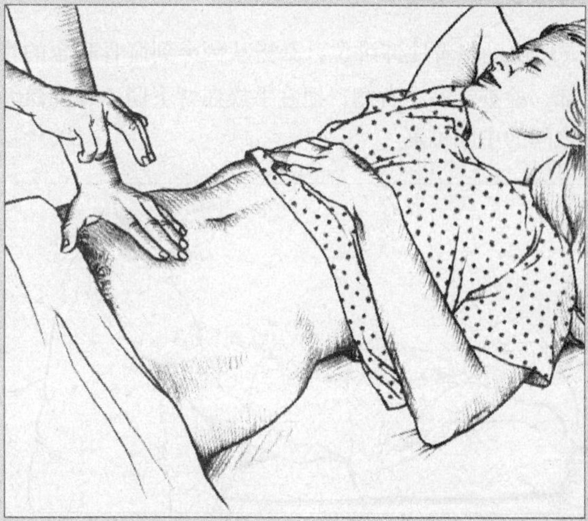

尿素氮（BUN）

尿素（为蛋白质代谢的主要最终产物）占血液中非蛋白氮的 40%～50%。在肝中由氨转化形成，经肾小球过滤，在肾小管重吸收（有限程度），最后被排泄。尿素排泄障碍可导致 BUN 水平升高。

正常 BUN 为 8～16mg/dl。为了最准确地解释实验室检查结果，需要结合血浆肌酐水平和患者的基本状态。

护理事项

- 告知患者实验室检查需要一份血液标本。
- 检查可能影响血 BUN 水平的用药史（氯霉素可使 BUN 水平下降，氨基糖苷、两性霉素 B 和甲氧西林钠可使 BUN 水平升高）。

泌尿系统器官的触诊

在正常成人，因为肾位置深，通常不被触及。然而，在很瘦或腹部肌肉减少的患者身上，它们是可以被触及的，而且右肾比左肾位置略低，更容易被触及。记住两个肾都随着深吸气而下降。一个成年人的膀胱也不能被触及，如果被触及，通常是感觉坚实和光滑的。当触诊泌尿器官时，要用双手触诊，从患者右侧开始，按如下方法进行。

肾触诊

协助患者取仰卧位，暴露从剑突到耻骨联合的腹部，检查者站在右侧，把左手放在背下肋下缘和髂嵴之间的中间位置。

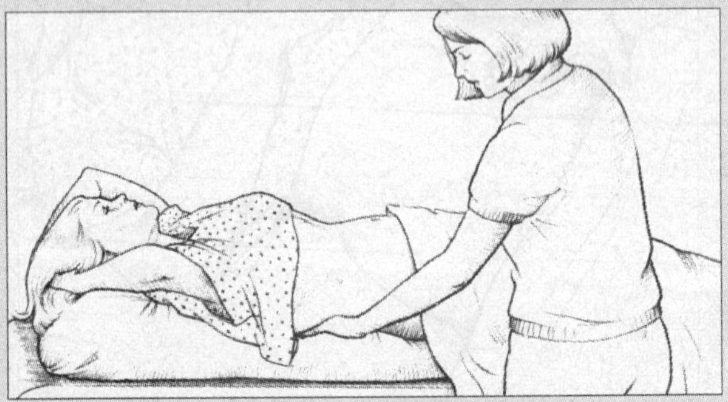

接下来，把右手放在患者腹部上，左手的上方与肋缘略成角度，要触诊右肾下缘，在髂嵴上方大约3.5cm腹股沟中线处用右手指按压，左手指向上顶脊肋角处。

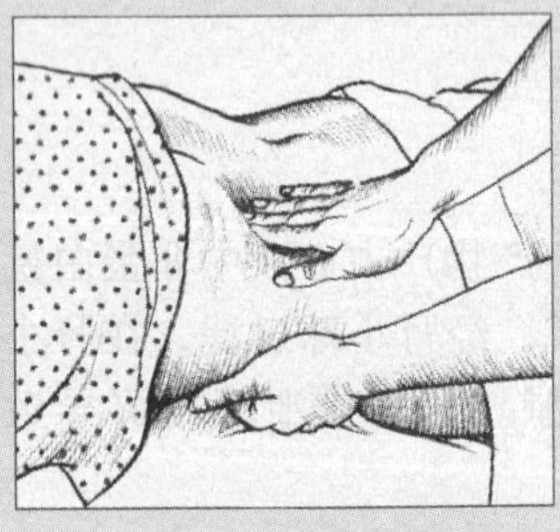

嘱患者深吸气，这样右肾下部会移动到你的两手之间，如果触到它，注意其形状和大小。通常肾是光滑、坚硬、固定的，并且有弹性，触诊时询问患者有无疼痛（注意：避免使用过大的力量触诊肾，以免引起剧烈的疼痛）。

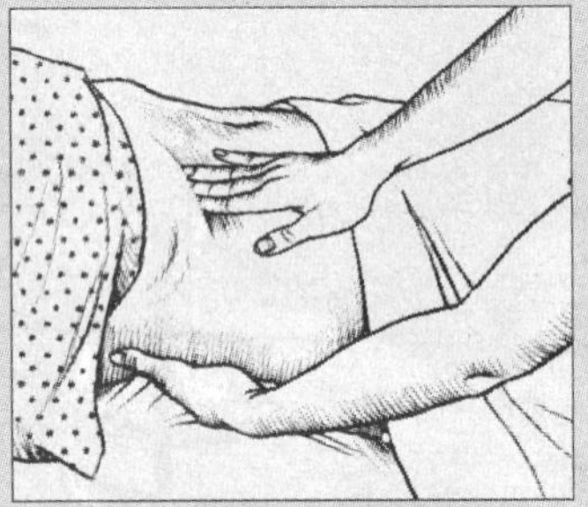

检查左侧肾时，检查者在患者左侧，同样方法放置双手，只是把右手放在左髂嵴上方5cm处，然后在患者深吸气时，用双手触压。如果左肾能被触及，与右肾进行比较，它们应该大小相等。

触诊膀胱

在触诊膀胱前，确定患者已经排空膀胱。在耻骨联合上方2.5～5cm中线位置向下按压以确定膀胱的边缘。在触诊膀胱时注意其大小和位置，并检查是否有肿块和触痛。正常情况下，膀胱感觉坚实、光滑。在进行深部触诊时，患者可能有尿急，这是一种正常的反应。

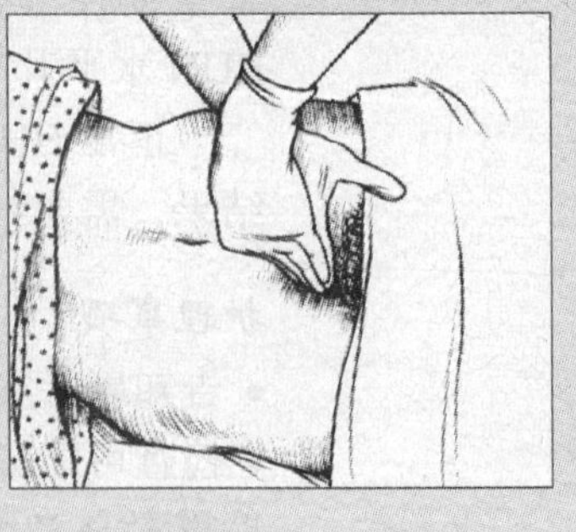

• 如果在静脉穿刺处形成血肿，可使用热敷。

血肌酐

肌酐（为另一种含氮的废物）是肌肉中肌酸的代谢产物。正常血清肌酐值在男性为 0.8～1.2mg/dl，女性 0.6～0.9mg/dl。饮食和液体摄入不影响肌酐水平。

此检测衡量肾的损害比检测血尿素氮水平更可靠。因为严重、持续性肾损害最终是肌酐水平明显升高的唯一原因。肌酐水平超过 1.5mg/dl，提示肾功能损失 66%以上，超过 2mg/dl 则提示肾功能不全。

护理事项

• 告知患者检测需要一份血液标本。
• 检查可能影响肌酐水平的用药史（维生素 C、巴比妥类药物和利尿药可使血清肌酐水平升高）。
• 如果在静脉穿刺部位形成血肿，应用热敷。

清除率试验

过滤、重吸收和分泌的清除率试验可精确评估肾功能。这些检查测定每单位时间内清除某一物质的血浆容量（如肌酐），从而有助于评估尿液形成的机制。检查还可测定肾血流量，因出现肾疾病时血流可能减少。

肌酐清除率

肌酐清除率试验（常用于评估肾小球滤过率）可明确肾从血液中清除肌酐的效率。其正常值取决于患者的年龄。

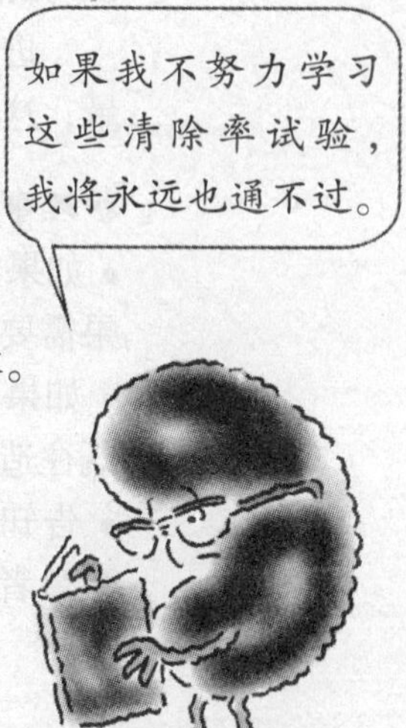

护理事项

• 告知患者检查需要一份定时的尿液标本和至少一份血液标本。

• 进行实验室检查前高蛋白饮食和收集期间高强度的身体锻炼可增加肌酐分泌。告知患者进行实验室检查前不要吃大量的肉并在收集标本期间避免高强度的身体锻炼。

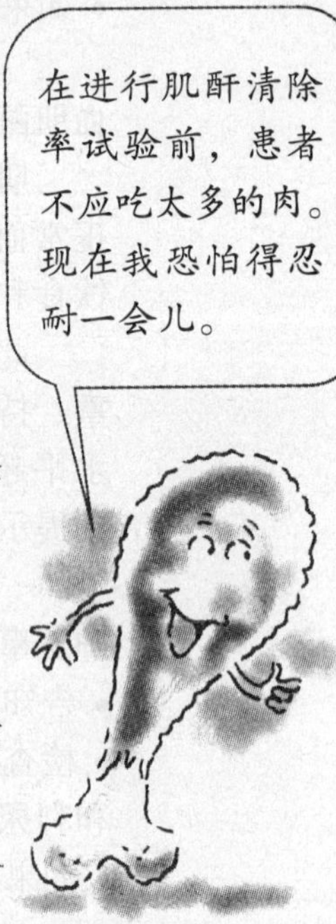

尿素的清除

尿素的清除试验用以测定尿液的尿素水平，尿素是蛋白质代谢的主要最终产物和尿液中主要的含氮成分。

在尿流量超过 2ml/min 以上时，尿素清除率范围通常介于 64～100ml/min。在尿流量低于 2ml/min 时，正常范围下降至 40～70ml/min。

护理事项

• 告知患者检查需要 2 次定时尿液标本和一份血液标本。
• 指导患者检查前晚午夜后禁食，在检查前和检查期间禁止活动。

放射学和影像学检查

放射学和影像检查有助于筛查肾和泌尿系统异常情况。这些检查包括 CT 扫描、排泄性尿路造影术、KUB 放射摄影术、MRI、放射性核素肾扫描、肾血管造影术、超声检查和排尿式膀胱尿道造影。

CT 扫描

进行肾 CT 扫描时，影像学密度反映肾组织吸收放射线的量，这样可辨别出肿块和其他病变。

护理事项

• 如果没有做对比强化的计划，告知患者不需要限制饮食。如果需要使用造影剂，通知患者检查前 4 小时禁食。
• 如果有对比强化的医嘱，询问患者对碘、贝类的过敏史，或既往造影剂的使用情况。
• 告知患者他将躺在 X 线台上，扫描仪将采集其肾图像。提醒患者当扫描仪围绕其身体旋转时可听到噼噼啪啪的噪声。

• 在检查前，让患者穿上病号服并摘下可能会干扰扫描的金属物品。

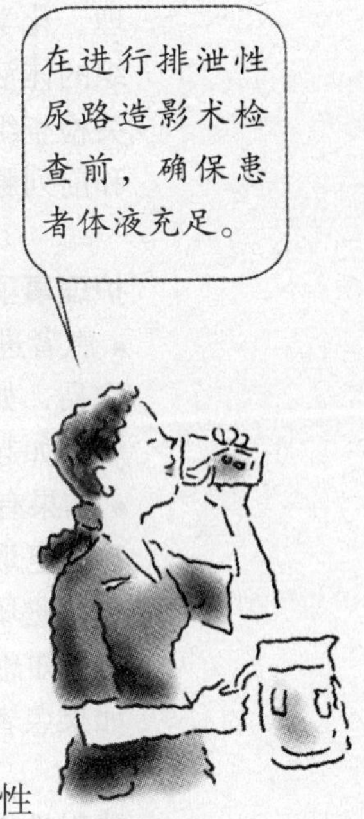

排泄性尿路造影术

静脉注射造影剂后，这种常用的检查方法（也称为静脉肾盂造影）使肾实质、肾小盏、肾盂、输尿管、膀胱和尿道（部分情况下）的显影可见。

清晰的图像

在注射后 1 分钟（肾显影期），造影剂显示肾的大小和形状。在注射后 3～5 分钟（肾盂显影期），造影剂进入肾小盏和肾盂，使囊肿、肿瘤和其他梗阻显影可见。

护理事项

• 询问患者对碘、含碘食物或含碘造影剂的过敏史。
• 检查患者有无 BUN 和肌酐升高的实验室检查结果。排泄性尿路造影术对于肾功能不全的患者是禁忌的。
• 保证患者体液充足，告知患者检查前 8 小时禁食。
• 告知患者注射造影剂时可能感受到短暂性烧灼感和金属味。

KUB 放射摄影术

KUB 放射摄影术是应用于泌尿系统的主要放射学检查。KUB 检查包括平片、对比 X 线，检查显示肾的大小、位置、结构、结石和其他病变。在进行肾活组织检查前，医师可用此检查来确定肾的位置。然而，对于诊断目的来说，KUB 检查提供的信息有限。

护理事项

• 告知患者在检查前无需控制饮食。
• 无特殊的检查后护理。

MRI

MRI 提供了反映人体组织不同密度的体层摄影图像。物理、化学和细胞的微环境使这些密度发生改变，如同组织的体液特征一样。MRI 可提供解剖学的精确图像和有关检查组织的重要生化信息，并可有效地显示肾、膀胱和前列腺肿瘤。

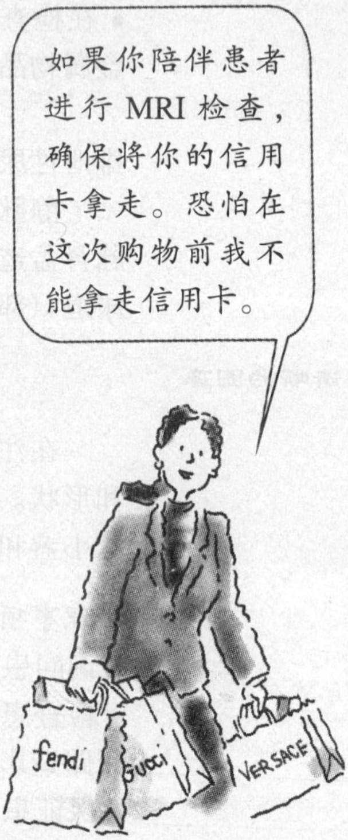

护理事项

• 患者进入 MRI 检查舱前，保证患者已取下了所有金属物品，如耳环、手表、项链、手镯和戒指。带有体内金属物如起搏器或动脉瘤钳的患者不能进行 MRI 检查。
• 如果有人陪同患者进行 MRI 检查，确保其口袋内金属物品已取走，如剪刀、钳子、笔形手电、金属币和信用卡（磁场将删去卡中的数字信息）。
• 告知患者在整个检查过程中要保持安静大约 45 分钟。如果患者主述有恐惧感，可安慰患者并提供情感支持。

放射性核素肾扫描

放射性核素肾扫描是对造影剂过敏的进行排泄性尿路造影术患者的替代检查方法，静脉注射放射性核素，随后进行闪烁摄影术。在操作期间观察吸收浓度和放射性核素的运输以对肾血流、肾单位和收集系统功能及肾结构进行评估。

护理事项

• 告知患者他将被注入放射性核素并可能有短暂的脸红和恶心。强调仅仅注入少量放射性核素，通常在 24 小时内被排泄出去。
• 检查后，指导患者因预防辐射，在 24 小时内每次排尿后立即冲洗厕所。

肾血管造影术

肾血管造影术是在动脉内注入造影剂后进行肾血管和肾实质的 X 线摄影检查。肾静脉造影术（静脉放射摄影）可用于确定肾静脉血栓形成和肾癌的静脉蔓延范围。

护理事项

• 询问患者对碘造影剂或含碘食物如贝壳的过敏史。

• 通知患者检查前 8 小时禁食，在检查前后一天大量饮水以保持足够的体液（如有必要进行静脉补液）。

• 检查后让患者取仰卧位，保持注射造影剂侧大腿伸直位至少 6 小时或遵医嘱。

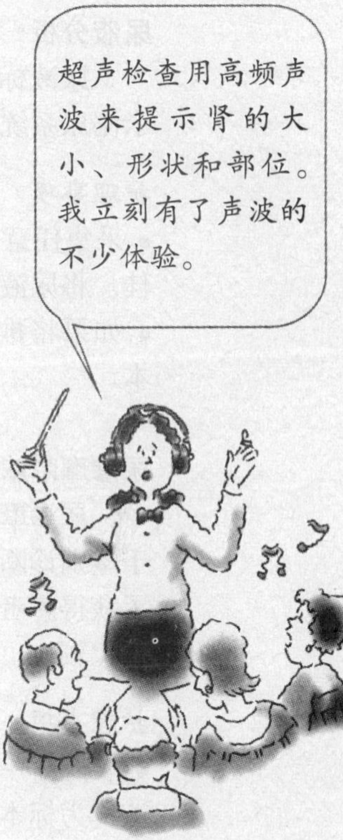

超声检查

超声检查是使用高频声波来提示身体内部结构。这项检查的脉冲回波传送技术可确定肾的大小、形状和位置。也可提示其内部结构和肾周围组织，并有助于医师在肾移植术后诊断并发症。

护理事项

• 告知患者在检查期间既要俯卧也要仰卧。

• 向患者解释技师将用传导凝胶涂在他的皮肤上，然后将探头或传感器压在他的皮肤上并且在所要检查的区域移动。

排尿式膀胱尿道造影

进行排尿式膀胱尿道造影时，将导尿管插入膀胱内，用轻微注射器的压力或重力把造影剂注入膀胱。荧光屏或头顶上的射线摄片显示膀胱的充盈，然后在患者排泄尿时显示出造影剂的排泄。

护理事项

• 询问患者对造影剂或含碘食物如贝壳的过敏史。

• 告知患者他将被置入导尿管进入膀胱并通过导尿管注入造影剂。告知患者滴注造影剂时他可有膀胱充满感和排尿感。

• 检查后，指导患者大量饮水以减少排尿时的烧灼感和清除残留的造影剂。

• 监测与造影剂外渗或泌尿系统脓毒症有关的寒战和发热。

尿液检测

尿液检测（如尿分析和尿渗摩尔浓度）可提示尿路感染（urinary tract infection，UTI）和其他疾病。

尿液分析

尿液标本至少达到 10ml 可进行分析，尿液分析可提示泌尿系统或全身疾病，并作为进一步检查的证据。

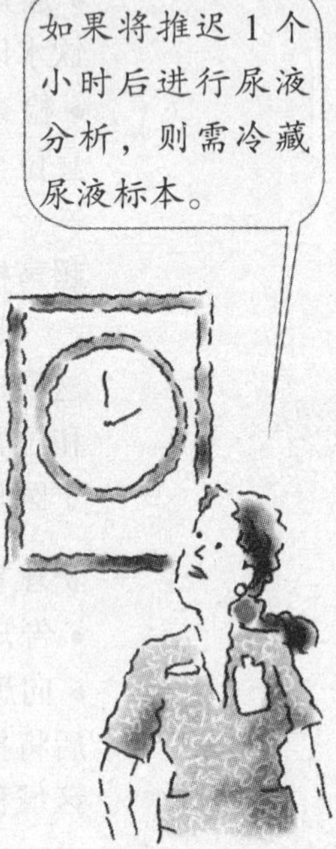

护理事项

- 采集任意一份尿液标本，以晨起第一次排出的尿标本最佳。将尿液标本立即送到实验室检测。
- 如果将推迟 1 小时后进行尿液分析，则需冷藏尿液标本。

尿渗摩尔浓度

尿渗摩尔浓度可评估肾稀释和浓缩的能力。它可有助于鉴别诊断多尿、少尿或抗利尿激素分泌紊乱综合征。为了获得患者肾功能更多的信息，将尿比重与尿渗摩尔浓度相比较。

护理事项

- 取任意一份尿标本。如有可能，取晨起第一次排出的尿液作为标本。
- 牢记：尿渗摩尔浓度的范围从 50～1400mOsm/kg，平均值 300～800mOsm/kg。

其他检查

进一步的诊断性检查可有助于评估泌尿系统的结构和功能。这些检查包括膀胱内压测量法、经皮肾活组织检查和尿流测量。

膀胱内压测量法

膀胱内压测量法用来帮助确定膀胱功能障碍的原因，通过测量逼尿肌反射的有效性、膀胱内压和容量以及膀胱的温度刺激反应来评估膀胱神经肌肉的功能。异常的检查结果可提示下尿路梗阻。

护理事项

- 向患者解释检查的不同步骤和每一步将要发生的情况。使患者明白必须留置导尿管。

• 告知患者，如果不需要更多的检查，将在检查后拔除尿管。告诫患者检查后可能有短暂的烧灼感或尿频，但坐浴可减轻不适。

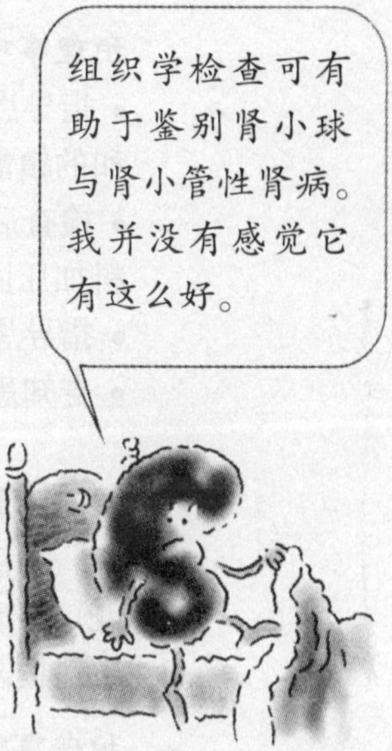

经皮肾活组织检查

组织学检查可有助于鉴别肾小球与肾小管性肾病，监测疾病的进程并评估治疗的效果。活检还可发现恶性肿瘤如 Wilms 瘤。组织学检查能帮助医师诊断弥漫性红斑狼疮、淀粉样浸润、急性和慢性肾小球肾炎、肾静脉血栓形成和肾盂肾炎（见：辅助经皮肾活组织检查）。

辅助经皮肾活组织检查

为患者准备行经皮肾活检。使患者取俯卧位。为了固定肾，在其腹部下面放置一沙袋，如下图所示。

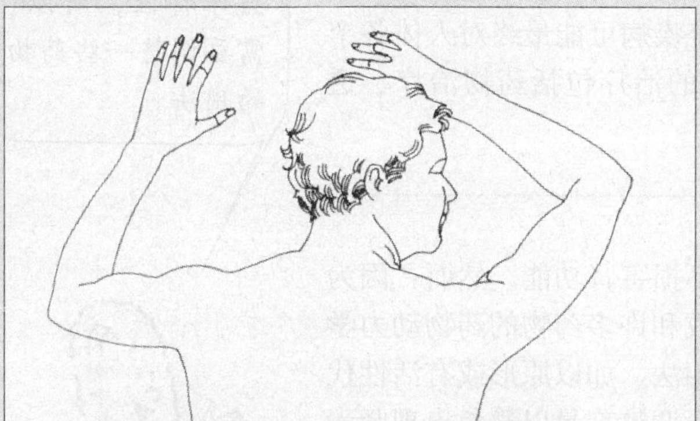

局部麻醉后，医师指导患者屏住呼吸并保持不动。然后医师在患者最下面的肋骨和髂嵴之间刺入带针芯的针，如下图所示。让患者深呼吸后，医师拔出针芯，插入切割尖头以收集血液和组织标本。这项检查通常在放射科进行以便用特殊的放射摄影方法以帮助指导进针。

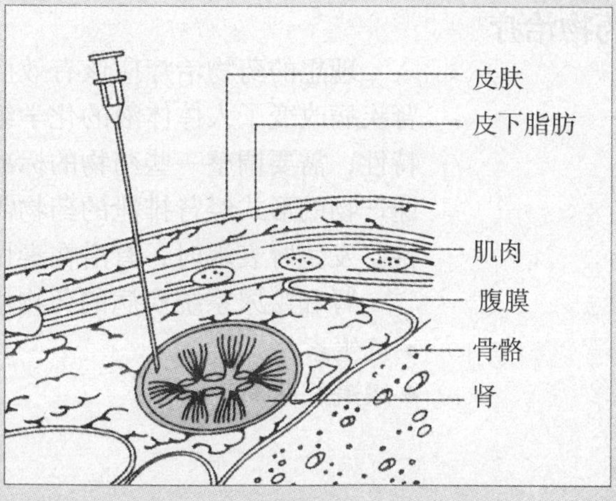

护理事项

- 指导患者检查前 8 小时禁食、水。通知患者在检查前应用温和的镇静药以帮助其放松。
- 检查后，告知患者压迫活检部位以阻止表面渗血，然后用敷料加压固定。
- 指导患者仰卧位并在 12 小时内不能活动以预防出血。
- 告知患者至少 2 周内应避免剧烈活动。

尿流测量

尿流测量是检测每秒钟从尿道排出的尿量毫升数（尿流速度）并确定尿流图。这项检查用于评估下尿路功能和确定膀胱出口梗阻。男性正常流速 20～25ml/s，女性 25～30ml/s。

护理事项

- 通知患者检查前几小时内不要排尿并增加液体摄入以使膀胱充盈和有强烈的排尿感。

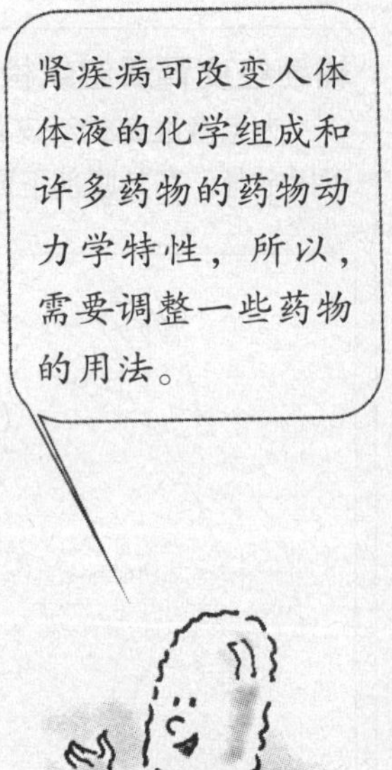

治疗

如果治疗不当，肾和泌尿系统疾病可能最终对人体各个系统产生不利影响。对这些疾病的治疗包括药物治疗、透析、非手术治疗和手术治疗。

药物治疗

理想的药物治疗应该有效而不损害肾功能。然而，因为肾疾病改变了人体体液的化学组成和许多药物的药物动力学特性，需要调整一些药物的标准用法。如以原形或有活性代谢产物的形式经肾排泄的药物需要调整剂量以避免出现肾毒性。发生肾衰竭时，有潜在毒性的药物应谨慎保守地使用。

肾和泌尿系统疾病的药物治疗包括：

- 抗生素。
- 尿道杀菌剂。

• 电解质和替代品。
• 利尿剂。

透析

根据患者的病情和（有时）患者的喜好，透析可采取血液透析和腹膜透析两种形式。

血液透析

血液透析是从肾衰竭患者血液中清除有毒废物和其他杂质。透析时，血液通过由手术建立的通道引出体内，泵入透析设备以清除毒性物质，然后被输送回体内。体外透析器通过渗透、弥散和过滤的结合而发挥作用。

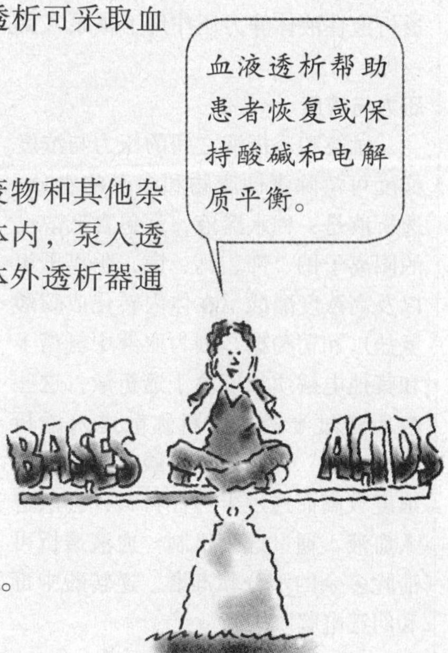

平衡作用

通过引出蛋白质代谢副产物（主要是尿素和尿酸）以及肌酐和过多的水分，血液透析帮助患者恢复或保持酸碱和电解质平衡，预防与尿毒症有关的并发症（见：血液透析的工作原理）。

患者准备

血液透析前，采取以下措施：
• 如果患者是第一次进行血液透析，向患者解释其目的以及治疗期间和治疗后的预期目标。向患者解释首先将进行手术建立血管通路。
• 通过听诊杂音和震颤来评估穿刺部位，使穿刺部位的血管被妥善安置在无菌单或无菌屏障内。

监测和术后护理

血液透析后，采取以下措施：
• 观察穿刺部位血管有无出血。如果出血过多，压迫出血部位并通知医师。
• 为了防止血液凝固或其他血流问题，应保证用于穿刺的血管不被用于其他任何操作，包括静脉输液、血压监测和静脉穿刺。
• 至少每天 4 次通过听诊杂音和触诊震颤来评估穿刺部位的循环情况。不像大多数其他循环的评估，杂音和震颤应该出现在此处。透析用的静脉穿刺部位如没有杂音则可能提示血栓形成，需要立即手术处理。

血液透析工作原理

在透析器中，根据使用透析器的类型，患者的血液流经蟠管形、平板形或中空纤维的半透性材料。同时，透析液在液体静力压作用下被泵入另一侧。

压力与浓度

血液和透析液之间的压力与浓度梯度可清除毒性废物和多余的水分。透析液是一种水溶液，常包含低浓度的阳离子钠、钾、钙、镁，阴离子氯以及高浓度醋酸（在体内转化成碳酸氢盐）和葡萄糖。因为血液中氢离子和其他电解质浓度高于透析液，这些溶质透过半透性材料弥散进入透析液。反之，葡萄糖和醋酸在透析液中浓度较高而透过半透性材料并弥散进入血液。通过这种机制，血液透析可清除多余的水分和毒素、逆转酸中毒和纠正电解质失衡。

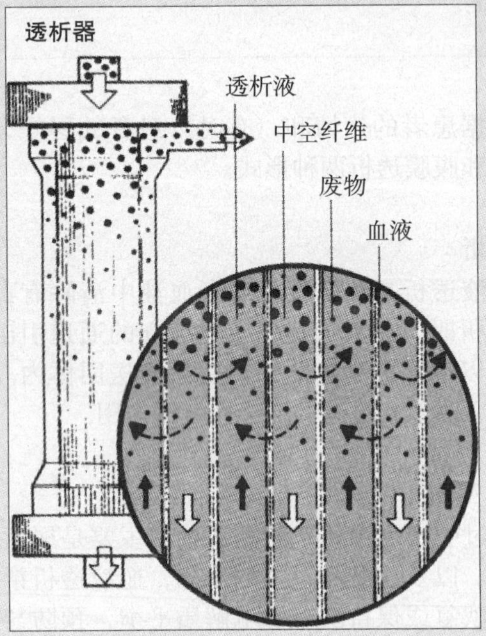

家庭护理指导

出院前，指导患者：

- 通过保持伤口的清洁与干燥来护理血管穿刺部位。
- 通知医师有关穿刺手臂的疼痛、肿胀、潮红或引流情况。
- 触诊穿刺部位的震颤。
- 不要在穿刺透析手臂上进行治疗或操作，包括血压监测和针刺。
- 透析后几个小时内避免在手臂上加压（如枕着胳膊睡眠、穿过紧的衣服、举重物或绷紧胳膊）、淋浴、洗澡或游泳。

腹膜透析

与血液透析一样，腹膜透析可清除对其他治疗无反应的急、慢性肾衰竭患者血液中的毒素。与血液透析不同的是，它使用患者的腹膜作为半渗透膜。

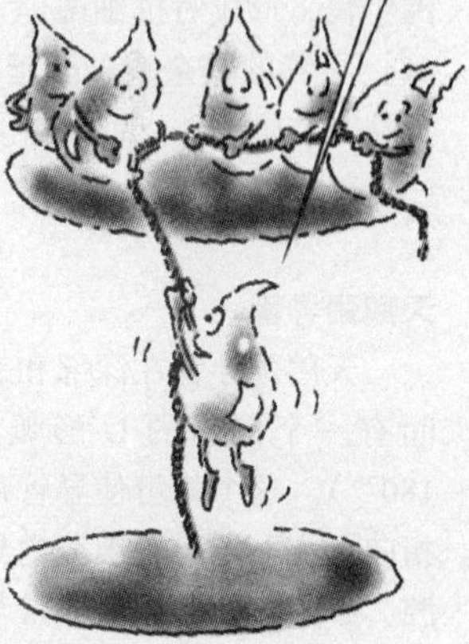

排泄废物

腹膜透析时，高渗性透析溶液（透析液）通过插入腹膜腔的导管灌注入腹腔。然后，通过弥散作用，血液中过高浓度的电解质和尿毒症物质透过腹膜进入透析液中。接下来，通过渗透作用，血液中过多的水分同样进入透析液中。经过一段适当的时间后，携带毒素和废物的透析液被引出。

患者准备

透析前，应采取以下步骤：

- 向第一次进行腹膜透析的患者解释治疗目的以及透析期间和透析后的预期目标。
- 告知患者首先医师将一根导管插入其腹腔用来灌注透析液。解释适当的置管操作（见：腹膜透析导管的比较）。

监测和术后护理

透析后，采取以下步骤：

- 应用无菌技术，每 24 小时更换导管处敷料，或污染、弄湿时更换。
- 严密观察并发症的发生。腹膜炎可引起发热、持续性腹痛和痉挛、透析液流出缓慢或混浊、导管周围肿胀和触痛及 WBC 计数增高。

家庭护理指导

出院前，指导患者：

- 患者在开始治疗前参加培训项目。
- 佩戴有医学证明的挂件或携带透析患者身份的卡片并将透析中心的电话号码带在手边以便出现急症时应用。
- 观察并报告感染和体液失衡的临床表现。
- 医师和透析小组定期随访以评估治疗的效果并发现问题。

腹膜透析导管的比较

任何类型的腹膜透析的第一步都是插入导管用来灌注透析溶液。手术医师可以使用下面描述的三种不同的导管。

Tenckhoff 导管

Tenckhoff 导管是最常用的腹膜透析导管。植入 Tenckhoff 导管时，手术医师把导管的前 17.1cm 置入患者腹部，其后的 7cm 段（两头都有聚酯纤维套囊）被包埋于皮下。在置管后的数天内，组织在聚酯纤维套囊周围生长，形成对抗细菌侵入的牢固屏障。导管的其余 9.8cm 延伸至腹外，尖端有金属接头，用来连接透析管。

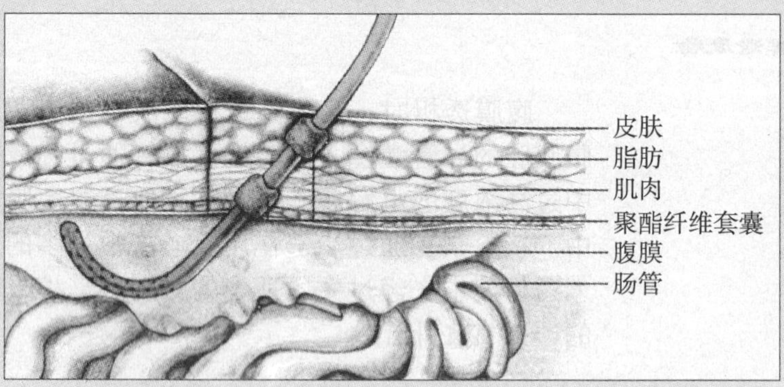

天鹅颈导管

天鹅颈导管在深部和表浅套囊之间有一个倒置的 U 形弧（170° ～ 180° ）。这个弧可使导管从皮肤出口指向下方。同时，腹腔内导管指向盆腔。必须将导管植入形状与导管相同的皮下隧道。

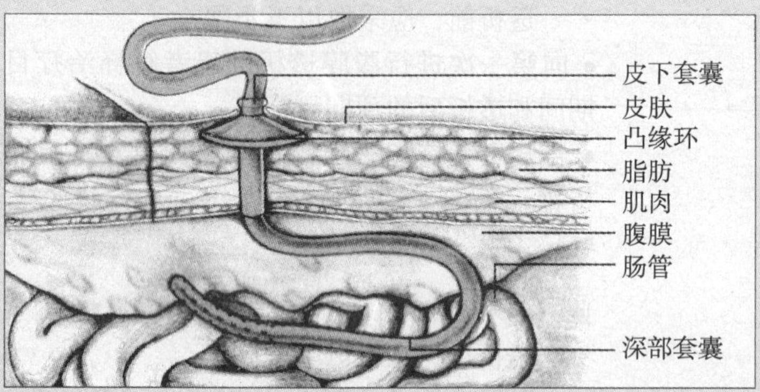

多伦多西部医院（TWH）导管

TWH 导管有垂直于导管的硅酮盘。盘的目的是防止组织网膜和肠管从出口脱出并将其维持在盆腔的位置，减少导管尖端的移动。这种导管比 Tenckhoff 导管更难于插入和拔除。

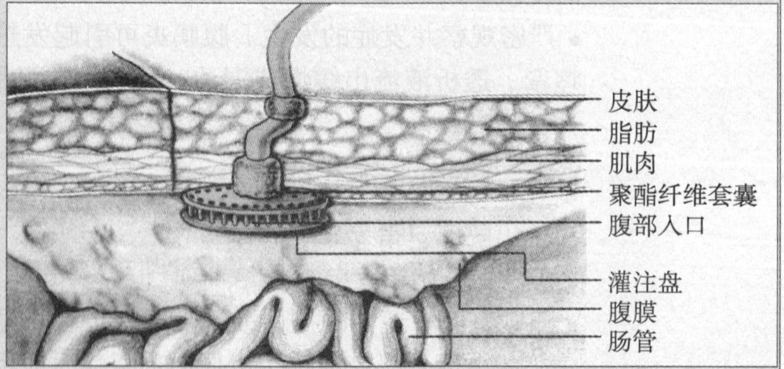

非手术方法

可将几种非手术方法用于治疗肾或泌尿系统疾病，包括取石网篮、导管插入法和体外冲击波碎石术（extracorporeal shock-wave lithotripsy，ESWL）。

取石网篮

当泌尿系统结石较大不能正常排出时，用网篮取石是治疗的选择，有助于减轻疼痛、预防感染和肾功能障碍。应用该方法时，通过膀胱镜或输尿管膀胱镜将网篮插入输尿管并网住结石，然后后撤网篮以取出结石。

患者准备

操作前，采取以下步骤：

- 告知患者取出结石后，将留置导尿管以保证正常尿液引流。尿管可能保留 24～48 小时。
- 告知患者在操作期和操作后将静脉输液以保持尿液排出并预防并发症，如肾盂积水和肾盂肾炎。

监测和术后护理

操作后，采取以下措施：

- 补充液体以保持每天排尿量在 3～4L。观察尿管引流的尿液颜色，开始为轻微血色，24～48 小时内逐渐转清。遵医嘱用无菌技术冲洗尿管。
- 遵医嘱给予止痛药。
- 观察并汇报败血症的体征或症状，败血症可来源于网篮取石时的输尿管穿孔。

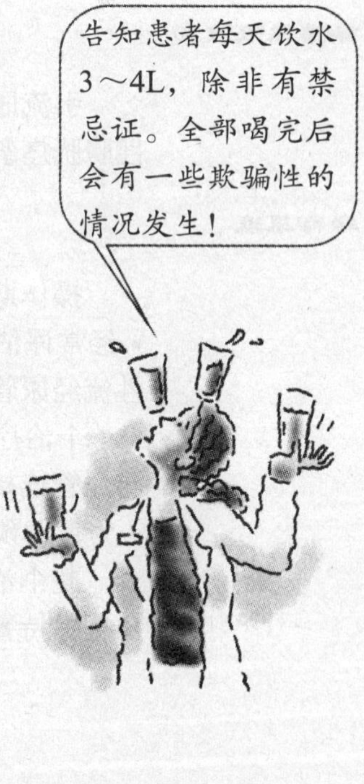

家庭护理指导

出院前，指导患者：

- 遵循医嘱饮食和药物疗法以预防结石复发。
- 每天饮水 3～4L，除非有禁忌证。
- 如有结石复发应立即汇报（如肋部和腹部疼痛、血尿、恶心、发热和寒战）或急性尿道梗阻（如剧烈疼痛和不能排尿）的体征和症状。

导尿术

导尿术是将引流装置插入膀胱内，可间歇性或持续性引流尿液。间歇性导尿引流膀胱排尿后的残余尿液，用于尿失禁、尿道狭窄、膀胱炎、前列腺梗阻、神经源性膀胱或者其他影响膀胱排空疾病的患者，也用于术后。

导尿术有助于减轻由尿道梗阻和神经源性膀胱等疾病引起的膀胱胀大。在由于局部创伤、分娩和手术引起的尿道外口水肿，导尿术可持续引流尿液。当正常排尿受损时，导尿术还可提供准确的尿量监测。

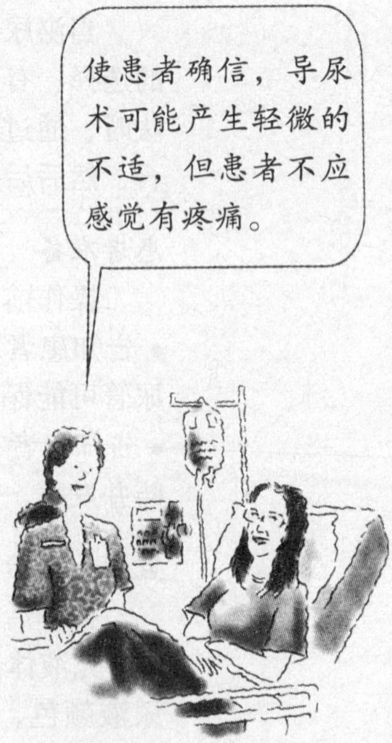

患者准备

导尿前，采取以下措施：

- 与患者一起全面复习操作过程，使患者确信虽然导尿术可产生轻微不适，但不应引起疼痛。向患者解释如果感到非常不适操作人员就会停止操作。
- 准备好所需物品，如有无菌导尿包更好。

监测与术后护理

导尿时，注意插入是否顺利、患者是否有任何不适及引流尿液的量和性状。

保持尿液流动

引流尿液时，监测患者有无面色苍白、大汗和疼痛性膀胱痉挛。如果发生这些情况，应夹闭导尿管并通知医师。

稀释尿液

操作期间，采取以下步骤：

- 经常评估患者的出入量。鼓励患者摄入液体以保持尿液持续性流经尿管并减少感染和血凝块形成的危险。
- 整个治疗期间保持良好的尿管护理。至少每天清洁尿道外口与尿管连接处，如果发现有分泌物积存则增加尿管护理次数。
- 为帮助预防感染，除非绝对必要，应避免把尿管和引流管分开。整个治疗期间，对尿路感染的体征和症状及尿管堵塞的征象应保持警惕。

家庭护理指导

出院前，指导患者：

- 每天至少饮水 2 升，除非与医嘱相悖。
- 每天进行尿道周围的护理，使感染的危险降到最小。
- 处理尿管和收集管前后都要彻底洗手。
- 留置导尿管时可淋浴但应避免盆浴。
- 如果患者发现尿管周围漏尿或泌尿道感染的任何症状和体征，如发热、寒战、肋部或尿道疼痛、尿液浑浊或恶臭味时应通知医师。

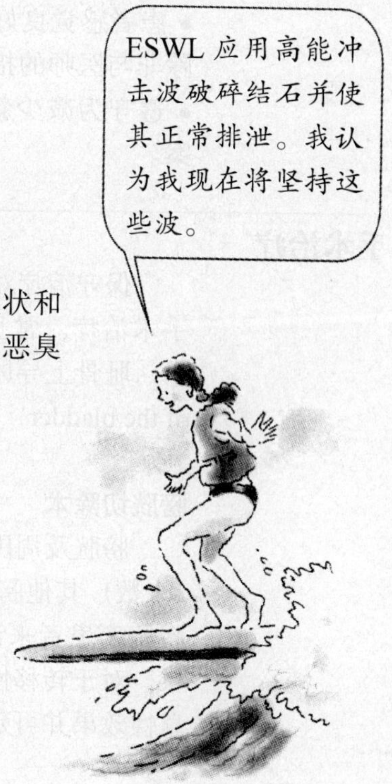

体外冲击波碎石术（ESWL）

ESWL 是一种清除梗阻性肾结石的无创技术，应用高能冲击波破碎结石并使结石正常排出。

患者准备

操作前，告知患者根据碎石机的类型和冲击波所需的强度，他将接受全麻或硬膜外麻醉。同时向患者说明 ESWL 后将给予其输液并保留尿管。

监测和术后护理

- 鼓励患者尽早活动并遵医嘱增加液体摄入以促进结石碎片的排出。
- 过滤所有尿液以收集结石碎片并送实验室分析。
- 向医师汇报肋、腹部疼痛或持续性出血。记住：ESWL 后几天通常有轻度的血尿。

家庭护理指导

出院前，指导患者：

- 治疗后 1 个月内每天饮水 3～4 升。
- 治疗后 1 周内过滤所有的尿液，将结石碎片存放在提供的容器内，在第一次预约随诊时带着结石。
- 报告严重的持续性疼痛、持续血尿、不能排尿、发热和寒战或反复发作的恶心和呕吐。

• 患者感觉良好时可恢复正常活动，包括锻炼和工作（当然，除非与医师的指导相矛盾）。

• 遵守为减少新结石形成的危险而定制的特殊饮食或用药方案。

手术治疗

保守治疗对控制患者的肾或泌尿系统疾病无效时可能需要手术治疗。常见的手术包括膀胱切除术、肾移植术、肾切除术、耻骨上导尿术、经尿道膀胱切除术（transurethral resection of the bladder，TURB）和尿流改道术。

膀胱切除术

膀胱及周围组织的部分或全部切除对治疗进展期膀胱癌或（少数）其他膀胱疾病如间质性膀胱炎是必须的。对于大多数膀胱癌患者来说，联合应用放疗、化疗及手术可取得最佳效果。对于转移性膀胱癌的患者来说，膀胱切除术和放疗可达姑息性效果并可延长患者的生命。

三种类型

膀胱切除术可分为部分切除术、单纯性切除术和根治性切除术。

☝ 部分（或节段性）膀胱切除术是对癌性膀胱组织的切除。通常保留膀胱功能，单发易切除的肿瘤常为最佳适应证。

✌ 单纯（或全部）膀胱切除术是切除全部膀胱，保留其周围结构。适用于多发、广泛的肿瘤、进展期间质性膀胱炎及相关疾病。

🤟 根治性膀胱切除术常适用于原发性膀胱癌已侵犯肌层。在男性，切除膀胱、前列腺和精囊。在女姓，切除膀胱、尿道、子宫、输卵管、卵巢及部分阴道壁。手术可涉及两侧盆腔淋巴结的清扫。因这种手术范围太广，通常可致男性阳痿和女性不孕。根治性和单纯性膀胱切除术均需行永久性尿道改道。

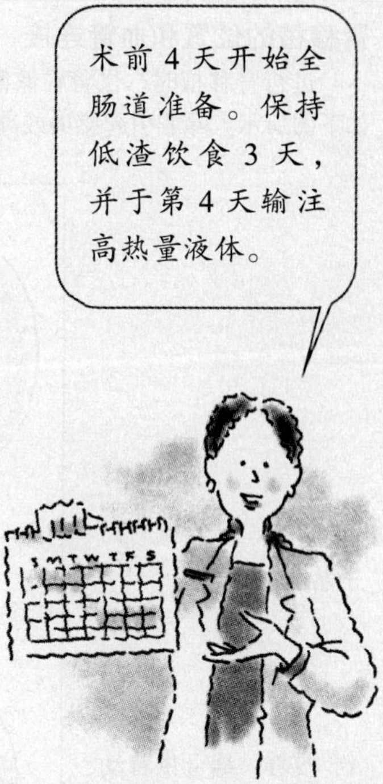

患者准备

手术前，采取以下步骤：

- 如果患者准备行单纯性或根治性膀胱切除术，使患者放心这种改道不会影响正常的活动并安排其与肠造口医师交流以提供给患者更多的信息。
- 如果患者计划行根治性膀胱切除术，需要解决患者对丧失性和生殖功能的顾虑，适当的时候安排患者进行心理咨询和性咨询。
- 向患者说明手术后他将在重症监护病房复苏。
- 术前4天开始全肠道准备以预防感染。保持低渣饮食3天，第4天输注高热量液体。遵医嘱术前24小时给予抗生素。术前晚给予灌肠以清洁肠道粪便。

监测和术后护理

手术后，采取以下步骤：

- 定期观察造瘘口和伤口的渗血情况，观察尿液有无明显血尿和血块。术后几天内出现轻度血尿很常见，但随后应转清。
- 观察伤口部位和所有引流的感染征象。应用无菌技术要经常更换腹部敷料。
- 定期询问患者伤口疼痛情况，如果行膀胱部分切除术，询问膀胱痉挛情况。遵医嘱给予止痛药和解痉药如奥昔布宁。
- 为了预防长期制动相关的肺部并发症，鼓励患者经常变换体位、咳痰和深呼吸，如有可能，鼓励其早期活动。

家庭护理指导

出院前，指导患者：

- 观察并报告泌尿系统感染和持续性血尿的症状和体征。
- 宣教如何护理造瘘口和从哪里获得所需的辅助材料。
- 与当地联合造瘘协会分会联系并寻求支持。
- 与推荐的医师联系随诊。

肾移植的位置和血管连接

进行肾移植时，供肾在髂窝进行移植。供肾的血管与髂内静脉和髂内动脉连接，如下图所示。除非引起感染或高血压，否则病变肾留在原位。

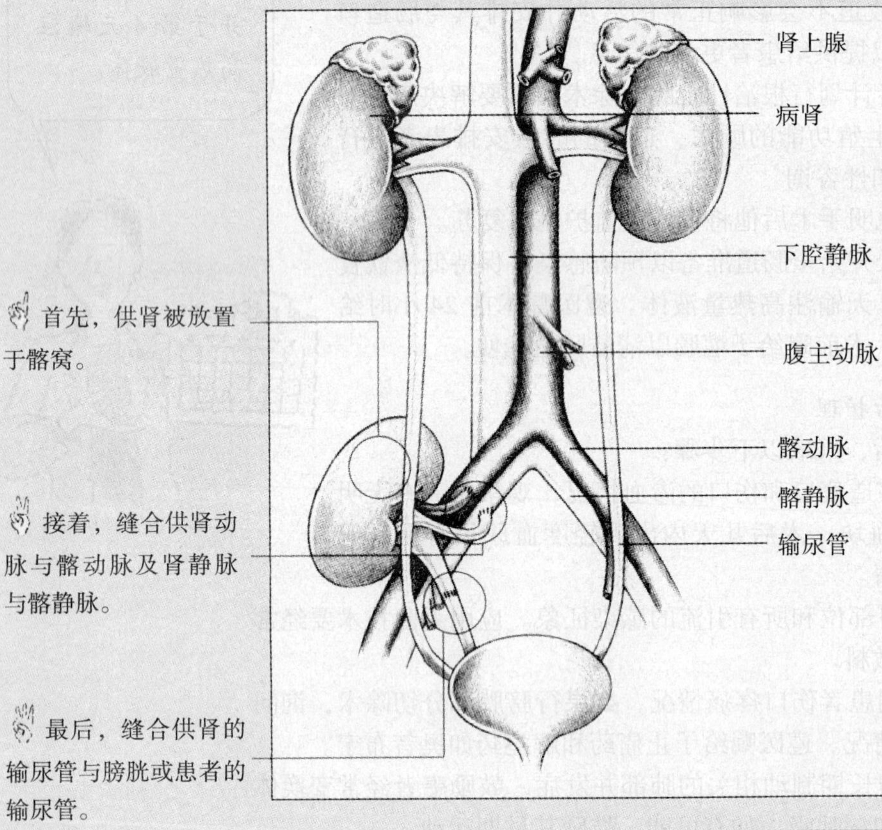

肾移植

肾移植是所有器官移植中最常见和最成功的，对很多患晚期肾疾病的患者来说，肾移植是一种有吸引力的透析替代方法。肾移植是在创伤中失去肾功能或有透析禁忌的患者维持生命所必需的（见：肾移植的位置和血管连接）。

患者准备

可以理解，患者对肾移植的前景感到困惑和恐惧。通过为患者全面准备移植和延长恢复期和提供持续性情感支持来帮助患者处理这种情感。为了做到这些，可采取以下步骤：

- 向患者讲述常规术前措施。指出如果移植肾不能立即工作，术后几天内患者可能需要透析。
- 复习移植的步骤，必要时补充和阐明医师的解释。
- 向患者解释将使用的免疫抑制药物及可能的副作用。指出这些药物增加了对感染的易感性，因此，术后患者将会被临时性隔离。

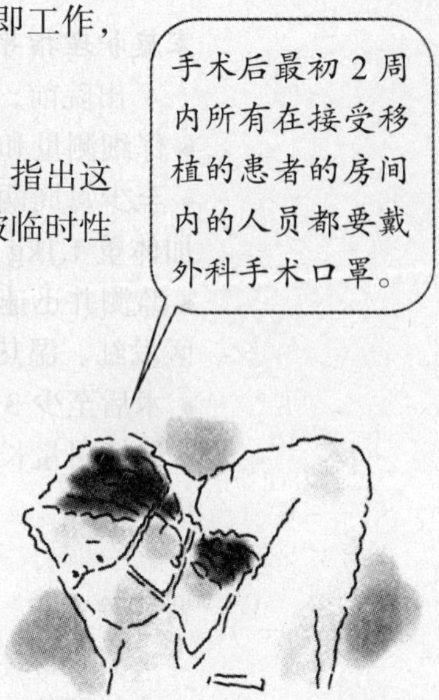

监测和术后护理

手术后，采取以下步骤：

- 首先，也是最重要的，要采取特别的预防措施以减少感染的风险。如换药和进行导管护理时要严格执行无菌操作。另外，限制患者与工作人员、其他患者和探视者的接触，术后2周内所有在患者房间内的人员都要戴外科手术口罩。

排异反应

- 在整个恢复期间，观察组织排斥反应的症状和体征。观察移植部位有无发红、压痛和肿胀（见：肾移植：减少排斥反应的危险）。

权衡证据

肾移植：减少排斥反应的危险

面对排异反应

肾移植后，新发糖尿病是常见的并发症。然而，患糖尿病的患者比不患糖尿病的患者有更高的排斥反应危险。医师应采取什么方法来减少此类患者的排斥反应呢？

寻找方法

目前，没有绝对预防移植排斥反应的方法。然而，研究显示，医师可通过维持适当的血压和血红蛋白 A_{1C} 水平并使空腹血糖水平尽可能接近正常来减少新发糖尿病患者发生移植排斥反应的危险。

摘自：Schiel,R., et al. Post-transplant diabetes mellitus:risk factor,frequency of transplant rejection, and long-time prognoss. Clinical and Experimental Nephrology,2005, 9(2):164-69.

• 仔细监测尿量。出量少于 100ml/h 时要迅速报告。突然的尿量减少可能提示肾动脉吻合处血栓形成。

家庭护理指导

出院前，指导患者：

• 仔细测量和记录出入量以监测肾功能。

• 至少每周两次测体重，并汇报任何快速的体重增加（1 天增加体重 1.1kg 或以上）。

• 监测并迅速汇报感染或移植排斥反应的症状和体征，包括肾区发红、温热、压痛、肿胀以及发热、尿量减少和血压升高。

• 术后至少 3 个月内避免拥挤和接触已知或怀疑感染的人群。

• 继续尽量长时间地服用免疫抑制药物以防止移植肾的排斥反应。

肾切除术

肾切除术是指通过手术切除肾。尽管目前其他治疗方法也正在被研究，但肾切除术适用于对放疗和化疗不敏感的进展期肾细胞癌（见：射频消融：对肿瘤的一种新疗法），也用于为

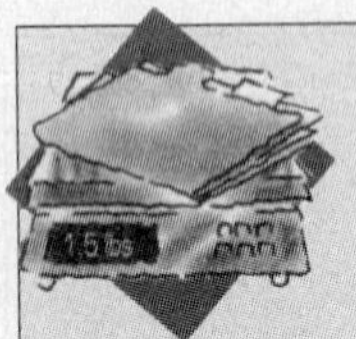

权衡证据

射频消融：对肿瘤的一种新疗法

肾切除术是当前对化疗无效的大多数肾癌患者的治疗方法。然而，对于许多患者来说（包括不太符合手术适应证以及只有一个肾或有伴发疾病的患者）手术带来的危险增加。研究人员开始探讨具有小肿瘤高危险性患者的替代治疗方法：射频消融。早期证据显示疗效满意。对 11 名患者的 18 个肿瘤的研究似乎提示经皮影像引导下射频消融不仅可有效治疗肿瘤，而且安全且为非侵袭性。

摘自：Sabharwal,R., and Vladica, P. renal tumors: technical success and early clinical experience with radiofrequency ablation of 18 Tumors. CardioVascular and Interventional Radiology,2006,29(2):202-209.

移植术获取健康肾。当保守治疗无效时，肾切除术可用于治疗肾创伤、感染、高血压、肾积水和不能手术的肾结石。

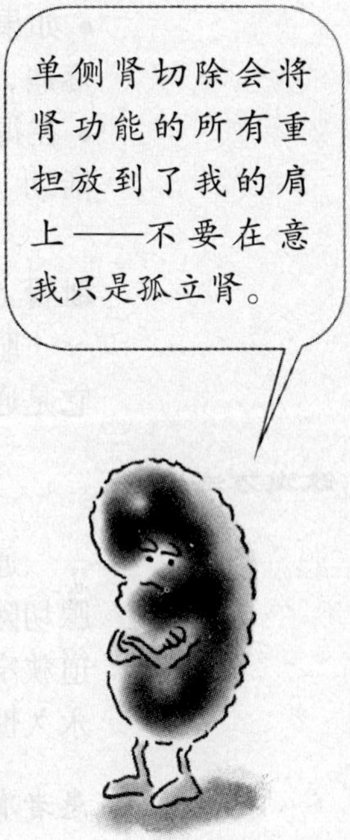

一侧或双侧

肾切除术可以是单侧或双侧。单侧肾切除术（为更常用的手术方法）后只要健侧肾存在就不会影响肾功能。然而，双侧肾切除术（或孤立肾切除）后需要终生透析或肾移植以维持肾功能。

肾切除的四种主要类型包括：

1. 部分肾切除术——切除肾的一部分。
2. 单纯肾切除术——切除整个肾。
3. 根治性肾切除术——切除整个肾及周围脂肪组织。
4. 肾输尿管切除术——切除整个肾、周围脂肪及全部输尿管。

患者准备

如果患者准备行单侧肾切除，应使其放心一侧健康肾足以维持肾功能。如果手术切除双肾或唯一的一个肾，患者应为今后生活方式的根本性改变做好准备，最重要的是需要定期透析。

监测和术后护理

肾切除术后，应采取以下步骤：

- 严密监测心率、输液量和输液类型。记住：液体治疗的错误对孤立肾患者有显著的破坏性。
- 术后前 24～48 小时内每 4 小时检查患者的敷料和引流，然后改为每天一次以评估引流量和性状，并要保持其引流通畅。

家庭护理指导

出院前，指导患者：

- 监测出入量，并解释出入量如何有助于评估肾功能。
- 遵从医师对于液体摄入和饮食限制的指导。
- 参加随访检查以评估肾功能和可能的并发症。

• 如果出现尿量明显减少、发热、寒战、血尿或肋、腹部疼痛，立即通知医师。

• 在得到医师的允许前，避免过度活动、举重物和进行性活动。

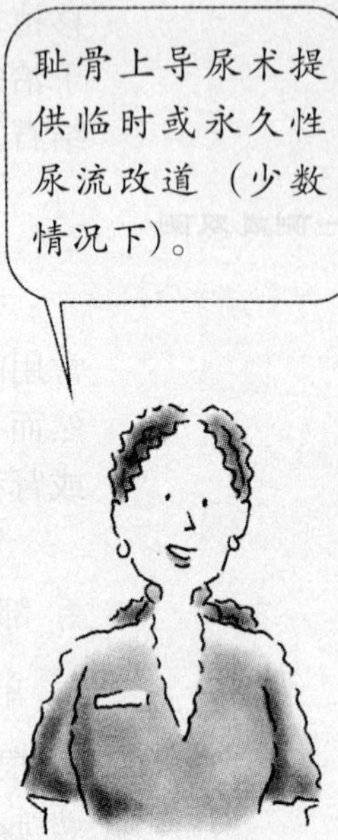

耻骨上导尿术

耻骨上导尿术是一种连接到密闭引流系统的尿流改道，它是通过耻骨上方区域经皮向膀胱内插入导管。

改道方法

通常，耻骨上导尿术是为妇科手术、膀胱手术或前列腺切除术后提供临时性尿流改道，以及解除结石、严重尿道狭窄或骨盆创伤引起的梗阻。在少数情况下，它可作为永久性尿流改道，从而解除不能手术切除的肿瘤所致的梗阻。

患者准备

向患者说明手术操作，告知患者医师将通过腹部皮肤插入一根软塑料管进入膀胱并使其与外面的尿袋相连。同时告知患者这种操作在局部麻醉下进行，没有或仅有轻微不适，需时15～45分钟。

监测和术后护理

手术后，采取以下措施：

• 确保引流充分和通畅，置入后24小时内至少每小时检查一次耻骨上导管。确保尿袋低于膀胱水平以促进引流并防止反流，反流可导致感染。

• 将导管安全地固定在腹部皮肤上以减少张力和防止其脱落。防止导管打折，可使导管轻微弯曲，但不要打折。

• 经常检查敷料，至少每天更换一次或遵医嘱。观察导管周围皮肤的感染征象及有无结壳。

家庭护理指导

出院前，指导患者：

• 更换敷料，排空和重新接上尿袋。

• 大量饮水。

• 与推荐的医师保持随诊。

• 与肠造口术医师见面以帮助管理尿道改流。

• 立即向医师汇报感染或结壳的症状或体征，如引流液变色或恶臭、引流不畅和造瘘管部位的红肿和压痛。

经尿道膀胱部分切除术（TURB）

经尿道膀胱部分切除术是一种相对快捷而简单的手术，通过尿道将电切镜插入膀胱以切除病变（也可用 Nd:YAG 激光）。此手术最常用于治疗表浅和早期的膀胱癌，也可用于切除良性乳头状瘤或松解膀胱颈的纤维化。这种治疗不适用于大的、浸润性或转移性膀胱癌。

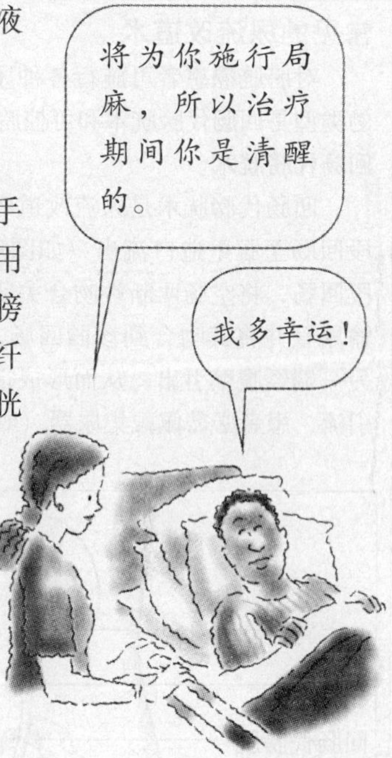

患者准备

告知患者他将接受局麻或全麻。如果进行局麻，向患者解释治疗期间他是清醒的。同时告知患者术后将留置尿管 1～5 天以保证尿液的引流。

监测和术后护理

经尿道膀胱部分切除术后，采取以下措施：

• 保持足够的液体摄入并仔细护理尿管，包括经常冲洗（医师可能下达持续或间断冲洗的医嘱，特别是如果切除已经止血的大血管处病变）。

• 观察尿液引流有无出血。记住：经尿道膀胱部分切除术后可有轻度血尿。但如果颜色过深或血尿过多应立即通知医师。

• 评估膀胱穿孔的症状和体征，包括腹痛和板样腹、发热，以及尽管体液充足患者仍出现尿量减少。

家庭护理指导

出院前，指导患者：

• 报告可提示泌尿系统感染的持续几周的血尿或出血，以及发热、寒战或胁、腹部疼痛。

• 大量饮水（每天 10 杯）、2～3 小时排尿 1 次，以减少血凝块形成、尿道梗阻和泌尿系统感染的危险。

• 观察尿急情况。

• 没有医师的医嘱，禁止行性生活或其他剧烈活动，避免提举重量在 4.5kg 以上的物体和持续服用通便剂或其他泻药。

• 保持与推荐的医师随诊。

常见的尿流改道术

对膀胱癌患者可施行各种尿流改道，两种最常见的类型是回肠代膀胱术和可控膀胱造口术。

回肠代膀胱术

回肠代膀胱术是尿流改道的首选方法，尿液经一段回肠至腹壁造口流出（如图所示）。手术中切取一段回肠，将空肠两断端吻合关闭。然后从膀胱上切断输尿管并将其吻合到该段回肠，回肠一端缝合封闭，另一端经腹壁引出，从而形成造口。由于持续性尿液引流，患者必需佩戴集尿器（或袋）。

可控膀胱造口术

可控膀胱造口术也称为Kock囊，是回肠代膀胱术的另一种选择。该手术可使尿液排到由部分膀胱壁重建而成的储尿囊中。由膀胱壁部分形成的一端被引出腹壁形成造口，通过造口储尿袋排空尿液。储尿袋的另一端内部为由膀胱壁做成的乳头状活瓣。输尿管颈部可被关闭。从造瘘口插入尿管到储尿囊可引流出存积的尿液。

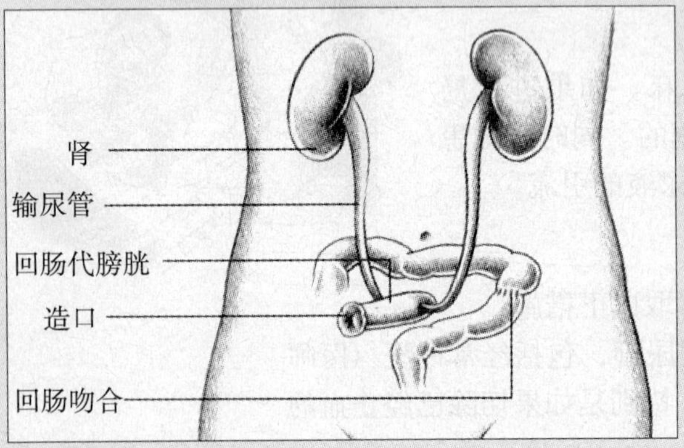

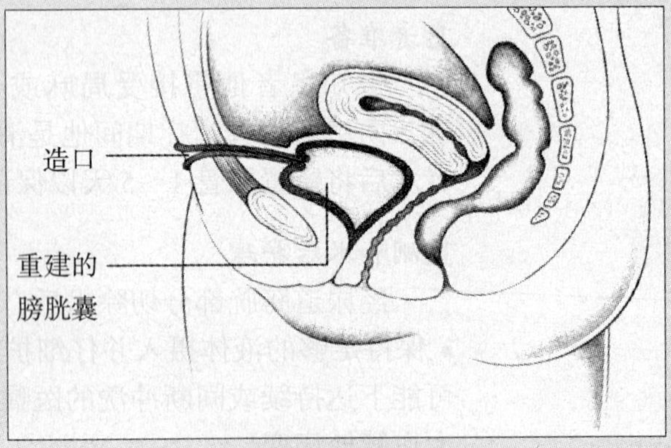

尿流改道术

尿流改道术为疾病或影响正常尿流通过膀胱的畸形提供了一种替代的排尿途径。最常用于全部或部分膀胱切除术的患者，还可用于先天性尿道缺损或严重的难以控制的威胁肾功能的尿路感染、输尿管、膀胱或尿道损伤、恶性肿瘤梗阻或神经源性膀胱的患者。

尿流改道术可有多种类型，最常见的两种是回肠代膀胱和可控性膀胱造口术（见：常见尿流改道术）。

患者准备

手术前，采取以下步骤：

- 为患者造口的位置和部位做准备。如果患者拟行回肠代膀胱，说明造口将位于下腹部，可能在腰以下。如果患者拟行可控膀胱造口术，向患者说明准确的造口部位通常在手术中根据可利用的通畅输尿管长度而定。
- 复习肠造口治疗师关于患者术后应用的尿液收集器的说明。

监测和术后护理

手术后，采取以下步骤：

- 仔细检查和记录尿量。如有尿量的减少应报告，这可能提示因术后水肿或输尿管狭窄引起的梗阻。
- 进行常规造口保养。确保收集装置紧密固定在造口周围，造口与集尿器之间的皮肤接触平面不超过 0.3cm。定期检查造口外形和周围皮肤。

家庭护理指导

出院前，指导患者：

- 进行合适的造口护理或造口自行导尿。
- 观察并报告并发症的症状和体征，如发热、寒战、腹痛、血尿或脓尿。
- 坚持定期到医师和肠造口治疗师处随访以评估造口的护理和对收集尿液的器具进行必要的更改。
- 与美国造口协会等支持组织保持联系。

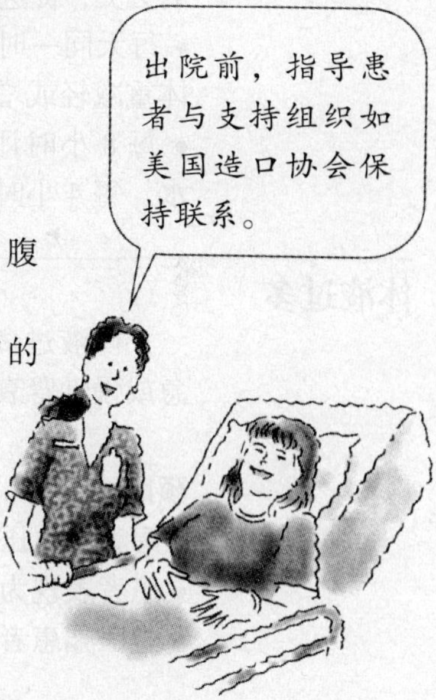

护理诊断

护理肾或泌尿系统疾病患者时，将会经常使用到一些护理诊断。以下就是这些护理诊断以及适当的护理干预及理由。

体液不足

液体不足与急性丢失有关，可能与透析、大量利尿药的应用、肾衰竭或代谢性酸中毒有关。

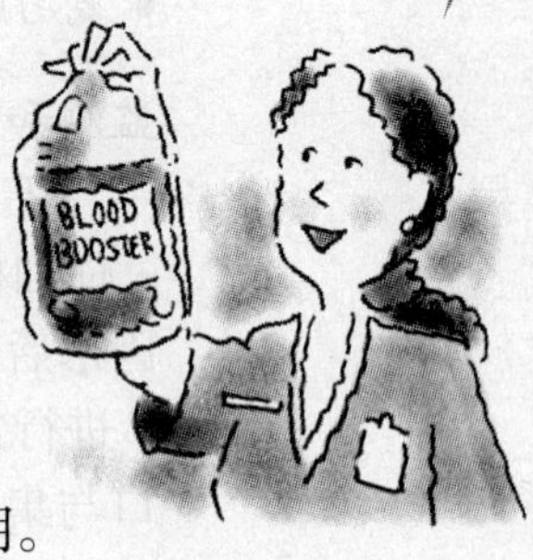

预期结果

- 患者显示正常的皮肤颜色和温度。
- 患者产生足够的尿量。
- 患者的尿比重保持在1.005～1.030。

护理干预及理由

- 每2小时或尽可能经常监测并记录生命体征直至病情平稳。然后每4小时监测并记录一次生命体征。心动过速、呼吸困难或低血压可能提示液量不足或电解质紊乱。
- 每1～4小时测量出入量。记录并汇报明显的变化。包括尿液、粪便、呕吐物、伤口引流液和其他任何出量。尿量少和尿比重高提示低血容量。
- 输液、输血、输血制品或血浆扩容剂以补充液体和全血的丢失，促进液体进入血管内。监测并记录疗效和任何副作用。
- 每天同一时间测量患者的体重以得出更准确和连贯的数据。体重减轻或增加是反映体液状态的一个好指标。
- 每8小时评估一次皮肤充盈情况和口腔黏膜以检查有无脱水。每4小时给予一次细致的口腔护理以避免口腔黏膜脱水。

体液过多

体液过多与调节机制减退有关，可能与急性肾小球肾炎、急或慢性肾衰竭、肾盂肾炎或其他肾疾病有关。

预期结果

- 患者的血压不高于130/80mmHg。
- 患者表现为心电图无高血钾的征象。
- 遵医嘱患者保持液体摄入量。

护理干预及理由

- 至少每4小时监测一次血压、脉搏、心律、体温和呼吸音。记录并报告其变化。上述指标的变化可能提示体液或电解质状态的改变。

• 至少每 4 小时一次仔细监测出入量及尿比重。入量大于出量或比重升高可能提示有体液潴留或超负荷。

• 监测 BUN、肌酐、电解质和血红蛋白以及红细胞压积。BUN 和肌酐水平提示肾功能，电解质、血红蛋白和红细胞压积反映体液状况。

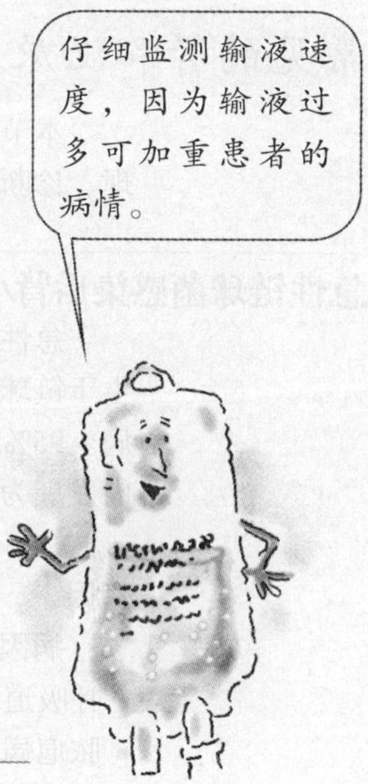

测量体重

• 遵医嘱每日早餐前称体重以提供连续性数据。检查体液潴留的征象如坠积性水肿、骶部水肿或腹水。

• 遵医嘱输液。仔细监测输液速度，因为输液过多会加重患者的病情。

• 如果允许口服补液，帮助患者制定摄入液体的计划。让患者参与以增强其依从性。

• 评估皮肤充盈情况以监测有无脱水。

急迫性尿失禁

急迫性尿失禁与膀胱的容量减少有关，可发生于急性膀胱感染、膀胱梗阻和间质性膀胱炎等疾病。

预期结果

• 患者尿失禁发生的频率降低。

• 患者舒适感增加。

• 患者展示控制尿失禁的技巧。

护理干预及理由

• 观察排尿方式并记录出入量以确保正确的液体替换治疗，并提供有关患者合适排尿能力的信息。

• 提供适当的现有泌尿系统疾病护理，监测病情进展并汇报患者对治疗的反应。患者应得到足够而合格的护理并尽可能多地理解和参与护理。

• 除非有禁忌证，每天保持摄入 3 升液体以湿润黏膜和保证体液，患者晚饭后饮水量应少于 150ml 以减少夜间排尿的需要。

• 向患者及家属解释泌尿系统疾病，包括预防措施和建立膀胱排尿计划的指导。患者的教育由教育评估开始并取决于护士与患者及家属建立的治疗关系。

常见的肾和泌尿系统疾病

本节讨论最常见的肾和泌尿系疾病，包括病因、临床表现、诊断检查、治疗、护理干预、患者宣教推荐及评估标准。

急性链球菌感染后肾小球肾炎

急性链球菌感染后肾小球肾炎是双侧肾小球的炎症，常发生于链球菌感染。最常见于3～10岁男孩，但任何年龄均可发病。95%的儿童及70%的成人可完全康复，其余的可在几个月内发展为慢性肾衰竭。

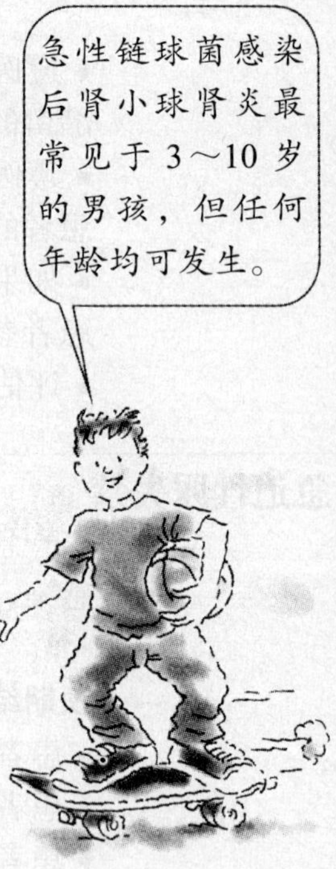

病因

病因包括：

- 呼吸道链球菌感染。
- 脓疱病。
- IgA肾病（Berger病）。
- 脂性肾病。

病理生理学

急性链球菌感染后肾小球肾炎是由于A群链球菌感染后抗原–抗体复合物沉积在肾小球毛细血管膜引起的。抗原刺激抗体产生。循环的抗原–抗体复合物沉积在肾小球毛细血管。

多相过程

当复合物刺激释放可破坏细胞和可使膜渗透性增加的免疫物质时就会发生肾小球损害。肾小球损害及肾功能不全的严重程度根据受损部位的大小、数量、位置、持续时间及抗原–抗体复合物的类型而定。

临床表现

通常，本病发生于未治疗的咽炎后1～3周内，最常见的症状是：

- 轻到中度水肿。
- 氮质血症。
- 血尿（烟雾状或咖啡色尿）。

• 少尿（少于 400ml/d）。
• 乏力。
• 轻至重度高血压。
• 水或钠潴留。

辅助检查

• 血液检测提示电解质、BUN、肌酐水平升高。
• 尿常规检查提示红细胞、白细胞、混合管型和蛋白尿。
• 抗链“O”滴度升高（占 80%的患者），链球菌酶和抗脱氧核糖核酸酶 B 滴度升高，血清补体水平下降证实近期有链球菌感染。
• 咽拭子培养可显示 A 群溶血性链球菌。
• KUB X 线平片显示双侧肾增大。

治疗

治疗的目的是缓解症状和预防并发症。强化的支持护理包括卧床休息、限制液体及盐的摄入、纠正电解质失衡（可能需要透析，虽然很少用）。治疗可包括利尿剂如呋塞米以减少细胞外液负荷和降压药物如肼屈嗪。应用抗生素预防继发感染或传播给其他人群存在争议。

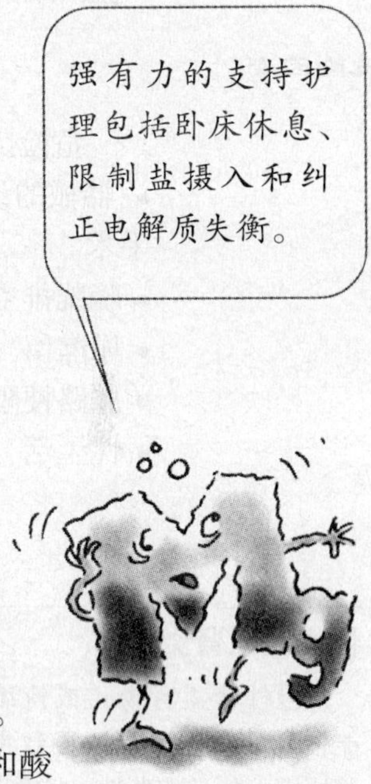

护理事项

• 急性发作期卧床休息。随症状的缓解让患者逐渐恢复正常活动，本病通常在 2 周内缓解。
• 监测生命体征、电解质浓度、出入量和每天的体重。
• 通过每天监测血肌酐、BUN 及尿肌酐清除率评估肾功能。
• 观察并立即报告急性肾衰竭的征象（如无尿、氮质血症和酸中毒）。

保证能量摄入

• 咨询营养医师以提供高热量、低蛋白、低钠、低钾和液体少的饮食。
• 评估患者。治疗成功后，患者血肌酐和 BUN 及尿肌酐清除率均正常，无并发症。准备高热量、低蛋白饮食并进行必要的随访检查（见：急性链球菌感染后肾小球肾炎宣教要点）。

急性肾盂肾炎

急性肾盂肾炎是最常见的肾疾病之一，是一种突发性细菌感染。它主要侵犯肾间质、肾盂，较少侵犯肾小管。经过治疗和持续性后续护理，预后良好。广泛的永久性损害极少见（见：慢性肾盂肾炎详解）。

病因

慢性肾盂肾炎的病因包括：

- 感染。
- 血液或淋巴播散。

危险因素

危险因素包括：

- 器械的诊断性和治疗性使用，如导尿、膀胱镜或泌尿系统手术。
- 膀胱排空障碍。
- 尿潴留。
- 尿路梗阻。
- 性生活（女性）。

教育园地

急性链球菌感染后肾小球肾炎宣教要点

- 强调患者在恢复期内进行定期评估血压、尿蛋白和肾功能的必要性。
- 告知患者有必要进行随访检查以发现慢性肾衰竭。在疾病恢复后，在非特异性病毒感染期间可再次出现血尿，尿液检查异常可持续数年。
- 建议有慢性上呼吸道感染病史的患者立即报告感染的症状和体征（如发热或咽喉疼痛）。
- 鼓励有本病病史的孕妇经常进行医学评估，因为妊娠进一步压迫肾并增加了慢性肾衰竭的危险。

慢性肾盂肾炎详解

慢性肾盂肾炎，或持续性肾炎症，能使肾发生瘢痕化并导致慢性肾衰竭。其原因可能是细菌性、转移性或尿源性。本病最常见于易复发急性肾盂肾炎的患者，如有尿路梗阻或膀胱输尿管反流的患者。

症状和体征

慢性肾盂肾炎的患者可有儿童期不明原因的发热或尿床史。症状和体征包括肋腹痛、贫血、尿比重低、蛋白尿、尿中白细胞和特别在晚期的高血压。慢性肾盂肾炎很少发展为尿毒症，除非泌尿系统有结构性异常。菌尿可为间断性。尿中未发现细菌时，诊断需要依靠分泌性尿路造影术（可见肾盂缩小、变平）和肾组织活检。

治疗

治疗需要控制高血压，去除存在的梗阻（可能的话）和长期抗菌治疗。

• 使用阴道隔膜或带有杀精凝胶的避孕套。
• 妊娠。
• 糖尿病。
• 其他肾疾病。

病理生理学

通常，感染由膀胱播散到输尿管，再到肾。反流到肾组织内的细菌可在24～48小时内形成感染性菌落。

临床表现

肾盂肾炎的症状和体征包括：
• 尿急和尿频。
• 小便烧灼感。
• 排尿困难、夜尿增多和血尿。
• 尿液混浊带有氨味或鱼腥味。
• 体温达到38.9℃或更高。
• 寒战。
• 肋腹部疼痛。
• 食欲减退。
• 全身乏力。

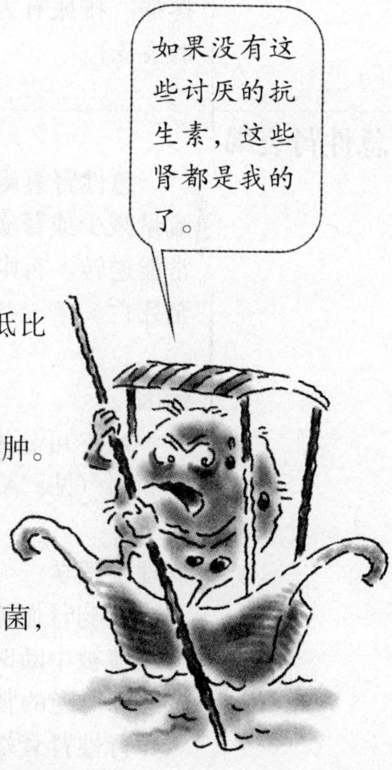

辅助检查

• 尿液分析提示脓尿，可能有少量红细胞，低渗和低比重，pH弱碱性，可能有蛋白尿、尿糖和酮体。
• 尿培养显示细菌>100 000/μl。
• KUB X线平片可提示肾或泌尿道的结石、肿瘤或囊肿。
• 分泌性尿路造影可提示两侧肾不对称。

治疗

治疗的核心是通过尿培养和药敏试验后明确病原菌，选择针对病原菌应用合适的抗生素治疗。

广谱抗生素

不能确定致病菌时，常选用广谱抗生素治疗。如患者为孕妇，必须慎重选用抗生素。也可应用泌尿道镇痛药如非那吡啶。

抗生素治疗几天后，患者的症状和体征可能消失。虽然尿液常在48～72小时内转为无菌，但这种治疗的疗程应在10～14天。后续治疗包括停药一周后行尿培养，然后在接下来的一年中，定期复查以监测残余感染或感染复发。大多数轻度感染的患者对治疗很敏感且不再复发。

梗阻或膀胱输尿管反流引起的感染可能对抗生素不太敏感。为了解除梗阻或矫正畸形，此时患者可能需要行手术治疗。反复发作尿路感染和肾感染的高危患者，如长期留置尿管和维持抗生素治疗的患者，需要长期随访护理。

护理事项

- 如有发热可给予退热剂。
- 鼓励增加液体摄入以使尿量大于2000ml/d。但不鼓励摄入量超过2～3L，因为这样会降低抗生素的功效。
- 评估患者。痊愈的患者应体温正常、无尿路不适及肋腹部疼痛、排尿有力和遵医嘱服用抗生素（见：急性肾盂肾炎宣教要点）。

> 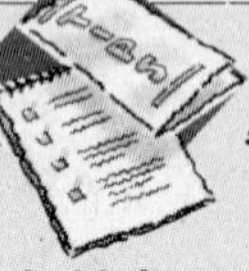
>
> **教育园地**
>
> **急性肾盂肾炎宣教要点**
>
> - 向患者宣教收集清洁尿液标本的合适方法，告知患者务必在30分钟内保鲜尿标本以防止细菌过度生长。
> - 强调即使在症状和体征消退后仍需完成医嘱规定的抗生素治疗。
> - 建议慢性尿路感染的患者定期常规检查，向患者宣教辨认感染的体征和症状，如尿液混浊、排尿烧灼感、尿急、尿频，特别是伴发低热。
> - 鼓励高危患者长期随访。

急性肾衰竭

急性肾衰竭（acute renal failure，ARF）是梗阻、循环血流量减少或肾实质疾病引起的肾功能突然停止。通过治疗通常能逆转。否则，ARF可进展为肾疾病的终末期、尿毒症甚至死亡。

病因

ARF可分为肾前性、肾性和肾后性。每种类型都有各自的病因（见：ARF的病因）。

病理生理学

影响肾血流量（低灌注）的疾病可导致肾前性肾衰竭。肾血流被中断时，氧传输也被中断。低氧血症和缺血可导致快速不可逆的肾损伤。肾小管最容易受到低氧血症的影响。

肾性肾衰竭是由于肾滤过结构的损害所导致。肾性肾衰

ARF 的病因

ARF 可分为肾前性、肾性或肾后性。所有引起肾前性肾衰竭的疾病均可破坏入肾血流（肾灌注），导致肾小球滤过率下降和肾小管对钠和水的重吸收增多。肾性肾衰竭是由于肾本身的损害所导致。肾后性肾衰竭是由于尿路排泄梗阻所致。下表显示了 ARF 各型的原因：

肾前性肾衰竭

心血管疾病

- 心律失常
- 心包填塞
- 心源性休克
- 心力衰竭
- 心肌梗死

低血容量

- 烧伤
- 脱水
- 利尿剂过量使用
- 出血
- 低血容量性休克
- 外伤

外周性血管扩张

- 降压药物
- 败血症

肾血管堵塞

- 动脉栓塞
- 动脉或静脉血栓形成
- 肿瘤

严重的血管收缩

- 弥散性血管内凝血
- 惊厥
- 恶性高血压
- 脉管炎

肾性肾衰竭

急性肾小管坏死

- 未发现或未治疗的肾前性肾衰竭所致的肾实质损害
- 肾毒素，包括麻醉剂如甲氧氟烷，抗生素如庆大霉素，重金属如铅、造影剂和有机溶剂
- 妇产科并发症，如惊厥、产后肾衰竭、感染性流产和子宫出血
- 溶血，如挤压伤、肌病、败血症和输血反应

其他实质性疾病

- 急性肾小球肾炎
- 急性间质性肾炎
- 急性肾盂肾炎
- 双侧肾静脉血栓形成
- 恶性肾小球硬化
- 肾乳头坏死
- 结节性动脉周围炎（动脉炎症性疾病）
- 肾骨髓瘤
- 镰状细胞病
- 系统性红斑狼疮
- 脉管炎

肾后性肾衰竭

膀胱梗阻

- 抗胆碱能药物
- 自主神经功能紊乱
- 感染
- 肿瘤

输尿管梗阻

- 血凝块
- 结石
- 水肿或炎症
- 肾乳头坏死
- 腹膜后纤维化或出血
- 外科手术（意外结扎）
- 肿瘤
- 尿酸结晶

尿道梗阻

- 前列腺增生或肿瘤
- 狭窄

竭的原因分为肾毒性、炎症性或缺血性。损伤由肾中毒或炎症导致时，肾基底膜发生不可逆性损伤，通常导致慢性肾衰竭。

严重的长时间缺血可导致肾损害（缺血性肾损伤）和血液中氮含量过多（内源性氮质血症）。

肾后性肾衰竭是双侧尿路梗阻的结果，病因可位于膀胱、输尿管或尿道。

临床表现

急性肾衰竭的症状和体征包括：

- 少尿（通常是最早的征兆）。
- 食欲不振。
- 恶心和呕吐。
- 腹泻或便秘。
- 口腔炎。
- 胃肠道出血。
- 呕血。
- 黏膜干燥。
- 尿毒性呼气。
- 低血压。

辅助检查

- 血液检查提示尿素氮、肌酐和血钾水平升高以及 pH、碳酸氢盐、血红蛋白和红细胞压积降低。
- 尿标本提示管型、细胞碎屑、尿比重减低，在肾小球疾病时，有蛋白尿，尿渗透压接近于血浆渗透压。如果少尿是由于灌注减少所致，尿钠浓度可低于 20mEq/L。如果少尿是由实质性病变引起，尿钠浓度大于 40mEq/L。
- 肌酐清除率可测量肾小球滤过率，并且用来评估残余有功能的肾单位数量。

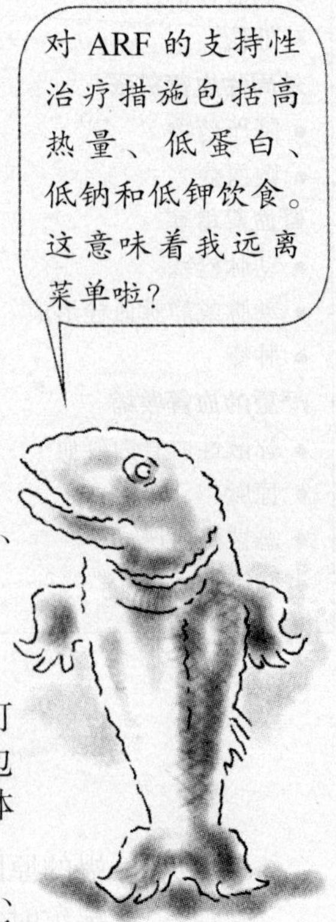

影像学检查

- 其他检查包括肾超声、肾扫描、CT 扫描、逆行肾盂造影、MRI 和腹部、肾、输尿管及膀胱 X 线平片。

治疗

ARF 的主要治疗目的是重建有效的肾功能，以及如有可能，维持内环境的稳定，尽管有短暂性肾衰竭。支持性措施包括高热量、低蛋白、低钠和低钾饮食，补充维生素并限制液体量。仔细的电解质监测对发现高钾血症是十分必要的。

如果发生高钾血症，紧急治疗包括透析，给予碳酸氢钠、高渗葡萄糖及静脉滴注胰岛素，所有静脉注射用的聚磺苯乙烯均可经口或灌肠法从体内排钾。如果这些方法不能控制尿毒症症状，患者可能需要血液透析或腹膜透析。

护理事项

- 测量并记录出入量，包括所有体液，如伤口引流液、胃管引流量和腹泻。每天给患者称体重。
- 评估 HCT 和 Hb 水平，并遵医嘱补充血液成分。如果患者易发生心力衰竭和不能耐受过多液体量时，不要使用全血。
- 监测生命体征。
- 观察并报告心包炎（如胸膜炎的胸痛、心动过速和心包摩擦音）、肾灌注不足（如低血压）或酸中毒的任何症状或体征。
- 保持患者的营养状态。提供高热量、低蛋白、低钠和低钾饮食，添加维生素成分。给厌食患者少食多餐。

教育园地

ARF 宣教要点

- 指导患者遵从富含维生素的高热量、低蛋白、低钠和低钾饮食。
- 如果患者需要透析，向患者说明在治疗期间使用的仪器并监测透析类型所涉及的项目。
- 说明限制液体的重要性和每天测量体重的必要性。

不适期间

- 维持电解质平衡。严格监测血钾浓度。观察高钾的症状（如不适、食欲缺乏、感觉异常和肌无力）和 ECG 改变（包括 T 波高耸、宽大的 QRS 波和 P 波消失）并立即记录这些情况。不要使用含钾药物。
- 根据需要辅以血液透析或腹膜透析。
- 评估患者。成功治疗后，患者体重无增加，生命体征稳定，没有并发症或感染征象，能公开探讨所患的疾病，血液检查值正常。患者准备在家遵循饮食和必要的药物治疗方案（见：ARF 宣教要点）。

慢性肾小球肾炎

慢性肾小球肾炎为一种缓慢进展的非感染性疾病，以肾小球的炎症为特征。在进展期开始前临床症状不明显。慢性肾小球肾炎出现症状时，它通常是不可逆的。本病最终导致肾衰竭。

慢性肾小球肾炎出现症状时，它通常是不可逆的。

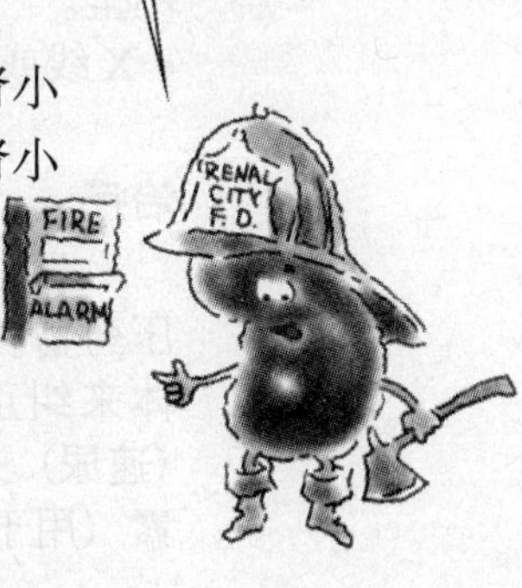

病因

- 膜增生性肾小球肾炎。
- 膜性肾病。
- 局灶性肾小球硬化症。
- 链球菌感染后肾小球肾炎。

归咎于全身性疾病

全身性病因包括：

- 红斑狼疮。
- Goodpasture 综合征。
- 溶血性尿毒症综合征。

病理生理学

发生本病的肾小球炎症可导致硬化、瘢痕和最终的肾衰竭。

临床表现

本病通常隐匿性发病且无任何症状，通常历时多年。然而，本病可能随时突然进展。初始阶段包括：

- 肾病综合征（nephrotic syndrome，NS）。
- 高血压。
- 蛋白尿。
- 血尿。

晚期表现包括氮质血症、恶心、呕吐、瘙痒、呼吸困难、不适、易疲劳、轻到重度贫血以及严重高血压，可引起心脏肥大，导致心力衰竭。

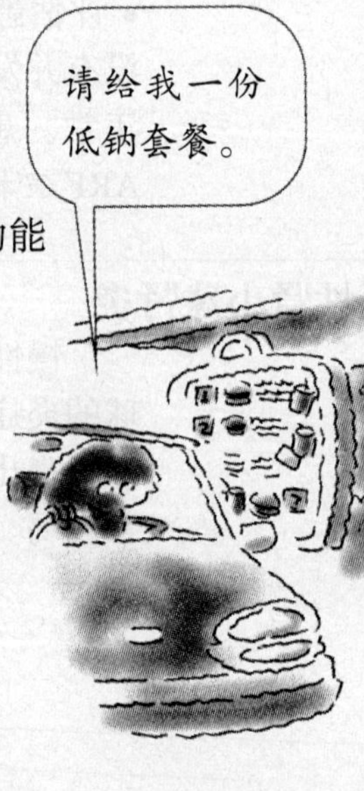

辅助检查

- 尿液分析提示蛋白尿、血尿、管型尿和红细胞管型。
- 血液检查出现血 BUN 和肌酐水平升高，提示进展为肾功能不全。
- X 线或超声检查显示肾缩小。

治疗

非特异性和对症治疗是必要的。治疗的目标是服用降压药物和进食低钠饮食以控制高血压；通过限制或补充液体来纠正液体和电解质失衡；通过服用利尿剂如呋塞米（速尿）来减轻水肿并预防心力衰竭。治疗措施还包括抗生素（用于有症状的泌尿道感染）、透析或移植。

护理事项

- 给患者提供支持性护理，重点在于持续性观察和对患者的宣教。
- 监测生命体征、出入量，并每天称重以评估体液潴留。观察液体、电解质、酸碱失衡的征象。
- 咨询营养学家以制定有适量蛋白质的低钠、高热量食谱。
- 遵医嘱给药，并提供良好的口腔卫生和皮肤护理（因为有瘙痒和水肿）。
- 评估患者。成功治疗后，患者生命体征正常，在遵守饮食和药物治疗方案后无体重增加。患者无并发症征象，准备在家中继续维持饮食和药物治疗方案。患者可公开表达对疾病的感受，且对必要的操作显示出良好的理解（见：慢性肾小球肾炎宣教要点）。

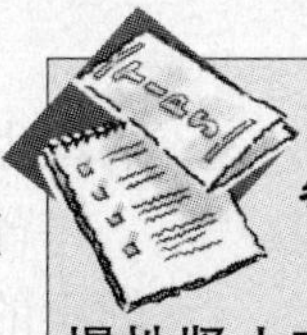

教育园地

慢性肾小球肾炎宣教要点

- 指导患者继续按计划服用医嘱开具的抗高血压药物，即使患者感觉较好，并报告任何副作用。
- 建议患者早晨服用利尿剂，以免因排尿而影响睡眠。向患者宣教如何评估踝部水肿。
- 告诫患者报告感染征象，特别是泌尿道感染，避免接触传染性的人群。
- 劝告患者随访检查肾功能。通过鼓励患者表达自己的感觉来帮助患者适应疾病。
- 提前解释所有必要的操作并回答患者有关操作的问题。

慢性肾衰竭

慢性肾衰竭是典型的肾功能逐渐发展为丧失的结果，偶尔由急性发作的快速进展的疾病导致。在超过75%的肾小球滤过功能消失前，患者很少出现症状和体征。而后残存的正常肾实质逐渐恶化，随肾功能减退症状和体征加重。如果疾病一直未被检查所发现，可导致尿毒症性毒素积聚并产生对所有主要器官、系统有潜在致命性的生理改变。

病因

慢性肾衰的病因包括：

- 慢性肾小球疾病如肾小球肾炎。
- 慢性感染，如慢性肾盂肾炎和肾结核。
- 先天性异常如多囊肾。
- 血管性疾病，如肾小球硬化和高血压。
- 梗阻性疾病如结石。
- 胶原组织疾病如系统性红斑狼疮。
- 肾毒性药物如长期氨基糖苷类药物治疗。
- 内分泌疾病如糖尿病神经性病变。
- 对治疗无反应的急性肾衰竭。

病理生理学

肾单位损伤是进行性的。肾单位受损时就不能发挥功能。健康的肾单位通过增大和增加清除能力来代偿受损的肾单位。肾可维持相对正常的功能直到约75%的肾单位出现功能障碍。

不能忍受的负担

最终，健康肾小球负担过度而出现硬化和僵硬，并导致肾单位毁损。如果本病持续未被检查出来，毒素将积聚并产生的对所有主要器官、系统有潜在性的致命性改变。

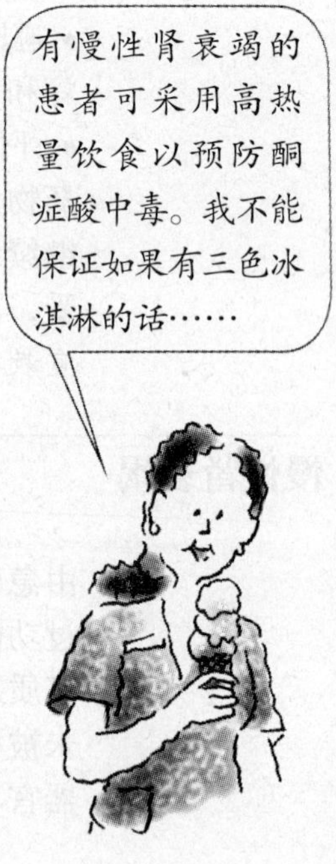

临床表现

肾衰竭的严重程度部分决定了临床表现的发生频率和严重程度（见：慢性肾衰竭的影响）。

辅助检查

- 肌酐清除率试验可判断慢性肾衰竭的阶段。当GRF在40～70ml/min时，出现肾功能储备减少；GRF在20～40ml/min时出现肾功能不全；GRF在10～20ml/min时出现肾衰竭；终末阶段的肾病GRF低于10ml/min。
- 血液化验提示BUN、肌酐和钾水平增高；动脉血pH、碳酸氢盐水平下降，Hb及HCT水平降低。
- 尿比重固定在1.010。根据病因不同，尿液分析可显示蛋白尿、尿糖、红细胞、白细胞和管型。
- X线检查包括KUB平片、分泌性尿路造影、肾X线断层照相术、肾扫描和肾动脉造影。
- 肾活检可对潜在性病变做出组织学鉴定。

治疗

疾病早期的主要治疗目标是保护现存的肾功能和纠正特异性症状。保守措施包括给予低蛋白饮食以减少肾不能清除的蛋白质代谢终末产物的产生。然而，对长期接受腹膜透析的患者应给予高蛋白饮食。高热量饮食可防止酮症酸中毒和导致分解代谢和组织萎缩的负氮平衡。这种饮食也要限制钠和钾的摄入。维持体液平衡需要仔细监测生命体征、体重变化和尿量。

慢性肾衰竭的影响

慢性肾衰竭可影响身体的每一个主要的系统。

肾和泌尿系统

- 首先，盐的消耗和随后的低钠血症引起低血压、口干、皮肤弹性降低、无精打采、疲劳和恶心
- 随后，出现嗜睡和意识模糊
- 由于功能性肾单位的减少和随后的肾排钠障碍导致钠潴留和超负荷
- 钾的蓄积导致肌肉兴奋性增高，随后出现肌无力
- 钠潴留引起液体超负荷，碳酸氢盐丢失引起代谢性酸中毒
- 含有管型和结晶的稀释性尿液尿量减少

心血管系统

- 高血压
- 心律失常(包括危及生命的室性心动过速和室颤)
- 心肌病
- 尿毒症性心包炎
- 可能导致心包填塞的心包渗出
- 心力衰竭和外周水肿

呼吸系统

- 肺巨噬细胞活性降低
- 心力衰竭增加了感染、肺水肿、胸膜炎疼痛、胸膜摩擦和渗出、尿毒症胸膜炎和尿毒症肺（或尿毒症肺炎）、呼吸困难的易患性以及酸中毒时的 Kussmaul 呼吸。

消化系统

- 胃肠黏膜的炎症和溃疡引起口炎、牙龈溃疡出血以及可能的腮腺炎、食管炎、胃炎、十二指肠溃疡、大小肠病变以及尿毒症结肠炎、胰腺炎和直肠炎。
- 口腔内金属异味
- 尿毒症口臭（呼吸有氨味）
- 食欲减退
- 恶心和呕吐

皮肤

- 通常为苍白、淡黄青铜色及干燥和鳞状皮肤
- 严重的瘙痒
- 紫癜
- 瘀斑
- 瘀点
- 尿毒症霜（常出现在病情危重或终末期病患者）
- 有特殊条纹的薄而脆的指甲.
- 可改变颜色和容易脱落的干燥、易脆的头发

神经系统

- 不宁腿综合征（外周神经病变最早症状之一）引起腿和足的疼痛、烧灼和瘙痒。这些症状可通过主动摇晃、活动或振动得到缓解。
- 最后，出现感觉异常和运动神经功能障碍（通常有双足下垂），除非开始透析
- 肌肉痉挛和抽搐
- 记忆力减退和注意力分散
- 情感淡漠、嗜睡、易怒和意识障碍
- 昏迷
- 癫痫发作
- 提示代谢性脑病的 ECG 改变

内分泌系统

- 儿童表现为矮小的生长方式(即使生长激素水平升高)
- 两性不孕、不育和性欲下降
- 女性表现为闭经和停经
- 男性表现为阳痿和精子生成量减少
- 醛固酮分泌增加
- 糖类代谢受损

造血系统

- 贫血
- 红细胞生存时间缩短
- 透析和胃肠道出血导致失血
- 轻度的血小板减少症
- 血小板缺乏
- 出、凝血疾病增加，如紫癜、口腔出血、易擦伤、瘀斑和瘀点

肌肉、骨骼系统

- 肌肉和骨骼疼痛、骨质疏松、病理性骨折和由钙、磷代谢失衡和随之发生的甲状旁腺激素失调引起的脑、眼、牙龈、关节、心肌和血管的钙化
- 动脉钙化引起的冠心病
- 儿童时的肾病性佝偻病

药物治疗

药物治疗常可缓解相关的症状和体征，但经肾排泄的药物需要调整剂量。避免使用含镁的抗酸药物和泻药以预防镁中毒。常用于治疗慢性肾衰竭的药物包括：

- 止痒剂，如苯海拉明缓解瘙痒，碳酸钙降低血磷酸盐水平。
- 维生素补充剂（尤其是 B 族维生素和维生素 D）和必需氨基酸以补充因摄入不足（厌食或饮食限制所致）、代谢变化（尿毒症和药物所致）或透析时维生素丢失过多所引起的缺乏。
- 袢利尿剂，如呋塞米（如果部分肾功能保存的话），同时限制液体摄入以减少液体潴留。
- 地高辛，用以减轻水肿。
- 抗高血压药物，控制血压和相关性水肿。
- 饭前服用止吐药以缓解恶心和呕吐。
- 法莫替丁和尼莫替丁，可减轻胃的刺激。
- 多库酯，有助于预防便秘。

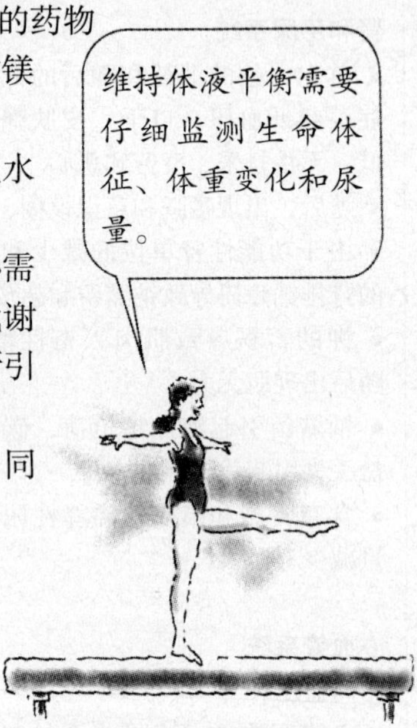

贫血相关问题

贫血需补充铁和叶酸；严重贫血需要输入新鲜冷冻浓缩红细胞或洗涤浓缩红细胞。即便如此，输血只是暂时性缓解贫血。使用促红细胞生成素 -α 可增加红细胞生成。治疗还包括清洁灌肠以通过大便常规分析检测胃肠道出血。

透析的困境

血液透析或腹膜透析（尤其是连续性非卧床腹膜透析和连续性循环腹膜透析技术）可有助于控制晚期肾病的大多数症状。更换透析液可纠正水和电解质紊乱。然而，贫血、外周神经病变、心肺和胃肠道并发症、性功能障碍和骨骼病变持续存在。此外，持续透析会产生许多并发症，如蛋白质丢失、难治性腹水、透析痴呆症和大量输血传播的乙型肝炎。

护理事项

- 监测血钾水平。
- 仔细评估体液状态。检查颈静脉有无怒张并听诊肺部湿啰音。仔细测量每天液体的出入量。每日记录体重以及有无口渴感、腋汗、舌干、高血压和外周水肿。
- 观察出血征象。
- 如果患者需要透析，应详细介绍操作过程并观察透析中和透析后的并发症。
- 评估患者。成功治疗后，患者能表达对本病病程和药物治疗方案的理解，无并发症征象出现，并通过透析或移植控制了症状和体征。患者的 BUN、肌酐、电解质水平正常，采用具有正常肠道功能的满意饮食（见：慢性肾衰竭宣教要点）。

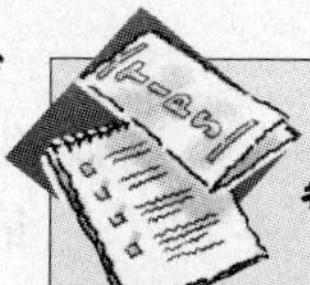

教育园地

慢性肾衰竭宣教要点

- 指导门诊患者避免富含钠、钾、磷的食物。
- 鼓励患者坚持控制水和蛋白质。
- 为防止便秘，强调锻炼和全面饮食的必要性。
- 鼓励患者深呼吸和咳嗽以防止肺充血。
- 为患者及其家属提供合适的咨询和支持。

下尿路感染

下尿路感染一般容易治疗，但可能复发并在治疗期间产生耐药菌。下尿路感染在女性中的发病率是男性的将近十倍，至少有五分之一的女性患过此病。下尿路感染还在性生活活跃的青年女性中占相当大的比例。下尿路感染可分为两种：

1. 膀胱炎，通常为逆行性感染的膀胱炎症。
2. 尿道炎，是尿道的炎症。

病因

下尿路感染的病因包括：

- 革兰阴性肠道菌感染，如埃希菌属、克雷伯菌属、肠杆菌属、假单胞菌属或沙雷菌属。
- 在神经源性膀胱患者有多种病原菌的混合性感染。
- 留置的尿管。
- 肠和膀胱之间的瘘管。

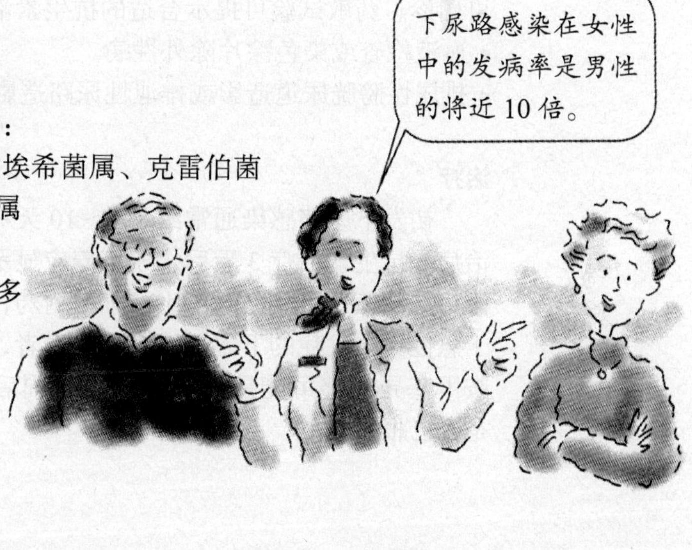

病理生理学

最近的研究显示感染是由于膀胱的局部防御机制破坏使得细菌侵入膀胱黏膜并繁殖。这些细菌不能通过正常排尿排泄出去。

临床表现

特征性的症状和体征包括：

- 尿频、尿急。
- 排尿困难。
- 膀胱抽搐或痉挛。
- 瘙痒。
- 排尿时温热感。
- 夜尿。
- 可能有血尿。
- 发热。
- 男性有尿道分泌物。

其他常见表现包括下背部疼痛、不适、意识障碍、恶心、呕吐、腹部疼痛或膀胱区压痛、寒战和肋腹部痛。

辅助检查

- 显微镜下尿检发现红细胞和白细胞每高倍视野下大于10个提示尿路感染。清洁中段尿标本细菌计数大于100 000/ml即可确诊。药敏试验可提示合适的抗生素治疗药物。
- 血液检查或染色涂片除外性病。
- 排尿性膀胱尿道造影或排泄性尿路造影可发现先天异常。

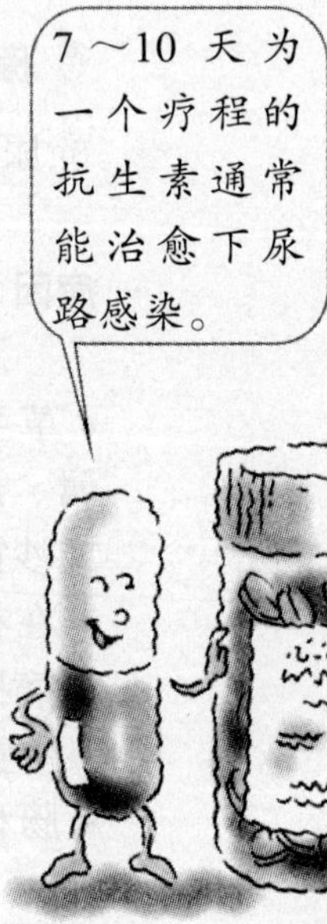

治疗

初发下尿路感染通常给予7～10天一个疗程的适当抗生素治疗。抗生素治疗3天后，尿培养应显示为无致病菌。如果尿液仍有细菌，可能已经产生了细菌耐药，需要更换抗生素。对于急性无并发症的下尿道感染女性患者，单剂量阿莫西林或磺胺甲基异噁唑可能是有效的。1～2周后的尿培养可判断感染是否已根治。

后续治疗

由于肾结石、慢性前列腺炎或结构异常所致的反复感染可能需要手术治疗。如果患者没有易发性疾病，最好接受长期低剂量抗生素治疗。

护理事项

• 仔细及时地收集行培养和药敏试验的所有尿液标本。
• 观察抗生素治疗引起的胃肠道紊乱。呋喃妥因与牛奶或于就餐时服用可防止这种不良反应。
• 评估患者。成功治疗后，患者能解释个人卫生和尿路感染之间的关系。能描述预防尿路感染的卫生措施并完成抗生素治疗的医嘱疗程（见：下尿路感染宣教要点）。

教育园地

下尿路感染宣教要点

• 向患者解释抗生素治疗的性质和目的。强调完成治疗医嘱疗程和（长期预防）严格遵守医嘱剂量服药的重要性。
• 督促患者大量喝水（至少每天八杯）。指导患者服用抗生素期间戒酒。饮用果汁（尤其是酸果汁）和口服剂量的维生素 C 可有助于酸化尿液并增进药效。
• 如果治疗药物包括非那吡啶，告知患者该药可使小便呈橘红色。
• 建议患者采用温水坐浴以减轻会阴不适。如果坐浴无效，建议患者小心热敷会阴部。

肾病综合征

肾病综合征（nephrotic syndrome，NS）是一种以大量蛋白尿、低蛋白血症、高脂血症和水肿为特征的疾病。虽然 NS 本身并不是一种疾病，但它源于明确的肾小球病变并提示肾损害。

病因

• 原发性肾小球疾病（儿童和成人罹患）。
• 糖尿病。
• 胶原血管性疾病。
• 循环系统疾病。
• 肾毒素。
• 过敏反应。
• 感染。
• 妊娠。
• 遗传性肾炎。
• 多发性骨髓瘤和其他肿瘤性疾病。

病理生理学

与病因无关，损伤的肾小球滤过膜使血浆蛋白丢失，尤其是白蛋白和免疫球蛋白。低蛋白血症不仅是由尿液丢失而且由于肝合成白蛋白减少。低蛋白血症刺激肝合成脂蛋白（继发性高脂血症）和凝血因子。进食减少（由于厌食、营养不良或并存疾病）进一步使血浆蛋白水平下降。免疫球蛋白的丢失也增加了感染的易感性。

精疲力竭

大量的蛋白尿（每天超过 3.5 克）和低血白蛋白水平导致血浆胶体渗透压降低和水肿。降低的血浆白蛋白水平还可引起低血容量和代偿性钠、水潴留。随后的高血压可使缺乏抵抗力的患者发生心力衰竭（见：肾病综合征发生了什么）。

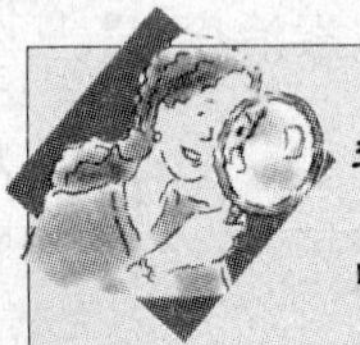

近距离观察

肾病综合征发生了什么

下面的流程图显示了肾病综合征的病理生理学。

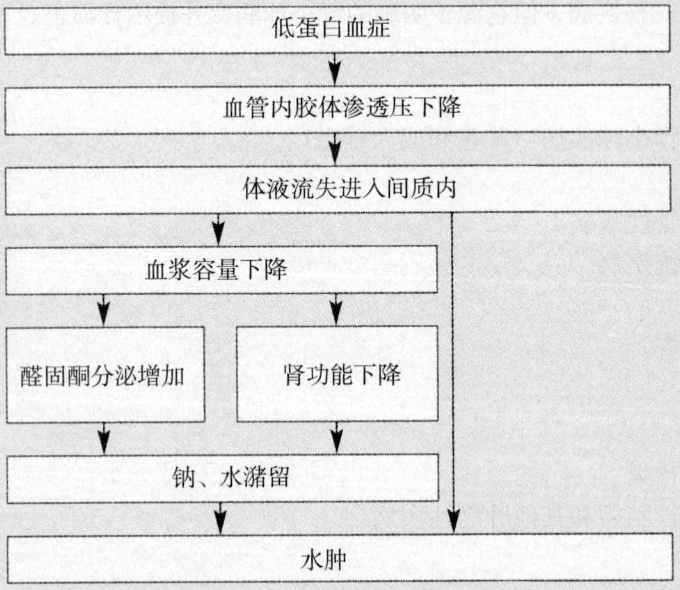

临床表现

NS 的主要临床表现是轻度到重度的脚踝或骶尾部坠积性水肿或眶周水肿（特别是儿童）。它可导致腹水、胸膜渗出和外生殖器肿胀。其他症状和体征包括：

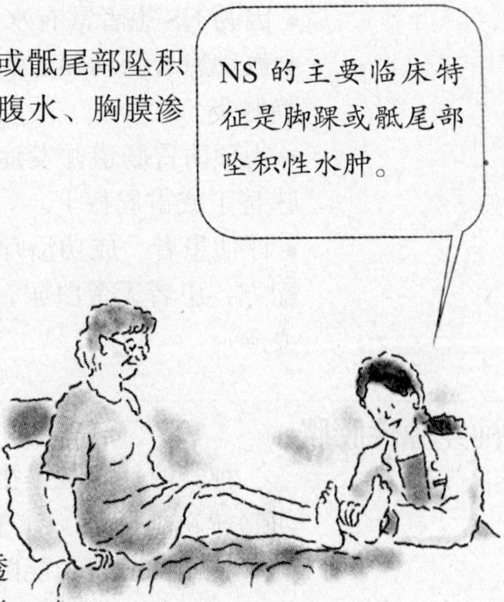

- 泡沫尿。
- 体位性低血压。
- 嗜睡。
- 厌食。
- 抑郁。
- 面色苍白。

辅助检查

- 尿液化验发现持续性蛋白尿超过 3.5g/d，透明、颗粒、蜡样和脂肪管型数量增加以及卵形脂肪体升高强烈提示 NS。
- 胆固醇、磷脂和甘油三酯水平升高，白蛋白水平降低支持该诊断。
- 病变的组织学诊断需要肾活检。

治疗

有效的治疗需要尽可能纠正原发病因。支持性治疗包括：

- 提供每公斤体重 1 克蛋白质的富含蛋白的营养饮食。
- 限制钠的摄取。
- 应用利尿剂治疗水肿。
- 应用抗生素治疗感染。

部分患者对 8 周为一疗程的糖皮质激素（例如泼尼松）治疗后有效，随后应用维持量。其他患者对泼尼松和硫唑嘌呤或环磷酰胺的联合用药疗程效果更好。

护理事项

- 经常检测尿蛋白（蛋白尿呈泡沫状）。
- 测量患者卧位和站立位的血压，血压下降超过 20mmHg 时立即报告。
- 记录出入量，每天早晨的同一时间称体重。
- 要求营养医师制定适量蛋白、低钠饮食。

• 因为NS患者常有水肿，提供良好的皮肤护理。
• 鼓励患者活动和锻炼以及遵医嘱使用抗血栓袜以避免血栓性静脉炎。
• 为预防胃肠道并发症，使用糖皮质激素时可合用抗酸药、西咪替丁或雷尼替丁。
• 评估患者。成功治疗后，患者准备在家中遵从的饮食和药物配方，患者无蛋白尿，没有并发症征象（见：肾病综合征宣教要点）。

教育园地

肾病综合征宣教要点

• 观察并向患者及家属宣教如何辨别药物治疗的副作用，如细胞毒性免疫抑制剂所致的骨髓毒性和长期糖皮质激素治疗所致的库欣综合征。
• 如果突然停用糖皮质激素类药物可引起皮质激素危象，应向患者说明激素相关的副作用在治疗停止后将会消退。
• 为患者及家属提供合适的咨询和支持机构。

神经源性膀胱

神经源性膀胱是指由正常支配膀胱的神经中断所引起的任何膀胱功能障碍。本病的其他名称有下尿道神经肌肉功能障碍、神经性膀胱功能障碍和神经性膀胱。

病因

神经源性膀胱发生于许多潜在性疾病，包括：
• 间质性膀胱炎、皮质性疾病（如卒中）、脑瘤（如脑膜瘤和胶质瘤）、帕金森病、多发性硬化、痴呆和老年性尿失禁。
• 脊髓疾病或创伤（如脊柱狭窄和蛛网膜下腔出血）、颈椎病、遗传性脊髓病、营养不良和少见的脊髓痨。
• 周围神经支配的疾病，包括内分泌紊乱引发的自主神经病变，如糖尿病（最常见）。
• 代谢性紊乱如甲状腺功能减退。
• 急性感染性疾病如格林-巴利综合征。
• 重金属中毒。
• 慢性酒精中毒。
• 结缔组织性疾病如红斑狼疮。
• 血管性疾病如动脉粥样硬化。
• 癌的远距离影响如原发性燕麦细胞性肺癌。
• 带状疱疹病。

病理生理学

上运动神经元病变（在胸 12 或以上）引起痉挛性神经源性膀胱。下运动神经元病变（在骶 2 到骶 4 或以下）影响控制排尿的脊髓反射，引起无力型神经源性膀胱。混合型神经源性膀胱发生于不完全性的上运动神经元损伤，后者是部分疾病或创伤所致的皮质损伤的结果。

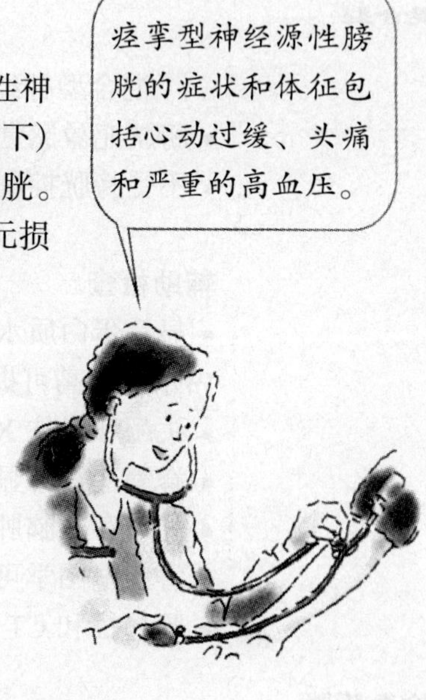

临床表现

根据基础病因及对膀胱结构完整性的影响，神经源性膀胱的临床表现多种多样。所有类型的神经源性膀胱都有下列情况：

- 一定程度的尿失禁。
- 尿等待或排尿中断。
- 膀胱排空障碍。

也可发生膀胱输尿管反流、上尿路病变或感染和输尿管积水性肾病。

痉挛型

痉挛型神经源性膀胱的症状和体征取决于脊髓病变的部位和程度，包括：

- 无膀胱充盈感的不自主、频繁、少量排尿。
- 自发性四肢痉挛。
- 肛门括约肌张力增加。
- 腹部、大腿和生殖器的触觉刺激引发排尿和四肢自发性收缩。
- 如果脊髓病变在上胸椎（颈椎）水平，可发生伴有膀胱潴留的严重的高血压、心动过缓和头痛。

无力型

无力型神经源性膀胱的临床特征包括：

- 充溢性尿失禁。
- 肛门括约肌张力减低。
- 膀胱极度扩张（叩诊或触诊明显），因感觉受损故无膀胱充盈感。

记忆小窍门

所有的神经源性膀胱都有三种特征性体征。所以评估本病患者时，可通过记住以下三个 I 来吸引眼球：

尿失禁（程度不同）(Incontinence)

尿等待或排尿中断 (Initiation)

膀胱不能完全排空 (Inability)

混合型

混合型神经源性膀胱的症状和体征包括：
- 膀胱充盈感觉迟钝，膀胱排空能力下降。
- 不受膀胱控制的尿急。

辅助检查

- 显示蛋白质水平升高的脑脊液分析可提示脊髓肿瘤；γ- 球蛋白水平升高可提示多发性硬化。
- 头颅和脊柱 X 线可显示骨折、脱位、先天异常或肿瘤转移。
- 脊髓造影可显示脊髓受压。
- 如果存在脑肿瘤，EEG 可有异常。
- 脊髓电图学可确诊外周性神经病变。
- 脑扫描和 CT 扫描可定位并识别脑部肿块。

检查膀胱

评估膀胱功能的特殊检查方法包括：
- 膀胱测压以评估膀胱的神经分布和逼尿肌张力。
- 用尿道压力图测定尿道功能。
- 尿流率测定能发现尿流减少或受损。
- 逆向尿路造影提示尿路狭窄和憩室。
- 排泄性膀胱尿道造影评估膀胱颈功能和控制功能。
- 残余尿量检查是通过导尿或膀胱超声来测量膀胱内残余尿量。

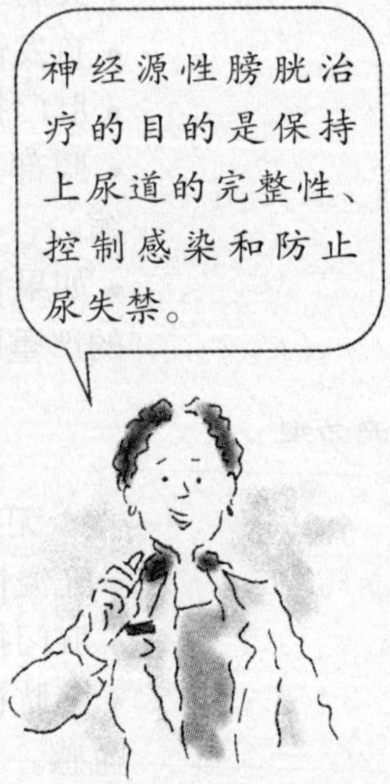

治疗

可采用膀胱排空、药物治疗、手术或较少应用的神经阻滞和电刺激，目的是维持上尿道的整体性、控制感染和防止尿失禁。

药物治疗可包括促进膀胱排空的奥昔布宁、氯贝胆碱和酚苄明，帮助膀胱恢复储尿功能的丙胺太林、黄酮哌酯、双环维林和丙咪嗪。药物治疗无效时，患者可能需要经尿道膀胱颈切除、尿道扩张、尿道外括约肌切除术或尿流改道手术以修复结构性毁损组织。如果术后出现永久性尿失禁，患者可能需要植入人工尿道括约肌。

护理事项

- 观察感染的征象（如发热、尿混浊或有恶臭味）。
- 鼓励患者大量饮水以预防因尿淤滞而形成的结石和感染。尽可能让患者保持活动。
- 如果患者将进行尿流改道手术，应安排咨询肠造口治疗师和相应的护理计划。
- 评估患者。成功治疗后，患者无感染、可控制排尿并能阐述对疾病和治疗方法的理解（见：神经源性膀胱宣教要点）。

教育园地

神经源性膀胱宣教要点

- 使患者相信为了确定最有效的治疗方案，长时间的诊断过程是必需的。
- 向患者详细解释治疗计划，向患者及家属宣教排空膀胱的方法。
- 与患者商议性生活事宜。记住，有尿失禁患者的会感觉尴尬和痛苦，应对其提供感情支持。

肾结石

肾结石可形成于尿道任何部位，但常发生于肾盂或肾盏。正常溶解于尿中的物质（草酸钙、磷酸钙、磷酸镁铵，偶有尿酸或半胱氨酸）的沉淀可导致结石的形成。肾结石大小不一，可为单个或多发。结石可存在于肾盂或进入尿道，并可损伤肾实质。大的结石可引起压迫性坏死。在某些位置，结石可引起梗阻（伴发肾积水）且容易复发（见：肾结石详解）。

病因

肾结石可由下列病因引起：

- 脱水导致尿量减少，使形成结石的物质浓缩。
- 感染可使受损伤的组织成为结石形成的部位。如果细菌在结石形成时作为其核心，则可形成感染性结石（通常为磷酸镁铵或鹿角状结石）。这种感染可导致肾实质的破坏。
- 持续性酸性或碱性尿液为结石的形成提供了良好的环境。
- 尿液淤滞（如脊髓损伤引起的活动障碍）使结石成分聚集和吸附，形成结石。梗阻也可导致感染，反过来感染加剧梗阻。
- 钙或富含草酸的食物的摄取增加可促进结石的形成。

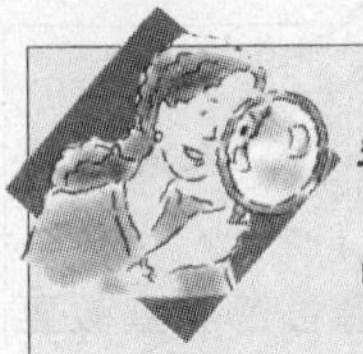

近距离观察

肾结石详解

肾结石大小和形态各异。如下图所示的小结石可能存在于肾盂或者下行到输尿管。第二幅图所示为鹿角样结石，它的模型如同肾最内部的结构——肾盂和肾盏一样。这种结石可从存在于肾内的小结石发展而来。

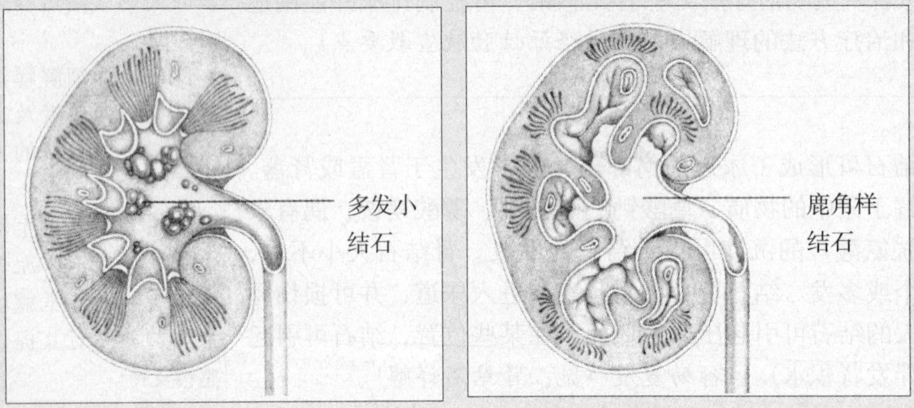

- 脊髓损伤或其他疾病导致的活动障碍使钙释放进入血液循环，最终经肾滤过。
- 代谢因素——包括甲状旁腺功能亢进、肾小管酸中毒、尿酸水平升高（常伴痛风）、草酸盐代谢缺陷、遗传性半胱氨酸代谢缺陷和维生素 D、蛋白质或饮食中钙的摄入过多——可使患者更易患肾结石。

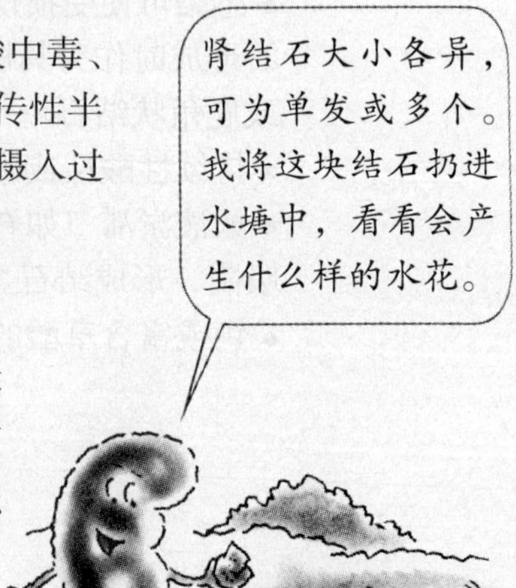

病理生理学

当正常情况下溶解于尿液中的物质（如草酸钙和磷酸钙）沉淀时就形成结石。大而粗糙的结石可阻塞肾盂-输尿管连接部。蠕动性收缩的频率和强度增加时可引起疼痛。

临床表现

临床影响因结石大小、位置和结石的成因而各不相同。疼痛是其主要症状。典型的肾绞痛为从肋脊角放射到肋腹部、阴部上区和外生殖器。疼痛时轻时重，疼痛剧烈时患者极度痛苦。如果结石位于肾盂和肾盏，疼痛可更多地表现为持续性钝痛。肾内引起阻塞的结石可发生背部疼痛。剧烈疼痛常伴有恶心和呕吐。

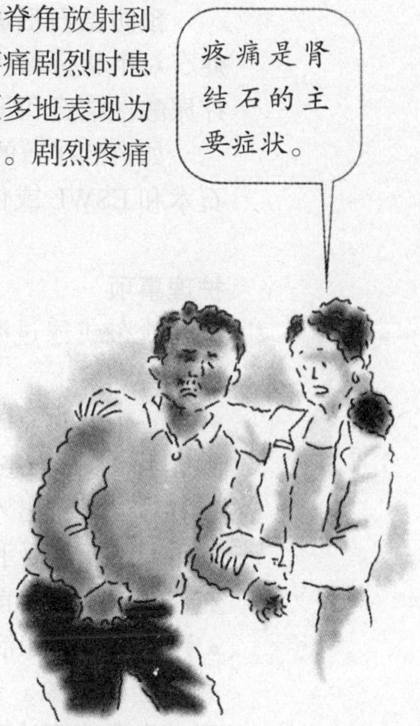

其他症状包括：

- 腹胀。
- 发热和寒战。
- 血尿、脓尿和少见的无尿症。

辅助检查

- 尿路平片可发现大多数的肾结石。
- 结石分析可显示出矿物质成分。
- 排泄性尿路造影可明确诊断并确定结石的大小和位置。
- 肾超声检查可发现梗阻性变化如肾积水。
- 中段尿培养可提示上尿路感染。
- 尿液分析结果可正常或可提示尿比重增加及适合于不同结石形成的酸或碱性 pH。尿液分析的其他结果包括血尿（肉眼或镜下）、晶体（尿酸、钙或半胱氨酸）、管型尿和有或没有细菌和白细胞的脓尿。可收集 24 小时尿液用来评估草酸钙、磷酸盐和尿酸的排泄水平。
- 其他支持诊断的实验室检查结果。连续性血钙和血磷指标检测可发现甲状旁腺功能亢进，并显示钙水平与正常血蛋白成比例增加。血蛋白水平决定未结合蛋白的游离钙。血氯和碳酸氢盐水平可提示肾小管酸中毒。血尿酸水平增高可提示痛风的病因。

治疗

因为 90%的肾结石直径都小于 5 mm，治疗通常采用促进自然排出的方法。除大量液体治疗外，治疗还包括：抗感染治疗以控制感染（根据培养的病原菌而定）；应用止痛剂如哌替啶、酮咯酸（甲酚那酸）来治疗疼痛；应用利尿剂预防尿潴留和进一步的结石形成（噻嗪类利尿剂可减少钙排入尿液，从而减少结石的形成）。

预防结石形成的方法包括低钙饮食以防止吸收性高钙血症、对甲状旁腺功能亢者进行甲状旁腺切除术、用别嘌呤醇治疗尿酸性结石和每天口服维生素 C 以酸化尿液。

如自然排石的结石太大，可能需要手术取石、经皮超声碎石术和 ESWL 或化学溶解。

护理事项

- 用纱布或尿过滤器透过所有尿液，保存其固体成分用于分析。
- 保证充足的液体摄入量以维持尿量在 3～4L/d（尿液应稀释和无色）。如果患者不能饮用所需的大量液体，可通过静脉进行补液。记录出入量并每天称体重以评估液体状况和肾功能。
- 如果患者需要手术，对外科医师告知患者的手术程序进行补充说明。解释术前和术后护理。
- 评估患者。如治疗成功，患者没有疼痛、结石排出及无任何并发症的征象。若有必要，患者准备遵循饮食和药物治疗方案。患者能表达对疾病和诊断程序的良好理解（见：肾结石宣教要点）。

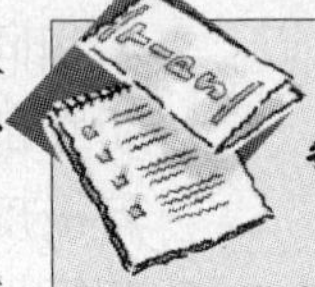

教育园地

肾结石宣教要点

- 出院前，向患者及家属宣教遵从预防结石复发的饮食和药物治疗方案。
- 鼓励患者增加液体摄入。
- 告知患者立即汇报急性梗阻的症状和体征（如疼痛和不能排尿）。

快速测试

1. 肾小球滤过是指：

A. 过滤流经肾血管或肾小球的血液

B. 肾结石从输尿管排出

C. 测量血液中的肌酐

D. 重吸收滤过液

答案：A。肾小球滤过是指过滤流经肾血管或肾小球的血液。

2．对肾功能最有特异性的实验室检查是：

A．钾和钠的测定

B．氯化物和碳酸氢盐的测定

C．BUN 和肌酐的测定

D．血糖和酮体的测定

答案：C。尽管血肌酐水平反映肾功能损害比 BUN 更为可靠，但进行肾功能的全面评估时两者都要参考。两者同时升高是诊断肾疾病的关键。

3．肾前性肾衰竭发生于：

A．双侧尿流梗阻

B．流向肾血液减少的疾病

C．肾本身的损害

D．任何原来就存在的导致肾功能障碍的疾病

答案：B。肾前性肾衰竭是由于流向肾的血流量减少引起的肾衰竭。肾前性氮质血症占所有急性肾衰竭的 40%～80%。

4．发生下尿路感染的危险因素是：

A．尿频

B．血钾升高

C．肾结石

D．咖啡因的大量摄入

答案：C。输尿管狭窄或输尿管或膀胱内结石可阻塞尿液排出。尿液的缓慢排泄导致细菌的繁殖。

5．下列因素中的哪一种可促进肾结石的形成？

A．低钙血症

B．心力衰竭

C．甲状腺功能减退

D．尿 pH 变化

答案：D。持续性酸性或碱性尿为结石形成提供了有利的环境。

评分

☆☆☆ 如果正确回答所有 5 个问题，太棒了！你顺利地掌握了所有知识。

☆☆ 如果正确回答 3 个或 4 个问题，哇！你有良好的信息筛选能力。

☆ 如果正确回答 3 个以下问题，别发呆！复习本章节并再试一次。

（朱丽媛、宋树坤 译 刘顺莉 校）

14

第十四章　生殖系统疾病

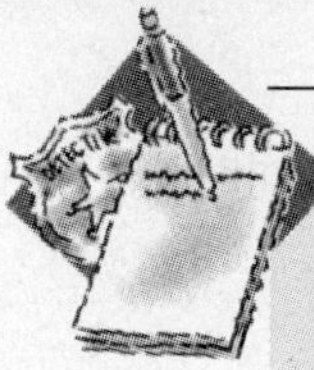

主要内容

在本章中，你将学习：

- ◆ 男性和女性生殖系统的解剖和生理
- ◆ 评估生殖系统的技术
- ◆ 诊断生殖系统疾病的检查
- ◆ 常见生殖系统疾病的病因、病理生理学、诊断性检查和护理措施

生殖系统疾病概述

由于对生殖系统的误解和文化忌讳，对于护理人员来说，生殖系统疾病的护理是一种挑战。如阳痿、子宫异常出血和不育症等问题严重打击了患者的自尊。除了专业的健康护理外，每位患者还需悉心指导和坦诚宣教。

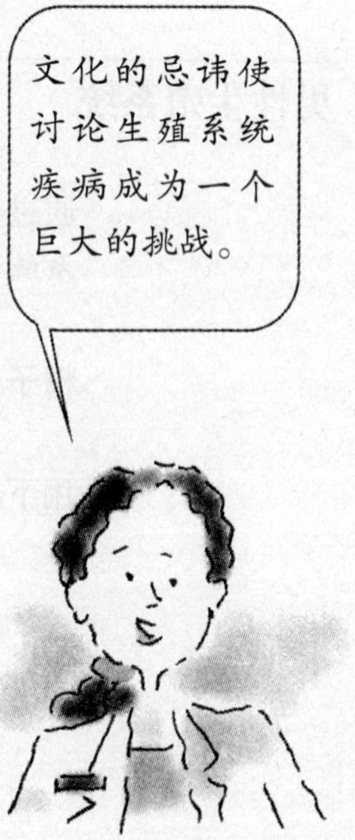

解剖和生理学

为了适应患者的需要，你需要对男性和女性的生殖系统有一个全面的了解。

女性生殖系统

女性的主要外生殖器包括由阴阜、阴蒂、大阴唇、小阴唇组成的阴户及毗邻结构（巴氏腺、尿道旁腺和尿道口）。主要的内生殖器包括阴道、子宫、卵巢和输卵管（见：女性生殖器详述）。

可爱的激素

激素的影响决定女性内、外生殖器的发育和功能，同时影响生育、分娩以及体验性生活快感的能力。

激素和月经周期

下丘脑、卵巢、垂体分泌影响月经周期中子宫内膜增长和脱落的激素。通过正、负反馈网络从下丘脑、垂体到卵巢，再返回到下丘脑、垂体而产生排卵。

月经周期包括三部分：月经期（排卵前）、增殖期（卵泡期）、黄体期（分泌期）。三个时期与卵巢的功能周期相对应（见：月经周期详解）。

卵巢滤泡耗尽

绝经通常发生在40～55岁，尽管垂体仍分泌促卵泡激素和黄体生成素，但体内对激素发生反应的卵巢滤泡已经耗尽，因而不再出现月经。女性停经1年被认为绝经。

男性生殖系统

男性生殖系统两个最主要的器官是阴茎和睾丸。这个系统通过生精作用提供男性细胞，并分泌男性激素（见：男性生殖系统详述）。

精子生成

男性从青春期开始生成精子并维持一生。在雄性激素的作用下，精子不断地在曲细精管中形成。

女性生殖器详述

女性生殖器由外部和内部结构组成。

外生殖器

阴户包括视诊能够看到的外部女性生殖器。阴阜是耻骨联合（耻骨前面联合构成的关节）上方的一个脂肪和结缔组织垫，被覆皮肤和粗而弯曲的阴毛，阴毛呈三角形分布。

大阴唇构成阴户从阴阜到会阴部（外阴和肛门之间的肌肉、筋膜、韧带）之间的外侧边缘。小阴唇是位于大阴唇内侧的两个暗红色的湿润的黏膜皱襞。

阴蒂是一个位于阴阜下方小的突出器官。阴蒂包括勃起组织、静脉海绵窦和性交时兴奋的特殊感觉小体。

分开阴唇，可以见到阴道口及尿道口，不易见到位于尿道口两侧的产生黏液的尿道旁腺体开口。

两个产生黏液的巴氏腺的开口位于阴道口的后外侧。处女膜是大小、厚度不一的膜性组织，可部分或全部覆盖阴道口。破裂的处女膜为凹凸不平的黏膜残迹，称作处女膜痕。

截石位外生殖器观

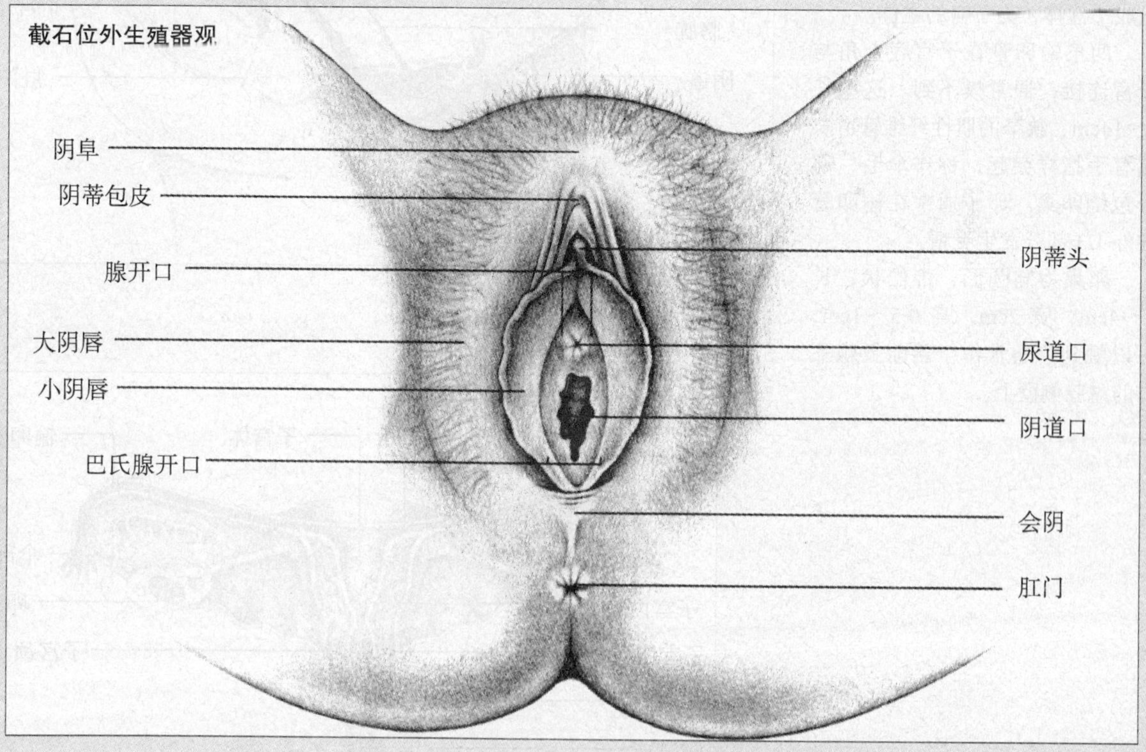

内生殖器

阴道是一个高弹性的肌性管道，位于尿道和直肠之间。前壁长 6.5～7cm，后壁长 9cm，与身体轴线成 45°角。

子宫是一个小而坚固的梨形肌性器官，位于膀胱和直肠之间，通常与阴道成 90°角。但其他角度也属正常。子宫内的黏膜称为子宫内膜，肌肉层称作子宫肌层。

在妊娠期，有弹性的子宫上部（子宫底）可调整适应胎儿的生长直至生产。子宫颈（峡部）连接子宫底及宫颈，即子宫伸展至阴道内的部分。子宫底和峡部组成子宫体，为子宫的主体。

两条输卵管在子宫底上角与子宫连接，通常摸不到。这些长 7～14cm、狭窄的肌性纤维管道末端有手指样突起，称作伞毛，部分包绕卵巢。卵子通常在输卵管的外 1/3 部分发生受精。

卵巢为椭圆形，杏仁状，长 3～4cm，宽 2cm，高 0.5～1cm，可以触到。通常位于髂前上棘下方的盆腔侧壁上。

内生殖器侧位观

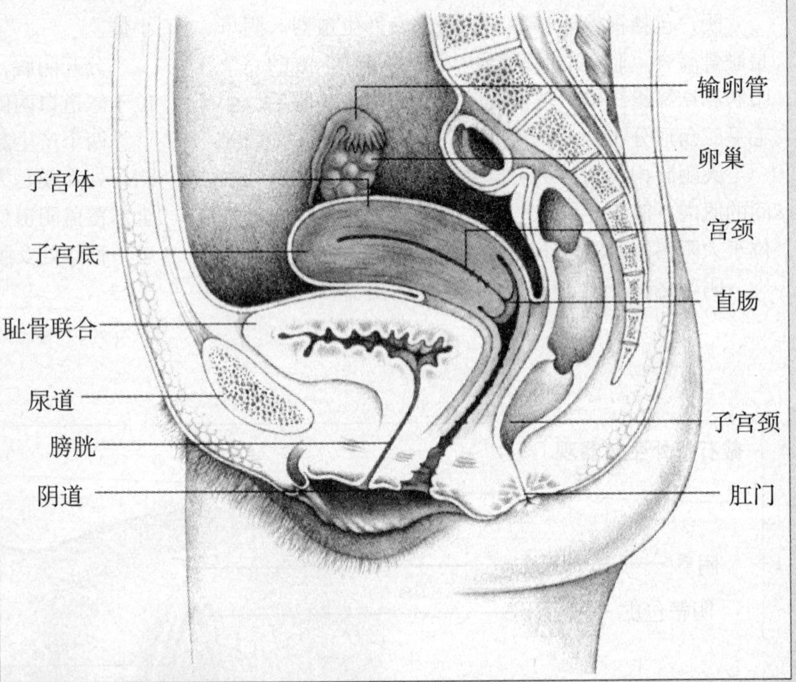

内生殖器横切面观

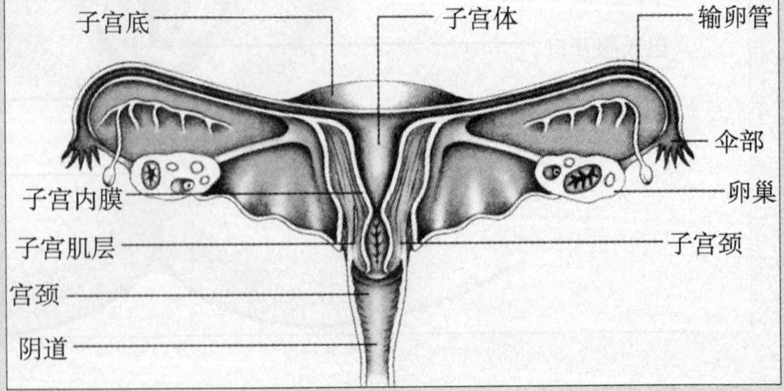

月经周期详解

正常的月经周期为22~34天，通常为28天左右。月经周期受激素水平变化的调节，而激素水平受正、负反馈机制的调节。

月经期（排卵前期）

月经周期由月经开始（周期第1天），月经期通常持续5天。随着月经周期的开始，血液中低雌、孕激素水平刺激下丘脑分泌促性腺激素释放激素(GnRH)，后者刺激前垂体分泌卵泡刺激素(FSH)和促黄体生成素(LH)，随着卵泡刺激素水平的升高，促黄体生成素分泌量增加。

增殖期（卵泡期）和排卵

增殖期从月经周期第6天到第14天，在这一时期LH和FSH作用于卵泡（成熟的卵泡囊包括卵子），导致雌激素分泌，刺激子宫内膜增殖。在增殖期后期，在月经中期（大约第14天），雌激素达到峰值，FSH分泌衰退，LH分泌增加。之后雌激素分泌减少，卵泡成熟、排卵。通常每个周期有一个卵泡成熟并排出。

黄体期（分泌期）

黄体期大约持续14天，该周期中FSH、LH水平下降。雌激素水平开始下降，当黄体（卵泡破裂后形成的产生孕酮的黄色结构）开始发挥作用，孕酮分泌增加时，雌激素水平也增高。在这一时期，子宫内膜在孕酮的作用下变厚并有分泌功能，从而为受精卵着床做准备。

在排卵后的10~12天，与雌、孕激素一样，黄体开始减少，直到激素水平不足以维持子宫内膜的分泌状态，于是子宫内膜开始脱落（月经）。

雌、孕激素水平降低刺激下丘脑分泌促性腺激素释放激素，从而开始一个新的月经周期。

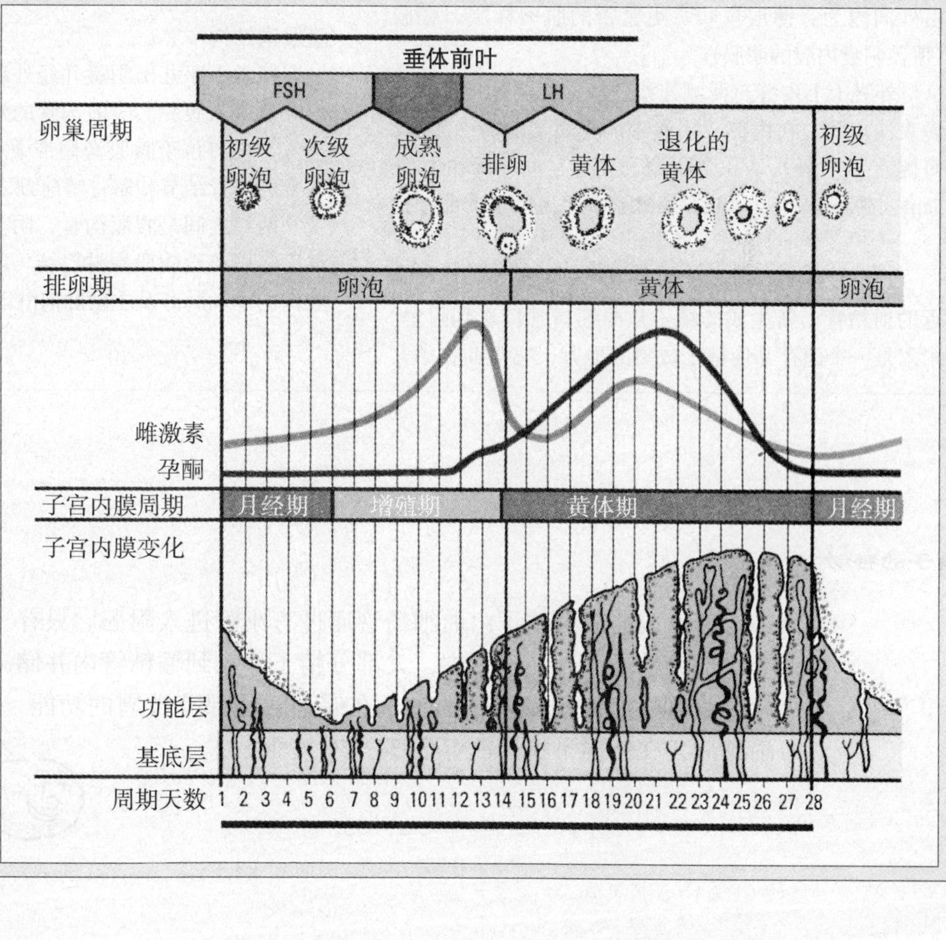

男性生殖系统详述

男性生殖系统由阴茎、阴囊及其内容物、前列腺及腹股沟组织组成。

阴茎

3个勃起组织被大量纤维组织束在一起，组成柱状的阴茎，两条阴茎海绵体是构成阴茎的主要部分，尿道海绵体位于下面，包裹尿道。

阴茎的末端龟头是尿道海绵体锥形膨大，对性刺激非常敏感，龟头的外侧缘形成组织隆起，称作阴茎头冠。

薄而宽松的皮肤覆盖着阴茎，在未行环切的男性，包皮覆盖着大部分龟头和头冠，尿道口开口于龟头，可以排尿和射精。

阴囊

阴茎和阴囊在阴茎阴囊连接处结合。阴囊的组成由外向内为：薄层皮肤、更紧密的肌肉样层、鞘膜（覆盖阴囊内腔的浆膜）。

外观上上中缝（两侧连接的缝）从阴茎延续到阴囊表浅皮肤。在内部，阴囊中隔把阴囊分为2个囊，每侧有一个睾丸、一个附睾和精索。每个睾丸约长5cm、宽2.5cm，重14g。睾丸含有生成精子的曲细精管。

一个复杂的管道系统把精子从睾丸传送到膀胱附近的射精管，新生成的精子从曲细精管传送到附睾。附睾是一个储存并使精子成熟的地方，它盘曲在睾丸上部，在后外侧表面。

成熟的精子从附睾移动到输精管。输精管起自附睾末端，穿过腹股沟管，下降到膀胱底部，进入前列腺里面的射精管。输精管被包裹在精索内，精索包含血管、神经和肌纤维。

前列腺

前列腺在膀胱下面，包绕尿道，为核桃大小（直径约4cm），由3叶组成：左侧叶、右侧叶和中间叶。前列腺持续分泌前列腺液——一种稀薄的奶状碱性液体。在性活动时，前列腺液增加精液的量，增强精子的活动力或通过中和尿道和女性阴道的酸度增强精子的生育力。

腹股沟结构

精索由睾丸出阴囊并经外环口进入腹股沟管，出内环口进入腹腔。腹股沟管的外口位于耻骨结节的外上方，内口位于腹股沟韧带中点上方约1cm，在耻骨联合的耻骨结节和髂骨嵴前方之间。

两口之间是腹股沟管，阴茎、阴囊表面、肛门的淋巴结引流至腹股沟淋巴结。睾丸的淋巴结引流到腹腔内的主动脉旁及主动脉前淋巴结。

精子的移动

新生成的成熟精子由曲细精管通过直小管进入附睾。只有一小部分精子储存在附睾中，大部分精子移动到输精管内并储存，直到性刺激引发射精。精子在储存时能保持数周的功能。射精后，在体温下精子能存活24～72小时。

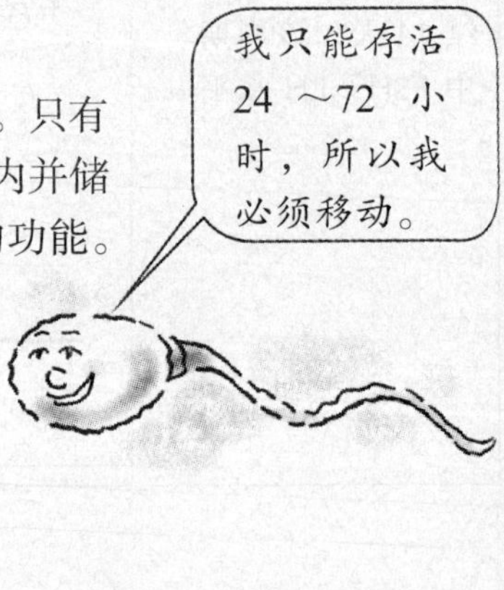

男性盆腔

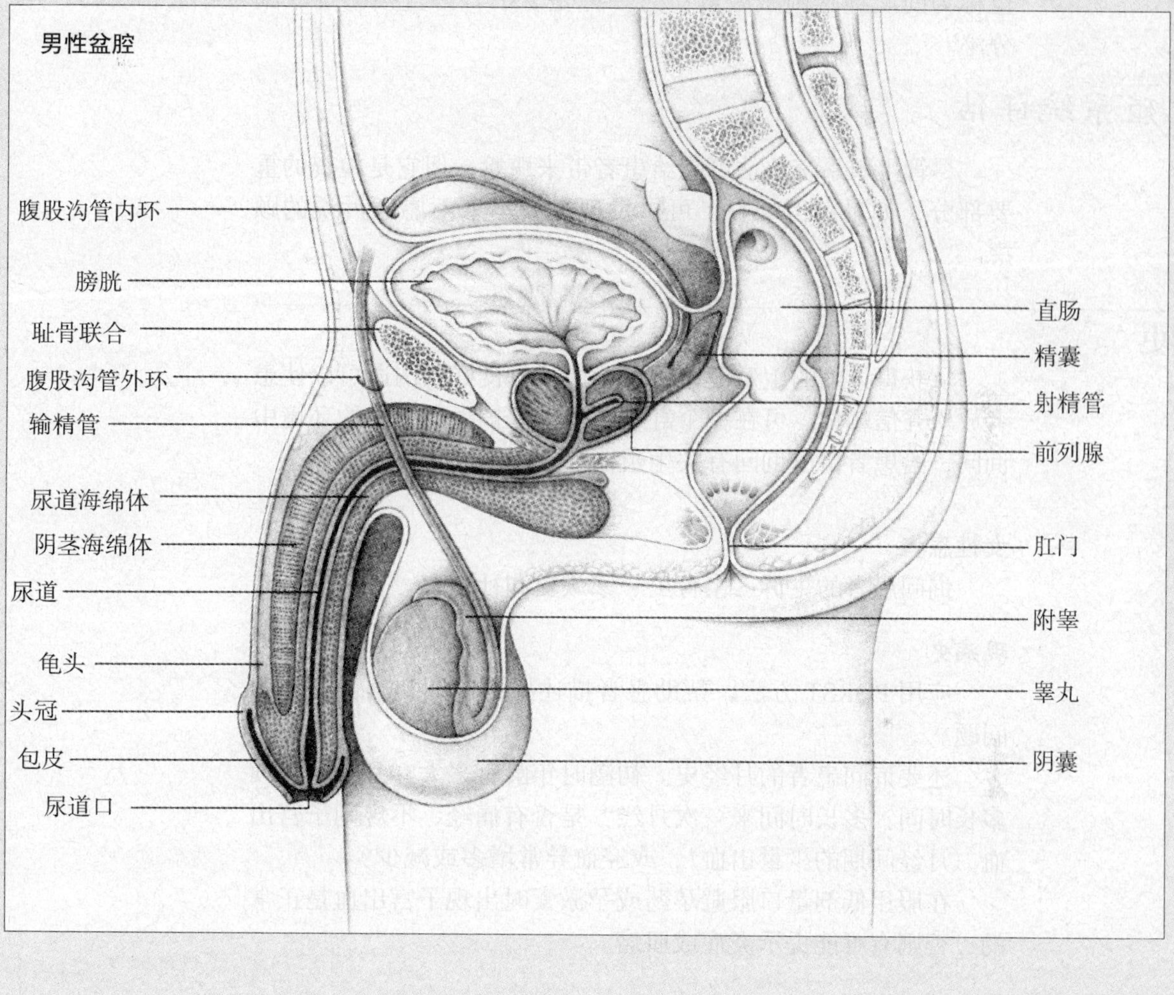

激素和性成熟

男性激素（雄激素）由睾丸和肾上腺产生。间质细胞位于睾丸曲细精管之间，这些细胞分泌睾酮，是最重要的雄性激素。它们从青春期开始增殖并终生维持足够数量。睾酮对男性器官和第二性征的发育和维持有重要作用。精子生成也需要雄激素。

男性性欲也受其他激素影响，主要有两种，一种是LH，也称为间质细胞刺激激素；另一种是FSH，可直接影响睾酮分泌。

生殖系统评估

尽管生殖系统评估可能给患者带来尴尬，但它是检查的重要部分，如果做得细心，可以发现患者本来不愿意诉说的顾虑。

病史

从获得详细的生殖健康史开始评估，良好的沟通可以使患者放松并信赖你。可在一个舒适的可以保护患者隐私的环境中询问，给患者留下询问有关生殖器和性生活问题的时间。

女性患者

询问患者的主诉、生育史、家族史和社会史。

现病史

应用PQRST方法，帮助患者描述她的主诉和其他关心的问题。

还要询问患者的月经史。初潮时年龄有多大？月经期持续多长时间？多长时间来一次月经？是否有痛经、不规则子宫出血（月经间期的少量出血），或经血异常增多或减少？

在服用低剂量口服避孕药或孕激素时出现子宫出血是正常的，否则有可能提示炎症或肌瘤。

15岁，周期

女性月经通常从15岁开始，如果没有月经或第二性征的发育，就需要请医师进行评估。

生育史

询问患者是否有怀孕史，如果有，有多少次？生育过几次？如果生育过，是经阴道分娩还是剖宫产？采用哪种避孕方式？如果患者性生活活跃，告知她关于安全性生活和预防性传播疾病（sexually transmitted diseases,STDs）的重要性。

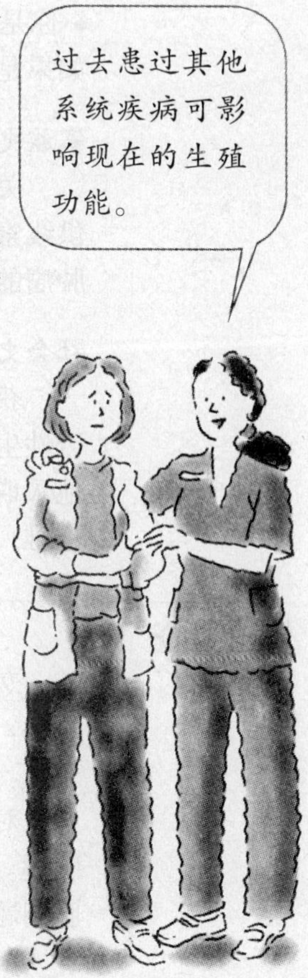

家族史

由于某些生殖系统疾病有家族倾向，要询问患者家族史。询问患者本人或其家族成员是否曾经患过生殖系统疾病、高血压、糖尿病（包括妊娠期糖尿病）、肥胖症、心脏病或是否进行过妇科手术。

社会史

询问患者性生活是否活跃。如果活跃，询问她最近性交时间及是否不只有一个性伴侣；询问她的性伴侣是否有传染病的症状或体征，如生殖器疼痛、疣、排尿困难或阴茎分泌物。

男性患者

男性生殖系统最常见的症状是阴茎分泌物、阳痿、不育、阴囊或腹股沟肿块、疼痛和触痛。

现病史

分析患者的主诉。询问他是否做过包皮环切，如果没有，包皮容易翻起吗？询问他是否注意到阴茎的疼痛、肿块或溃疡，这些是 STDs 的表现。询问他是否有阴囊隆起，这是腹股沟疝、阴囊血肿、附睾炎或睾丸肿瘤的表现。询问他是否有阴茎分泌物或出血。

生育史

如果患者过去曾患生殖系统疾病或者其他系统疾病，可能影响他现在的生殖功能，一定要询问这些问题：

- 你做过孩子的父亲吗？如果是，有几个孩子？他们几岁了？你是否有不育症病史？如果有，你目前对此感到忧虑吗？
- 你是否被诊断过 STDs 或者其他的泌尿生殖道感染？如果是，具体是哪种疾病？有合并症吗？这个疾病持续了多久？采用了哪些治疗？

- 你是否有睾丸未降或者内分泌疾病病史？是否患过腮腺炎？如果是，是否影响了你的睾丸？

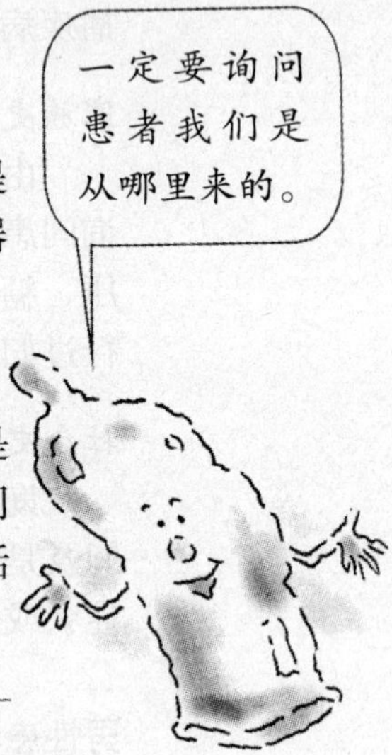

家族史

关于家族健康史的问题可以为已知具有家族倾向的疾病提供线索，询问患者其家族中是否有过不育症、疝气或者生殖器肿瘤的患者。

社会史

获取患者生活方式及患者与他人关系的信息。询问患者是否性生活活跃以及是否有一个以上的性伴侣。如果活跃，询问他采取什么措施预防接触 STDs 或艾滋病。如果他现在性生活困难，应了解这是否影响了他的情感和社会关系。

体格检查

女性患者的体格评估包括视诊和触诊，你可以仅检查外生殖器，或者做全面的妇科检查，包括内生殖器和外生殖器的检查。

对于男性患者，体格评估包括视诊和触诊腹股沟、阴茎和阴囊。如果患者的年龄达到或者超过 50 岁，或者可能有前列腺问题，应该触诊前列腺。

检查女性患者

你可以协助医师或从业护士进行妇科检查或自己检查。在检查前告诉患者排尿以免在触诊时产生不适和不准确的结果。让患者脱掉衣服，穿上检查用的大衣，然后洗手、戴手套，让患者呈仰卧位，用布单遮盖住不需要检查的部位，确定已向患者解释过检查的程序。

从外生殖器开始检查，然后检查内生殖器。

外生殖器的视诊

如果患者诉说疼痛或瘙痒感，你仅需要检查她的外生殖器以确定问题的根源。不管怎样都要暴露耻骨区域，观察阴毛的数量和外形，它通常是浓密的，分布在阴阜上与大腿内侧。

进一步检查

用你的拇指和示指轻轻地分开大阴唇来找小阴唇，两个小阴唇应该是粉色、湿润的，没有损伤。

检查宫颈分泌物，正常分泌物有颜色和黏稠度的变化，排卵前宫颈分泌物是透明而有弹性的，排卵后是白色而不透明的，通常无气味，对黏膜无刺激。不应该有其他分泌物。

触诊外生殖器

接下来，用一只手分开小阴唇，另一只手触诊，小阴唇应该是柔软的，注意有无肿胀、坚硬和触痛，如果你检查到一个团块或损伤，触诊并确定其大小、形状和连贯性。

重要的挤压

如果你发现肿胀或触痛，看能不能触到正常情况下不能触到的巴氏腺。用你的示指轻轻地插入阴道口后方，把拇指放在肿胀和触痛部位的边缘，轻轻地挤压阴唇，如果从腺体中挤出分泌物，需做培养。

检查内生殖器

如果你在女性诊所工作，你可对患者进行全面的妇科评估，作为评估的一部分，在宫颈视诊后应取得宫颈涂片（要在触摸宫颈前取得涂片），如果有提示感染的异常宫颈或阴道分泌物，也应留取标本。

检查男性患者

在检查男性患者生殖系统前应戴上手套，使患者尽可能地舒适，并向患者说明检查的每一步过程，以帮助患者减轻尴尬。

视诊

观察阴茎、阴囊、睾丸、腹股沟和股部。

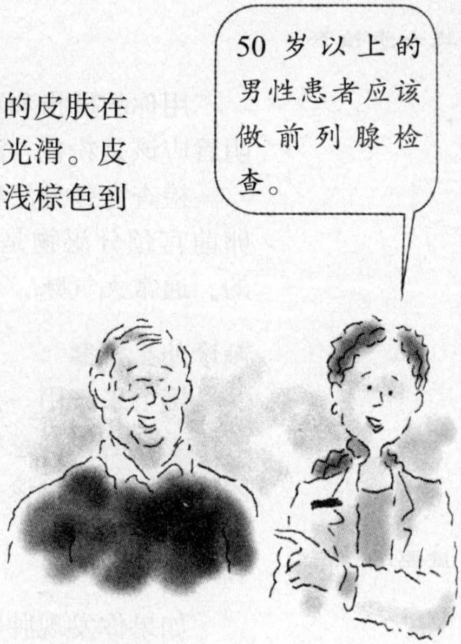

阴茎

首先，评估阴茎皮肤的颜色和完整性，阴茎的皮肤在阴茎表面松弛而有皱褶，在龟头部表现为紧张而光滑。皮肤颜色在白种人应该是粉色到淡棕色，在黑人为浅棕色到深棕色，没有瘢痕、损伤、溃疡或断裂。

上翻和复位

让未行包皮环切的患者上翻包皮，暴露龟头，检查龟头有无溃疡和损伤。然后要求患者使包皮复位，覆盖龟头。他应该很容易地上翻和复位包皮。

尿道口是一个裂缝样开口，正常情况下位于龟头尖端，没有分泌物。

阴囊

首先评估阴毛的数量、分布、颜色和质地，阴毛应该遮盖耻骨联合和阴囊。

详细检查阴囊皮肤

接下来检查阴囊皮肤有无损伤、溃疡、硬结或者发红，并且评估阴囊的大小及是否对称。阴囊皮肤比体部皮肤粗糙，并且颜色更深，左侧睾丸通常比右侧稍低一些。

腹股沟区

检查腹股沟区有无明显膨出，这是疝气的表现，然后要求患者蹲下，再次检查，该动作可增加腹腔内的压力，将疝向下推使之更容易看到。也需要检查肿大的淋巴结，淋巴结肿大是感染的表现。

触诊

检查完视诊后，触诊阴茎和阴囊检查有无结构性异常，然后触诊腹股沟区检查有无疝气。

阴茎

触诊阴茎时，用拇指、示指和中指轻轻地抓住阴茎，触摸阴茎全长，注意有无硬结、触痛和凹凸不平的部位。松弛的阴茎应该感觉柔软，没有结节。

阴囊

像触诊阴茎一样，用拇指和示指、中指触诊阴囊皮肤。触摸阴囊皮肤有无结节、损伤或溃疡。

囊内部分

接下来触诊阴囊。通常左右两侧阴囊有相同的内容物，感觉一样。你可以感觉到分开的、自由移动的卵圆形睾丸位于阴囊的低垂部位。它们的表面光滑，轮廓平滑。

轻压睾丸可以引起患者钝痛，并向下腹部放射，这种压痛在其他结构受压时不会出现。不应有其他的疼痛或触痛。

后外侧触诊

用拇指和示指捏住一侧睾丸，在睾丸的向后外侧面触诊附睾，并向上触摸精索或输精管直到腹股沟管环。附睾的感觉像一个与睾丸表面垂直的隆起组织。

输精管感觉是一条光滑活动的条索，动脉、静脉、淋巴管、神经紧邻输精管，感觉像是不规则的螺纹。

腹股沟区

触诊腹股沟区检查有无疝气，疝摸起来像是一个小的膨出或包块。

诊断性检查

诊断性检查可以帮助评估生殖器官及相关结构是否有异常，发现肿瘤，确定不育症或性功能障碍的原因。诊断性检查包括：内镜检查、放射线和超声检查及组织学检查。

内镜检查

内镜检查是侵入性检查，可以检查内生殖器的损伤、肿瘤、感染，或进行各种治疗性操作，这些检查包括阴道镜和腹腔镜。

阴道镜检查

在阴道镜检查中，检查者用由放大镜和光源组成的阴道镜检查外阴、宫颈、阴道，被检查部位先要用白醋酸（5%乙酸）清洗，不正常的部位会变白。

阴道镜的适应证

最初阴道镜用来筛查癌症，现在常用于：

- 评估异常的细胞学标本或者高度可疑的损伤。
- 在巴氏试验结果呈阳性时，检查宫颈和阴道以证实肿瘤。
- 监测其母亲孕期服用过己烯雌酚的患者。

检查期间，应用阴道镜及其附件可以进行组织活检和对可疑的损伤进行摄片。

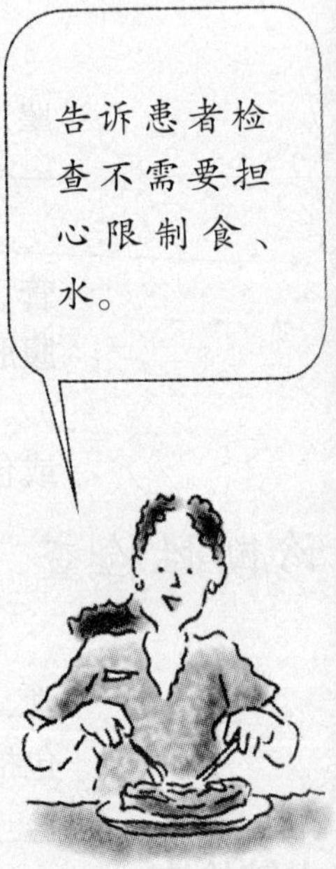

护理事项

- 告诉患者不需要在检查前限制食水。
- 解释检查过程需要 10～15 分钟，在检查期间可能进行活组织检查，这会导致短期的痉挛、疼痛以及少量易控制的出血。
- 告诫患者在活检后不要性交，不要将任何东西放入阴道内(棉塞除外)，直到医师确定活检部位已经痊愈。
- 如果患者出血量超过经期出血，需要去看医师。如出现感染的症状或体征，如分泌物、疼痛、发热，也需要及时看医师。再次使患者确定避免阴道冲洗、性交和盆浴，这样有助于预防这些并发症。

腹腔镜检查

腹腔镜检查可以使医师通过由腹前壁插入的光纤镜（腹腔镜）来观察腹膜腔内的器官。

适应证

这项检查用于：

- 发现异常情况，如囊肿、粘连、纤维瘤和感染。
- 确定盆腔疼痛的原因。
- 诊断子宫内膜异位症、异位妊娠或盆腔感染性疾病。
- 评估盆腔肿块或者不孕症患者的输卵管。
- 对癌症进行分期。

治疗性用途包括粘连松解、输卵管绝育、异物去除、子宫内膜异位电灼。

护理事项

- 告诉患者在检查前一天午夜或至少术前 8 小时禁食。
- 告诉患者需要接受局部麻醉或全身麻醉，可能于门诊就诊或前一天晚上住院，提醒患者在穿刺部位和肩部可能会感到疼痛。
- 检查患者病史，并确定其不对麻醉剂过敏；确定检查前所有的实验室检查均已完成并已得到报告结果。
- 在操作过程中，检查引流管是否合适；监测生命体征和尿量，突然变化时应立即报告，这些变化可能提示有并发症；全身麻醉后，检查有无过敏反应。遵医嘱监测电解质、水、血红蛋白以及红细胞压积。
- 复苏后，遵医嘱帮助患者行走。遵医嘱告诉患者 2～7 天内限制活动。告诉患者腹部和肩部疼痛是正常的，会在 24～36 小时内消失。遵医嘱给予止痛药物治疗。

放射和超声检查

放射和超声检查是应用 X 线和高频声波检查内生殖器的无创性检查。

子宫输卵管造影术

子宫输卵管造影术可以让医师观察子宫腔、输卵管和输卵管周围区域。造影剂由通过宫颈的插管注入。在造影剂流经子宫及输卵管时用 X 线透视。

名字很长，用途很多

这项检查通常作为不孕症检查的一部分，以证实输卵管异常（如粘连或闭塞）和子宫异常（如异物、先天畸形和外伤性损伤）。

医师也可以应用这项检查对反复流产者进行评估或做术后随访，尤其是进行过子宫修补术及输卵管再吻合术者。

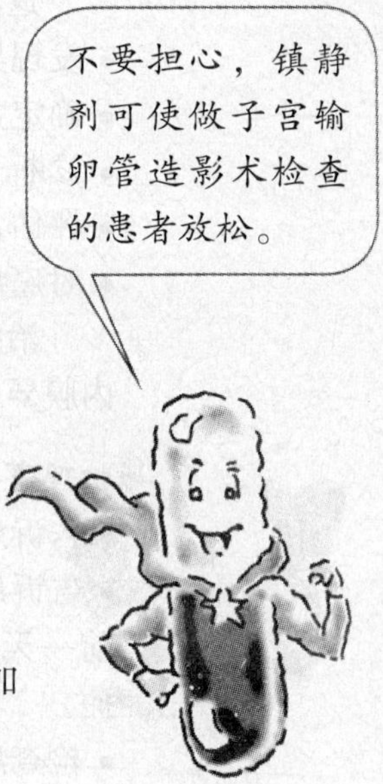

护理事项

- 告知患者在检查过程中或检查后会感到中等程度的绞痛、恶心、头晕，但医生会给她温和的镇静剂如地西泮，以使她放松。使患者放心这些反应是暂时的。
- 当监护患者时，观察有无造影剂的过敏反应（如荨麻疹、瘙痒和低血压）、感染的症状和体征（如发热、疼痛、心率加快、肌肉疼痛和不适）。

盆腔超声检查

在做盆腔超声检查时，晶体产生的高频声波被反射到传感器，传感器再把声波转变为电波，在示波器上显示出盆腔内部结构的影像。这项检查一般用于：

- 对提示盆腔疾病的症状进行评估，以明确诊断。
- 在孕期确定胎儿活力、位置、孕龄和生长率。

护理事项

- 使孕妇确信在检查期间超声波不会对胎儿造成危害，并为其提供感情上的支持。
- 由于这项检查需要膀胱充盈，应指导患者在检查前饮几杯水。充盈的膀胱可作为界定盆腔器官的标志。
- 告知患者，为了更好地显示大肠轮廓，有必要做灌肠。
- 检查完成后让患者立即排空膀胱。

组织学检查

宫颈组织检查有助于发现癌症和感染。

阴道涂片检查

阴道涂片检查用于在没有肿瘤的症状或检查结果的女性中筛查癌症，广泛用于：

- 早期发现宫颈癌。
- 发现炎性组织改变。
- 发现病毒、真菌和偶见的寄生虫感染。
- 评估患者对化疗和放疗的反应。

刮取、涂片、载玻片

做阴道涂片检查时，检查者从患者宫颈刮取分泌物，在玻片上涂片。涂片在固定剂中浸泡后，被送往实验室进行细胞学分析。

作为替代方法，可以做薄层液基阴道涂片，将收集工具在装有防腐剂的玻璃瓶中冲洗，然后将其送往实验室。

广泛做阴道涂片检查

美国肿瘤协会推荐的阴道涂片检查时间表如下：

- 年满 18 岁，性生活活跃的女性每年一次。
- 30～70 岁女性、连续 3 次以上检查正常者，每 2～3 年 1 次。
- 70 岁以上的女性，连续 3 次以上检查正常者，过去 10 年阴道涂片检查中未发现异常者，可以停止此项检查。

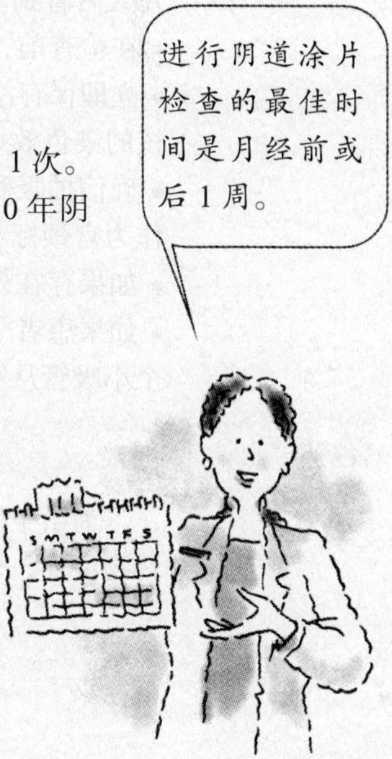

护理事项

- 向患者解释阴道涂片检查是对取得的宫颈细胞进行分析，并强调这项检查对发现处于无症状可治疗时期的肿瘤非常重要。
- 说明这项检查不能在月经期进行。最佳时间是月经前或后 1 周，因为这一时期宫颈细胞较多而黏液较少。
- 告知患者检查前 24 小时内不要进行性交，检查前 72 小时不要做阴道灌洗或阴道内给药。这些活动会冲走脱落细胞并改变阴道 pH。

重要证据

涂片检查知识

涂片检查是女性患者最重要的检查。但很多患者不理解此项检查的重要性，许多患者没有根据需求及时随诊。一项涉及338名妇女的研究发现，低社会经济地位的妇女对涂片检查的重要性认识不足，即使检查结果异常也不愿意进行随诊。确定对此项检查有误解的人群并对她们进行很好的宣教有助于改善必要的随诊。

摘自：Breitkopf, C.R., et al. Poor knowledge regarding the pap test among low-income women undergoing routine screening. Perspectives on Sexual and Reproductive Health, 2005, 37(2): 78-84.

- 获得准确的病史，记录任何实验室需要的有关数据。
- 如果患者有焦虑，应给予患者支持，并告诉她检查结果将在几天后看到。
- 在检查前，要求患者排空膀胱。
- 立即保存涂片，延误标本固定可能导致细胞变干，损害细胞核的染色效果，导致细胞学判读困难。
- 确信抽吸和刮取的标本来自宫颈。阴道后穹窿的抽吸物可以作为宫颈标本的补充，但不能替代宫颈标本。
- 如果存在外阴和阴道病变，可直接在病变部位刮取。
- 如果患者子宫由于年龄原因有复旧或萎缩，必要时可以用一个小吸管从鳞-柱交界部和宫颈管吸取细胞。

治疗

为给生殖系统疾病患者提供高效的护理，你需要了解目前药物治疗、手术及相关治疗的知识。

减轻压力

记住，许多生殖系统疾病使患者承受着巨大的心理和社会上的压力，你能保持关心而非歧视性的态度是非常有意义的。

药物治疗

药物是许多生殖系统疾病的治疗选择。例如，雌激素用于治疗几种与雌激素缺乏有关的疾病和不能手术的前列腺癌、乳癌、性腺功能减退。促性腺激素被用来治疗某些不孕症和男性隐睾。

手术治疗

患有妇科疾病的女性可能需要手术治疗。妇科手术包括扩张和刮宫术、扩张和吸宫术以及子宫切除术。这类手术会引起体型的改变。因此，必须自始至终地为这些患者提供强有力的感情支持。

仅与男性有关的手术

有勃起功能障碍的男性可以受益于阴茎假体植入。

刮宫术和吸宫术

在妇科，最普通的操作是刮宫术和吸宫术，医师扩张宫颈以达到宫颈内膜及子宫。在刮宫术中，医师用刮匙刮取子宫内膜组织。在吸宫术中，医师用吸管吸引清除子宫内容物。

刮宫术用于治疗不全流产，控制异常子宫出血，获得子宫内膜或宫颈内膜组织以进行细胞学分析。清宫术也可用来治疗不全流产，另外还用来做治疗性流产，通常在孕 12 周，但有时晚至孕 16 周。

患者准备

术前，完成下列步骤：

• 确信入院前患者已经按照术前指导的要求禁食并灌肠，以使结肠清空。

• 提醒患者在手术后会比较虚弱而不能驾车，确信她已经安排好回家行程。

• 在给予患者术前用药如哌替啶（杜冷丁）或安定前，要求患者排尿。

• 遵医嘱静脉注射液体（5%葡萄糖或生理盐水）以方便给予麻醉药。患者可以使用全身麻醉、宫颈旁阻滞术或局部麻醉。

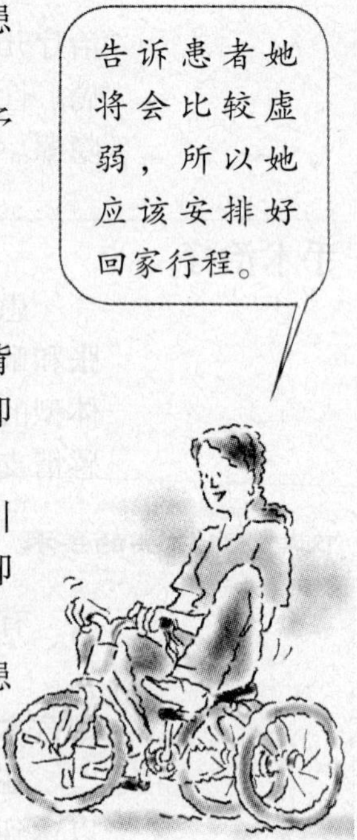

监测和术后护理

术后采取下列措施：

• 遵医嘱给予止痛剂，患者会有中等程度的绞痛和盆腔及下背部疼痛。止痛剂无效的持续腹部锐痛可能提示子宫穿孔，立即报告医师。

• 监测患者有无出血及感染的表现，如脓性、恶臭味的阴道引流物。监测尿色和尿量（血尿提示感染）。出现这些表现立即报告。

• 尽量输注液体，如患者需要，可以进食。升起床挡，如果患者走路不稳，帮助她去洗澡间。

家庭护理指导

出院前完成下列步骤：

• 提醒患者报告感染表现。告诉她在完全康复前不要使用栓剂及盆浴，因为这些行为会增加感染机会。

• 告诉患者会出现中等程度的绞痛和下背部疼痛，必要时可以服用止痛剂。警告患者如果出现不间断的锐痛需立即报告。

• 向患者解释恶露可持续 1 周或更长（流产手术后可持续 4 周）。如果有新鲜的出血需要报告。

• 建议患者按照医师的安排时间表进行例行检查。

• 告诉患者可以恢复力所能及的活动，但是关于剧烈活动及性交要按照医师的指导，在访视后 2 周内不鼓励去做。

• 建议患者如有需要可寻求计划生育咨询，推荐她到合适的医疗中心。

子宫切除术

子宫切除术用于切除子宫，手术可以采用经阴道或腹腔入路，腹腔入路可以更好地显露盆腔器官且有更大的术野。

不同的入路

经阴道入路可以在切除子宫的同时修补盆腔松弛结构，如膀胱疝和直肠疝（见：子宫切除术的类型）。

患者准备

患者将于手术前 1 天或当天入院，并行下列准备：

• 花一些时间和患者谈论有关手术预期及术后月经及生殖系统状态的问题。

• 复习手术入路和切除范围。

• 如果患者准备行经腹腔子宫切除术，告诉她需要：

——术前晚上行阴道冲洗和灌肠。

——术前使用抗菌皂淋浴。

——剃掉阴阜部位的阴毛。

——由于手术可导致尿潴留，需要留置尿管。

——如果出现腹胀，要插入鼻胃管或肛管。

——术后会出现短暂的腹部绞痛和盆腔及下背部疼痛。

• 如果患者计划行经阴道子宫切除术，告诉她术后会出现腹部绞痛。由于术后会出现中等量的引流液，患者需要使用会阴垫。

• 告知患者术后需要采取仰卧位或者低到中度坐卧位。

• 为患者示范防止静脉血栓形成的活动。

子宫切除术的类型

子宫切除术分为 3 种：

全子宫切除术，指切除整个子宫。

部分子宫切除术，指切除子宫的一部分，保留宫颈。

根治性子宫切除术，指切除所有的生殖器官。

每一种类型的适用证

全子宫切除术和部分子宫切除术常用于子宫肌瘤和子宫内膜疾病，也用于剖宫产后胎盘剥离不全或者存在羊膜炎时。根治性子宫切除术用于治疗宫颈癌。

监测和术后护理

术后，采取下列措施：

- 如果患者接受了经阴道子宫切除术，需经常更换会阴垫，应给予止痛药以减轻痉挛。
- 如果患者接受了经腹腔子宫切除术，告诉她采取仰卧位或低到中度坐卧位，鼓励患者做推荐的活动，如早期、经常行走，以预防静脉血栓形成。因为经常发生尿潴留，应监测患者尿量。
- 如果出现腹胀，遵医嘱插鼻胃管或肛管，在常规评估中注意肠鸣音。

家庭护理指导

出院前，完成下列步骤：

- 如果患者接受了经阴道子宫切除术，告诉患者如果出现剧烈绞痛、大量出血、发热和潮红（通常发生于卵巢切除术）时立即向她的医师报告。
- 如果患者接受了经腹腔子宫切除术，告诉患者不要持重、快走或跳舞。因为这些活动可以导致盆腔充血。鼓励患者每天多走动一些，避免久坐。告知患者允许游泳。
- 建议所有子宫切除术后的患者进食高蛋白、多残渣饮食，可以增加腹压而避免便秘。医师也会指导患者增加液体摄入(3L/d)。
- 提醒患者，医师会通知她何时恢复性生活（通常为术后6周）。
- 向患者和她的家人解释，激素水平的突然波动可以导致患者在一段时间内情绪低落或易怒，也可能在术后1年内都会感到失落和压抑。鼓励家庭成员理解并且平静地对待。
- 如果患者的卵巢被切除，需要在监护下接受激素替代治疗。

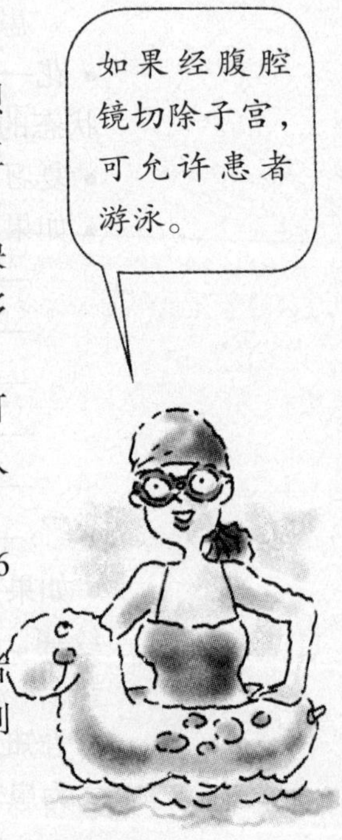

阴茎假体植入术

将阴茎假体通过手术植入阴茎海绵体。假体分为两类，一种由一对半硬的柱状体组成。另一种由可膨胀的圆筒状物组成。它们用来治疗器质性和心理性的勃起功能障碍。

看起来很大，不需要手

半硬式假体适用于手或手指功能障碍的患者，因为它不需要手的灵巧。然而，这种假体使阴茎总是处于半勃起状态而导致患者尴尬。也有的夫妇抱怨半硬式假体产生的勃起不够坚硬而影响性快感。

接近真实

膨胀式的假体提供了更自然的勃起。患者通过挤压一个位于阴囊的小泵，从存储囊中释放不透射线的液体到植入的柱状体中来控制勃起。然而，这个装置对碘过敏者禁用。

患者准备

需要为植入手术做如下准备：

- 强调医师的手术说明并回答患者的问题。
- 使患者确信假体不会影响射精和快感。如果患者术前有这些体验，术后也会一样。
- 认识到患者及其伴侣术前容易紧张，应提供感情上的支持。
- 指导患者在术前晚上和早晨用抗菌皂淋浴。告诉患者要在手术室剔掉阴毛以减少感染机会。
- 如果有医嘱，开始抗生素治疗。

监测与术后护理

术后应采取以下措施：

- 术后 24 小时用冰袋冷敷患者的阴茎。
- 当引流袋充满时要将其排空，或遵医嘱，以降低感染的几率。
- 如果患者使用膨胀式假体，告诉他可向下牵拉阴囊泵，以确保合适的定位。
- 在医师允许的情况下，当疼痛减轻时，鼓励患者练习假体膨胀和萎缩。泵的活动能促进存储囊和泵周围组织的愈合。

家庭护理指导

- 指导患者每天用抗菌皂清洗伤口处。
- 告诫患者观察感染征象，如果有，立即向医师报告。
- 告诉患者阴囊水肿和颜色异常可能会持续3周。

护理诊断

对于生殖系统疾病患者，有两个护理诊断是常用的。这里我们将讨论这些护理诊断和适当的护理干预措施及其基本原理。

性功能障碍

性功能障碍与身体结构改变或心理压力有关，如子宫内膜异位症、盆腔感染性疾病、性唤起和性高潮障碍、性交困难、阴道痉挛、阳痿或早泄等情况。

预期结果

- 患者陈述目前对性功能障碍的理解。
- 患者同配偶或关系密切者讨论关心的问题。
- 患者出院后能得到支持，包括性顾问和其他适当的专家。

护理干预及理由

- 提供一个安全、无歧视的环境，这样可以增强患者与护理人员之间的沟通和理解。
- 允许患者公开表达其感受，这样可鼓励患者提出与他病情有关的问题。
- 建议患者与他的配偶或性伙伴讨论问题，这样可增强他们的关系。

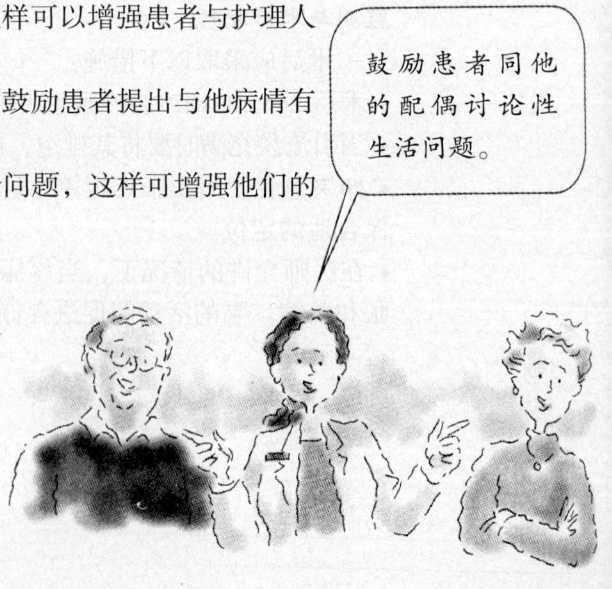

• 对患者的配偶或其性伙伴提供支持：支持性干预（如积极倾听）可以交流忧虑、爱好和认可。

• 教育患者和他的配偶或性伙伴，因患者的生理状况对性行为有所限制，理解这些限制并帮助患者避免并发症或受伤。

• 建议安排一个性顾问或其他方面的专家做其以后的指导和支持。

性生活障碍

由于疾病或药物治疗的原因，性生活障碍与泌尿生殖系统疾病、妇产科疾病，或者 STDs 有关，如艾滋病、疱疹、淋病和梅毒。

预期结果

• 患者理解诊断和治疗。

• 患者与他的配偶或性伴侣就改变性生活障碍的问题进行沟通。

护理干预及理由

• 安排在不会被打扰的时间与患者交流。这样显示了你对性问题的坦然，并使患者确信他的担忧是可以被接受和讨论的。

• 提供给患者一个安全的、非审视性的氛围以鼓励他表达察觉到的性身份和性行为变化产生的感受。这样显示了对患者以及他的担忧无条件的、积极的关注。

• 向患者及他的配偶或性伴侣提供有关疾病和治疗方面的信息。回答患者的问题，并澄清所有的错误观念。这样有助于患者把精力集中于具体的问题，鼓励患者提问，并避免误解。

• 鼓励患者参与社交活动以及与他的性伴侣进行沟通交流。这样可以培养他们分享担忧和增强情感联系。

• 向患者推荐顾问或支持性群体，如精神健康专家、性方面的顾问或与疾病有关的支持性组织（如“我能应付”、“寻求康复”和“造瘘口协会”）。

常见生殖系统疾病

在这一章节将讨论常见的男性和女性生殖系统疾病，包括STDs。您将学习到有关每一种疾病的病因、评估结果、诊断性试验、治疗、护理干预、患者教育和评价标准的信息。

子宫内膜异位症

子宫内膜异位症指子宫内膜组织出现在子宫腔以外的部位，异位组织可以在身体的任何一个部位出现，但是它常位于盆腔，在卵巢周围、子宫与膀胱之间的腹膜处、宫骶韧带和直肠子宫凹陷。

子宫内膜异位症的好发年龄

活动性子宫内膜异位症经常发生在30～40岁，特别是推迟生育的女性，在20岁之前很少见。子宫内膜异位症的严重症状可能突然出现，或者多年缓慢发展。

一般来说，子宫内膜异位症在有月经期间逐渐加重，在绝经后逐渐减轻。不育症是其最主要的并发症，尽管也可能发生自发性流产。

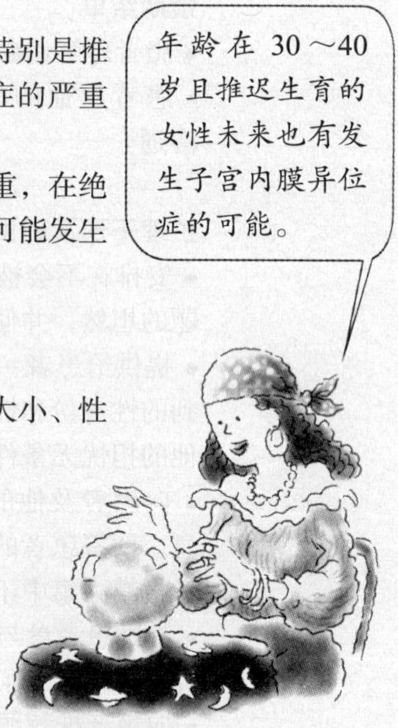

分期

美国生育协会创建了一个评分和分期系统，根据大小、性质和部位对子宫内膜异位症进行量化。

- Ⅰ期提示微小。
- Ⅱ期提示轻度。
- Ⅲ期提示中度。
- Ⅳ期提示严重。

病因

直接原因目前还不清楚，但是家族中有患此疾病者或近期做过打开子宫的手术如剖宫产的女性易患子宫内膜异位症。其他病因包括免疫系统缺陷、由淋巴系统播散的炎症或者环境污染物。

病理生理学

异位的子宫内膜在雌激素和孕激素的作用下增殖和分泌，在月经期，异位的内膜组织出血并引起周围组织的炎症，炎症引起纤维化，纤维化引起粘连，粘连引起疼痛并导致不孕。

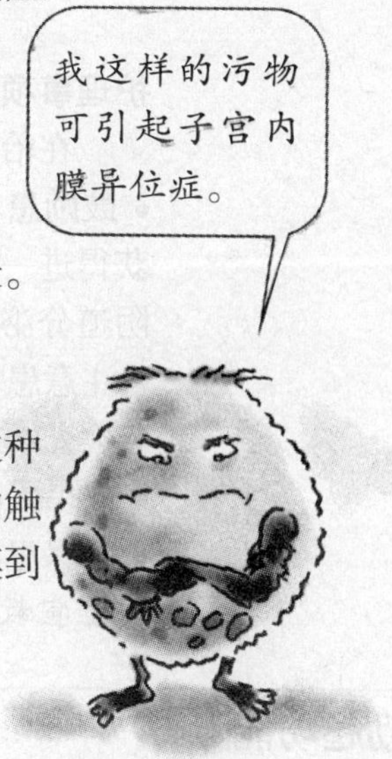

临床表现

继发性痛经是子宫内膜异位症的典型症状，疼痛可能是持续的，通常是从月经前的5～7天开始，持续2～3天。

疼痛的性质

疼痛可能发生在下腹部、阴道、盆腔的后部和背部，这种疼痛通常向下放射到下肢。宫骶韧带或阴道、直肠有多发的触痛结节，这些结节在月经期增大并更加疼痛，可以明显触摸到增大的卵巢。

定位

其他的症状和体征取决于异位组织所在的部位：

- 阑尾和小肠：有恶心、呕吐并在月经前加重，有腹部绞痛。
- 膀胱：耻骨上区疼痛、排尿困难、血尿。
- 子宫颈、会阴和阴道部：在月经期这些部位有内膜出血。
- 结肠和阴道直肠隔：疼痛性肠蠕动、月经期直肠出血、尾骨或骶骨疼痛。
- 直肠子宫陷凹或卵巢：深部针刺样性交困难。
- 卵巢和输卵管：不孕和月经过多。

辅助检查

- 腹腔镜检查可以确诊并确定疾病的分期。
- 钡剂灌肠可以排除恶性或炎症性肠道疾病。

治疗

治疗措施根据疾病的分期、患者的年龄和生育的愿望而有所不同。包括：

- 对于有生育需求的年轻妇女：保守治疗有雄激素如达那唑，它可以使Ⅰ期和Ⅱ期病变暂时缓解，黄体酮和激素避孕药也可以缓解症状。

• 对于病情严重（Ⅲ期和Ⅳ期）或没有生育需求的女性：当卵巢有包块时，应当切除以排除癌变。尽管保守性手术可以做到，但治疗选择经腹膜子宫全切和双侧输卵管-卵巢切除。

护理事项

在治疗过程中和治疗后，采取以下措施：

• 鼓励患者联系一个支持性组织，如子宫内膜异位症协会，以获得进一步的信息和咨询，提醒患者每年进行一次盆腔检查和阴道分泌物涂片检查。

• 注意患者是否已经没有疼痛或至少能控制症状。

• 检查术后并发症。

• 如果可行的话，向患者解释延迟手术可能带来的后果。

• 确保患者理解经常进行妇科检查的重要性（见：子宫内膜异位症宣教要点）。

勃起功能障碍

勃起功能障碍又称阳痿，指男性不能达到或维持阴茎勃起来完成性交。有两种类型：

☝ 原发性阳痿指患者从未有过充足的勃起。

☝ 继发性阳痿（更常见，病情较轻）指患者过去能达到并维持阴茎勃起，但现在不能。

所有年龄阶段的男性都可患勃起功能障碍，但老年男性更为常见。预后取决于阳痿的严重程度和持续时间，以及病因。暂时的阳痿不能认为是功能障碍，而且可能发生于50%的成年男性。

原因

80%的患者有器质性病因，例如血供不足或静脉闭塞性功能障碍。其他原因包括酒精和吸毒以及应用一些药物如阿密曲替林、甲氰咪呱、可乐定（氯压定）、地昔帕明、地高辛、肼

宣教篇

子宫内膜异位症宣教要点

• 如果患者正处于青春期，建议她使用清洁的卫生巾而不要用棉塞。这将有助于防止阴道狭窄或阴道口小的女孩经血逆流。

• 提醒患者不孕是一种可能发生的并发症，如果她想要孩子，就不要推迟生育。

• 强调及时治疗可以预防或延迟并发症的重要性，并发症包括不孕。

• 教会患者如何发现子宫内膜瘤破裂，以及发生时应该怎么做。

• 教会患者如何缓解性交困难，以及如何发现和预防贫血症状。

苯达嗪、甲基多巴、去甲替林、普萘洛尔（心得安）、噻嗪类利尿剂和反苯环丙胺。

20%的病例是由心理因素造成的,如性行为紧张、信心不足或者过去有勃起失败的经历。

病理生理学

不适当的肾上腺素刺激可能引起自发信号缺失或灌注受损，这可能影响动脉扩张，引起阴茎海绵体过早疲软。

心理上的原因可能以恶性循环的方式加剧情感问题，焦虑可引起对勃起功能障碍的恐惧，这样反过来会引起更深的情感问题。

血流减少

另外，盆腔盗血综合征引起流向骨盆肌肉的血流增加，导致患者在射精前勃起不足。

临床表现

因为不能观察患者的勃起功能障碍，所以你需要对他提问以更多地了解疾病。如果患者患继发性勃起功能障碍，可在下面分类的基础上提问：

- 部分性的：患者不能达到充足的勃起。
- 间歇性的：对同一个性伴侣，患者有时有性能力。
- 选择性的：患者只和某一个性伴侣在一起时有性能力。

对不起，但我必须问

还要问患者他的勃起功能是突然丧失还是逐渐丧失的。如果患者勃起功能障碍的原因是心理因素，问他是否能通过手淫的方式达到勃起。问他性交前的感受——是否紧张？是否伴有出汗或心悸？是否对性行为完全没有兴趣？

还要问患者是否有抑郁。抑郁可以导致心理性阳痿，同时抑郁也可以因为生理性或器质性阳痿所致。

辅助检查

当患者符合《精神疾病诊断和统计学手册》第四版修订本中两个诊断标准的其中一个时即可确诊。

☝ 持续性或反复出现部分性的，或完全性的不能勃起或不能维持勃起直到完成性行为。

✌ 由于勃起功能障碍引起显著的痛苦或处理人际关系困难。

诊断还必须排除慢性疾病如糖尿病和其他血管、神经或者泌尿生殖系统疾病。

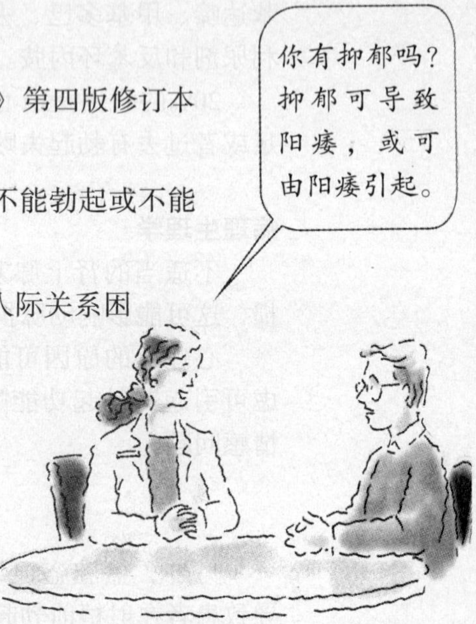

治疗

治疗措施包括：

- 性行为治疗，主要针对减少紧张，可治疗心理性阳痿，这种治疗需要患者及其伴侣双方共同参与。
- 如果阳痿是由药物或酒精滥用引起的，针对这些具体问题进行治疗。
- 治疗器质性阳痿的重点是在可能的情况下逆转这些病因。如果行不通，心理咨询可以帮助夫妻现实地处理他们的处境并探索性爱表达的替代方式。
- 某些器质性阳痿的患者可以做阴茎假体植入。睾酮水平低的患者可以注射睾酮。
- 治疗阳痿的药物，如伐地那非、西地那非和他达拉非，有助于阴茎在受到刺激时增加血流，从而引起坚硬的勃起。

护理事项

- 帮助患者使其在讨论他的性行为时感到舒适。在你的初始护理病史中评估患者的性健康。在适当的时候，建议他做进一步的评价和治疗。
- 对于任何因疾病要求调整日常生活行为的患者，应把恢复性行为的相关信息作为对其出院指导的一部分，以帮助患者预防阳痿。这些患者包括心脏病、糖尿病、高血压或慢性阻塞性肺病患者和所有术后的患者。

• 评估患者：患者自述可以完成和维持勃起，并对他的性关系满意（见：勃起功能障碍宣教要点）。

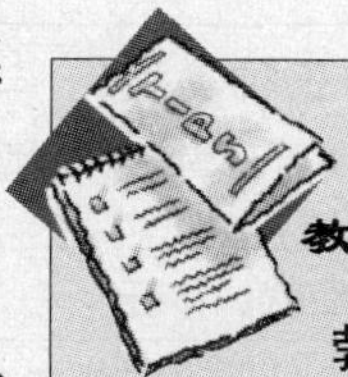

教育园地

勃起功能障碍宣教要点

• 如果患者做了阴茎植入手术，告诉患者禁止性交直到切口愈合，通常需要 6 个星期。

• 如果患者使用可膨胀的阴茎假体，你指导其使用方法。

• 如果患者服用治疗阳痿的药物，警告其未经医生允许不得服用硝酸酯类药物。

盆腔炎性疾病

盆腔炎性疾病（pelvic inflammatory disease, PID）指任何急性、亚急性、反复性或慢性的输卵管、卵巢及周围组织感染。包括子宫颈（宫颈炎）、子宫（子宫内膜炎）、输卵管（输卵管炎）和卵巢（卵巢炎），这些炎症可以扩散到阔韧带之间的结缔组织（子宫旁组织炎）。

没有时间可以浪费

早期诊断和治疗可以防止对生殖系统的损害，PID 的并发症包括不孕、潜在的致命性败血症、肺栓塞和休克。不经治疗的盆腔炎可以致命。

原因

PID 可以由需氧菌或厌氧菌感染引起，约 60%的病例是由一种或多种宫颈黏膜的常见菌群过度增殖引起的，包括葡萄球菌、链球菌、类白喉菌、衣原体和大肠杆菌类，如假单胞菌和大肠埃希杆菌。

PID 也可由淋球菌引起。总之，在子宫内膜环境改变时非致病菌过度增殖可能导致盆腔炎，这种情况在分娩时最容易发生。

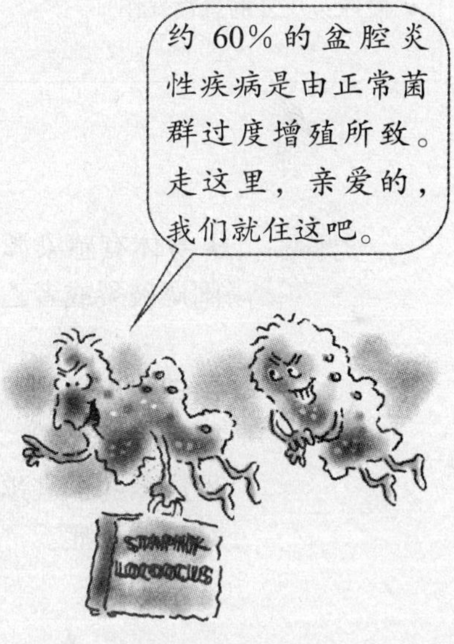

PID 的促发因素

下列因素增加了患者发展为 PID 的机会：

• 有 STDs 病史。

• 有不止一个性伴侣。

• 子宫感染，或者宫颈锥形切除或宫颈烧灼术等操作，改变或破坏了宫颈黏液，使细菌上行进入宫腔。

• 任何可能因使用仪器而将污染的宫颈黏液带入宫腔的操作，如使用活组织检查刮匙或者冲洗导管、输卵管通气法、流产或盆腔手术。

• 妊娠期或产后感染。

PID 的三种类型

PID 可分为三种类型，每一型均有相应的症状、体征和阳性发现。

病因和症状、体征	阳性发现
宫颈炎	
• 急性：阴道分泌物为脓性，有恶臭；外阴阴道炎，伴瘙痒和烧灼感；子宫颈红肿，盆腔不适感，性功能障碍，子宫出血，不孕症，自发性流产 • 慢性：宫口梗阻性难产，宫颈破裂或外翻，溃疡性泡状损害（单纯疱疹病毒Ⅱ型感染所致宫颈炎）	• 淋病菌培养阳性 • 慢性宫颈炎的致病菌通常为葡萄球菌或链球菌 • 涂片细胞学检查可显示严重炎症 • 如果宫颈炎不伴发输卵管炎，白细胞计数正常或轻度升高，红细胞沉降率加快 • 急性宫颈炎，宫颈触痛
子宫内膜炎（经常发生于产后或流产后）	
• 急性：黏液性或脓性分泌物从宫颈流出，子宫内膜充血，可能导致溃烂和坏死（有毒性病原体感染时），下腹疼痛和触痛，发热，反跳痛，腹壁肌肉痉挛，子宫和盆腔血管的血栓性静脉炎 • 慢性：反复的急性发作（常见于有多个性伴侣者和有 STDs 者）	• 有严重的感染时，可以摸到柔软的子宫 • 子宫和血液标本病原体检查阳性，通常为葡萄球菌 • 白细胞计数和红细胞沉降率升高。
输卵管-卵巢炎	
• 急性：突发下腹和盆腔疼痛，通常发生在月经后，阴道分泌物增加，发热，全身不适，下腹部紧张、压痛，心动过速，盆腔腹膜炎 • 慢性：反复的急性发作	• 白细胞计数升高或正常 • X 线可能显示肠梗阻 • 盆腔检查显示有剧烈疼痛 • 子宫颈或尿道周围腺体分泌物涂片提示细胞内革兰阴性双球菌

• 身体有感染源，如有慢性输卵管感染的流出物、盆腔脓肿、阑尾破裂或者乙状结肠憩室炎。

病理生理学

各种疾病、操作或仪器的使用都可能改变或破坏作为保护性屏障的子宫颈黏液。结果使细菌进入子宫腔，引起各种组织结构的炎症。

临床表现

症状和体征因感染部位而有所不同，包括：

- 大量脓性阴道分泌物。
- 低热和全身不适（特别是由淋球菌引起的炎症）。
- 下腹疼痛。
- 宫颈活动或附件触诊时有剧烈疼痛。

辅助检查

- 对宫颈或子宫直肠陷凹的分泌物进行革兰染色检查可以确定致病菌。
- 细菌培养和药敏试验可以帮助选择适当的抗生素。尿道和直肠的分泌物也可以做培养。
- 超声检查可以识别附件或子宫包块。
- 阴道后穹窿穿刺术可以获得腹腔液体或脓液做细菌培养和药敏试验。

治疗

有效的治疗可以根除感染、缓解症状，并使生殖系统不受影响，包括：

- 在获得培养标本之后立即联合应用抗生素积极治疗。得到实验室培养结果后可以立即对治疗作出再评估（通常24～48小时后）。如果治疗不及时可能转为慢性炎症。
- 对于由淋球菌引起的PID，静脉输注多西环素（四环素衍生物）和头孢西丁，然后口服多西环素。门诊的患者可以肌内注射头孢西丁、口服阿莫西林或氨苄西林（每种药物均与丙磺舒联用），然后口服多西环素。对淋病患者可能还需要治疗梅毒。
- 辅助性治疗，包括卧床休息、应用镇痛剂和静脉注射治疗。
- 如果发生盆腔脓肿需要充分引流。
- 对于盆腔脓肿破裂者（为一种威胁生命的并发症），可能需要经腹腔子宫全切术，包括双侧输卵管-卵巢切除。
- 应用非甾体类抗炎药以缓解疼痛（首选的治疗），必要时应用阿片类药物。

护理事项

- 确定患者没有药物过敏后，遵医嘱给予抗生素和止痛药。
- 检测体温升高。
- 观察腹壁紧张和膨胀，这可能是腹膜炎的征象。
- 如果阴道有引流物，经常进行会阴护理。
- 评估患者：患者应该没有疼痛，无阴道分泌物、发热或复发感染。然而，许多患者仍偶尔感觉疼痛，高达25%的患者患PID后出现不育（见：PID 宣教要点）。

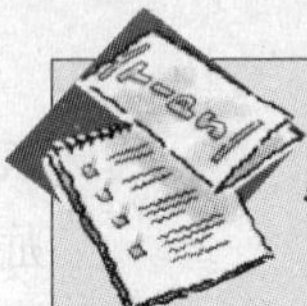

教育园地

盆腔炎性疾病宣教要点

- 为了防止复发，鼓励患者配合治疗，并向患者解释盆腔炎性疾病的特点和严重性。
- 由于盆腔炎性疾病可能引起性交疼痛，所以应建议患者与她的医师讨论有关性行为的问题。
- 强调对患者的性伴侣进行检查和治疗的必要性。
- 为了防止较小的妇产科操作如扩张术和刮除术后的感染，告诉患者一旦出现发热、阴道分泌物增多或疼痛等情况立即报告。在这些妇产科操作后，指导患者至少 7 天内避免会阴冲洗和性交。

性传播疾病（STDs）

STDs 是美国最常见的传染病，衣原体疾病是最常见的STDs。发病率和死亡率取决于疾病的种类和所处阶段。如果早期发现，很多 STDs 是容易治疗的。

原因

病原体包括细菌、病毒、原虫、真菌和寄生虫传播引起的感染。高危人群包括：

- 25 岁以下者。
- 有多个性伴侣者。
- 有 STDs 病史者。

不宜亲近的四种人群

STDs 在妓女、与妓女有性接触的人群、吸毒者和犯人中的发病率较高。

病理生理学

这些传染病常通过与感染者亲密的性接触而传播。有一些是在怀孕或分娩的过程中由母亲传播给其孩子。

临床表现

STDs 的主要症状是阴道炎、复发性阴道炎、阴道或阴茎分泌物、附睾炎、下腹疼痛、咽炎、直肠炎和皮肤或黏膜损伤。

隐性 STDs

许多 STDs 没有症状，特别是女性患者。当发现患有 STDs 时，这些女性可能已经患上严重的并发症，例如 PID、不孕、异位妊娠或者慢性盆腔疼痛。

辅助检查

具体的 STDs 的诊断依赖于体格检查、病史和实验室检查以确定病原体。

治疗

根据具体的病原体进行治疗，疾病预防和控制中心提供了每个 STDs 的治疗指南（见：常见的 STDs）。

控制中心的建议

疾病预防和控制中心要求 STDs 患者可以获得以下这些资源支持：

- 对人类免疫缺陷病毒感染者提供医学评估和治疗帮助。
- 对复杂 STDs 患者，如 PID 和播散性淋病，提供住院帮助。
- 将患者介绍至内科、儿科、感染疾病科、皮肤病科和妇产科。
- 家庭计划服务。
- 药物滥用治疗计划。

护理事项

- 保守患者的隐私和秘密，避免评判患者的生活方式和主观臆断患者的性倾向。
- 提供精神支持，并鼓励患者讲出他的感受。患者可能会有紧张和恐惧，还可能损伤自尊和自我形象。
- 评价患者。评价治疗效果时，注意患者是否没有临床症状，没有复发感染，确保患者了解如何防止感染传播（见：STDs 宣教要点）。

教育园地

STDs 宣教要点

- 讨论疾病的传播、症状和体征、受感染的时间、感染的预防与治疗（如果这种性传播疾病是可以治疗的）。
- 向患者解释不适当的治疗对健康带来的后果，并强调患者的性伴侣也有患病的危险。
- 向患者澄清常见的错误观念，增强其对健康性行为的理解。
- 告知患者如果症状加剧，应立即寻求治疗。
- 讨论如何改变性行为方式来防止复发：减少性伴侣的数目，避免与有多个性伴侣的人接触，并询问性伴侣的性传播疾病病史。

常见 STDs

名称和病原体	可能的症状、体征	治疗	特殊考虑
衣原体 （沙眼衣原体）	• 脓性分泌物 • 男性：排尿烧灼感和附睾炎的症状 • 女性：通常无症状	多西环素或阿奇霉素	• 所有与患者有性接触的人都必须接受治疗 • 在女性潜在并发症有 PID、不孕和自发性流产。在男性有尿道炎、附睾炎和前列腺炎 • 患者应遵医嘱服药，连用 7～10 天，治疗结束前禁止性行为
生殖器疱疹， （单纯疱疹病毒Ⅱ型）	• 女性：阴道脓性分泌物 • 生殖器区域、臀部或大腿有多发小囊泡 • 疼痛性排尿困难 • 发热 • 头痛 • 身体不适	泛昔洛韦， 代昔洛韦， 阿昔洛韦， 局麻药膏	• 热水澡和缓和的止痛剂可以缓解疼痛 • 患者应在前驱期和发作期禁止性生活直到所有的破损都已干燥 • 许多患者每 2～3 个月复发一次。发病前 24 小时可能有局部的感觉过敏
淋病球菌	• 脓性分泌物 • 排尿困难 • 尿频	头孢菌素	• 所有与患者有性接触的人都必须接受治疗 • 在女性潜在并发症有 PID、不孕和自发性流产。在男性有尿道炎、附睾炎、前列腺炎和不育 • 患者应遵医嘱服药，连用 7～10 天，治疗结束前禁止性行为
人类乳头瘤病毒	• 粉红色至灰色、软的皮肤破损，单发或成簇	10%～20%盾叶鬼臼树脂涂于皮肤破损处，冷冻手术	• 患者应经常做巴氏实验 • HPV 有 80%可能性复发 • HPV 是子宫颈癌最常见的病因 • 新疫苗对 HPV 提供了几乎 100%的保护，可用于 9～26 岁的女性
梅毒 （梅毒螺旋体）	• 生殖器、口唇或直肠部位出现硬下疳 • 发热 • 淋巴结病 • 性病研究实验室实验结果、荧光梅毒螺旋体抗体检测和血浆梅毒反应素检测阳性	青霉素	• 梅毒可分为Ⅰ期、Ⅱ期、Ⅲ期 • 所有与患者有性接触的人都须接受治疗 • 患者应遵医嘱服药，连用 7～10 天，治疗结束前禁止性行为

常见 STDs（续）

名称和病原体	可能的症状、体征	治疗	特殊考虑
滴虫病（阴道毛滴虫）	• 男性：尿道炎或阴茎皮肤破损，通常无症状 • 女性：泡沫样分泌物，伴有红斑和瘙痒。也可能无症状	甲硝唑（灭滴灵）	• 所有与患者有性接触的人都须接受治疗 • 女性患者的并发症有复发感染和输卵管炎 • 患者应遵医嘱服药，连用 7～10 天，治疗结束前禁止性行为

睾丸扭转

睾丸扭转是指睾丸或睾丸系膜（指睾丸与附睾之间的皱襞）的旋转而引起的精索扭曲。它会引起绞窄，如果不进行治疗，最后会导致睾丸梗死。

这种情况几乎总是单侧的。它可发生于任何年龄，常见于12～18 岁。如果早期发现并尽快治疗，预后良好。

原因

睾丸扭转部分是由于鞘膜内或鞘膜外的畸形引起的，鞘膜为覆盖阴囊腔的浆液性膜。

扭曲

鞘内扭转的病因：

• 鞘膜畸形和睾丸位置异常。

• 睾丸和精索筋膜与阴囊壁连接不全，睾丸可以围绕它的血管蒂自由旋转。

鞘膜外扭转的病因：

• 鞘膜与阴囊内层连接松散，引起精索在睾丸上方旋转。

• 由于强体力活动或肌肉刺激引起提睾肌突然强烈收缩。

病理生理学

发生睾丸扭转时，睾丸在它的血管蒂上旋转，使精索内的动静脉扭曲。这样就阻断了睾丸的血供，引起血管充血、缺血和阴囊水肿。

临床表现

睾丸扭转引起患侧睾丸或髂窝剧烈疼痛，体格检查可以发现阴囊或腹股沟管紧张、疼痛、水肿以及表面皮肤充血。休息或抬高阴囊不能减轻水肿。

辅助检查

多普勒超声检查有助于鉴别睾丸扭转与绞窄性疝、隐睾或附睾炎。

治疗

如果手法复位不成功，那么必须在症状发生 6 小时内进行手术复位以保护睾丸功能（70%的抢救几率）。治疗措施包括立即实施睾丸固定术进行修复（把存活的睾丸固定到阴囊上）或实施睾丸切除术（切除失去活性的睾丸）。

如果不进行治疗，睾丸将在 12 小时后失去功能并发生坏死。

护理措施

• 手术前，尽量增强患者的舒适感。手术后，可采取以下措施：

——遵医嘱给予镇痛药。

——监测小便情况，并用冰袋覆盖手术部位以减轻水肿。

——保护伤口防止污染。此外，允许患者尽可能多地进行日常活动。

——评估患者。患者应没有疼痛及术后并发症（见：睾丸扭转宣教要点）。

教育园地

睾丸扭转宣教要点

• 向患者解释手术程序和术后护理，让患者放心即使睾丸被移除，也不会影响性功能和生殖功能。

• 建议患者锻炼时常规带一个阴囊托带。

子宫肌瘤

子宫肌瘤也称为肌瘤、纤维肌瘤和类纤维瘤。子宫肌瘤是女性最常见的良性肿瘤，经常发生在子宫体部，但也可能出现在子宫颈部或子宫阔韧带和子宫圆韧带。

子宫肌瘤通常为多发的，在 35 岁以上的女性中患病率约为 20%，黑人的患病率是白人的 3 倍，只有 0.1%的患者转为恶性（平滑肌肉瘤）。

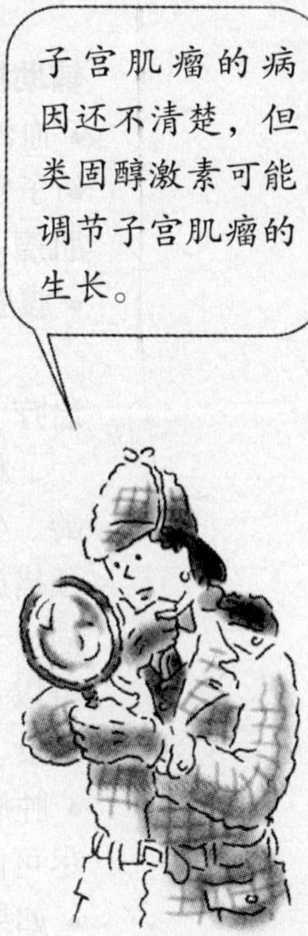

子宫肌瘤的部位

根据所在部位，把子宫肌瘤分为三类：

- 肌壁间肌瘤（在子宫壁内）。
- 黏膜下肌瘤（向子宫腔内突出）。
- 浆膜下肌瘤（从子宫的浆膜表面向外突出）。

在所有三种类型中，子宫腔都可能增大，子宫内膜面积增大，并引起子宫出血增多。

病因

子宫肌瘤的病因尚不清楚，但类固醇激素，包括雌激素、孕激素和几种生长因子（包括表皮生长因子）被认为是子宫肌瘤生长的调节物。

病理生理学

雌激素和人类生长激素水平过高可能通过刺激敏感的肌纤维促进子宫肌瘤的形成。大剂量的雌激素和孕晚期可使肿瘤体积增大、生长激素水平升高。相反，当在绝经后雌激素产生减少时子宫肌瘤通常缩小或消失。

临床表现

子宫肌瘤的症状和体征包括：

- 黏膜下型表现为月经过多（最主要的临床表现），也可能有其他表现如子宫内膜异常出血、痛经和疼痛。
- 肿瘤组织较大者表现为腹部沉重感、疼痛、肠梗阻、便秘、尿频或尿急和子宫不规则增大。

辅助检查

- 血液检查有贫血表现支持该病的诊断。
- 子宫诊刮或黏膜下子宫输卵管 X 线摄影术可以发现黏膜下肌瘤。
- 腹腔镜检查可以显示子宫表面的浆膜下肌瘤。

治疗

根据症状的严重程度、肿瘤的大小和部位以及患者的年龄、生育次数、妊娠情况、生育需求和健康状况选择合适的干预措施。

- 对于过去曾经影响或将来很可能影响妊娠的较小的子宫肌瘤可以手术切除，这种治疗方式的选择适用于有生育需求的年轻妇女。
- 肿瘤发生蒂扭转或肿瘤较大引起肠梗阻者，需要切除子宫，尽可能保留卵巢。
- 如果患子宫肌瘤的怀孕患者在妊娠 16 周时其子宫大小不超过正常妊娠 6 个月时的子宫大小，通常不需要手术治疗，而且妊娠结果令人满意。
- 如果患子宫肌瘤的怀孕患者在妊娠 9 周时其子宫大小达到正常妊娠 5～6 个月的子宫大小，那么很可能会发生自发性流产，特别是宫颈处肌瘤。分娩后 5～6 个月可以实施子宫切除术（当子宫收缩复旧已经完成），并尽可能保留卵巢。

护理措施

在治疗过程中和治疗后，采取以下措施：

- 如果患者因出血过多而发生严重的贫血，遵医嘱给予铁剂和输血。
- 评估患者异常出血、疼痛和术后并发症的情况（见：子宫肌瘤宣教要点）。

教育园地

子宫肌瘤宣教要点

- 告诉患者如果出现异常出血或盆腔疼痛应立即报告。
- 如果需要实施子宫切除术或卵巢切除术，向患者解释手术对月经、绝经和性行为的影响，使患者放心如果保留卵巢，她不会过早地进入更年期。
- 如果患者必须实施多处子宫肌瘤剔除术，确保让患者了解妊娠仍然是可能的。
- 如果手术必须进入子宫腔操作，向患者解释剖宫产的必要性。

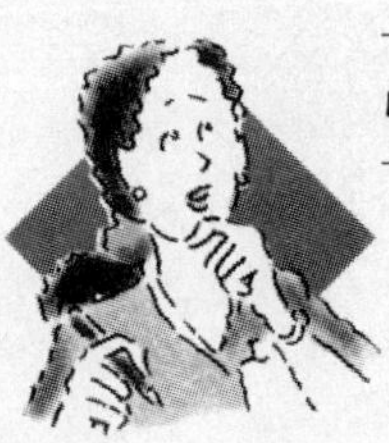

快速测验

1. 精子发生是指：

A. 精子生长并发育为初级精母细胞

B. 精母细胞分裂成为次级精母细胞

C. 精子形成的整个过程

D. 新近发育形成的精子的贮藏

答案：C。精子发生是指精子形成的整个过程，从初级精母细胞发育成完全有功能的精子。

2. 哪种疾病以下腹部、阴道、盆腔和背部疼痛为特征，在月经前的 5～7 天发生，持续 2～3 天？

A. 卵巢囊肿

B. 子宫内膜异位症

C. PID

D. 子宫肌瘤

答案：B。子宫内膜异位症的典型症状（后天获得性痛经）会引起上述表现。

3. 关于 PID 的哪项表述是不正确的？

A. 危险因素包括有不止一个性伴侣和有 STDs 病史。

B. 25%的患者在患过 PID 后发展为不孕。

C. 未经治疗的 PID 可能致命。

D. 患者的性伴侣不需要做检查和进行抗感染治疗。

答案：D。对患者的性伴侣做检查和抗感染治疗是必要的。

4. 在美国，哪种 STDs 最常见？

A. 淋病

B. 梅毒

C. 衣原体感染

D. 生殖器疱疹

答案：C。在美国衣原体感染是最常见的 STDs，由于衣原体感染发展至晚期前没有症状，所以通常在不知不觉中传播。

评分：

☆☆☆ 如果四道题全都答对了，太棒了！你完全掌握了生殖系统疾病！

☆☆ 如果答对了三道题，不错！你因为内镜检查很出色而赢得艾美奖！

☆ 如果答对不足三道题，不要着急，重温一遍，你会做得很好！

（郭全荣 译 李敏 校）

15

第十五章　肌肉骨骼疾病

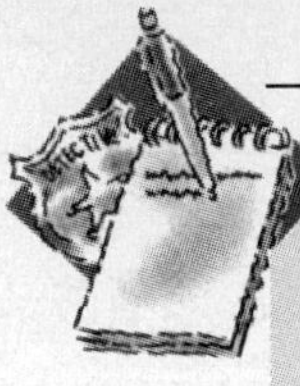

主要内容

在本章中，你将学习：

- ◆ 肌肉骨骼系统的解剖与生理
- ◆ 评估骨骼肌肉系统的技术
- ◆ 诊断肌肉骨骼疾病的检查
- ◆ 常见肌肉骨骼疾病的病因、病理生理学、护理诊断和护理干预

肌肉骨骼疾病概述

当提供肌肉骨骼护理时，要准备运用大量的护理技术。为什么呢？因为部分肌肉骨骼疾病轻微而难以评估。然而，有些肌肉骨骼疾病较重，甚至是外伤，可从心理和生理上影响患者。

解剖和生理

肌肉骨骼系统的三个主要部分是骨骼、关节和肌肉。

骨骼

人体有 206 块骨骼支撑着器官和组织，并构成人体的框架。骨骼还是储存矿物质和生成血细胞的场所（见：近观骨骼系统）。

近距离观察骨骼系统

在人体骨骼系统206块骨骼中，80块为中轴骨、颅骨和躯干骨，而126块为附肢骨或肢端骨。以下显示的是人体主要的骨骼。

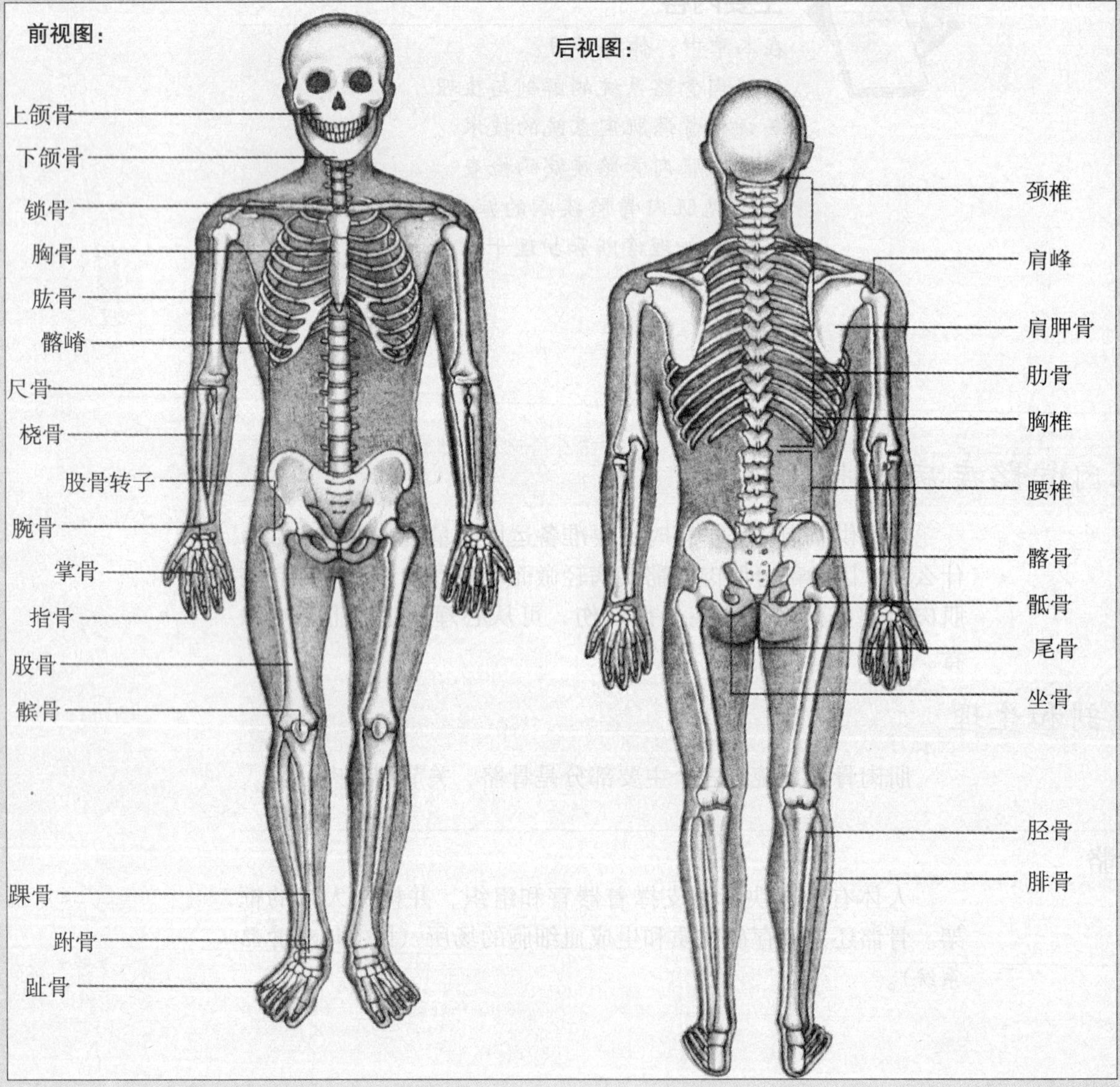

骨骼的功能

骨骼的解剖（机械）和生理功能包括：

- 稳定和支撑躯体。
- 为肌肉、韧带和肌腱连接提供平台。
- 当肌肉收缩时通过“杠杆”运动使躯体移动。
- 在骨髓中生成红细胞（造血作用）。
- 储存矿物盐，包括约 99%的体钙。
- 保护内部组织和器官（例如：33 块椎骨包绕并保护脊髓）。

滑膜关节

典型地骨与骨之间连接良好。

软骨（一种光滑的纤维组织）为每一个骨末端的缓冲垫。关节腔内充满滑液，这种液体润滑关节并使关节活动自如，如同汽车制动器的润滑剂。

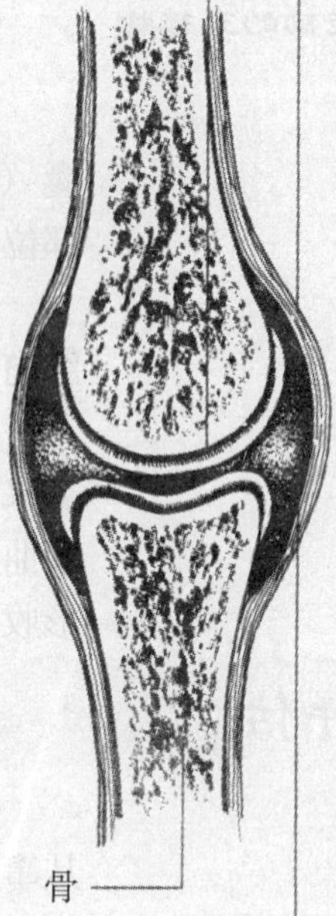

关节

两个或多个骨的连接点就称为关节。关节固定骨使其进行特殊类型的运动。有两种类型的关节：

- 非滑膜性。
- 滑膜性。

在非滑膜性关节，骨通过纤维组织或软骨相连接。关节可能是固定的，如颅骨的缝连接，或轻微移动的，如椎骨间的连接。

自由的是……滑膜关节

滑膜关节活动自如。骨之间相互分开并由充满滑膜液的关节腔相连接。关节头的表面由有弹性的软骨层所包绕。软骨垫衬骨组织并通过使骨组织表面平滑而使关节活动灵活。

部分常用的关节

滑膜关节分为几种类型，包括球窝关节和铰链关节。

球窝关节(见于肩部和臀部)的作用是：

- 屈曲（屈曲，从而减少关节的角度）。
- 伸展（伸直，从而增加关节的角度）。
- 内收（向中线移动）。
- 外展（远离中线移动）。

这些关节也在球窝内转动并通过内、外转动的程度来评估。

铰链关节，如膝和肘关节，通常只能进行屈曲和伸展。

滑膜关节周围组织

滑膜关节被稳定关节结构的纤维膜所包裹。纤维膜也包绕关节的韧带（将一根骨与另一根骨连接起来的坚韧纤维束）。

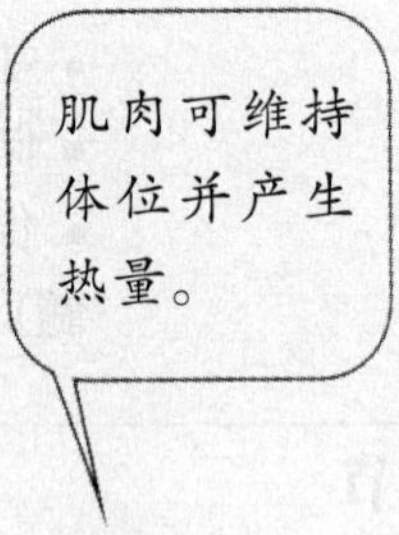

肌肉

骨骼肌由具有收缩性的细胞或纤维组成。当它们受到来自中枢神经系统（central nervous system, CNS）的刺激时，这些纤维收缩并产生骨骼运动。CNS 对非自主性和自主性肌肉运动功能产生作用。骨骼肌还可维持身体姿势并产生热量。

坚韧的支撑物

肌腱是肌肉附着于骨上的坚韧肌纤维部分。滑膜囊（囊内充满可减少摩擦作用的滑膜液）位于高摩擦部位如膝关节。

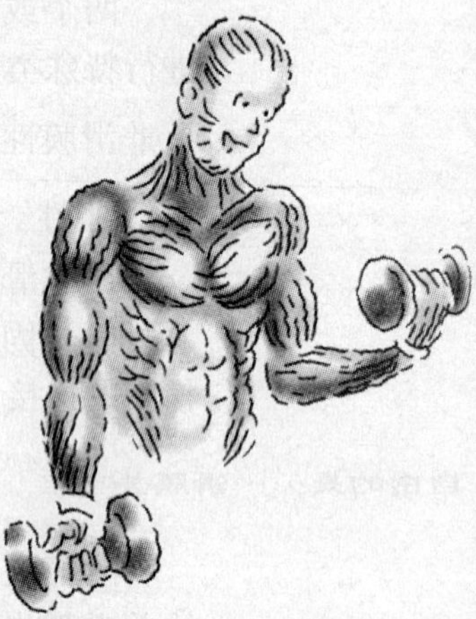

肌肉运动

骨骼肌可进行各种类型的运动。肌肉的功能性命名来自于这种肌肉进行的运动类型。例如，屈肌进行屈曲活动，外展肌进行远离身体轴的运动(外展)，而环形收缩肌则进行环形运动（环形收缩）。

评估

精确的评估技术将有助于发现骨骼、肌肉异常并评估患者从事日常生活活动的能力（activities of daily living,ADLs）。然而，由于许多骨骼肌肉损伤是急症，所以没有时间进行详细的病史询问和体格检查。

病史

如有可能，询问患者现病史、既往史、服药史、家族史和社会史。

现病史

询问患者的主诉。关节损伤的患者通常诉有关节疼痛、肿胀和僵硬；当活动骨折患者患处时有剧烈疼痛。肌肉损伤通常伴有疼痛、肿胀和无力。

询问患者进行日常生活的能力是否受影响，当活动身体的某一部位时是否注意到有摩擦音？应用冷敷、热敷或其他方法治疗过这些病变吗？

既往史

询问患者是否曾患有痛风、关节炎、结核或癌症，这些疾病可引发骨的病变。患者曾被诊断过骨质疏松症吗？

外伤史

询问患者最近是否有钝性或锐性损伤。如果有，是如何发生的？例如，被汽车撞击后膝部和髋部受伤了吗？或他由梯子上摔下并有尾骨着地了吗？这些信息将有助于指导检查和预测隐匿性损伤。

还要询问患者是否使用过如手杖、助行器或支架等辅助装置。如果有，观察患者使用这些装置以评估患者的活动情况。

药物治疗

询问患者定期服用的药物。许多药物可能影响肌肉骨骼系统。例如：糖皮质激素可导致肌肉无力、肌病、骨质疏松、病理性骨折、股骨头和肱骨头坏死。

家族史

询问患者家庭成员是否有关节疾病史。遗传性疾病包括：

- 痛风。
- 指间关节骨关节炎。
- 脊椎关节病（如强直性脊柱炎、Reiter 综合征、银屑病关节炎和肠病性关节炎）。
- 风湿性关节炎等。

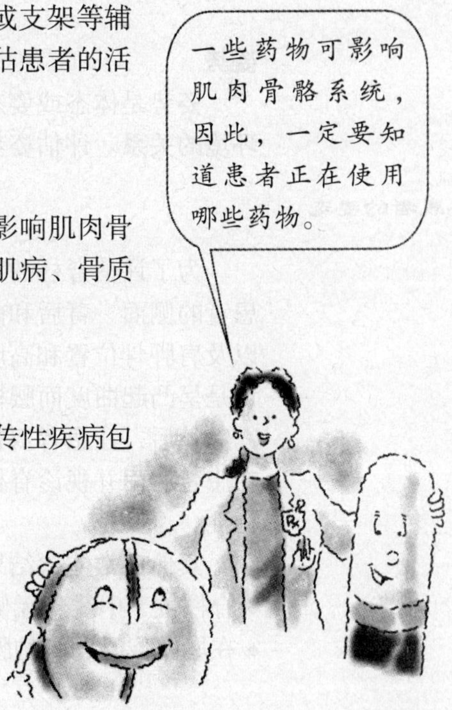

社会史

询问患者的工作、爱好和个人习惯。编织、踢足球或打网球、从事计算机工作或从事建筑工作都可能通过某些方式引发重复性应激伤害或损伤肌肉骨骼系统，甚至背负沉重的包裹也可引发损伤或拉伤肌肉。

体格检查

对患者进行从头到脚的体格检查，同时评估全身每一个部位的肌肉和关节功能。必须观察患者的姿势、步态和协调性，并视诊和触诊患者的肌肉、关节和骨骼。

视诊姿势、步态和协调性

从开始接触到患者就进行评估。良好的观察技巧能获得有关远端肌肉强度、面部肌肉运动、身体对称性、明显的身体或功能性变形及异常等大量信息。

当患者摆出不同的姿势和做各种动作时，评估患者身体的对称性。记录身体两侧大小、形态和动作的不对称性。

姿势

姿势是体态或姿态，指身体的姿势与身体其他部分及外界环境的关系。评估姿势包括视诊脊柱的弯曲度和膝部的位置。

患者的姿态

为了评估脊柱的弯曲度，指导患者尽可能站直。然后站在患者的侧面、背后和前面，视诊脊柱的垂直状态和双肩、髂嵴以及肩胛骨位置和高度的对称性。当患者站立时，他的胸椎应该是呈凸起曲度而腰椎应该呈凹陷曲度。

随后，让患者双臂放松，自然下垂地向前弯腰。检查者站在患者后面并视诊脊柱的垂直性，记录侧腹和胸廓的位置和对称性。

其他正常体检结果包括：

- 脊柱位于中线，无侧弯。
- 在屈曲位时凹陷的腰部弯曲变换为凸起。

• 双侧髂嵴、双肩和肩胛骨处于同一水平线。

步态

让患者向远处行走、转身，然后返回。观察患者的体位、运动（如步态和步伐）、双脚步态、协调性及平衡性。

平稳的步行者

步行时正常步态包括平稳，动作协调，转身时头部带着身体转动，直立体位时两脚之间的距离大约为 5～10cm。确保紧跟老年人和虚弱患者，并准备一旦患者在将要绊倒或摔倒时向其提供帮助。

协调性

评估患者肌肉运动情况。协调性来源于神经肌肉的完整性。缺乏肌肉或神经系统的完整性，或两者都缺乏，将损害随意运动和运动的能力。

精细和非精细动作

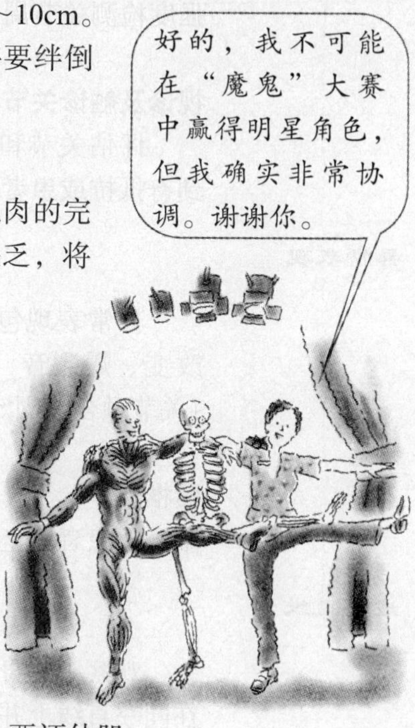

通过让患者进行涉及肌肉和关节的向各个方向的活动，如向侧方抬举上肢和其他全范围活动（range-of-motion，ROM）练习来评估非精细运动功能。通过让患者从书桌或台面上拾起小的物品来评估精细运动的协调性。

视诊和触诊肌肉

评估肌肉骨骼系统时，应同时进行视诊和触诊。要评估肌肉的紧张度、体积和强度。轻轻触诊肌肉，当患者诉说疼痛或感觉有抵抗时不要强迫活动。观察患者面部和不适的肢体语言，因为患者可能保持沉默。

肌肉的紧张度和体积

肌肉紧张度是指在静息状况下肌肉的紧张性或张力。通过触诊静息状态下和进行被动 ROM 的肌肉来测试肌肉紧张度。触诊静息状态下的肌肉，感受来自附着于骨的肌肉边缘的张力。松弛的肌肉应该感觉柔软、圆滑和没有张力，收缩的肌肉应该感觉坚硬。

检查下列肌肉

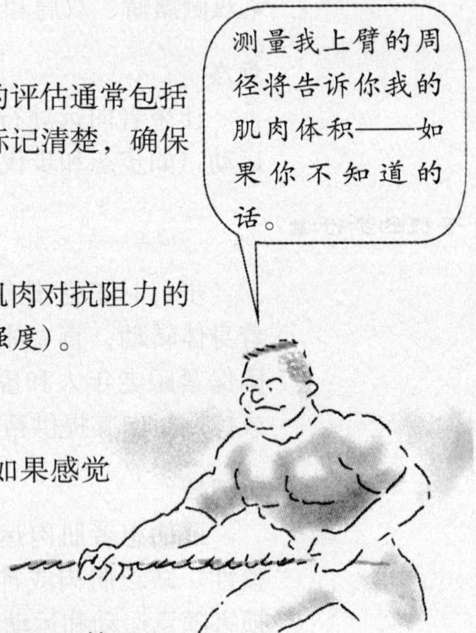

肌肉体积是指一块肌肉的大小。肌肉体积的评估通常包括测量大腿、小腿和上臂的周径。测量时用钢笔标记清楚，确保在每一侧的同一部位测量。

肌肉强度和关节的 ROM

评估关节 ROM 以检测关节的功能。评估肌肉对抗阻力的强度检测关节周围肌肉的功能（见：检测肌肉强度）。

视诊及触诊关节和骨

评估关节和骨骼的特征及关节 ROM 时，如果感觉到有抵抗或患者主诉疼痛时不要强迫关节活动。

异常表现

异常表现包括疼痛、肿胀、僵硬、畸形、ROM 的改变、爆裂音（关节活动时发出的声音或感觉）、关节僵硬（关节融合或固定）和挛缩（肌肉缩短）。

颈椎

让患者取坐位或站立位，从后面、侧方和前面视诊颈椎。

成一直线

观察头与身体是否成一线。从侧面观察时鼻子应与胸骨体在同一直线上并超过双肩。头应与肩成直线排列。通常，第七颈椎和第一胸椎比其他椎骨显得更为突出。

锁骨

让患者取坐位和站位，视诊并触诊锁骨的长度，包括胸锁关节和肩锁关节。正常情况下锁骨是坚硬、平滑和连续的骨骼。

肩胛骨

为了视诊和触诊肩胛骨，当患者呈双肩外展坐位时，检查者直接坐在患者的后方。通常情况下，肩胛骨位于第 2 到第 7

检测肌肉强度

检测患者手臂和踝部肌肉的强度，应用技巧如下图所示。

二头肌强度

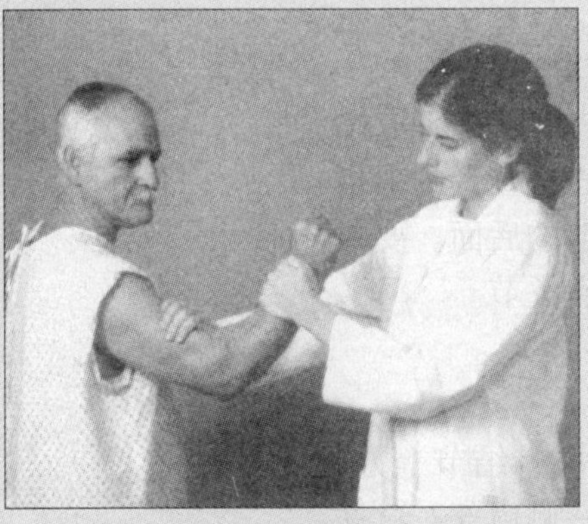

三头肌强度

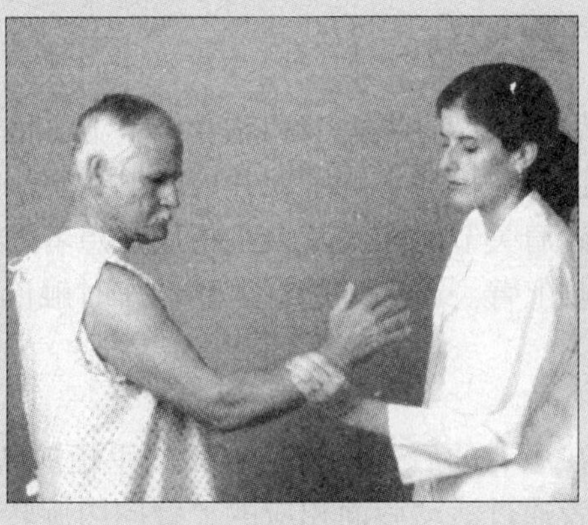

踝关节强度：跖屈

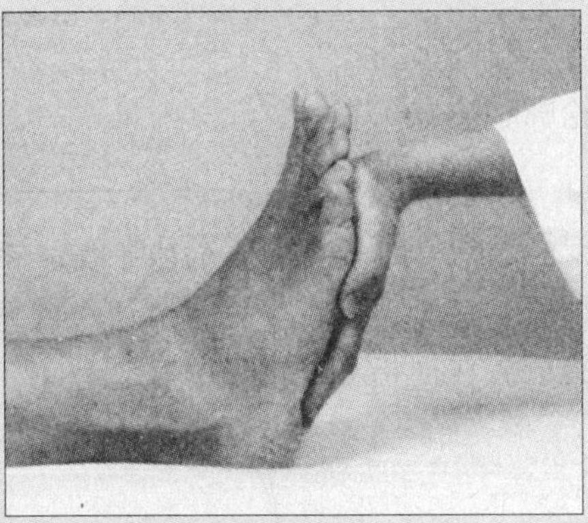

踝关节强度：背屈

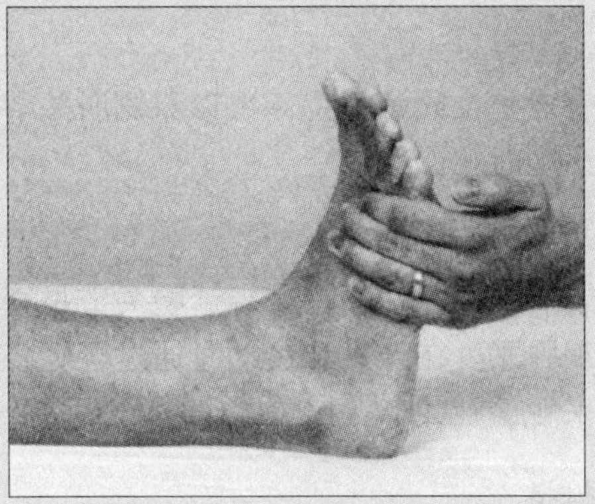

肋骨的上方。检查肩胛骨内侧边缘到脊椎中线的距离是否相等。

肋骨

让患者保持坐位。评估肩胛骨后，视诊并触诊患者肋骨的前、后和侧面。肋骨在正常情况下是坚硬、平滑和连续性的骨骼。

双肩

使患者保持坐位，触诊活动关节的捻发音。视诊肩关节区域皮肤是否有红斑、肿块或肿胀。

内收、外展

随后，触诊肩锁关节和肱骨结节上方区域。要求患者取站立位。让患者抬高一侧手臂并内收。接下来，将检查者的拇指放在患者肩关节前面，其余手指放在患者肩关节的后面。要求患者内收上臂。当患者进行上述动作时触诊其肩关节。

站立和旋转

站在患者的后方。将检查者的手指放置在肱骨结节上方，指导患者通过活动后面相应的上臂向内旋转每一侧肩部。这样可使检查者触诊旋转肌腱以及肩关节的骨骼组织。

肘

患者取坐位或站立位，视诊双侧肘关节的轮廓和皮肤。在静息和活动时触诊肘部。

腕关节

患者取坐位或站立位，视诊腕关节是否有结节、红斑、骨骼变形和肿胀。在静息和运动时通过轻轻将腕关节握在拇指和手指间来触诊腕关节。

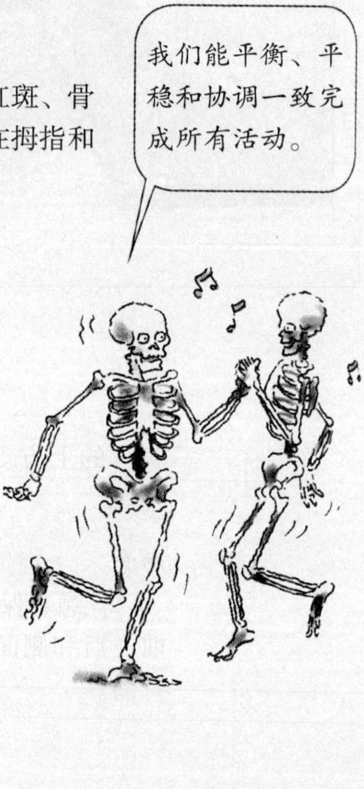

手指和拇指

患者取坐位或站立位，视诊每一只手的手指和拇指有无结节、红斑及间距、长度和骨骼变形。在静息和活动时触诊手指和拇指。

胸椎和腰椎

在体位评估时，除评估胸椎和腰椎的弯曲度外，检查者需要触诊全部脊柱有无压痛及椎骨排列。患者处于站立位时，检查者用手的尺侧叩击脊柱的每个棘突（直接在椎体上）来检查压痛情况。

当患者保持身体平衡、平稳和协调时，观察患者是否能完成完整的 ROM。

髋骨和骨盆

患者取坐位或站立位时，视诊并触诊髋骨和骨盆的骨突处：髂嵴、耻骨联合、脊柱前突、坐骨粗隆和大转子。在静息和活动时触诊髋部。

膝部

患者取坐位时视诊膝部。在静息和活动时触诊膝部。视诊和触诊膝关节后方的腘窝。膝关节活动应当是平滑的。

踝部和足部

患者取坐位。视诊和触诊静息和活动时的踝部和足部。

足趾

进行足趾评估时，患者可取坐位或仰卧位。视诊全部足趾外表。在静息和活动时触诊足趾。

诊断性检查

诊断性检查有助于确诊并明确肌肉骨骼疾病的原因。常用的检查方法包括抽吸检测、内镜检查、放射线和影像学检查。

抽吸检测

医师可从关节囊（关节穿刺）或骨髓中抽吸标本来检测各种疾病。

关节穿刺术

关节穿刺术是用来收集液体的一种关节穿刺，应用于分析并明确关节疼痛和肿胀的原因、评估感染情况并鉴别关节炎的类别，如假痛风性关节炎和感染性关节炎。医师可能选择膝部来进行此项操作，也可能从手腕、踝部、肘部或第一跖趾关节抽取滑液。

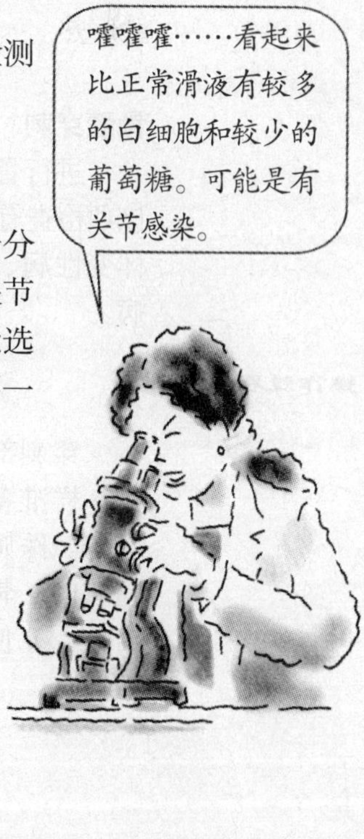

检测结果

例如，有关节感染时，滑液外观混浊，比正常滑液含有较多的白细胞和较少的葡萄糖。当创伤引起出血进入关节内时，滑液中含有红细胞。在特殊类型的关节炎中，结晶体可明确诊断，例如，尿酸盐结晶提示痛风。

双重作用

关节穿刺术也有治疗的用途。例如，在有症状的关节渗出，抽出多余的滑液可减轻疼痛。

护理事项

可采用如下措施：

- 向患者讲述穿刺过程。解释根据被穿刺关节的部位，患者需要保持一定的体位并要保持静止。
- 穿刺后，医师可能要求给患者用冰或冷的包裹敷用于关节以减轻疼痛和肿胀。
- 如果医师抽出大量液体，告知患者可能需要用弹力绷带包裹。
- 告诫患者穿刺后 24 小时内不能过度活动关节以避免关节有疼痛、肿胀和僵硬。
- 告知患者汇报以下感染征象：发热和疼痛加剧、压痛、红、肿、热。

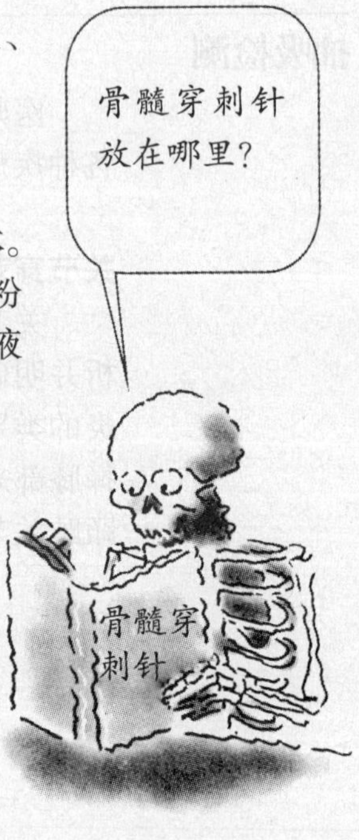

骨髓穿刺

进行骨髓穿刺时，医师用特殊的针向骨髓中抽取少量液体。该项检查有助于诊断许多疾病，包括风湿性关节炎、结核、淀粉样变性病、梅毒、细菌或病毒感染、寄生虫感染、肿瘤和血液病。

操作过程

穿刺部位通常位于胸骨或髂嵴。与其他较小的外科操作一样准备穿刺部位，然后应用局麻药物如利多卡因浸润麻醉。医师刺入套有骨髓针的管心针，通过外皮层进入骨髓腔内。骨髓腔穿刺可引起患者塌陷样感觉。然后医师拔出针心，使穿刺针与注射器相连接，抽吸 0.2～0.5ml 的骨髓液。

护理事项

- 告知患者在穿刺前他将被给予镇静治疗并将给予局部麻醉。
- 解释操作耗时约十分钟。
- 告诫患者当医师刺入穿刺针时患者将有压迫感并在抽吸时会有短暂疼痛。
- 穿刺后观察感染的征象。
- 确保出血停止，特别是如果患者有凝血性疾病时。

内镜检查

内镜检查可清楚地观察到关节病变。关节镜检查是一种常见的内镜操作。

关节镜

关节镜常用于检查膝关节。它有助于医师评估关节疾病、设计手术方案和记录病理情况。

膝关节穿刺

将一个大口径的穿刺针刺入髌骨上囊，医师注入无菌生理盐水以扩大关节腔。然后医师通过穿刺部位的侧面或中心将光导纤维深入到胫骨平台，以便直接清楚地观察。应用大的内镜，医师可去除关节碎片和小的疏松组织或修复撕裂的半月板。

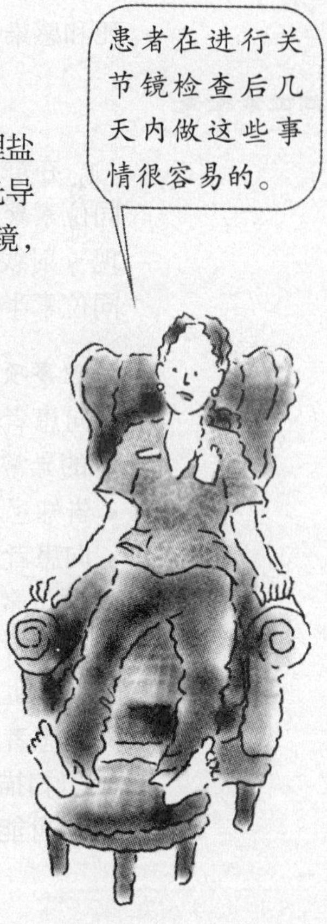

护理事项

- 告知患者在检查前的午夜后禁食和水。
- 解释检查前将会给予患者镇静治疗，关节周围区域将被备皮。在操作前明确患者是否需要进行皮肤准备。
- 如果检查将在局部麻醉下进行，询问患者对局麻药物的过敏史。告诫患者在进行麻醉时他可能感觉到短暂的不适。
- 向患者解释医师将做一个小的切口并将关节镜插入到关节腔内。
- 告知患者他一旦清醒后将允许下地活动。在1～2天内患者将感觉到膝关节有轻度的酸痛和轻微的摩擦感。
- 告知患者如果感觉到发热、持续性疼痛或出现发热伴局部炎症征象时要告知医师。

• 建议患者在检查后的几天内不要过度地使用关节。告知患者可以恢复正常饮食。
• 检查结束后和在家期间患者向医师咨询有关特殊的腿部练习、冰敷和敷料更换是必要的。
• 评估发生并发症的征象，例如感染、关节积血（血液积聚在关节内）或滑囊囊肿。
• 如果医嘱建议使用拐杖，告知患者使用拐杖行走的技巧。

放射线和影像学检查

放射线和影像学检查包括骨扫描、计算机断层（CT）扫描、双能X线吸收仪（DEXA）、磁共振成像（MRI）和X线检查。

骨扫描

骨扫描有助于发现骨转移、良性疾病、骨折、无血管性坏死和感染。

同位素检查

在静脉注射放射物质如放射性同位素（多）聚磷酸锝后，同位素聚集在骨活动活跃或骨形成活跃区域。闪烁计数器可发现γ射线，提示摄取量增加的异常区域（阳性结果）。放射性同位素半衰期很短，且很快从患者体内排泄。

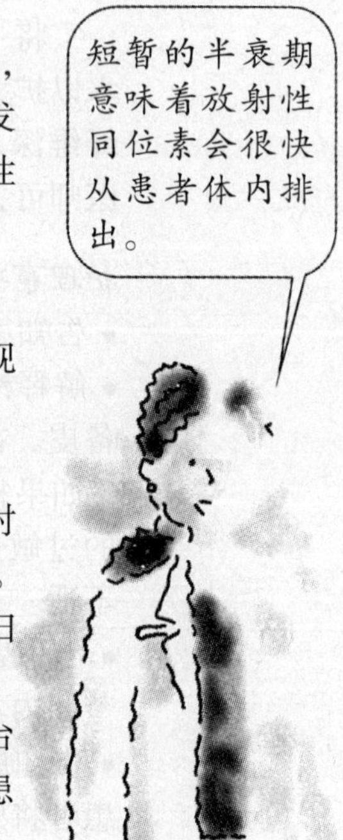

护理事项

• 向患者解释此项无痛性检查比常规X线检查能更早地发现骨的异常情况。
• 告知患者检查前正常饮食。
• 向患者解释医师将在他的手臂上扎止血带并注射小剂量放射性同位素。让患者相信同位素的放射性要小于常规X线检查。
• 向患者解释注射同位素后，需要等待2～3小时方可进行扫描。在此期间，患者需要饮用4～6杯水。
• 向患者解释在进行扫描时，患者将仰卧在扫描仪下的检查台上。扫描仪需要约1个小时缓慢来回扫描并记录成像。告知患者尽可能安静平卧并需要变换各种体位。

CT 扫描

CT 扫描有助于骨肿瘤和其他异常病变的诊断。它有助于评估可疑的颈椎和脊柱骨折、骨折碎片、骨质病变和关节内疏松症。

射线聚焦

计算机断层扫描仪从不同角度将许多 X 线束直接扫描到身体。X 线束通过人体并击射在射线探测器上，产生电子脉冲。然后计算机将这些脉冲转换成数字信息，数字信息被转换成三维图像显示在监视仪上。

护理事项

采取以下措施：

• 如果患者择期接受强化扫描，告知患者在检查前 4 小时内必须禁食。检查患者的记录以确保患者对强化检查的药物无过敏情况。

• 告知患者在检查前需要穿病号服，移去所有的首饰，并排空膀胱。

• 指导患者在检查期间要保持安静。尽管患者一个人待在房间内，使患者相信他能通过内部通信系统与技师进行交流。

• 如果患者经口服强化造影剂，检查结束后鼓励患者大量饮水以有助于造影剂从体内排出。

双能 X 线吸收仪（DEXA）

DEXA 可测定整个身体内的骨质密度或测定髋骨或脊柱的骨密度。可用来帮助诊断骨质疏松症，特别是在骨折发生以前。这种非侵入性技术使用放射性管来测定骨的矿物质密度，但患者仅暴露在极小的放射线下。

此项检查常用于有骨质疏松症高危因素的妇女。

也可用其他几种仪器来测定骨密度（见：不同骨密度测定法）。

护理事项

• 使患者确信此项检查无痛苦和非侵入性，通常需要的时间少于 15 分钟。

• 让患者把检查部位的首饰取下。

不同骨密度的测定法

这些检查可测定骨密度和容积，并有助于诊断骨质疏松症。

• 单能 X 线吸收仪测定腕和足跟。

• 外周性双能 X 线吸收仪测定腕、足跟或手指。

• 单光子吸收仪测定腕。

• 双光子吸收仪测定髋、脊柱或全身。

• 放射性吸收仪应用手的 X 线来测算骨密度。

磁共振成像（MRI）

磁共振成像能显示出骨柱异常，对诊断椎间盘突出特别有效。

动物性磁力

MRI利用强力磁场和射频能量来生产以身体组织氢含量为基础的影像。计算机处理信号并在视屏仪上显示出高清晰图像。患者不可能感觉到磁场。没有观察它到对人体有危害作用。

护理事项

- 向患者解释他将躺在一张能滑进大圆柱形磁场内的窄床上。
- 告知患者他将被要求穿上病号服并摘下所有的金属物品，包括发卡、首饰、手表、眼镜、助听器和义齿。患者还要脱下带金属拉链的衣服、皮带扣或纽扣以及信用卡、银行卡和停车卡，因为扫描可能会使卡的磁条消磁。
- 询问患者体内是否有金属植入物、金属板、螺钉或人工关节。如果患者体内有金属植入物则不能进行MRI检查。
- 告知患者在检查期间他将听到柔和的撞击声。询问患者既往是否有幽居恐怖症。如果有，镇静剂可有助于患者耐受扫描。
- 在检查期间指导患者保持安静。尽管患者将独自在房间内，使患者确信通过内部通信系统他能与技师进行交流。

X线

前后位、后前位和侧位X线有利于进行三维观察。它们有助于诊断：

- 外伤性疾病，例如骨折和脱位。
- 骨骼疾病，包括在同一骨骼上的单发性病变和多发局灶性病变，或累及全身骨骼的全身性病变。
- 关节性疾病，例如关节炎、感染、退行性变、滑膜肉瘤、骨软骨瘤病、无血管性坏死、股骨头骨骺滑脱、腱鞘炎和关节周围黏液囊炎。
- 肿块和钙化。

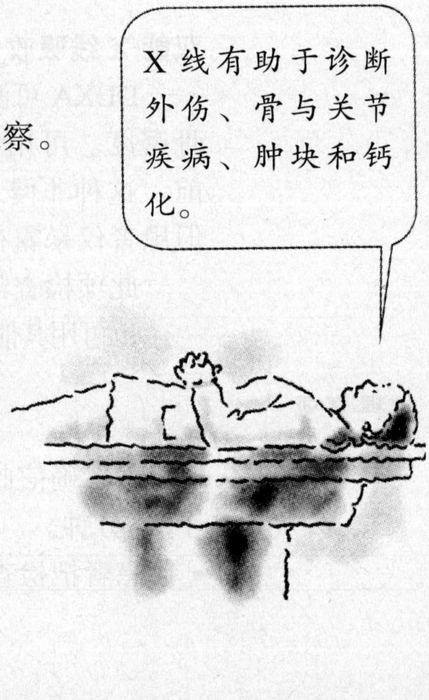

如果医师需要较标准 X 线检查更清晰的图像，可以预约 CT 或 MRI。

护理事项

采取以下措施：

- 确保患者取下 X 线照射区域的首饰。
- 验证 X 线申请单，包括确切的现病史，如外伤、明确压痛的部位。也应该包括既往骨折、脱臼或包括受影响部位的手术史。

治疗

如有疼痛和活动能力受损则患者有动力寻求医疗护理。因此，大多数有肌肉骨骼疾病的患者渴望寻求治疗。

重新站立行走

为了使患者恢复活动，可以单独应用或联合应用几种治疗方法：

- 协调锻炼和休息。
- 用夹板、绷带或其他物品来支撑虚弱或受损伤的肢体或关节。
- 用药物治疗来控制疼痛、炎症和肌肉痉挛。
- 采用非手术治疗，包括闭合性骨折复位或固定。
- 手术治疗后用石膏、绷带或其他物品进行固定。

药物治疗

水杨酸类药物是治疗关节病变的一线药物。其他药物治疗包括镇痛剂、非甾体类消炎药（NSAIDs）、糖皮质激素和骨骼肌松弛剂。

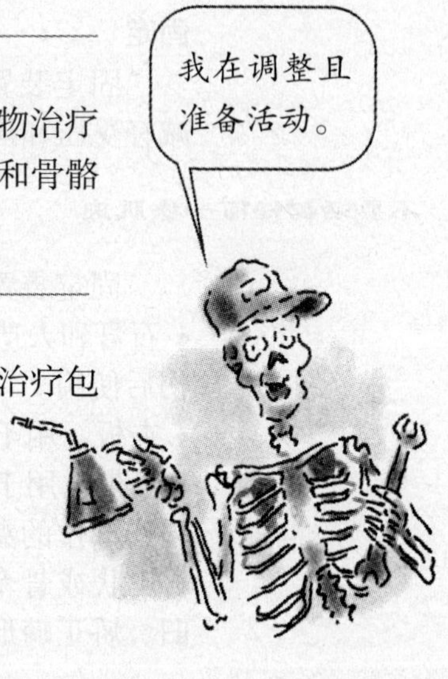

非手术治疗

有些肌肉骨骼疾病的患者需要非手术治疗。非手术治疗包括骨折的闭合性复位和固定。

闭合复位术

闭合复位术包括外部推拿骨折碎片或脱臼的关节以恢复它们正常的位置和排列。闭合性复位术可在局麻、区域性麻醉或全麻下进行。

患者准备

闭合复位术患者的术前准备有：

• 如果患者将接受全身麻醉，告知患者前一天午夜后禁食、水。告知患者在手术前将被给予镇静剂。
• 如有需要，向患者解释在等待手术期间，牵引可减轻疼痛、缓解肌肉痉挛和保持肌肉的排列。

监测和术后护理

采取以下措施：

• 评估疼痛，根据医嘱给予镇痛治疗。
• 手术后准备绷带、吊带、夹板或石膏。这些物品可用来固定骨折或脱臼。
• 告知患者将进行 X 线检查以评估闭合性复位术的效果。

家庭护理指导

出院前，给予患者以下指导：

• 向患者宣教如何应用（如有需要）和护理固定装置。告知患者定期检查固定部位和周围皮肤有无刺激和溃烂。
• 强调遵医嘱锻炼的重要性。

固定

固定装置常用来保持适当的位置并限制活动。固定也可减轻受压和疼痛。

不要活动任何一块肌肉

固定装置包括：

• 石膏和人造模型，在闭合性或开放性骨折复位或其他严重损伤后使用。
• 夹板，用于固定骨折、脱臼或半脱位。
• 吊带，用于支持和固定受损伤的上肢、手腕或手，或支持受损伤部位的夹板或固定绷带的重量。
• 皮肤或骨牵引，利用重力和滑轮系统使骨折复位、治疗脱臼、矫正畸形或减轻肌肉痉挛。

• 绷带，用来支持无力或畸形的关节。
• 颈托，用来固定颈椎，减少肌肉痉挛并可减轻疼痛。

患者准备

操作前，为需要行固定的患者做如下准备：

• 向患者解释医嘱使用固定装置的目的。如有可能，在应用前给患者示范装置的使用并阐述其作用机制。告知患者装置应用的大概时间。
• 向患者解释刚开始使用会有不适感，但让他相信随着对装置的适应这种情况将会消失(见：牵引技术的对比)。
• 如果患者有疼痛，遵医嘱给予镇痛剂和肌肉松弛剂。

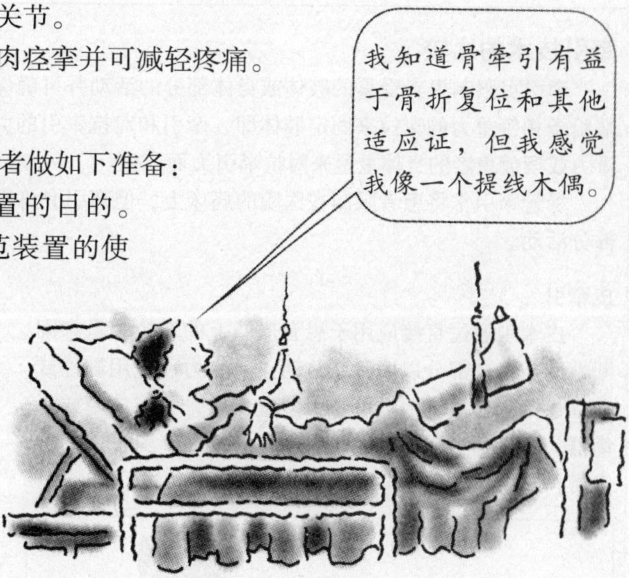

监测和术后护理

术后采取以下措施：

• 采取措施预防固定的并发症，特别是如果患者在行牵引治疗或需要长期卧床休息时。例如，经常变换体位以促使患者感觉舒适并可预防压疮的发生。
• 遵医嘱协助患者进行主动或被动的 ROM 锻炼以保持肌肉紧张度并预防肌肉挛缩变形。
• 鼓励患者经常咳嗽和深呼吸以预防肺部并发症的发生。
• 强调足够的液体摄入量以预防尿量不足和便秘的发生。
• 鼓励卧床不起的患者从事自己爱好的或其他活动以缓解烦闷感。这也有助于保持对康复有重要作用的乐观向上的思想观。
• 鼓励患者下床活动，如有可能，尽可能提供辅助器材。
• 遵医嘱给予镇痛剂。如果提供阿片类镇痛剂，应观察毒性作用和过度镇静的征象。
• 定期护理骨牵引钉以减少感染的危险。

牵引技术的比较

牵引可限制患者受累的肢体或身体部分的活动并可确保患者卧床休息一段时间。可通过对每一个受伤部位末端给予相等重力的牵拉来固定肢体即，牵引和对抗牵引的力相等。重力提供牵拉的力量。对抗牵引通过应用其他重力或摆放患者的身体重量来对抗牵引力而产生。

尽管牵引常将患者限制在医院的病床上，但牵引允许受累部位末端进行有限的活动，并且允许未受累的身体部分活动。

皮牵引

皮牵引通过直接应用于患者皮肤上的牵拉力量来间断性固定身体部分以度过康复期。牵引力可应用黏性或非黏性牵引带或其他皮肤牵引装置，如靴子、皮带或平衡器。黏性牵引带允许较长时间的连续性牵引，然而在日常护理中，非黏性牵引带可随时拆卸。

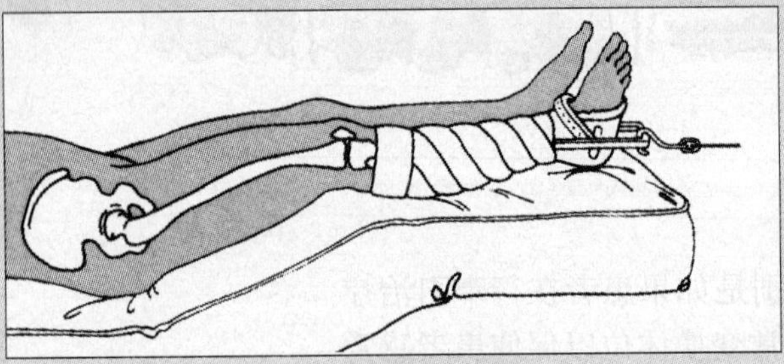

骨牵引

骨牵引通过将重物直接连接在患者的骨骼上来固定身体进行长期牵引。骨牵引可通过应用针、螺丝钉、金属线或夹子来完成。

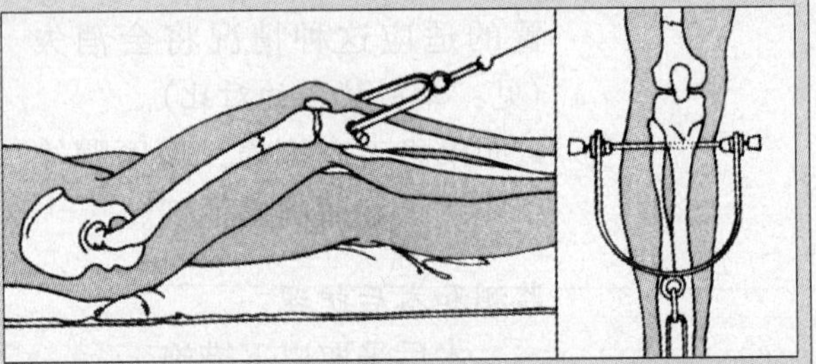

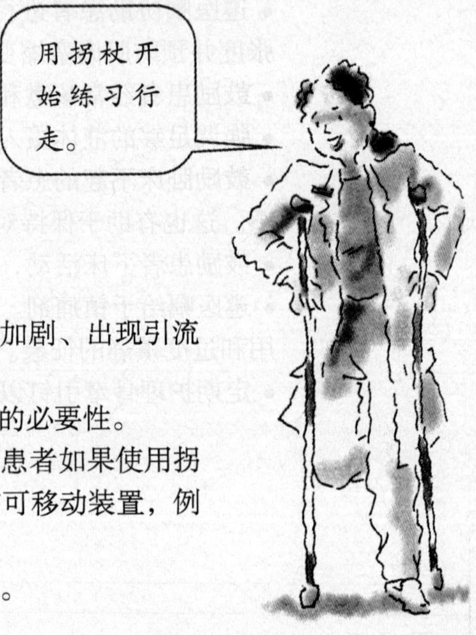

家庭护理指导

出院前，给予患者以下指导：

- 告知患者及时汇报并发症的征象，包括疼痛加剧、出现引流液或病变部位的肿胀。
- 强调在固定装置使用期间严格服从活动限制的必要性。
- 腿或踝部用石膏、夹板固定或膝部制动器的患者如果使用拐杖，确保患者清楚如何使用拐杖。如果患者有可移动装置，例如膝部制动器，确保患者知道如何正确使用。
- 建议患者遵从定期预约复查以评估愈合情况。

手术

对于部分骨骼肌肉疾病的患者来说，手术可给慢性疼痛和残疾的生活提供一个明智的选择。手术治疗包括截肢术、关节置换、椎板切除术、脊柱融合术、切开复位术和内固定术。

截肢术

和其他手术相比，截肢术可能更显著地改变了患者的生活。护理人员的职责包括在术后护理中提供支持和详细的指导。

患者准备

为行截肢术的患者做好以下准备：

- 手术前，再次强化外科医师对手术的解释，排除患者可能存在的任何误解。
- 为由于肢体缺失带来情感变化的患者提供支持。

监测和术后护理

手术后采取以下措施：

- 护理好医师在残肢部位应用的石膏或弹性绷带，这有助于控制肿胀、减轻疼痛，并为残肢塑型以便使患者适应舒适的义肢。
- 根据情况，指导患者汇报透过石膏的引流液、发热、压痛或恶臭味等情况。
- 告诫患者随着肿胀的消退石膏管型可能发生滑脱。如果发生滑脱，患者应立即包裹残肢或套入定做的合适的弹性残肢装置。

家庭护理指导

出院前，给予患者以下指导：

- 强调合适的残肢家庭护理能加速愈合。告知患者每天用镜子仔细观察残肢。如果切口有开裂、红肿、发热、触摸时有疼痛或有渗出液流出时，患者应告知医师。向患者宣教每天用软肥皂水清洗残肢，然后用清水冲洗并使之完全干燥。
- 指导患者每天用酒精擦洗患肢以使皮肤坚韧。因为酒精在部分患者可引发刺激，告诫患者注意观察并汇报这种情况。告知患者不应使用粉剂或洗剂，因为它们可能软化或刺激皮肤。
- 告知患者按摩缝线部位的残肢以活动瘢痕并预防瘢痕与骨骼相黏附。

- 告诫患者避免残肢部位接触大量汗液，否则可造成刺激。为了避免这些情况，患者可能需要每天更换弹力绷带或残肢的袜子。
- 随着残肢肌肉对截肢的适应，告知患者他可能会出现颤动、抽搐或幻肢疼痛。加热（如热水淋浴、加热垫或热敷）、按摩或轻柔的按压将减轻上述症状。如果残肢对触觉敏感，告知患者每天用干毛巾擦拭 3 次，每次 4 分钟。
- 强调遵医嘱锻炼的重要性，这有助于最大限度地减少并发症、维持肌肉的肌力和肌张力、防止肌肉挛缩并提高独立能力。
- 强调体位预防肌肉挛缩的重要性。
- 为残肢安装义肢做准备，向患者宣教逐渐进行拮抗练习。首先，患者将残肢与柔软的枕头轻轻相按压。使患者逐步进展到残肢与坚硬的枕头、椅子垫直至坚硬的椅子相按压。

关节置换

用合成关节置换整个或部分关节可恢复关节的运动性和稳定性，缓解疼痛并增强患者独立和自我价值的感受。

漂亮的髋关节

外科技术和假体装置的新发展使得关节置换成为严重的慢性关节炎、退行性关节病和广泛性关节损伤的一种常见治疗方

重要证据

幻痛的流行病学

随着时间的推移，幻痛（已经被截肢的肢体出现的感觉）作为近期完成截肢术的并发症经常被观察到。然而，研究提示不可能出现这种情况。截肢者的最新研究显示几乎100%的参加者仍然感觉到幻痛。其中大多数人认为疼痛更为严重。这些患者可能需要比原来认为更多的止痛药物。此外，研究提示严重幻痛的发生可导致抑郁。

摘自：Ephraim,P.L, et al. Phantom pain, residual limb pain, and back pain in amputees: results of a national survey. Archives of Physical Medicine and Rehabilitation,2005, 86(10): 1910-1919.

法。除脊柱外的所有关节都能应用假体进行置换，髋关节和膝关节置换最为常见。

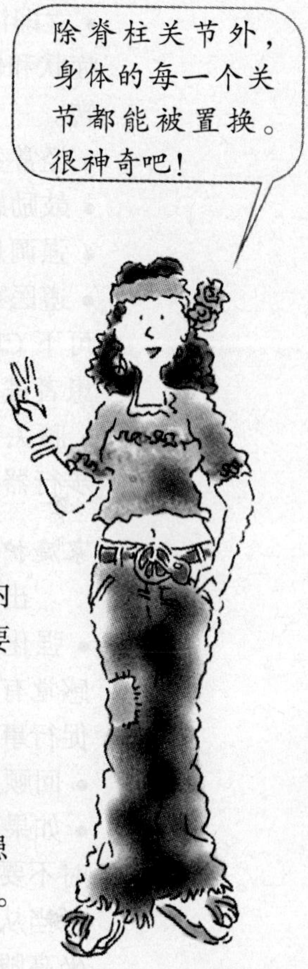

患者准备

为行关节置换术前的患者准备：

• 告知患者由于关节置换的复杂性，手术前将进行全面的检查和实验室检查。

• 与患者及家属探讨术后的恢复。解释患者术后可能将卧床 2 天。当卧床时，患者将开始练习计划以保持关节的灵活性。

• 适当时候给患者演示 ROM 练习。如果患者行全膝关节置换，详细讲解在康复期间患者将使用的持续性被动活动（continuous passive motion, CPM）装置。

• 指出手术不可能立即缓解疼痛。事实上，疼痛在术后几周内会加重。使患者相信在水肿消退后疼痛将很快消失，如有需要将使用镇痛剂。

监测和术后护理

采取以下措施：

• 手术后按医嘱规定的时间让患者卧床休息。每两个小时使患者翻身一次，但应小于 45°。保持手术的关节在合适的角度。如果使用牵引，定期检查牵引的重量和其他装置。

• 评估患者疼痛的程度并遵医嘱给予镇痛剂。如果使用鸦片类镇痛剂，应警惕中毒和镇静过度的征象。

危险的栓子

在恢复期，应采取下列步骤：

• 监测关节置换的并发症，特别是手术期间失血引起的低血容量性休克。也要观察脂肪栓塞的征象。这种潜在性的致命并发症是由于假体使骨髓腔内压力增高释放脂肪颗粒所引起。脂肪颗粒入血与血小板结合形成栓子，栓子堵塞供应脑、肺、肾或其他器官的血管。典型的症状发生在 24～72 小时，但也可发生在术后 1 周。

• 经常检查切口的感染征象。如有需要更换敷料，保持严格的无菌操作。定期评估关节置换部位远端的神经、血管和运动状态。

• 立即汇报异常情况或并发症，如全髋置换的关节脱位。这种症状和体征是患肢突发的剧烈疼痛、缩短或患肢腿部的内外旋转。

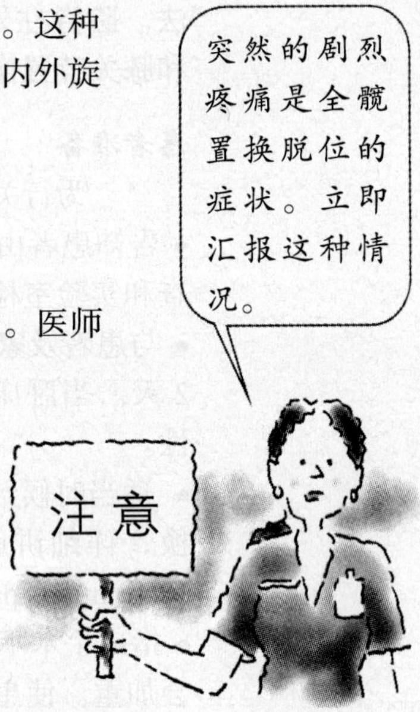

• 经常变换体位以促进患者舒适并预防压疮。

• 鼓励患者咳嗽和深呼吸以避免发生肺部并发症。

• 强调足够的液体摄入以防止尿量不足和便秘。

• 遵医嘱让患者开始练习患肢，也可能在手术当日开始。医师可下 CPM（应用悬吊绳和滑轮的机械或系统）或使患者进行系列的主动或被动 ROM 练习。

• 膝关节或髋关节置换的患者出院前，确保患者有步行器并知道如何使用。

家庭护理指导

出院前，给予患者以下指导：

• 强化医师和理疗师对运动疗法的指导。不管患者感觉有多好，提醒患者严格遵循医嘱计划，对功能恢复不要仓促行事。

• 回顾医嘱限制的活动。

• 如果患者进行了髋关节置换，指导患者保持髋部外展，坐位时不要交叉腿部。这有助于减少假体脱位的危险。同时告知患者当从床上或椅子上起来时避免弯曲髋部超过 90°。鼓励患者坐高腿椅子和硬座并睡硬垫床。

• 告知患者及时报告感染的征象，如持续性发热和疼痛加剧、压痛、关节及周围部位僵硬感。使患者明白在关节置换术后几个月内仍可发生感染。

• 告知患者汇报突然出现的疼痛加剧，这可能提示置换关节脱位。

椎板切除术和脊柱融合术

椎板切除术是指外科医师切除覆盖在椎骨上的一节或多节骨板。这种手术有两种主要作用：

- 解除来自于椎间盘对脊髓或脊神经根产生的压力（最常见）。
- 治疗压缩性骨折或椎骨脱位或脊髓肿瘤。

正确理解融合术

切除椎板后，外科医师将薄骨片移植在椎骨间进行脊柱融合以稳定脊柱。

在由于损伤或疾病造成椎骨严重薄弱的患者中，脊柱融合也可以不用通过椎板切除术来进行。通常情况下，椎骨融合只有在大多数的保守治疗（如长时间卧床休息、牵引或围腰固定）证明无效时才进行（见：椎板切除术的选择）。

椎板切除术的选择

经皮自行椎间盘切除术和化学髓核溶解术可替代椎板切除术，后者是椎间盘突出的传统手术治疗方法。

经皮自行椎间盘切除术

经皮自行椎间盘切除术是外科医师利用负压吸引技术和 X 线透视下去除只引起疼痛的部分椎间盘。根据患者的情况和手术医师的选择，这种操作可在局麻或全麻下，在门诊或住院部完成。

因为这种操作基本上不引起肌肉的损伤，只引发轻微的疼痛。患者应卧床休息数日并在随后的 2 个月内逐渐恢复活动。温和的镇痛和抗感染治疗常足以控制疼痛。

化学髓核溶解术

化学髓核溶解术包括木瓜凝乳蛋白酶和胶原酶药物注射以破坏椎间盘。通常在放射线透视下进行，并免除了开放性手术的必要。

然而，化学髓核溶解术并非没有风险。研究表明，化学髓核溶解术后椎间隙狭窄，导致不可逆性类似骨关节炎样改变。

化学髓核溶解术后护理包括监测患者神经状况的变化，如背部疼痛加重和注射部位以下的感觉减退。这可能提示椎间隙出血（最常见）或对药物的过敏反应。

患者准备

为行椎板切除术和椎骨融合术的患者准备：

- 讨论术后恢复和功能康复。指出手术不可能立即缓解背部疼痛，疼痛在手术后甚至可能加重。向患者解释疼痛只有在慢性神经刺激和肿胀消退后才会缓解，这可能需要经历几周的时间。向患者保证在恢复期间将使用镇痛剂和肌肉松弛剂。
- 告知患者从手术室返回时将用敷料覆盖切口并遵手术医师的医嘱卧床休息一段时间。
- 向患者解释将经常为他翻身以预防压疮和肺部并发症的发生。向患者演示滚木式翻身法，并解释以后他自己将应用这种方法在床上翻身。
- 在手术前，对患者的下部躯干、腿和足部的运动和感觉功能进行基础评估。仔细记录这些结果以与术后的检查进行比较。

监测和术后护理

术后采取以下措施：

- 手术后，保持患者的床头平直位至少 24 小时，保证患者遵医嘱时间保持仰卧位以防止手术椎骨的劳损。
- 当患者确定能侧卧位时，使其确保双膝弯曲伸向胸部的同时保持脊柱伸直。在两膝间放一枕头以减轻臀部内收给脊柱带来的压力。
- 经常检查敷料渗血和脑脊液漏的情况，一旦发现，立即报告。外科医师将可能首次更换敷料，并可能要求护士完成以后更换敷料的任务。
- 评估患者躯干和下肢的运动和神经功能，并与术前基础结果相比较。同时评估患者的腿和足的血液循环状况，并汇报任何异常情况。遵医嘱给予镇痛剂和肌松剂。
- 每 2～4 小时评估尿量并听诊肠鸣音的恢复情况。如果患者术后 8～12 小时内没有排尿，通知医师并准备下导尿管以缓解尿潴留。如果患者能正常排尿，协助患者在保持体位不变的情况下使用便盆。

家庭护理指导

出院前，给予患者以下指导：

• 向患者和护理员宣教合适的切口护理事项。告知他们经常检查伤口部位的感染征象，如疼痛和压痛加剧、红肿以及引流物的量和性状的改变，并立即汇报这些征象。

• 确保患者明白术后逐渐恢复活动的重要性。遵医嘱指导患者开始短距离步行并逐渐增加到长距离步行。

• 与患者一起讨论运动处方，如骨盆的倾斜度、腿部抬高和足趾的活动方向。劝告患者经常休息并避免过度劳累。

起床、起立

• 检查限制活动的医嘱执行情况。通常情况下，医师将禁止患者进行长时间的坐位、举重物、弯腰和爬长距离楼梯。根据患者的情况，也可能有其他的限制。

• 向患者宣教适当的体位以减轻对脊柱的牵拉和压力。

• 指导患者只能睡硬床垫。如有必要，劝告患者购买新床垫或在床垫与弹簧间添加床板。

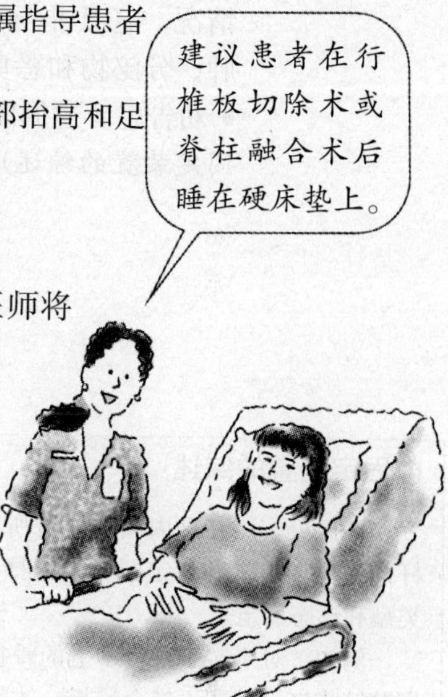

切开复位和内固定

在切开复位期间，手术医师将骨折碎片或脱位关节恢复到正常的排列位置，然后插入内固定装置（如大头针、螺钉、金属线、钉子、金属杆或内固定板），以保持正常排列直至痊愈。

患者准备

行切开复位和内固定的患者需要准备：

• 因为这种手术需要全麻或区域性麻醉，告知患者术前晚上午夜后禁食。

• 告知患者在进入手术室之前将被给予镇静剂和抗生素。

监测和术后护理

手术后采取以下措施：

• 告知患者术后几日内伤口部位将有大块的敷料和手术引流。

- 告知患者在去除引流和肿胀消退时可能需要石膏或夹板固定。

家庭护理指导

出院前，给予患者以下指导：

- 如有必要，向患者宣教如何应用和护理固定装置。如有可能，告知患者定期检查固定装置下和周围皮肤的刺激和破溃情况。还要指导患者观察切口感染的征象（伤口部位的红、肿、分泌物和恶臭味）。
- 劝告患者遵循医师有关受累关节的锻炼和负重医嘱（见：内固定装置的综述）。

内固定装置的综述

骨折可应用多种内固定器材所固定，如针、钉、杆或螺丝板。某种特定器材的选择根据骨折的部位、类型和形态而定。

例如，对于转子或转子下的骨折，外科医师可使用髋针或钉（带或不带金属板）或螺丝板。因为该部位需要承受强大的重力，患者需要严格制动骨折的两端。在骨折部位通过钢钉和带钉的钢板钉入骨的尾端来稳定骨折。

对于单纯的股骨干骨折，外科医师可使用髓内钉。这种装置使患者可早期少量负重行走。

对于上肢远端骨折，外科医师可能会使用钢板、针或钉。大多数桡骨和尺骨骨折可用钢板来固定，而肱骨骨折可用髓内钉固定。

带螺旋板的髋针

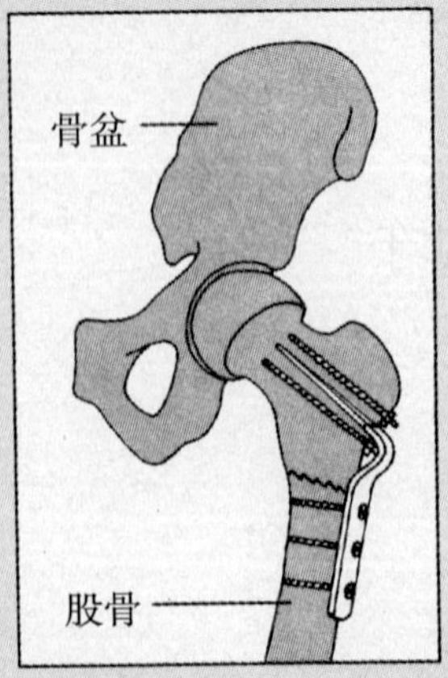

髓内钉

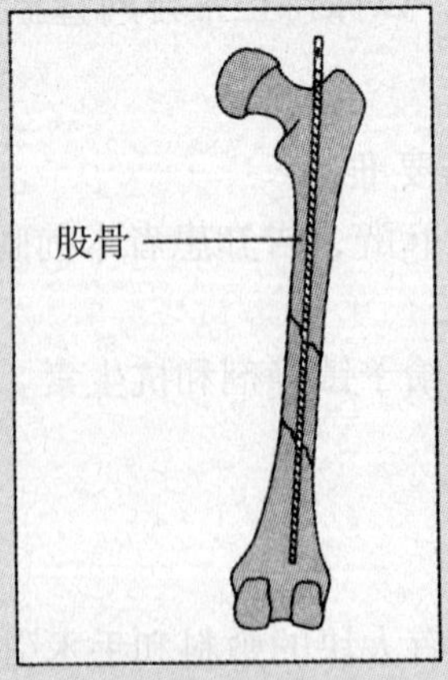

股骨内的大头钉

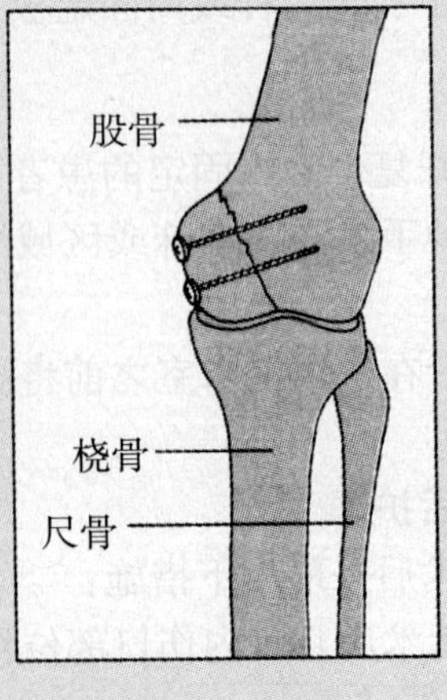

胫骨上的螺丝板

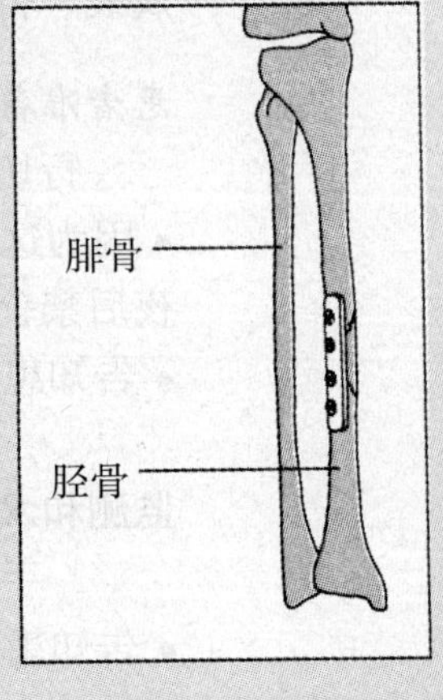

护理诊断

有几个应用于肌肉骨骼疾病患者的护理诊断。本节讲述常见的护理诊断及护理干预和理由。

活动耐受不良

与身体运动能力受损有关的活动耐受不良可能与疼痛和肿胀有关。另外，在骨折需要骨骼牵引及风湿性关节炎、椎骨骨折、神经源性关节炎、Paget病、肌营养不良和其他疾病等情况下，患者的活动功能可能受到严格限制。

预期结果

- 患者汇报其活动耐受不良降低的因素。
- 患者逐渐达到最高的活动能力。

护理事项及理由

- 为了增加肌力和肌张力、保持关节的灵活性和预防挛缩，对于四肢每2～4小时进行主动和被动的ROM练习。
- 每2小时翻身或变换体位以预防压疮并改善呼吸。为独立性患者制定翻身时间表。将翻身时间表悬挂在患者床旁并经常检查。
- 治疗期间使患者保持正确的姿势以避免发生肌肉挛缩，并保持最佳的骨骼肌肉平衡和生理功能。
- 鼓励主动锻炼。尽可能提供吊架或其他辅助设备。对于患者来说这种设备能做简单的移动和转动，使患者能加强上半身的肌肉力量。
- 宣教等长运动以使患者保持或增加肌张力和关节的活动性。
- 让患者进行自我护理活动。应缓慢开始并按照耐受情况逐日增量。这些活动有助于患者重获健康。

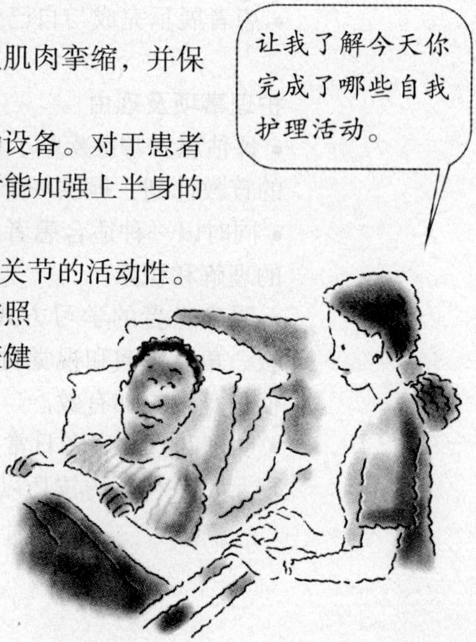

你能够完成任务！

• 提供有助于患者改善自我观念的情感支持和鼓励并提供日常生活活动的动力。

• 让患者参与相关护理计划的制订以促进依从性。

• 监测增加活动量时的生理反应，包括呼吸、心率和心律、血压以确保患者在锻炼后数分钟内恢复到正常水平。

• 向看护人员宣教协助进行自我护理活动的患者发挥他们最大的潜能。鼓励看护人员参与患者护理并提供患者独立性的支持。把生活必需品放置在患者能够着的地方并鼓励患者自己取放。

• 向患者解释遵医嘱服药和体能锻炼疗法的重要性。当患者对自身疾病的理解加深后，依从性就得到增强。

知识缺乏

知识缺乏是指有关疾病的治疗与控制方面的信息缺乏。对自身疾病的了解将直接影响患者对抗疾病和康复的能力。

预期结果

• 患者汇报掌握疾病知识的增加。

• 患者展示完成与自己生活方式有关的新技巧的能力。

护理事项及理由

• 评估患者掌握疾病、病程和治疗的水平。这有助于制定合适的宣教计划。提供一个安静的环境，有助于宣教和学习。

• 同时以一种适合患者的形式提供疾病信息以提高患者对知识的理解和积累。

• 明确患者的学习方式。然后选择宣教的策略，如讨论、示教、角色扮演和视觉材料，这些是适合患者的学习方式。这会使得宣教更加有效。

• 明确和宣教患者日常生活中必须用到的技巧。要求患者重复展示每一种新的技巧以协助患者获得自信。

• 在住院期间，让患者将学习到的技巧融汇到日常生活中。这可使患者实际应用这些技巧并得到反馈。

• 给患者提供医护人员和机构姓名和电话号码以提供其出院后连续的护理和随访。

身体活动能力的损害

身体活动能力的损害与很多肌肉骨骼疾病有关，包括关节的炎症和骨折、骨病和其他导致活动能力下降的疾病。

预期结果

• 活动能力改善时，患者示范安全措施。
• 患者汇报活动能力增加或达到理想状态。
• 患者描述增加机体活动能力的方法。

护理事项及理由

• 指导患者进行 ROM 练习（主动和被动）以增加力量。
• 向患者宣教如何使用有助于活动的辅助装置以便于患者尽可能地自理。
• 鼓励患者每天进行数次短时活动以增强力量和信心。
• 提供情感支持和鼓励以帮助改善患者的自信并提供动力。
• 向患者宣教如何用轮椅安全地行走和转动以预防摔倒或意外事件的发生。

常见肌肉骨骼疾病

本节讨论肌肉骨骼疾病。对于每一种疾病，你将了解到病因、评估检查结果、诊断性检验、治疗、护理干预和患者宣教等方面的知识。

腕管综合征

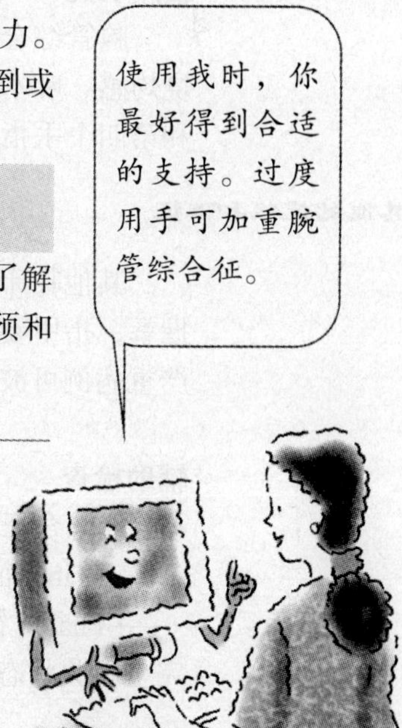

腕管综合征是最常见的神经卡压综合征。它源于手腕腕管内（由腕骨和横向韧带构成）的正中神经受到压迫。正中神经沿血管和屈肌腱穿过腕管通向手指和拇指。

明确的手部疾病

腕管综合征通常发生在30～60岁的妇女，是一种严重的职业性健康问题。流水线工人、包装工人和反复使用简陋工具的人最可能罹患此病。一些用手工作的人可使这一情况恶化。

病因

腕管综合征的病因尚不明确，但正中神经的损伤可能起源于：

- 重复性腕部运动，包括过度俯屈或伸展。
- 脱臼。
- 急性扭伤。

病理生理学

正中神经控制前臂、手腕和手的运动，并向示指、中指和无名指传递感觉信号。正中神经受压导致正中神经在手上分布区域的感觉和运动觉发生改变。

临床表现

腕管综合征的症状和体征包括单侧或双手的无力、疼痛、烧灼感、麻木或麻刺感。这种感觉异常影响拇指、示指、中指和第四个手指的一半。

其他的症状和体征

其他临床表现包括受累手指的轻触觉或针刺觉减退，不能握拳，指甲萎缩，皮肤干燥、无光泽，疼痛可能波及前臂，在严重病例可波及肩部。

辅助检查

- 腕管综合征的诊断基于以下特征性的检查和发现：

  ——Tinel征：轻叩正中神经上方产生麻刺感。

  ——Phalen征：当患者前臂保持垂直状态并使两手腕部处于完全屈曲状态1分钟时，出现腕管综合征的症状。

——压迫试验：将血压计袖带套在前臂上，充气至收缩压以上并持续1～2分钟，可诱导出沿正中神经支配区域的疼痛和感觉异常。

——肌电图：正中神经运动传导延迟超过5ms提示腕管综合征。

教育园地

腕管综合征宣教要点

- 向患者宣教如何使用夹板。告诫患者不要将夹板弄得太紧。
- 向患者演示如何去除夹板和如何进行轻微的ROM锻炼。建议患者每天进行这些练习。
- 向患者推荐出院后偶尔在热水中练习手部。如果患者上肢有束带，告知患者可每天移去束带几次以锻炼肘部和肩部。

治疗

保守治疗包括用夹板固定腕部在中性位置并使双手休息1～2周。如果患者的职业和腕管综合征有明确的关系，患者将不得不更换工作。有效的治疗可能还需要治疗原发疾病。

最终的治疗方法

当保守治疗失败时，唯一的选择是通过整个腕管韧带切开行手术神经减压术。必要时行神经松解术（神经纤维松解）。

护理事项

在治疗期间和治疗后，采取以下措施：

- 如有需要可给予平缓镇痛剂。鼓励患者尽可能多地用手活动。然而，如果优势手受损害，护理人员将不得不帮助患者吃饭和洗浴。
- 手术后，监测生命体征，定期观察患手的颜色、知觉和活动。对职业原因导致的腕管综合征应建议患者更换工作。
- 评估患者。随着有效的治疗（如夹板固定和手术），患侧的手和手腕的肌肉力量和正常的ROM运动应该不断得到恢复。患者的患侧手应当没有疼痛和感觉异常（见：腕管综合征宣教要点）。

椎间盘突出

当髓核（椎间盘中央柔软而呈凝胶状的部分）的全部或部分受压并通过薄弱或撕裂的环状纤维而突出（外环）时即发生椎间盘突出。

椎间盘突出是令人痛苦的

突出的椎间盘可损伤从椎管或脊髓本身发出的脊神经根，产生背部疼痛和神经根刺激的其他体征。大多数椎间盘突出发生在腰椎和腰骶部位。

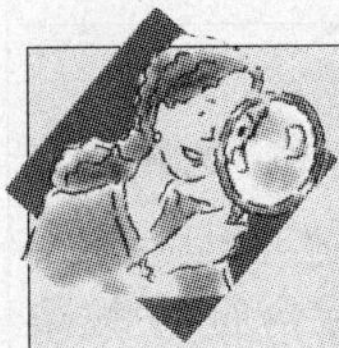

近距离观察

椎间盘突出时发生了哪些变化

脊柱由椎骨构成，椎骨由称作椎间盘的软骨分隔。在每一个椎间盘内是柔软的凝胶状中心，它在椎骨运动时承担缓冲的作用。当发生严重的创伤、劳损、椎骨间关节退行性病变时，外层纤维环可能变得薄弱或被撕裂，髓核通过此处被挤出，突出的椎间盘可能损伤脊神经根或脊髓本身。

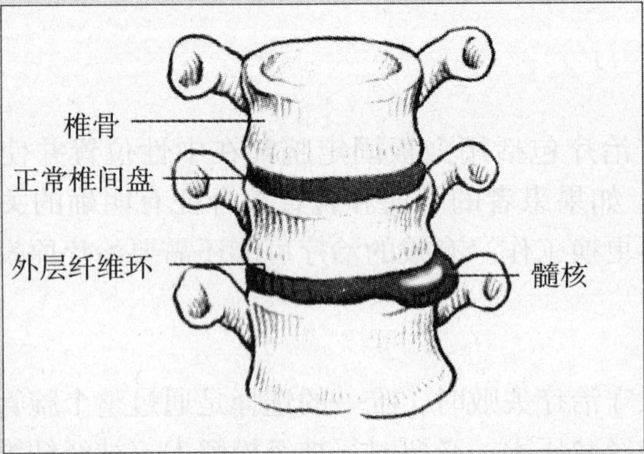

病因

椎间盘突出有两种病因：

☝ 创伤或牵拉。

✌ 退行性椎间盘病变。

病理生理学

椎间盘的韧带和后囊常被撕裂，使髓核被挤出，压迫神经根。偶尔，受损撕裂的整个椎间盘发生松弛，导致突出的椎间盘压迫在神经根或脊髓上。大部分突出的髓核或整个突出的椎间盘和髓核可压迫脊髓(见：椎间盘突出时的变化)。

临床表现

腰椎间盘突出的明显征象是：严重的下背部疼痛并放射至臀部、腿部和足部（常为单侧）。做 Valsalva 动作、咳嗽、打喷嚏或弯腰时疼痛明显。

患者可能还有受压脊髓神经根的神经支配区域的运动和感觉丧失，晚期腿部肌肉出现无力和萎缩。

辅助检查

虽然直腿抬高试验和 Lasegue 试验可能是明确椎间盘突出的最好检查，但也可使用其他检查方法：

• 直腿抬高试验：患者仰卧，检查者将一手置于其髂骨上（稳定骨盆），另一只手置于踝部下方。然后检查者缓慢举起患者的腿部。当患者诉有坐骨神经痛而没有下背部疼痛时这项检查为阳性。

• Lasegue 试验：患者仰卧，检查者将患者大腿与膝部弯曲成 90°，出现抵抗、疼痛以及踝、膝部深腱反射减弱或消失则提示脊神经根受压。

• 脊髓造影术、CT 扫描和磁共振：这些检查可提供最具特征性的诊断信息，可提示由于椎间盘突出引发的脊髓压迫。在大多数情况下，CT 扫描和磁共振已取代了脊髓造影术。

X 线的缺陷性

尽管 X 线对于排除其他疾病是必要的，但是它对椎间盘突出并不是一种好的诊断工具。尽管有明显的椎间盘突出，但 X 线检查可能正常。

治疗

最初，保守治疗包括卧床休息几日（可能需要骨盆牵引）、上热敷和活动练习。

药物治疗

药物治疗包括阿司匹林和糖皮质激素（很少用）以减轻损伤部位的炎症和水肿。患者也可能从肌肉松弛剂特别是安定、美索巴莫（舒筋灵）或止痛剂氢可酮以及对乙酰氨基酚（扑热息痛）中获得益处。

就诊于专科医师

如果神经性损伤发展迅速，或椎间盘突出对保守治疗无效时，手术可能是必需的。

• 最常见的是椎板切除术，包括切除椎板的一部分和突出的椎间盘。

• 如果椎板切除术不能缓解疼痛和功能障碍，为了克服椎骨间的不稳定性，必须行脊柱融合术。可以同时行椎板切除术和脊柱融合术来稳定脊柱。

- 化学髓核溶解术，将木瓜凝乳蛋白酶注射到突出的椎间盘内以溶解髓核，这是一种可能替代椎板切除术的方法。然而，这种操作并没有一开始那么流行，因为发现这种方法比其他治疗方法疗效差并且可能引发严重的过敏反应和神经损伤。
- 纤维椎间盘切除术，可用于切除髓核的碎片部分。这种显微外科手术越来越流行。

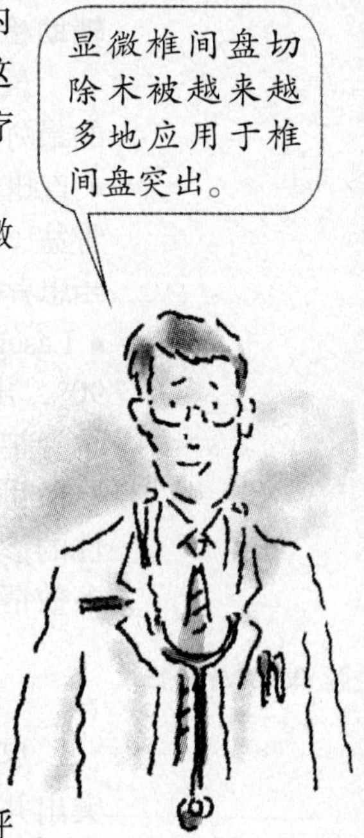

护理事项

- 在保守治疗期间，观察神经状态的恶化情况（特别是在住院的最初 24 小时内），这可提示需要急诊手术。
- 遵医嘱使用抗血栓长筒袜或顺序性加压装置（袜子），只要允许就鼓励患者活动腿部。提供矫形鞋以预防足下垂。
- 与物理治疗部门的医师一起密切配合以确保持续性腿和背部强化练习。
- 给予足够的液体以防止少尿和便秘，并提醒患者咳嗽、深呼吸，同时使用诱导性肺量计以有助于预防肺部并发症。
- 提供良好的皮肤护理。

进一步观察和护理

- 在椎板切除、椎间盘切除或脊柱融合术后，遵医嘱强制患者卧床休息。监测生命体征并检查肠鸣音和腹胀情况。应用翻滚技术给患者翻身。
- 如果使用密闭引流系统，经常检查引流管扭曲和密闭容器情况。遵医嘱每次更换引流瓶时清空容器，记录引流量和引流液的颜色。立即汇报敷料上的无色渗液（可能是脑脊液漏）或过量的引流量。观察腿部的神经、血管状况，包括颜色、运动、温度和感觉。
- 遵医嘱给予镇痛剂，特别是在患者试图坐起或行走前 30 分钟。在第一次行走时应协助患者。可提供直背椅限制坐姿。
- 在行化学髓核溶解术前，确保患者对肉类柔软剂不过敏（木瓜凝乳蛋白酶是一种类似的物质）。过敏体质者禁忌使用这种酶，它在敏感的患者中产生严重的过敏反应。

• 在化学髓核溶解术后，遵医嘱强制患者卧床休息。根据情况给予镇痛和热敷。要求患者咳嗽和深呼吸。协助患者进行专门的锻炼，并告知患者持续这些锻炼直至出院。

• 提供情感支持。在患者失意和情感低落期尝试提高其精神状况。使患者确信其取得的进步并提供鼓励。

• 评估患者对治疗的反应：寻找疼痛消失、维持足量运动的能力和进行日常活动水平的能力。患者也应表现出对治疗的理解和对日常生活方式进行调整（见：椎间盘突出宣教要点）。

教育园地

椎间盘突出宣教要点

• 向行脊柱融合术的患者宣教如何使用固定支架。

• 宣教举重物时正确的身体力学姿势：膝部和髋部屈曲（不是腕部），然后站直。

• 患者感觉劳累时建议其卧床休息。患者应侧卧位睡觉（永远不要俯卧位）或取半卧位姿势，应用特别硬的床垫或板床以减轻脊柱的紧张状态。

• 建议患者保持合适的体重以避免由于肥胖引起脊柱前凸。

• 告诫必须服用肌松剂的患者可能出现的副作用。建议患者避免需要警惕的活动，直到其能耐受药物镇痛的作用。

痛风

发生痛风时，尿酸的沉积导致关节疼痛。痛风可累及任何关节，但最常见于足和腿部关节。原发性痛风通常好发于 30 岁及以上的男性和更年期后的女性。继发性痛风发生于老年人。

关于痛风的所有情况

痛风呈间歇性发作，且在发作间歇期间患者可长达数年无任何症状。痛风可导致慢性劳动能力丧失和功能丧失，极个别的可导致严重的高血压和进行性肾疾病。治疗预后良好。

病因

尽管原发性痛风的病因尚未明确，它的发生与嘌呤代谢的遗传缺陷有关，遗传缺陷导致高尿酸血症（尿酸的过量产生）、尿酸潴留或两者都有。

继发性痛风发生于其他疾病的病程期间，如肥胖症、糖尿病、高血压、红细胞增多、白血病、骨髓病、镰状细胞性贫血和肾疾病。它也可发生于药物治疗，特别是双氢克尿噻或吡嗪酰胺药物治疗后。

病理生理学

发生痛风时，血尿酸浓度增高从而导致关节或组织内痛风石的发生（尿酸沉积）。这些结晶引发免疫反应，导致局灶性坏死和纤维化。

临床表现

痛风发展分为四个阶段：

- 无症状期。
- 急性期。
- 间歇期。
- 慢性期。

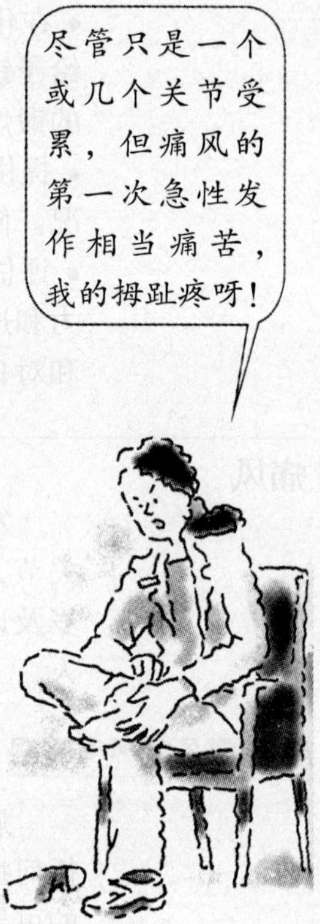

发生无症状痛风时，血清尿酸值升高但患者无症状。随着病情的发展，它可导致高血压或伴有背部剧烈疼痛的肾结石。

不能轻视痛风

痛风的第一次急性发病可突然发作且迅速达到高峰。虽然通常只是累及一个或几个关节，患者却相当痛苦。受累的关节出现发热、压痛、炎症、暗红色或青紫色。

大拇趾的跖趾关节通常是第一个发生炎症的部位（足痛风），然后是足背、踝部、足后跟、膝和腕关节。有时有低热。轻度的急性痛风会很快缓解，但易间歇性发作。严重的痛风发作可持续几天或几个星期。

发作间歇期

间歇期是指两次痛风发作期间的无症状期。大多数患者在6个月到2年内有第二次发作，但是在部分患者，第二次发作可延迟到5～10年后。

延迟发作的痛风更常见于没有经过治疗的患者，且比第一次发作时间更长和更严重。这种发作也是多关节发作，不可避免地累及足和腿部关节，有时伴有发热。

持续性和疼痛性

最终，开始发作慢性多关节痛风。这是疾病的最终阶段，也称作慢性或痛风石性痛风，由持续性疼痛性多关节炎并伴有在软骨、滑膜、腱鞘和软组织中出现大的皮下痛风石为标志。

痛风石在手指、手、膝部、足、前臂的尺侧、耳轮、跟骨腱中形成，极少出现在内脏器官如肾和心肌。痛风石上方的皮肤可形成溃疡并流出白色分泌物或脓液。慢性炎症和痛风石沉积可促使继发性关节变性，伴有最终的关节侵蚀、畸形和功能丧失。

随着肾小管受损，出现肾损伤并导致肾功能障碍。在部分患者中可发生高血压和血红蛋白尿，且尿路结石常见。

类似痛风的症状

假性痛风也可引发突然的关节疼痛和肿胀，但起因于关节周围结构的钙焦磷酸盐的蓄积。

辅助检查

- 从炎症性关节提取的滑液或痛风石中提取的尿酸水化物结晶可明确诊断。关节穿刺术（滑液抽吸）和痛风石物质的抽吸可显示细胞内尿酸盐的针状结晶。
- 虽然高尿酸血症不是痛风的特异性诊断标准，但检查可发现血尿酸升高。通常在继发性痛风血尿酸值比原发性痛风高。
- 最初，X线检查是正常的。然而，在慢性痛风，当尿酸盐取代骨质结构时，X线显示出穿凿状图像。随着病变破坏软骨，关节腔变窄，退行性变更加明显。骨性标志外突是痛风的特征性表现。

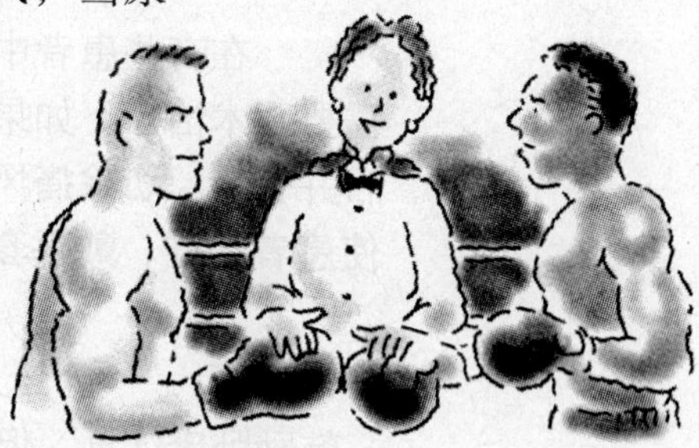

治疗

治疗的目标是终止急性发作，降低高尿酸血症，预防复发、并发症和痛风石的形成。急性痛风患者的治疗包括卧床休息、制动、保护炎症和疼痛的关节、局部应用热敷或冷敷。

药物综合治疗

镇痛剂如对乙酰氨基酚（扑热息痛）或布洛芬可减轻轻度发作引起的疼痛。急性炎症需要同时应用静脉滴注或口服秋水仙碱，8小时内每1小时一次，直到疼痛消退或出现药物过量的体征，如恶心、呕吐、绞痛或腹泻。

治疗剂量的保泰松（苯丁唑酮）可用于替代治疗，但很少有特异性。顽固性的炎症可能需要口服、静滴或肌内注射糖皮质激素，或行关节抽吸并于关节腔内注射糖皮质激素。

降低血尿酸

慢性痛风的治疗目标是降低血尿酸水平。医师可能会使用持续维持剂量的别嘌呤醇来控制尿酸生成或控制尿酸水平并预防复发。然而，在肾衰竭的患者中应谨慎使用这种强效药物。秋水仙碱可预防痛风的急性复发直至血尿酸降至正常水平，但此药并不影响酸的浓度。

促尿酸排除剂，如丙磺舒，可促进尿酸排泄和抑制尿酸的蓄积，但在肾损害的患者中它们的作用是有限的。不要将这些药物用于痛风石的患者。

辅助治疗强调限制饮食，主要是避免饮酒和高嘌呤食物。肥胖患者应努力减肥，因为肥胖对疼痛关节增加了额外的压力。

告别痛风石

在有些患者中，为了改善关节的功能或矫正畸形，可能需要手术治疗。如果痛风石发生了感染或溃烂，必须去除痛风石并引流。切除痛风石也可预防溃疡形成、改善患者的外观或使患者穿鞋、戴手套更为方便。

护理事项

- 鼓励卧床休息，但要应用床上支架来保持敏感、有炎症的关节的屈曲。
- 如有需要给予止痛药物，特别在急性发作期。遵医嘱给予消炎药物和其他药物。观察药物的副作用。警惕秋水仙碱的胃肠道副作用。
- 热敷或冷敷发炎的关节。
- 要求患者大量饮水以预防痛风石的形成（每天达 2 升）。加大液体量时，准确记录出入量。确保定期监测血尿酸水平。如有医嘱，用碳酸氢钠或其他药物碱化尿液。
- 观察手术后 24～96 小时内可能出现的急性痛风发作。即使是小的手术也可能引起一次痛风发作。手术前后遵医嘱给予秋水仙碱有助于预防痛风发作。

• 评估患者。评估对治疗的反应时，注意患者的疼痛是否已经得到缓解或控制。还要注意患者是否遵从药物治疗和饮食控制来保持正常的血尿酸水平以避免急性痛风的复发（见：痛风宣教要点）。

骨关节炎

骨关节炎是关节炎的最常见形式。通常在中年人中开始出现症状。全面的体格检查可确定典型症状，全身症状的缺乏可排除炎症性关节疾病如风湿性关节炎。

残疾情况根据受累部位和严重程度而定，可从轻微的手指受限到髋和膝关节受累的严重残疾。疾病的进展速度各不相同，在关节退化的早期可保持几年的稳定状态。

病因

骨关节炎的病因尚未明确。原发性骨性关节炎为一种老年人的常见疾病，病因很多，包括新陈代谢、遗传、化学和机械因素。

重大缺陷

继发性骨关节炎常继发于明确的易患因素，最常见的是创伤、先天畸形或其他疾病如 Paget 病，可导致骨关节的退行性变。

病理生理学

这种慢性疾病导致关节软骨的破坏和受损部位边缘和软骨下再生新骨的形成。退行性变起因于软骨细胞的病变，最常见于髋部和膝部。软骨片刺激滑膜囊内壁，使软骨内膜发生纤维化，导致关节活动受限。滑液渗漏至骨质缺损区内，引发囊肿。

教育园地

痛风宣教要点

- 确信患者理解检测血尿酸水平的重要性。
- 告诫患者避免高嘌呤食物，如鲱科类、肝、沙丁鱼、扁豆和酒精饮料。这些物质可升高尿酸水平。
- 向肥胖患者解释逐渐减少饮食的原则，如高蛋白和低脂饮食。
- 建议服用别嘌呤醇、丙磺舒和其他药物的患者汇报药物的副作用。告诫服用丙磺舒或磺吡酮的患者避免阿司匹林或其他水杨酸类药物，因它们的结合作用可导致尿酸蓄积。
- 告知患者长期的秋水仙碱治疗是必需的，最初 3～6 个月应配合促尿酸排除剂或别嘌呤醇治疗。

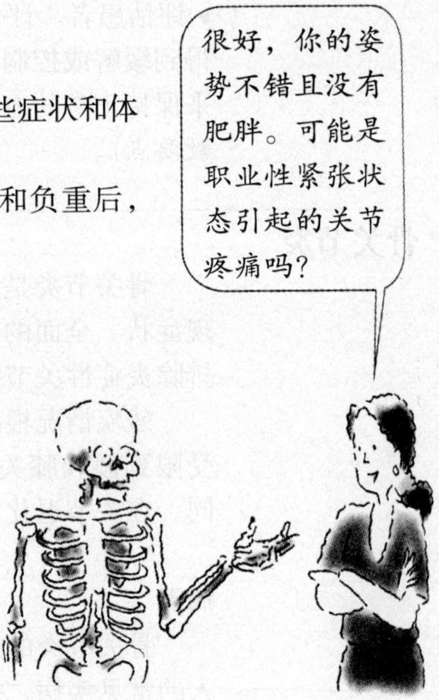

临床表现

不良姿势、肥胖症和职业性紧张状态加重了这些症状和体征的严重程度：

- 出现关节疼痛（最常见的症状），特别是在运动和负重后，而休息后关节疼痛常可缓解。
- 晨起和运动后的关节僵硬常在休息后得到缓解。
- 气候变化时出现关节疼痛。
- 活动时有关节“锯齿状”感觉。
- 运动受限。

不可逆性损伤

此外，指间关节的骨关节炎可导致远端关节（Heberden 结节）和近端关节（Bouchard 结节）不可逆性改变。结节初始可为无痛性，但最终变成红、肿和压痛，导致麻木和关节灵活性的丧失。

骨关节炎的体征

骨性关节炎的两个明显征象是 Heberden 结节和 Bouchard 结节。

Heberden 结节

Heberden 结节出现在远端指间骨关节的背面。这些骨性和软骨性的肿物通常硬而无痛。通常多发于中老年骨关节炎患者。

Bouchard 结节

Bouchard 结节和 Heberden 结节相似，但较少见，且出现在指间关节的近端。

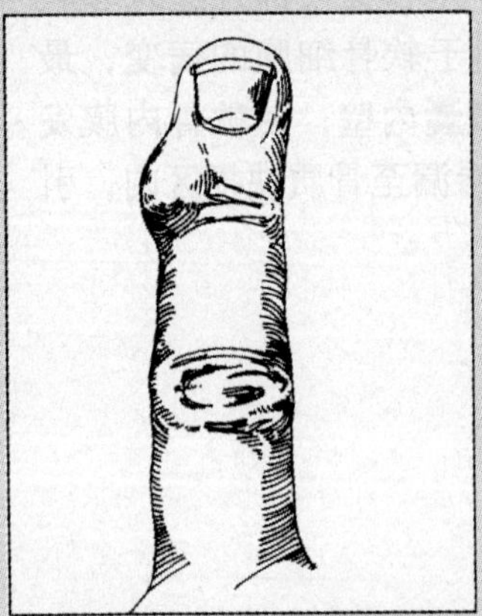

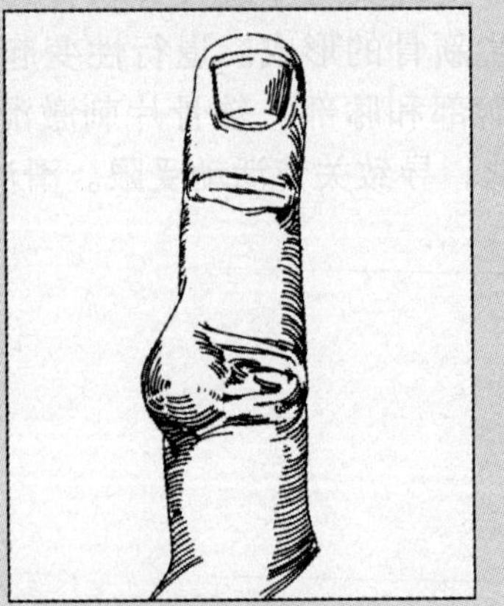

辅助检查

• 受累关节的 X 线检查可显示关节腔隙或边缘变窄、关节腔和边缘内的囊状骨性沉积物、退行性变或关节损伤造成的关节畸形以及负重部位的骨性增生（如髋和膝部）。
• MRI 显示受损伤的关节、邻近骨组织和疾病的进展情况。
• 滑液分析可排除炎性关节炎。

治疗

大多数措施都是姑息性治疗。减缓疼痛和关节炎症的药物包括阿司匹林（或其他非甾体类镇痛剂）、吲哚美辛、痛力克（酮咯酸）、布洛芬、丙氧芬（右丙氧芬）和在部分患者中使用的糖皮质激素关节内注射，这种注射可延缓手部结节的发展。

增加稳定性

有效的治疗也可通过使用拐杖、矫形器、手杖、助行器、颈托和牵引等支持和稳定关节的方法来减轻关节压力。其他支持治疗措施包括按摩、湿热敷、手涂石蜡油、防止对关节应用不合适刺激的保护性技术、充分休息（特别是活动后）和偶尔膝关节受累时的锻炼活动。

严重患者的手术治疗

对功能丧失和无法忍受疼痛的严重骨关节炎患者可进行下列一种或多种手术治疗：
• 关节成形术（部分或全部）：用假体置换毁损的关节。
• 关节固定术：骨的手术融合，主要应用于脊柱（椎板切除术）。
• 骨成形术：切除关节部位毁损骨。
• 截骨术：去除骨骼以改变其排列并减轻压力。

护理事项

• 提倡充分休息，特别是活动后。安排每天的休息计划，提供充分的夜间睡眠。适度是关键，所以要患者安排好每天的活动。
• 协助物理治疗并鼓励患者进行轻柔的 ROM 锻炼。提供情感支持并确保帮助患者克服活动受限。向患者解释骨性关节炎不是一种全身性疾病。

- 其他特殊护理事项取决于受累的关节。

——手：遵医嘱用热水浸泡或涂抹凡士林以减轻疼痛。

——脊柱（腰椎和骶椎）：推荐使用硬的床垫或床板以减轻晨起的疼痛。

——脊柱（颈椎）：检查颈托的松紧度，观察长时间使用后有无红肿。

——髋部：使用湿热垫来减轻肿痛，遵医嘱给予抗痉挛药物。协助进行 ROM 和强化锻炼，然后确保患者得到适当的休息

——检查拐杖、矫形器、手杖、助行器的合适性，并向患者宣教如何正确使用它们。例如，单侧关节受累的患者应当在未受累侧使用矫形设备（如手杖或助行器）。在患者坐位时建议使用坐垫，并建议调高厕所的坐位。

——膝部：遵医嘱协助患者完成每日两次的 ROM 锻炼，锻炼可保持肌张力，并逐渐进行抵抗锻炼以增强肌肉力量。如有需要可提供松紧带支持或绷带。

- 评估患者。评估所坚持的锻炼疗法是否减轻了骨性关节炎的致残作用。患者应当维持或改善进行日常活动的能力。患者也应当有能力获得并使用合适的辅助装置。注意患者是否理解和使用了控制受累关节疼痛的措施（见：骨性关节炎宣教要点）。

教育园地

骨性关节炎宣教要点

- 告知患者安排好每天、劳累后和晚上的适当休息。
- 告知患者避免过度劳累。患者还应该正确站立和行走，特别是弯腰或拾物品时要注意。
- 告诫患者遵医嘱正确服药并汇报副作用。
- 告诫患者穿合适的支持性鞋子。
- 告知患者在家中安装安全装置，如浴室扶手。
- 提醒患者在进行 ROM 锻炼时尽可能轻柔。
- 要求患者保持合适的体重以减少关节负重。
- 告知患者在开始改变任何治疗前要与医师一起讨论。

骨髓炎

骨髓炎是一种化脓性骨感染，可以是慢性或急性。感染导致组织坏死、骨性结构破坏和脱钙。尽管骨髓炎经常局限在某一部位，但可通过骨向骨髓、皮质和骨膜播散。

血液传播的骨破坏

急性骨髓炎通常是一种血源播散性疾病，最常发生在迅速成长的儿童，特别是男孩。

在儿童中，感染最常见的部位是股骨下端和胫骨、肱骨及桡骨的上端。在成年人，最常见的部位是骨盆和椎骨，常源于与手术或创伤有关的污染。如得到及时治疗，急性骨髓炎预后良好。

慢性骨髓炎很罕见，以多发引流的瘘管和转移性病变为特点。多发于成年人，慢性骨髓炎预后不佳。

病因

骨髓炎的病因包括：

- 轻微的外伤性损伤。
- 来源于身体其他部位的急性感染。
- 微生物如金黄色葡萄球菌（最常见）、链球菌、肺炎链球菌、铜绿假单胞菌、大肠埃希菌和普通变形杆菌。
- 真菌或病毒。

病理生理学

微生物寄居在血肿或薄弱部位并直接播散到骨骼，微生物生成脓液并可在坚硬的骨髓腔内产生压力。然后脓液被迫通过中央管，导致骨膜下脓肿形成，骨骼血液供应被阻断，导致骨坏死和刺激新骨的生成。而后发生死骨分离并通过脓肿或窦道排出。

临床表现

通常，慢性和急性骨髓炎的临床表现相似。然而，慢性感染是在轻微的外伤后自发产生并可间歇性持续存在数年之久。有时慢性感染的唯一体征是从既往的瘘管内有脓液持续流出。急性骨髓炎通常为急性发作。

三个明确的征象

局部的症状和体征包括：

- 感染的骨骼突发疼痛。
- 感染部位的上方压痛、发热和肿胀。
- 活动受限。

辅助检查

- 血常规检查显示白细胞增多和红细胞沉降率加快。
- 血液培养结果能使医师明确致病菌。

• 在疾病的早期（通常 2～3 周），X 线不能显示受累的骨骼。骨扫描可使医师在感染早期明确诊断。

治疗

为了防止骨骼的进一步损伤，急性骨髓炎的治疗可在明确诊断之前即开始。措施包括：

• 进行血培养后静脉大剂量应用抗生素（通常为抗青霉素酶的青霉素类，如萘夫西林或苯唑西林）。
• 早期手术引流以减轻压力形成和死骨形成（在坏死期从健康骨上分离的死骨碎片）。
• 通过石膏模型、牵引或卧床休息来限制受累骨骼的活动。
• 支持性治疗，如镇痛剂和静脉补液治疗。

脓肿的治疗

如果有脓肿形成，治疗包括切开、引流和引流液培养。控制感染的抗生素治疗包括全身应用抗生素、通过带有低压间断抽吸的密闭系统持续腔内滴注抗生素、带抽吸的密闭引流系统的局部灌注和局部应用包裹加湿的抗生素浸泡敷料。

如果人造关节是感染的原因，通常经手术取出人造关节。手术前应用抗生素治疗 2～3 周。

慢性骨髓炎预后不佳

慢性骨髓炎患者除抗生素和制动治疗外，通常需要手术去除死骨和充分引流。即使手术后，预后仍不佳。患者常感觉严重的疼痛并需要长时间的住院治疗。对治疗不敏感的上肢或下肢慢性骨髓炎可能需要截肢。

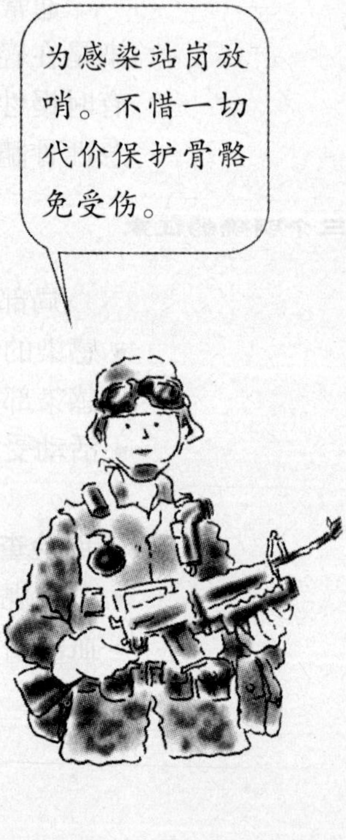

护理事项

工作的重点是控制感染、保护骨骼免受损伤，并提供细致的支持护理。为了有助于达到这些需要，应遵循以下指南：

• 换药和灌洗伤口时采用严格的无菌操作技术。如果患者有复合型骨折并行骨骼牵引时，应用小的干燥敷料覆盖穿刺钉的穿刺点，并告知患者不要触摸穿刺钉和牵引线周围的皮肤。

• 需要时静脉点滴液体以补充足够的水分。提供富含蛋白质和维生素 C 的食物。

• 每 4 小时评估一次生命体征。每天评估伤口情况和新发疼痛部位，这些可提示继发性感染。

• 严格监管吸引设备。不要让输液瓶排空，否则空气会进入输液瓶内。监测灌洗量和引流量。

• 用硬枕头支垫受累的肢体。保持肢体与身体处于水平状态，不要让腿部下垂。提供良好的皮肤护理。每 2 小时轻柔将患者翻身一次，并观察发生压疮的征象。

• 提供良好的支架护理。用硬枕头支撑支架，并用胶带或横纹棉布做成"花瓣状"端面使粗糙面平滑。术后第一个 24 小时内，每 4 小时检查一次循环和引流情况。如有引流过量和神经血管受累的征象应立即报告。

• 保护患者避免发生意外情况，如可能威胁到骨骼完整性的突然运动和摔跤。汇报突发性疼痛、捻发音或突发畸形。观察突发的肢体错位，这可提示骨折。

• 评估患者。注意患者是否患有继发于治疗的任何神经、血管性疾病。患者的疼痛应当减轻或得到控制。不应当出现可能提示继发感染的新的疼痛部位。

• 还要评估患者是否进行了避免骨折危险性的有意义的满意的活动。患者是否遵从了治疗性干预。如果是，患者的体温应正常，无疼痛和水肿，并能进行完整的 ROM（见：骨髓炎的宣教要点）。

> **教育园地**
>
> **骨髓炎宣教要点**
>
> • 出院前，告知患者如何保护和清洁伤口。
>
> • 向患者宣教如何识别感染复发的征象，如体温升高、潮红、局部发热和肿胀。
>
> • 强调随访检查的必要性。
>
> • 建议患者对复发的可能原因进行立即治疗，如水泡、疖子、睑腺肿和脓疱病。

骨质疏松症

骨质疏松症是指骨骼丢失钙和磷酸盐并变得异常易于骨折。骨质疏松症可是原发性或继发于某些潜在性疾病。

绝经后原发性骨质疏松症

原发性骨质疏松症最常发生于绝经后妇女。如果发生在 50～75 岁的妇女就称为绝经后骨质疏松症，如果发生在 70～85 岁的妇女则称为老年性骨质疏松症。危险因素包括钙的摄入或吸收不足、雌激素缺乏和久坐的生活方式。

骨质疏松症主要影响负重的脊椎骨、肋骨、股骨和腕骨。脊椎和腕骨骨折常见。

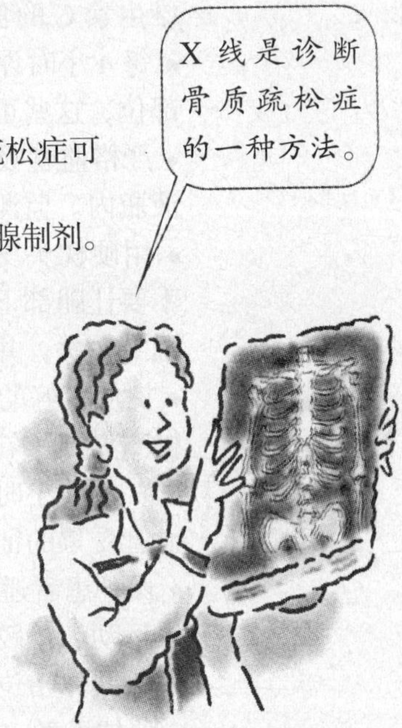

病因

原发性骨质疏松症的病因尚不明确。继发性骨质疏松症可来源于：

- 长期服用类固醇、含铝抗酸剂、肝素、抗惊厥药或甲状腺制剂。
- 骨骼完全不活动或废用（如偏瘫）。

骨质疏松症还与酒精中毒、营养不良、吸收不良、坏血病、乳糖不耐受、甲状腺功能亢进、成骨不全和 Sudeck 萎缩症（反复发作于手和足部）有关。

病理生理学

发生骨质疏松症时，骨吸收的速率加快，而骨形成的速率减慢。其结果是骨质减少，从而使骨骼变得疏松易碎。

临床表现

尽管骨质疏松症发病隐匿，但却常被突然发现。当老年人弯腰拾物时，可听到碎裂的声音，然后感觉到下背部出现突发性疼痛而发现此病，这是老年人典型的骨质疏松症征兆。任何活动或抖动都会使患者背部疼痛加重。

其他预兆性征象

其他症状和体征包括：

- 下背部疼痛并向躯干周围放射。
- 变形。
- 脊柱后弯（驼背）。
- 变矮。
- 明显的老年人外观。

辅助检查

骨质疏松症的诊断基于以下特征性的检查和检验结果：

- X 线显示典型的下胸和腰椎退行性变。椎体可出现变平并伴有不同程度的塌陷和楔形变，看起来比正常密度高。骨骼内矿物质丢失在后期更为明显。
- CT 扫描可精确评估脊柱骨质的丢失。
- 骨扫描可显示损伤或病变的部位。

• 血钙、血磷和碱性磷酸酶值在正常范围内，而甲状旁腺激素水平可升高。

治疗

患者接受症状性治疗的目的在于防止发生意外的骨折并控制疼痛。措施可包括：

• 物理治疗项目强调温和的锻炼和活动。

• 用雌激素来减慢骨吸收的速率，并应用钙和维生素 D 来维持正常骨骼的新陈代谢（然而，药物治疗很少能阻止骨质疏松症，它不能被治愈）。

• 二磷酸盐，如阿伦膦酸盐和伊班膦酸盐，可减少骨的吸收，但不减慢骨的形成。

• 背部支架支持软弱的椎骨。

• 通过切开复位术和内固定手术来矫正股骨的病理性骨折。Colles 骨折为参与构成手腕的桡骨骨折，需要复位，随后用管型石膏制动 4～10 周。

预防性的一盎司

饮食中钙的足量摄入和规律的负重锻炼可减少发生老年性骨质疏松症的机会。尽管激素治疗可提供一些预防性的效果，但也有一定的风险和副作用。

继发性骨质疏松症可通过对原发性疾病的有效治疗和慎重使用激素治疗、早期制动手术或外伤后的骨骼、减少饮酒量、仔细观察吸收不良的体征和早期治疗甲状腺功能亢进等来预防。

护理事项

护理计划重点集中在患者的骨骼脆性、谨慎对待用力性体位、离床活动、运动处方和预防受伤的措施。可采取以下步骤：

• 每天检查患者皮肤的发红、温热和新发疼痛部位，这可能提示有新的骨折。

• 通过帮助患者每日步行数次来鼓励其活动。如果病情允许，进行被动 ROM 练习，或鼓励患者进行主动练习。确保患者按时参加定期的物理治疗 。

• 提供支持骨骼新陈代谢的高营养均衡饮食，如维生素 C、钙和蛋白质。

• 根据需要给予镇痛剂。应用热敷以减轻疼痛。

• 如果医师为患者开具了二磷酸盐类药物来增加骨密度，应强调服药后保持直立位 30 分钟以防止食管损伤的重要性。

• 评估患者。评估患者能否坚持服用处方药、锻炼和预防疾病进一步发展的钙、维生素 D 和蛋白质的饮食摄入。注意患者是否能展示良好的身体活动技巧，如果患者能够明确这些技巧，那么患者随后就能避免增加骨折危险性的活动（见：骨质疏松症的宣教要点）。

Paget 病

Paget 病是一种慢性代谢性骨病。本病通常局限于骨骼的一个和几个部位（大多数见于躯干下部），虽然是偶发，但可产生广泛的骨骼畸形。Paget 病可能是致命性的，特别是并发心力衰竭（病变广泛，需要持续性高心输出量）、骨肉瘤或巨细胞瘤。

病因

病因尚不明确，但是一种理论认为，早期病毒感染引起的静止性骨感染（腮腺炎病毒），在数年后可引发 Paget 病。此病也倾向于家族传播。

病理生理学

在 Paget 病的初期阶段（骨破坏期），发生骨骼的过度吸收。第二期（成骨细胞期）出现异常骨骼过度形成。受累及的骨骼增大并变软，而新骨的结构则为无序、质脆和薄弱的。

临床表现

尽管 Paget 病早期不出现症状，但最终会出现严重的持续性疼痛，疼痛随着负重而恶化并可能损及活动功能。特征性的颅骨增大发生在额部和枕骨区（帽子的尺寸可增大）。颅骨受累时也可出现头痛。颅神经的骨性侵害可损伤听力和视觉。

教育园地

骨质疏松症宣教要点

• 向患者和家属全面解释骨质疏松症。让他们感到多加小心可以预防骨折的发生。

• 出院前，确信患者和家属已掌握药物的用法。

• 告知患者无论疼痛多轻也要及时报告新的疼痛部位。

• 建议患者睡硬床垫，避免过多的卧床休息。

• 如果患者使用背部支架，确保患者明白如何使用。向患者宣教良好的身体姿势。

• 如果女性患者正在服用雌激素，那么应强调行常规妇科检查的必要，包括Papinocolaou 试验和乳房 X 线照相术。告知患者汇报异常的阴道出血。指导患者用适当的技巧进行乳房的自我检查并每月检查一次。

其他体征可包括驼背、桶状胸及胫骨和股骨的不对称性弯曲。畸形性骨炎的部位可能有温热和压痛，伴有骨折的慢性不全性愈合。患者可能有蹒跚步态且发生病理性骨折的风险性加大。

辅助检查

- 在出现明显症状之前，X 线可显示骨骼胀大和骨质密度增加。
- 骨扫描（比 X 线更为敏感）可清晰显示早期的畸形性骨炎病灶。放射性同位素集中在活动性病变区域。
- 骨骼病理检查提示特征性的镶嵌样图像。
- 血液检查提示贫血和血清碱性磷酸酶升高。包括血清碱性磷酸酶在内的生化系列检查常能做出早期诊断。
- 24 小时尿液检测显示羟脯氨酸升高（羟脯氨酸是一种通过肾排泄的氨基酸，且是骨质破坏极度活跃的指标）。

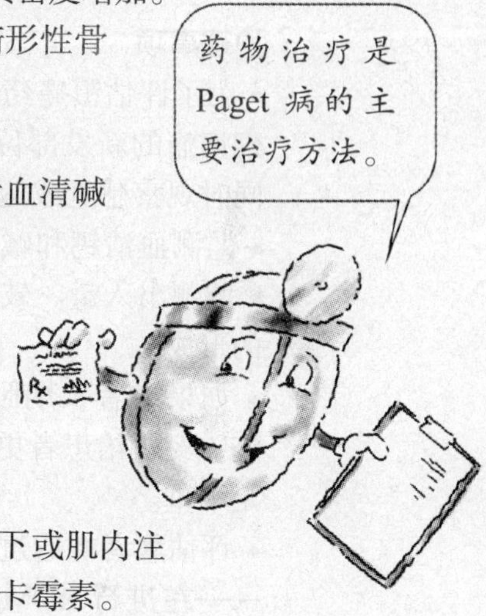

治疗

药物治疗是基本的干预治疗措施。药物包括皮下或肌内注射降钙素、口服依替膦酸二钠和细胞毒性抗生素普卡霉素。

延缓吸收并降低数值

降钙素和依替膦酸二钠可延缓骨的吸收并降低血清碱性磷酸水平和尿液中羟脯氨酸的排泄。虽然降钙素需要长期的维持治疗，但在最初的几周治疗后即可显现疗效。依替膦酸二钠在 1～3 个月内发挥疗效。

普卡霉素可降低钙、尿羟脯氨酸和血清碱性磷酸酶水平。普卡霉素在 2 周内使症状消失并在 1～2 个月内改善生化指标。然而，该药可破坏血小板或损害肾功能。

有时仍然需要手术治疗

应用降钙素和依替膦酸二钠有助于 Paget 病患者过上接近正常的生活。然而，这类患者可能需要手术治疗来减少或防止病理性骨折、矫正继发性骨骼畸形和减轻神经损害。

为了减少血管丰富的骨骼发生大出血的危险，必须在手术前应用降钙素和依替膦酸二钠或普卡霉素进行药物治疗。如果使用黏合材料时进行关节置换是很困难的，因为黏合材料不能合适地放置在变形性骨炎的骨骼面上。

其他治疗包括支持疗法和根据症状进行的各种治疗。阿司匹林、吲哚美辛（消炎痛）或布洛芬常用来控制疼痛。

护理事项

- 为了评估镇痛药物的疗效，应评估患者每天疼痛的程度。观察疼痛的新发部位或活动受限，这可能提示有新的骨折部位。同时观察感觉或运动障碍，如听觉、视觉或步行困难。
- 监测血清钙和碱性磷酸酶。
- 监测出入量。鼓励足量的液体摄入以最大程度地减少肾结石的形成。
- 如果患者长期卧床休息，应提供良好的皮肤护理以预防压疮。经常给患者更换体位并使用充气床垫。提供矫形鞋以预防足下垂。
- 评估患者并通过询问以下问题评估治疗的成功与否：

——在进行 ROM 的同时，患者避免了增加骨折危险的活动吗？

——由于疾病的进展或干预治疗，患者有（如足下垂）神经缺陷吗？

——患者可以叙述处理他的疾病的有效治疗技术吗？

——患者能坚持服用处方药物和饮食疗养来预防疾病的进展吗？（见：Paget 病宣教要点）

风湿性关节炎

风湿性关节炎（rheumatoid arthritis, RA）是一种慢性、全身炎症性疾病，主要影响外周关节和附近的肌肉、肌腱、韧带和血管。自然消退和不可预知的恶化是本病病程的标志。因本病有潜在的致残性，故需要终身治疗，甚至有时需要手术治疗。

教育园地

Paget 病宣教要点

向患者的宣教中如下内容：

- 演示如何注射降钙素和轮流更换注射的部位。虽然不良反应轻，但应告诫可能发生的不良反应。
- 告诫患者遵医嘱使用镇痛剂。
- 告知接受依替膦酸二钠治疗的患者饭前或饭后 2 小时与水果汁一起服用，牛奶和高钙饮料可降低药物的吸收，应分次服用以使副作用最小化。
- 告知接受普卡霉素治疗的患者观察感染的征象，易出现青肿、出血和体温升高，并应汇报定期的随访检查。
- 向患者宣教如何进行步行活动、使用辅助装置和进行推荐的锻炼项目。建议使用硬垫或硬板床以使脊椎变形最小化。劝告患者搬走家中的障碍物。

从间歇性到连续性

在大多数患者中，本病表现为间歇性病程且不影响正常活动。然而，有10%的患者因严重的关节变形和相关的关节外症状或两者兼有而导致完全残废。随着结节生成、血管炎和类风湿因子滴定度增高，患者的预后很差。

关节畸形

在晚期RA，明显的水肿和充血导致纺锤形指间关节和严重的屈曲畸形。

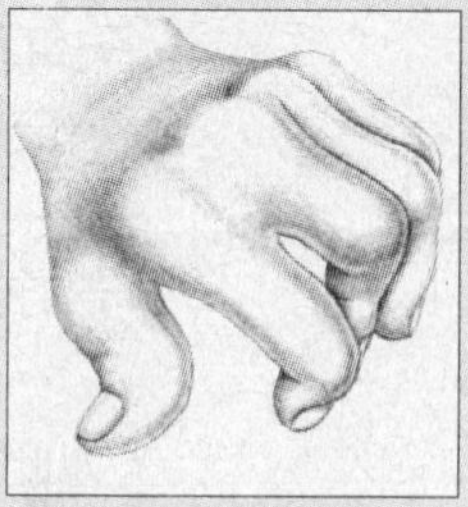

病因

尽管病因尚不明确，目前确信RA有其自身免疫的基础。

病理生理学

炎症导致的软骨损伤引发进一步的免疫反应，包括补体的激活。反过来，补体吸引多形核粒细胞并刺激释放炎症介质，炎症介质使关节破坏加重。

临床表现

最初的症状包括乏力、不适、食欲不振、持续低热、体重减轻和淋巴结病变。患者还可能出现模糊的关节症状。

中晚期症状

以后，患者可出现关节疼痛、压痛、温热和肿胀。在通常情况下，关节的症状发生在双侧且对称。其他症状包括晨起关节僵硬、手足感觉异常、肌肉僵硬、无力或疼痛。患者还可能出现类风湿性皮下结节，为圆形或椭圆形无压痛性肿物，常发生在受压部位如肘部。

晚期的体征包括关节变形和关节功能下降（见：关节畸形）。

辅助检查

在早期，X线显示骨骼脱矿质和软组织肿胀。后期，X线有助于明确软骨和骨骼破坏、侵蚀、不全脱位和畸形的程度以及显示这些异常情况的特征性表现。其他检查和检验包括：

• 75%～85%的患者 RF 试验阳性（提示滴度在 1∶160 或更高）。
• 滑液分析常显示容量和浊度增加，而黏度和补体值（C3 和 C4）下降，伴有 WBC＞10 000/μl。
• 血清球蛋白升高。
• 红细胞沉降率升高。
• 全血计数显示中等程度的贫血和轻度白细胞增多。

治疗

水杨酸盐，特别是阿司匹林，是 RA 治疗的主要药物，因为此类药物能减轻炎症和减轻关节疼痛。其他药物包括：
• 非类固醇类抗炎药（NSAIDs），如：消炎痛、酮咯酸和布洛芬。
• 抗疟疾药，如：氯喹和羟氯喹。
• 硫代苹果酸金钠。
• 青霉胺。
• 糖皮质激素，如泼尼松。
• 免疫抑制剂，如甲氨蝶呤、环磷酰胺和咪唑硫嘌呤。

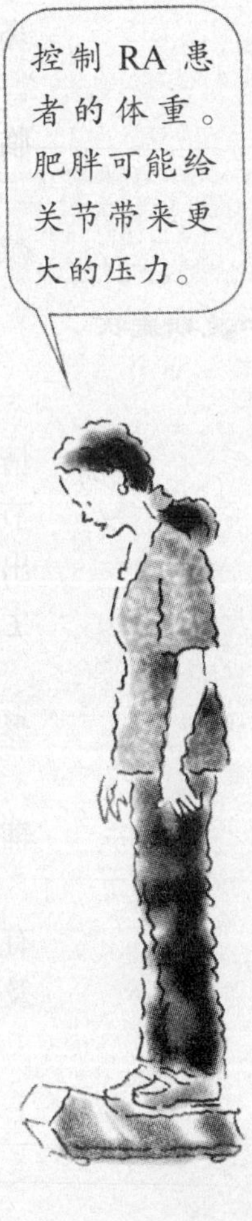

睡好、吃对和经常休息

支持性措施包括每晚 8～10 小时的睡眠、充足的营养、在日常活动期间经常的休息以及使用夹板固定使炎症性关节得到休息。物理治疗项目包括 ROM 锻炼和精细的个体化治疗锻炼、减缓关节功能丧失。

热敷可松弛肌肉并减轻疼痛。湿热疗法如热水浸泡、石蜡浴和回旋池浴对慢性疾病患者常起到很好的疗效。在急性发作期冰敷疗法是有效的。

进一步的治疗可能需要滑膜切除术、关节重建或全关节成形术。

护理事项

• 仔细评估所有关节。观察有无畸形、挛缩、固定和进行日常活动能力的丧失。
• 监测生命体征并注意体重变化、感觉异常和疼痛程度。遵医嘱给予镇痛剂并观察副作用。

• 给予细致的皮肤护理。对于干燥皮肤可使用洗剂或清洁油，不用肥皂。

• 向患者解释所有的诊断性检查和操作。告知患者采取多个血液标本以便得到明确的诊断和精确的治疗监控。

泡沫浴的好处

• 监测晨起关节僵硬的时间而不是强度，因为僵硬时间更能准确反映疾病的严重程度。鼓励患者就寝前或晨起时使用热水浴以减少对镇痛药物的需要。

• 小心使用夹板疗法。如果患者正在进行牵引或夹板固定，观察有无压疮发生。

• 解释 RA 的自然病程。确保患者和家属明白 RA 是一种需要生活方式发生重大改变的慢性疾病。

• 鼓励均衡饮食，但是确保患者明白特殊饮食不会治愈 RA。强调控制体重的必要性，因为肥胖将进一步增加关节的压力。

• 建议患者进行日常活动，如自行穿衣和进食。提供容易打开的硬纸盒、轻杯和无包装的银器。

如何进行医患沟通？

• 提供情感支持。鼓励患者探讨自己对依赖感、性、自我形象和自尊的恐惧感。必要时把患者介绍给适当的社会服务机构。

• 探讨性生活帮助，如变换体位、服用镇痛药物和采用湿热治疗以增加灵活性。

• 出院前，确信患者知道如何和何时服用医嘱药物以及如何识别药物的副作用，如水杨酸盐治疗引起的胃肠道出血。

• 评估患者。当评估患者对治疗的反应时，注意患者所遵从的锻炼和食疗是否延缓了功能丧失的进展。患者是维持还是提高了进行日常活动的能力？患者采取了有效的疼痛控制措施吗？患者使用适当的辅助装置吗？（见：RA 宣教要点）

教育园地

RA 宣教要点

• 向患者宣教如何起立、行走和坐直。告知患者应坐在有护手的高坐椅上。建议升高坐便器。

• 指导患者每天步行活动，活动 1 小时休息 5～10 分钟，坐位和站立位交替更换。

• 指导患者仰卧位睡在硬床垫上，并避免在膝部下方放置枕头，否则可导致关节屈曲畸形。

• 需要专职治疗师的帮助，以向患者宣教如何简单活动和保护有关节炎的关节。

• 提供穿戴帮助，如长把的鞋拔、延伸器、有弹性的鞋带、拉链和纽扣钩，以及对患者有帮助的家庭物品，如容易打开的抽屉、手提式淋浴器和抓圈。

脊柱侧弯

脊柱侧弯是指脊柱向一侧弯曲，可发生在胸椎、腰椎或胸腰椎部位。弯曲可向右凸出（较常见于胸曲）或向左（较常见于腰曲）。围绕脊柱轴发生的脊柱旋转可导致胸廓变形。

有两种类型的脊柱侧弯：功能（姿势）型和结构型。这两种类型常与脊柱后弯和脊柱前弯有关。

病因

功能型脊柱侧弯不是脊柱曲度的固定变形，它起因于姿势不良或两腿长度不等。

结构性脊柱侧弯的三种类型

结构型脊柱侧弯包括椎体变形。它可分为：

- 先天性脊柱侧弯，通常与先天性缺陷有关，如楔形椎骨、肋骨或椎骨融合或半椎体。
- 麻痹型或骨骼肌肉性脊柱侧弯，于小儿麻痹、脊髓麻痹或肌肉营养不良导致的躯干肌肉不对称性麻痹几个月后发生。
- 特发性脊柱侧弯，是最常见的形式，可能是由常染色体或多个遗传位点传递导致。其表现为在生长发育期脊柱无侧弯。

病理生理学

在发生脊柱侧弯时，椎骨发生旋转，形成曲线的凸出部分。这种旋转导致沿胸椎的肋骨隆起和腰椎部位的腰围不对称。

临床表现

在功能型或结构型脊柱侧弯中，最常见的侧弯发生在胸部，凸向右侧。这种侧弯导致颈椎上段和腰椎下段代偿性弯曲（S 形曲线），两处弯曲凸向左侧。这些弯曲可保持身体的平衡并形成明显的畸形。

当疾病进展完成时，患者可能出现背部疼痛、疲劳感和呼吸困难。

脊柱侧弯的检查

当对一个有异常脊柱侧弯的患者进行评估时，应用以下检查方法来筛查脊柱侧弯。

让患者脱去衬衫并背对检查者尽可能站直。指导患者两脚分开站立以均匀分担体重。当患者做这些动作时，从颈部到臀部观察患者的背部两侧。观察以下体征：

- 不均匀的肩部高度和肩峰突起。
- 双臂与身体之间的距离不相等。
- 腰身部分不对称。
- 不均匀的髋部高度。
- 单侧倾斜。

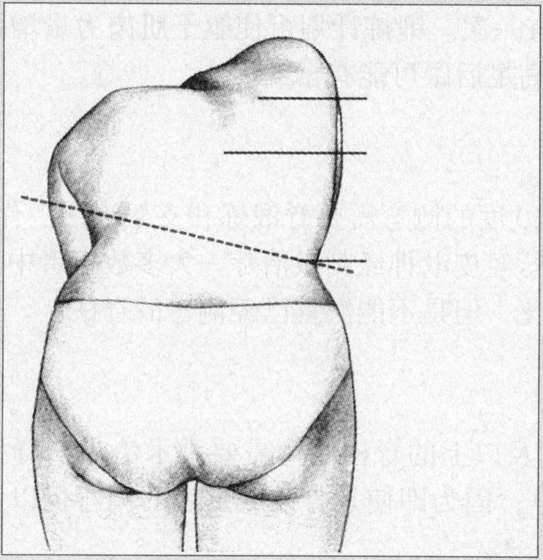

使患者背部仍然对着检查者，让患者做“前弯腰”试验。进行本试验时，患者双手掌合拢在一起并缓慢向前弯腰，保持低头。观察以下体征：

- 胸椎不对称或单侧胸廓（肋骨隆起）隆起。
- 腰身部分不对称。

不相等性和不对称性

体检可提示两肩高度、两肘的水平线、双侧髂嵴高度均不相等。曲线凸出侧肌肉可能呈圆形，反之，凹侧肌肉呈扁平状，导致脊柱旁肌肉的不对称性（见：脊柱侧弯的检查）。

辅助检查

- 患者取直立站位和弯腰时拍摄前位、后位和侧位脊柱 X 线，可确定脊柱侧弯并明确曲度和脊柱的灵活性。
- 骨龄研究可有助于确定骨骼的成熟。

治疗

畸形的严重程度和潜在性的脊柱生长决定了适当的治疗方法。治疗措施包括密切观察、锻炼、支架（如米尔沃基支具）、手术或上述方法的综合使用。为了达到最佳的疗效，当脊柱畸形还处于初期时，就应当早期开始治疗。

轻度脊柱侧弯

轻度脊柱侧弯（小于 25 度）可以通过 X 线来监测，且每 3 个月检查一次。锻炼计划可使躯干肌肉力量增强并防止侧弯加重。抬高足后跟可能有帮助。

中度脊柱侧弯

25～40 度的侧弯需要脊锻炼和支架治疗。作为一种选择，患者可进行经皮电神经刺激治疗。大多数患者中支架治疗可阻止病情恶化，但是不能恢复已经侧弯的脊柱。

危险性脊柱侧弯

40 度及以上的脊柱侧弯需要手术治疗（脊柱融合，通常使用仪器），因为即使是骨骼成熟后的侧弯仍以每年 1 度的速度发展。

术后护理通常需要局部石膏模具（Risser 护套）制动 3～6 个月。定期随访检查几个月以监测矫形的稳定性。

护理事项

- 如果手术前患者需要牵引或石膏模具，每天检查石膏模具边缘的周围皮肤。保持石膏模具的清洁和干燥以及石膏模具“花瓣状”（衬垫）边缘。

模具下的皮肤

- 告诫患者不要插入任何物品或让任何物品进入石膏模具下，并立即汇报石膏模具的裂痕、疼痛、烧灼感、皮肤破溃、麻木或气味。观察皮肤破溃和石膏管型综合征的征象（如恶心、腹压和定位模糊的腹痛）。
- 评估患者。确信患者不会由于支架、牵引或手术导致神经血管性损伤或皮肤完整性的缺失。患者能保持与年龄和病变程度相一致的正常活动吗？
- 如果合适的话，评估手术效果。疼痛消失或得到控制了吗？呼吸音、皮肤的颜色和肿胀、消除方式和动脉血气分析正常吗？肩和髋呈水平直线吗？（见：脊柱侧弯宣教要点）

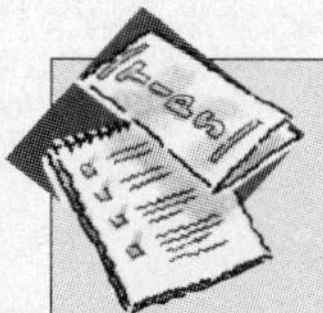

教育园地

脊柱侧弯宣教要点

对佩戴支架的患者

- 告知患者每天穿戴支架 23 个小时，只是在洗澡或锻炼时才移去支架。告知患者每天躺下休息几次直至适应支架。
- 为了防止皮肤破溃，建议患者在支架接触的皮肤部位不要使用洗剂、药膏或擦粉。取而代之的是，患者可以涂抹酒精或复方安息香酊以使皮肤坚韧。告知患者保持皮肤的干燥和清洁，并在支架下穿舒适的 T 恤衫。
- 在观察侧面时，指导患者转动整个身体，而不是只转动头部。

石膏模具和牵引

如果手术前患者需要牵引或石膏模具，向患者以及家属解释这些操作。记住：身体石膏模具的应用可能是有创的，因为它是一种特殊构架上进行的，且患者的头和脸在整个操作过程中被遮盖。

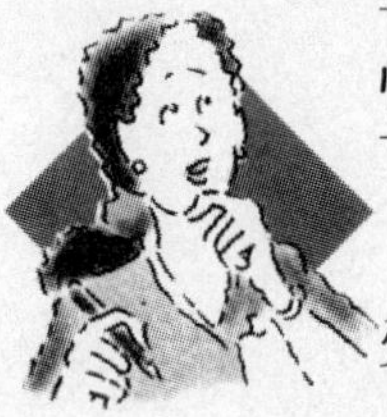

快速测验

1．如果患者不能使右臂远离躯体右侧，描述为哪个动作受损：

A．旋后

B．外展

C．外翻

D．内收

答案：B。外展是将上臂从中线移开的能力。

2．以下哪项是腕管综合征的阳性体征之一？

A． Trusseau 征

B． Phaten 征

C． Tzanck 试验

D． Tinel 征

答案：D。在正中神经上方轻叩诊，患者诉有麻刺感，这是腕管综合征的阳性体征之一。

3．由骨关节炎引发的手指远端关节不可逆性的改变是：

A． Bouchard 结节

B． 淋巴结

C． Heberden 结节

D．锁骨上结节

答案：C。Heberden 结节是手指远端关节改变的结果。

4．骨质疏松症的特征是：

A． 结晶沉积和易脆性

B．易脆性和关节肿胀

C． 多孔性和易脆性

D．关节僵硬和畸形

答案：C。骨质疏松症是一种代谢性骨病，患本病时骨骼丢失钙和磷并导致骨骼多孔、质脆和异常脆性导致骨折。

5．下列哪一种药物用来治疗风湿性关节炎？

A． 阿司匹林

B． 对乙酰氨基酚

C． 降钙素

D．依替磷酸

答案：A。水杨酸盐，特别是阿司匹林，是治疗 RA 的主要药物，因为这类药物能减轻炎症和缓解关节疼痛。

评分

☆☆☆ 如果全部五道题回答正确，太棒了！你是肌肉和骨骼方面的专家。

☆☆ 如果正确回答三或四道题，好样的！你对于肌肉骨骼结构有了很好的理解。

☆ 如果正确回答三道题以下，不要气馁！鼓起勇气，复习这一章节，你不久后就会成功。

（张新、师艳芳　译　李素华　校）

16

第十六章　血液和淋巴系统疾病

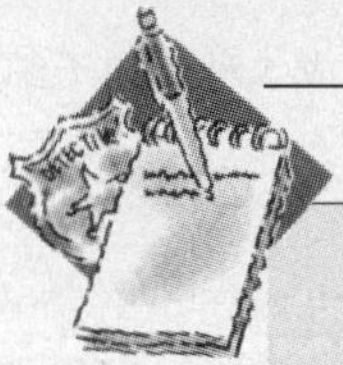

主要内容

在本章中，你将学习：

- 血液系统的解剖和生理
- 血液系统诊疗技术
- 血液及淋巴系统常见疾病的病因、病理、诊断试验和治疗

血液和淋巴系统疾病概述

血液系统影响全身每一个系统,所以护理血液病患者是一项特殊的挑战。例如，患者的呼吸困难可以让我们怀疑是一种呼吸或心血管疾病，但此时他的首要问题是贫血。

掌握全面的病史和查体有助于我们确诊疾病及实施有效的护理。建立在对血液病基础知识牢固理解的基础上的细致入微的护理可能延长这些患者的生存期。即使在疾病预后不良时，也能帮助患者进行必要的调整以使患者保持最佳的生活质量。

解剖和生理

血液系统由血液——主要的体液组织和骨髓组成，后者通过造血过程产生新的血细胞。血液为所有组织提供氧和营养物质，运走代谢废物并履行许多其他职责（见：血细胞生成图）。

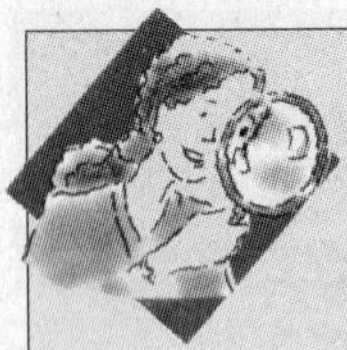

近距离观察

血细胞生成图

血细胞在骨髓中形成和发育的过程称为造血。本图显示了从多能干细胞生成 5 种定向干细胞直至分化成熟的细胞——红细胞、粒细胞、无颗粒白细胞或血小板的过程。

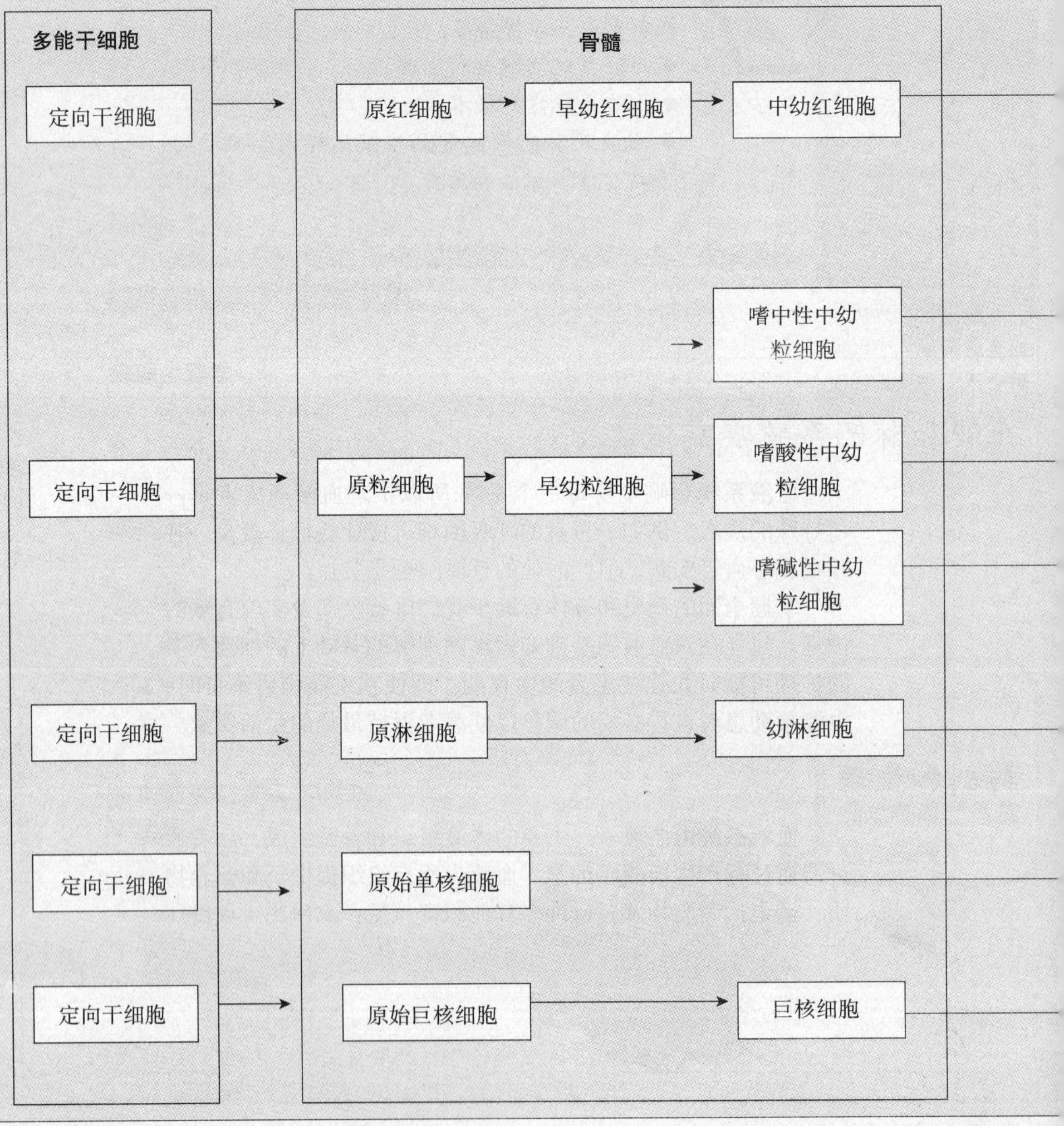

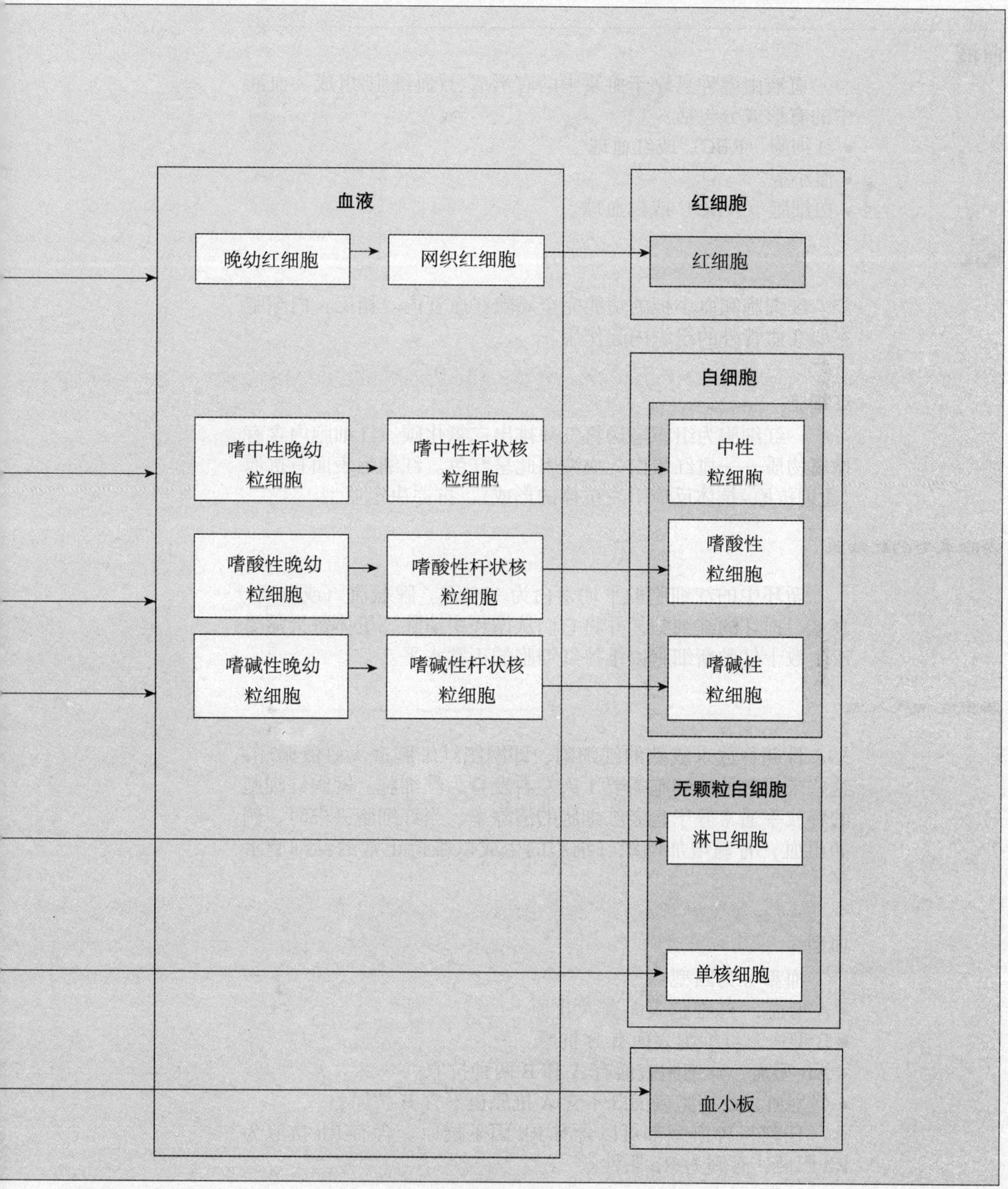
血液
晚幼红细胞
网织红细胞
嗜中性晚幼粒细胞
嗜中性杆状核粒细胞
嗜酸性晚幼粒细胞
嗜酸性杆状核粒细胞
嗜碱性晚幼粒细胞
嗜碱性杆状核粒细胞
红细胞
红细胞
白细胞
中性粒细胞
嗜酸性粒细胞
嗜碱性粒细胞
无颗粒白细胞
淋巴细胞
单核细胞
血小板

血液

血液由多种悬浮于血浆中的有形成分(血细胞)组成。血液中的有形成分包括：

- 红细胞（RBC）或红血球。
- 血小板。
- 白细胞（WBC）或白血球。

概述

红细胞和血小板的功能完全局限在血管内。相反，白细胞主要在血管外的组织内起作用。

红细胞

红细胞为组织输送氧气并排出二氧化碳。红细胞内含有携氧物质——血红蛋白，血液因此呈红色。红细胞表面有抗原(通过抗原–抗体反应引发抗体的形成)，抗原决定血型。

清除衰老的红细胞

循环中的红细胞的平均寿命为 120 天。脾截流（或分离）衰老、损坏的红细胞，并将它们从循环中清除。机体每天需要产生数十亿的新细胞以维持红细胞的正常水平。

新生红细胞入血

骨髓释放未成熟的红细胞，即网织红细胞进入血液循环，这些未成熟的红细胞需要 1 天左右发育为红细胞。网织红细胞的释放率通常等于衰老红细胞的清除率。当红细胞丢失时，例如出血，骨髓增加网织红细胞的生成以维持正常的红细胞水平。

血型

血型分为四型：

- A 型血， 红细胞表面有 A 抗原。
- B 型血，红细胞表面有 B 抗原。
- AB 型血，红细胞表面有 A 和 B 两种抗原。
- O 型血，红细胞表面既不含 A 抗原也不含 B 抗原。

任何一种血型都可以含有 Rh 因子抗原。含有 Rh 抗原为 Rh 阳性，否则为 Rh 阴性。

拮抗作用

血浆中含有抗体（免疫球蛋白），这些抗体与抗原相互作用引起细胞凝集（凝集成团）。但是血浆不含针对其自身抗原的抗体，否则将破坏自体。因此A型血中含有A抗原但不含抗A抗体，但它一定含有抗B抗体。

这个原理对输血很重要：供者的血型必须与受者一致。否则，输血可以致命。这就是为什么必须要确定血型并交叉配血（混合并观察供者细胞是否凝集）。

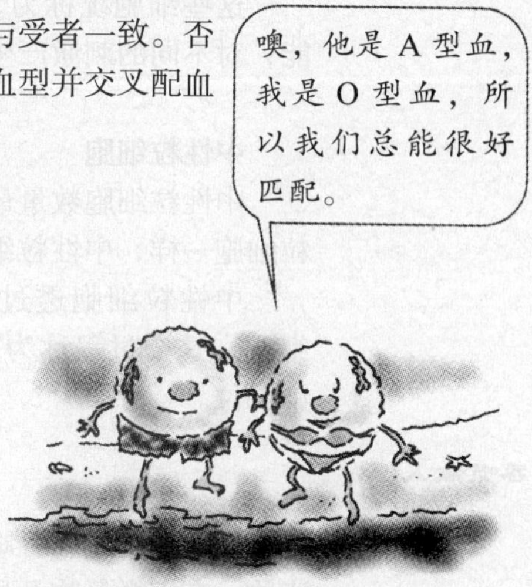

相容的配型

以下这些血型之间不产生排斥：

- A型与A型或O型。
- B型与B型或O型。
- AB型与A型、B型、AB型或O型。
- O型与O型。

血小板

血小板是很小、无色、盘状的细胞质片断，从骨髓巨核细胞中分离出来。血小板生存期大约为10天。

血小板具有三种主要功能：

- 收缩损伤的血管，以减少出血。
- 在损伤的血管中形成血栓，有助于止血。
- 和血浆一起提供促凝物质。

白细胞

有5种白细胞（中性粒细胞、嗜酸性粒细胞、嗜碱性粒细胞、单核细胞和淋巴细胞）参与了人体的防御和免疫系统。基于以下情况，白细胞分为粒细胞和无颗粒白细胞：

- 细胞核的形状（细胞核含有使细胞生存和更新的遗传密码）。
- 胞浆中是否存在颗粒（微粒，除了细胞核外的所有的细胞内容物）。
- 对实验室检查着色或染色的亲和力。

粒细胞

粒细胞包含单个多叶核和明显的胞浆颗粒。粒细胞的类型包括中性粒细胞、嗜酸性粒细胞和嗜碱性粒细胞。

简单的名称

这些细胞统称为多形核粒细胞。每种粒细胞有不同的功能，对不同的刺激产生不同的反应。

中性粒细胞

中性粒细胞数量最多，占循环中白细胞的 48%～77%。和粒细胞一样，中性粒细胞也是一种吞噬细胞。

中性粒细胞透过完整的毛细血管壁离开血流进入周围组织，这个过程称为血细胞渗出。然后它们迁徙并聚集在感染部位。

吞噬敌人

中性粒细胞属吞噬细胞，这些细胞吞噬、摄取并消化代谢废物、有害微生物及异物。因此，它们是人体抵抗外来微生物的第一道细胞防线。

出现带状核细胞

坏死的中性粒细胞是脓液的主要成分。骨髓产生它们的替代品——未成熟的中性粒细胞，称为杆状核细胞。发生感染时，骨髓生成许多未成熟细胞并将其释放入血，以增加杆状核细胞的数量。

嗜酸性粒细胞

嗜酸性粒细胞仅占循环中白细胞的 0.3%～0.7%。这些细胞也通过血细胞渗出过程从血流中迁徙，但仅限于发生过敏反应时。嗜酸性粒细胞聚集在疏松结缔组织，参与摄入抗原-抗体复合物。

嗜碱性粒细胞

嗜碱性粒细胞的数量通常低于循环中白细胞的 2%。这些细胞几乎没有吞噬能力。但它们的胞浆颗粒分泌组胺（一种血管扩张剂），可对某种炎症和免疫刺激产生反应。这种反应可引起血管通透性增加，使液体易于从毛细血管进入组织。

无颗粒白细胞

这类白细胞，如单核细胞和淋巴细胞，缺乏特殊的胞浆颗粒，而且细胞核不分叶。

单核细胞

单核细胞是最大的白细胞，仅占循环中白细胞的 0.6%～10%。与中性粒细胞类似，单核细胞是吞噬细胞且具有渗出能力。从血流渗出后，它们变大并成熟，成为组织巨噬细胞（也称为组织细胞）。

防御感染

当炎症刺激时，巨噬细胞、单核细胞可以自由地在机体内游走。但它们通常保持固定，聚集在大多数器官和组织中。

总而言之，单核细胞是单核巨噬系统（mononuclear phagocyte system, MPS）的组成部分，既往称为网状内皮系统。MPS 可防御感染并清除细胞的分解产物。

体液中的卫士

巨噬细胞聚集在大量滤过体液的结构内，如肝、脾和淋巴结，在这些部位抵御微生物的侵入。

巨噬细胞能高效率地吞噬细菌、细胞碎片（包括坏死的中性粒细胞）和坏死组织。巨噬细胞迁徙到感染部位，吞噬细胞碎片，促进伤口愈合。

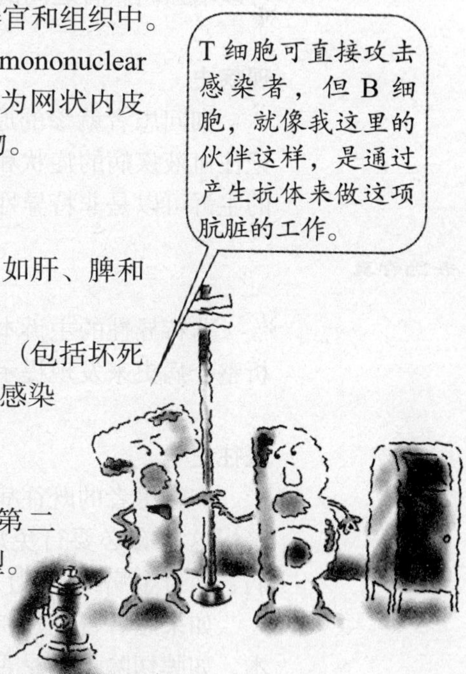

淋巴细胞

淋巴细胞是最小的白细胞，数量位居第二（16%～43%），来自骨髓干细胞，它有两种类型。

- T 淋巴细胞，直接攻击感染的细胞。
- B 淋巴细胞，针对特殊抗原产生抗体。

评估

血液病的许多症状和体征是非特异性的。但某些特异性表现可以帮助我们注意这些疾病。包括：

- 异常出血。
- 骨和关节痛。
- 劳力性呼吸困难。

- 气短。
- 瘀斑（擦伤）。
- 疲劳和虚弱。
- 发热。
- 淋巴结病（淋巴结肿大）。
- 瘀点（少量出血引起的紫色小斑点）。

如果患者具有这些特殊的症状和体征之一，要注意评估他的血液系统。

病史

评估从获取患者的详细病史开始。与患者建立信任的关系可以增强同患者之间的合作。

现病史

询问患者就诊的原因。用患者自己的语言记录他的回答。记住血液疾病的症状和体征可能出现在身体的任何系统，患者的主诉可以是非特异性的，如乏力、轻微头痛或鼻出血。

去伪存真

非特异性的主诉本身没有诊断意义。但我们可通过仔细分析整个病史来发现提示某一血液系统疾病的症状。

既往史

询问患者的既往病史可以为诊断目前的疾病提供线索。要警惕这些有必要行免疫抑制或放射治疗的疾病（如急性白血病、霍奇金病或肉瘤）。

如果患者曾经住院治疗，应询问病因。以前接受的外科手术，如脾切除术，是否与目前的疾病有关？

患者接受过血液制品吗？如果有，记录输血时间和次数，以评价隐匿的经输血传播的感染危险。

最后记录他正在服用的所有药物——处方药和非处方药。一些药物可对血液系统的不同成分产生影响。

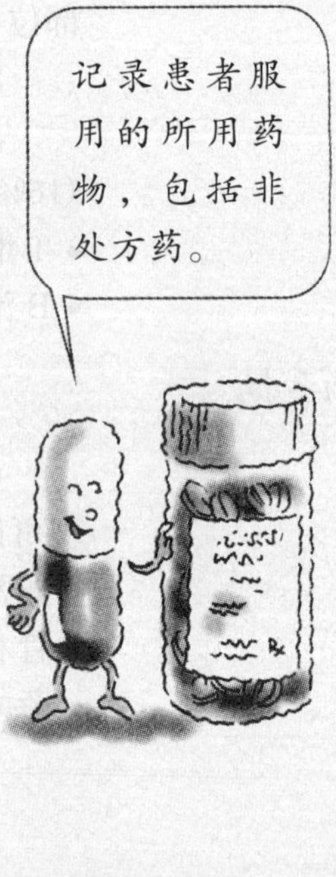

家族史

询问已去世的家庭成员，记录其死亡原因和去世的年龄。注意遗传性血液病，如血友病、血管性血友病和镰状红细胞贫血。在家族遗传图中标出这些疾病，以确定遗传危险。

个人史

询问患者下列问题：

- 饮酒、饮食、性生活习惯和是否滥用药物，这些可能对血液系统产生损害。
- 是否暴露于苯或落叶剂等危险物质，它们可以引起骨髓功能障碍（特别是白血病）。

体格检查

由于血液疾病几乎涉及每一个系统，一定要行全面的体格检查。

顺序

当评估腹部时，首先进行视诊，然后进行听诊、叩诊和触诊。听诊前，触诊和叩诊腹部能改变肠鸣音的特点，导致结论不准确。

视诊

视诊时要注意与血液病最相关的部位，如皮肤、黏膜、甲床、眼、淋巴结、肝和脾。

皮肤和黏膜

皮肤颜色直接反映了体液的组成。观察皮肤是否有苍白、发绀和黄疸。由于正常的肤色个体差异很大，要询问患者目前的肤色是否正常。

视诊患者面部、结膜、手和足是否存在多血症（红色），它为红细胞增多症的症状（一种以红细胞过多为特征的疾病）。也要寻找皮肤红斑（发红），这可以提示局部炎症或发热。

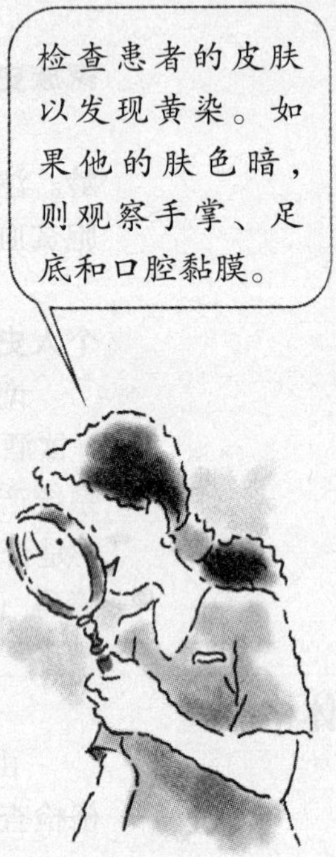

黄并不美丽

下一步评价皮肤和黏膜是否有黄染。一定要在自然光，而不是在日光灯下观察患者，日光灯可能掩盖淡黄色。对肤色暗的患者，观察口腔黏膜、手掌和足底以发现黄染。对水肿患者检查前臂内侧以发现黄染。

瘀斑

如果怀疑有凝血异常，检查皮肤是否存在紫斑性损伤——由于大小不同而分为瘀点及瘀斑，均由血小板减少引起。对肤色暗的患者，应检查口腔黏膜或结膜以发现瘀点或瘀斑（挫伤）。

贫血征象

检查皮肤，皮肤发干且粗糙提示缺铁性贫血。

评估黏膜

最后观察患者的黏膜，特别是牙龈（齿龈）。寻找是否有出血、红肿或溃疡。

甲床

观察患者的甲床是否有纵纹、反甲（勺状甲）、扁平指甲（异常增宽或平坦的指甲）和杵状指（肥大）。

眼

检查患者眼部是否有巩膜黄染及视网膜出血和渗出。

淋巴结、肝和脾

观察腹部以发现肿大、膨隆和不对称。血细胞生成过多（如红细胞增多症或白血病）或血细胞破坏过度（如溶血性贫血）均可导致脏器充血，这些情况可能引起肝和脾大。

腹部听诊

患者取平卧位，在触诊及叩诊前听诊，以避免肠鸣音发生改变。注意响亮、高调的金属音，这提示肠梗阻的早期阶段。

发现摩擦音

然后听诊肝和脾。仔细听诊肝区和脾区有无摩擦音——摩擦音随呼吸而改变。这通常提示脏腹膜的炎症。

肝和脾触诊

为了确定肝和脾的大小（或发现肿瘤），叩诊腹部全部四个象限并比较叩诊结果。正常肝叩诊浊音。

通过在锁骨中线叩诊上界和下界来估计脏器的大小。以锁骨中线为标志进行叩诊以确定脏器是否越过中线。

怎样叩诊出浊音？

同肝一样，正常脾叩诊浊音。从腋中线向中线叩诊。一般大小的脾靠近于第八、第九或第十肋间隙。可以用笔画出肝或脾的界限，以便后续触诊时作为对照（见：叩诊脾的声音和大小）。

叩诊脾的声音和大小

在左侧腋前线叩诊最低肋间隙：此时应是鼓音。让患者深吸一口气，然后再叩诊这一部位。如果脾大小正常，该部位仍然是鼓音。如果吸气时鼓音变成浊音，脾很可能增大。

为了估计脾的大小，可以通过在几个方向叩诊鼓音区到浊音区的变化部位而勾画出脾的边缘。

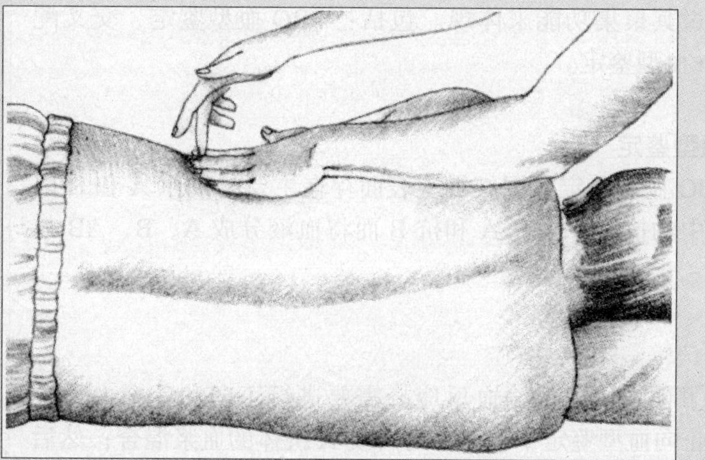

触诊淋巴结、肝和脾

触诊患者的颈部、腋窝、滑车上和腹股沟淋巴结。手指掌侧在每个部位表面触摸皮肤。

触及每个淋巴结时，注意其部位、大小、触痛、质地（坚硬、柔软或坚韧）和固定（是否可移动或固定）。对淋巴结组需注意其对称性。

观察肝

准确的肝触诊很困难，并可能取决于患者的体形、舒适程度和是否存在积液。如果有必要，重复该步骤，检查手的位置及用力大小。

更加仔细的检查

轻触全腹四个象限以辨别压痛位置和确定是否存在肌紧张。深触诊有助于勾画腹部脏器和肿块。

一定要最后触诊压痛部位。如果触及肿瘤，应避免持续触诊。

诊断性检查

诊断性检查可以直接分析血液、其组成成分以及骨髓。此类检查包括凝集试验、凝血筛选试验以及骨髓穿刺和骨髓活检。

凝集试验

凝集试验可评价血液成分对外源性物质反应的能力，这种能力通过其聚集功能来体现。包括：ABO 血型鉴定、交叉配血和 Rh 血型鉴定。

ABO 血型鉴定

ABO 血型鉴定根据红细胞表面存在主要的抗原 A 和 B 以及血浆中的抗体——抗 A 和抗 B 而将血液分成 A、B、AB 或 O 型。

正向鉴定之后反向鉴定

为了预防致命的输血反应，需要进行正向和反向血型鉴定。在正向血型鉴定中将血样与含抗 A 抗体的血浆混合；然后将另一样本与含抗 B 抗体的血浆混合。观察并记录凝集形式。

记忆小窍门

以下这些记忆技巧能帮助你记住哪些血型是相匹配的：将字母“O”想象成一个象征宇宙的球形，因为 O 型血是通用的供血者。任何血型的患者均能接受。

但 O 也意味着“单一的受血者”，切记：O 型血患者只能接受 O 型血。

在反向血型鉴定中，血样与 A 型和 B 型血混合，观察并记录凝集形式。

护理事项

• 患者在接受输血前，对比目前和既往的 ABO 血型鉴定和交叉配血结果，以发现错误的鉴定，这有助于防止输血反应的发生。切记，如果受者的血型是 A 型，他可以接受 A 型或 O 型血。如果血型是 B 型，他可以接受 B 型或 O 型血。如果血型是 AB 型，他可以接受 A 型、B 型、AB 型或 O 型血。如果血型是 O 型，他只能接受 O 型血。

• 应警惕最近使用右旋糖酐或静脉注射造影剂引起的与凝集相似的细胞聚集。如果患者过去 3 个月内输过血，体内可产生针对供血者血液的抗体，且这种抗体会在一定时间内对交叉配血试验产生干扰。

交叉配血

交叉配血可确定供者和受者的血液是否具备相容性，并作为最终检查。如无凝集则提示供血者和受者的血液相配，这意味着能够进行输血。

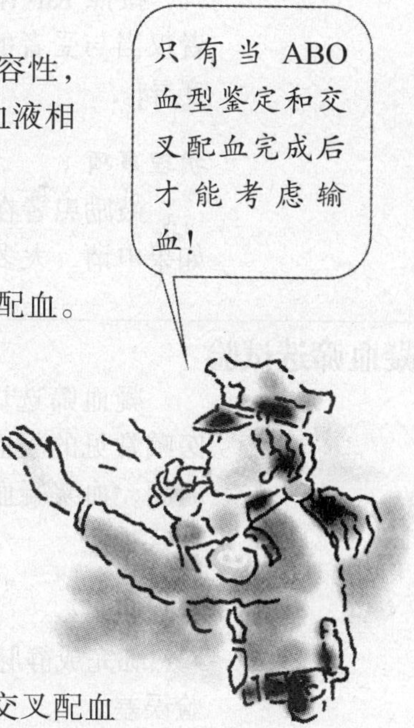

危急状态的交叉配血

除非在极度紧急状态，输血前一定要进行交叉配血。一个完整的交叉配血可能需要 45 分钟至 2 小时，在急诊时可进行部分交叉配血试验（10 分钟），同时可输注少量的 O 型浓缩红细胞。

必须进行急诊输血时，一定要特别注意不完整的血型鉴定和交叉配血引起的并发症。交叉配血试验后，应将相容的血液贴上标签并完成相容性记录。

护理事项

• 如果距上一次输血已超过 48 小时，尽管曾经做过交叉配血试验，但在输血前供者血液必须与受者的一份新的血样再进行交叉配血，以发现两者是否存在新的获得性不相容性。

核实方案

• 如果受者未输血，72 小时内供者的血液不必再次交叉配血。要核实本单位的输血方案。

• 如果患者预定手术且既往 3 个月内输过血，必须再次进行交叉配血试验以发现是否存在近期获得的不相容性。

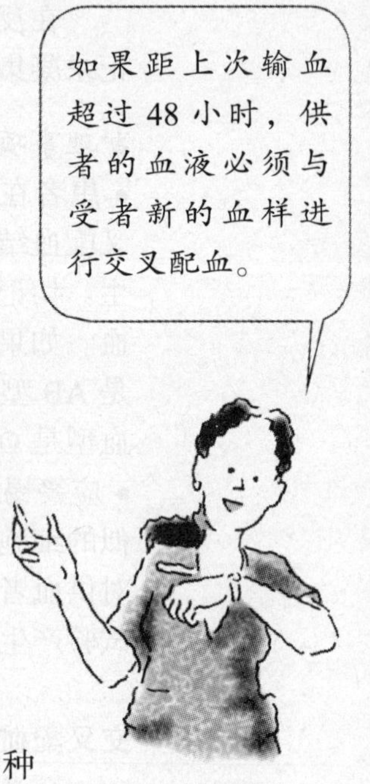

Rh 血型鉴定

Rh 系统是根据红细胞表面是否存在 Rho（D）抗原对血液进行分型的。该试验用于根据 Rh 系统对血液进行分型，在输血前确定供血者和受血者的血液是否匹配，并确定患者是否需要注射 RhoGAM。

Rh 血型分类

按照 Rh- 阳性、Rh- 阴性或 Rh-D^U 阳性进行分类，供者仅当与受者的血液相容时才能输血[D^U 是 Rho（D）的一种变异]。

护理事项

鼓励患者在钱包中携带血型鉴定卡以在急诊时得到救护。如果申请，大多数实验室可提供这种卡。

凝血筛选试验

凝血筛选试验有助于发现出血疾患和特殊的凝血缺陷。医嘱常见的凝血试验包括：部分凝血活酶时间（PTT）、出血时间、血浆凝血酶时间和凝血酶原时间（PT）（见：常用的凝血试验）。

护理事项

• 熟练完成静脉穿刺。如果血液中混有组织凝血活酶会产生检验误差。

• 采血后立即将血样冷藏，可以保存血样中不稳定的因子。

• 采集血样到凝血试验之间不能超过 4 个小时。血液离心到凝血试验之间不超过 2 小时；离心之后红细胞失去了血浆的缓冲作用。

常用的凝血试验

常用的凝血试验包括部分凝血活酶时间（PTT）、出血时间、血浆凝血酶时间和凝血酶原时间（PT）。

部分凝血活酶时间

PTT 试验评估所有内源性凝血因子（除Ⅶ因子和ⅩⅢ因子外），在血浆样品加入钙离子和磷脂后测定纤维蛋白凝固所需的时间。如果以高岭土作为活化剂将会缩短 PTT。

出血时间

出血时间是测定常规刺破皮肤后出血到止血所需的时间。出血时间取决于血管壁弹性、血小板数量和形成止血血栓的能力。该试验要分别刺破皮肤 2 次，取结果的平均值。

血浆凝血酶时间

和凝血酶凝固时间测定一样，血浆凝血酶原时间试验是同时在一份患者的缺乏血小板的血浆样本和一份正常质控血浆样本中加入标准剂量的牛凝血酶后，测定其凝结时间。

迅速但不准确

由于凝血酶迅速将纤维蛋白原转化为纤维蛋白凝块，故血浆纤维蛋白原水平测定快速但不精确。

凝血酶原时间

PT 测定在柠檬酸化的血浆样本中，加入钙离子和组织凝血活酶（Ⅲ因子）后形成纤维蛋白所需的时间。然后将其与对照血浆样本的纤维蛋白凝固时间进行比较。

部分凝血活酶时间

该试验是一种很好的筛查试验，可间接检测凝血酶原（Ⅱ因子），并评估凝血酶原、纤维蛋白原和外源性凝血因子Ⅴ、Ⅶ和Ⅹ。可用于口服抗凝药物治疗的监测。

活检

活检是取得小块组织样本并进行进一步检验。骨髓穿刺是测定血液有形成分的一项重要检查。

骨髓穿刺和针吸活检

骨髓是主要的造血器官。骨髓组织和细胞学检查对血液病具有诊断价值。骨髓穿刺和针吸活检为这种检查提供材料。

双重诊断方法

穿刺活检可取得混悬有骨髓细胞的液体标本。针吸活检可取得含有细胞但非液体的条形骨髓。这两种方法均能获得最好的骨髓标本。

骨髓活检有助于：

- 诊断再生障碍性、低增生性和维生素 B_{12} 缺乏性贫血；肉芽肿；白血病；淋巴瘤；骨髓纤维化和血小板减少症。

- 评估原发性和转移性肿瘤。
- 确定感染原因。
- 对某些疾病进行分期，如霍奇金病。
- 评估化疗效果。
- 骨髓抑制的监控。

血液学分析包括白细胞分类和骨髓红细胞比率，可提示不同的疾病。

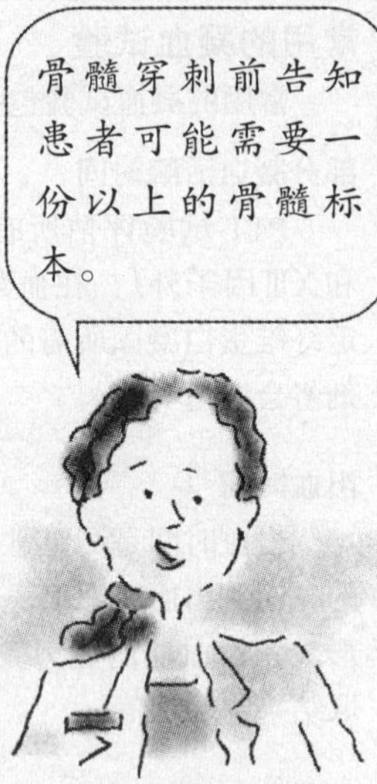

护理事项

- 为患者做检查准备时，应解释该检查是为显微镜检查提供骨髓标本。告知患者检查前不需要限制饮食或饮水。说明将由谁来完成活检，一般仅需 5～10 分钟，且 1 天内可得到结果。告知患者可能需要一份以上的骨髓标本且在活检前需要送一份血标本进行检查。

骨髓穿刺和活检部位

以下图片展示了骨髓穿刺和活检最常用的部位。选择这些部位是因为在这些骨结构相对容易获得标本且骨髓组织丰富。

髂后上棘

髂后上棘由于附近没有重要脏器或血管而成为最常用的部位。患者取俯卧位或侧卧位，将一侧下肢弯曲，医师或护士局麻骨膜后，向骶髂关节外侧进针数厘米，将穿刺针向下进针，沿平坦的骨脊向前内棘方向刺入。在一些病例，穿刺针需沿骨面以正确的角度刺入棘下数厘米。

棘突

如果需要多部位穿刺或在其他部位出现干抽，可选择棘突。患者位于床边，俯靠床旁站立（如果患者不能配合也可以采取限制性俯卧位）。医师选择第 3 或第 4 腰椎棘突，于棘或略偏一点穿刺，沿骨板垂直方向进针。

胸骨

胸骨穿刺是最危险但穿刺结果最佳的途径。患者仰卧于一张稳固的床或诊床上，将小垫垫在患者肩下以使胸高而头低。为避免刺破心脏或大血管，医师将穿刺针保护装置调至距针尖 3～4mm 处。然后再于胸骨中线平第二肋间处穿刺进针。

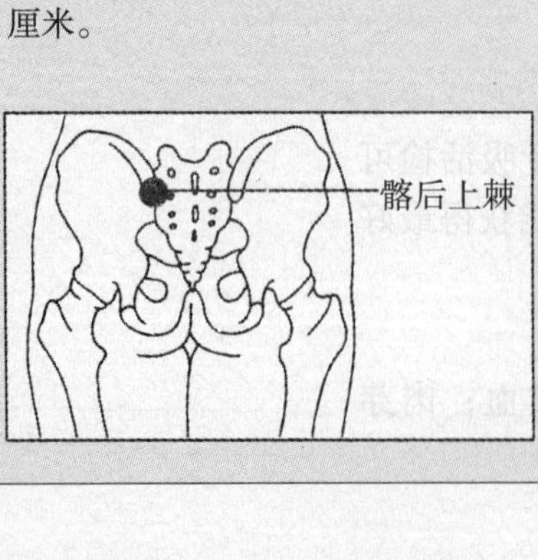

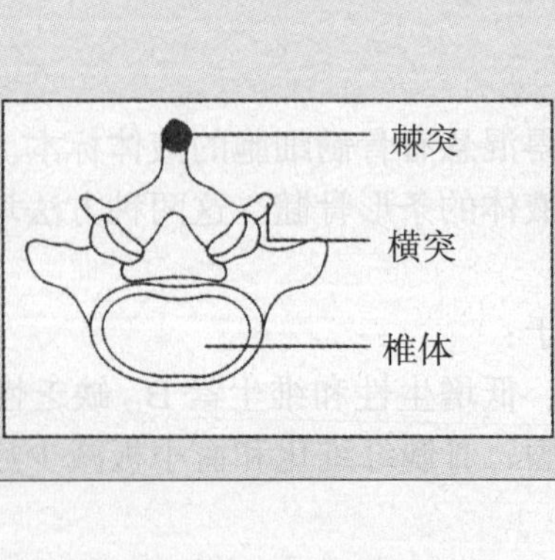

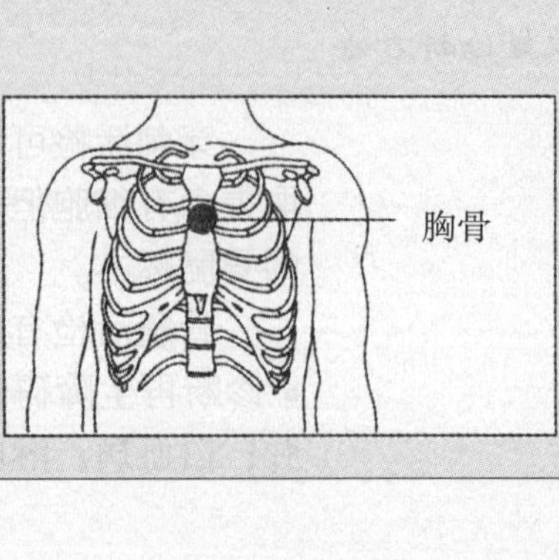

• 了解患者是否对局麻药物过敏。

• 检查实施操作的患者后，告知患者活检的部位（通常在髂后棘）。告知其接受局麻但活检针穿刺时会感到压力且吸出骨髓时有短暂的疼痛（见：骨髓穿刺和活检部位）。

• 遵医嘱检查前一小时给予缓和的镇静剂。

• 操作后，检查活检部位是否有出血和炎症。观察患者是否有出血和感染的症状——脉搏加快、低血压和发热。每 24 小时更换活检部位敷料以减少感染的危险。

治疗

血液和淋巴系统疾病的治疗方法包括药物治疗、输血治疗和手术治疗。

药物治疗

通常用于治疗血液和淋巴系统疾病的药物包括：

• 补血剂：通过增加血液中的血红蛋白含量来治疗贫血。

• 抗凝剂和肝素拮抗剂：用于抗凝治疗。

• 止血剂：用于减慢血流或减少毛细血管出血。

• 血液替代品：用于替代疾病或手术导致的失血。

• 链激酶：治疗血栓性疾病。

• 维生素：纠正维生素缺乏（例如维生素 B_{12}）。

输血

输血治疗中可以给予的血制品种类很多。例如：

• 输注红细胞纠正组织缺氧。

• 输注白细胞：在抗生素效果不佳时，可输注白细胞控制感染。

- 输注凝血因子、血浆和血小板：用于治疗血友病患者。

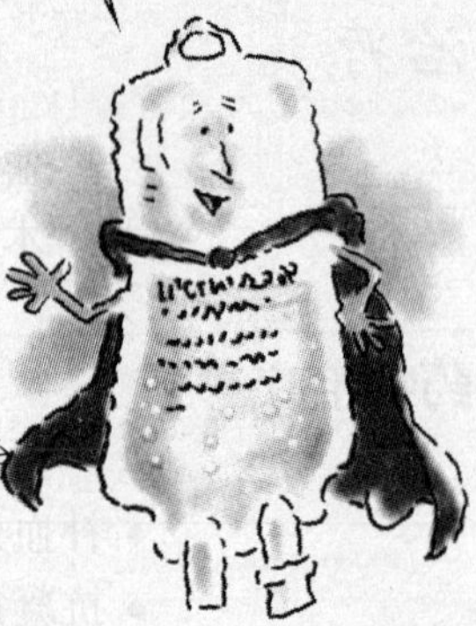

凝血因子替代治疗

输注缺乏的凝血因子是治疗凝血疾病的主要方法。凝血因子替代治疗可纠正凝血因子缺乏症，用于止血或预防出血。血制品的使用取决于疾病的类型。

寒冷而舒适

例如，新鲜冰冻血浆用于治疗原因不明的凝血性疾病、肝疾病或血液稀释引起的凝血因子缺乏，以及继发于弥漫性血管内凝血的凝血因子消耗、凝血因子缺乏症（如Ⅴ因子）。因为这些疾病无特定的凝血因子替代治疗。

更进一步

冷沉淀是新鲜冰冻血浆缓慢解冻时形成，输注冷沉淀可治疗血管性血友病、纤维蛋白原缺乏症和Ⅷ因子缺乏症。

Ⅷ因子很重要

浓缩Ⅷ因子（抗血友病因子）用于甲型血友病的长期治疗，与冷沉淀相比其Ⅷ因子含量较恒定。静脉注射用于创伤的血友病患者，也用于治疗血管性血友病。

集中资源

凝血酶原复合物含有Ⅱ、Ⅶ、Ⅸ和Ⅹ因子，用于治疗乙型血友病、重症肝炎和获得性凝血因子缺乏。由于是从大量供体中采集的，故具有传播肝炎的高风险。

患者准备

- 熟悉目前血制品使用操作标准（见：输血操作标准）。
- 向患者解释操作步骤。
- 准备必要的器械：标准的输血器可用于输注新鲜冰冻血浆或凝血酶原复合物，成分注射器或输液器可用于给予冷沉淀，塑料注射器可用于静脉注射Ⅷ因子，塑料注射器和输液器可用于静脉输液。

重要证据

输血操作标准

输液护理协会（the Infusion Nurse Society）制定的护士输注血制品的操作标准包括：

- 实施输血的注册护士应了解她所使用的血液制品及需用的器械、输血反应、护理干预和风险。
- 输血开始后，对患者至少监护 15 分钟。
- 血液和成分血应在 4 小时内输入。
- 血液或成分血应在从血库取出后 30 分钟内开始输注。
- 只有不加防腐剂的 0.9%氯化钠溶液（生理盐水）可以加入到血液或成分血中。

摘自：Standard 70. Transfusion therapy. Journal of Intravenous Nuring, 2006, 29(S1):S76.

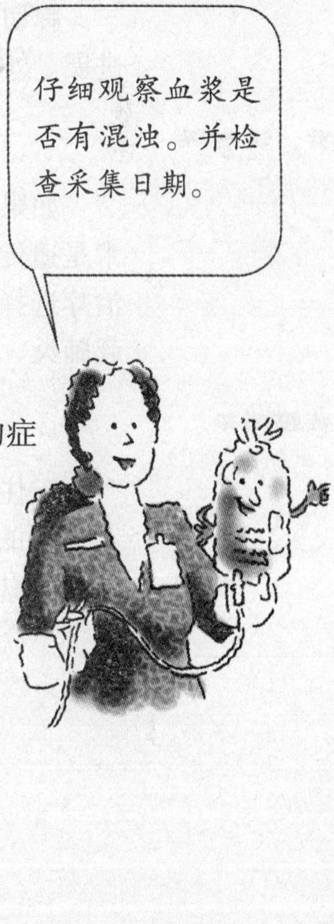

- 从血库或药房领取血浆。检查采集日期并仔细检查有无混浊。由于不含防腐剂，新鲜冰冻血浆应在 4 小时内输入。
- 观察患者的生命体征。如果没有建立静脉通路，应进行静脉穿刺并以一定的速度输入生理盐水。

监护和术后护理

- 输入凝血因子期间和之后应监测患者是否出现过敏反应的症状和体征、其他变态反应和液体负荷过多。
- 观察有无发热、出血及输血部位疼痛加重或肿胀。
- 密切监测患者的 PTT。
- 如果发生不良反应或怀疑有出血，通知医师。
- 根据本单位标准监测生命体征。
- 告知患者及家属正确管理和使用静脉通路。

家庭护理指导

患者和家属可以在家里进行替代性治疗。如果医嘱进行家庭治疗，向患者和家属介绍以下知识：

- 向患者和家属示范正确的输液方法。
- 告诉患者和家属保持输液设施和替代物随时可以使用，一旦患者有出血情况，立即开始治疗。
- 告诉患者和家属注意观察过敏反应、变态反应、液体过剩的症状和体征，如果出现上述反应要立即通知医师。同时也要告诉患者要注意观察有无肝炎的表现，在成分血治疗 3 周至 6 个月内可能发生肝炎。
- 告诉患者和家属不要再次使用针头和注射器。

手术治疗

外科手术切除脾有时可用于治疗不同种类的血液疾病。

脾切除术

脾切除后可以减少红细胞、血小板的破坏率及霍奇金病的进展。外伤后脾破裂时，可急诊行脾切除术以终止大出血。

看，没有脾

如果患者使用糖皮质激素、达那唑治疗无效，脾切除术是遗传性球形红细胞增多症和慢性血小板减少性紫癜的治疗选择。脾切除术的并发症除了出血、感染外，还能引起肺炎、肺不张等。

警惕感染

记住，脾的位置靠近膈，高位腹壁切口可限制术后的肺扩张。由于脾在免疫系统中占重要地位，所以脾切除患者，特别是儿童易受到感染。

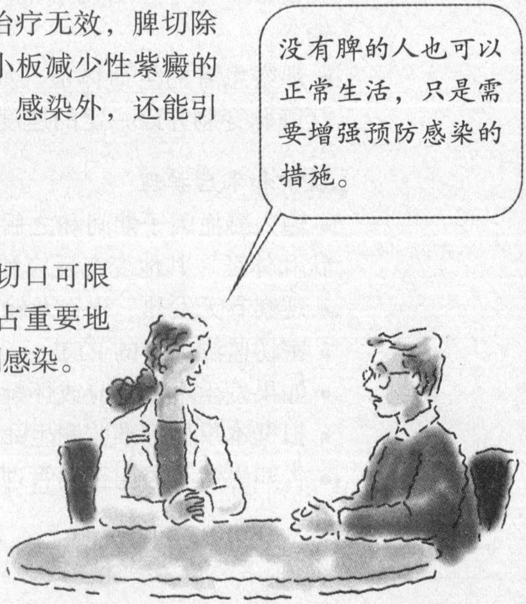

患者准备

• 告诉患者脾切除是在全身麻醉状态下进行，即使没有脾患者也可以正常生活，只是比其他人容易发生感染。

• 获取包括凝血试验、全血细胞计数在内的血液检查结果，并将结果报告给医师。

• 如有医嘱，给予输血以纠正贫血和失血，给予维生素 K 以纠正凝血因子缺乏，遵医嘱注射肺炎疫苗。

• 观察患者的生命体征并做呼吸基线值的评估，注意呼吸道感染的症状和体征，如发热、寒战、湿啰音、鼾音、咳嗽。如果怀疑患者有感染征象要通知医师，医师可能推迟手术。

向患者宣教咳嗽及深呼吸技巧以有助于预防术后肺部并发症。

监护和术后护理

• 手术后早期，仔细检查患者（特别是出血性疾病的患者）伤口和引流管出血情况，注意有无内出血的症状，如血尿、便血。

• 应知道脾切除术后会引起白细胞和血小板增多，这种情况可能会持续数年。血小板增多易使患者发生血栓，术后应尽早帮助患者进行锻炼、走路，鼓励患者咳嗽、深呼吸以降低肺部并发症的发生风险。

• 观察患者感染的征象，如发热、咽喉痛，注意血液检查的结果。患者感染后应遵医嘱使用抗生素。

家庭护理指导

• 告知患者他存在感染的危险，督促患者一旦有感染的征象要及时报告。

• 指导患者采取预防感染的措施，如接种肺炎链球菌疫苗。

护理诊断

在护理血液系统疾病患者时，通常可用到几种护理诊断。本节介绍这些护理诊断以及适当的护理干预和理由。

疲劳

红细胞压积和血红蛋白的下降导致贫血，镰状细胞性贫血、恶性贫血、叶酸及铁缺乏性贫血、再生障碍性贫血、地中海贫血、白血病、铁粒幼细胞性贫血均可以引起疲劳。

预期结果

- 患者充分放松，能够参加日常活动。
- 患者能采取措施防止和减轻疲劳。
- 患者诉他的精力逐渐增加。

护理干预及理由

- 帮助患者减少一些不必要的活动，如一天之内不要进行两次消耗体力的活动。向专家咨询改变家庭和工作环境的可行性建议。采用保存体力的方法避免能量的过度消耗和可能的过度劳累。
- 帮助患者通过休息以保存体力，计划和合理安排以防止疲劳。
- 活动和休息交替进行。鼓励患者参加短时间或可分为几部分的活动，如读书的时候一天读一个章节。合理休息有助于减轻疲劳，增加活力。
- 讨论疲劳对日常生活和个人目标的影响。与患者探讨疲劳与他所患疾病的关系，提高患者处理问题的能力。

减少探视

- 应最大限度减少探视，如只让家庭成员中的一人定时探视，并将患者病情转归情况告知其他人，这样可以缓解患者的压力。
- 构建患者依从治疗的环境。例如：根据患者的要求和愿望制定日间时间表。
- 如无禁忌，鼓励患者多吃富含铁和矿物质的食物，以防止贫血和矿物质缺失。
- 少食多餐可以让患者保存足够的体力，鼓励患者多进食。

• 睡眠要有规律，晚间 8～10 小时的睡眠有助于缓解疲劳。

• 避免情绪激动，因为情绪激动会加重疲劳。鼓励患者和顾问、牧师及其他专业人员探讨情感、情绪等问题，这有助于妥善处理疾病。

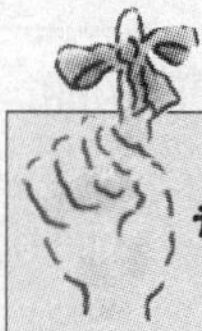

记忆小窍门

记住 BEEP 以牢记轻微出血的征象：
牙龈出血（Bleeding gums）
瘀斑（Ecchyrnose）
鼻出血（Epistaxis）
瘀点（Petechiae）

与心、肺有关的组织无效灌注

组织无效灌注与血容量不足或红细胞压积下降有关，与心、肺无效灌注有关的疾病包括血友病、血小板减少症、各种类型的紫癜、播散性血管内凝血、血管性假性血友病。

预期结果

• 患者生命体征在基线值范围内。

• 患者动脉血氧处于正常范围。

护理干预及理由

• 每隔 4 小时测量一次生命体征。评估患者少量出血（如牙龈出血、瘀斑、鼻出血、瘀点）和严重出血（如精神状态的改变、头痛、呕血、咯血、低血压、黑便、体位性低血压、心动过速）的症状和体征。发现患者早期出血症状有助于控制并发症。

• 采取措施防止出血，避免侵入性操作，如：注射、灌肠、使用栓剂、导尿。尽量避免使用阿司匹林和含阿司匹林的药物，使用电动剃须刀为患者理发，使用柔软的牙刷刷牙，以上方法可以保持患者皮肤的完整，防止并发症的发生。

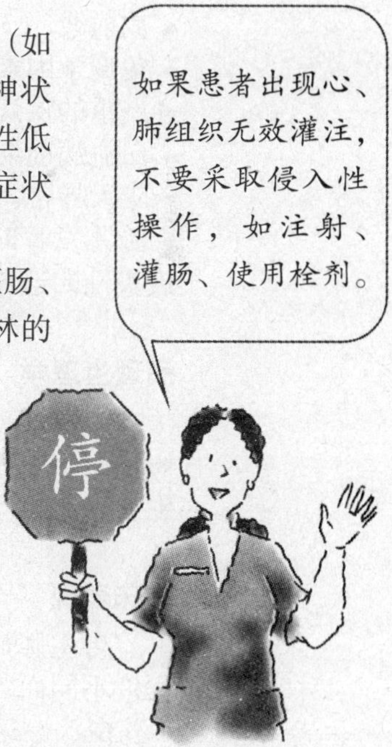

常见的血液系统疾病

本节讨论了常见的血液系统疾病，从贫血（再生障碍性贫血、镰状细胞性贫血）到出血性疾病（血友病和血小板减少症）。

再生障碍性贫血

再生障碍性贫血是由于骨髓中的干细胞受到损伤或破坏而引起，导致全血细胞减少症（白细胞、红细胞和血小板减少）和骨髓发育不全（发育低下）。

令人担忧的死亡率

尽管骨髓功能障碍可用别的术语来替换，再生障碍性贫血是指由于发育不全的、脂肪填充的骨髓功能减退导致的全血细胞减少。严重的全血细胞减少症的再生障碍性贫血有80%～90%的死亡率。可能是由于出血或感染引起死亡。

药物的副作用为再生障碍性贫血的病因之一。

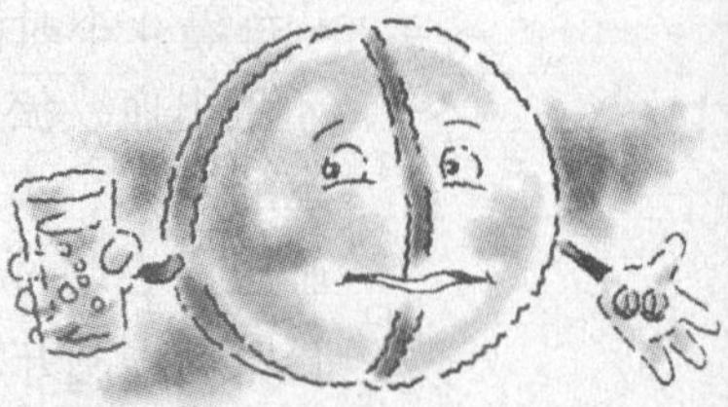

病因

再生障碍性贫血可能来源于：

- 药物的副作用。
- 暴露于毒性物质，如苯和氯霉素。
- 放射线。
- 免疫学因素。
- 严重的疾病，特别是肝炎。
- 白血病前期和骨髓的肿瘤浸润。
- 先天异常。
- 胎儿发育时引起的变化（在没有再生障碍性贫血连贯性的遗传史存在时考虑它为病因）。

病理生理学

当损伤或毁损的干细胞抑制红细胞生成时常发生再生障碍性贫血。在少数情况下，当损伤的微脉管系统对于细胞的生长和成熟产生不合适的环境时可引起再生障碍性贫血。

临床表现

再生障碍性贫血的临床特征根据全血细胞减少症的严重程度不同而各不相同。通常逐渐发展，并可包括：

- 苍白、瘀斑和瘀点。
- 视网膜出血。
- 无力和疲乏。
- 意识程度的改变。
- 双侧湿啰音。
- 心动过速。

- 奔马律。
- 发热。
- 口腔和直肠溃疡。
- 咽喉痛。
- 恶心。

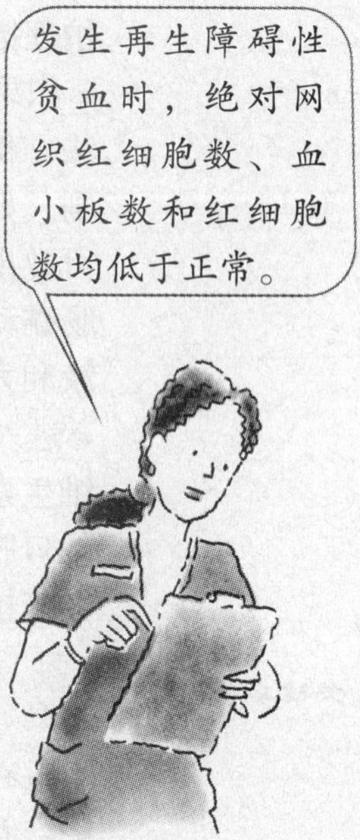

辅助检查

- 红细胞检测通常显示红细胞的大小、形状和颜色正常，尽管红细胞比正常稍大并可出现大小各不相同的红细胞。总的红细胞计数在 $1\times10^6/\mu l$ 或更少。
- 绝对网织红细胞数降低。
- 血浆铁水平升高（除非发生出血），但是总铁结合力正常或轻度降低。出现含铁血黄素（一种血蛋白），显微镜下可见组织内铁储存。
- 血小板和白细胞下降。较低的血小板计数反映了异常的凝血检查（出血时间）。
- 从几个部位进行的骨髓穿刺活检可得到“干抽”或显示严重的低细胞或再生障碍性骨髓象，并伴有数量不等的脂肪、纤维组织或凝胶状替代物，并有标记铁和巨核细胞缺乏以及红细胞成分的不足。

治疗

有效的治疗必须消除明确的贫血病因并提供确切的支持措施，如袋装的红细胞、血小板和人类白细胞匹配的白细胞输注。即便如此，恢复可能需要几个月的时间。

骨髓移植是严重的再生障碍性贫血和需要持续性红细胞输注患者的最佳治疗方法。

对症治疗

白细胞数低的患者可能需要隔离以避免感染。患者可能需要抗生素治疗，但预防性应用抗生素可产生微生物的抵抗菌株。血红蛋白水平低的患者可能需要氧疗和输血。

刺激、抑制或补充

再生障碍性贫血的其他治疗包括：
- 骨髓刺激药物，如雌激素（有争议）。
- 免疫抑制剂（如果患者对其他治疗无反应）。
- 克隆刺激因子，可使化疗或放疗患者特异性细胞成分增殖，药物包括粒细胞克隆刺激因子、粒细胞-巨噬细胞克隆刺激因子和红细胞生成刺激因子。

• 替代和补充疗法，可治疗相关的病变。骨科医师可以应用推拿术的技巧，单独或联合应用常规对抗疗法的治疗方法，来治疗慢性病变。

护理措施

• 如果患者的血小板数低于 20 000/μl，应采取预防出血的方法。例如，避免肌内注射；建议患者使用电动剃须刀和软牙刷；如有医嘱，吸入湿化的氧气以预防黏膜干燥（干燥的黏膜可致出血）；通过应用大便软化剂和适当的饮食以促进规律的肠蠕动。同时，压迫静脉穿刺部位直至出血停止。通过检查尿液和大便早期发现出血并评估皮肤的瘀斑。

• 进入患者房间前彻底洗手有助于预防感染，确保患者进食高维生素和蛋白质的营养饮食以提高患者的抵抗力，并进行细致的口腔和肛周护理。确保定期进行常规的喉部、尿液和血液培养来检测感染情况。

关注以下情况

• 观察危及生命的出血、感染、药物副作用和输血反应。

• 给低血红蛋白患者制定常规的休息期。

• 根据需要和医嘱给予氧疗。

• 如果进行输血，通过检查患者的体温并监测患者有无皮疹、荨麻疹、瘙痒、背痛、烦躁和寒战来评估输血反应。

• 为预防再生障碍性贫血，如果患者正接受可引起贫血的药物治疗，应仔细监测血药浓度。

• 评估患者。患者应很少有感染，血细胞计数应恢复正常，呼吸平稳，不再出现损伤引起的出血。患者和家属应能表述保存体能方法的知识（见：再生障碍性贫血宣教要点）。

教育园地

再生障碍性贫血宣教要点

• 通过向患者及家属宣教再生障碍性贫血及治疗使其安心并得到支持，特别是如果患者已经从急性期恢复。

• 向患者宣教如何辨别感染的症状和体征，并告知患者立即汇报。

• 如果患者无需住院，鼓励患者继续其适当限制的正常生活方式（如按时休息）直至复发。

弥散性血管内凝血

弥散性血管内凝血（disseminated intravascular coagulation, DIC）是一种严重的血凝性疾病，可作为加速凝血的疾病的一种并发症而发生。本病可引起小血管堵塞、器官坏死、循环中的凝血因子和血小板耗竭和溶纤维蛋白（促进凝血）系统的活化。

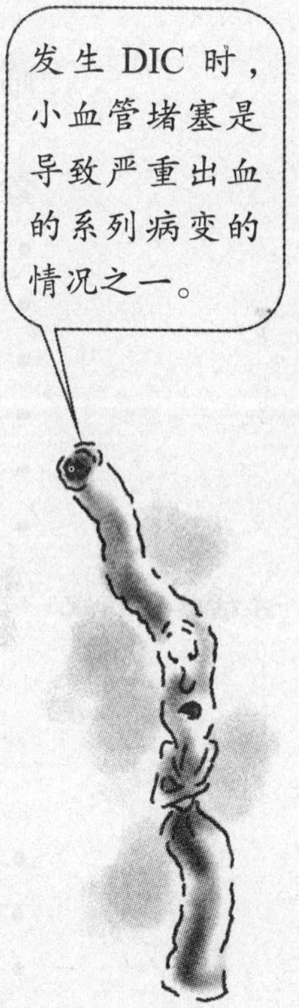

凝血因子的消耗

凝血因子耗竭后，上述情况反过来可诱发严重的出血。微循环内的凝血常累及肾和外周，但也可发生在脑、肺、脑垂体和肾上腺以及胃肠道黏膜。

尽管 DIC 常为急性发作，在癌症患者 DIC 也可慢性发作。预后取决于早期诊断和治疗、出血的严重性以及原发病的治疗。

病因

DIC 可发生于：

- 感染，如革兰阴性或阳性败血症、病毒、真菌或立克次体感染或原虫感染（恶性疟疾）。
- 产科并发症，如胎盘早期剥脱、羊水栓塞或死婴残留。
- 肿瘤性疾病，如急性白血病或转移癌。
- 大面积烧伤或创伤引起的组织坏死、脑组织破坏、移植排异或肝坏死。
- DIC 的其他可能原因包括心搏骤停、中暑、休克、毒蛇咬伤、肝硬化、脂肪栓塞、非配型输血、手术中心肺旁路、巨大血管瘤（良性血管肿瘤）、严重的血管内血栓形成和暴发性紫癜（为非血小板减少性紫癜的一种严重、快速的致命形式）。

病理生理学

当上述易发疾病激活凝血系统时就引发 DIC，导致过量的纤维蛋白原形成（通过凝血酶的活化而引起）并触发微血管内的血小板而引起凝血。

可怕的出血

此时，流经组织的血液减少，导致酸血症、血液淤滞和组织缺氧。上述情况可导致器官衰竭。纤维蛋白溶解和抗血栓机制均可引发抗凝血。血小板和凝血因子被消耗，可发生大出血（见：解密 DIC）。

临床表现

无严重出血性疾病病史的异常出血可提示DIC。出血的征象包括：

- 皮肤渗出。
- 瘀点。
- 瘀斑。
- 血肿。
- 手术或侵入性操作部位的出血（如切口和静脉注射部位）。
- 胃肠道出血。

评估其他情况

同时，评估患者有无肢端发绀症（对称性发绀）和急性肾小管坏死（损伤肾小管细胞，导致肾衰竭）。

DIC相关的症状和其他可能的影响包括：

- 恶心和呕吐。
- 呼吸困难。
- 尿少（尿排出量减少）。
- 癫痫发作。
- 昏迷。
- 休克。
- 严重的肌肉、背部和腹部疼痛。
- 主要器官、系统衰竭。

辅助检查

- 早期支持DIC试验性诊断的实验室检查包括PT延长15秒以上、PTT超过60秒、纤维蛋白原水平低于150mg/dl、血小板计数低于100 000/μl以及纤维蛋白降解产物高于100mcg/ml。
- 支持性数据可包括纤维蛋白单体阳性、凝血因子V和Ⅷ减少、红细胞碎裂和血浆肌酐值高于1.3mg/dl。

可完成其他的诊断性措施以明确原发病，因为其他疾病可导致许多同样的实验室检查结果。

近距离观察

解密 DIC

下面简化的流程图显示了 DIC 的病理生理学。循环的凝血酶活化了凝血酶和纤维蛋白溶解，导致互为矛盾的出血和凝血。

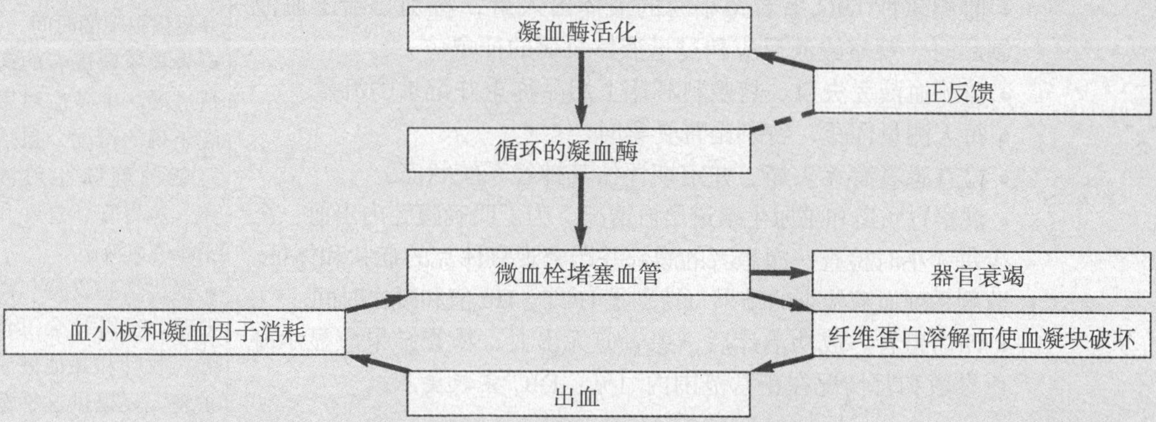

治疗

DIC 的有效治疗需要对原发病进行及时的诊断和合适的治疗。治疗可以是支持性（如原发病是自限性疾病时）或高度特异性。

如果患者不是活动性出血，单独支持性治疗可逆转 DIC。但是，活动性出血可能需要静脉注射肝素，可输血、新鲜冰冻血浆、血小板或袋装红细胞以帮助止血。

应用肝素的争议

肝素治疗是有争议的。它可在 DIC 早期应用来预防微凝血或作为活动性出血患者最后的治疗手段。在血栓形成时，肝素通常是必须应用的。在大多数情况下，在输液治疗的同时可给予肝素。

护理事项

- 对患者护理的重点在于早期识别异常出血的首发症状和体征，及时治疗原发病和预防进一步的出血。

- 为预防凝血块脱离，不要揉搓出血部位。
- 使用加压、冷敷和局部止血药物来控制出血。
- 保护患者免受伤害。出血期间强制绝对卧床休息。如果患者有烦躁，应安置床旁扶手。
- 经常检查所有静脉注射和静脉穿刺部位。
- 按压注射部位至少 10 分钟。
- 监测急性 DIC 患者每小时的液体出入量，特别是给予血液制品时。观察输液反应和过量液体负荷的征象。
- 监测血液丢失量，将敷料和床上用品称重并记录引流量。
- 每天测量体重，特别是肾受累时。
- 检查患者有无头痛，并定期评估其神经系统状态。
- 观察胃肠道和泌尿生殖道出血情况。为了明确腹腔内出血，至少每 4 小时检查一次患者的腹部并严密观察休克的症状和体征。监测系列血液检查的结果（特别是 HCT、Hb 值和凝血时间）。
- 评估患者。成功治疗后，患者应无出血，检查结果应显示凝血参数和肾情况在正常范围内（见：*DIC 宣教要点*）。

教育园地

DIC 宣教要点

- 向患者解释适用的诊断性检查和操作，并提供提问的时间。
- 告知家属患者的病情进展。准备应对患者出现的情况，包括可能的静脉注射液路、鼻胃管、青肿和干燥的血液。
- 提供情感支持。需要时，征募社会工作者、牧师和其他健康护理人员提供这种情感支持。

血友病

血友病是由于特殊的凝血因子缺乏导致的遗传性出血疾病。血友病主要以两种形式发病：

- 血友病 A（典型的血友病）：见于 80%以上的血友病患者，由于凝血因子Ⅷ缺乏导致。
- 血友病 B（Christmas 病）：约占 15%的血友病病例，由于凝血因子Ⅸ缺乏导致。

良好的预后

治疗的进展极大地改善了预后，许多血友病患者过上了正常的生活。在特殊的血友病治疗中心的血液病学家的指导下，手术也可安全地进行。

病因

血友病 A 和 B 是与性染色体 X 隐性遗传有关的遗传性疾病。这意味着女性携带者有 50%的几率将这种基因遗传给每一个儿子或女儿。接受这种基因的女儿是携带者，接受这种基因的儿子出生时即患血友病。

无功能的因子?

本病尽管传统上被看做是一种凝血因子的缺乏，近来的证据提示血友病可能来源于无功能的凝血因子Ⅷ和Ⅸ。

病理生理学

血友病患者可发生异常出血。根据凝血因子缺乏的程度，出血可为轻度、中度或重度。轻型血友病患者的预后是最好的，不会引起自发性出血或关节畸形。

预先排除凝血块的栓子

出血部位形成血小板栓子后，凝血因子的缺乏损害了稳定的纤维蛋白凝血块的形成。延迟性出血比立即出血更为常见。

临床表现

血友病的严重程度不同，其症状和体征也各不相同。

- 轻度血友病时，不会发生自发性出血或微小创伤后出血。然而，大的创伤或手术通常可引发延迟性出血。
- 中度血友病时，偶尔发生自发性出血。手术或创伤可引发大量出血。
- 重度血友病时，可发生自发性出血，即使是小的创伤也可能发生严重出血，导致大的皮下和深部肌肉血肿。

出血和畸形

出血进入关节和肌肉内也可发生，且可引发疼痛、肿胀、明显的压痛和（可能）永久性畸形。

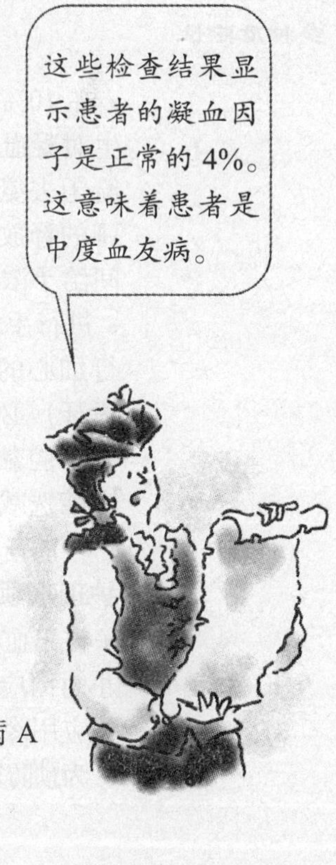

辅助检查

血友病A患者特征性的检查结果包括：

- 凝血因子Ⅷ值为正常的0～30%。
- PTT延长。
- 血小板计数和功能、出血时间及PT均正常。

血友病B患者特征性的检查结果包括：

- 凝血因子Ⅸ缺乏。
- 除凝血因子Ⅷ值正常外，凝血检查结果基准值与血友病A相似。

凝血因子缺乏的三种程度

不管是血友病A或者B，凝血因子缺乏的程度决定了疾病的严重程度：

- 轻度血友病：凝血因子水平是正常的5%～40%。
- 中度血友病：凝血因子水平是正常的1%～5%。
- 重度血友病：凝血因子水平小于正常值的1%。

治疗

尽管血友病不可治愈，但治疗可预防毁损性畸形和延长患者生命。正确的治疗可通过增加缺乏的凝血因子血浆水平来快速止血。这有助于预防由于反复出血进入肌肉和关节导致的残疾性畸形。

治疗包括：

- 对于血友病A，冷沉淀的抗血友病因子（antihemophilic factor, AHF）、冻干的AHF，或者两者大剂量给予补充以升高凝血因子水平到正常的25%以上来支持正常的止血。手术前，补充AHF以升高凝血因子到止血的水平。然后维持正常范围内的凝血因子水平直到伤口愈合。也可给予新鲜冰冻血浆。

多种危险性

- 在10%～20%的严重血友病患者中，多次输注血制品后可产生对凝血因子Ⅷ的抑制，从而导致对输注凝血因子Ⅷ的抵抗。给予去氨加压素（desmopressin, DDAVP）以刺激储藏的因子Ⅷ的释放，升高因子Ⅷ的血浓度。在血友病B时，在出血期间给予浓缩的因子Ⅸ以增加因子Ⅸ的水平。
- 进行手术的患者需要通过有血友病治疗经验的血液病学家进行细心的指导。在手术前和手术后（即使可能是小的手术如拔牙）必须补充缺乏的因子。氨基己酸常用于口腔出血来抑制口腔黏膜内有活性的纤维蛋白溶解系统。人类免疫缺陷病毒筛选减少了由于输血引起的获得性免疫缺陷综合征的危险。

护理事项

- 在出血期间，遵医嘱给予缺乏的凝血因子或血浆。在48～72小时内应用AHF，如有医嘱，重复输注AHF直至出血停止。
- 应用冷敷或冰袋，并抬高受伤部位。
- 为预防复发性出血，出血控制后的48小时内应限制患者的活动。

- 如果发生出血进入关节内，立即抬高受累及的关节。
- 遵医嘱使用镇痛剂止痛，如对乙酰氨基酚（扑热息痛）、丙氧芬、可待因或哌替啶。
- 阿司匹林和含有阿司匹林的药物是禁忌使用的，因为这类药物可减少血小板聚集并加重出血。
- 避免肌内注射，因为在注射部位可能形成血肿。
- 出血和手术后，应严密观察进一步出血的症状和体征，如疼痛加重和肿胀、发热或休克征象。严密监测 PTT。
- 为了恢复受累关节的活动性，如有医嘱，出血控制后至少 48 小时开始一定程度的锻炼。告知患者避免受累关节的负重直至出血停止和肿胀消退。
- 评估患者。患者应没有出血，应懂得如何使出血的危险性最小化，并知道如果发生出血该怎么办（见：血友病宣教要点）。

教育园地

血友病宣教要点

- 向血友病患儿的父母宣教他们必须采取预防措施来防止发生出血以及发生出血时给予合适的处理措施。
- 将新患者介绍到血友病治疗中心进行评估。该中心可能会给患者的主要护理人员制定一个治疗和管理的计划，并作为医疗人员、牙医或涉及患者护理的其他人员的基地。

镰状红细胞贫血

镰状红细胞贫血是一种先天性溶血性贫血（红细胞生存期缩短，且骨髓代偿生存期减少的 RBC 的能力不足），主要发生在非洲裔美国人。镰状红细胞贫血发生于有缺陷的血红蛋白分子（HbS），这可导致红细胞粗糙不平并形成镰刀状且易于破碎。

变形的 RBCs

异常 RBCs 使循环受损，导致慢性疾病、周期性危象、长期的并发症且可使患者过早地死亡。

病因

镰状红细胞贫血发生于 HbS 介导的基因纯合子遗传，它导致 Hbβ 链上的缬氨酸取代了谷氨酸（见：镰状细胞特性详解）。

病理生理学

刚性紊乱的红细胞阻塞血管导致组织氧气耗尽并可能使组织坏死。反过来这些情况导致疼痛性血管闭塞危机，这是疾病的一个标志。骨髓抑制导致再生障碍性危机（巨幼红细胞）。

镰状细胞特性详解

镰状细胞特性是一种良性病变，源于镰状血红蛋白（HbS）基因的遗传异质性。同镰状红细胞贫血一样，镰状细胞特性最常见于非洲裔美国人。然而，镰状细胞特性不会发展为镰状红细胞贫血。

低氧的灾难

在镰状细胞特性人群（通常称为镰状红细胞携带者），血红蛋白总量的20%～40%是HbS，其余为正常的血红蛋白。这些携带者一般无症状，血红蛋白含量及红细胞压积正常，寿命与正常人相同。

但患者需避免出现缺氧的情况（低氧血症），因为这会引起类似于镰状红细胞贫血的镰状细胞危象。

遗传危险

对镰状红细胞携带者来说，遗传咨询很必要，如果两个镰状红细胞携带者结婚生子，每个孩子都有25%的可能成为镰状红细胞贫血患者。

危机和病因

镰状红细胞危象患者的发病诱因包括缺氧（如肺炎、低氧血症或潜水）、受寒、酸中毒及感染。

临床表现

镰状红细胞贫血的症状和体征包括：

- 骨痛。
- 心脏增大（心脏肥大）。
- 胸痛。
- 长期疲劳。
- 舒张期和收缩期杂音。
- 劳累性或原因不明的呼吸困难。
- 肝大。
- 对感染的易感性增加。
- 下肢缺血性溃疡（特别是踝部）。
- 黄疸。
- 关节肿胀。
- 苍白。
- 心动过速。

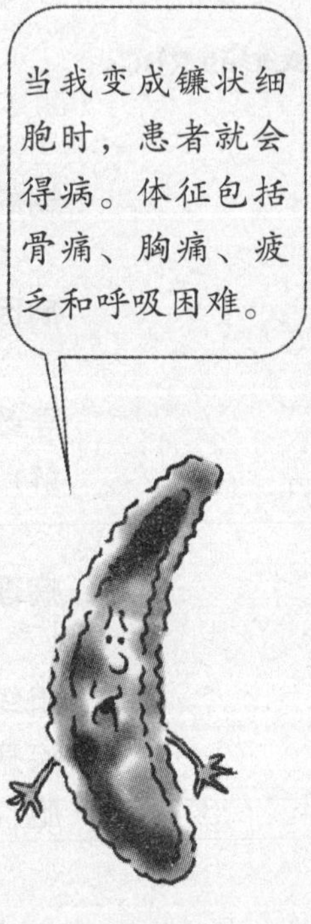

护理事项

镰状细胞危象患者的护理

如果患者有下列症状和体征，应怀疑为镰状细胞危象：
- 剧烈疼痛。
- 体温超过 40.4℃或体温 38.2℃持续至少 2 天。
- 口唇、舌、手掌或甲床苍白。
- 嗜睡或倦怠。
- 难以叫醒。
- 易激惹。

治疗

可采取以下措施：
- 给予有效的止痛治疗。必要时可给予阿片类止痛剂。经常评估患者的疼痛。将患者的疼痛分为 0~10 级（或者根据所在单位的规定）。遵医嘱给予阿片类止痛剂。
- 疼痛部位可予热敷，不能冷敷。冷敷可使病情恶化。
- 给患者保暖。
- 遵医嘱给予解热镇痛药，如阿司匹林或对乙酰氨基酚（扑热息痛）。
- 鼓励患者卧床休息，嘱患者端坐位。
- 如果持续存在脱水或严重疼痛，需住院治疗。

危象表现

发生疼痛性血管闭塞危象时，患者可表现为：
- 严重的腹部、胸部、肌肉或骨骼疼痛。
- 低热。
- 可能加重的黄疸和尿色加深。
- 疾病迁延时，脾缩小（见：镰状红细胞危象患者的护理）。

辅助检查

- 血涂片染色显示镰状红细胞和 Hb 电泳见 HbS 可明确诊断。
- CBC 显示 RBC 下降、WBC 和血小板升高，Hb 可降低或正常。
- 红细胞沉降率和 RBC 生存时间缩短，血清铁和网织红细胞升高。

治疗

虽然镰状红细胞贫血不能治愈，但治疗能减轻症状和预防疼痛危象的发生。治疗包括：
- 多价肺炎链球菌和 B 型流感疫苗接种、抗感染治疗如口服低剂量青霉素和螯合剂如去铁胺（甲磺酸去铁胺），这些可最大限度地减少并发症的发生。
- 止痛剂，可减轻血管闭塞危象引起的疼痛。
- 如果叶酸值低可补充铁剂。

- 可给予抗镰状细胞药物。然而，最常应用的药物氰酸钠有许多的副作用。
- 在急性危象隔离期间，治疗可包括镇静、止痛、输血、氧疗和大量口服或输注液体。

护理事项

- 建议患者避免穿限制循环的紧身衣。
- 强调及时治疗感染的重要性。
- 评估患者。患者应无疼痛和感染。患者和家属应知道如何做才能避免加重病情（见：镰状红细胞贫血宣教要点）。

血小板减少症

血小板减少症是最常见的出血性疾病，以循环中血小板减少为特征。由于血小板在血液凝固中起着重要的作用，本病会严重威胁止血功能。

预后

药物引起的血小板减少一旦停用药物，预后良好，可很快治愈。另外，预后取决于患者对原发病治疗的反应。

原因

血小板减少可为先天性或后天获得性（更多情况）。这两种情况通常由以下因素引起：

- 骨髓血小板生成减少或生成有缺陷的血小板。
- 由原发病引起的髓外血小板破坏过多（如肝硬化、DIC或严重感染）。
- 挤压（如低体温或脾红细胞破坏增加）或血小板丢失。

后天获得性

获得性的血小板减少症可由非甾体消炎药、磺胺类、抗组胺药、肝素、烷化剂或抗生素类化疗药物引起。

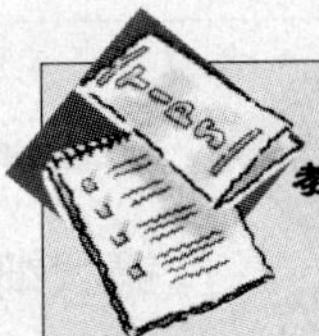

教育园地

镰状红细胞贫血宣教要点

- 告诫患者避免剧烈的运动、服用血管收缩药物、低体温、无增压的飞机、高原及任何导致缺氧的状况。
- 强调仔细护理伤口、维持良好的口腔卫生、定期口腔及眼科检查、平衡饮食等可作为抗感染的安全指南。
- 建议患者口服大量液体以防止脱水。
- 建议患者家属进行筛查，确诊是否具有镰状细胞特性。
- 告诫女性患者，怀孕和口服避孕药物都会引起危险，建议她们咨询妇科医师有关生育方面的问题。
- 告知男性患者，他可能会突然出现痛苦的阴茎勃起症（阴茎的异常勃起），经常或严重的阴茎勃起会导致阳痿。

短暂过程

对于儿童来说，不明原因的血小板减少（原发性血小板减少症）很常见。一过性血小板减少可继发于病毒感染，如 Epstein-Barr 感染或传染性单核细胞增多症。

病理生理学

发生血小板减少症时，血小板减少可导致止血不充分。有四种可能的机制是：

- 血小板生成减少。
- 血小板生存时间缩短。
- 血液在脾淤积。
- 血管内循环的血小板稀释。

巨核细胞

当巨核细胞数量减少或生成无效血小板时，血小板数量下降。

临床表现

观察下列症状和体征：

- 异常出血（通常为突发，表现为皮肤瘀点或瘀斑，或黏膜出血）。
- 不适和疲劳。
- 身体虚弱和嗜睡。
- 口腔大血泡（评估）。

辅助检查

- 凝血试验显示血小板数量减少伴出血时间延长。
- 骨髓检查可提示巨核细胞增多和血小板生存时间缩短。

治疗

必须治疗原发病。药物导致的血小板减少应停用致病性药物。

治疗原则

治疗包括：

- 脾功能亢进者可行脾切除术。
- 急性或慢性白血病者需化疗。
- 用糖皮质激素增加血管完整性。
- 应用类固醇、丹那唑或静脉注射免疫球蛋白治疗原发性血小板减少。

• 如果血小板计数低于 20 000/μl，输注血小板（以降低自发出血的危险）。

护理事项

• 采用每一种可能的预防措施防止出血，包括嘱患者避免外伤。如果条件允许，患者要使用带有栏杆的床，床头和栏杆用软垫包好。建议患者使用电动剃刀和软毛牙刷。如果可能，避免所有侵入性操作，如静脉穿刺或导尿。必须行静脉穿刺时，穿刺部位加压时间至少为 20 分钟或直到穿刺部位不再出血。

• 每日测定血小板数。检验大便潜血，以及尿和呕吐物中是否含血。注意出血的症状（提示为瘀点、瘀斑、伤口或胃肠道出血和经血）。

• 患者出血时，如果需要必须强制卧床休息。

• 输注浓缩血小板时，切记血小板是非常脆的。快速输注血小板，使用血库推荐的输血器。在血小板输注过程中，观察患者的发热反应（面色发红、寒战、发热、头痛、心跳过快和高血压）。

• 当患者输注血小板不再有效时（产生抗体），应检测血小板的 HLA 分型。输注去白细胞血小板可降低发生发热反应的危险。输注血小板前应用醋氨酚或扑热息痛类药品对既往有轻微反应的患者有益。

• 类固醇治疗期间，监测患者水和电解质平衡及血糖。观察患者的感染、病理性骨折和情绪变化。

• 患者评估。患者应无严重或轻微出血的征象。患者及家属了解如何降低出血的风险（见：血小板减少症宣教要点）。

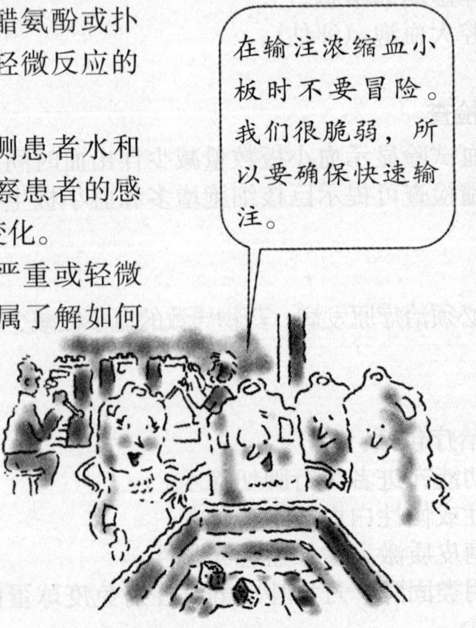

教育园地

血小板减少症宣教要点

• 告诫患者避免服用阿司匹林及其他影响凝血功能的药物。向患者宣教如何识别出标注含阿司匹林的非处方药。

• 告诫患者避免咳嗽和排便用力。因为这样可导致颅内压升高，可引起脑出血。必要的话应用通便药物。

• 如果血小板减少症为药物诱发，强调避免应用此类药物的重要性。

• 如果患者必须长期使用糖皮质激素治疗，向患者宣教注意“库欣综合征”的表现（如痤疮、满月脸、多毛和水肿）。强调糖皮质激素不能突然停药，必须逐渐减量后停药。

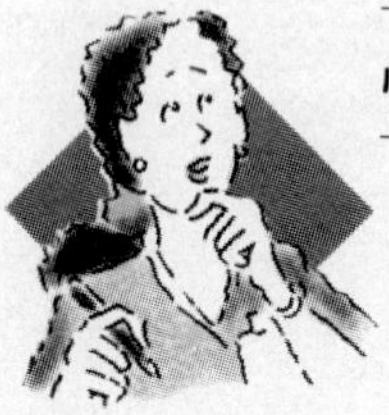

快速测验

1．在身体内输送氧气和二氧化碳的血细胞是：

A．红细胞

B．白细胞

C．血小板

D．粒细胞

答案：A。红细胞输送氧气和二氧化碳。因为它为双凹面形状，具有弹性和可塑性，可以穿过不同尺寸的血管。

2．B 型血的患者可以接受输血的类型是：

A．A 型和 O 型

B．B 型和 O 型

C．AB 型和 O 型

D．A 型和 B 型

答案：B。B 型血包含 B 抗原及抗 A 抗体，无抗 B 抗体，因此可以输 B 型和 O 型血（O 型血不含抗 A 抗体和抗 B 抗体）。

3．下列哪一种贫血是由于骨髓造血功能衰竭导致全血细胞减少引起的？

A．镰状红细胞贫血

B．叶酸缺乏性贫血

C．再生障碍性贫血

D．缺铁性贫血

答案：C。再生障碍性贫血是由于骨髓造血干细胞受损而使红细胞生成减少。

4．下列哪一种疾病是由于血液循环中血小板减少引起的？

A．血友病

B．镰状红细胞贫血

C．血管性血友病

D．血小板减少症

答案：D。血小板减少症是最常见的出血性疾病，是由于循环中血小板减少引起的。

评分

☆☆☆ 回答对四个问题，你对血液方面的知识很熟悉，不管你的血型是什么，这张试卷的成绩为 A+。

☆☆ 回答对三个问题，掌握得不错。你学会了本章的大部分内容。

☆ 回答对的问题少于三个，你对血液学方面的知识领会得不好，应该继续学习，尽快掌握。

（王小玲　译　苏丽荣　校）

17

第十七章　免疫系统疾病

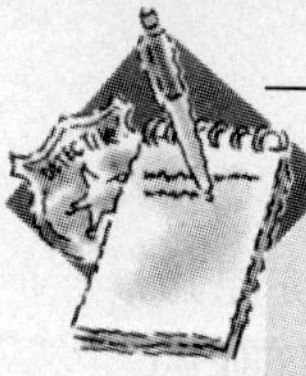

主要内容

在本章中，你将学习：

- 免疫系统的解剖和生理
- 免疫系统对身体其他系统的影响
- 免疫系统的评估技术
- 常见免疫性疾病的病因、病理生理学、诊断性检查及护理干预

免疫系统疾病概述

正常情况下，免疫系统具有清除坏死及衰老细胞、防止微生物入侵和保持体内环境稳定的功能。当免疫系统出现异常时，这种正常的生理功能将遭到破坏。

免疫性疾病可能是其他系统疾病的病因或是结果。因此对免疫性疾病的正确评估及干预显得十分重要且任务艰巨。

有些免疫性疾病不仅损害患者的健康，甚至可危及生命。同时也威胁到护理人员的健康。这是护理免疫性疾病患者所面临的又一个难题。

解剖和生理

免疫系统由特殊的血细胞（淋巴细胞和巨噬细胞）和专门的结构组成，包括淋巴结、脾、胸腺、骨髓、扁桃体、腺样增殖体及阑尾。

血液是这个防御系统的重要组成部分。虽然血液系统与免疫系统有着本质的不同，但它们又有着密切的联系。它们都源于骨髓造血，且免疫系统利用血液循环运输它的有效成分到达病变部位。

免疫力

免疫力是指身体抵御入侵的有机物和毒素，从而防止组织和器官受损害的能力。免疫系统的细胞和器官来执行这种功能（见：免疫系统结构）。

免疫监视

通过免疫系统监视功能识别、应答、清除异物（抗原），如细菌、真菌、病毒和寄生虫，同时吞噬、清除衰老和坏死的细胞。

三重战略

为了有效实施这些功能，免疫系统采取以下三种基本防御战略：

- 物理和化学屏障预防感染。
- 炎症反应。
- 免疫反应。

突破屏障

物理屏障，如皮肤和黏膜，能防御绝大多数病原体入侵。病原体穿过第一道天然屏障的同时触发炎症反应和免疫应答。这两种应答反应均涉及干细胞——骨髓中的原始细胞，血液中的各种血细胞均由其分化而来。

免疫反应的类型

在一般的宿主防御反应中，所有异物均触发相同的免疫反应。相比之下，微生物和分子激活特异性的免疫应答，并激活特殊部位的免疫细胞。这些特异性免疫应答分为细胞免疫和体液免疫。淋巴细胞（B 细胞和 T 细胞）负责这种应答。

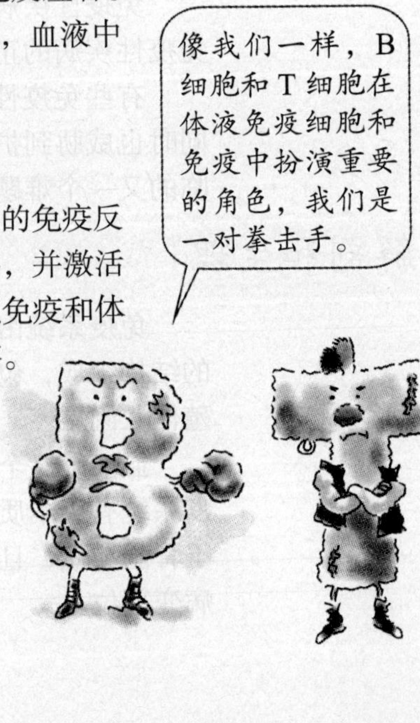

体液免疫

在体液免疫反应中，外来抗原诱导 B 细胞定向分化为浆细胞，然后，每个浆细胞进而合成和分泌大量的抗原特异性免疫球蛋白（Ig）进入血液。

牢记以下名词：

免疫球蛋白分为五种类型：IgA、IgD、IgE、IgG 和 IgM。每种类型均有其特定的功能。

- IgA、IgG 和 IgM：防御病毒和细菌的入侵。
- IgD 作为 B 细胞抗原受体。
- IgE 产生变态反应。

记忆小窍门

没有得到观众笑声的喜剧演员会说他的观众对幽默免疫，但是幽默的拉丁文是“液体”，体液免疫来源于血液中的成分——特异的抗体。

与之对应，细胞免疫来源于 T 细胞的作用。

补体的功效

补体系统作为体液免疫的重要补充，包含大约 25 种酶活性物质，“补充”抗体的功能，辅助吞噬或破坏细菌（通过穿透其细胞膜）。

细胞免疫

细胞免疫保护人体免受细菌、病毒和真菌感染。它也排斥移植细胞与肿瘤细胞。在细胞免疫反应中，由一种被称作巨噬细胞的清除细胞来加工抗原，继而传递给 T 细胞。

评估

对免疫系统进行准确评估是对医疗技术的考验。因为免疫性疾病常表现的症状并无特异性，如疲乏或呼吸困难。起初，这些症状似乎与其他系统疾病联系更密切。

病史

从全面采集病史开始进行评估。因为免疫系统疾病对机体所有功能都有影响，因此一定要掌握患者整体的健康状况。

现病史

免疫系统疾病患者常见的症状包括疲乏、无力、轻微头痛、经常出现瘀斑、伤口愈合缓慢。

免疫系统的结构

免疫系统由淋巴器官和淋巴组织构成，后者主要以淋巴细胞(一种白细胞)为主。淋巴细胞同样存在于外周血液循环中。中枢淋巴器官包括骨髓和胸腺。周围淋巴器官包括淋巴结和淋巴管、脾、扁桃体、腺样增殖体、阑尾及肠淋巴组织（Peyer 结）。

细胞来源

骨髓和胸腺在初级免疫细胞（B 细胞和 T 细胞）的产生过程中有至关重要的作用，这两种细胞很可能都源于骨髓。

B 细胞由骨髓中多能干细胞成熟分化而来，T 细胞在胸腺中成熟分化。后者位于上纵隔中的双叶样内分泌器官。B 细胞和 T 细胞分布于所有的外周淋巴器官组织中，尤其是淋巴结和脾。

淋巴结

淋巴结是一些沿淋巴管网分布的小的椭圆形结构。在头部、颈部、腋窝、腹部盆腔和腹股沟中含量丰富。能帮助清除及破坏血液和淋巴中的抗原物质（如毒素、细菌和其他异物）。淋巴结是淋巴循环的主要来源，后者产生特异性免疫应答。

每个淋巴结外都包有一层纤维被膜，与被膜相连的结缔组织深入淋巴结实质构成小梁，并将其分为三部分：浅层皮质区、深层皮质区和髓质。

- 浅层皮质区：主要是由 B 细胞聚集而成的滤泡构成，在免疫反应过程中，滤泡增生成为生发中心并产生大量增殖分化的细胞。
- 深层皮质区：主要由 T 细胞构成，即滤泡之间的区域。
- 髓质：由大量的浆细胞构成，在免疫反应过程中产生大量的免疫球蛋白。

淋巴管

入球淋巴管运输淋巴液（一种无色液体，主要由水和可溶性盐和蛋白质组成）至被膜下淋巴窦，并由此流向皮质窦和直径更小的髓窦。在皮质深部和髓窦中，吞噬细胞（具有吞噬、摄取、消化外源性物质功能的细胞）对抗原进行攻击，后者也可被浅皮质区的滤泡吞噬。

淋巴器官

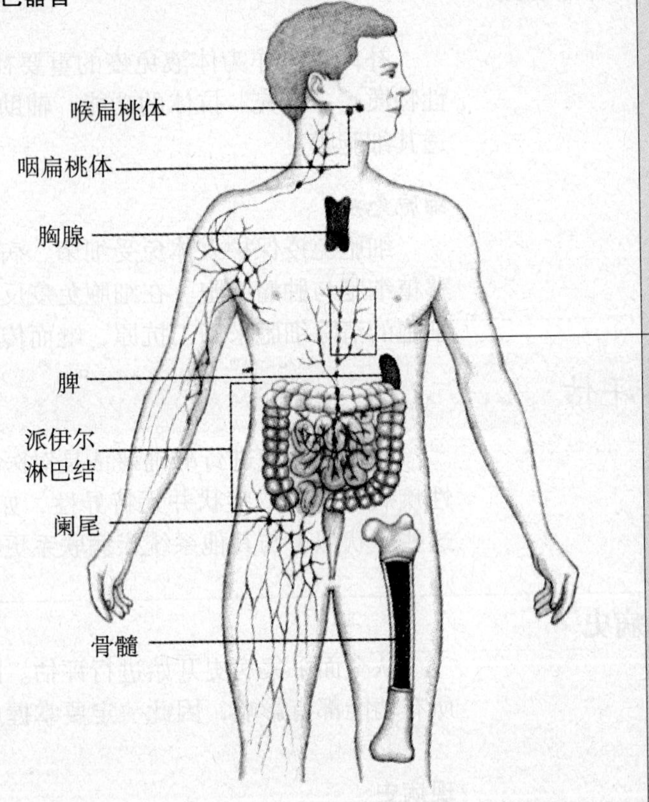

淋巴循环

纯净的淋巴液在淋巴结门处由出球淋巴管流出淋巴结。这些淋巴管汇集到特定的淋巴结链，然后流入被称作主干的

淋巴管和毛细血管

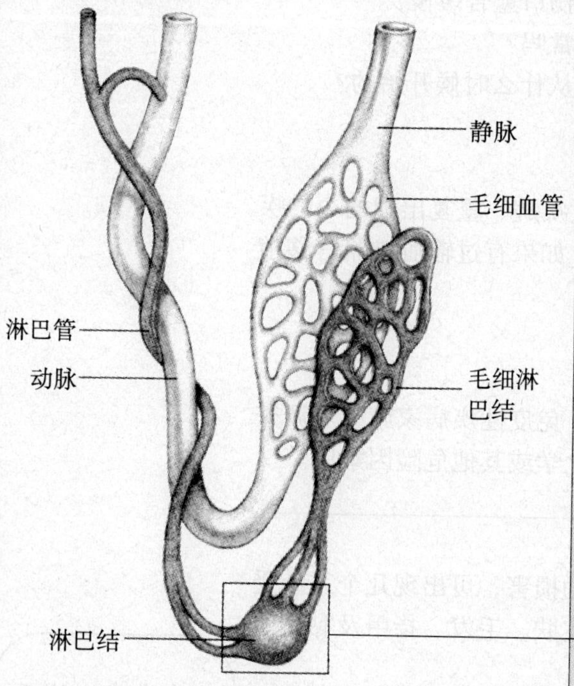

淋巴结

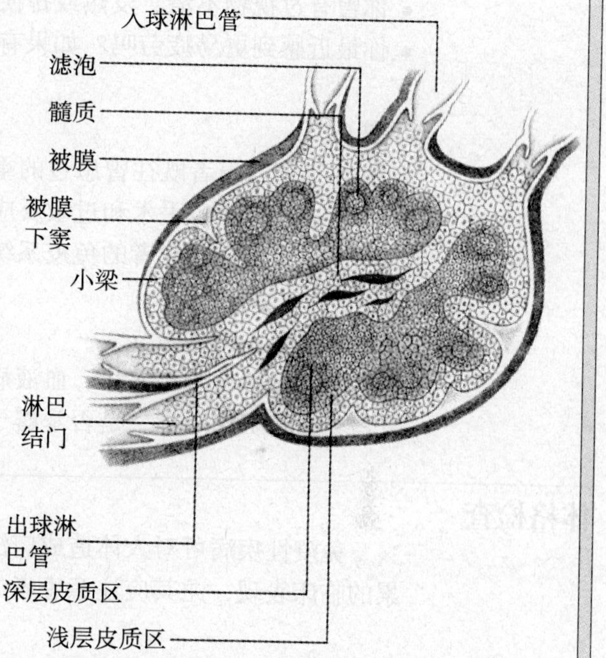

大的淋巴管，最后注入锁骨下静脉进入血液循环。人体内大部分淋巴管和毛细淋巴管能帮助引流组织间液，因而具有辅助毛细血管和静脉增加回心血量的功能。

保护中心

因为大量的淋巴结沿途排列在引流局部特定区域的淋巴间隙内，因此淋巴液流经不止一个淋巴结。如腋窝淋巴结滤过来自上肢的淋巴液；而腹股沟淋巴结（位于腹股沟区）引流来自下肢的淋巴液。这种结构安排可防止侵入身体的病原体顺利迁移到身体的中心区域。

脾

脾位于左上腹，在膈肌下方。它汇集并分离出衰老的红细胞、外源性物质、细胞残骸，并且储存了人体20%~30%的血小板。

附属器官

其他淋巴组织——扁桃体、腺样增殖体、阑尾、胸腺及 Peyer 淋巴结（位于小肠），与淋巴结类似，同样具有清除外源性异物的功能。它们位于食物与气体的通道附近此处是微生物最可能入侵的部位。

问诊要点

询问以下问题有助于详细掌握患者目前的病情。

- 你注意到有肿大的淋巴结吗?
- 你曾有过乏力或关节痛吗?如果有，从什么时候开始的？影响身体的单侧还是双侧?
- 你最近是否有过皮疹、异常出血或伤口愈合缓慢?
- 你曾有过视物不清、发热或排便异常吗?
- 你最近感到更易疲劳吗？如果有，从什么时候开始的?

既往史

详细询问患者既往曾患过的重大疾病、重复出现的小的疾病、车祸、外伤、手术和过敏反应。如果有过输血或器官移植的病史，可能影响患者的免疫系统。

家族史和个人史

询问患者是否有癌症、血液病、免疫性疾病家族史。调查患者家庭和工作环境，是否暴露于化学或其他危险因素中。

体格检查

免疫性疾病可对人体造成广泛的损害，可出现几个系统受累的临床表现，尤其应注意患者的皮肤、毛发、指甲及黏膜。

视诊

- 观察面色苍白、发绀（蓝色皮肤）及黄疸，红斑（发红）提示局部的炎症和充血（面色潮红）。
- 检查皮肤的完整性，注意炎症和感染的症状和体征，如发红、肿胀、发热、压痛、延迟愈合、硬结（组织变硬）及功能障碍。
- 检查皮疹，注意其分布情况。
- 观察毛发的质地和分布，注意手臂、下肢或头部是否有毛发脱失（脱发）。
- 检查指甲颜色、质地、纵纹，是否有指甲松离（从甲床分离）及杵状指（指端增大）。
- 检查口腔黏膜，是否有散在白斑、菌斑、感染、牙

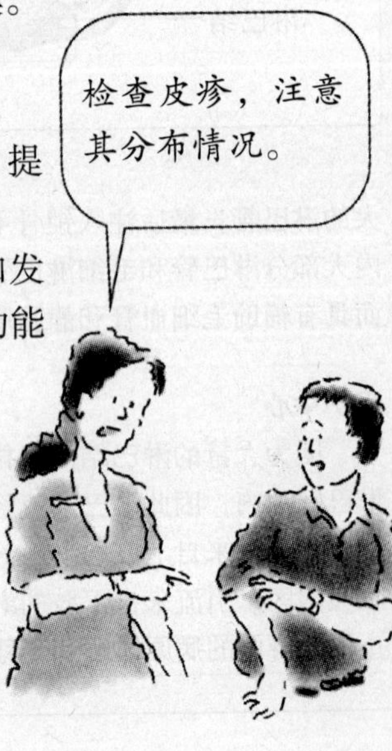

龈肿胀、发红、出血。

- 检查患者诉“肿胀”或“肿块”的部位，是否有颜色异常及可见的肿大淋巴结。
- 检查患者呼吸的频率、节律、呼吸困难的程度，注意患者为减轻呼吸困难所采取的姿势。
- 检查末梢循环，手指或脚趾是否有雷诺现象（间断性小动脉血管痉挛），有时雷诺现象也见于鼻和耳部。
- 检查肛门是否有炎症或表面黏膜存在溃疡。

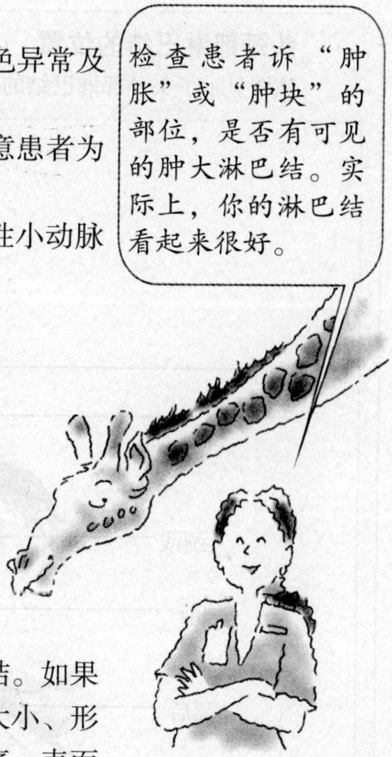

触诊

视诊后，触诊周围动脉搏动，应为均匀、规则。随后触诊腹部，注意脏器的肿大及柔韧度。然后检查关节是否有肿胀、积液、僵硬、压痛。

注意淋巴结

触诊头、颈部、腋下、腹股沟及腘窝等浅表淋巴结。如果触及肿大或其他异常淋巴结，描述该淋巴结的部位、大小、形状、表面情况、连贯性、对称性、活动度、色泽、压痛、表面温度、波动性及与血管的关系（见：头颈部淋巴结）。

叩诊

接下来，叩诊前、后、侧胸部。将两侧进行对比，浊音提示实变，见于肺炎。过清音（叩诊音增强）提示支气管哮喘通气量增加。

听诊

最后，听诊肺部异常呼吸音。哮鸣音提示哮喘或过敏反应，水泡音是呼吸系统炎症如肺炎的体征。

头颈部淋巴结的位置

该图显示了头颈部淋巴结的位置

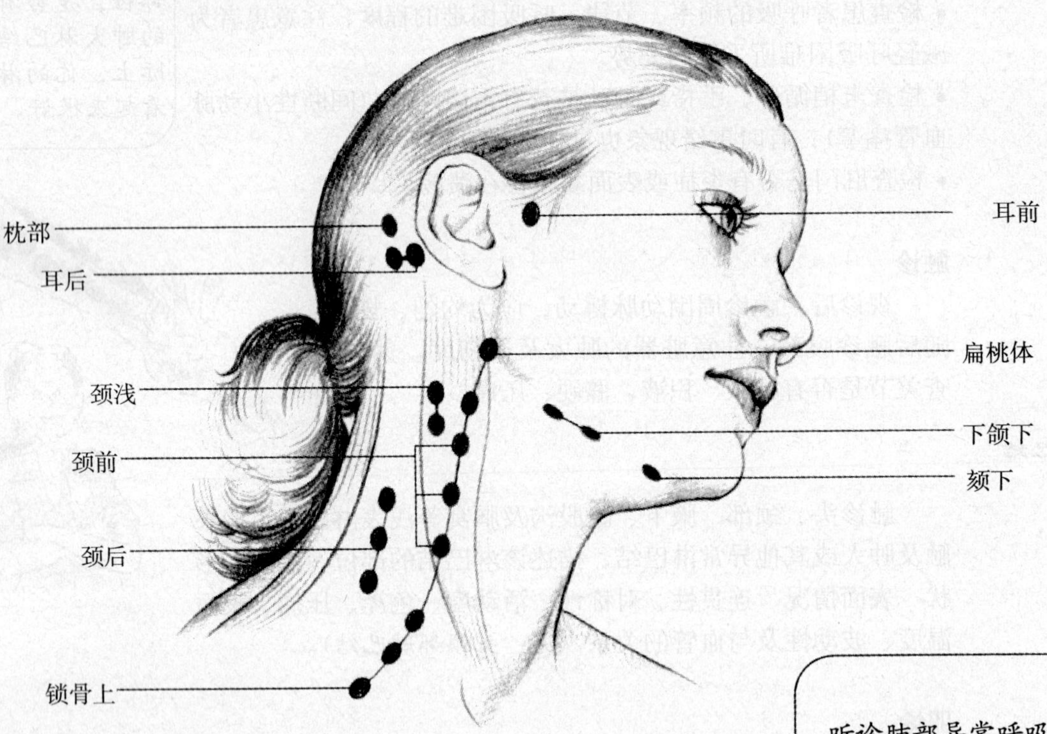

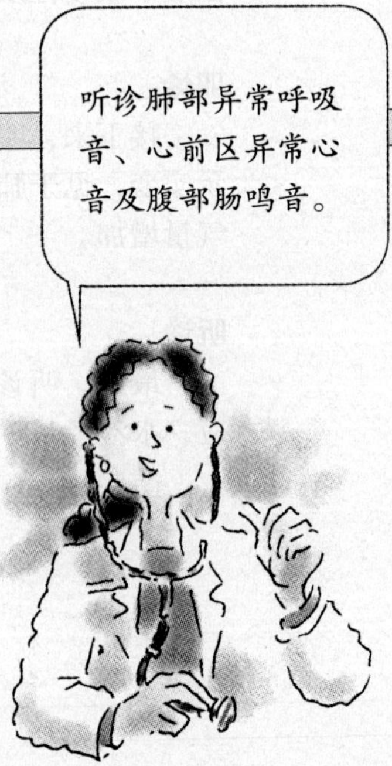

其他部位听诊

在心前区听诊心脏，正常的听诊音只有第一和第二心音。

随后听诊腹部肠鸣音。自身免疫性疾病可引起腹泻、肠鸣音亢进。硬皮病（皮肤硬化及增厚和结缔组织变性）和其他自身免疫性疾病可导致便秘、肠鸣音减弱。

诊断性检查

常用的两种免疫功能检查是常规细胞检查（帮助检查免疫缺陷病）和延迟皮肤过敏试验（用来评价细胞免疫反应）。

常规细胞检查

常规细胞检查，如 T 和 B 淋巴细胞检查，有助于鉴别原发或继发性免疫缺陷性疾病。

T 和 B 淋巴细胞表面标记物检测

表面标记物检测能鉴别出参与免疫反应的特异性细胞，同时可检测出几种具有相互调控作用的细胞平衡情况，特别是辅助性 T 细胞和抑制性 T 细胞。这些检查采用高度特异性的单克隆细胞抗体判断淋巴细胞分化水平以分析正常和恶变的细胞。

其他用途

T 和 B 淋巴细胞表面标记物检测结果有助于：

- 评估慢性感染时的免疫功能。
- 诊断免疫缺陷。
- 对淋巴细胞性白血病、淋巴瘤、免疫缺陷性疾病如获得性免疫缺陷综合征（AIDS）进行分类。
- 确定与自体免疫疾病有关的免疫调节。
- 诊断标记的辅助性 T 细胞和抑制性 T 细胞及 B 淋巴细胞数目及比例异常性疾病。

护理事项

- 通知患者需要抽血进行检测。
- 静脉穿刺抽血后，立即将血样送往实验室以确保淋巴细胞存活，血样决不能冷藏或冷冻，穿刺部位压迫止血直至出血停止。
- 由于很多 T 和 B 细胞病变的患者伴有免疫功能障碍，因此一定要保持穿刺部位清洁干燥，如果血肿明显，可给予热敷促进其吸收。

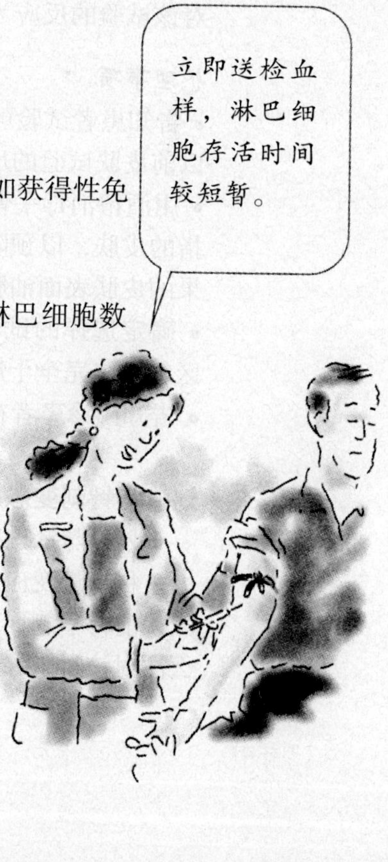

迟发型皮肤超敏反应检查

迟发型皮肤超敏反应检查用来检测细胞免疫反应。包括真皮内皮肤试验、划痕试验和划痕与针刺变态反应试验。

真皮内皮肤试验

真皮内皮肤试验用无菌注射器或接种小刀将记忆抗原（被试验者可能被致敏过的抗原）注入皮肤浅层。

是否患有结核?

结核菌素皮肤试验（如划痕、纯化结核菌素或 Mantoux 试验）对活动性及稳定性结核患者产生迟发型过敏反应。

记忆抗原

记忆抗原试验对假丝酵母菌、破伤风、腮腺炎感染的患者表现为迟发型超敏反应抑制或阴性，而在非特异性感染的患者对该试验的反应为迟发型超敏反应阳性（见：抗原试验方法）。

护理事项

- 告知患者试验可能出现的反应，询问对检测抗原的过敏史和以前皮肤试验的反应。
- 用酒精消毒手臂屈侧（掌侧）距肘窝（肘三角）远端 2 或 3 指的皮肤，以预防皮丘感染，也可用丙酮除去可能干扰试验结果的皮肤表面油脂。
- 确定选择的试验点有足够的皮下组织并且远离毛发及污染区，皮肤完全干燥后进行注射以避免抗原失活。
- 告知门诊患者在规定时间返回以判读试验结果。

划痕与针刺变态反应试验

划痕与针刺变态反应试验可检查患者对已知变应原的免疫力，将少量变应原交叉划过或轻轻刺入毛发少的皮肤，如肩胛区、前臂掌侧面或大腿的前侧面，如果患者对某物质过敏，那么注射该过敏原试验点出现发红、肿胀和隆起。

抗原试验方法：

该图显示接受记忆抗原试验的前臂，以判定患者是否接触过特定抗原。四个抗原测试标本注入已标记该抗原的前臂检测点。

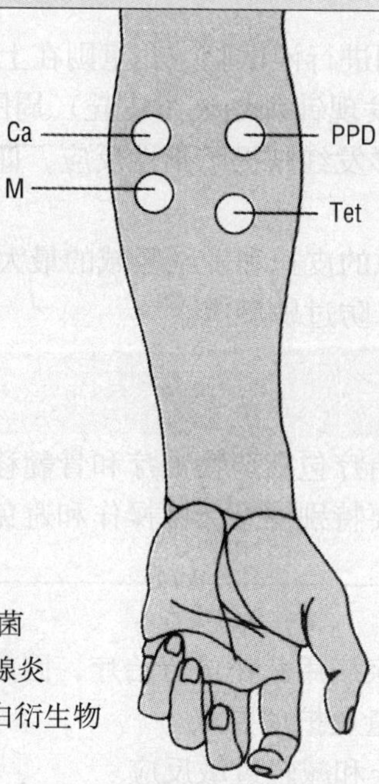

Ca= 假丝酵母菌

M= 流行性腮腺炎

PPD= 纯化蛋白衍生物

Tet= 破伤风

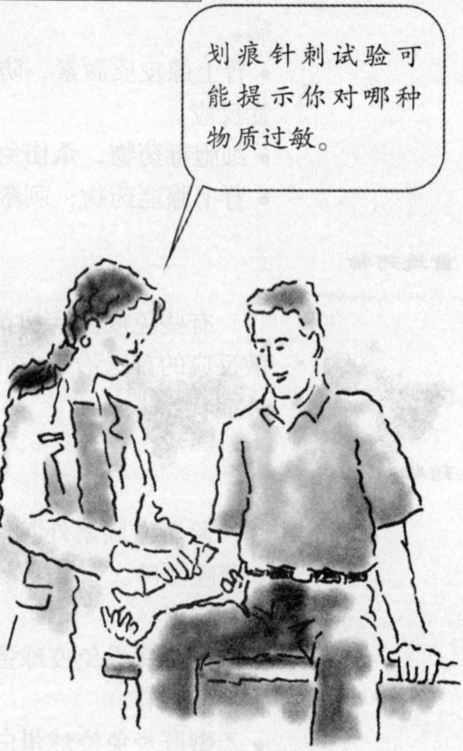

微量试验

该试验能激发 T 细胞介导的迟发型超敏反应，即使微量的变应原亦能激发完全的免疫反应。但在老年患者、急性白血病、霍奇金病、免疫缺陷、急性感染的患者该试验可能为阴性。

划痕针刺试验的禁忌证是急性炎症、皮肤病、严重的免疫缺陷。

护理事项

- 成人在手臂掌侧进行该试验，儿童则在上背部。
- 20 分钟后，如发现针刺划痕（皮丘）周围出现苍白、隆起、风团、周围有圆形发红则提示阳性反应，即患者对特定的变态反应原过敏。
- 记录每个变应原的皮丘和发红区域的最大直径。
- 准备肾上腺素以防过敏反应。

治疗

免疫疾病的治疗包括药物治疗和骨髓移植，两者都会增加免疫抑制，因此要特别注意无菌操作和避免感染和外伤。

药物治疗

很多免疫性疾病用药物进行治疗，因此，应当熟悉这些药物的适应证、剂量及护理要点。

- 抗组胺药，防止和减轻过敏反应。
- 免疫抑制剂，用来抗组织排斥反应及帮助控制自身免疫性疾病。
- 肾上腺皮质激素，防止或减轻细胞介导的免疫反应及减轻炎症反应。
- 细胞毒药物，杀伤免疫活性细胞。
- 肾上腺能药物，刺激交感神经系统。

首选药物

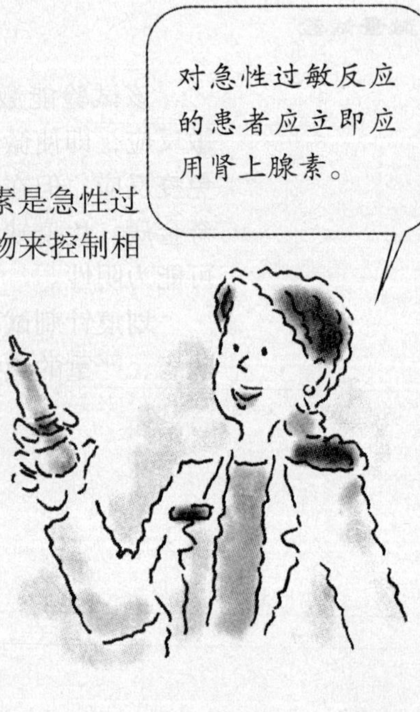

有些免疫性疾病首选药物治疗，比如，肾上腺素是急性过敏反应的首选治疗，而对于其他免疫疾病，可用药物来控制相关症状。

药物清单

除肾上腺素外其他用于免疫性疾病的药物包括：

- 硫唑嘌呤。
- 环孢素。
- 巨细胞病毒免疫球蛋白（人）。
- 去羟肌苷。
- 乙型肝炎免疫球蛋白（人）。

- 免疫球蛋白。
- 拉米夫定。
- Rho(D) 免疫球蛋白。
- 司坦夫定。
- 齐多夫定（AZT）。

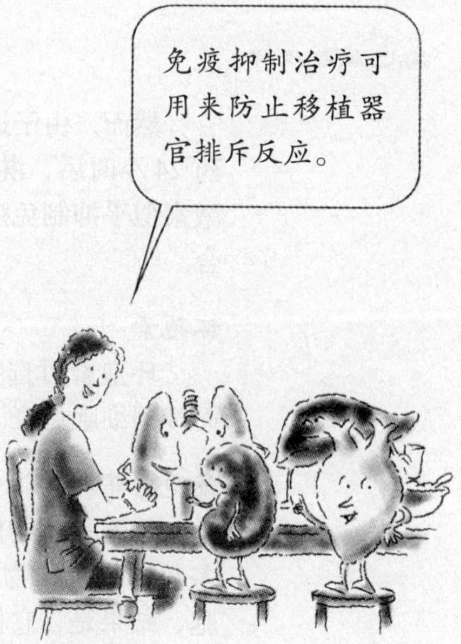

免疫抑制剂治疗

医源性（由于治疗产生的）免疫抑制可是化疗或其他治疗的副作用，但是，在某些情况下它却是治疗的目标，譬如说为了减轻自身免疫性疾病导致的细胞介导免疫损伤或防止器官移植排斥反应而诱导免疫抑制，患者可接受几种不同类型的免疫抑制剂。

抗淋巴细胞血清

抗淋巴细胞血清是一种强效非特异性免疫抑制剂，它能摧毁循环中的淋巴细胞，使 T 细胞数量减少、功能降低从而抑制细胞免疫，已被有效地应用于防止细胞介导的组织或器官移植排斥反应。

抗胸腺细胞球蛋白

抗胸腺细胞球蛋白（antithymocyte globulin，ATG）能杀死特定的 T 淋巴细胞。通常在即将进行移植术之前给药，并在移植术后持续应用一段时间。

血清病

ATG 的不良反应包括过敏反应和血清病，在注射 ATG 后 1~2 周出现，血清病表现为发热、倦怠、皮疹，可伴有关节痛，有时出现肾小球肾炎及血管炎。

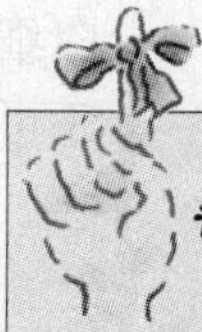

记忆小窍门

评价患者是否患有血清病，可记住：FARM。每个字母代表一个症状和体征：

发热（Fever）
关节痛（Arthralgias）
皮疹（Rash）
不适（Malaise）

糖皮质激素

糖皮质激素即肾上腺皮质激素，由于其强大的抗炎和免疫抑制作用而被广泛应用于治疗免疫介导性疾病。它能稳定血管膜，阻断白细胞和单核细胞的浸润，从而抑制炎症反应。它还能“绑架”骨髓中的 T 细胞，导致淋巴细胞减少。

淋巴细胞反弹

然而，由于这些药物并不能毒死细胞，当将糖皮质激素撤药 24 小时后，淋巴细胞的浓度可很快恢复正常，而且，糖皮质激素似乎抑制免疫复合物的生成并且阻止免疫球蛋白与抗原结合。

环孢素

环孢素可选择性地抑制辅助性 T 细胞的增殖与发育，从而抑制细胞免疫。

细胞毒药物

细胞毒药物能杀死正在复制的免疫活性细胞。不足的是，多数细胞毒药物是非选择性的，它们抑制所有快速增殖的细胞，结果是，它们可耗损淋巴细胞及吞噬细胞、阻碍淋巴细胞复合物的形成、抑制免疫球蛋白及淋巴因子的释放。

药物治疗的风险

环磷酰胺为一种强有力的细胞毒药物，常用作免疫抑制剂，最初抑制 B 细胞，降低体液免疫，长期用药后也抑制 T 细胞，抑制细胞免疫。环磷酰胺可用来治疗系统性红斑狼疮（SLE）、Wegner 肉芽肿，或某些自身免疫性疾病。

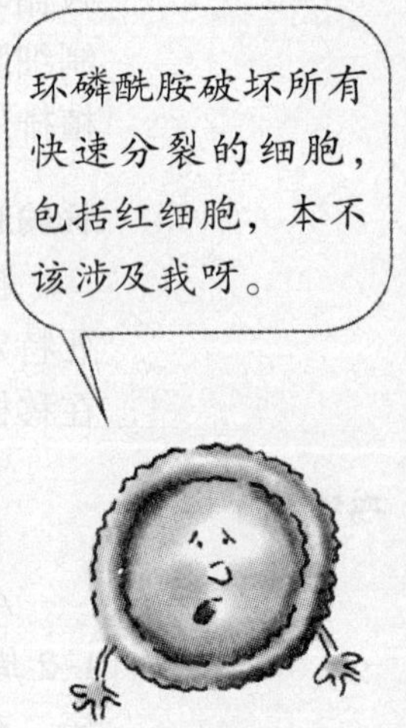

由于环磷酰胺非选择性地破坏快速分裂细胞，故它能导致严重的骨髓抑制，使各种血细胞异常低下，如红细胞（贫血）、白细胞（中性粒细胞减少症）或血小板（血小板减少症），它还可能抑制性腺，导致不孕、脱发、出血性膀胱炎、恶心、呕吐、口腔炎，增加淋巴细胞增殖性肿瘤的风险。

其他免疫抑制剂

其他常用来作为免疫抑制剂的细胞毒药物包括：

- 硫唑嘌呤，常用于肾移植。
- 氨甲蝶呤，偶可用于类风湿性关节炎和其他自身免疫性疾病。

骨髓移植

对某些免疫性疾病可进行骨髓移植，骨髓移植在某些血液病和癌症，如多发性骨髓瘤和某些实体肿瘤也进行了探索的地治疗。

关于骨髓移植

在骨髓移植过程中，先将患者的异常骨髓用化疗或放疗进行破坏，然后植入来自患者或其他供者的骨髓细胞。目的是使患者重新造血产生正常的血细胞。

作为再生障碍性贫血和联合免疫缺陷症的首选治疗，骨髓移植还可用来治疗已经行大剂量化疗和全身放疗或有高度复发风险的白血病。

患者准备

骨髓移植前执行以下步骤：

- 告知患者骨髓移植将使他的白细胞降低，刚刚行移植术后会有很高的感染风险，出于安全考虑他将被隔离几周。
- 准备移植前用药，包括细胞毒性药物化疗和全身放疗，患者应了解用药期间将出现的不良反应，如腮腺炎（唾液腺发炎或感染）、腹泻、发热、恶心、呕吐及骨髓抑制的症状和体征（如发热、疲劳、寒战、瘀斑、出血）。

监护与术后护理

术中及术后，执行以下步骤：

- 术中监测患者的生命体征，迅速判断发热的反应，如呼吸困难、寒战。
- 每 4 小时对患者感染的症状和体征进行护理评估，如发热、寒战。
- 护理患者时要保持严格的无菌操作，避免外伤。

不良宿主

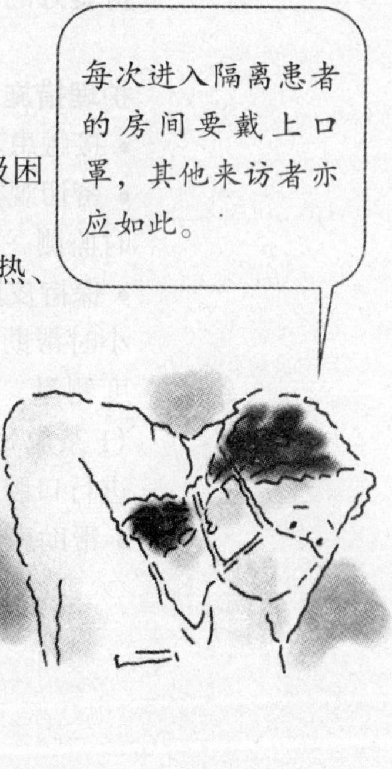

- 观察移植物抗宿主（graft-versus-host，GVH）反应，如：皮炎、肝炎及溶血性贫血、血小板减少。GVH 常常发生于移植术后的前 90 天内。移植术后 GVH 可是长期的，也可导致移植失败、淋巴细胞缺失、感染或死亡。

家庭护理指导

出院前给患者以下指导：

- 告知患者避免感染，警告他骨髓移植后长达一年时间内仍然非常容易受感染。
- 督促患者定期复诊以监测治疗进展及发现晚期并发症。

护理诊断

当照顾伴有免疫性疾病的患者时，你会发现有几项护理诊断可被反复应用，下面列出了几项常用的护理诊断、适当的干预措施及其原理。

感染的危险

由于内、外因素的影响，AIDS、SCID、恶性贫血和其他免疫性疾病常常伴有感染的危险。

预期结果

- 患者没有感染的症状和体征。
- 患者呼吸功能保持正常。
- 患者能说出正确预防感染的方法，包括正确的洗手方法及保持良好的个人卫生。

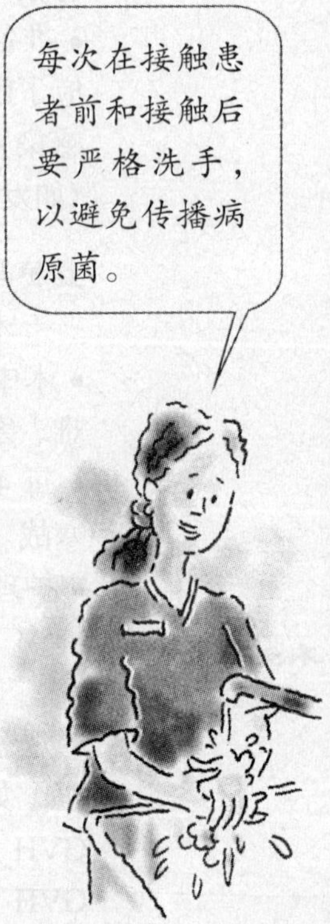

护理措施及理由

- 接触患者前后严格洗手以避免病原体的传播。
- 密切观察患者感染的症状和体征，例如发热和寒战，每4小时监测一次生命体征。密切观察有利于及时干预。
- 保持皮肤、黏膜完整有助于预防感染。鼓励患者活动，每2小时帮助患者翻身，不要给患者灌肠、外用栓剂或进行直肠温度测量，鼓励患者用碳酸氢钠进行口腔护理和生理盐水漱口（1茶匙每8盎司）以抑制微生物生长。履行日常卫生护理及进行口腔评估。
- 帮助患者做咳嗽和深呼吸练习以防止坠积性肺炎，清除呼吸道分泌物以预防感染。

- 患有呼吸道感染的来访探视人员与患者接触时必须戴上口罩，以保护患者免受病原体入侵。
- 指导患者尽量减少感染危险的措施，增加其对治疗的信心、依从性并且帮助患者转变生活方式。

无效应对

由于自身感觉或身体的损耗，威胁生命的免疫性疾病可伴有无效应对。

预期结果

- 患者认识到积极配合治疗的益处。
- 患者积极主动自理日常活动。
- 患者相信有能力达到最佳状态。

护理事项及理由

- 鼓励患者及家庭讨论过去的应对措施及成效，这样做可增加成功适应性行为、培养控制疾病的信心。
- 鼓励患者及其家人参与护理，共同决策以增加自我价值感，使患者度过当前状态，允许患者按自己的步伐前进。
- 向患者及其家属介绍合适的组织，以获得不断的支持并保持心理平衡，预防出现心理危机。

常见的免疫性疾病

免疫性疾病包括从轻微的 (如过敏性脉管炎)到威胁生命的疾病（如过敏性休克)。有些是先天的，而另一些则是后天获得的。

免疫性疾病可能源于：

- 高反应性，如过敏性鼻炎。
- 自身免疫性，如 SLE。
- 免疫缺陷，如 AIDS。

获得性免疫缺陷综合征

获得性免疫缺陷综合征（acquired immunodeficiency syndrome，AIDS）以细胞免疫进行性削弱为标志，对机会性感染及发生罕见肿瘤的几率增加（见：机会性感染）。诊断应仔细地联系患者的病史与临床表现及特定类型的 T 细胞计数。

时间与死亡率

从可能接触人免疫缺陷病毒（HIV，为 AIDS 的致病原因）至 AIDS 被诊断平均为 8~10 年，儿童潜伏期似乎更短，平均为 8 个月。世界范围内，75%以上的 AIDS 患者在诊断后 2 年内死亡。患者 HIV 阳性而无症状的时期可长短不一。

病因

AIDS 是因为感染了 HIV 病毒导致的。HIV 病毒为一种逆转录病毒，存在于人体液中，如血液和精液。HIV 的传播方式包括：

- 性接触，特别是接触损伤的直肠或阴道黏膜。
- 输入被污染的血液或血液制品。
- 使用被污染的针头。

AIDS 患者的机会性感染

此表显示的是 AIDS 可能并发的感染。其他 AIDS 机会致病还包括卡波西肉瘤、消耗性疾病、AIDS 痴呆综合征。

微生物	生物体	疾病
原虫	卡氏肺囊虫	卡氏肺囊虫性肺炎
	隐孢子虫	隐孢子虫病
	鼠弓形体	鼠弓形体病
	组织浆菌	组织浆菌病
真菌	白假丝酵母菌	假丝酵母病
	新型隐球菌	新型隐球菌
病毒	疱疹	单纯性疱疹 1 型和 2 型
	巨细胞病毒	巨细胞病毒性视网膜炎
细菌	结核分枝杆菌	结核病
	分枝杆菌	分枝杆菌病

• 胎盘传播：感染的母亲分娩时可通过宫颈或血液接触传给胎儿。
• 感染的母亲通过哺乳传给婴儿。

危险性环境

AIDS 的危险因素包括：
• 与 AIDS 患者或存在 AIDS 风险的人进行性接触。
• 目前或过去曾静脉滥用药。
• 输血或血制品。

出生前或围产期与 AIDS 患者接触增加了新生儿患病的风险，如果母亲患有 AIDS 或处于 AIDS 风险中则可通过哺乳可同样增加了新生儿患病的几率。

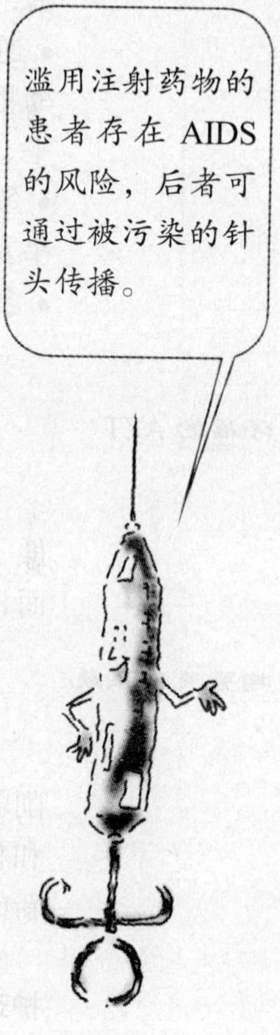

病理生理学

HIV 病毒通过一种叫 $CD4^+$ 的抗原附着在辅助性 T 细胞表面，作为受体 $CD4^+$ 允许病毒进入细胞，侵入细胞后，HIV 或是复制导致细胞死亡，或潜伏。

不择手段

HIV 感染导致严重的病理变化——直接或间接的。直接的病理改变是破坏 $CD4^+$ 细胞、其他免疫细胞和神经细胞。间接的病理影响是 $DC4^+$ 功能障碍导致免疫抑制的继发效应。

临床表现

初始暴露后，感染的患者可没有症状和体征，或可有流感样症状（血清转换病）然后保持无症状多年。

狡猾的蔓延

然而，随着该综合征的进展，由于 HIV 脑病而出现神经系统的症状和体征，或机会性感染和疾病的症状和体征，如卡氏肺孢子虫病、巨细胞病毒感染或癌症。最后反复机会感染使患者的免疫力削弱，导致多系统受累。

辅助检查

• 美国疾病预防和控制中心将 AIDS 定义为 $CD4^+$ 计数低于

200 /μl 或存在趋向于 HIV 病毒所致的机会性感染。

- 酶联免疫吸附试验和 Western 印迹法能检测是否有 HIV 感染。
- 测量循环中 HIV 水平（“病毒负荷”）评估疾病进展风险及患者对治疗的反应。

反复的机会感染削弱了 AIDS 患者的免疫力，病原体不会轻易放弃。

治疗

尽管目前还不能治愈 AIDS，却可通过治疗控制症状和体征，目前主要有三类抗逆转录病毒药物用来治疗 HIV 感染。

- 逆转录酶抑制剂包括核苷酸抑制剂及非核苷酸抑制剂，这类药物包括阿巴卡韦、地拉夫定、地达诺新、拉米夫定、奈韦拉平、替诺福韦、齐多夫定。
- 蛋白酶抑制剂包括福沙那韦、印地那韦、利托那韦、沙奎那韦及替拉那韦。
- 多重抑制剂包括恩夫韦地。

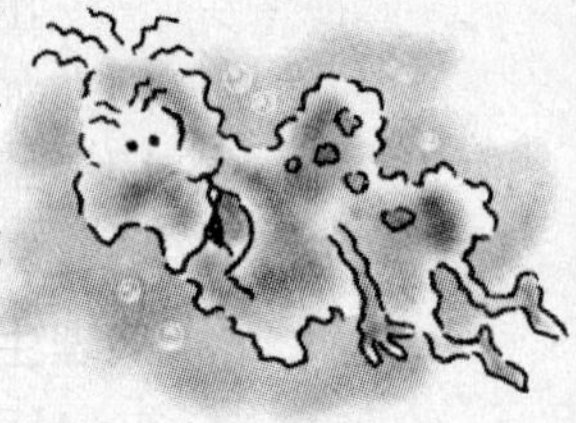

联合用药，上述药物可抑制 HIV 病毒的复制。

矛盾的 AZT

齐多夫定（AZT）可有效地延缓了 HIV 感染的进展，降低了机会感染率，提高了生存率，减慢相关痴呆的发展。然而，该药能导致严重的毒性反应和副作用。

增强免疫系统

其他治疗 AIDS 的药物还包括免疫调节剂，旨在增强已被削弱的免疫系统，还有抗感染和抗肿瘤药用来治疗机会性感染和相关肿瘤。对于有关 HIV 及 AIDS 药物已投入大量的研究，新的药物不断被开发，以制定最佳的治疗方案。

护理事项

- 监测患者的体温，记录体温曲线。
- 评估触痛、肿大的淋巴结，定期进行实验室检查。
- 鼓励每天用生理盐水及碳酸氢钠漱口。
- 观察感染的症状和体征，如皮肤破溃、咳嗽、咽痛和腹泻。
- 依据患者的疾病状态和实际情况执行标准预防措施。
- 在患者应对 AIDS 不容乐观的预后及来自社会的压力时给予其心理支持。

• 在给予建议和治疗后对患者进行评估，他应该能说出感染的早期症状和体征，解释 HIV 是如何进行传播的，描述 AIDS 对他生活的限制，他还应该能保持良好的营养状态（见：AIDS 宣教要点）。

教育园地

AIDS 宣教要点

• 解释 AIDS 如何影响免疫反应而增加机会感染，及如何预防。
• 讨论如何预防 AIDS 传播，如直肠或阴道性交时使用安全套，不共用针头或注射器，不要捐献血液、器官或组织、精子。
• 对女性患者宣教避孕措施，AIDS 的母亲可传给胎儿或通过哺乳传给新生儿。
• 教会患者预防感染的措施及如何执行。

过敏反应

过敏反应是指对接触过的抗原物质的超敏性反应，严重的过敏反应可使全身血管塌陷，导致休克和某些情况下的死亡。

病因

过敏反应是由于身体接触致敏的药物或其他抗原引起的，例如：

• 青霉素（最常见的原因），或其他抗生素。
• 血清。
• 疫苗。
• 过敏原提取物。
• 酶。
• 激素。
• 磺胺类药物。
• 局部麻醉药。
• 水杨酸类药物。
• 多糖。

毒性物质诱发

过敏反应也可源于诊断试剂（包括含碘造影剂）、食物、亚硫酸盐、昆虫毒液（例如蜜蜂蜇伤）及少见的棘球囊破裂（包含绦虫幼虫的肝胞囊）。

病理生理学

过敏反应发生的机制为：

• 当与抗原初次接触时，免疫系统在淋巴结产生 IgE 抗体进行免疫应答，辅助 T 细胞强化了这个过程。
• 抗体结合在位于结缔组织的肥大细胞和嗜碱性粒细胞膜受体上。
• 当再次与抗原接触时，IgE 抗体或交联的 IgE 受体将其识别为异源性物质，因而刺激并释放了大量的化学性递质。

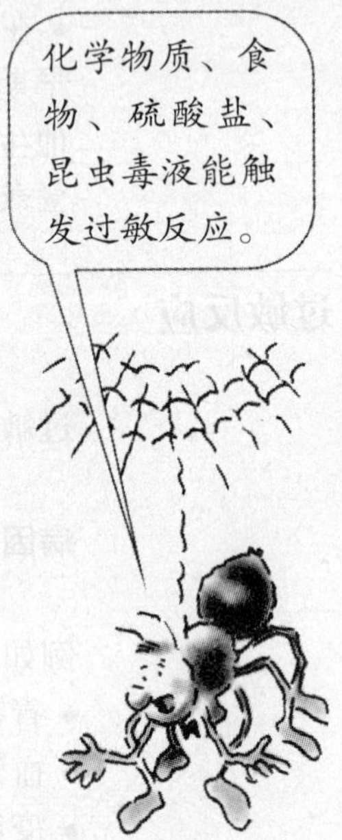

临床表现

过敏反应通常发生在接触抗原最初的几分钟或几秒钟内(迟发的或持续的反应可发生于 24 小时内)。症状和体征的严重性取决于最初的抗原致敏量、抗体分布的数量及抗原进入的途径与数量。

生死之间

过敏反应最初的症状和体征包括：

- 濒死感。
- 虚弱。
- 出汗。
- 打喷嚏。
- 瘙痒。
- 荨麻疹（皮肤痒疹并产生风团）和血管性水肿（脸、颈、喉、手、脚、外生殖器或内脏器官迅速肿胀）。
- 心血管系统变化，如低血压、休克和心律失常。
- 呼吸系统症状和体征，包括鼻黏膜肿胀、流大量清涕、鼻充血、突然打喷嚏、声嘶、喘鸣和呼吸困难（急性呼吸衰竭的早期症状）。
- 消化和生殖系统的症状和体征（严重的胃绞痛、恶心、腹泻、尿急和尿失禁）。

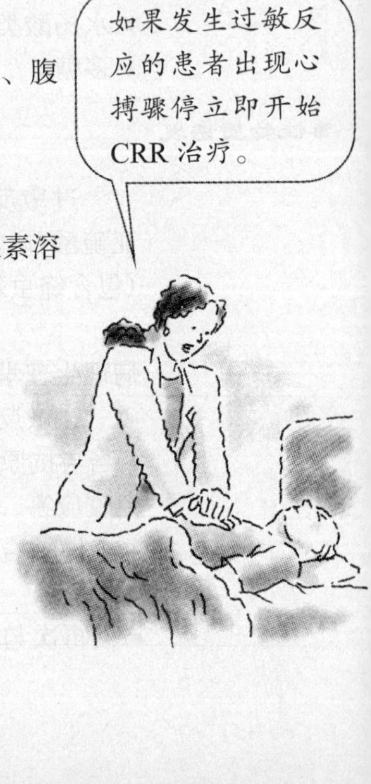

如何治疗

过敏反应通常是急症，需要立即注射 1∶1000 肾上腺素溶液，必要时每 5~20 分钟注射一次。

肾上腺素治疗

过敏反应的早期，患者血压正常、意识清楚，可皮下或肌内注射肾上腺素，并按摩注射部位以促进药物较快吸收入血。

而对于严重的过敏反应，当患者已经失去意识或血压下降，则应静脉给予肾上腺素。

护理事项

• 保持气道通畅，注意患者早期喉头水肿的迹象（喘鸣、声嘶和呼吸困难），如症状显著则进行气管插管和气管切开，同时给予氧气治疗。如果患者心跳停止，立即开始心肺复苏（cardiopulmonary resuscitation，CPR）。

• 注意低血压和休克，必要时用扩容药物（血浆、盐水、白蛋白）维持循环血量。

• 经过紧急抢救后，依次给予下列治疗：皮下注射肾上腺素溶液，静脉持续给予糖皮质激素及苯海拉明，对超过 10～20 分钟的支气管痉挛应给予静点氨茶碱，记住氨茶碱快速静点会导致或加重低血压。

• 如果患者必须接受对已知过敏物的药物治疗，须事先给予逐渐增加剂量的抗原脱敏或给予糖皮质激素以预防严重的过敏反应。

• 病情缓解后立即评估患者，血压应在正常范围，呼吸应该是规则而不费力的（见：过敏反应宣教要点）。

教育园地

过敏反应宣教要点

• 为了避免过敏反应，向患者宣教避免暴露于已知抗原，如果已知对食物或药物过敏，应避免应用该食物及药物；如果对昆虫叮咬过敏，在有昆虫季节，应避免去田野、林区；外出时，带上抗过敏剂（包含肾上腺素、抗组胺药、止血带）。

• 建议患者携带对某物质过敏的医疗证明。

哮喘

哮喘为一种慢性气道反应性疾病，导致发作性、可逆性支气管痉挛而致梗阻、黏液分泌增加、黏膜水肿。虽然可在任何年龄起病，但约 50%的患者发病年龄小于 10 岁。

内源性或是外源性？

哮喘可由内源性或外源性所致。内源性哮喘源于对外界变应原的特殊敏感性。在内源性哮喘中变应原并不明显。

所有的都是家族性疾病吗？

大约三分之一的哮喘患者至少有一名直系亲属患该病，约四分之三的患儿父母双方均有哮喘。

病因

外源性哮喘是由于接触了花粉、动物皮毛、室内尘土或真菌、枕垫中的羽毛或称为木棉的丝样材料、含亚硫酸盐的食品添加剂，或其他致敏物质。内源性哮喘可由于刺激、情绪紧张、疲劳、内分泌变化、温度和湿度改变或暴露于有毒的烟雾中而诱发。

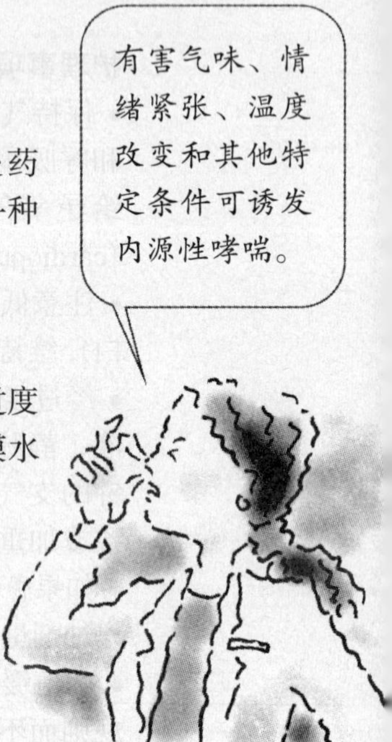

其他病因

其他哮喘的原因包括阿司匹林、各种非甾体类抗炎药(NSAIDs)，如吲哚美辛（消炎痛）、甲芬那酸、柠檬黄（一种黄色食物色素）、锻炼和职业暴露于致敏因子中（如铂）。

病理生理学

发生哮喘时，由于气管和支气管内膜对各种刺激产生过度反应，可诱发气管平滑肌痉挛，导致气道严重狭窄、黏膜水肿、分泌物黏稠而进一步加重了气道阻塞。

充气与过度充气

哮喘发作时，呼气减少，气体潴留于气道内导致肺泡过度膨胀，局部可发生肺膨胀不全（肺组织萎陷），气道阻力增加导致用力呼吸。

临床表现

通常，外源性哮喘常有过敏的症状和体征（IgE 介导的变态反应），如湿疹、过敏性鼻炎。且常在严重的呼吸道感染后发生，尤其在成人。

戏剧性与危险性

急性哮喘发作可是戏剧般地开始，可同时发生几种严重的症状。然而，有时却是缓慢发生逐渐进展的呼吸窘迫。哮喘导致发绀、意识混乱，嗜睡表明发生了威胁生命的哮喘持续状态和呼吸衰竭。

哮喘的症状和体征包括：

- 突然发生的呼吸困难、喘鸣、胸部紧缩感。
- 咳嗽，咳黏稠、无色或黄色痰。
- 呼吸急促，动用呼吸辅助肌。

其他还包括脉搏加速、大汗、叩诊肺过清音及呼吸音降低。

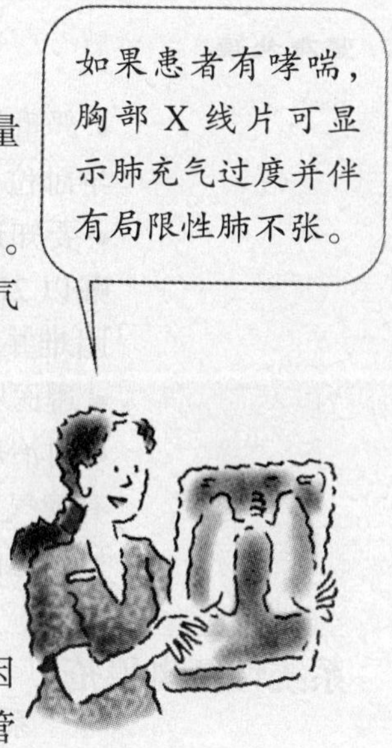

辅助检查

• 肺功能检查示气道梗阻性疾病（1 秒钟呼气量和用力呼气量减低），肺活量减少或低于正常，肺总量和残气量增加。

• 动脉血气分析显示氧分压、二氧化碳分压（$PaCO_2$）均降低。在严重的哮喘患者 $PaCO_2$ 可正常或升高，表明有严重的支气管梗阻。

• 胸部 X 线片显示肺充气过度并伴有局限性肺不张。

• 如果患者没有过敏史，有必要进行特殊变应原的鉴定试验。

• 吸入支气管诱发试验可验证变应原鉴定试验。

治疗

每位患者的治疗均不相同，重点在于识别和避免触发因素，例如变应原或刺激。通常这种刺激不能被完全脱离。尽管针对特定抗原的脱敏治疗可能会有帮助，但是很少能完全起效或效果难以持久。

药物治疗包括支气管扩张剂。症状发生后不久立即用药则疗效更显著，其他用来治疗哮喘的药物还包括：

• 速效肾上腺素制剂。

• 特布他林。

• 氨茶碱。

• 茶碱和含有茶碱的口服制剂。

• 口服拟交感神经药。

• 糖皮质激素。

• 拟交感神经气雾剂，如异丙肾上腺素和沙丁胺醇。

• 色甘酸钠，有助于抑制导致支气管痉挛的化学介质（组胺和白三烯）的释放。

• 白细胞三烯受体修饰物，帮助阻断肺部的炎症反应。

护理事项

• 哮喘急性发作时，可采取适当的措施保持呼吸功能并且缓解支气管痉挛，促进黏液排出。

• 如果是劳累导致发病，让患者坐下休息并饮用温水。

紧急处理

- 严重的呼吸困难非常恐怖，安慰患者你可帮助他，使其处于半卧位，鼓励腹式呼吸，使患者尽可能地放松。
- 要知道肾上腺素未能缓解的哮喘持续状态是医学急症，遵医嘱以 2L/min 的速度经鼻导管给予湿化的氧气吸入以减轻呼吸困难并增加动脉血氧饱和度。
- 遵医嘱静脉给药。
- 对治疗成功的患者进行评估。患者呼吸应该规则而不费力，应有换气充足的表现，如没有发绀及意识障碍。患者及家属还能识别易感因素并有消除易感因素的措施（见：哮喘宣教要点）。

教育园地

哮喘宣教要点

- 帮助患者认识哮喘的诱因，解释这些诱因是如何引起支气管痉挛、气道水肿、黏液的产生。
- 说明如何认识并预防呼吸道感染。
- 向患者宣教如何控制哮喘发作。
- 详述处方药物及其使用，向患者宣教如何使用口腔气雾剂。指导患者保证将气雾剂随身携带随时可用，提醒每 4 小时吸入不要超过 2～3 次。如果需要频繁吸入，建议患者去看医生。对患者解释如果频繁使用吸入剂会降低药物疗效，警告患者过度吸入会导致心跳停止并死亡。

系统性红斑狼疮

系统性红斑狼疮（systemic lupus erythematosus，SLE）是一种慢性炎性结缔组织病，影响全身多个器官系统（包括皮肤），并且可致命。以反复缓解及加重为特征，春季和夏季尤其普遍。

SLE 男女发病比例是 1∶8，在儿童期达到 15 倍之多。SLE 在世界范围内发病，多见于亚洲人和黑人。

预后：多种多样

早期检测及治疗能改善预后。但当患者出现心血管、肾或神经系统并发症或严重的细菌感染时，疗效欠佳。

大约每 20 名患者中有 1 名盘状红斑，这是另一种类型的红斑狼疮，最终进展为 SLE。

病因

引起 SLE 的病因仍不清楚。但有证据指出：免疫、环境、激素、遗传因素是可能的病因。

危险因素

可能增加 SLE 患病风险的因素有：

- 遗传倾向。
- 应激。
- 链球菌或病毒感染。

- 暴露于阳光或紫外线。
- 免疫。
- 妊娠。
- 雌激素代谢异常。

增加 SLE 患病风险的药物包括普鲁卡因胺、肼屈嗪、抗癫痫药及少见的如青霉素、磺胺类药物和激素类避孕药。

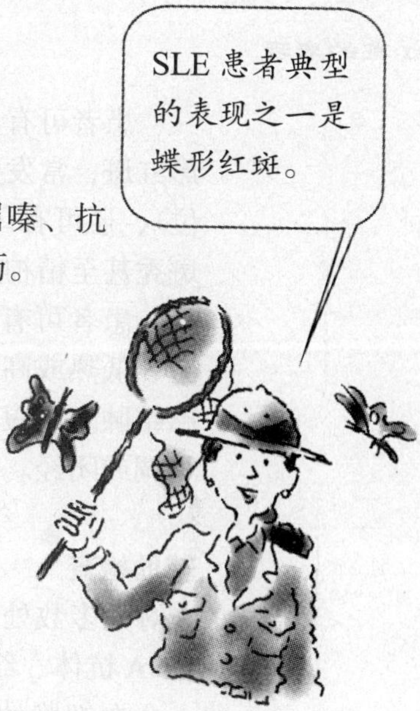

病理生理学

目前认为，SLE 的主要发病机制是自身免疫。机体产生对抗自身细胞的抗体，导致了免疫复合物性疾病。SLE 患者可产生对抗各种组织结构的抗体（如红细胞、中性粒细胞、血小板、淋巴细胞），或最终可产生对人体的任何组织或器官的抗体。

临床表现

SLE 特征性表现是面部红斑（蝶形红斑）、非侵蚀性关节炎及畏光（见：认识蝶形红斑）。

认识蝶形红斑

SLE 典型的蝶形红斑表现为颊部和鼻梁逐渐增加的蝴蝶样损害，红斑的严重程度可从颊部红斑（颊部发红）到盘状病损。

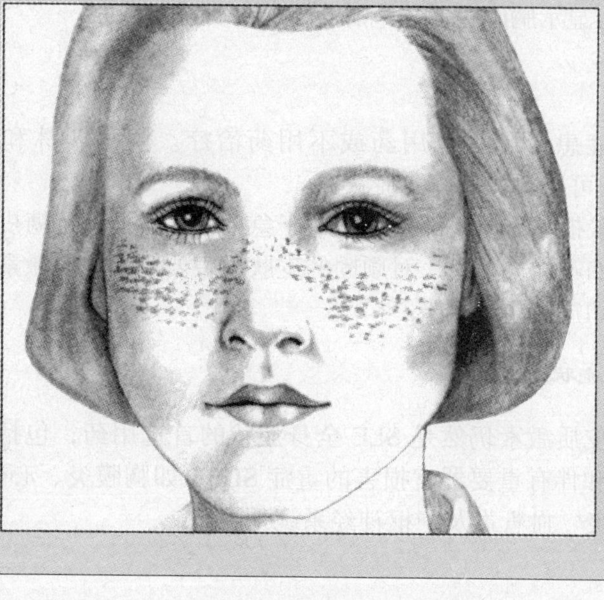

红斑的表现

患者可有盘状红斑（伴有发痒、鳞片、脱屑的圆形或椭圆形红斑，常发生于面部、头皮、颈部和胸前等暴露于阳光的部位），还可有口腔或鼻咽部溃疡、胸膜炎、心包炎、癫痫发作、斑秃甚至精神病。

患者可有以下一些症状或体征的组合：疼痛、不适、疲劳、低热或高热、寒战、食欲减退、体重减轻、淋巴结肿大、腹痛、恶心、呕吐、腹泻或便秘及月经不调或闭经。

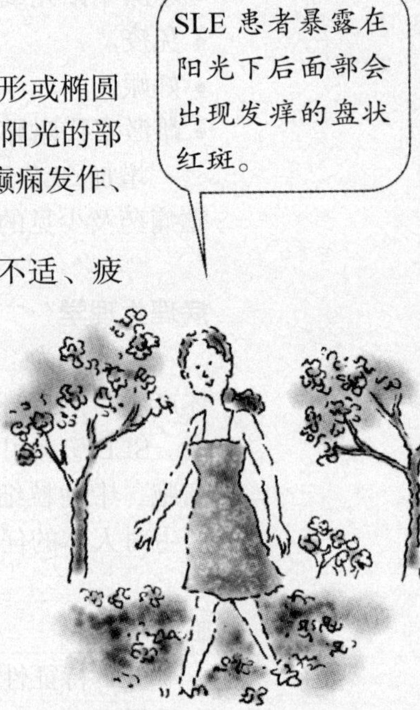

辅助检查

- 对大多数处于疾病活动期的患者，抗核抗体、抗DNA 抗体、红斑狼疮细胞检查是 SLE 特异性检查。
- 全血细胞计数可鉴别出贫血、WBC 减少、血小板计数下降。
- 红细胞沉降率可增快。
- 血清电泳可显示高丙种球蛋白血症（血丙种球蛋白过量）。
- 尿液检查可见红细胞和白细胞、尿沉渣和管型、大量蛋白尿（大于 3.5g/24h）。
- 血清补体（C3 和 C4）降低表明疾病呈活动性。
- 胸片可显示胸膜炎或狼疮肺炎（肺部炎症）。

治疗

轻症患者可少量用药或不用药治疗。阿司匹林和其他 NSAIDs 可控制关节炎的症状。

皮肤损害需要局部治疗，对于急性损害，推荐用糖皮质激素软膏如氟羟氢可松，对顽固的皮肤损害要用糖皮质激素和抗疟药，如羟氯喹和氯喹。

用糖皮质激素控制全身症状

糖皮质激素仍然是 SLE 全身症状的首选用药，包括急性暴发性和伴有重要器官损害的重症 SLE（如胸膜炎、心包炎、狼疮肾炎、血管炎及中枢神经系统受累）。

护理事项

- 观察以下症状和体征：关节疼痛或僵硬、虚弱、发热、疲劳、寒战，如果出现则采取措施使患者舒适。
- 观察患者的呼吸困难、胸痛、肢体水肿。
- 记录皮肤损害的大小、类型、部位。
- 检验血尿情况。
- 检查头皮是否脱发、检查皮肤和口腔黏膜寻找瘀点（紫色小点表明小的出血）、出血、溃疡、苍白和淤伤。
- 提供平衡膳食，肾受累的患者可能需要低盐、低蛋白饮食。
- 准备热水袋以减轻关节疼痛和僵硬。鼓励按时锻炼，以保持关节最大的活度并预防挛缩。
- 监测生命体征、液体出入量、体重和实验室检查。
- 评估患者。如治疗成功，患者应没有疼痛和关节僵硬，生命体征应在正常范围内（见：SLE宣教要点）。

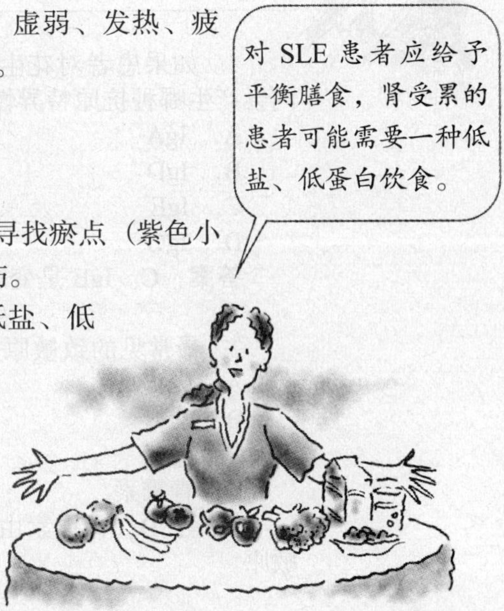

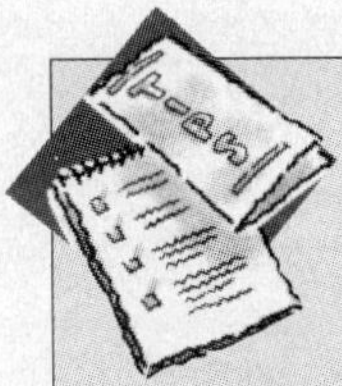

教育园地

SLE 宣教要点

- 告知患者避免去公众场所，减少接触性传播，使感染的危险降到最小。
- 进行反复关节活动度练习及身体技巧性训练以减轻关节疼痛。
- 告知患者如果出现发热、咳嗽、红斑或胸部、腹部、肌肉、关节痛加重时通知医生。
- 强调平衡膳食的重要性。
- 强调坚持随诊的重要性。
- 告知患者外出时穿防护性衣服并使用遮阳物，减少皮肤发红。
- 确保患者理解并能坚持药物治疗。
- 告知患者计划妊娠前应与医生商量。

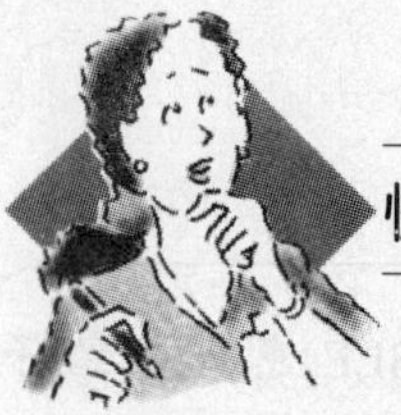

快速测验

1．如果患者对花生酱过敏，那么吃花生酱饼干时患者体内会产生哪种抗原特异性免疫球蛋白？

A．IgA

B．IgD

C．IgE

D．IgG

答案：C。IgE 是变态反应的主要因素。

2．最常见的致敏原是：

A．贝类

B．染料

C．蜂毒

D．青霉素

答案：D。青霉素由于它的全身性作用而成为最常见的致敏原。

3．与哮喘关系最密切的是

A．哮喘家族史

B．过敏反应史

C．高血压

D．频繁的上呼吸道感染

答案：A。约三分之一的哮喘至少有一名直系亲属患病，约四分之三的哮喘患儿父母双方均有哮喘。

4．多数情况下 SLE 治疗首选：

A．抗生素

B．抗真菌药

C．糖皮质激素

D．环孢菌素

答案：C。糖皮质激素是 SLE 全身症状的治疗选择。

得分

☆☆☆ 如果所有的问题都回答正确，你不用再读这一章！

☆☆ 如果回答正确三个问题，不错，你免疫系统的知识已经不少了！

☆ 如果回答正确少于三个问题，不要停留在荨麻疹，再读一遍提高能力！

（宋金玉、齐艳红　译　郑秀慧　校）

18

第十八章　皮肤疾病

主要内容

在本章中，你将学习：

- 皮肤及其附属器的解剖生理
- 评估皮肤及其附属器的方法
- 常见皮肤疾病的病因、病理生理学、诊断及护理措施

皮肤疾病概述

皮肤作为人体的主要防御系统具有多种功能，包括感知觉、体温调节、防止水和电解质的流失及排泄废物。皮肤疾病的护理要细致查体、密切观察、预防感染及规范操作，如局部用药和清创术。

解剖和生理

皮肤覆盖于人体表面，保护机体免受外界侵袭，可分为两层：

• 表皮。为皮肤最外层，由复层鳞状细胞构成，由外向内可分为以下几层——角质层、透明层、棘细胞层和基底层。

• 真皮。位于表皮的下层，由结缔组织和一种称为基质的细胞外物质构成，后者能维持皮肤的弹性和柔韧性。真皮层还包括血管、淋巴管、神经、汗腺和皮脂腺，具有为皮肤提供营养和代谢的功能，也是伤口愈合及控制感染的基础。真皮下是皮下组织（见：皮肤的内部结构）。

皮肤的内部结构

下面的皮肤切面图显示了主要的皮肤结构。

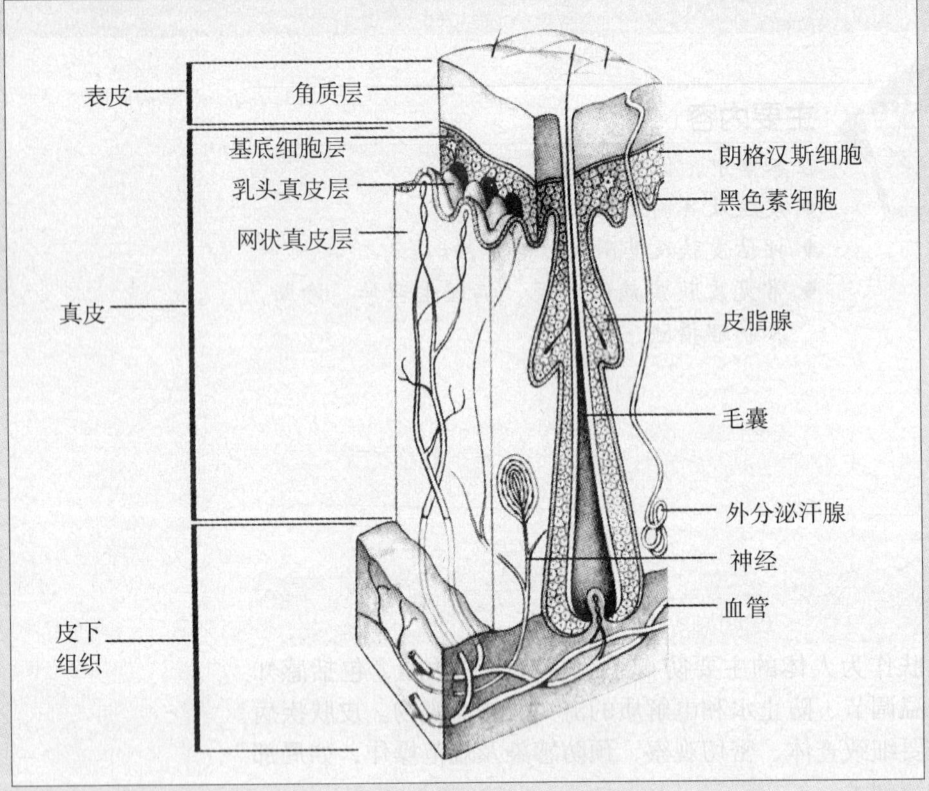

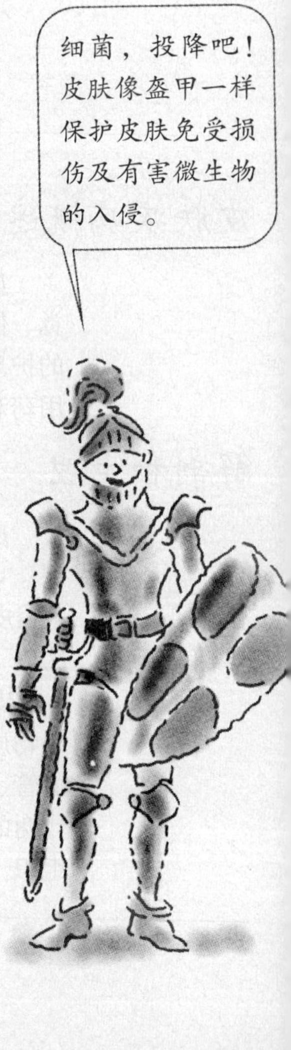

皮肤的附属器官

皮肤内还有许多皮肤附属器官。这些附属器官包括毛发、指（趾）甲、皮脂腺和汗腺。两种汗腺是顶浆分泌腺（分布于腋窝、腹股沟毛囊附近）和外分泌腺（分布于除口唇以外的人体大部分体表区域）。

皮肤的功能

皮肤有许多功能，包括：

- 保护功能，免受外伤及细菌入侵。
- 防止水和电解质的流失。
- 感受痛、温、触和压觉。
- 通过产生及蒸发汗液来调节体温。

• 合成维生素 D。
• 通过细胞修复促进伤口愈合。

评估

皮肤疾病可能累及或源于其他系统疾病，评估时不要放过微小的症状和体征。

病史

得到一个完整的病史后开始评估。对于皮肤疾病，希望患者会描述如皮肤外观、瘙痒、疼痛或病变部位的渗出等情况。

现病史

询问与患者主诉有关的一些信息：
• 该病持续多久了？什么时间开始的？是否有类似发作史？
• 病变部位的特征，包括病灶的形状、大小、颜色、部位、分布特点及范围。
• 病变部位是否有疼痛、压痛、麻木、温度升高？
• 有皮肤病的诱因吗（如紧张、月经或暴露于阳光下）？什么情况使之加重？什么情况使之缓解？
• 近期接触过洗涤剂、化学制剂或特殊植物吗？
• 近期更换过肥皂或护肤液吗？
• 使用接压、外用药水和非处方制剂等方法可使皮肤病得到改善吗？

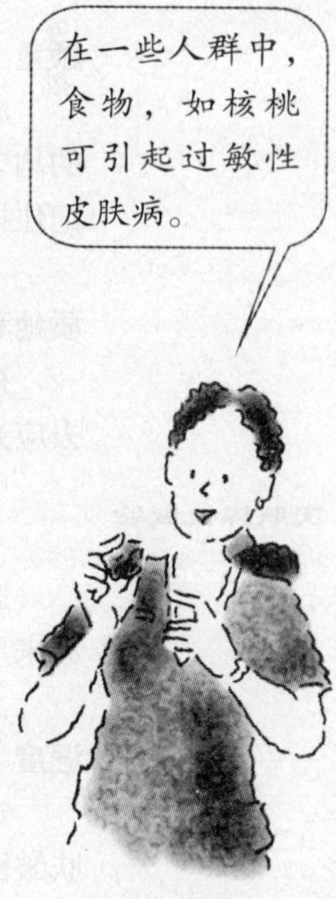

既往史

询问患者是否有类似病史（一些皮肤病可反复发作如银屑病）。明确患者既往是否对药物、食物或其他物质(如化妆品)有过敏反应。既往和现在的过敏反应——包括通过皮肤接触、摄入或吸入过敏原引起的——可使同一患者发生其他皮肤病。

还要明确患者是否有糖尿病、静脉功能不全、免疫缺陷的病史。

家族史

一些皮肤疾病（如特异性皮炎、痤疮、银屑病）有家族倾向。接触性传染病（如疥疮）可在家庭成员中互相传播。明确患者家属是否有皮肤病患者。如果有，应确定是什么病及何时发现的。

过敏反应也可有家族倾向。明确其家庭成员是否有过敏反应者。如果有，应了解是什么过敏反应和如何治疗的。

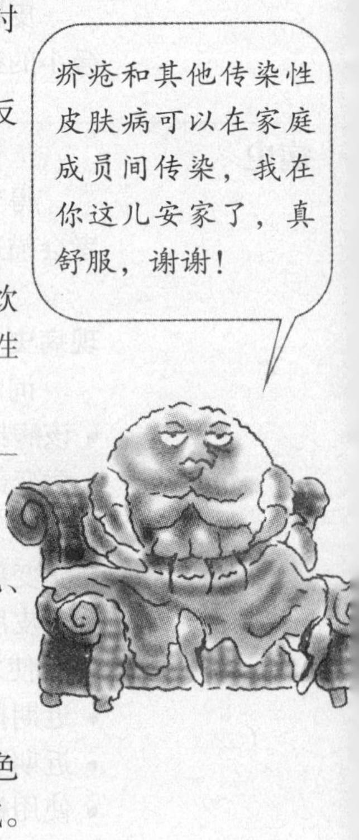

个人史

获取有关患者生活方式的情况，包括职业、旅游、饮食、吸烟、饮酒和用药史、阳光照射、应激、社交接触及性接触史。

体格检查

首先观察患者皮肤的整体外观以确定需要进一步检查的部位。然后一次性视诊和触诊皮肤某一部位，重点是颜色、质地、弹性、湿度和温度。确保检查并记录皮肤病变情况。

颜色

观察瘀斑、发绀、苍白和红斑的分布区域。检查皮肤颜色的均匀度，并比较患者身体其他部位色素沉着或脱失的区域。记住根据皮肤色素沉着的不同肤色会有很大差异。

质地和弹性

视诊并触诊皮肤的质地，注意其厚度和活动度。皮肤看上去应光滑和完整。

皮肤弹性试验

通过轻轻捏住皮肤并向上提起，然后松开，观察皮肤恢复原来形状的速度来评估弹性。正常皮肤应立刻恢复平坦状态。

湿度

观察皮肤的含水量。皮肤应相对干燥，伴有少量出汗。皮肤皱褶区也应相对干燥。

温度

用对温度感觉最敏感的指背或手背来触诊皮肤的温度。皮肤应感觉冷或暖，且双侧温度感觉应一致。

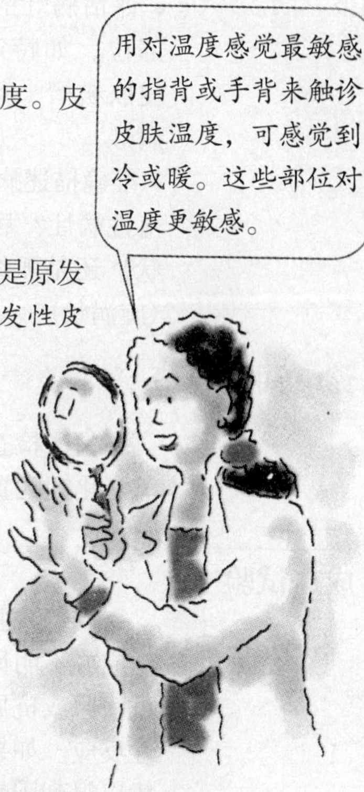

病灶

发现皮肤病灶时，检查病灶以判断其起因，并区分是原发性病灶还是继发性病灶。原发病灶是指新发的（见：原发性皮肤病灶的鉴别）。

继发性病变

原发病灶的改变形成了继发性病变。继发性病变的情况包括龟裂、鳞屑、结痂、瘢痕和表皮剥脱。

- 测量并记录病灶的大小、形状和边界、颜色、隆起或破溃的深度、蒂（通过茎部与皮肤相连）及质地。
- 评估病灶的气味、颜色、连贯性和渗出量。

分辨患者的皮肤病变有困难吗？下面是三种常见皮肤病灶的快速鉴别方法。记住准备一把厘米尺以便能准确测量病灶的大小。

斑

与皮肤平齐、边界清楚的皮肤颜色改变区，直径常小于 1cm。如雀斑、平痣。

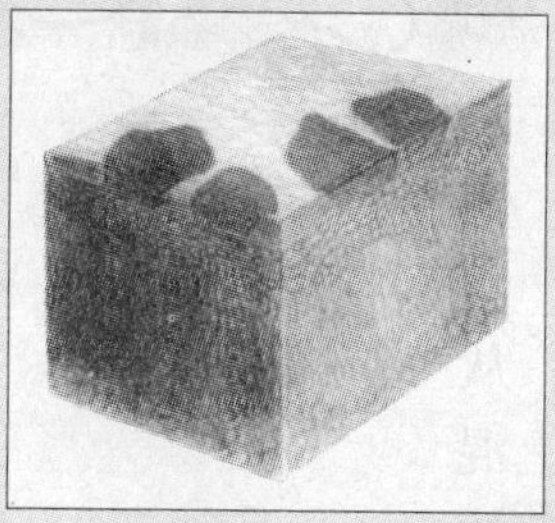

丘疹

隆起、边界清楚、坚硬的部位。直径常小于 1cm。如隆起痣、疣。

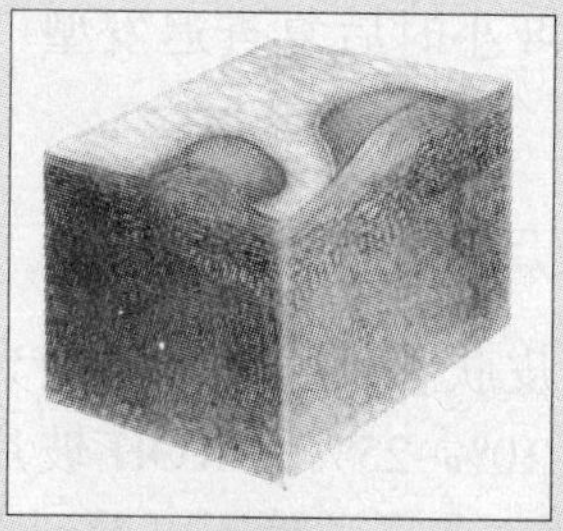

小水疱

边界清楚、隆起性病变，含有浆液，直径小于 1cm。如早期水痘。

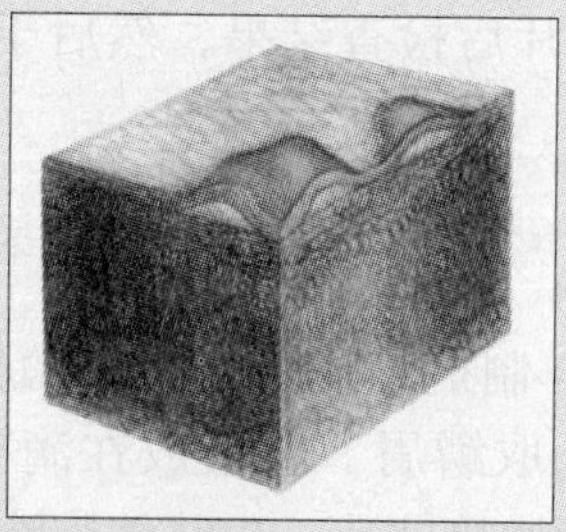

- 评估病灶的分布特点，包括范围和累及情况。记录病灶的部位，如特定的皮肤区域（皮肤神经末梢）、屈侧或伸侧、皮肤皱褶、穿衣痕或首饰线、手心或足底或任何部位出现的病灶。
- 准确描述病灶的分布有助于确定病因。是孤立性病灶还是集落性病灶？病灶是融合性的还是弥散性的？是线状、环状（轮状）还是弧线状（弯曲或弓形）的？病灶围绕某一点分布吗（旋涡状）？

诊断性检查

一些检查有助于区分表皮疾病。这些检查包括成斑试验、氢氧化钾配置试验、皮肤活检和 Tzanck 试验。

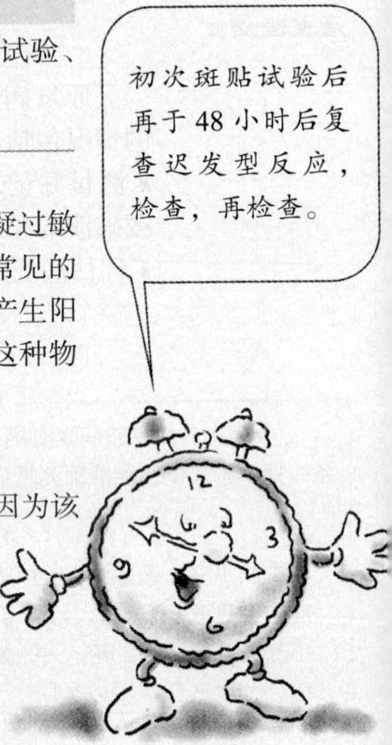

成斑试验

成斑试验可鉴别接触性敏感的过敏反应原因。给可疑过敏反应或不明原因过敏反应的患者提供参考，本试验使用常见的过敏原或抗原做样本，明确它们中的一种或多种是否将产生阳性反应。如果医师怀疑与某种致病物质有关，他可试验这种物质以得到阳性反应。

护理事项

- 如果患者有急性炎症，推迟成斑试验直至炎症消退，因为该试验可使病变恶化。
- 在后背部或前臂内侧正常无毛发的皮肤进行本试验。
- 指导患者保留贴片 48 小时，但如果出现疼痛、瘙痒或刺激症状则立即移除贴片。
- 移除贴片后检查结果，然后于 48 小时后复查迟发型反应。

氢氧化钾制剂（KOH）

KOH 制剂有助于鉴别真菌性皮肤感染。具体方法为：从皮肤上刮取鳞屑，将其放在滴有 10%~25%的 KOH 玻片上混匀，稍微加热玻片。皮肤细胞溶解，在显微镜下可看到真菌的成分（菌丝和孢子）。

护理事项

- 用无菌刀片轻轻刮取病灶或皮疹的边缘获取标本。刮取后，观察出血部位，必要时轻按压。
- 告知患者 KOH 制剂可明确真菌感染——但因为本试验不可得出结论，应直到真菌培养结果出来后才开始治疗。

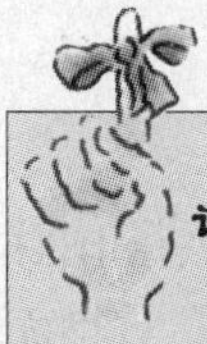

记忆小窍门

你知道医师用 ESP 进行皮肤活组织检查吗？那不是超感官知觉，是指切除、刮取或针吸这三项安全获得皮肤标本的技术。

皮肤活检

皮肤活检期间，在疑有恶性肿瘤或其他皮肤病变部位取一小块组织。可采用以下三种切取技术之中的一种：切除、刮取或针吸，可用来得到安全的标本。

- 切除活检是从整个病变上切取一小块病变组织。此方法适用于迅速蔓延的病变、硬化、大疱或萎缩性病变和病灶与周围正常皮肤交界组织的检查。
- 刮取活检是刮取其表皮病变，不触及下面的真皮层。
- 针吸活检是从病变中心吸取出的卵圆形中心组织。

护理事项

- 向患者解释首先将进行局部麻醉。
- 操作后，将活检部位加压止血，必要时给予包扎。
- 获取活检标本后，将其放置在装有 10%甲醛溶液的容器中。
- 如果进行了伤口缝合，指导患者尽可能保持伤口部位的清洁和干燥。告知患者拆线的时间。
- 如果患者有橡皮胶布固定，指导患者保留 14~21 天后去除。

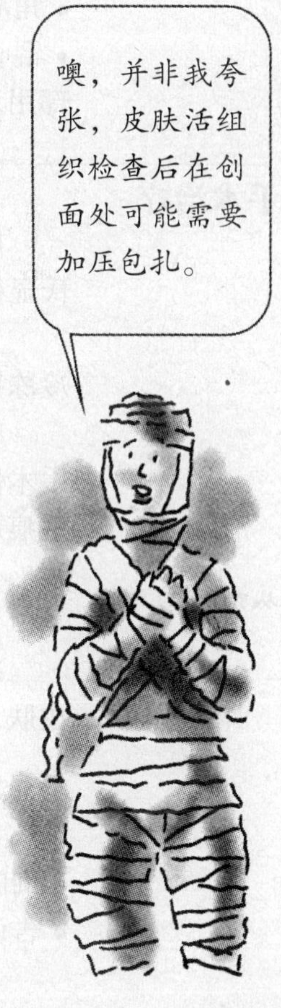

Tzanck 试验

进行 Tzanck 试验时，将水疱液或溃疡渗出物涂于玻片上，用巴氏、瑞氏、姬姆萨或亚甲基蓝染色。若显微镜下看到多核巨细胞、包涵体和气球样变性，则证实为疱疹病毒感染。

护理事项

- 为获得染色标本，去除水疱顶端，用无菌刀片从病灶的底部完整刮下囊疱和皮肤细胞，将其涂于玻片上并染色。
- 由于疱疹病毒具有传染性，取标本时应戴手套。

治疗

通常，皮肤病的治疗包括规范细致的护理。大多数为局部用药。手术也仅在局麻下进行，观察病情更多靠简单查体而不是实验室检查。

药物治疗

应用治疗皮肤病的药物分为以下几类：

- 抗生素类：如阿昔洛韦（舒维疗）、杆菌肽、克霉唑、林旦和莫匹罗星。
- 收敛剂：如醋酸铝和醋酸钙。
- 局部糖皮质激素：如氢化可的松（皮质醇）和曲安西龙。
- 湿润剂、软化剂和保护剂：如炉甘石、燕麦粉和对氨基苯甲酸。
- 角质层分离剂：如鬼臼和水杨酸。
- 混合制剂：如阿维 A、地蒽酚、异维 A 酸（异维甲酸）、局部用米诺地尔(罗甘)、二硫化硒和维甲酸(维生素 A)。

手术治疗

用来治疗皮肤病的手术方法包括冷冻手术、激光手术、莫氏显微外科手术及皮肤移植手术。

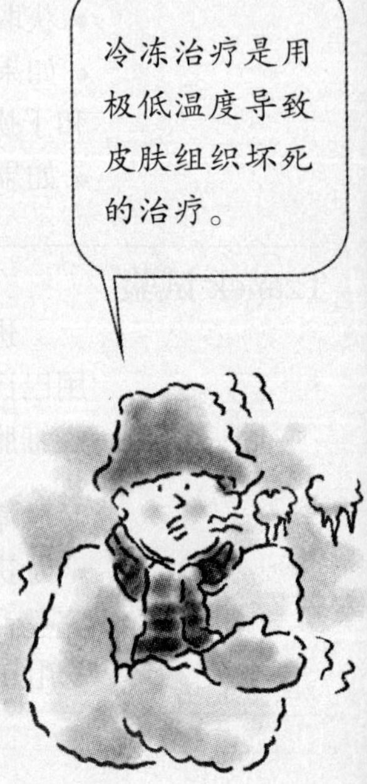

冷冻手术

冷冻手术是用极低温度导致皮肤组织坏死的常见手术。该手术促使基底膜上的表皮和真皮分离，有助于防止上皮再生后瘢痕形成。

从简单到复杂

冷冻手术可以非常简单，从仅用一根棉签蘸取液态氮涂于皮肤，到应用复杂的冷冻手术设备。

患者准备

术前采取以下步骤：

- 询问患者是否有过敏史或超敏反应史，尤其是对碘或寒冷。
- 告诉患者术中最初会感觉冷，随后会有烧灼感。

监测和术后护理

术后采取以下步骤：

• 冷冻手术后，用蘸有过氧化氢的棉签轻轻擦拭伤口。

• 如有必要，遵医嘱冰敷消肿并给予止痛剂减轻疼痛。

家庭护理指导

出院前，给予患者以下指导：

• 告知患者冷冻治疗 24 小时内将出现疼痛、发红、肿胀和将形成水疱。水疱可以很大且可能有出血。在随后的几天内水泡常会变平，2~3 周脱落。第一周会有浆液性渗出，然后可形成痂皮或干痂。

禁止触摸

• 为促进愈合和预防感染，警告患者不要触摸水疱。告知患者如果感到水疱不适影响日常活动，应去就诊，医师可能用无菌针或刀片给予减压。

• 告知患者遵医嘱用肥皂和水、酒精或蘸有过氧化氢的棉签轻轻清洁伤口。

• 为预防色素过度沉着，指导患者在户外时用松散的敷料覆盖伤口。伤口愈合后，应在伤口愈合部位擦抹防晒乳。

激光手术

激光手术使用高聚焦激光束照射治疗皮肤病变。主要在门诊进行此项治疗，激光治疗需保护正常组织，可促进病灶愈合并有助于预防术后感染。

患者准备

手术前，采取以下步骤：

• 如果手术室有窗户，拉上窗帘或遮蔽。遮盖反光平面，并移走可燃性物质。

• 因为激光束的反射光会损伤眼睛，确保手术室内所有人包括患者都戴好安全护目镜。

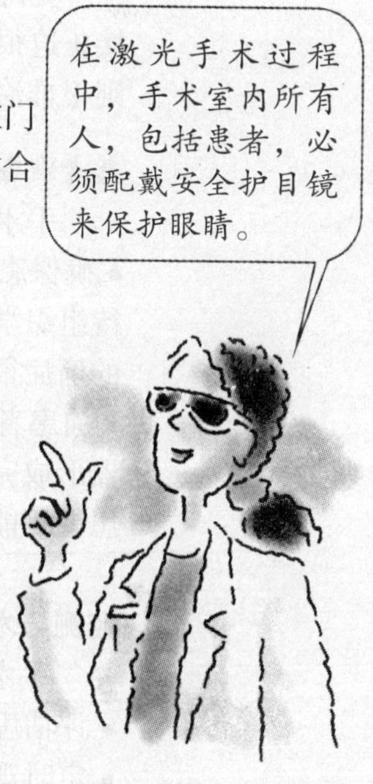

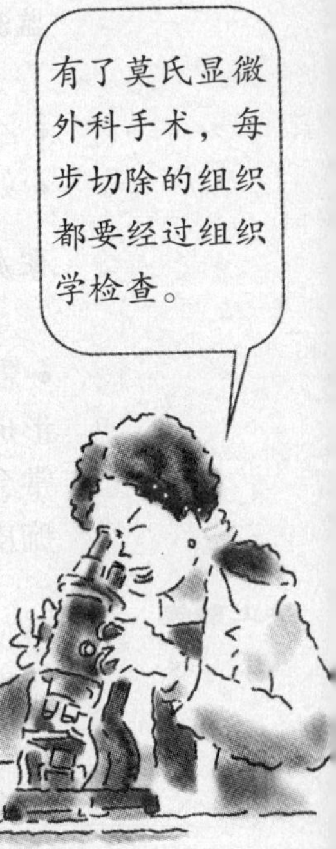

监测和术后护理

激光治疗后，将所有出血创面直接压迫止血 20 分钟。因手术方式不同，术后初期伤口护理各不相同。

家庭护理指导

出院前，给予患者以下指导：
- 告知患者每天更换敷料，允许淋浴，但不要使伤口浸在水中。
- 如有出血，指导患者用干净的纱布或毛巾直接压迫止血 20 分钟。如果压迫不能控制出血，就应立即给医师打电话。
- 为避免色素沉着，告诫患者避免将伤口暴露于阳光下。

莫氏显微外科

莫氏显微外科包括一系列手术切除以及对癌性和可疑癌性组织进行的组织学分析。通过逐步切除肿瘤组织，莫氏显微外科可使瘢痕最小化（如果为面部则手术显得尤为重要），并且清除了所有恶性组织故有助于防止复发。这种手术对基底细胞癌效果尤为显著。

瘢痕修复

莫氏手术有两大常见并发症：出血和面部瘢痕。出血用直接压迫很容易控制。面部巨大瘢痕或缺陷造成的潜在心理影响则很难治疗，且需要相当大的情感支持。

患者准备

手术前，采取以下步骤：
- 确保患者理解手术需要几个小时，其中大部分时间将花在等待组织学结果上。使患者相信长时间的等待并不是意味着患者的癌症很严重。
- 向患者解释医师会用电凝术控制出血，且为使电凝刀和发生器形成完整的回路，负极板会黏附在患者的手臂或腿上。告诫患者可能会产生烧焦的气味。

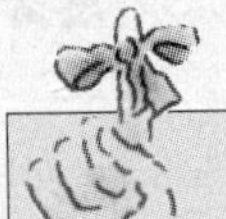

轻松记忆

MOHS 这个单词有利于记住莫氏显微外科的优点：
Minimizing Of His (her) Scar
瘢痕最小化

监测与术后护理

手术后，采取以下步骤：
- 评估患者的疼痛程度，遵医嘱给予止痛剂。
- 定时观察有无过量出血。如果有，去除敷料并压迫出血部位

20 分钟。

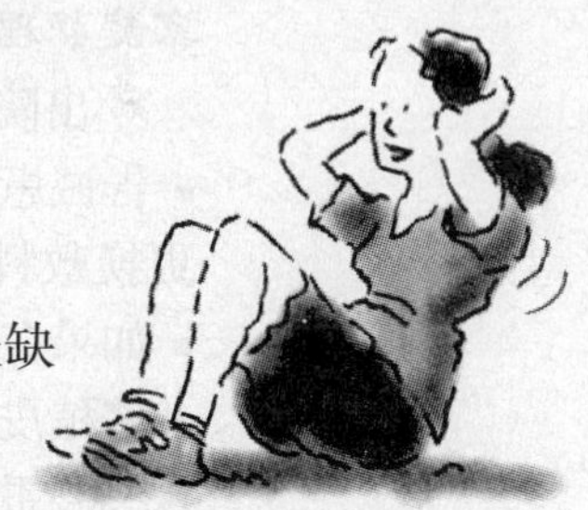

家庭护理指导

出院前，给予患者以下指导：

- 告知患者保留敷料 24 小时，以后每天更换敷料。
- 如果发生出血，建议患者再次打紧绷带并用干净的纱布或清洁的毛巾直接压迫伤口 20 分钟。如果这种措施不能控制出血，患者应该给医师打电话。
- 指导患者向医师报告感染的症状和体征。
- 建议患者 48 小时内控制饮酒、不服用阿司匹林和不做剧烈运动以防止出血并促进伤口愈合。
- 推荐服用对乙酰氨基酚（扑热息痛）缓解不适症状。

皮肤移植

皮肤移植用来覆盖由于烧伤、创伤和手术等导致的皮肤缺损。这种手术的适应证是：

- 不能一期愈合或需要整容的手术。
- 一期愈合将影响功能。
- 承重面缺损。
- 皮肤肿瘤切除和需要观察创面是否有复发。

皮肤移植可在全麻或局麻下进行。小的面部或颈部缺损可在门诊进行。

移植详解

皮肤移植的类型包括：

- 分层厚皮移植，由表皮和一小部分真皮层组成。
- 全皮移植，包括真皮和表皮的全层。
- 复合移植，还包括皮肤下面的组织，如肌肉、软骨或骨骼。

患者准备

皮肤移植前，采取以下步骤：

- 由于成功的皮肤移植是从好的移植物开始，因此须对将做供区的皮肤进行细致的护理。
- 评估受体移植部位。移植皮肤的成活取决于是否与下面的组织紧密接触。理想的受区部位应该由无焦痂（烧伤后形成的干的硬皮或厚痂）、无坏死组织或感染性渗出的健康肉芽组织构成。

监测和术后护理

植皮后，主要的目的是确保移植物存活。

- 避免压迫植皮处的体位。如果可能，保持植皮处抬高并固定。
- 为保护移植物应适当修改护理措施。例如不要把血压计袖带置于植皮区。

保持清洁

- 更换敷料时采用无菌技术，应轻柔操作以避免移植物移位。
- 给供皮区提供护理。

家庭护理指导

出院前，给予患者以下指导：

- 告诫患者任何情况下不要乱动移植区和供区敷料。如果需要更换敷料，指导患者与医师联系。
- 如果在门诊进行植皮手术，强调必须固定植皮区以促进愈合。
- 移植皮肤成活后，指导患者每天在植皮区涂几次润肤乳液以保持皮肤润滑并促进瘢痕成熟。
- 因为在阳光下暴露会促使植皮区色素沉着，建议患者限制在阳光下暴露的时间，并且在所有植皮区涂抹防晒乳。
- 向患者说明当瘢痕完全成熟时，医师可能使用其他整形外科技术来改善移植区的外观。

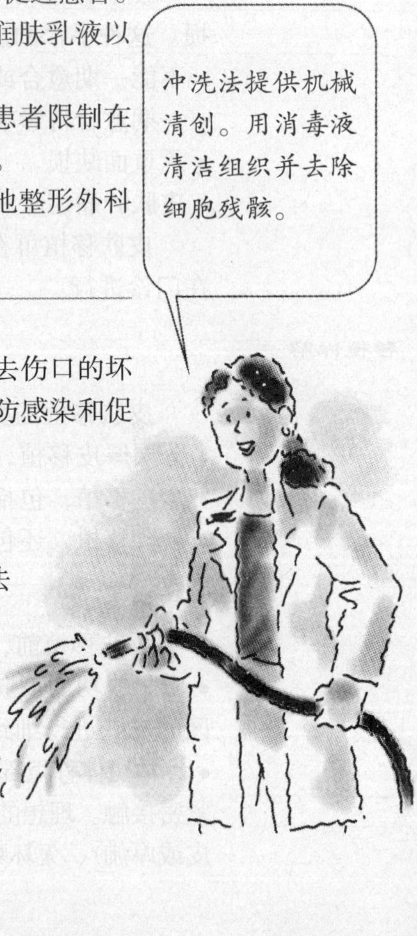

清创术

清创术是采用机械、化学或外科手术技术来除去伤口的坏死组织。尽管清创术可能会非常疼痛，但是对于预防感染和促进烧伤及皮肤溃疡的愈合是必要的。

机械清创术

机械清创术包括湿-干敷料法、冲洗法、水疗法及床旁清创术。

- 湿-干敷料法适用于仅有少量坏死组织和渗出的部分愈合伤口。
- 冲洗法是用消毒液冲洗伤口，清洁组织和去除细胞残骸以及过多的渗出。
- 水疗法（常称作“浴桶”或“水箱”）是指将

患者浸泡在盛有温水的间断搅动的水池内。水疗法常用于烧伤患者。

• 烧伤的床旁清创术是用镊子和剪刀小心地松动和剪下松动的焦痂以使之与下面的新生组织分离。作为最痛苦的清创术之一，它是清除严重烧伤患者坏死组织唯一可行的方法。

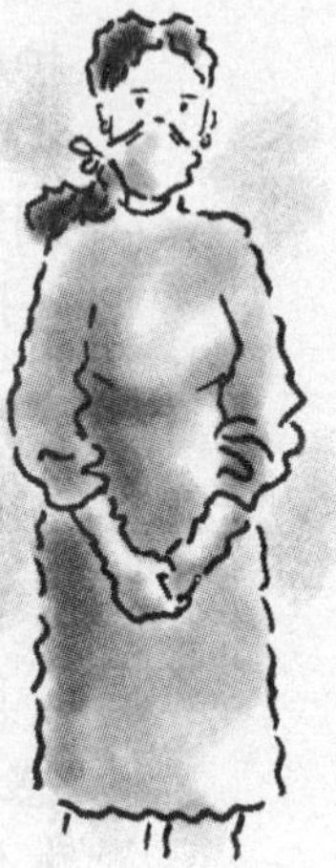

化学清创术

化学清创术指应用表面清创剂来吸收渗出液和部分细胞残骸。这些清创剂还能吸收细菌，因此可减少感染的风险。

外科清创术

外科清创术在局麻或全麻下进行。外科清创提供了最快和最完全的清创，但常用于烧伤患者或有极深或巨大的溃疡患者。外科清创术常与皮肤移植同时进行。

患者准备

手术前，采取下列步骤：

• 告知患者将采用哪种清创术。必要时使患者相信他将会给予镇痛剂。
• 如有医嘱，术前 20 分钟给予镇痛剂。

监测与术后护理

手术后，采取以下步骤：

• 评估患者的疼痛，遵医嘱给予镇痛药物。
• 更换敷料期间，观察肉芽组织、坏死组织和引流量。观察伤口感染的征象。
• 如果患者手臂或腿部被清创，可将肢体抬高以促进静脉回流，特别是患者有淤积性溃疡时。

家庭护理指导

出院前，采取以下步骤：

• 如有适应证，向患者宣教如何更换敷料。
• 指导患者观察并汇报感染或愈合不良的症状和体征。

护理诊断

护理皮肤病患者时，有应用于许多情况下的几个护理诊断。以下是这些护理诊断、适当的护理干预措施及理由。

皮肤完整性受损

皮肤完整性受损可能与细菌和真菌感染、寄生虫侵袭、毛囊及分泌腺疾病、炎性反应及其他皮肤疾病有关。

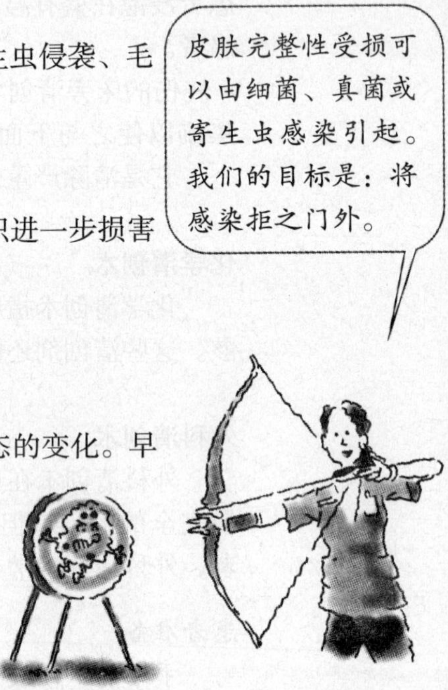

预期结果

- 患者能叙述并演示理解所有操作和预防皮肤组织进一步损害的皮肤护理方法。
- 患者能表达对皮肤状况的感受。

护理干预及理由

- 每天检查皮肤并记录结果，尤其要注意皮肤状态的变化。早期发现可预防皮肤损害或使皮肤损害最小化。
- 执行治疗患者皮肤病的医嘱方案、观察病情变化。汇报治疗效果及不良反应以根据需要维持或调整当前的治疗方案。

卫生保健

- 协助患者做好个人卫生并根据需要给予安慰措施以提高舒适感和总体健康感。
- 使用床上支架以避免床单接触伤口。
- 鼓励患者说出皮肤状况的感受。这有助于缓解焦虑并提高心理应对能力。
- 探讨诱发因素。如果患者对食物有皮肤过敏反应，解释饮食限制有助于减少皮肤反应的发生和减轻皮肤反应的严重程度。
- 向患者宣教皮肤护理的方法以确保其依从性。
- 如有适应证，把患者介绍给精神科联络护士、社会服务机构或其他支持组织。

感染的风险

由于皮肤的完整性受损，皮肤感染的危险可发生于皮肤对防御微生物入侵能力损害的任何情况下。

预期结果

- 患者没有其他感染。
- 患者保持正常体温及正常的实验室检查结果。

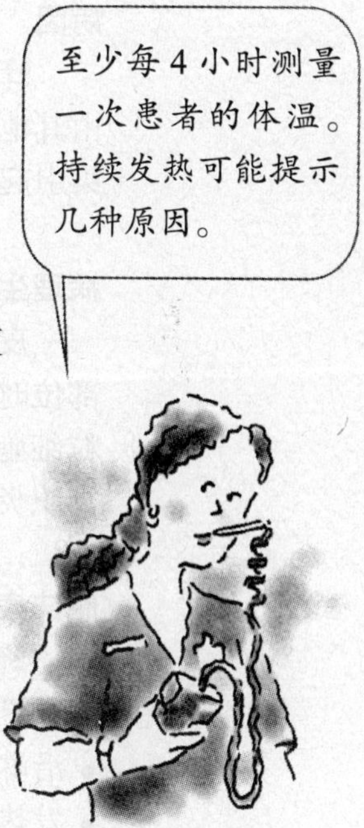

护理措施及理由

- 通过正确的洗手和提供直接护理时执行标准的护理措施来使患者感染的危险最小化。

害怕发热

- 至少每4小时测量一次患者的体温。立即汇报升高的体温。术后持续性发热可能是发生了肺部并发症、伤口感染或裂开（伤口缝合层的过早裂开）、尿路感染或血栓性静脉炎的征象。
- 遵医嘱监测白细胞计数。汇报白细胞计数的升高或降低。白细胞计数升高提示感染。
- 观察皮肤病变部位的红斑、温热或脓性引流物以判断是否有继发感染。
- 遵医嘱并按照便利的原则进行尿液、呼吸道分泌物、伤口引流液或血液培养。这种操作可明确病原菌并指导抗生素治疗。
- 指导患者用餐前后及使用卫生间、便盆和尿壶后要洗手。
- 保证足够的营养摄入。如果没有禁忌，补充高蛋白以促进伤口愈合、稳定体重和改善肌肉及肌张力。
- 向患者宣教正确的洗手方法、增加感染的危险因素和感染的症状及体征。这有助于患者参与护理并调整生活方式以保持最佳的健康状态。

常见的皮肤疾病

本节讲述了常见的皮肤疾病及其病因、辅助检查、诊断性试验、治疗、护理措施、患者宣教以及评估标准等内容。

蜂窝织炎

蜂窝织炎是一种真皮和皮下组织的弥漫性炎症，好发于皮肤破损的周围——常为新鲜的伤口或小的刺伤部位。经及时治疗，预后良好。

病因

蜂窝织炎通常由A群β型溶血性链球菌感染所致。也可由其他链球菌、金黄色葡萄球菌、流感嗜血杆菌或各种真菌感染引起。

病理生理学

皮肤完整性的破损常会继发感染。侵袭性病原体入侵受损部位时，它损害吞噬和使炎症局限化的人体防御细胞（如中性粒细胞、嗜酸性粒细胞、嗜碱性粒细胞和肥大细胞）。随着蜂窝织炎的进展，病原体侵入原发伤口周围的组织内。

临床表现

蜂窝织炎的症状和体征包括：

- 边界清楚的红、肿、热、痛。
- 沿淋巴管回流途径出现触痛、发热的红线。
- 发热或寒战。

辅助检查

- 尽管根据临床表现常可明确诊断，但医师仍可能下达关于进行革兰染色和培养的医嘱。
- 如果为急性发病，可能需进行血培养。

治疗

预防皮肤感染破坏扩散需要抗生素治疗。医师可能使用先锋霉素Ⅳ（头孢氨苄）治疗腿部或躯干小的、局限部位的蜂窝织炎。

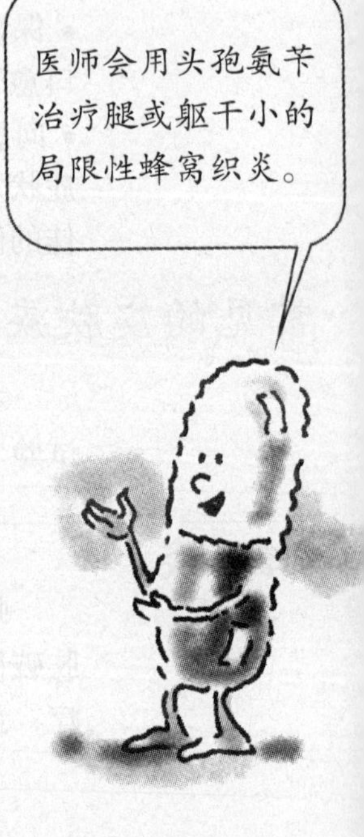

青霉素方案

面部、手或累及淋巴结的蜂窝织炎需要使用青霉素或耐酶青霉素类抗生素。

如果发生坏疽，患者必须进行清创和周围组织的切开引流。

护理事项

- 每4小时监测一次患者的生命体征（尤其是体温）。

• 每 4 小时评估一次感染部位范围的增大或疼痛的加重。
• 遵医嘱给予抗生素、止痛剂和温水浴。
• 评估患者。患者应该有红、肿、热、痛消退和皮肤完整性改善的体征（见：蜂窝织炎宣教要点）。

教育园地

蜂窝织炎宣教要点

• 强调配合治疗预防复发的重要性。
• 向患者宣教如何使用外敷。
• 建议患者抬高患肢以减轻肿胀。
• 告知患者在病情好转之前限制活动。

皮肤溃疡

皮肤溃疡是局限的细胞坏死，常发生于血液循环不良的部位。溃疡可为浅表性（由于局部皮肤表面糜烂刺激后）或深部（源于深部组织）。深部病变常在穿破皮肤时才被发现，但此时往往已经造成了皮下的损害。

皮肤溃疡的两种类型是压力性溃疡（褥疮）和淤积性溃疡。

病因

皮肤溃疡是由于压力和慢性静脉淤滞所导致的。

压力性溃疡的诱发因素

增加压力性溃疡发生的情况包括：
• 不活动、长期卧床。
• 营养不良（由于皮下组织和肌肉减少所致的体重减轻）。
• 皮肤或皮下组织破溃（由于水肿或大、小便失禁）。

造成压力性溃疡的其他易患因素包括发热、病理状况和肥胖。

站立与淤积性溃疡

淤积性溃疡的患病因素包括肥胖和长时间固定的站立姿势。

病理生理学

压力性溃疡是由于压迫阻断了正常的血液循环功能所致。压迫的强度和持续时间决定了溃疡的严重性。局部压迫持续超过一定时间（1~2 小时）可引起组织缺血以及毛细血管压力增加，导致水肿和多发小血管内血栓形成。

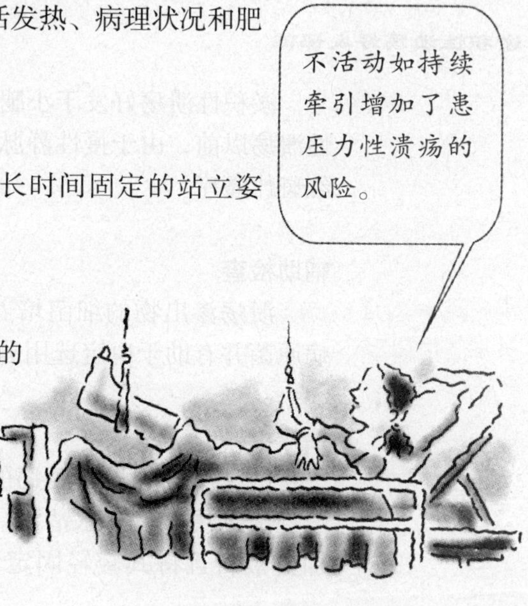

从炎症到感染

溃疡和细胞缺血坏死继发于炎症反应。反之，坏死组织易被细菌入侵和继发感染。

淤积性溃疡是由于静脉曲张或静脉内血栓形成引起的静脉淤滞所致。

临床表现

压力性溃疡常发生于骨性突起部位。表皮病变的早期特点是：

- 压力解除后局部血管扩张导致受压部位出现发亮、红斑改变。
- 表皮红斑逐渐形成小的水疱或糜烂病变继续进展，可形成溃疡和坏死。

分期

依据美国卫生与人类服务部（Department of Health and Human Services，DHHS）临床实践指南对压力性溃疡进行分期。

第一次发现患者皮肤发红时应记录在病程上并进行分期，此后至少每周记录一次（见：压力性溃疡的分期）。

专家提示：从发现压迫性溃疡至随后的每周均要对其进行分期。

淤积性溃疡好发部位

淤积性溃疡好发于小腿（常在内踝处）皮肤。在发生淤积性溃疡以前，由于慢性静脉淤血皮肤可出现棕色斑，随后成为红斑伴瘙痒。

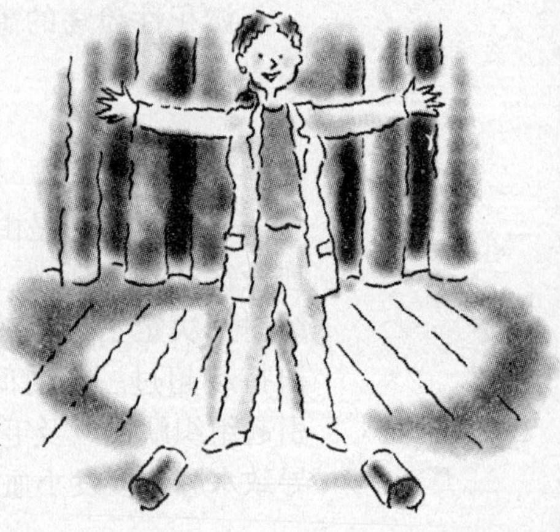

辅助检查

溃疡渗出物的细菌培养和药敏试验可鉴别病原菌并有助于决定选用哪种抗生素进行治疗。

治疗

两种类型的皮肤溃疡的治疗大致相同。开放性溃疡用生理盐水清洗。如果需要，可松散加盖敷料且将其轻轻固定于周围健康皮肤上。

压力性溃疡的分期

压力性溃疡的分期广泛采用的是美国国家压疮咨询小组（National Pressure Ulcer Advisory Panel，NPUAP）提出的分期系统。NPUAP 分期系统包括最近重新定义的深部组织损伤和未分期溃疡在内的六期。

深部组织损伤

深部组织损伤的特点是：由于压力或切应力致皮下软组织破坏，表面形成紫色或褐红色区域，局部皮肤表面完整或呈充血水疱。深部组织损伤可发生于患者局部皮肤出现疼痛、坚硬、糊状、潮湿、较周围健康组织发热或发冷等表现之前。在肤色较深的患者，深部组织损伤可能难以鉴别。

Ⅰ期

无苍白变化的完整皮肤在局限性部位（骨隆突）出现红斑。深色皮肤可能没有明显的苍白改变，但它的颜色可与周围的皮肤不同。与可疑病变部位邻近的部位或身体对侧的同一部位的皮肤相比较。Ⅰ期溃疡表现为皮肤温度、组织一致性及感觉的不同。

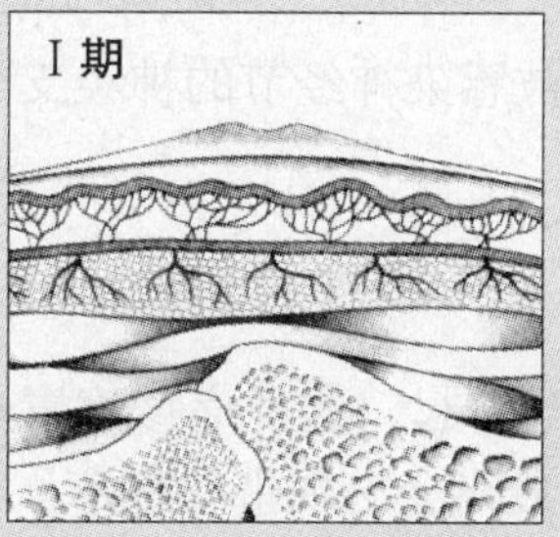

Ⅱ期

真皮部分厚度的缺失表现为浅的开放性溃疡，溃疡底部呈粉红色，无坏死。也可表现为表皮完整或开放的浆液性水疱。

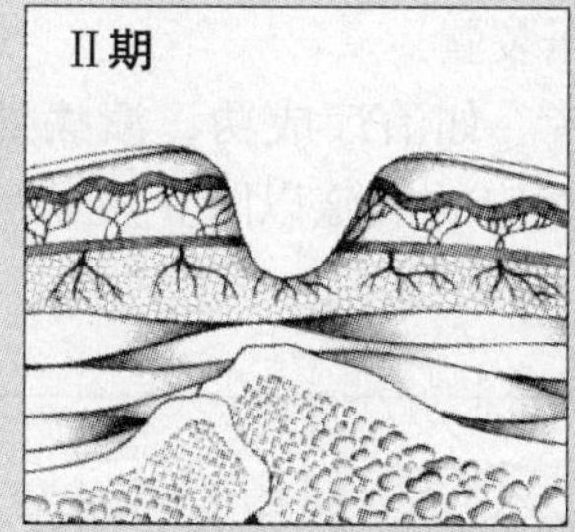

Ⅲ期

失去全层皮肤组织，除骨骼、肌腱或肌肉尚未暴露，可见皮下脂肪。可有组织坏死但组织深度不定。可发生皮下剥离和窦道。

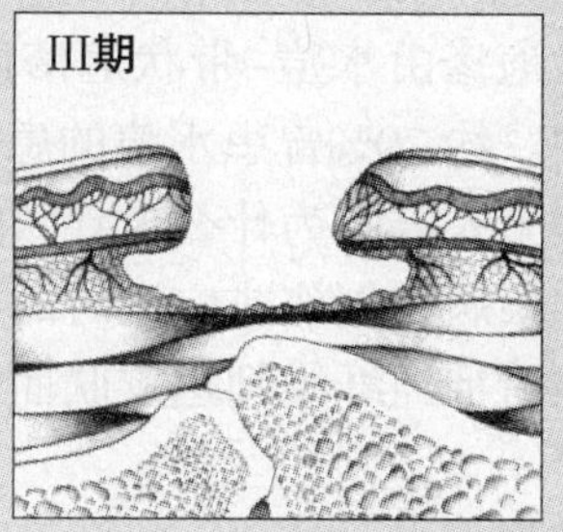

Ⅳ期

失去全层皮肤组织并伴骨骼、肌腱或肌肉外露。在溃疡底部的部分部位可见腐痂或焦痂。常见皮下剥离和窦道。

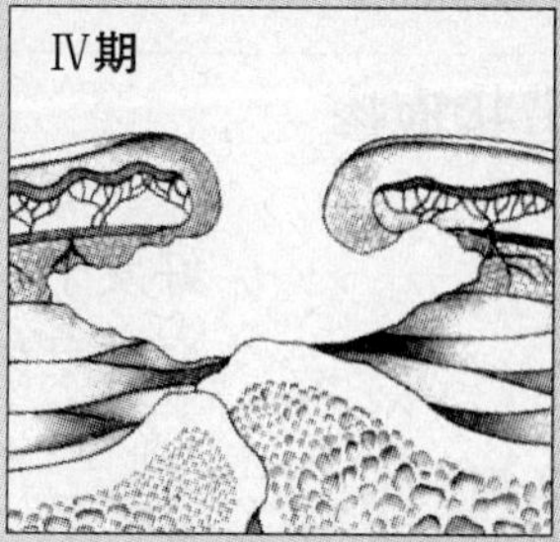

不可分期溃疡

不可分期溃疡表现为特征性的失去全层皮肤组织，溃疡的底部被伤口的腐痂（包括黄色、黄褐色、灰色、绿色和褐色）和（或）焦痂（黄褐色、褐色或黑色）覆盖。只有在去除绝大部分腐痂或痂皮露出溃疡的底部、真正的深度以后，才能确定分期。

复合敷料（如 Coverderm 和 Tegaderm）适合于少量至大量的引流液、坏死组织或健康的肉芽组织。坏死组织的清创对于促进愈合是必要的。

护理事项

- 用温水和柔和的清洗剂清洗皮肤，然后涂抹湿润剂。将床头抬高 30°以预防剪切力。
- 如无禁忌，每 1～2 小时给患者翻身和变换体位。不能自行或按时翻身的患者使用减压床垫。

- 确保足够的蛋白质和热量摄入。
- 使用减压装置。
- 评估患者。如治疗成功，溃疡处应有再生上皮。患者及护理员应采取相应的措施以防止皮肤溃疡的复发（见：皮肤溃疡宣教要点）。

带状疱疹

带状疱疹也叫蛇盘疮，是某些神经根单侧或节段性炎症。好发于40岁以上的成人，带状疱疹导致的局限性水泡皮肤病变限定在某一皮节（单根脊神经感觉纤维皮肤分布区）。

疼痛

严重的神经性疼痛发生于源自被感染神经节的神经支配的周围神经分布区域。

病因

带状疱疹由水痘-带状疱疹病毒引起，这种疱疹病毒也能引发水痘。约20%曾患水痘的患者最终会出现带状疱疹。

在健康人群中为什么会导致病毒被再次激活尚不清楚。可能来自如疾病、创伤或应激时的机体免疫力一过性下降，使病毒复制并沿神经纤维到达皮肤而引发此病。

病理生理学

脑神经节内（脑神经的髓外神经节）或神经根节后神经节内休眠的水痘-带状疱疹病毒再次活化后可导致带状疱疹发作。病毒再次活化后可复制，而初次感染产生的抗体试图消灭这些病毒。

破坏神经元

如果抗体不能有效地消灭病毒，病毒在神经节内继续复制，破坏神经元并沿感觉神经传递到皮肤。

临床表现

带状疱疹的发作以发热、全身不适为特征。在2~4天内，

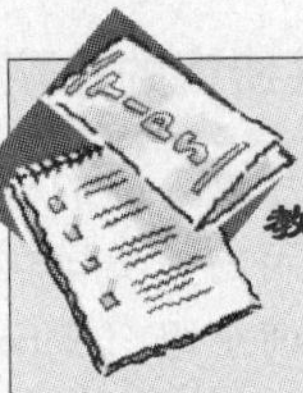

教育园地

皮肤溃疡宣教要点

- 指导患者饮食中应有足够的热量、蛋白质和维生素。
- 向淤积性溃疡患者宣教避免长时间站立，经常抬高下肢以促进静脉回流，白天穿抗栓长袜。
- 强调定时变换体位的重要性。向患者及家属宣教如何正确变换体位。
- 告知患者避免使用烤灯和刺激性肥皂，因为这会使皮肤干燥。建议患者沐浴后使用湿润剂治疗干燥的皮肤。
- 提醒患者避免用力按摩，否则可能会破坏毛细血管。
- 如果患者只能坐在椅子或轮椅上，建议其每隔30分钟改变一次体位以促进受压组织的血液流动。

出现剧烈的深部痛、瘙痒以及感觉异常（烧灼感、痒感、刺痛或麻刺感）或感觉过敏（触觉的敏感性增加）。常发生于躯干，偶发于四肢。疼痛可为持续性或呈间歇性。

单侧发病

常出现在疼痛部位的小的、红色的、结节状皮肤病变并沿一侧胸部传播或与四肢垂直。病变很快变成小的水疱或大的水疱，充满透明的液体或脓液。大约十天后，水疱干燥并结痂（见：聚焦带状疱疹）。

辅助检查

- 病变的皮肤分布特点常可明确诊断。
- 水疱液和感染组织的 Tzanck 试验显示嗜酸性包涵体和水痘-带状疱疹病毒。
- 在少见病例中，可能需要行 Tzanck 涂片、活组织检查和病毒培养来明确诊断。

治疗

缓解瘙痒和神经痛可能需要炉甘石洗剂或其他局部止痒剂以及非甾体类抗炎药（NSAIDs）。如果细菌感染了破裂的水疱，则治疗包括使用全身性抗生素。

聚焦带状疱疹

典型的带状疱疹水疱在躯干沿周围神经出现。

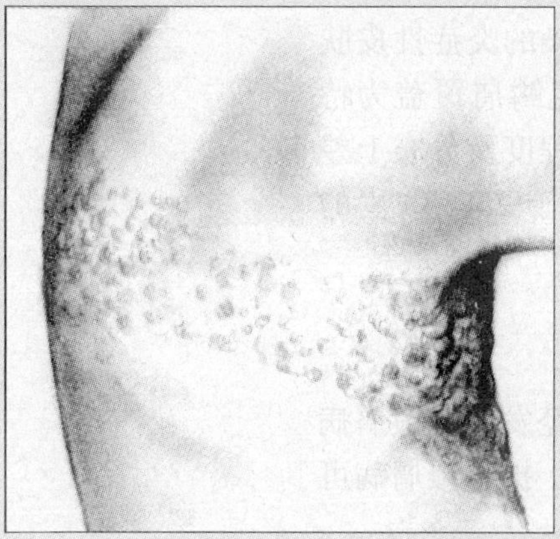

下图显示了 10 天以后的病变，也就是说，水泡开始干燥并形成结痂。

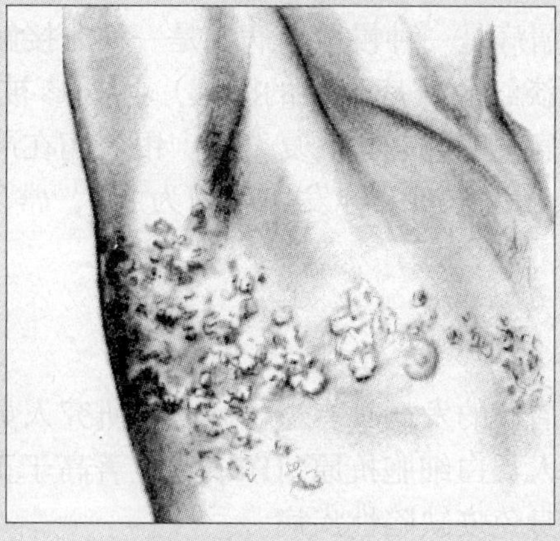

有效的药物

三叉神经带状疱疹累及角膜时需要静点抗病毒药物。为帮助患者缓解顽固性疱疹后神经痛，医师可能会开具镇痛剂、全身性糖皮质激素用来减轻炎症，或氯氮（利眠宁）、镇静剂或三环类抗抑郁药吩噻嗪类。

阿昔洛韦常用来阻止皮疹的进展并预防内脏并发症。

预防

带状疱疹疫苗可有助于预防 60 岁及以上人群感染带状疱疹。然而，一旦发生带状疱疹，带状疱疹疫苗将不起作用，并且感染过带状疱疹的患者不应该接种该疫苗。

护理事项

- 促进患者舒适感。
- 遵医嘱给药。
- 如果病变严重而广泛，应用湿敷。如果水泡破裂，遵医嘱给予冷敷。
- 密切观察免疫抑制患者的病灶播散（如全身性病变）和中枢神经系统感染（如头痛、衰弱、发热和颈项强直）的症状和体征。
- 评估患者。如果治疗成功，患者应显示皮肤病变消退。确定患者是否有疱疹后神经痛（见：带状疱疹宣教要点）。

教育园地

带状疱疹宣教要点

- 重点帮助带状疱疹患者减轻疼痛和防止感染扩散。
- 指导患者避免抓挠病灶。
- 为减轻口腔内病灶的疼痛，建议患者使用软毛牙刷、吃软质饮食并使用盐水漱口剂。使患者相信疱疹性疼痛将会最终消失。
- 提供转移患者疼痛和瘙痒注意力的活动。
- 提醒患者在皮疹没有完全消退前避免与未出过水痘的人密切接触。

银屑病

银屑病是一种慢性疾病，是一种非接触传染的炎症性皮肤病，以淡红色丘疹（硬的隆起）和丘疹被银色鳞屑覆盖为特征。本病缓解与恶化反复发作。银屑病在严重程度及分布上差别很大。北美洲人群发病率约为 1%，常发生于 25～30 岁的人群。

病因

银屑病的发病具有遗传倾向。研究人员已经发现在银屑病患者中人类白细胞抗原（HLA）显著高于正常，提示银屑病可能为自身免疫缺陷性疾病。

病理生理学

由于银屑病患者的皮肤细胞从基底层移行到表皮或角质层，从而使银屑病患者皮肤细胞的成熟时间缩短。

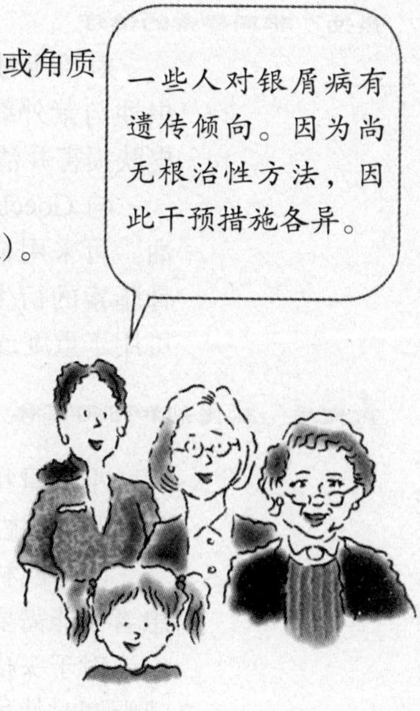

斑片状损害

结果，角质层变成厚的鳞屑（为银屑病的主要体征）。

临床表现

银屑病的最初体征常为小红丘疹。这些病灶扩大或融合成红色隆起的伴有银色的鳞屑、斑片状病灶。大多数常见于头皮、面部、胸部、肘部、膝部、背部、臀部和生殖器。

银屑病的其他特征包括瘙痒、指甲凹陷和关节强直。

辅助检查

- 皮肤活检有助于排除其他疾病。
- 血尿酸水平通常升高。
- 在早期发生的家族性银屑病中，试验通常显示称为 Cw6、B13 和 Bw57 的 HLA 存在。

治疗

因为银屑病尚无根治性方法，所以干预措施各异。所有的治疗仅仅是姑息性的。

温水浴和外敷加封包的软膏（凡士林或尿素软膏）或水杨酸制剂可软化并除去银屑病患者皮肤上的鳞屑。也可使用糖皮质激素霜剂。

建议日光浴

为了减慢细胞增殖的速度，医师可能会建议患者暴露于紫外线［波长为 B（UVB）或自然光］照射至最轻程度的发红。

推荐地蒽酚

地蒽酚是一种糊状的化合物，可用于界限明确的鳞屑上。然而，这种药物不能用于正常皮肤，因为它可能引发炎症。地蒽酚可刺激皮肤并使皮肤染色。它还能将衣物和家具如浴盆染色。

焦油？非同寻常的治疗

对于慢性严重的银屑病患者来说，Goeckerman 疗法——焦油与紫外线照射（UVB）治疗相结合——可能有助于减轻皮肤损害并清洁皮肤。

与 Goeckman 疗法不同，英格拉姆技术用地蒽酚代替焦油。可采用补骨脂素加紫外线 A 疗法联合甲氧沙林（一种补骨脂素的衍生物）并使患者暴露于 A 波紫外线中。甲氨蝶呤可用于重度或顽固性银屑病。

燕麦片、软化剂和阿司匹林

小剂量抗组胺剂、燕麦浴、软化剂（可加用苯酚和薄荷醇）和开放性湿敷可减轻瘙痒。

阿司匹林和局部热疗可减轻银屑病性关节炎的疼痛，重症患者可能需要非甾体类抗炎药如吲哚美辛来治疗。

对于头皮银屑病，治疗常用含焦油的洗发水，随后在头发还湿润时使用类固醇洗液。

指甲性银屑病无有效治疗

对于指甲性银屑病尚无有效的治疗。然而，指甲银屑病常伴随皮肤银屑病的好转而随之好转。

护理事项

- 监测治疗的副作用。患者可能对地蒽酚出现过敏反应；类固醇可导致肌肉萎缩和痤疮；补骨脂素加紫外线 A 疗法（PUVA）可导致烧伤、瘙痒、恶心和皮肤癌；甲氨蝶呤可导致肝毒性作用或骨髓抑制。
- 评估患者。对于成功的治疗，皮肤斑疹应得到控制，患者应能演示正确的皮肤护理方法。记录患者是否能保持需要的后续随访以观察对治疗的副作用（见：银屑病宣教要点）。

教育园地

银屑病宣教要点

- 向患者宣教如何使用处方乳剂和洗剂。
- 告知使用 Goeckerman 疗法的患者向下涂抹焦油以避免使其进入滤泡内。
- 指导患者使用地蒽酚时只是涂抹到银屑病的鳞屑上。建议患者戴手套，因为地蒽酚可使皮肤染色。用药后，患者可在身上涂抹滑石粉以防止地蒽酚蹭到衣服上。告诫患者不要在地蒽酚上使用封闭性敷料。建议使用液状石蜡油，然后用肥皂和水清洗去地蒽酚。提醒患者避免用力擦洗皮肤。
- 告知患者病情的暴发常与特殊环境或全身性因素有关。
- 告知患者进行补骨脂素加紫外线 A 疗法（PUVA）可导致烧伤、瘙痒、恶心和皮肤癌。

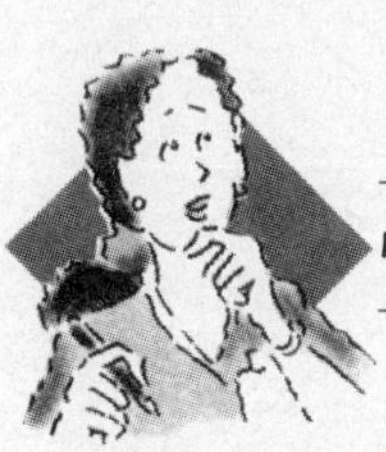

快速测验

1．皮肤的功能包括：

A．保护、调节体温、防止水和电解质丢失和排泄

B．感知觉、免疫和血压调节

C．体温、血压和呼吸调节，保护和免疫

D．细胞形成、感知觉和免疫

答案：A。皮肤有许多功能，包括保护、感知觉、体温调节、防止水和电解质丢失、合成维生素和排泄。

2．下列哪项护理诊断最适用于皮肤疾病患者：

A．营养失衡的风险：超过机体的需要

B．无效的组织灌注

C．感染的风险

D．身体活动度受损

答案：C。感染的风险可发生于皮肤防御微生物入侵能力受损害的任何情况。

3．湿-干敷料法、冲洗法、水疗法和床旁清创术是哪类清创术的组成部分？

A．外科手术

B．化学性

C．预防性

D．机械性

答案：D。机械清创术使用湿-干敷料法、冲洗法、水疗法和床旁清创术。

4．增加了患压力性溃疡风险的情况包括：

A．活动受限和营养不良

B．肥胖和高血压

C．高血压和活动受限

D．皮肤受损和代谢增强

答案：A。增加患压力性溃疡风险的情况包括活动受限、营养不良（导致体重减轻、继发性皮下组织和肌肉减少）和皮肤及皮下组织破坏（由于水肿或大、小便失禁）。其他易患因素还包括发热、病理状态和肥胖。

5．患者主诉瘙痒性皮疹，查体时观察到其后背有红色鳞状银屑。哪种疾病可造成这种表现：

A．疥疮

B．蜂窝织炎

C．银屑病

D．带状疱疹

答案：C。银屑病以红色、高于皮肤的鳞状银屑为特征。

得分

☆☆☆ 如果正确回答所有问题，优秀！你的皮肤学智商堪称一流。

☆☆ 如果正确回答四个问题，不错！你已经增加了几层对皮肤问题的理解。

☆ 如果正确回答少于三个问题，别在那浪费汗腺了！好好洗个治疗浴，然后复习本章，直到真正理解了皮肤。

（杨静　译　姜宇　校）

19

第十九章　癌症护理

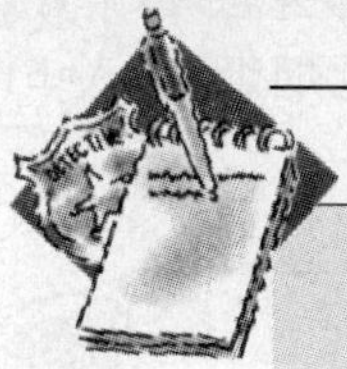

主要内容

在本章，你将学习到：

◆ 癌症的流行病学和病理生理学

◆ 评估、诊断和治疗某些癌症的方法

◆ 癌症的病因、诊断检查和癌症患者的护理干预

癌症护理概述

癌症是一个术语，涵盖了从一组细胞无限制地生长和增殖到最终形成称为肿瘤的块状组织的一系列病变。目前已知的癌症大约有两百种。

在美国，每年因癌症而死亡的人数超过 560 000 人，癌症已成为仅次于心血管疾病的第二大杀手。美国癌症协会（the American cancer society，ACS）预测大约 83 000 000 现存的美国人最终会患某种类型的癌症。

病理生理学

在大多数情况下癌症的确切病因不明。但是，某些特定因素与某些种类的癌症存在一定联系。这些包括：

- 化学致癌物。
- 暴露于紫外线下。
- 遗传倾向。
- 病毒。
- 性别。

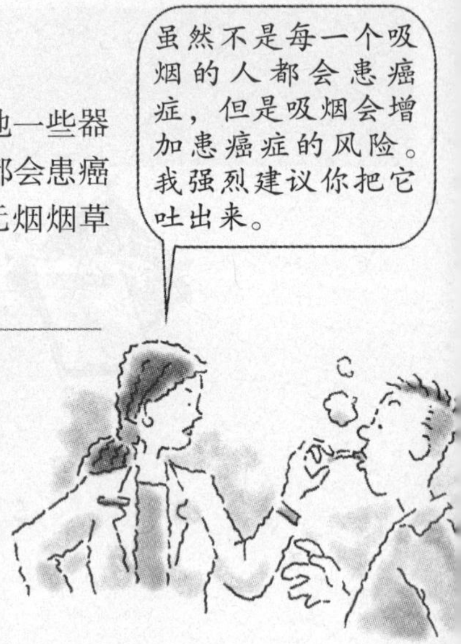

关于吸烟……

吸烟可导致肺癌并且与口腔、喉、膀胱、肾及其他一些器官的癌变有很强的相关性。虽然不是每一个吸烟的人都会患癌症，但是吸烟会增加患癌症的风险。同样，酗酒和无烟烟草（嚼烟）会增加患口腔癌的风险。

基因突变

吸烟和其他危险因素可影响细胞的遗传物质，妨碍细胞分裂（有丝分裂）前正常的基因复制。这些干扰会增加基因突变（一种发生在细胞某一部分互补基因的异常变化）的可能性（见：癌症危险因素综述）。

基因突变可由高龄及与化学物质、射线或激素接触及其他一些因素引起。随着时间的延长，在细胞内可能发生大量的基因突变，使细胞继续分裂和生长，最终导致癌症的发生。

无限制生长

癌细胞首先发源于单个细胞内的基因突变（见：癌细胞的特征）。这种细胞无限制地生长而正常细胞的生长是受到控制的。而且，癌细胞无法分化成和它同源的正常成熟细胞。

随后癌细胞在原位无限制地生长。即使丢失的细胞已经被补全，癌细胞还是会持续生长和增殖，这与正常细胞是不同的。

癌细胞的特征

癌细胞以无限制生长和发育为特征，这些细胞的典型特征是：

- 大小和形状不同。
- 没有包膜。
- 进行不正常的有丝分裂。
- 功能不正常。
- 与和它同源的细胞不相似。
- 产物几乎与它同源的细胞或组织无相关性。
- 可转移到其他部位

转移

癌细胞除了无限制地在原位生长外，还可通过一种叫做转移的方式从原位散布到其他部位。癌细胞通过三种方式进行转移：

- 通过血液循环和淋巴循环。
- 偶尔通过手术或其他侵入性操作发生转移。
- 直接侵入邻近器官或组织。

癌症分类

癌症根据它来源于哪种组织细胞或血细胞进行分类。大部分癌症来源于上皮组织，被称为癌。

癌症危险因素综述

虽然所有的人都可能患癌症，成人和儿童都不能幸免，但是随着年龄的增长患癌症的几率也会增加。许多其他因素，包括内因和外因，可使个体易患癌症。这些因素有：

内在危险因素

内在危险因素包括年龄、性别和种族以及遗传、免疫和心理因素。

年龄

长时间接触致癌物可增加患癌风险。胎儿、婴儿和儿童具有更高的患癌风险，这是因为他们还处于生长期。起泡的晒斑可使 12 岁以下的儿童更容易患皮肤癌。

研究人员正在测试低电磁场环境对儿童的作用，如电热毯或高压线。

性别

总的来说，女性与男性相比具有较低的癌症发生率和较高的生存率。在女性中，乳腺癌、结肠癌、肺癌和宫颈癌是最常见的癌症。在男性中，前列腺癌、肺癌、胃肠道癌和膀胱癌是最主要的癌症。

种族

癌症的发病率和死亡率在黑人中较高，这是由于经济、社会和环境因素导致黑人无法进行迅速的检测，并且黑人接触化学致癌物的几率较高。

遗传因素

某些癌症具有家族倾向性。例如，一级亲属（母亲或姐妹）患有乳腺癌的女性，她们自己患乳腺癌的风险就比普通人群高。

免疫学因素

根据免疫监视学说，正常细胞和癌细胞表面抗原的不同将有助于身体清除癌细胞。因此免疫抑制将增加癌症的易感性。

心理方面因素

情绪紧张会增加一个人的患癌风险，因为情绪紧张会导致一些坏习惯（例如频繁的吸烟）、降低免疫系统功能或者忽略早期警告信号。

外在危险因素

外在危险因素包括与化学致癌物或射线的接触、病毒、饮食、烟草、酒精和化疗药物。

化学致癌物

就癌症而言，最重要的外在危险因素就是接触化学致癌物，例如用于提炼镍或石棉工业中所用的一些化学物质。

典型的化学致癌物引起癌症分两个步骤——起始阶段和促发阶段

- 起始阶段包括接触致癌物。这一不可逆步骤使正常细胞转化成潜在的肿瘤细胞。
- 在促发阶段，反复接触相同或其他一些物质可刺激潜在细胞使其转变成活跃的肿瘤细胞。

射线

虽然各种类型放射线（从 X 线到核辐射）的致癌能力不同，但它们都有致癌性。

白种人在紫外线的照射下患皮肤癌的风险比较高。皮肤癌从接触照射最严重的部位开始发展，并且其发生与接触的射线量有关。

病毒

有些人类病毒具有潜在致癌性。例如，EB 病毒与淋巴瘤和鼻咽癌有关。

脱氧核糖核酸病毒（例如 2 型单纯疱疹病毒）与宫颈癌有关。在鼠类研究中发现核糖核酸病毒与乳腺癌有关。

饮食

某些食物中含有致癌物（或致癌物前体），影响致癌物生成或改变其他致癌物的作用。低纤维高脂肪饮食可引起结肠癌。

肝癌与食品添加剂有关，例如硝酸盐（通常在熏制和加工肉食品中被使用）和黄曲霉素（一种生长在储存的谷物、坚果或其他食物上的真菌）。

癌症危险因素综述（续）

吸烟

无论在男性还是在女性中，肺癌都是引起癌症死亡的最主要病因。在各种癌症中，吸烟所致的病变占30%，而且吸烟还与口腔、咽、喉、食管、胰腺、宫颈和膀胱癌的发病有关。烟斗和嚼烟与口腔癌的发生有关。

研究指出，不吸烟人群（特别是儿童）被动吸烟也可使患癌的风险升高。

饮酒

酒精与烟草有协同作用。大量饮酒的吸烟者患头、颈和食管癌的风险增加。大量饮啤酒的人患结直肠癌的风险增加，但其机制不明。

化疗药物

有些化疗药物可能具有直接致癌性或者可通过降低免疫力来促进肿瘤的生长。

激素可通过改变人体内的内分泌平衡来促进（而不是直接刺激）肿瘤的生长——特别是在激素敏感器官，例如乳腺和前列腺。我们必须认真地权衡化疗药物带来的益处和引起继发癌的风险。

其他癌症可来源于下列组织和细胞：

- 腺组织（腺癌）。
- 结缔组织、肌肉和骨组织（肉瘤）。
- 脑和脊髓组织（神经胶质瘤）。
- 色素细胞（黑色素瘤）。
- 浆细胞（骨髓瘤）。
- 淋巴组织（淋巴瘤）。
- 粒细胞（白血病）。
- 红细胞（红白血病）。

癌症

该部分将讨论身体各个系统最常见的癌症。针对每一种病症你都能找到关于病因、评估结果、诊断测试、治疗、护理干预、患者指导和评估标准方面的信息。

急性白血病

在急性白血病中，一种称为胚细胞的癌性白细胞（WBC）前体在骨髓或淋巴组织中增殖，然后在外周血、骨髓和身体组织里蓄积。如果不进行治疗，急性白血病常常会导致死亡，通常是因为白血病细胞浸润骨髓或重要器官造成的并发症。

在各年龄人群中，急性白血病导致的死亡在癌症相关死亡中位居第 15 位。经过治疗，预后不同。急性白血病是儿童中最常见的癌症。

急性白血病的分类

急性白血病最常见的类型为：

- 急性淋巴细胞白血病（ALL），以淋巴细胞前体（淋巴母细胞）的非正常增生为特征。
- 急性髓性白血病（AML），以骨髓细胞前体（成髓细胞）快速蓄积为特征。
- 急性单核细胞白血病或 Schilling 白血病，以单核细胞前体（原始单核细胞）增生为特征，其他类型包括急性髓样单核细胞白血病和急性红白血病。

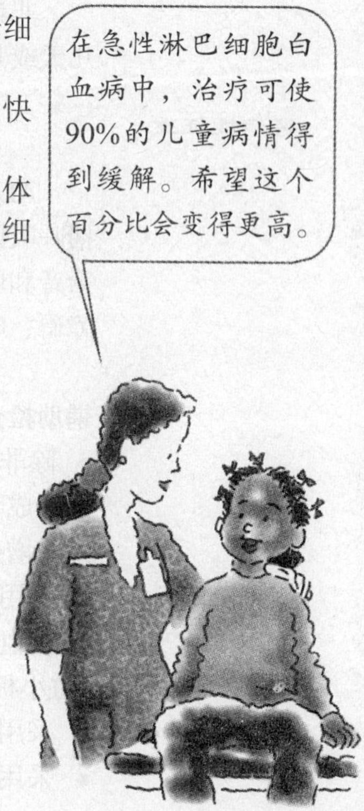

生存统计

在急性淋巴细胞白血病中，治疗可使 90%的儿童病情得到缓解；平均生存时间为 5 年。治疗可使 65%的成年人病情得到缓解，平均生存时间为 1～2 年。应用强化治疗后，2～8 岁的儿童具有最好的生存率，大约为 50%。

在急性髓性白血病中，经过诊断甚至经过强化治疗后，平均生存时间仅为 1 年。

在急性单核细胞白血病中，经过治疗可使 40%的儿童病情缓解并持续 2～10 个月。成人经过诊断，治疗生存时间仅为 1 年。

病因

引起急性白血病的原因不明。根据专家意见，危险因素包括：

- 某种病毒的联合体。
- 遗传和免疫学因素。
- 接触射线或特定化学药品。

病理生理学

急性白血病的发病机制不清。首先，不成熟、无功能的白细胞在起源组织处蓄积（淋巴细胞在淋巴组织中，粒细胞在骨髓中）。然后这些不成熟的白细胞流进血液并进入其他组织。最后，器官因受侵犯或出血而出现功能障碍。

临床表现

急性白血病的典型临床特征包括：

- 突发高热。
- 异常出血。
- 即使非常小的创伤也容易出现青肿。
- 瘀斑。
- 月经时间延长。

非典型性症状和体征包括在其他症状出现之前，出现持续几天或几个月的低热、苍白、无力和疲惫。

警示性征兆

ALL、AML 和急性单核细胞白血病的可能症状和体征包括呼吸困难、疲劳、不舒适、心动过速、心悸、收缩期喷射性杂音和腹痛或骨痛。在脑膜白血病中，早期典型症状包括意识障碍、嗜睡和头痛。

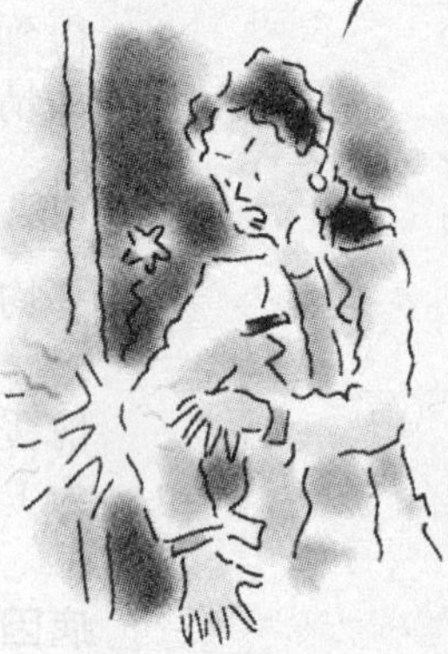

辅助检查

- 除非骨髓干抽或无白血病细胞，有典型临床表现的患者都要完成骨髓活检。如果在骨髓抽吸物中发现了典型的不成熟白细胞增殖现象，则可证实诊断。
- 采用白细胞分类确定细胞类型。
- 全血计数（CBC）可显示血红蛋白（贫血）、血小板（血小板减少）和粒细胞（粒细胞减少）水平降低。
- 采用腰椎穿刺确定脑膜是否受累。
- 采用尿酸检查用于检测高尿酸血症。

治疗

全身化疗力图消灭白血病细胞和诱导缓解，保护正常骨髓的功能。各种类型白血病的化疗方案不同：

- 脑膜白血病的治疗包括鞘内注射甲氨蝶呤、阿糖胞苷并进行全颅放疗。
- ALL 的治疗包括长春新碱和泼尼松与鞘内注射甲氨蝶呤、阿糖胞苷；静点门冬酰胺酶、柔红霉素和阿霉素；用巯嘌呤和甲氨蝶呤维持。
- 对 AML 的治疗包括联合应用静点柔红霉素或阿霉素、阿糖胞苷和口服硫鸟嘌呤。如果上述治疗没能诱导缓解，患者将接受联合应用环磷酰胺、长春新碱、泼尼松或甲氨蝶呤；高剂量阿糖胞苷单药或联合其他药物；安吖啶；米托蒽醌或应用其他化疗药物维持。

其他治疗

治疗也可包括抗生素、抗真菌药和抗病毒药（与粒细胞注射合用以控制感染，并输血小板以控制出血）。输红细胞（RBC）用于阻止贫血。对某些患者可行骨髓移植。

护理事项

● 如果需要，可将患者置于单间并加强保护性隔离以控制感染(保护性隔离的益处仍有争议)。合理调配护理人员，使患者不会接触护理感染或感染性疾病的医务人员。避免应用内置式导尿管或进行肌内注射，因为这些操作可引起感染。屏蔽接触感染性疾病的医务人员和来访者。注意和报告感染的症状和体征。

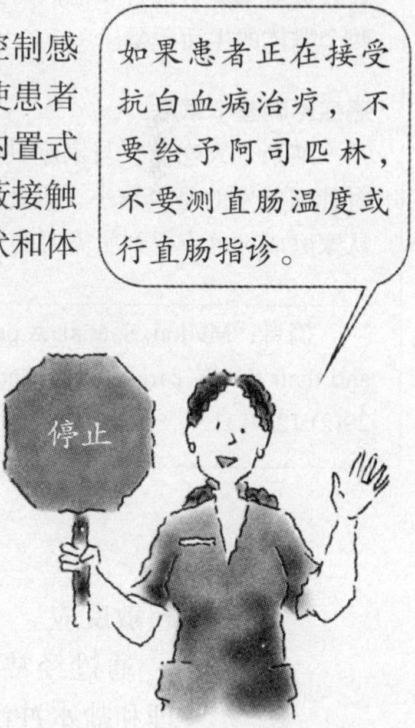

处理发热

● 每 2～4 小时监测患者生命体征一次。体温超过 101℉（38.3℃）并伴有粒细胞减少时立刻应用抗生素治疗。

● 注意出血。如果出现出血，用冰压迫出血点并抬高出血部位肢体。避免给予阿司匹林或含阿司匹林的药物。还要避免测量直肠温度、应用直肠栓剂或进行直肠指诊。

取仰卧位以确保安全

● 注意脑膜白血病的症状和体征。如果发生脑膜白血病，要进行鞘内注射化疗药物后的护理。滴注结束后使患者处于 Trendelenburg 位（垂头仰卧位）30 分钟。给予足量液体并且使患者保持仰卧 4～6 小时。经常检查腰穿部位是否出血。

● 如果患者接受全颅放疗，应告知患者有可能出现的副作用并尽力使副作用减至最小。

● 采取措施防止高尿酸血症，它是一种可能因化疗诱发急性白血病细胞溶解导致的并发症。每天给予患者 2L 液体，并且根据医嘱给予乙酰唑胺、头孢匹胺碳酸氢盐片和别嘌醇。经常检查尿的 pH，pH 应≥7.5。注意别嘌醇引起的皮疹和其他

权衡证据

癌症影响家庭生活

癌症的后遗症

一些学者调查了那些与癌症一直战斗的患者完成治疗后，癌症对其生活质量的影响。但是无人关注患者家人的生活质量问题。为了了解患者其他家庭成员的感受，调查人员对123名患者和他们的家人在癌症治疗结束后进行了1～6年的随访，并分析了两个群体的生活质量。

癌症影响整个家庭

结果令人吃惊。与家庭其他成员相比，患者本人实际上有着更高的生活质量并且对肿瘤复发的恐惧较小，因此在强调在患者护理计划中应包括家庭成员的重要性并确认家庭成员也应得到所需要的资源和支持。

摘自：Mellon, S, et al. A population-based study of the quality of life of cancer survivors and their family caregivers. Cancer Nursing: An International Journal for Cancer Care, 2006, 29(2):120-131.

超敏反应。

- 通过经常检查明显的溃疡和齿龈肿胀，并经常进行口腔护理和盐水冲洗来控制口腔溃疡。
- 每天检查直肠区有无硬结、肿胀、红斑、皮肤变色和渗出。
- 通过提供一个安静、舒适的环境使压力最小化，使患者能够休息和放松。
- 通过与患者之间建立一种信任关系对其进行心理上的支持。允许患者和家人发泄他们的愤怒、焦虑和失望。鼓励他们尽可能多地亲身实践患者的护理工作。将患者推荐给美国白血病协会当地分会（见：*癌症影响家庭生活*）。
- 对一个身患绝症坚持化疗的患者，要提供支持性护理让其感到舒适；控制疼痛、发热和出血；并提供精神上的支持。如果合适的话，可提供宗教上的咨询。讨论是选择家庭护理还是临终关怀医院护理。

● 评估患者。患者和家属应该理解治疗的原理和化疗的潜在副作用。他们也应该掌握如何辨认感染的症状和体征并且知道如果发生感染他们必须通知医师。他们应该讨论治疗选择方案和表达对于预后不良的关心（见：急性白血病宣教要点）。

乳腺癌

乳腺癌是美国女性最常见的恶性肿瘤，并且对 35～54 岁的女性而言，乳腺癌导致的死亡占癌症死亡的第二位。男性也可患乳腺癌，虽然很少见。

由于早期诊断和治疗方案的增加，局限期乳腺癌患者 5 年生存率已从 1940 年的 78%提高到今天的 92%。

原位乳腺癌的生存率

对乳腺原位癌患者而言（位于原发部位且没有侵犯周围组织），生存率接近 100%。如果肿瘤出现区域浸润，生存率为 71%，如果出现远处转移，生存率则下降为 18%。

病因

乳腺癌病因不清，但有明确的危险因素。主要的危险因素包括：

- 性别（超过 90%的乳腺癌发生于女性）。
- 年龄（50 岁后危险性增加）。
- 个人乳腺癌疾病史（15%的女性乳腺癌患者在对侧乳腺又发生乳腺癌）。
- 乳腺癌家族史（一级亲属患乳腺癌的女性有 2 倍或 3 倍的发病风险）。

次要危险因素

次要危险因素包括：

- 未生育。
- 30 岁后生育第一胎。
- 延长的激素刺激（月经初潮早于 12 岁，绝经晚于 50 岁）。
- 以前乳腺活检发现非典型性增生（不正常的细胞增多）。
- 接触过量的射线（如在治疗霍奇金病过程中）。

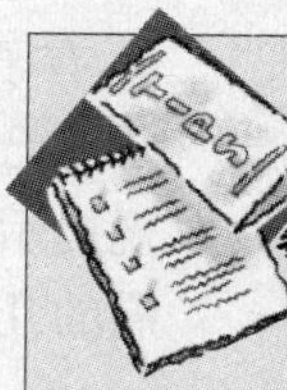

急性白血病宣教要点

- 如果患者为白血病病人，应该告知患者和其家人感染的症状和体征（如发热、寒战、咳嗽和咽喉痛）及异常出血（如青肿或小的瘀斑或因小量出血引起的瘀点）。还要告知他们如何止血，例如通过冰或压迫止血。
- 指导患者应用软毛牙刷和避免热或辣的食物。避免过量应用商家出售的漱口水。

● 有子宫内膜、卵巢或结肠癌病史。

已经发现 BRCA1 和 BRCA2 基因与乳腺癌有关。这一发现提示乳腺癌可能有遗传性。带有上述任一基因的妇女患乳腺癌的几率为 80%。

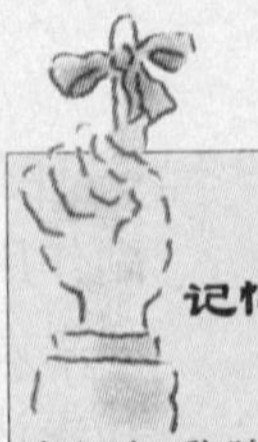

记忆小窍门

ASH 是一个记忆乳腺癌主要危险因素的简单方法。

年龄（Age）：50 岁后危险升高。

性别（Sex）：大约 90%的乳腺癌发生在女性。

病史（History）：个人或家族乳腺癌病史会增加患病风险。

病理生理学

乳腺癌多见于左侧，最常发生在外上象限（见：乳腺肿瘤位置）。

生长速度各不相同。理论上而言，生长速度慢的乳腺癌要生长 8 年才能变成可触及的直径 1cm 的肿块。

扩散方式

乳腺癌通过淋巴系统和血流扩散，通过右心到达肺，最终到达对侧乳腺、胸壁、肝、骨和脑组织。

临床表现

乳腺癌症状和体征包括：

● 乳腺出现无痛性肿块。

● 乳腺对称性或大小发生变化。

● 乳腺皮肤出现变化，例如出现凹陷（称作橘皮样改变）、水肿或溃疡。

● 乳头的变化；例如瘙痒、发热、糜烂、回缩或流脓。

● 皮肤温度的变化（局部皮肤温度升高或呈粉红色）。

超过分娩年龄而且不泌乳的女性如果发生上述任何一种变化，在发现其他原因前应怀疑乳腺癌。对非哺乳非泌乳期女性乳腺的分泌物要进行检查 。

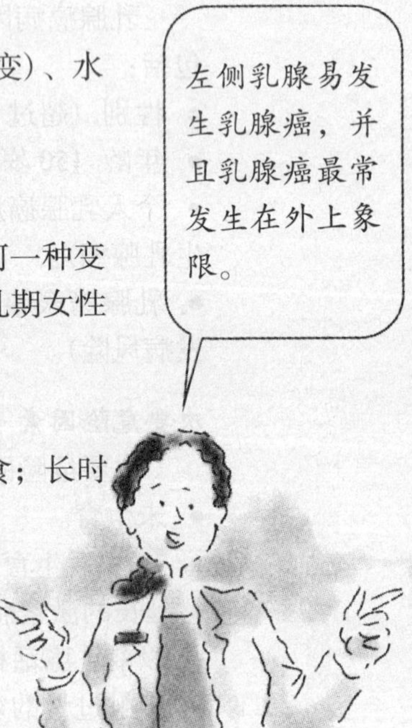

转移的症状和体征

癌转移可导致肩膀、臀部或骨盆疼痛；咳嗽；厌食；长时间头晕；腋窝或锁骨上淋巴结增大。

辅助检查

● 乳房自检、临床乳腺检查或乳房 X 线照相术发现乳房肿块或肿瘤，提示有患乳腺癌的可能（见：乳腺癌筛查建议）。

乳腺肿瘤位置

下图显示出乳腺癌发病部位和频率。乳腺外上象限是最常见的发病部位。

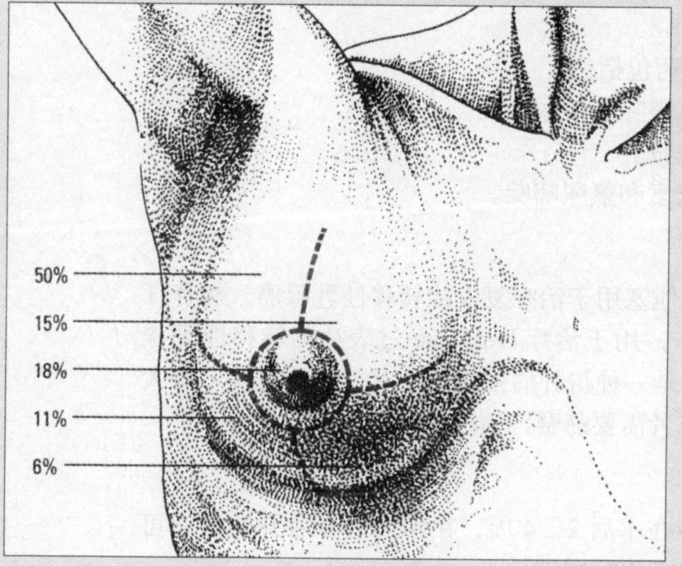

乳腺癌筛查建议

这些建议来自美国癌症协会，着重于乳腺癌的早期发现以提高生存率。

- 40 及 40 岁以上的女性应该每年行乳腺影像检查。
- 40 及 40 岁以上的女性应该每年行乳腺临床检查。20～39 岁的女性应该每 3 年检查一次。
- 20 岁以上的女性应该每月行乳房自查。

- 诊断的关键环节是对可疑组织进行活检和病理检查。疾病分期检查包括胸片、肝和骨扫描。
- 肿瘤活检组织的激素受体测定可决定肿瘤的生长是否依赖于雌激素（雌激素依赖）或孕激素（孕激素依赖）。这些检查结果可指导选择治疗方案。

乳腺癌分期应该根据胸部 X 线检查和肝、骨扫描。

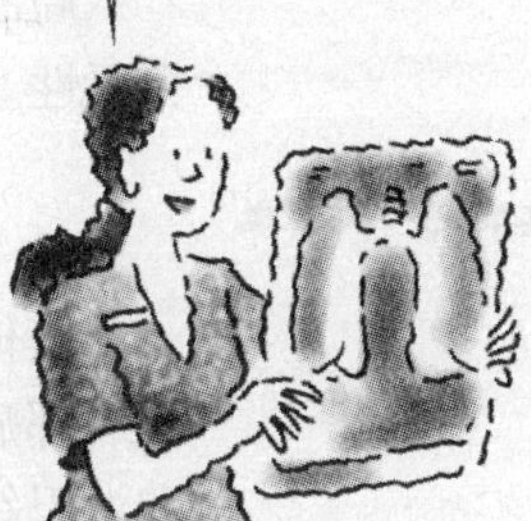

治疗

治疗可能包括下列一项或多项联合的方案。

化疗

乳腺癌的化疗方案包括不同种类细胞毒性药物的联合应用。对于腋窝有淋巴结转移但无证据表明出现远处转移者，化疗可作为一种术后辅助治疗手段（应用于原发灶被切除后）或作为新辅助治疗（在开始必要的第二次治疗方式前进行的初步治疗）。

如果已经发生了远处转移，根据患者是绝经前还是绝经后等因素，化疗可做为一种主要的治疗手段。

联合化疗

常用的联合用药包括：

- 环磷酰胺、甲氨蝶呤和氟尿嘧啶。
- 阿霉素和环磷酰胺。
- 环磷酰胺、阿霉素和氟尿嘧啶。

其他药物治疗

紫杉醇和多西他塞用于治疗复发或转移性乳腺癌。赫赛汀是一种单克隆抗体，用于治疗 Her2/neu 过表达的转移性乳腺癌患者，Her2/neu 是一种与肿瘤强侵袭性有关的蛋白质。有大约 30%的乳腺癌患者需要赫赛汀治疗。

放疗

首次放疗应该在术后 2～4 周，在伤口愈合后开始。它可在化疗前、化疗中或化疗后进行。

放疗还可作为一种辅助治疗手段治疗靠近胸壁、局部晚期或复发的乳腺癌及炎性乳腺癌。如果肿瘤已经转移至骨，放疗可针对局部骨组织进行减痛治疗。

手术

局部病灶切除术或肿瘤切除术通常被作为首选方式。它还可为病检提供组织以确定肿瘤细胞的类型。

局部病灶切除术通常用于门诊患者。对某些患者而言——特别是肿瘤小且没有证据表明腋窝淋巴结受累的患者——这是唯一要做的手术。然而，局部病灶切除术通常要联合放疗。

局部病灶切除术分两步。首先，外科医师切除肿物并证实为恶性。然后，医师与患者讨论治疗方案。

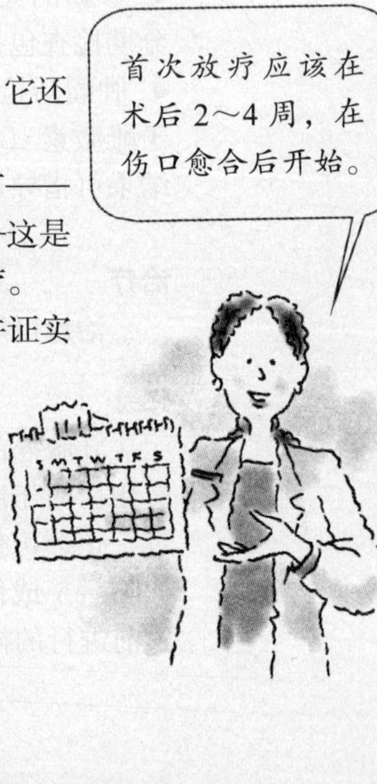

其他手术方式

其他手术方式包括：

- 局部病灶切除术联合腋窝淋巴结清扫术，在切除肿物和淋巴结的同时保持乳腺完整。
- 单纯乳房切除术，在切除乳腺的同时不清扫腋窝淋巴结，不切除胸部肌肉。

● 改良根治术，切除乳腺的同时清扫腋窝淋巴结。

● 标准根治术，切除乳腺、胸大肌和胸小肌并清扫腋窝淋巴结。

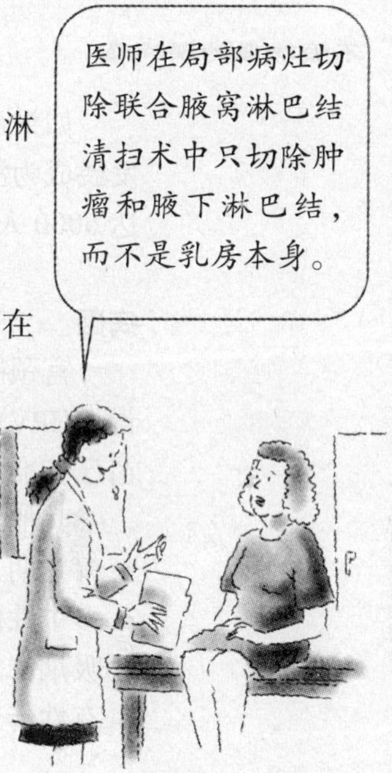

乳房再造

如果患者要求并且不存在能表明病情是晚期的证据，可在行乳房切除后行再造术，制造一个乳房样隆起。

其他方法

乳腺癌其他治疗方法包括：

● 雌激素、孕激素及雄激素治疗。

● 抗雄激素治疗与氨鲁米特合用。

● 抗雌激素治疗。

抗雌激素治疗包括应用他莫昔芬，它是一种几乎不影响脱氧核糖核酸合成的药物。他莫昔芬主要针对雌激素依赖的肿瘤，用于绝经后女性。

手术作用下降

药物治疗的成功及越来越多的证据表明乳腺癌是一个全身性疾病而不是局部性疾病，使切除乳腺的外科手术方式有所下降。

护理事项

● 询问患者病史。评估患者对诊断的感受和理解程度，了解患者的愿望。

● 用患者能理解的语言解释治疗方案。

● 评价患者。经过有效治疗，患者将平静无碍地从手术、放疗、化疗或其他治疗中康复。对于受累的手臂，患者应进行适当的锻炼并了解术后安全预防措施。要向患者示范正确的乳腺自检方法（见：乳腺癌宣教要点）。

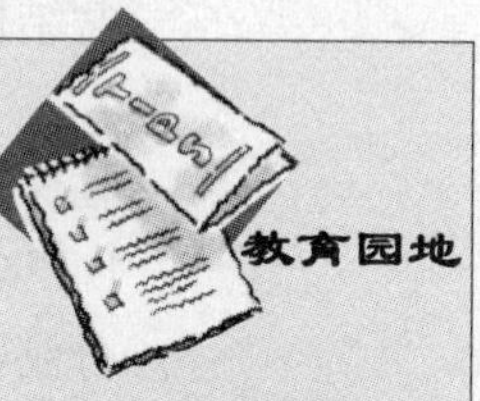

教育园地

乳腺癌宣教要点

● 要实现乳腺癌的早期诊断和治疗必须告诉女性患者乳腺造影法和适当随访的重要性。

● 告诉术后的患者要坚持随访以发现新的乳腺病变。

宫颈癌

宫颈癌是女性生殖系统第三大恶性肿瘤（排在子宫癌和卵巢癌之后），分为原位癌和浸润癌。随着早期检测和合适的治疗，有75%～90%的原位癌可治愈。

不受欢迎的浸润癌

如果不进行治疗（取决于确切的肿瘤类型），原位癌将会发展成为浸润癌。在美国，每年因浸润性宫颈癌而死亡的人数达6000人。大部分患者年龄在30～50岁，20岁以下罕见。

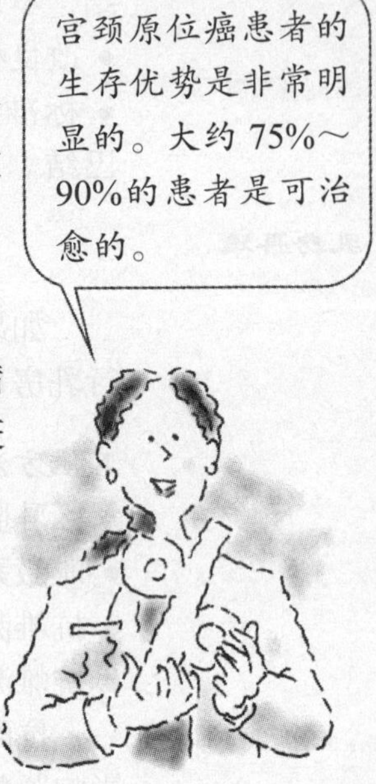

病因

宫颈癌病因不明。但最重要的危险因素是人类乳头状瘤病毒（HPV）感染。70%的宫颈癌是由HPV所致。重组HPV疫苗已获准使用，并建议9～26岁的女性接种以预防宫颈癌。

其他危险因素包括：

- 青春期开始性行为。
- 多个性伙伴。
- 吸烟。
- 有性传染病史。

病理生理学

原位癌包括从最小的累及上皮下三分之一厚度的宫颈细胞异常到累及上皮全层的原位癌变。

突破基底膜

浸润性宫颈癌的癌细胞突破基底膜后可直接浸润邻近的骨盆结构或通过淋巴系统发生远处转移。

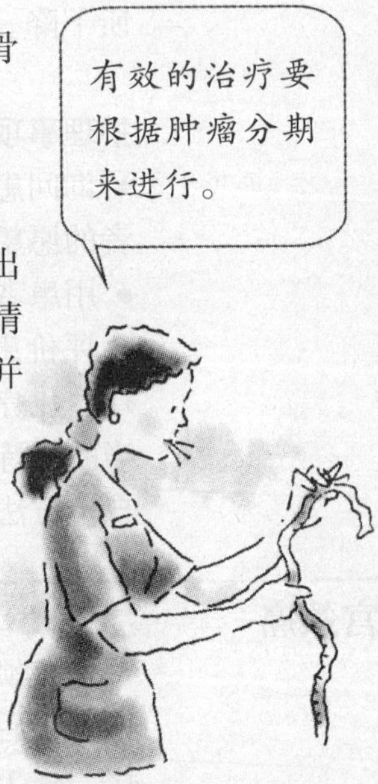

临床表现

宫颈原位癌无症状。不正常的阴道出血、持续的阴道排出分泌物及性交后疼痛和出血有可能是早期浸润癌的信号。病情进一步恶化会导致骨盆疼痛或尿和粪便通过瘘管从阴道漏出并伴有厌食、体重下降和疲劳。

辅助检查

- 宫颈巴氏涂片检查（Pap）能够在出现症状前发现宫颈癌。美国癌症协会推荐在性生活开始后3年但不迟于21岁就要开始每年行Pap检查。30～70岁的女性如果连续3次或更多次检查结果均正常，应每2～3年行Pap检查一次。70 岁以上的女性如果连续 3 次或更多检查结果均正常，而且在最近 10 年内 Pap 检查也未见异常，则可停止监测。

- 建议 30 岁以上的女性行 HPV DNA 检查以检测 HPV。
- 阴道镜检查（用阴道镜对阴道和宫颈上皮进行检查）可发现潜伏期的病变并能确定其范围。
- 活检联合组织学检查可确定诊断。
- 其他检查，如淋巴管造影术、膀胱造影术和扫描可发现转移。

治疗

要根据肿瘤分期进行有效的治疗。治疗原位癌应该保证完全的活组织切除、冷冻、激光烧毁肿瘤、宫颈锥形切除术（切除宫颈锥形的组织）及反复的 Pap 随访检查，很少会行子宫切除术。浸润性鳞癌要求行根治性子宫切除术和放疗（内照射、外照射或两者兼做）。

护理事项

- 为患者提供各种指导并给予情感和心理上的支持。
- 如果患者要做内照射，要在手术室或床旁确定放射源是否已被置入体内。记住当放射源到达预定位置后一定要注意开始实施防护措施——时间、距离和屏蔽防护。告诉患者她需要一个私人房间。
- 每 4 小时检查一次患者的生命体征。注意皮肤反应、阴道出血、腹部不适和脱水的症状。

伸手可触

- 确定患者身体不用过度伸展就可拿到她想要的任何东西。协助患者进行全方位的上肢练习。注意腿部活动或身体其他部位活动可能会使放射源移动。
- 合理安排你与患者在一起的时间，以最大程度地减少与放射线接触的时间。告诉探视者安全防护措施，并把这些防护措施写在牌子上挂在患者房间的门上。
- 评估患者。当评估患者对治疗的反应时，应注意患者对治疗的耐受程度。患者应了解治疗不会对其性功能造成损伤，还应了解遵守治疗制度的重要性（见：宫颈癌宣教要点）。

教育园地

宫颈癌宣教要点

- 如果宫颈癌患者接受了活检、冷冻和激光治疗，要告知其分泌物和小量出血持续约 1 周时间，建议在这一期间不要冲洗、使用栓剂或性交。
- 向患者解释需在门诊接受 4～6 周的放射治疗（如果需要）。
- 告知患者如有必要可能需住院 2～3 天行内照射治疗。
- 因为放疗可杀伤白细胞而易发感染，告知患者在治疗期间应避免接触有明显感染的人。
- 使患者放心，宫颈癌和宫颈癌的治疗不会从根本上改变患者的生活习惯，或阻止其性行为。

结肠直肠癌

在美国和欧洲，结肠直肠癌是内脏中第二常见的癌症。男女发病率相同。几乎所有的结肠直肠癌都是腺癌。大约有 50% 是直肠乙状结肠病变，肿瘤与黏膜表面粘连紧密（称之为固定）。其余的为息肉样。

扩散缓慢，容易治愈

由于结肠直肠癌扩散缓慢，早期诊断有治愈的可能。结肠癌 5 年生存率为 91%，直肠癌为 83%。肿瘤出现区域扩散后生存率下降，结肠癌为 60%，直肠癌为 50%。

病因

结肠直肠癌的病因不明。有研究指出结肠直肠癌在经济发达地区发病率较高。这说明它的发生与高脂饮食有关。

其他增加患病的危险因素包括：

- 年龄大于 40 岁。
- 其他消化系统病史。
- 溃疡性结肠炎病史（患癌前平均 11～17 年）。
- 结肠息肉家族遗传倾向（几乎均在 50 岁以后发生癌症）。
- 乳腺和妇科癌症。
- 结肠直肠癌家族史。

病理生理学

大部分大肠病变为中度分化腺癌。肿瘤倾向于缓慢生长且长时间无症状。

环形生长

位于乙状结肠和降结肠的肿瘤成环形生长并压迫肠腔。诊断时，位于升结肠的肿瘤一般较大，查体时比较容易触到。

临床表现

结肠直肠癌的症状和体征包括不适和疲劳。其他症状由局部肠梗阻、晚期直接浸润邻近器官（如膀胱、前列腺、输尿管、阴道和骶骨）或远处转移（通常是肝）而引起。

晚期症状和体征包括：

- 体重下降。
- 疼痛。
- 苍白。
- 血便。
- 恶病质（营养不良、虚弱和消瘦）。
- 腹水（腹腔有大量液体）。
- 肝大（肝增大）。
- 淋巴管扩张（淋巴管变宽）。

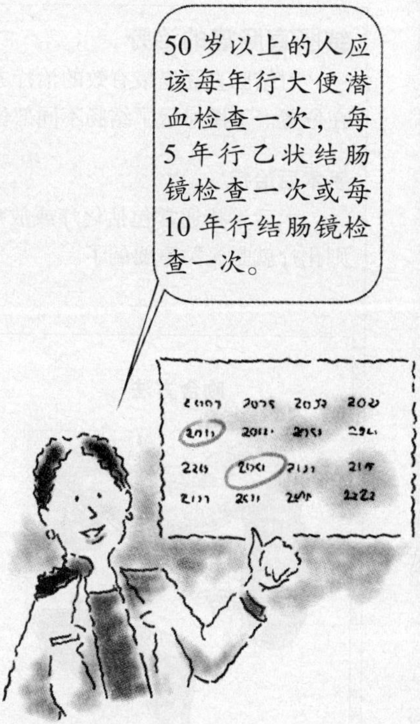

辅助检查

- 只有肿瘤组织活检能够确诊结肠直肠癌。但是其他检查可帮助发现病变。美国癌症协会建议50岁以上的男性或女性要接受下列任一检查：每年一次粪便潜血检查（FOBT）或粪便免疫化学检测（FIT）、每5年一次乙状结肠镜检查、每年一次FOBT或FIT加每5年一次乙状结肠镜检查、每10年一次结肠镜检查或每5年一次双重气钡造影检查。
- DRE可发现接近15%的结肠直肠癌。它可用来检查可疑的直肠和肛周病变。
- FOBT检测呈阳性，是直肠癌的警示信号。
- 结肠镜和乙状结肠镜可直接观察低位消化道，能够发现三分之二的结肠癌。

直接证据

- 结肠镜可直接看到（和拍照）直至回盲瓣的结肠。也可行息肉切除术和对可疑病变进行活检。
- 双重气钡造影能够确定无法触及或无法看到的病变部位。因为硫酸钡会对内镜检查造成干扰，所以双重气钡造影应该在内镜检查之后进行。
- 癌胚抗原检查虽然对早期诊断无特异或不敏感，但它有助于在治疗前、后对患者进行监测，以发现肿瘤转移或复发。

治疗

外科手术可切除肿瘤和邻近组织及可能有转移的淋巴结。

结肠直肠癌的治疗

对结肠直肠癌最有效的治疗方法是外科手术，切除肿瘤、邻近组织和转移的淋巴结。手术部位取决于肿瘤所在位置。下图显示了结肠不同部位的肿瘤切除和不同的吻合方式（复置术）。

手术后治疗

术后治疗通常包括化疗或放疗。如果肿瘤已经扩散到其他部位或患者有后遗症或肿瘤复发而无法手术切除，则化疗就是至关重要的了。

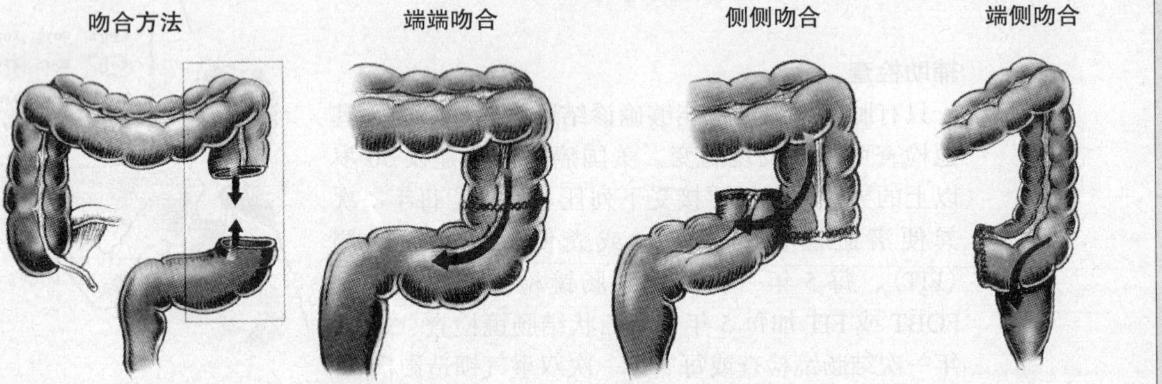

手术方式取决于肿瘤所在位置（见：结肠直肠癌的治疗）。

外科手术的选择

- 对病情严重的盲肠和升结肠肿瘤，右半结肠切除术包括切除回肠、盲肠、升结肠的末端和右半横结肠及对应的肠系膜。
- 若肿瘤位于横结肠近端和中间，行右结肠切除术，切除横结肠和与中段结肠血管对应的肠系膜。还可选择切除部分横结肠及与之有关的中段结肠血管。
- 若肿瘤位于乙状结肠，手术通常切除乙状结肠和肠系膜。
- 若肿瘤位于直肠上段，通常行经腹直肠切除术或经腹直肠低前切除术。作为一种新方法，应用吻合器可使切除的位置比以前更低。
- 若肿瘤位于直肠下段，可行腹会阴联合切除术而且乙状结肠通常也被切除。

通过化疗提高生活质量

化疗可作为一种辅助治疗手段或者对肿瘤转移、有后遗症和肿瘤复发后无法手术切除的患者进行治疗。常用的化疗药物包括：

- 5-氟尿嘧啶联合或不联合亚叶酸钙。
- 洛莫司汀（CeeNu）。
- 丝裂霉素（Mutamycin）。
- 甲氨蝶呤。
- 长春新碱。
- 顺铂（Platinol-AQ）。

其他治疗

放疗可引起肿瘤退化，并且放疗可在手术前进行，也可在手术后进行。生物制剂疗法（单独或联合化疗）目前还在试验阶段。

护理事项

- 如果患者要行结肠直肠手术治疗，要根据医嘱（洗肠并且要把术中腹部和会阴区的污染降到最低程度），注意患者饮食并让患者服用缓泻剂、灌肠和应用抗生素。
- 评估患者。患者要用语言表达他对治疗方法的理解，包括造瘘术的护理和需要长期随访（见：结肠直肠癌宣教要点）。

教育园地

结肠直肠癌宣教要点

- 如果有结肠直肠癌的患者要行结肠造口术，要告知患者及其家人手术的步骤。术前可考虑让患者咨询一位肠造口术的治疗学家。
- 由于结肠直肠癌病史会增加患其他原发癌的风险，告诉患者要密切随访和筛查并且要增加他饮食中纤维素的摄入。
- 告诉其家人关于结肠直肠癌的家族性风险，并且指导他们改变饮食以降低风险。还要指导他们如何发现结肠直肠癌的早期表现和症状。

霍奇金病

霍奇金病是一种淋巴系统癌症，以淋巴结、脾和其他淋巴组织无痛性、渐进性增大为特征。如果不治疗，它将表现为一个易变但又渐进并且最终致命的过程。

有治愈的希望

然而，最近的治疗进展使霍奇金病有治愈的可能，甚至包括晚期患者。适当的治疗可使大约90%的患者长期生存。

病因

虽然有间接证据显示本病可能与病毒有关，但是引起霍奇金病的确切原因仍然不清楚。霍奇金病在年轻人中发病率最高。

病理生理学

淋巴细胞、巨噬细胞、嗜酸性粒细胞和 Reed-Sternberg 细胞（R-S 细胞）增生造成淋巴结、脾和其他淋巴组织增大。R-S 细胞是霍奇金病的标志。

临床表现

通常最早的表现是颈部无痛性淋巴结肿大（或偶尔其他部位的淋巴结）。其他的症状和体征包括瘙痒、持续发热、盗汗、疲劳、体重下降和不适。晚期症状和体征包括面颈部水肿、黄疸、神经痛、腹膜后淋巴结肿大和脾、肝及骨浸润。

辅助检查

- 淋巴结活检可发现不正常的组织增生、结节性纤维化、坏死和 R-S 细胞。淋巴结活检也用于明确淋巴结和器官是否受累。
- 血液检查显示轻度到重度正常红细胞性贫血（红细胞大小正常的贫血）；50%的患者会发生正常红细胞性贫血（以血红蛋白量正常为标志）；白细胞计数增多、正常或减少；白细胞分类显示中性粒细胞（中性粒细胞水平过高）、淋巴细胞（淋巴细胞水平不足）、单核细胞（单核细胞水平过高）和嗜曙红细胞（嗜酸性粒细胞水平过高）的任何百分化组合。
- 血清碱性磷酸酶水平可能增高，提示肝或骨受累。
- 55 岁以下并且病情未到晚期（Ⅲ或Ⅳ期）、组织学以非淋巴细胞为主型、无手术禁忌证的患者有必要行择期剖腹手术。
- CT 扫描可评估霍奇金病的范围。

治疗

治疗方法取决于病情分期，主要有化疗、放疗或放疗加化疗。治疗方案的选择取决于全面的身体检查、准确的组织学诊断和正确的临床分期。正确的治疗可使许多患者延长生存时间并且能达到临床治愈。

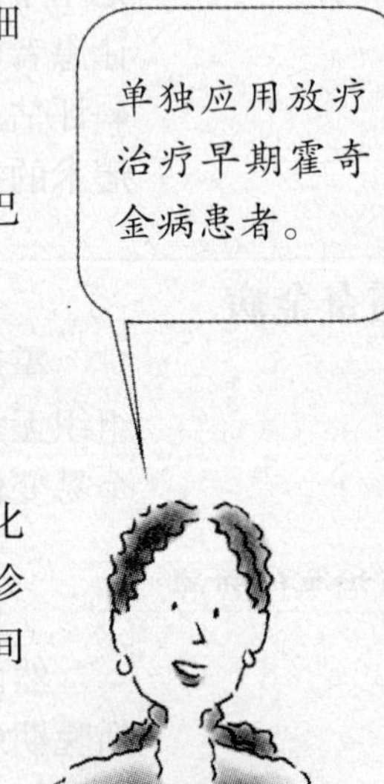

通过放疗减轻病情

对下列患者可仅行放疗治疗：

- Ⅰ期，仅累及一个淋巴结区域或一个单独的结外器官。
- Ⅱ期，累及横膈膜一侧两个或两个以上淋巴结，加一个结外器官受累并且横膈膜一侧一个或多个淋巴结区域受累。
- 放疗联合化疗用于治疗具有不良预后因素的患者。Ⅲ期患者通常需要进行化疗联合放疗治疗。Ⅳ期患者通常使用化疗，化疗有时可诱导完全缓解。

护理事项

- 密切注意由化疗或放疗引起的毒性反应。控制症状以避免治疗中断或治疗减量。
- 提供情感上的支持和提供适当的心理咨询和保证。
- 评估患者。患者应理解和遵守放疗和化疗的自己护理模式。应该掌握如何辨别治疗的副作用和什么时候通知医师。还应能够控制体重下降和避免感染（见：霍奇金病宣教要点）。

教育园地

霍奇金病宣教要点

- 告知患者及其家属如何做才能减轻治疗的副作用。还要让其了解什么时候与医生联系以帮助控制症状。
- 通知患者及其家属可从当地的美国癌症协会分会和美国白血病协会获得信息、经济帮助和心理咨询支持。

肺癌

虽然采取了各种预防措施，但是在男性和女性中肺癌仍然是导致癌症死亡的首要原因。肺癌通常发生于支气管树壁内或支气管树上皮。

组织学类型

肺癌最常见的组织学（组织）类型包括：

- 表皮状（鳞状细胞）癌。
- 腺癌（包括位于肺内壁上的细胞）。
- 小细胞（燕麦细胞）癌（位于主支气管内壁上的癌，圆形或细长形细胞）。
- 大细胞（间变的）癌（源于支气管的未分化大细胞肿瘤）。

预后不良

肺癌总体预后不良，但是因为细胞类型和诊断时转移范围的不同，预后也不相同。诊断后 5 年生存率仅为 13%。

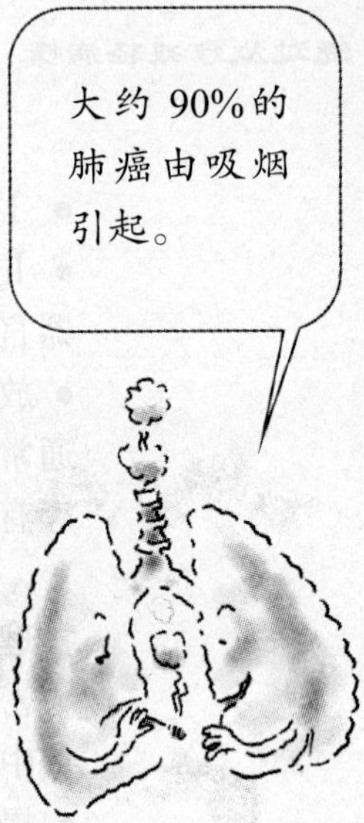

病因

大约90%的肺癌由吸烟引起，并且吸烟与所有的组织学类型的肺癌密切相关。其他危险因素包括遗传易患倾向和接触致癌性工业或空气污染物（例如石棉、铀、砷、镍、氧化铁、铬、放射性尘埃和煤尘）。

病理生理学

肺肿瘤研究显示，支气管上皮细胞转化进展过程是从鳞状细胞转化或化生（已成熟细胞的异常变化）成原位癌。起源于支气管的肿瘤产生更多的黏液。

肿瘤的生长引起部分或完全的气道梗阻，导致了肿瘤远端肺不张。

胸部扩散

早期转移发生于胸内的其他结构，如肺门和纵隔淋巴结。远处转移包括脑、肝、骨和肾上腺。

临床表现

由于早期肺癌倾向于渐进式生长，所以当发现肺癌的时候就已初具规模了。对小细胞肺癌和鳞癌而言，晚期呼吸系统症状包括吸烟者的咳嗽、嘶哑、喘息、呼吸困难、咯血（血痰）和胸痛。对大细胞肺癌和腺癌而言，症状包括发热、无力、体重下降、厌食和肩部疼痛。

激素失调

有时肺癌会引起激素相关性的变化，包括：

- 男子乳腺发育，或男性乳腺增大（与大细胞癌有关）。
- 骨和关节痛（与大细胞癌和腺癌有关）。
- 库欣综合征的症状和体征，如向心性肥胖、满月脸、锁骨上脂肪垫、肌肉萎缩、水肿和情绪改变（与小细胞癌有关）。
- 类癌综合征的症状和体征，如面红、腹泻、痉挛、皮肤损害、劳力性呼吸和心悸（与小细胞癌有关）。
- 高钙血症的症状和体征，如肌肉痛和无力（与鳞癌有关）。

肿瘤转移征象

如果肿瘤发生转移，则症状和体征各不相同。伴有支气管堵塞时，转移的症状和体征包括咯血、肺不张（肺组织萎缩）、肺炎（肺部炎症）和呼吸困难。

伴有喉返神经浸润时，症状包括声带麻痹。伴有胸壁受侵时，患者可有针刺样胸痛，呼吸困难不断加重，肩部疼痛并放射至上肢。伴有区域淋巴结转移时可出现咳嗽、咳血、喘鸣（呼气时刺耳的声音）和胸腔积液。

辅助检查

- 胸部 X 线经常发现晚期病变，但是也可能在出现症状前 2 年发现病变，还能确定肿瘤的大小和位置。
- 支气管镜检查可确定肿瘤的位置。支气管镜检查的洗出物可为细胞学和组织学检查提供材料。应用纤维支气管镜可提高检查的有效率。
- 针吸组织检查使用双平面荧光透视可发现周围型肺癌，可明确 80%患者的诊断。
- 转移部位组织活检包括锁骨上和纵隔淋巴结及胸膜活检。
- 胸腔穿刺术（从胸腔中抽取液体）可抽取胸腔积液进行化验和细胞学检查。
- 寻找转移癌的检查包括骨扫描检查（扫描检查阳性后行骨髓活检，也建议小细胞肺癌患者行骨髓活检）；脑 CT 检查；肝功能检查和肝、脾和骨镓扫描（非侵袭性核素扫描）。

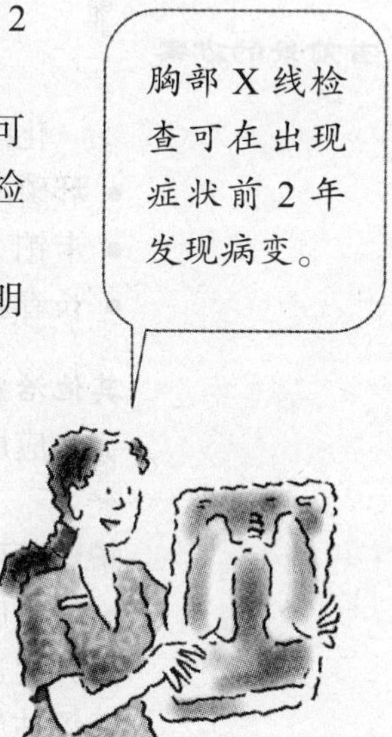

治疗

治疗方法包括联合应用手术、放疗和化疗。虽然治疗可改善预后、延长生存时间，但是在很大程度上，这些治疗还只是姑息治疗。其原因在于开始这些治疗时患者的病情已至晚期。

手术

手术是鳞癌、腺癌和大细胞癌的主要治疗手段——除非肿瘤不可切除或因其他情况（如心脏病）无法手术。手术方式包括肺叶部分切除（楔形切除或叶切除术）或全肺切除（全肺切除术或根治性全肺切除术）。

放疗

术前放疗可使肿瘤缩小，有利于手术切除，但是它的价值还尚未确定。通常建议有手术禁忌证的早期（Ⅰ期和Ⅱ期）肺癌患者可行放疗治疗，或者作为手术辅助治疗（术前或术后）。

预防性全颅照射可用来阻止或减缓小细胞肺癌脑转移。一些患者经过放疗可控制肿瘤引起的症状或延长他们的功能性生存时间。

化疗

一些新的化疗组合展示了希望。氟尿嘧啶、长春新碱和丝裂霉素的组合使40%的腺癌患者病情减轻。

有前景的方案

化疗是小细胞肺癌的主要治疗手段。有前景的组合包括：

- 环磷酰胺、阿霉素和长春新碱。
- 卡铂、紫杉醇和依托泊苷。
- 长春新碱、异环磷酰胺、顺铂、卡铂和依托泊苷。

其他治疗

应用生物制剂疗法和激光疗法治疗肺癌还在继续研究中。

护理事项

- 提供广泛的支持性护理并对患者进行宣教，将并发症减至最少并促进手术、放疗或化疗后患者的恢复。
- 评估患者。患者将会平安无事地从手术、放疗或化疗治疗中恢复过来。患者及其家属要用语言表达他们对危险因素的理解并且改变他们吸烟的习惯。患者应该遵守治疗制度并理解对肺部卫生的要求并定时随诊。患者应能识别呼吸道感染的症状和体征并知道出现这些表现时需要立即报告（见：肺癌宣教要点）。

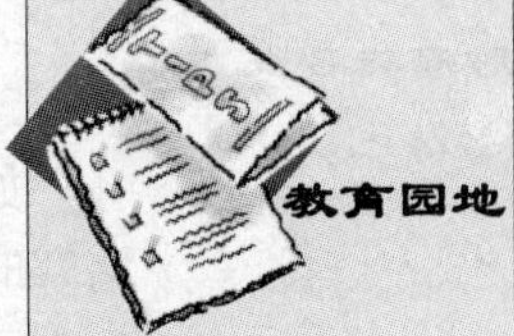

肺癌宣教要点

- 出院前告知肺癌患者如何接受家庭氧疗。确定患者及其家属了解呼吸道感染的症状和体征并需要将其通报给家庭医师。
- 教导高危患者停止吸烟以帮助预防肺癌。向美国癌症协会或美国肺癌协会当地分会提交准备戒烟的吸烟者名单。告知患者可使用尼古丁口胶剂或尼古丁贴剂和抗抑郁药并接受团体的帮助和教育。
- 鼓励复发或慢性呼吸道感染患者和那些慢性肺部疾病患者，如果发现咳嗽特征发生变化要及时看医师以评估病情。

恶性黑色素瘤

作为皮肤癌中最致命的肿瘤，恶性黑色素瘤虽不常见，但它正以每年 4%的速度递增。每年新发病例 62 200 例，大约死亡 7900 例。45～55 岁为发病高峰时间。

黑色素瘤分为四种：

- 浅表扩展性黑色素瘤。
- 结节性黑色素瘤。
- 肢端着色斑性黑色素瘤。
- 恶性雀斑样黑色素瘤。

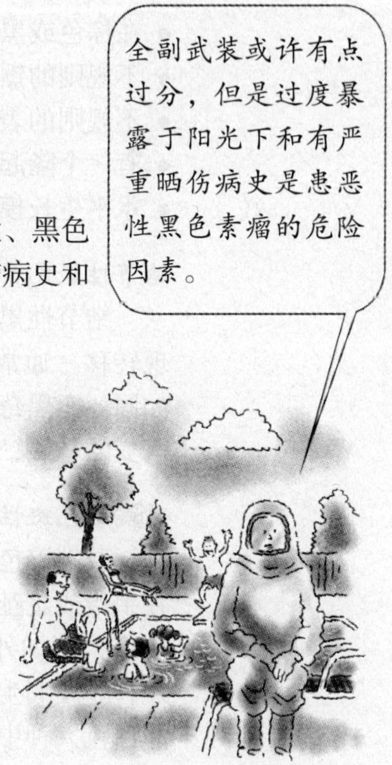

病因

恶性黑色素瘤病因不清。危险因素包括家族倾向性、黑色素瘤或发育异常的痣病史、过度太阳照射、严重的晒伤病史和白皮肤。

遗传因素

大部分患黑色素瘤的患者为淡黄色头发或红色头发、白皮肤和蓝眼睛；容易晒伤；祖先是凯尔特人（Celtic）或斯堪的那维亚人（Scandinavian）。其他危险因素是因银屑病使用的免疫抑制剂治疗和补骨脂素 UVA 治疗。

病理生理学

黑色素瘤来源于黑色素细胞（合成黑色素的细胞）。黑色素细胞除了存在于皮肤，还存在于在脑膜（大脑膜和脊髓膜）、消化道和淋巴结。

黑色素瘤转移

黑色素瘤通过淋巴系统和血管扩散至区域淋巴结、皮肤、肝、肺和中枢神经系统。肿瘤浸润深度不同，预后也不相同。通常，表浅的病变可治愈，而深层病变容易转移。

肿瘤位于四肢（只通过一个淋巴网引流）的患者预后比肿瘤位于头、颈或躯干（有多个淋巴网排出）的患者预后好。

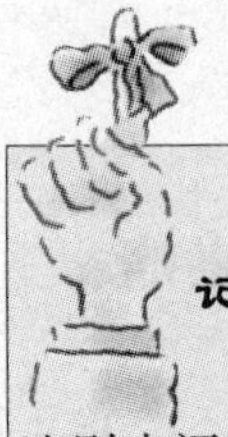

记忆小窍门

用 ABCD 法则来评估一个痣的潜在恶性度。

不对称（Asymmetry）：痣的形状是否不规则？

边界（Border）：痣的边界是否不规则、呈锯齿状或分界不清？

颜色（Color）：颜色多样化——例如是否介于棕色、红色、白色或黑色之间？

直径（Diameter）：直径大于 6mm 吗？

临床表现

任何皮肤病变或痣出现增大、颜色改变、发炎或溃疡、瘙痒、出血、质地改变或出现周围色素减退等现象（晕痣或白癜风）都应该怀疑黑色素瘤的可能（见：识别共有潜在恶性的痣）。

浅表扩展性黑色素瘤

浅表扩展性黑色素瘤是最常见的类型，其特征包括：

- 在棕色或黑色背景上有红色、白色和淡蓝色的着色。
- 不规则的锯齿状边界。
- 不规则的表面。
- 有一个隆起的小结节，可能有溃疡或出血。
- 水平生长模式。

结节性黑色素瘤

结节性黑色素瘤通常垂直生长，侵入真皮层，并且早期出现转移。通常呈息肉样，呈现均匀的黑色，有时呈现淡灰色，如同一个黑莓。偶尔，与患者皮肤颜色相似。可能有色斑环绕病变的基底，基底也能发生炎症。

肢端着色斑性黑色素瘤

肢端着色斑性黑色素瘤主要发生于手掌和足底——特别是在手指或足趾尖端或在甲褶里或在甲床上；有时发生在黏膜的表面，例如外阴或阴道。肿瘤外表如同一个不规则扩大的黑斑，非浸润生长。虽然肢端着色斑性黑色素瘤相对较少，但在非白色人种中为最常见的类型。

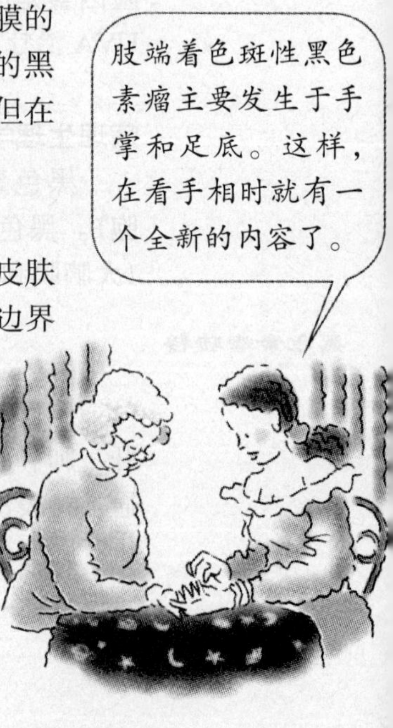

恶性雀斑样黑色素瘤

恶性雀斑样黑色素瘤是一种相对少见的类型，它源于皮肤暴露部位上的恶性雀斑样痣（一种黑色或棕色、花斑状、边界不规则、缓慢增大的皮肤病变），发展过程需要许多年。这种皮肤病变看起来如同一个大的（2.5～6.5cm）扁平雀斑，发病年龄通常为 60～70 岁。

色泽多样

病变可是黄褐色、棕色、黑色、白色或石板色的，表面可能有散乱的小结节。最终，病变部位将形成溃疡。

识别具有潜在恶性的痣

被称为痣的皮肤病变通常有色素沉着并且可能是遗传的。痣在儿童期开始生长，在青壮年期生长更为迅速并且会变得非常多。

超过 70%的黑色素瘤患者在肿瘤位置都曾经有痣。其中有三分之一的是先天性的，其余的是后来生长的。

痣发生变化（如颜色、大小、形状或质地或发生溃疡、出血或瘙痒）提示有恶变的可能。痣上是否有毛发意义不大。

痣的类型包括蓝痣、复合性痣、皮肤痣、发育不良痣、交界痣和恶性雀斑样痣。

蓝痣

蓝痣是一种直径 0.5～1cm 的扁平或轻微隆起的皮肤病变。蓝痣长在头、颈、上肢和手背上，女性发病率是男性的 2 倍。其蓝色来源于皮肤色素和反射蓝光但吸收其他波长光的胶原。为了除外色素性基底细胞上皮瘤、黑色素瘤或出于美容的原因，蓝痣必须被切除。

复合性痣

虽然颜色和大小多样，但是复合性痣通常呈黄褐色至黑棕色并且轻微隆起。它们位于真皮和表皮层的黑色素细胞，但几乎不发生恶变。为了除外恶变或出于美容的原因，复合性痣通常也应被切除。

皮肤痣

皮肤痣隆起于皮肤，直径 2～10mm，颜色从黄褐色到棕色不等。它们通常长在老年人的上半身。通常为了除外恶变，皮肤痣才被切除。

发育不良痣

发育不良痣的直径常大于 5mm，有锯齿状边界或边界不清。绝大部分发育不良痣为黄褐色或棕色，但有些是红色、粉红色或黑色素沉着。发育不良痣之间毫无相同之处。它们同时大量出现（通常在同一时间出现 100 个以上），几乎不单独出现——通常长于背部、头皮、胸部和臀部。

发育不良痣具有潜在恶性，特别是出现在有个人或家族黑色素瘤病史的患者身上时。皮肤活检可明确诊断；治疗方法是手术切除，随后定期进行身体检查（每 6 个月）以检测是否有新的病变或原有的病变发生了变化。

交界痣

交界痣呈扁平或轻微隆起，黑棕色，黑色素细胞仅位于表皮层。交界痣通常在 40 岁前出现。如果交界痣细胞增殖并穿破真皮就转变成复合痣。

恶性雀斑样痣

恶性雀斑样痣也称作黑色素雀斑或 Hutchinson 黑素雀斑，是恶性黑色素瘤的前体。三分之一的恶性雀斑样痣最终会变成恶性黑色素瘤。

通常，恶性雀斑样痣发生在 40 岁以上的患者身上，容易长在暴露的部位，例如面部。开始的病变是黄褐色扁平斑点，然后逐渐变大，颜色逐渐加深，最后形成的黑色斑点区域与原来黄褐色或棕色的背景不同。治疗方法推荐单纯手术切除（不行电烧法和刮除术）。

辅助检查

- 皮肤活检和组织学检查可将恶性黑色素瘤与良性痣、脂溢性角化病或色素基底细胞癌鉴别开来且确定肿瘤的浸润深度。
- 胸部 X 线检查帮助确定分期。
- 血液检查可发现贫血和红细胞沉降率加快。发生转移后，血液检查还可显示血小板计数异常和肝功能异常。

治疗

恶性黑色素瘤必须进行广泛的手术切除。切除的范围取决于原发病变的大小和位置。手术可包括区域淋巴结清扫术。

化疗和生物治疗

原发病灶较深者应使用达卡巴嗪、卡莫司汀（卡氮芥）和洛莫司汀进行化疗辅助治疗。使用干扰素、白细胞介素 -2 和肿瘤坏死因子的生物治疗正在观察中。

放疗

通常放疗只用于转移性病变。它不能延长生存时间但能缩小肿瘤体积并减轻疼痛。预后取决于肿瘤浸润深度。

护理事项

- 术后，采取措施预防感染。经常检查伤口是否有渗液、恶臭、红肿。如果手术清扫了淋巴结，使用弹力绷带将淋巴水肿程度减小到最轻，并嘱患者抬高患肢。
- 化疗期间，要了解预期出现的化疗副作用，并尽力将其减到最轻。例如根据医嘱给予止吐药以减轻恶心和呕吐。
- 对晚期转移性病变，通过按时给予止痛药来减轻和预防疼痛，不要等到疼痛开始后才控制疼痛。
- 提供心理上的支持，以帮助患者克服焦虑。鼓励患者表达出他的恐惧。在不毁掉希望的前提下诚实地回答患者提出的问题。
- 评估患者。患者应平安无事地从手术中恢复。患者应了解危险因素以及进行仔细追踪治疗、防止日晒和每月进行皮肤自检的重要性（见：恶性黑色素瘤宣教要点）。

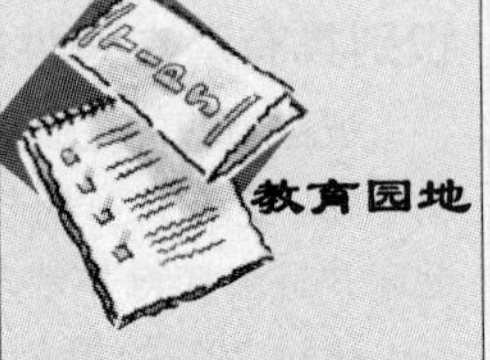

恶性黑色素瘤宣教要点

- 告知恶性黑色素瘤患者植皮供皮区可能要和肿瘤切除术区一样疼（甚至会更疼）。
- 患者准备出院时，要强调必须密切随访以便早期发现复发。解释肿瘤复发和转移（如果发生）通常会延迟发生，所以要坚持数年随访。
- 告知患者如何辨别黑色素瘤复发的表现。
- 通过强调暴露于阳光下的危害来帮助预防恶性黑色素瘤。无论何时当患者在屋外，建议患者使用防晒油和防晒霜。告诉患者和其家属每月要进行皮肤自检，并且每年由皮肤科医师进行检查。

前列腺癌

作为 50 岁以上男性中最常见的癌症，前列腺癌位居男性癌症死亡原因的第二位。这种癌症在黑人和 A 型血的男性中发病率最高，亚洲人发病率最低。社会经济状态和生育率不影响发病率。

检查，再检查

所有 40 岁以上的男性应行 DRE（直肠指诊）和前列腺特异性抗原（PSA）检查，并作为他们每年查体的一部分，这样就可早期发现前列腺癌。

前列腺癌的危险因素包括高脂饮食。所以要告知患者少吃黄油——或根本不吃。

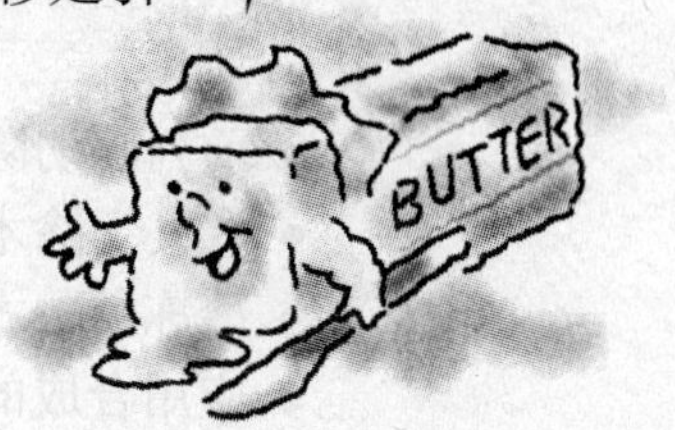

预后和预测

若治疗时前列腺癌位于局部且无转移，5 年生存率为 84%。发生转移后，生存率下降到不足 35%。广泛骨转移是引起死亡的主要原因。

病因

前列腺癌的病因不明。危险因素可能包括：

- 年龄大于 40 岁。
- 高脂饮食。
- 激素因素（睾酮可能会引起或促进前列腺癌的发生）。

病理生理学

前列腺癌生长缓慢。当原发灶扩散超出前列腺时，癌细胞侵及前列腺被膜，沿着精囊与射精管之间的间隙播散。

临床表现

只有到病情晚期，前列腺癌才会出现症状和体征，包括：

- 排尿困难。
- 尿滴沥。
- 尿潴留。
- 无法解释的膀胱炎（膀胱炎症）。
- 血尿（尿中带血），为一种少见的表现。
- 后背或骨盆痛。

在其他症状和体征出现之前，DRE 可发现前列腺上的硬结。

辅助检查

- PSA 检查可用来检测前列腺癌（美国癌症协会建议年龄大于 50 岁和最少还能活 10 年以上的老年男性与具有高危因素的年轻男性每年需行 PSA 和 DRE 检查）。
- 经直肠前列腺超声检查可发现肿块。

● 活检可明确诊断。
● 有三分之二前列腺癌发生转移的患者的血清酸性磷酸酶水平升高。有效治疗可使酶水平处于正常范围，如果血清酸性磷酸酶水平又升高则提示肿瘤复发的可能。
● 持续增高的碱性磷酸酶水平和阳性骨扫描提示骨转移。然而，常规骨 X 线扫描不一定能发现骨转移的证据。

治疗

根据分期不同，治疗方法也不相同，但是一般包括：
● 放疗。
● 前列腺切除术（切除前列腺）。
● 睾丸切除术（切除一个或两个）以减少雄激素的产生。
● 冷冻消融术（通过冷冻切除肿瘤）。
● 应用合成的雌激素（己烯雌酚）或醋酸亮丙瑞林和氟他胺进行激素治疗。

根治方法

当病变局限在前列腺，没有证据表明有转移时，根治性的前列腺切除术（切除前列腺连同其被膜、精囊腺、输精管和一部分骨盆筋膜，有时也包括盆腔淋巴结）通常是非常有效的。

放疗

早期应用放疗可减轻因骨转移造成的骨痛或对有区域淋巴结转移的患者进行预防照射。

粒子植入

作为一种选择，放射性粒子植入（近距离放疗）可使射线集中在前列腺上，而周围组织受量很小。

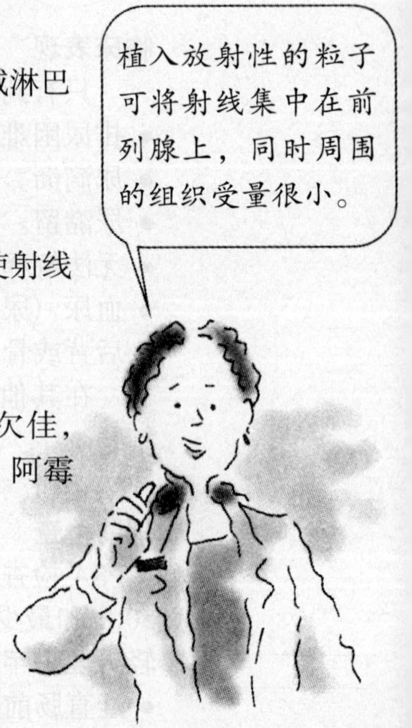

化疗

如果无法进行激素治疗、放疗、手术治疗或者疗效欠佳，可尝试化疗。常用的化疗组合包括环磷酰胺、长春碱、阿霉素、博来霉素、顺铂和长春地辛。

护理事项

● 如果患者要行前列腺切除术，应该提供支持性护理和良好的术后护理及放疗和手术后并发症的对症处理。

- 如果术后出现尿失禁和性功能障碍，要告知患者和相关人员矫正的技巧及指导和支持团体的情况。鼓励患者与 ACS 联系以获得相关信息。
- 如果患者接受放疗和内分泌治疗，要注意并处理恶心、呕吐、皮肤干燥和脱发。还要注意己烯雌酚的副作用（如男子乳腺发育、液体潴留、恶心和呕吐）及血栓性静脉炎（如小腿疼痛、触痛、肿胀、发热和发红）。
- 评估患者。患者应了解诊疗方法，还要了解需要医务人员立即关注的副作用（如血栓性静脉炎）。患者应表达对潜在性功能障碍的感受（见：前列腺癌宣教要点）。

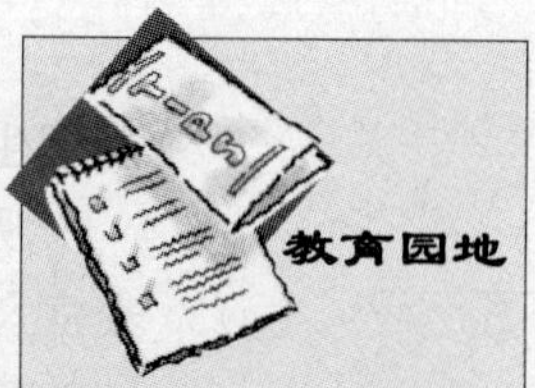

前列腺癌宣教要点

- 向前列腺癌患者解释预期的手术和放疗的副作用（如尿失禁和性无能）。讨论置管和衣着改变。
- 告知患者每小时进行会阴区训练 1～10 次。让他的臀部夹在一起，保持此姿势数秒钟，然后放松。鼓励患者术后 24～48 小时内开始会阴区训练。

鳞状细胞癌

鳞状细胞癌是一种浸润性并有转移潜能的肿瘤。这种转移潜能来源于鳞状细胞——一种位于皮肤外层的纤细、扁平细胞。鳞状细胞癌主要发生于受日光损害的区域。

除口唇和耳下面外，发生在受日光损害的皮肤上的病变与发生在未暴露于阳光下的皮肤上的病变相比，后者更容易发生转移。经过治疗，发生在受日光损害的皮肤上分化良好的病变预后非常好。

病因

鳞状细胞癌可能由过度暴露于紫外线下、放疗、长期的皮肤炎症和刺激、摄入含有砷的除草剂和接触当地的致癌物（如焦油和石油）所致。

日光浴后遗症

鳞状细胞癌危险因素包括：

- 白种人、男性和年龄 60 岁以上。
- 在户外工作。
- 居住在阳光充足、温暖的环境中。
- 癌前病变。
- 遗传性疾病如着色性干皮病或白化病。
- 银屑病或慢性盘状红斑性狼疮。
- 天花接种。

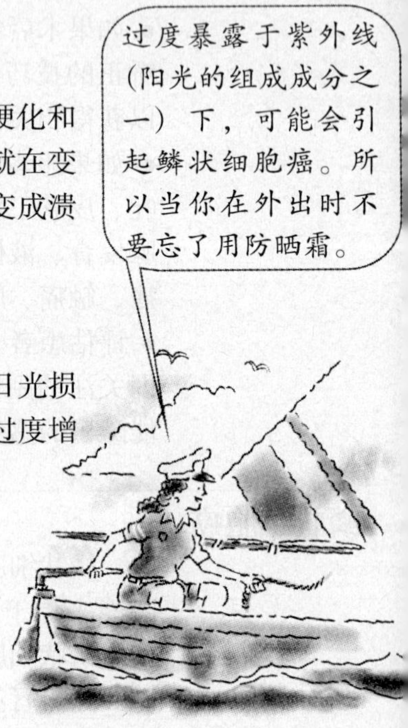

病理生理学

从癌前病变到鳞状细胞癌的转化开始于原有病变的硬化和炎症。当鳞状细胞癌开始在正常皮肤上出现后，此病变就在变硬的皮肤上缓慢生长。如果不治疗，这个小结节最终会变成溃疡并侵入到下面的组织中。

临床表现

查体可见病变出现在脸、耳或手背和前臂及其他受日光损害的区域。病变可呈鳞片样和角化样（以皮肤角化组织过度增生为标志）并伴有隆起的不规则边缘。

粉末和硬壳

在病变晚期，从上皮向外生长的病变部位易碎（容易变成粉末）且趋于慢性结硬皮状。

辅助检查

切除活组织检查可明确诊断。

治疗

治疗方法取决于病变情况。可采用广泛手术切除或电干燥法（通过电流毁坏）后行刮除术（组织切除）。这些治疗对小的病变可起到良好的美容效果。

放疗常用于老年或衰弱的患者。Mohs 手术（连续切除并对癌性组织进行组织学分析）也是治疗的一种方法。

护理事项

- 毁坏容貌的病变对患者而言是痛苦的。鼓励患者接受现实，增强其自尊并加强与患者的联系。
- 建立一个长期的护理计划以改变患者的抑郁。一个标准的例行程序可帮助患者及家属学会如何护理外科创伤。保持伤口干燥和清洁。使用秘鲁香油、酸乳酪薄片、丁香油或其他气味掩蔽物质（虽然长时间使用通常是无效的）来尽力遮掩臭味。局部或全身应用抗生素也可暂时控制臭味且最终改变病变部位的菌落。

- 做好准备处理其他与转移相伴随的问题，如疼痛、疲劳、无力和厌食。
- 评估患者。患者应该会平安地从手术中康复。患者应演示如何避免日光损害以证明他已掌握了防护措施，患者还应充分了解后续护理的重要性（见：鳞状细胞癌宣教要点）。

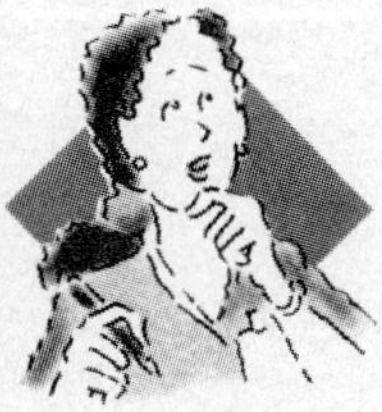

快速测验

1．Reed-Sternberg 细胞与哪种疾病有关？

A．前列腺癌

B．恶性黑色素瘤

C．Hodgkin 病

D．多发性骨髓瘤

答案：C。Hodgking 病的诊断依据就是存在 Reed-Sternberg 细胞。

2．根据 ACS 的建议，女性应该多长时间进行一次乳房 X 线检查？

A．21 岁开始，每 3 年一次

B．35 岁开始，每年一次

C．30 岁开始，每 5 年一次

D．40 岁开始，每年一次

答案：D。ACS 建议 40 岁以上女性每年行一次乳房 X 线检查。

3．前列腺癌的一个危险因素是：

A．有不育的病史

B．贫穷

C．15～34 岁

D．40 岁以上

答案：D。前列腺在 40 岁以前少发。社会经济状态和不育不影响发病率。

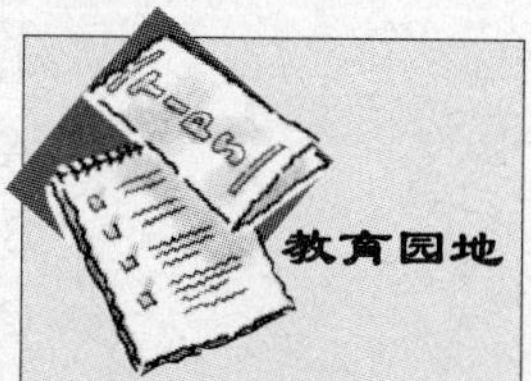

鳞状细胞癌宣教要点

为帮助预防鳞状细胞癌复发，对患者的宣教应包括以下内容：

- 避免过度日晒。
- 于暴露于阳光下 30～60 分钟前使用防晒剂。应用含有氨苯甲酸、羟苯甲酮和氧化锌的强效防晒剂。
- 在户外时穿保护性的衣服，如戴帽子和穿长袖衣服。
- 使用护唇膏保护嘴唇以免受日光损害。
- 定期检查皮肤以发现是否存在应迅速切除的癌前病变。

4．女性癌症中首要的死因是？

A．乳腺癌

B．肺癌

C．宫颈癌

D．卵巢癌

答案：B。肺癌是美国女性最常见的恶性肿瘤且是癌症死亡的首要原因。

得分

☆☆☆ 如果全部回答正确，祝贺你！你已经成功征服了癌症这一章且将在生活中继续前进。

☆☆ 如果回答正确3个，很不错！你对癌症的理解近乎完全。

☆ 如果正确回答少于3个，不要畏缩。将本章节复习一遍，你的知识匮乏情况必将有所改善。

（杨丽媛　译　王刚　校）

20

第二十章　肥　胖

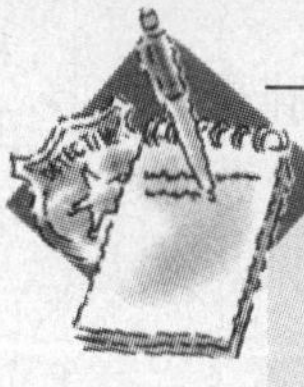

主要内容

在本章，你将学习到：

◆ 肥胖的影响及其并发症

◆ 超重和肥胖的原因

◆ 评估体重指南

◆ 与肥胖相关的危险因素

◆ 确保有效减肥的治疗手段

肥胖概述

近二十多年来，在美国肥胖的患病率已明显升高。“2003—2004 年全国健康与营养调查研究”显示，20 岁以上的美国成年人群中，有 32%的人存在超重或肥胖，估计比 1994 年增加了 21%。2～5 岁、6～11 岁和 12～19 岁三个年龄段人群超重的几率分别为：13.9%、18.8%和 17.4%。

肥胖的危害性

肥胖极大地增加了患糖尿病、心血管疾病、某些类型的癌症和其他疾病的危险。其他疾病包括：

- 妇科疾病。
- 骨关节炎。
- 胆囊疾病。
- 压力性尿失禁。

各种可引起死亡的疾病在肥胖人群中的致死率较在正常体重人群增加 50%～100%。另外，每年用于肥胖的治疗费用接近 926 亿美元。

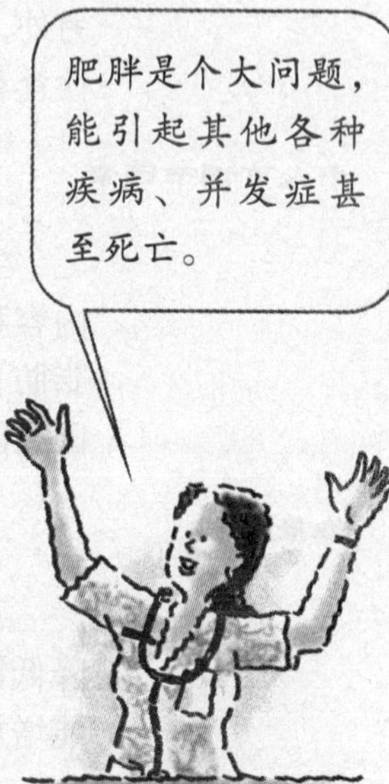

增加相关疾病或其并发症的发生

肥胖除了可增加肥胖相关疾病的发病率，也能够增加一些潜在性危害的发生。患有冠心病（coronary artery disease,

CAD）、2 型糖尿病、卒中和睡眠呼吸暂停综合征的肥胖患者发生与上述疾病相关且能导致死亡的并发症的危险性显著增加。

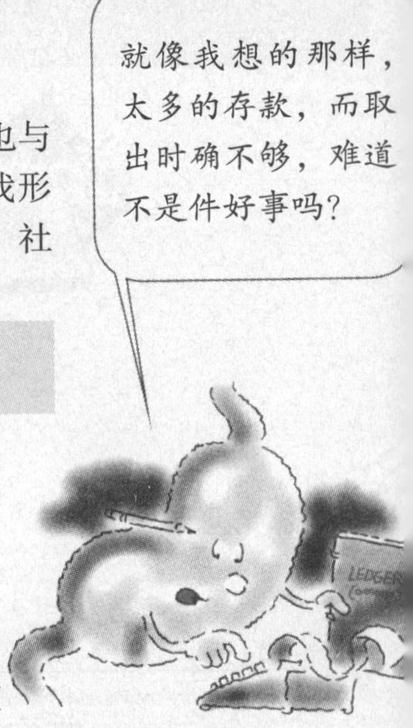

其他危害

肥胖与手术、妊娠、分娩的并发症的发生有关。肥胖也与一些可预防的死亡有关，肥胖也可导致自卑、负面的自我形象、无望和不良社会后果，不良社会后果包括顽固、偏见、社会孤立和歧视。

原因

肥胖的根本原因是摄入的热量超过了消耗的热量而造成能量失衡。反复的能量失衡导致体重增加。能量失衡的常见原因是过度进食、缺乏运动或两者并有。

危险因素

你可能注意到有些超重的人饮食为中等量却仍然体重增加，而有些体重适中的人过度饮食却从不发胖。这是因为其他因素也能影响脂肪在体内的蓄积。

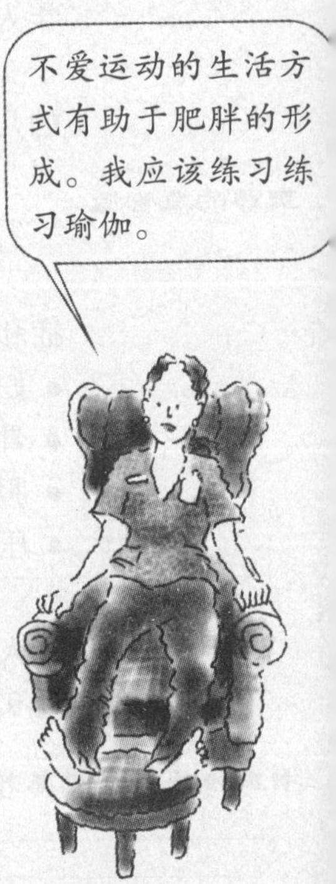

遗传因素

有肥胖家族史的个体发生肥胖的几率会增加 25%～30%。另外，体内脂肪的分布也受遗传因素影响。家庭成员间相同的饮食和生活方式也可引起肥胖。

个人可调节因素

生活环境也可对肥胖产生影响。这包括与饮食方式、饮食内容和体力活动的水平相关的生活方式。美国人倾向于食用高脂肪食物，重视口感和方便，而不重视营养。只有 20%的美国人能够完成推荐的每天 30 分钟的体力活动。

热量影响

营养对体重增加也起到了重要的作用。低脂饮食和快餐能降低饮食中的脂肪含量，但常增加了热量的摄入。高脂饮食也能增加热量的摄入。

心理因素

心理因素也能够影响饮食习惯。许多人在情绪兴奋时或遇到烦恼、悲伤和生气等不好的情绪时会多进食。

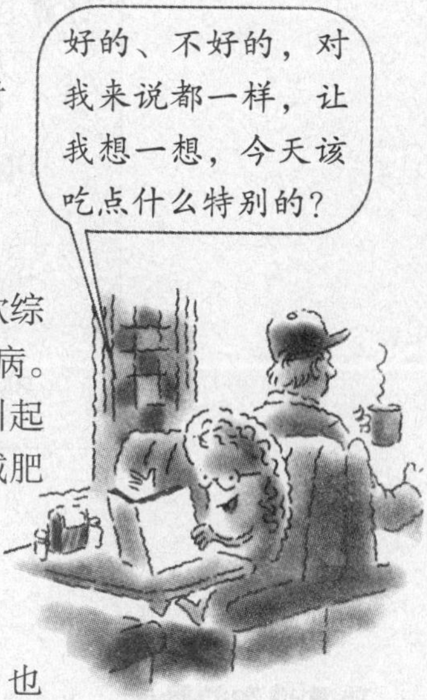

疾病及医源性因素

部分疾病可引起增重或肥胖，如甲状腺功能减退、库欣综合征、抑郁症以及某些能引起过度进食的神经病学方面疾病。一些药物，如类固醇、抗精神病药物、抗抑郁病药物均可引起体重增加。医师知道所进行的治疗是否会引起体重增加或减肥困难。

其他因素

社会文化因素，如种族、性别、收入、教育、人种等，也可引起肥胖。比如，45 岁以上男性和闭经后的妇女均有患肥胖的高危险。

评估体重

1998 年，美国国立心肺血液研究所（NHLBI）首次发布了关于成人超重和肥胖的诊断、评估和治疗的联邦指南。

三个重要的评估参数

根据这些指南，超重的评估涉及三个参数：

- 体质指数（body mass index，BMI）。
- 腰围。
- 患者所患疾病及所处环境中与肥胖相关的危险因素。

BMI

BMI 测量体重与身高的关系。可用传统的英磅和英寸或十进制的测量系统（用公斤和厘米）进行计算（见：BMI 的计算）。BMI 也可不进行计算就进行估计（见：BMI 图表的使用）。

计算 BMI

可用下列公式之一计算患者的BMI。

$$BMI=\left[\frac{体重（磅）}{身高（英寸）\times 身高（英寸）}\right]\times 703$$

$$BMI=\left[\frac{体重（千克）}{身高（厘米）\times 身高（厘米）}\right]\times 10\,000$$

$$BMI=\frac{体重（千克）}{身高（米）\times 身高（米）}$$

体重增加的程度

根据指南，BMI为25～29.9即为超重，而BMI≥30，即为肥胖。肥胖也可进一步分为：

- Ⅰ级——BMI为30～34.9
- Ⅱ级——BMI为35～39.9
- Ⅲ级——BMI为≥40

分析数据

要认识到体重与好的身体状况的关系要比单纯比较体重范围表中的数值复杂得多。事实上，体重范围表并不适合所有个体，因为不是每个在“健康”体重范围的个体都是健康人。例如，某个患者可能比健康人有更多的脂肪和更少的肌肉，而另一个人有比脂肪更多的肌肉，但他很健康。

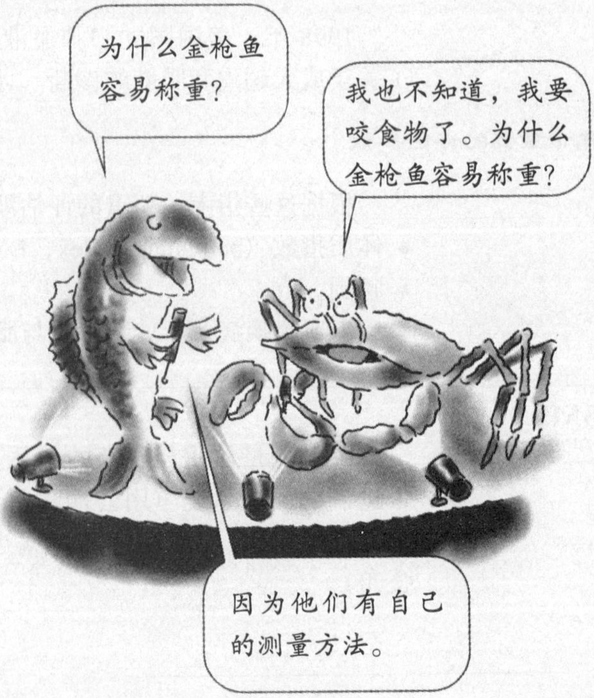

BMI 图表的使用

体质指数（BMI）是指体重与身高的关系。此图所示的 BMI 范围适用于成人。该范围虽没有准确的健康或不健康体重，但显示了超重和肥胖会危及健康。使用此表时，沿着底线查找到患者的体重，沿垂直线找到与其相对应的身高。阴影区表示患者是否健康、超重或肥胖。

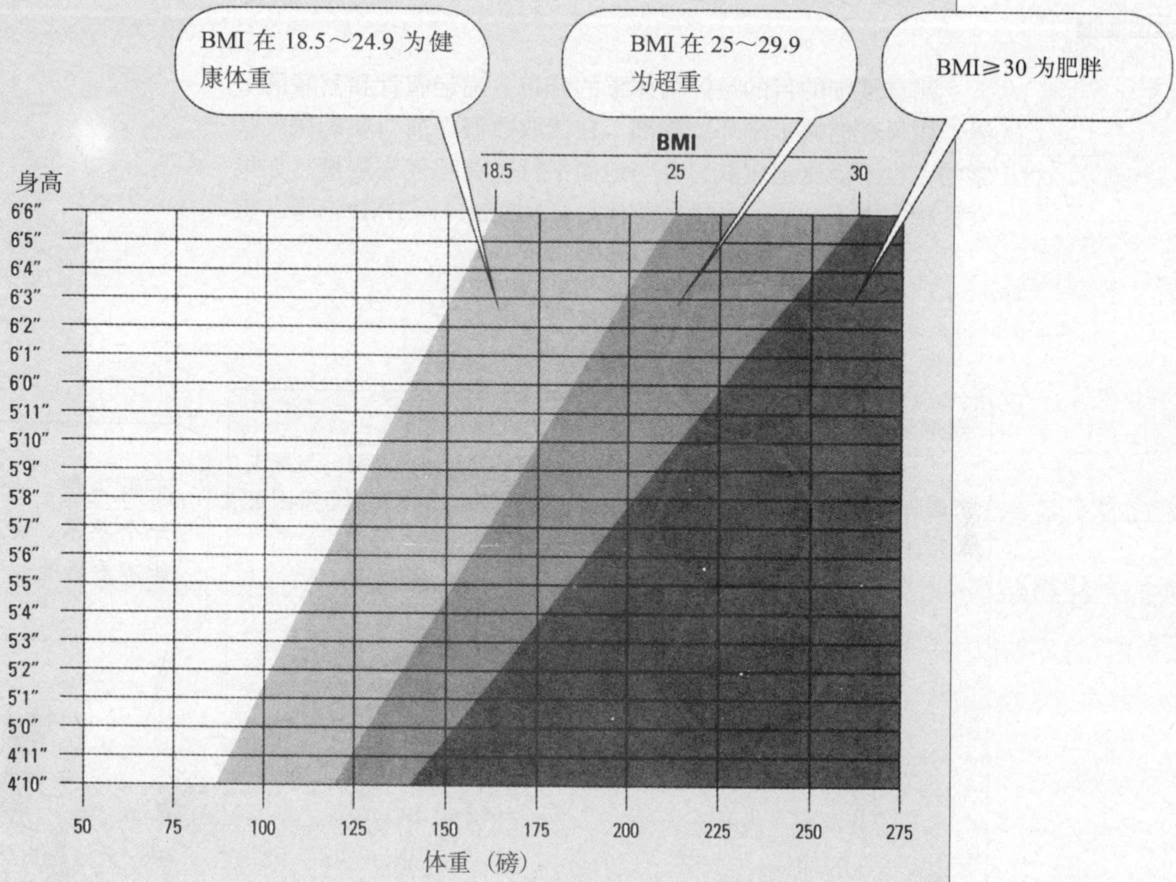

摘自 Nutrition and your health: dietary guidelines for Americans, 5th ed. (Home and Bulletin No.232), Washington, D.C.: US Department of Agriculture, U.S. Department of Health and Human Services, 2000.

腰围

与个体含脂肪的多少相比，脂肪所积聚的部位是更好的健康预测因子。腰部积聚大量脂肪的患者（苹果形体型）与其相对应的脂肪积聚在臀部和大腿的患者（梨形体型）相比，患2型糖尿病、脂肪代谢异常、高血压和心血管疾病的危险性增加(见：梨形还是苹果形体型?)

腰围测量

测量腰围的目的是评估体重的分布。确定髋骨和髂嵴的上缘。用尺在髂嵴水平环绕腹部。在读取数据之前，要确保尺是紧的，也不能压迫皮肤，并与地面平行。在呼气末测量。如果女性腰围大于89cm或男性腰围大于102cm，而BMI正常，患

梨形还是苹果形体型?

下面的图描绘了梨形体型和苹果形体型的人。研究表明，与身体的脂肪含量相比，脂肪过度积聚的部位为更可靠的预测疾病危险因素的指标。

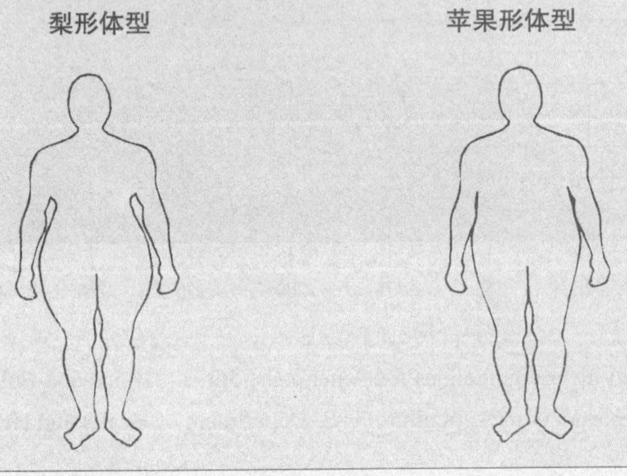

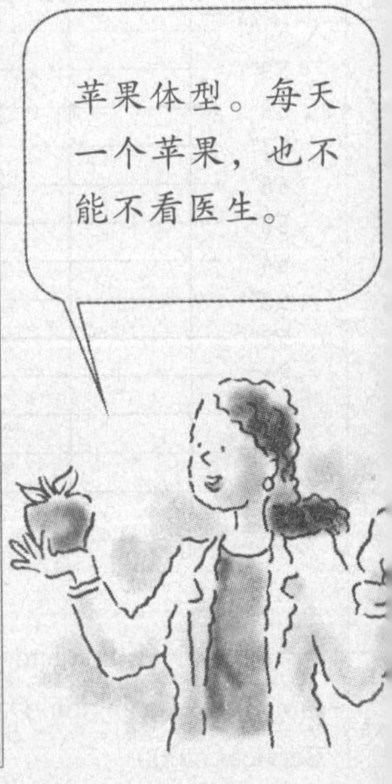

者出现健康问题的危险性就会增大。如果 BMI 大于 35，测量腰围的意义就不大了，因为仅 BMI 一项指标就已经提示患病危险性增加了。

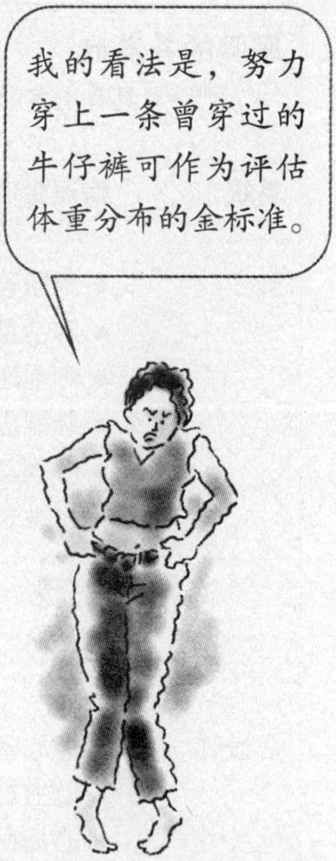

危险因素

确定患者的健康危险因素的多少将有助于评估该患者是否需要控制体重。危险因素越多，该患者从减肥所获得的益处也越多。

问题

要求患者回答以下问题，以评估患肥胖的危险因素。

- 你吸烟吗？ 如果吸烟，每天多少盒？
- 你每天运动量是多少？你是长时间坐着工作或生活吗？
- 你的年龄有多大？
- 是否绝经（妇女）？
- 是否有心脏病或心脏病家族史？
- 是否有糖尿病或糖耐量降低？
- 是否有高血压或患高血压的危险因素？
- 低密度脂蛋白（LDL）和胆固醇是否升高？高密度脂蛋白（HDL）是否降低？
- 甘油三酯的水平是否升高？

并发症

肥胖患者比非肥胖患者更容易出现并发症。常见的并发症涉及呼吸、心血管、胃肠和肌肉骨骼系统（见：肥胖的并发症）。

肥胖的并发症

肥胖者具有更多影响身体各个系统的并发症。下面是一些比较常见的并发症及其病理生理学和相关的护理干预。

系统	病理生理结果	潜在问题	护理干预
肺	• 膈肌移动度减少 • 肺活量减少 • 肺泡通气量减少 • 肺顺应性降低 • 呼吸动力减少 • 慢性二氧化碳潴留	• 呼吸频率增快 • 通气-血流比例失调 • 低氧血症 • 呼吸性酸中毒 • 难以脱离呼吸机 • 睡眠时呼吸暂停 • 误吸危险增加	• 尝试非侵入性正压通气，如双向或持续性正压通气 • 准备好气管插管 • 以理想体重而不是实际体重计算潮气量 • 尽量减少患者仰卧时间 • 减少分泌以维持呼吸道通畅 • 至少 2 小时变换一次体位
心血管	• 左心室肥厚 • 总血容量增加 • 心搏血量增加 • 心排出量增加 • 心脏去适应性增加	• 右心或左心衰竭 • 高血压 • 心肌梗死 • 卒中 • 慢性静脉功能不全 • 深静脉血栓 • 肺栓塞	• 在可承受范围内鼓励活动 • 注意液体超负荷的体征 • 监测血压 • 按医嘱服药
内分泌	• 增加代谢 • 胰岛素抵抗增加	• 2 型糖尿病 • 高脂血症	• 认真检测血糖水平，尤其在接受类固醇治疗时 • 与营养师协作保证满足新陈代谢需要
胃肠道	• 腹内压增加 • 胃容积增加	• 胃食管反流病 • 易发生误吸，特别在胃肠道外营养时 • 易便秘 • 易患胰腺炎	• 按医嘱服药 • 如可能，抬高床头 30 度 • 增加液体和纤维素摄入 • 检测淀粉酶和脂肪酶值 • 警惕药物动力学改变

肥胖的并发症（续）

系统	病理生理结果	潜在问题	护理干预
免疫	• 免疫反应受损 • 细胞介导的免疫受损	• 愈合延迟 • 增加伤口感染风险 • 增加皮肤裂伤和褥疮的发生 • 降低抗感染能力	• 观察伤口早期感染的征象 • 至少 2 小时变换一次体位 • 观察皮肤皱褶处，以防发生皮肤裂伤和褥疮 • 与营养师协作保证满足新陈代谢的需要
肌肉和骨骼	• 关节创伤增加 • 活动能力下降 • 失用性萎缩增加 • 活动时疼痛增加	• 骨性关节炎 • 类风湿性关节炎	• 鼓励多活动 • 进行 ROM 锻炼 • 提供非药物镇痛措施

治疗

肥胖的治疗是漫长而艰巨的。尚无单一或联合治疗方法可保证产生减肥的效果或对所有人产生效果。可按 NHLBI 制定的指南进行治疗（见：治疗肥胖的流程图）。

饮食治疗

饮食或营养疗法包括指导患者如何改变饮食以减少热量的摄入。

热量的减少

目前主要是建议适度减少热量摄入，以达到缓慢、持续的减肥效果（减少 0.5～1 千克 / 周）。减少热量摄入只要达到理想的体重即可停止。

注意菜单

当患者所偏爱的食物均包括在菜单内，且对患者完成了饮食教育时，减肥才有可能成功。

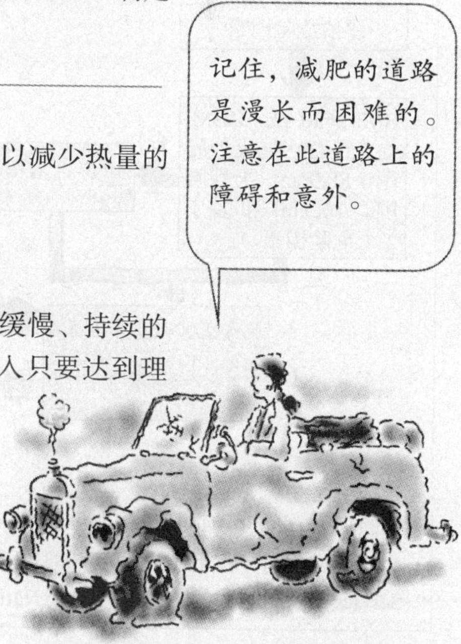

重要证据

治疗肥胖的流程图

该图有助于指导肥胖患者的治疗。

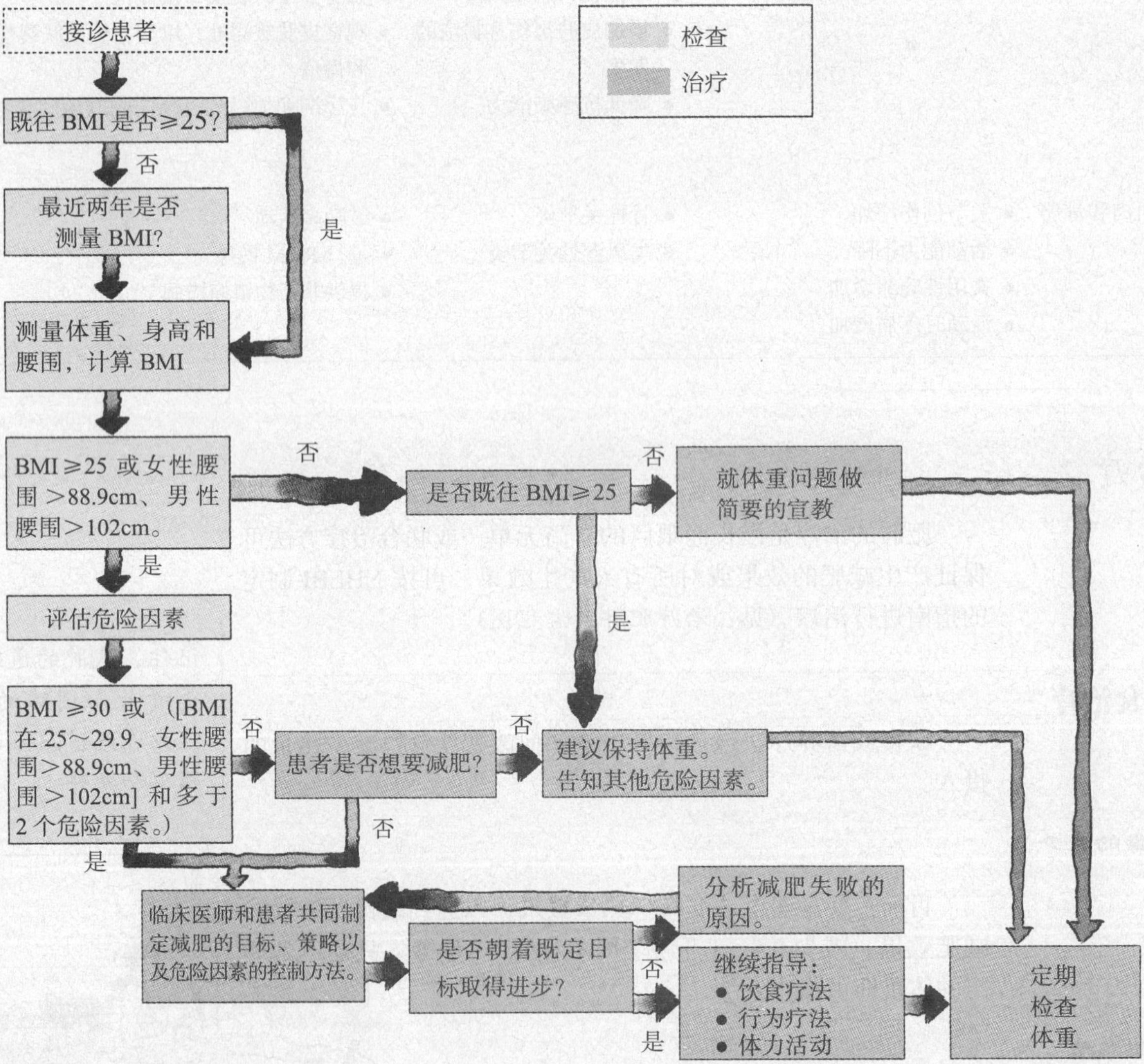

摘自：Rockville, Md. Clinical guidelines on the identification, evaluation, and treatment of overweight and obesity in adults.（NIH publication No.98-4083）. Rockville, Md.:U.S. Department of Health and Human Services, Public Health Service, National Institutes of Health, National heart, Lung and Blood institute, 1998.

饮食宣教要点

指导患者时，一定要：

- 包括不同食物的能量价值并确定食物的成分，如脂肪、糖类（食物纤维）和蛋白质。
- 鼓励患者阅读营养标签。
- 培养新的饮食流行习惯，特别是低热量食品。
- 指导食品加工，特别是在烹饪时避免添加高热量的配料（如脂肪和油）。
- 避免食用高热量食物。
- 强调足量水的摄入、减少饭量和限制饮酒量的重要性。

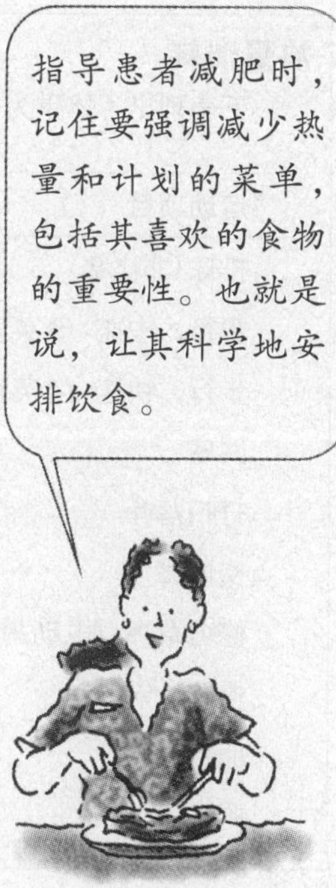

增加锻炼

锻炼对减肥和维持体重起着重要的作用。锻炼对增加能量消耗、保持或增加身体肌肉成分和促进脂肪消耗也是很重要的。这些身体组成成分的变化可改善体型和增加代谢率。

首先请教医师

患有某些疾病的患者常常难以进行锻炼，准备开始规律锻炼的患者首先应与医师进行讨论，获得同意后再开始锻炼。

循序渐进

每天步行是一项有吸引力的运动方式，尤其是对肥胖患者。建议患者开始时每周 3 天，每天步行 10 分钟，然后增加到每周 3～5 天，每天 30～45 分钟。通过以上方法，每天可多消耗 100～200 卡的热量。可通过许多途径进行约消耗 250 卡热量的中等强度活动（见：热量消耗）。

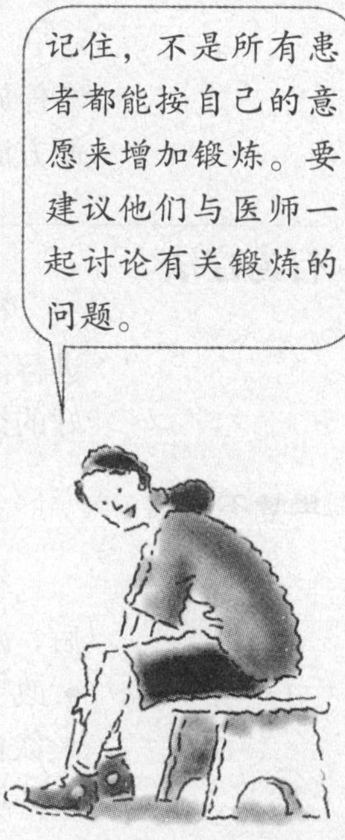

点滴有益

减少诸如花费在看电视上的久坐时间，是另一种增加运动的方式。患者应该每天坚持体力运动，如：工作和购物时将汽

热量消耗

下表列出了体重为 70kg 的成人消耗 150 卡热量所对应的运动和持续时间。

运动项目	强度	时间（分）
排球(非比赛)	中度	43
步行，中速（3 英里 / 小时）	中度	37
步行，快速（4 英里 / 小时）	中度	32
网球	中度	32
打扫落叶	中度	32
交谊舞	中度	29
修剪草坪（电动割草机）	中度	29
慢跑	剧烈	18
曲棍球	剧烈	16
跑步	更加剧烈	13

车停放在比通常更远的地方和多爬楼梯是增加每天活动量的简便方法。

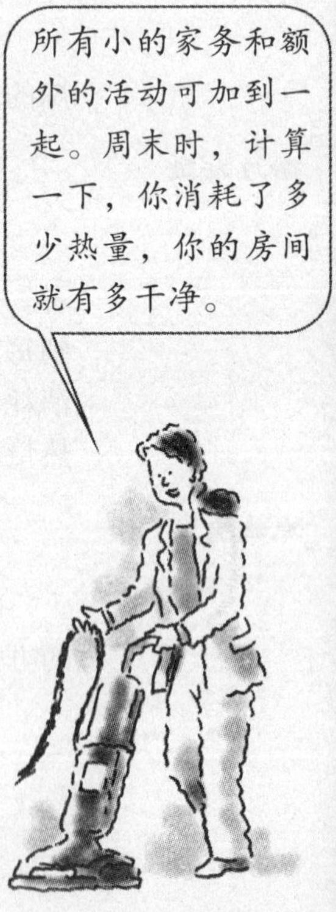

行为疗法

行为疗法是通过有计划地减少食物摄入和增加体力活动来进行治疗的有效辅助疗法。行为疗法的目的是克服困难，保持好的饮食和运动习惯。

坚持不懈

行为疗法主要包括以下内容（记住，只有养成新的习惯后，减肥才能持久）。

- 改变饮食和体力活动的习惯，以使减肥成为可能。
- 饮食和体力活动的习惯是可学会的，且是可改变的。
- 环境必须随着减肥方法的改变而改变。

成功的策略

比较而言，没有哪一种方法显得特别出众，所以在改变行为时，就需综合采用多种方法。

自我监督

● 自我监督饮食和运动的状况——这一方法包括记录摄入食物的数量、种类、热量值、营养成分，并记录每天从事体力活动的次数、强度和方式。通过这些信息，患者就可对自己的行为有所了解。

保持平静

● 压力的处理——压力可引起饮食习惯的紊乱。使用应对策略、思考、放松和锻炼等方法有助于缓解压力。

有效控制兴奋

● 兴奋的控制——这一策略包括认清一些能导致偶然饮食的刺激因素，并采取必要的措施加以限制。比如，家中不放高热量的食物、限制饮食的时间和地点、避免去容易饮食过度的场所。

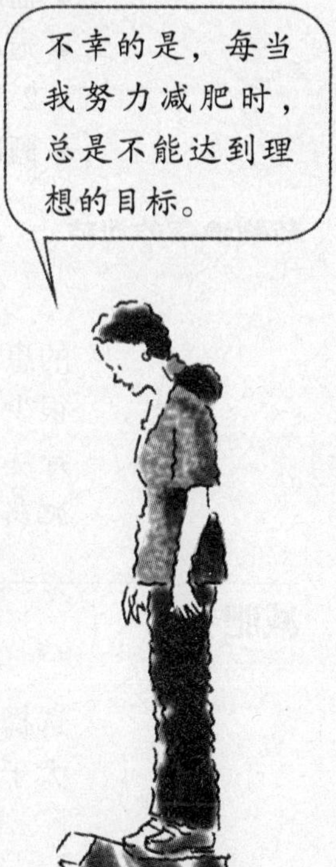

优化行为

● 解决问题——包括认识与体重相关的问题，计划并实施优秀疗法。

适时的鼓励

● 偶然事件的管理——对一些好的行为改变给予鼓励，如运动量的增加或减少特定食物的摄入量。

心理支持

● 认知重建——这一策略包括用积极的想法和确定可行的目标来摆脱挫败的思维和感觉。

多方支持

● 社会支持——强有力的支持体系可为减肥提供精神帮助。这些支持包括朋友及家人在体力活动和饮食方面的支持，或加入到一个支持性群体中也会有所帮助。

药物治疗

如果在 6 个月的饮食疗法和增加体力活动后，患者的体重减少没有达到所建议的每周 0.5kg 时，就应该考虑药物治疗。

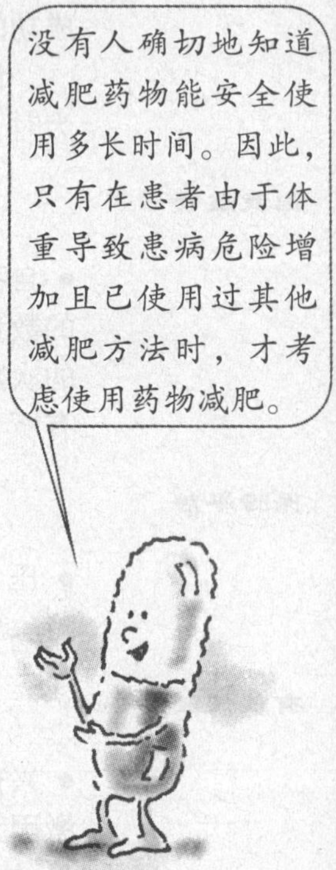

时间不要太短

在初始的 6 个月内，药物可使体重减轻 2～10kg，并使减肥得以保持。然而，许多研究表明，停药后体重会快速反弹。当药物有效且副作用可控时，药物治疗是可以长期应用的。但目前尚不清楚药物治疗可以安全地持续使用多长时间。

高危时

有关减肥药物的安全性和有效性的长期研究较少。因此，减肥药物仅适用于因超重而处于高危的患者。这些患者包括 BMI≥30 并有以下疾病之一者：

- 高血压。
- 血脂异常。
- 冠心病。
- 2 型糖尿病。
- 睡眠呼吸暂停。

药物治疗的评估

药物治疗并不是对每个患者都有效。研究表明，早期有效的患者在后期也有效，而对于没有效果的患者即使加大剂量也很少有作用。在考虑所有潜在危险因素、益处和尝试各种行为疗法后，才可决定在患者的减肥方案中加入药物治疗（见：减肥药物）。

减肥手术

对那些因严重的顽固性并伴有并发症的肥胖患者来说，可选择手术治疗。选择手术治疗时，也应符合肥胖引起的风险远大于手术风险的原则。

减肥药物

目前用于减肥的药物有两种：西布曲明和奥利司他。

西布曲明

西布曲明是一种作用于中枢的食欲抑制剂。通过抑制去甲肾上腺素、5-羟色胺和多巴胺的再摄入而产生作用。最常见的副作用是头痛、失眠、厌食、便秘和口干。西布曲明也可升高血压和心率。

有癫痫或闭角性青光眼的患者应慎用。服用单胺氧化酶抑制剂或其他中枢食欲抑制剂和伴有神经性厌食症时应禁用。有严重肾或肝功能不全、冠心病或有高血压、心力衰竭、心律失常、卒中病史的患者应禁用本药。

奥利司他

奥利司他（赛尼可）作用于外周，通过抑制胰脂肪酶，减少脂肪在胃肠道的吸收而起作用。本药应与脂肪提供30%的低热量饮食联用。副作用包括头痛、肛门排气、大便紧迫感、脂肪便或油性便、胰腺炎和腹痛。另外，脂溶性维生素的吸收也会减少。

致力于成功

手术的远期成功率取决于手术后患者能否改变自己的生活习惯并终身坚持。大约有70%的患者能保持减重50%达5年之久。

两种手术方式

主要有两类用于减肥的手术方式：胃减容手术和吸收障碍-胃减容手术。

胃减容术

胃减容术又包括垂直遮断胃成形术和可调节性胃带捆扎术。这种类型的手术通过减少胃的体积，使患者在摄入少量食物后就有饱胀感。

把它扎起来

在垂直遮断胃成形术，用闭合器垂直方向钉合胃壁，将胃的体积减少到15～30ml，用一根束带将近端胃腔的出口控制到1cm，这样就可延缓胃的排空。近端胃腔的体积经过一定的时间后，可扩大而能容纳更多的食物（见：*减肥手术方法*）。

减肥的手术方法

有两类用于减肥的手术方式：胃减容手术和吸收障碍–胃减容手术。

胃减容手术

可调节性胃带捆扎术

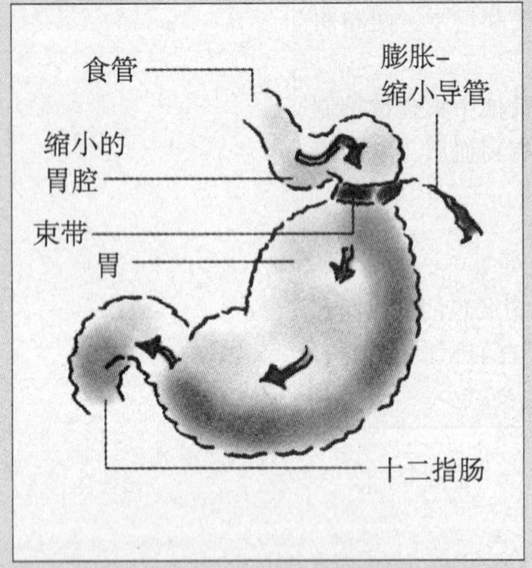

垂直遮断胃成形术

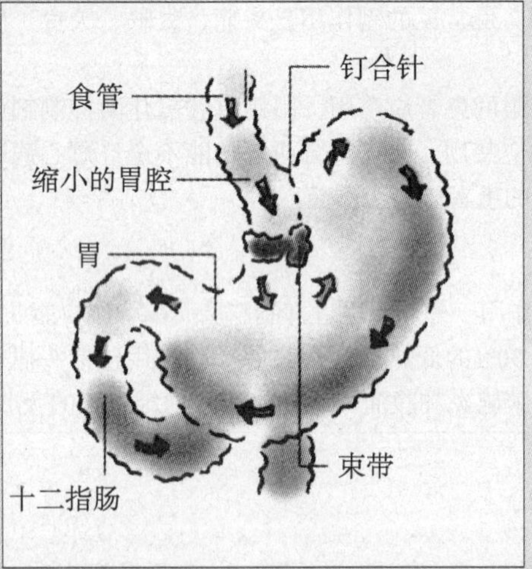

吸收障碍–胃减容手术

胃旁路手术

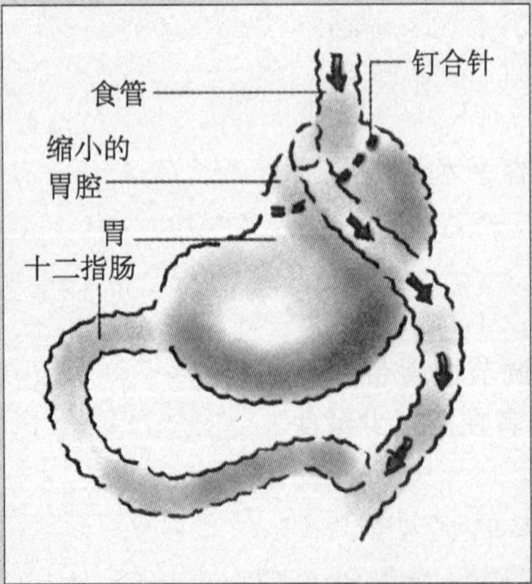

胰胆管旁路手术

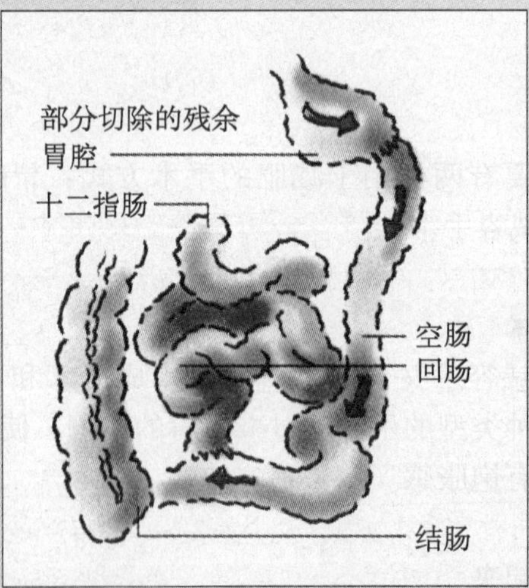

为可控性胃束带减肥术做准备

可调节性胃带捆扎术是指将一条硅胶管环绕在胃的上部分，使胃分为两部分，上部分胃腔的体积较小，且其与体积较大的下部分胃腔之间的通道比较狭小。硅胶管束带与埋于皮下的调节泵相连。通过皮下调节泵可使束带膨胀或缩小，从而使上部分胃腔的出口得到调节。这种手术可在腹腔镜下进行。

并发症

胃减容术的并发症包括：在钉合的胃壁愈合前，食用大量食物或液体，可引起吻合处裂开；如食物未经咀嚼则可引起梗阻。营养方面的并发症包括：低蛋白血症、维生素缺乏、恶心及呕吐。

吸收障碍-胃减容手术

吸收障碍-胃减容手术是指减少胃体积，同时又减少对热量和营养物质的吸收。这种手术比行胃部分切除的减肥效果要好。

快速通过消化道而减肥

手术后，食物从胃快速涌入小肠，限制了对热量的吸收，导致体重减少。术后还可能发生恶心、腹泻和腹部痉挛性疼痛，但这些副作用经过一定时间即可好转。

旁路手术

目前有两种吸收障碍-胃减容手术。

- 胃旁路手术即 Roux-en-Y 胃旁路术，这种手术包括胃部分切除和十二指肠、空肠的第一部分的改道。这是最常用的减肥手术，并推荐用于需长期减肥的患者。
- 胰胆管旁路术是一种非常复杂的手术。胃的远端被切除，近端残胃与末端回肠吻合，这样食物就绕过了十二指肠和空肠。这种手术由于可能引起营养缺乏，很少被采用。进行这种手术的患者，在术后要补充脂溶性维生素（A、D、E、K）。

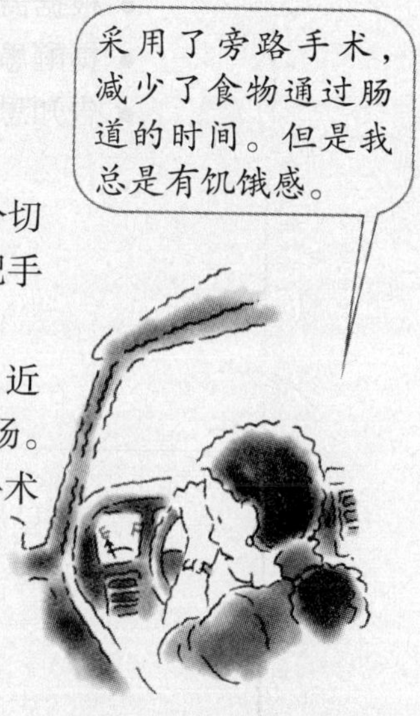

手术的改良

在一些改良手术中，保留了更多的胃和幽门阀，可调节胃内容物通过十二指肠的过程。通过这些改良，患者可比接受其他手术的患者摄入更多的食物。

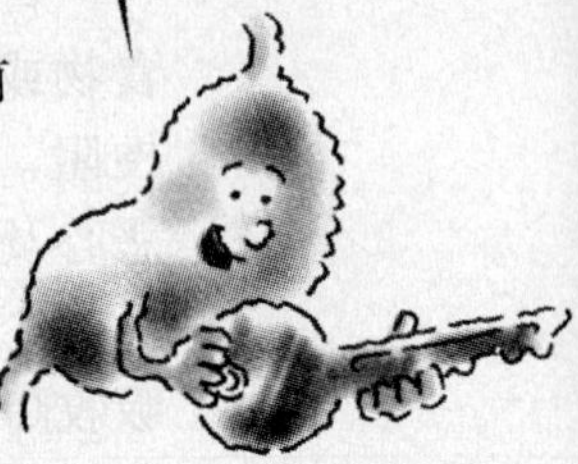

护理事项

不同的减肥手术术后的护理是基本相同的。

术前准备

- 手术前，每个患者都要进行完整的医学和心理评估。手术前还需要对患者进行全面的营养指导。
- 确认患者已经在同意书上签字。
- 按医嘱给予静脉液体和全胃肠外营养。

术后护理

- 在没有医嘱的情况下，不要改变胃管的位置。
- 鼓励患者尽早活动、咳嗽和深呼吸。要注意肥胖患者更容易患肺部并发症。
- 监测患者的生命体征、摄入和排出以及每天的体重。
- 根据医嘱，给予静脉补液、全胃肠外营养并补充电解质。
- 注意各项实验室结果，警惕电解质紊乱。
- 根据需要，给予止痛治疗。
- 提醒患者遵守饮食计划的重要性，并建议其补充维生素。
- 告知患者可能出现的并发症和在什么情况下应向医师汇报。

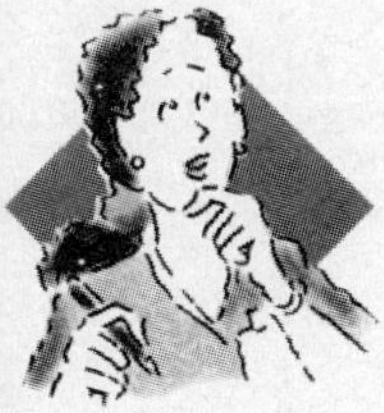

快速测验

1．下列哪一项改变是减肥的好处？

A．HDL 水平下降

B．LDL 水平升高

C．高血压

D．降低糖尿病和心血管疾病的危险

答案：D。减肥的好处包括：HDL 水平增高，降低血压，降低糖尿病和心血管疾病的危险。

2．BMI 为 37.9 的患者属于哪一级别？

A．Ⅰ级

B．Ⅱ级

C．Ⅲ级

D．Ⅳ级

答案：B。Ⅰ级——BMI 为 30～34.9；Ⅱ级——BMI 为 35～39.9；Ⅲ级——BMI 为≥40。

3．下列哪一项是肥胖的并发症？

A．高血压

B．1 型糖尿病

C．甲状腺功能减退

D．癌症

答案：A。高血压是肥胖患者并发症之一。肥胖患者容易发生 2 型糖尿病，而不是 1 型糖尿病。甲状腺功能减退和癌症不是肥胖的并发症。

4．下列哪一项减肥手术可引起严重的营养缺乏？

A．可调节性胃带捆扎术

B．胰胆管旁路术

C．垂直遮断胃成形术

D．胃转流手术

答案：B。胰胆管旁路术可引起严重的营养缺乏，这是因为患者不能吸收脂溶性维生素（A、D、E、K）。

评分

☆☆☆ 如果全答对了，非常好！通过正确地答题，你会有如释重负的感觉。

☆☆ 如果答对了三道题，不错！复习一遍，改正一些错误的认识。

☆ 如果答对少于三道，不要丧失信心，从新开始，瞄准目标，下次争取做得更好。

（吴玉清、左一红　译　张青松　校）

21

第二十一章　老年护理

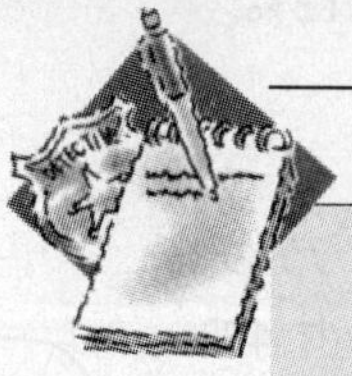

主要内容

在本章，你将学习到：

- ◆ 与老龄化相关的正常生理变化
- ◆ 评估老年患者的技术
- ◆ 常见药物副作用和相互作用的症状与体征
- ◆ 处理尿失禁和预防尿流不畅的方法

老年护理概述

65 岁及以上的老年人比其他人群更需健康服务，特别是当你在加利福尼亚、纽约、佛罗里达、伊里诺伊、得克萨斯、俄亥俄、宾夕法尼亚、密歇根、新泽西工作时，在这些地区 65 岁以上人群占人口的 52%。

对于老龄化的态度，在公众和医务人员中正发生着类似的变化，更多的人开始认识到老龄化是人从妊娠开始到生命结束的正常生命过程。

美国护理协会强调对老年患者的整体护理和治疗。更具意义的是，美国护理协会用“老年学”这一名词，而不是“老年病”来描述为老年人提供护理服务的过程。这不仅仅是词义的不同，这种变化指出需强调的不仅仅是与老年相关的疾病，还有关于生理、病理、心理、经济和社会的问题。

人口统计趋势

世界人口的老龄化正在加快，而且不同人种、民族的加快程度不同。在 2000 年，65 岁及 65 岁以上人口增加了 12%。

更加老龄化

在美国，人口更加老龄化，在 1980 年，75 岁及 75 岁以上老年人占 40%，2000 年，75 岁及 75 岁以上老年人占 47%，预计 21 世纪中叶 84 岁及 84 岁以上老年人口将增加 5 倍。

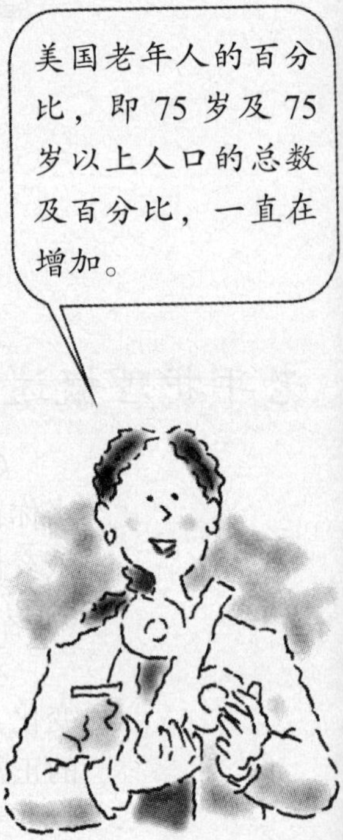

性别趋势

大多数老年人是女性，男女比为 2∶3。85 岁及 85 岁以上老年人中这种性别差异更为明显，这一年龄组中的男女比为 4∶10。

老年人对自身健康的认识

与呆板相反，大多数老人对自己的健康状况感到满意。即使患有慢性疾病，4/5 的老人仍然认为自己健康状况良好或非常好。

但随年龄增长，老年人患慢性病的可能性增加。在 65 岁及 65 岁以上的老年人中，超过 20%的老年人至少患有一种慢性疾病，许多人则患有多种慢性病。

护理启示

人口统计学趋势对老年护理具有重要的启示，例如：老年人需要更长期的服务和更多的护理人员，特别是在老年人口比例较高的州。

另外，随着高龄妇女人数的增加，对妇女终身健康信息的需求也在增加。

正常的衰老变化

随着年龄增加，人体内细胞数量减少，细胞新陈代谢减弱。这些改变导致身体结构的变化和某些功能的减弱。例如：随着年龄的增长出现脂肪堆积，而肌肉组织和骨质逐渐减少。

衰老对身体的影响

虽然衰老对不同组织器官的影响差异很大，但最终所有的老年人都易疲劳和患病。下面是衰老时发生的一些生理变化。

- 皮下脂肪及弹性蛋白逐渐减少导致皮肤起皱、下垂。
- 50 岁左右以后，脑部细胞以每年 1%的速度递减。
- 在 30～75 岁，心脏功能减少约 30%，肺功能减少约 40%。
- 在 40～90 岁，肾功能和膀胱的体积容量减少约 50%。
- 肝功能减少约 10%

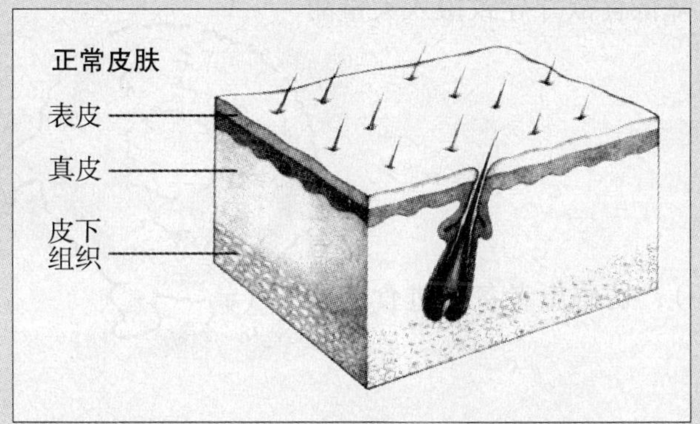

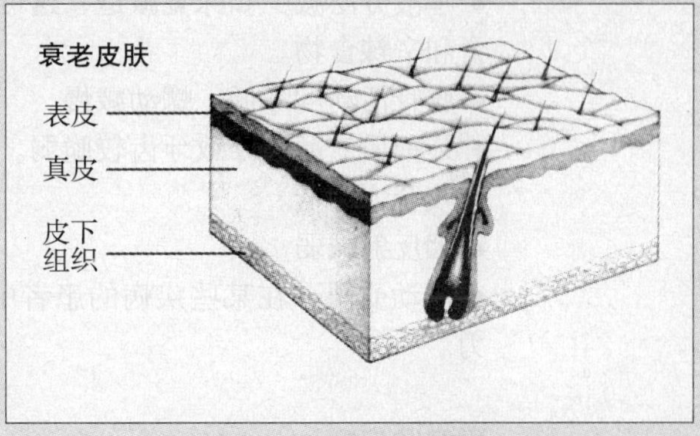

老年人不一定得病

虽然与年轻人相比，老年人的身体趋向于功能减退，但疾病并非不可避免。与 20 岁的人相比，60 岁人的心脏、肺、肾等器官的功能的确减退了，但这不意味着衰老必定导致整个身体系统的衰竭。

作为一名护理人员必须意识到这些身体功能的逐渐变化以便采取相应的评估方法（见：衰老对身体的影响）。理解衰老可增加患某些疾病和外伤危险也是非重要的。

老年人营养

随着年龄增加，蛋白质、维生素、矿物质的需求仍保持稳定，但对热量的需求减少。年龄在 51～75 岁的人运动量下降，可使每日热量需求减少 200 卡，75 岁以上的女性减少约 400 卡，75 岁以上的男性减少约 500 卡。

营养说明

可影响老年患者营养状态的其他生理变化包括：

- 肾功能减退，易发生脱水和结石。
- 钙和氮的丢失(卧床患者)。
- 酶活性降低。
- 胃蛋白酶和胃酸分泌减少，导致钙和维生素 B_1、B_2 吸收减少。
- 唾液分泌减少和味觉减退，这可降低食欲并导致摄入大量甜食和辛辣食物。
- 肠管活动度降低，蠕动减慢。
- 牙釉质变薄，导致牙齿较脆弱。
- 咬合力降低。
- 咽反射减弱。
- 活动受限（在某些疾病的患者中），妨碍患者备餐进食的能力。

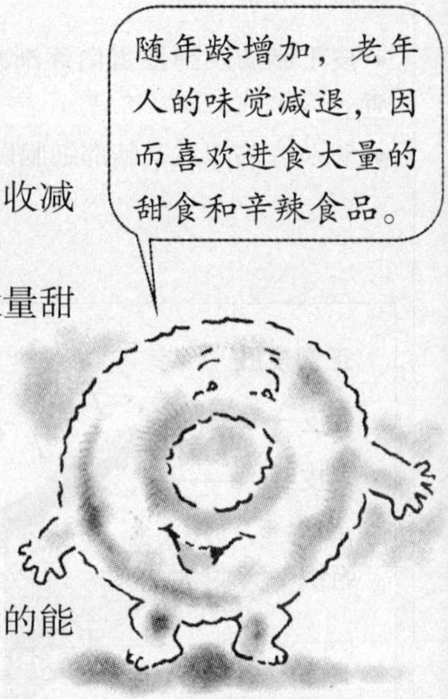

胃肠道问题

肠运动减慢可导致胃肠道疾病如便秘和大便失禁。其他导致老年人便秘的因素包括：

- 营养失衡，食物松软、精致但缺少纤维素。
- 身体活动减少。
- 精神压力。
- 某些药物的使用。

过量服用泻药

一些老年人滥用泻药，导致食物快速通过胃肠道。这样，反过来减少了消化和吸收。

社会经济和心理因素

可影响老年人营养状况的社会经济和心理因素包括：

- 孤独。
- 感到家庭的重要性降低。
- 营养学错误的信息诱导。
- 无钱购买有益的营养品。

皮肤、毛发和指甲

与年龄相关的皮下脂肪缺失、皮肤变薄以及胶原减少可导致眼、鼻和嘴周皱纹生成。女性皮肤比男性的更薄更干，其衰老征象较男性早 10 年左右出现。

此外，锁骨上、腋下、关节以及手部的肌腱和血管变得更加明显，骨骼上的脂肪垫也更加突出，细胞更新减少 50%。

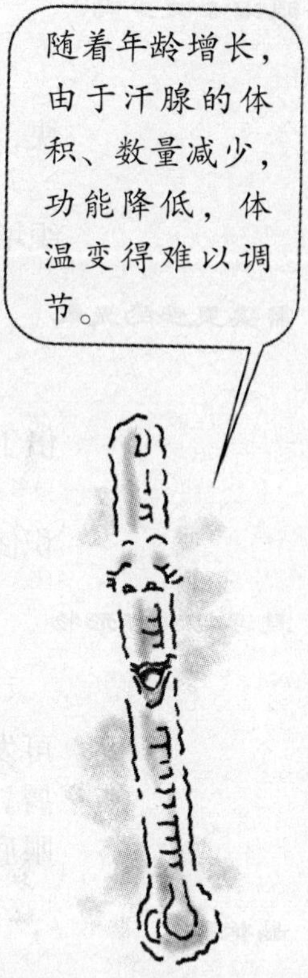

皮肤明显干枯

黏膜变得干燥，由于汗腺数量减少，出汗减少。随着汗腺体积、数量和功能的下降及皮下脂肪的减少，体温调节变得更为困难。

色素斑点

随着年龄的增长，皮肤失去弹性，某些部位变得透明。尽管黑色素细胞（产生色素的皮肤细胞）生成减少，但常见局部黑色素细胞增生。所以，老年人容易长棕色斑点（老年斑），尤其是经常暴露于阳光的部位。

随着年龄的增长，黑色素细胞数量减少，毛发色素减少。因此，毛发可变为灰色或白色，同时也变得稀疏。70 岁时头发变得如同婴儿的毛发一样纤细。

激素的变化引起阴毛缺失。绝经后妇女面部毛发常增多，而老年男性却减少。

指甲

随着年龄的增长，指甲增长放缓，产生纵向的凸纹、增厚、易脆和畸形的可能性增加。趾甲还可能会褪色。

赘生物、肿瘤和角化病

老年人中其他常见的皮肤病包括：

- 老年角化病——角质上皮的过度增殖和增厚。
- 软垂疣——皮肤良性皮赘。
- 老年性血管瘤——由血管或淋巴管组成的良性肿瘤。

此外，伤口愈合时间延长。

眼睛与视力

衰老使眼睛结构和视敏度发生变化。随着年龄的增长，眼睛凹陷，眼睑失去弹性而变得松弛且产生皱纹。结膜变黄，且球结膜上可出现结膜黄斑（淡黄色斑点）。

眼泪会减少吗?

随着泪器脂肪组织的逐渐丢失，眼泪的量减少且挥发更快，从而增加了眼部感染的危险。

角膜失去光泽变平，虹膜褪色或不规则色素沉着。结缔组织增生可使眼括约肌变硬。

需要更多的光线

瞳孔皱缩使视网膜的光线减少。要看清物体，老年人需三倍于年轻人的光线。

老龄化也减少了暗视觉和深度觉。巩膜变厚变硬，脂肪沉积使其黄化。可出现衰老的透明斑块。

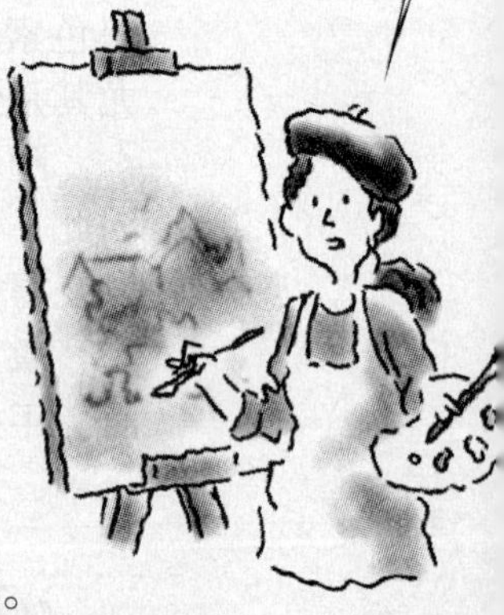

悬浮物和环形物

随着时间的推移，玻璃体液（晶状体后的玻璃状物体）可发生退变，检查时可发现明显的浊斑和漂浮的玻璃体碎屑。玻璃体还可从视网膜上剥离，两者之间出现空隙。经眼底镜检查，剥脱的玻璃体如同视盘前的暗环。

晶状体

随着年龄的增大，晶状体增大且透明度下降。晶状体弹性下降导致晶状体调节能力下降。后者导致老视，老视是一种视力降低，除非戴矫正透镜，否则老年人看不清近距离物体。

色觉缺损

由于感光视网膜锥的变质，许多老年人有色视觉损害，尤其是对于蓝色和绿色。眼内液重吸收减少可使老年人更易发生青光眼。

耳和听力

许多老年人有一定程度的听力丧失。有时耳内耳垢堆积可导致听力丧失。然而，更为常见的是老年性耳聋（有时称老年性失聪），这是听力缓慢丧失的过程。这种不可逆的双耳感觉神经性耳聋通常从中年开始出现并逐渐加重。老年性耳聋男性多于女性。

高音调听力缺失

老年性耳聋最常见的类型（称为感觉性老年性耳聋）是由于 Cortis 器（内含特殊听力感受器）和听神经萎缩造成的。听力缺失主要发生在高音调区。

到 60 岁时，大部分人已经难以听到高于 4000Hz 的声音（正常语音识别范围是 500～2000Hz）。许多老年人不能区分高音调辅音，如 s、sh、f、ph、ch、z、t 和 g。

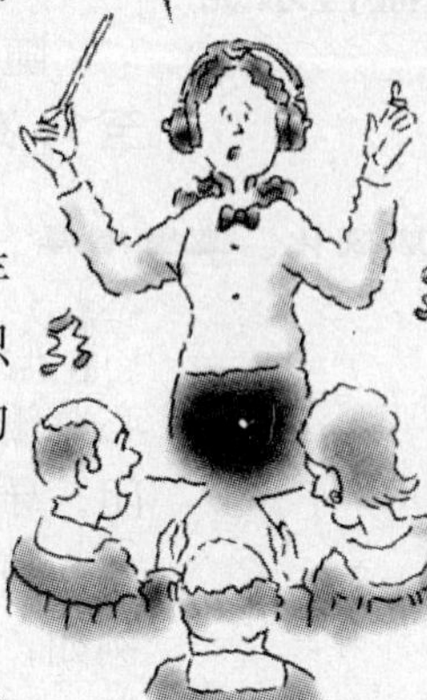

耳聋并非少见

老龄化导致整个听力系统结构的退行性变。实际上，老年人的听力缺损比统计资料更为常见。一些人可能没有立刻意识到听力缺损或进行性听力缺损。还有一些人可能意识到问题的存在，但却认为它是正常的老化现象，因而并未就医。

呼吸系统

与年龄相关的上呼吸道解剖学改变包括持续性软骨增生导致的鼻扩大、扁桃体萎缩和老龄化脊柱变形引起的气管偏移。

在胸腔，由于钙盐代谢的改变和肋软骨的钙化导致胸腔前后径增大。相反，胸壁的活动度下降。随着年龄增加，由于骨质疏松和椎体坍塌出现脊柱后凸（胸柱弯曲）。也可出现呼吸肌退行性变和萎缩，从而导致肺功能减退。

肺的变化

由于肺的弥散功能减退，肺通气量降低。另外，呼吸肌肌力的减退使肺活量下降。肺组织的退行性变使肺弹性回缩减少，导致余气量增加（实际上，仅衰老即可引起肺气肿）。

氧的输出

再者，部分气道的关闭损伤了肺基底部的通气功能，使可用于气体交换的面积减少和动脉氧分压（PaO_2）下降。

所以，最大通气量、用力肺活量、肺活量和吸气储备容量都减少，降低了对缺氧的耐受力。正常 PaO_2 降至 70～85mmHg，氧饱和度下降 5%。

衰老和肺泡

随着年龄的增长，肺变得更硬，肺泡的数量和体积减小。呼吸道内液体减少 30%，纤毛运动减弱，这增加了呼吸道感染和黏液栓的危险。

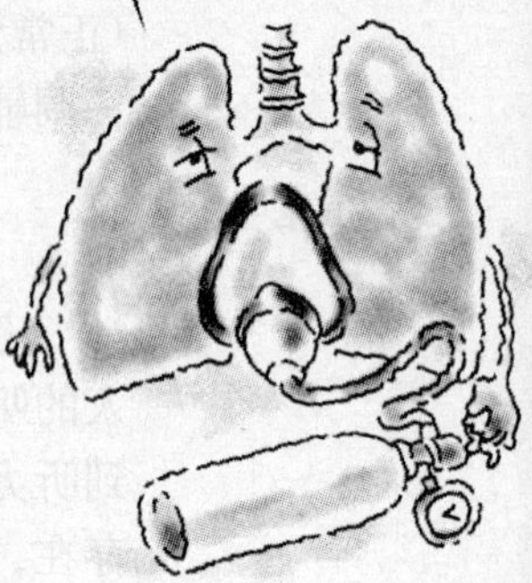

心血管系统

随年龄增大，心脏常略缩小（高血压或心脏病患者除外）。至 70 岁时，许多人静息时心排出量降低 35%。

瓣膜硬化、室壁增厚

心肌收缩力下降、收缩效率减低以及纤维化和硬化改变使心脏瓣膜增厚并失去弹性。瓣膜可能变得僵硬且不能完全关闭，导致收缩期杂音。30～80 岁的患者左室壁也增厚 25%。

随年龄增大，心脏对生理和情绪的应激能力也明显降低，例如，运动后心脏需更长时间才能恢复正常心率。老年人也可发生闭塞性冠心病和心肌纤维化。

血管老化

衰老常导致动静脉功能不全，如血管张力和弹性降低。这些因素使心血管疾病的发病率增加，尤其是冠心病。

由于随着年龄的增加，心肌兴奋性增强，可发生期前收缩，还可发生窦性心律失常和窦性心动过缓。窦房结和节间束内的纤维组织浸润增加可导致房颤和房扑。

血压波动

随年龄增长静脉扩张和延长，与 20 岁人群相比，60 岁人群的冠状动脉血流下降 35%。主动脉变硬，导致收缩压比舒张压升高的比例更为明显（脉压加大）。

心电图改变可包括：PR 和 QT 间期延长，QRS 综合波群缩窄和 QRS 电轴左移。

老年化的心电图改变可包括 PR 和 QT 间期延长，QRS 波降低，QRS 电轴左偏。

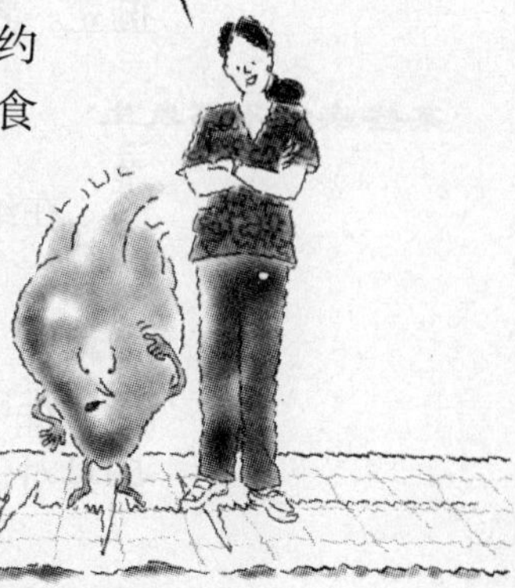

消化系统

评估老年患者的消化系统时，应特别观察与老年化有关的生理变化。正常的生理改变包括黏膜弹性降低和胃肠道分泌能力下降，这反过来可影响消化和吸收功能。

消化功能减退

胃肠道运动功能、食管下端括约肌张力、肠壁和肛门括约肌张力及腹肌强度都可随老龄化而减弱。这些改变可导致从食欲减退、食管反流到便秘在内的症状和体征。

肝损伤

在肝，与年龄相关的正常改变包括肝重量减轻、再生能力下降和血流减少。

泌尿系统

40 岁以后，肾功能可能下降。到 90 岁时，可能下降 50%。与年龄相关并影响肾小球血流动力学的肾血管改变使肾小球滤过率下降。

心排出量减少和与年龄相关的动脉粥样硬化使肾血流量减少 53%。由于功能性肾单位的体积和数量减少导致肾小管重吸收和浓缩能力也下降。

同时，膀胱肌力减弱，可导致膀胱排空不全和慢性尿潴留——这些情况是膀胱感染的基础。残余尿、尿频和夜尿也更为常见。

肾功能减退

其他影响肾功能的与年龄相关的改变包括：肾体积缩小、清除药物能力受损、膀胱体积和容量减少和肾对钠摄入量变化的反应能力下降。到 70 岁时血尿素氮水平升高 20%。

女性生殖系统

雌激素和孕酮水平下降可导致老龄妇女发生多种生理变化。随着雌激素水平的下降和绝经期的临近（通常在 50 岁左右），可发生一系列的生理变化。

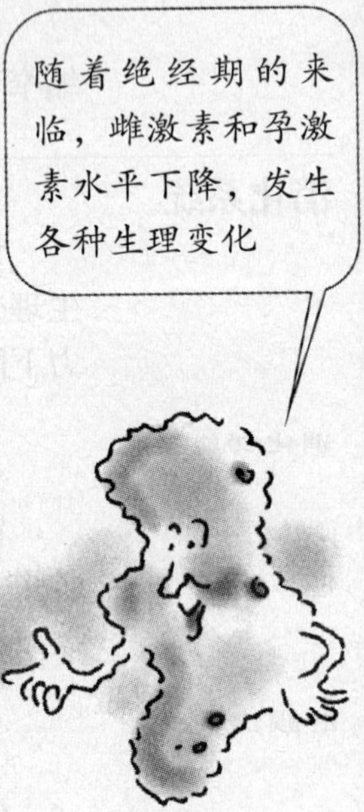

乳腺

乳腺腺体、支持组织和脂肪组织随老龄化而萎缩。因为 Cooper 韧带失去弹性，导致乳腺下垂。乳头变小、变平、不挺立。乳腺下脊生长更为显著。

某些疾病不再发生

在绝经期，任何乳腺纤维囊性疾病都会减少或消失。

卵巢

排卵常于绝经期前 1～2 年停止。随着产卵周期的结束，卵巢对促性腺释放激素的刺激变得毫无反应。

骨盆的支持结构

绝经后骨盆的支持结构变得松弛。这种松弛最早可发生于生产和分娩时——但在绝经前的临床影响未引起关注，由于雌激素的耗尽和结缔组织的弹性和张力丧失，骨盆支持结构的松弛加速。

骨盆支持结构松弛的症状和体征包括腹股沟韧带上方的压迫和牵拉感、腰痛、盆腔沉重感及从椅子上站起时有困难。如果尿道膀胱韧带无力可发生压力性尿失禁。

子宫

绝经后，子宫快速萎缩至绝经前子宫重量的一半。子宫持续萎缩直至绝经前体积的四分之一。宫颈萎缩且不再分泌起润滑作用的黏液，子宫内膜和子宫肌层变薄。

阴道

萎缩使阴道缩短，黏膜层变得稀薄、干燥、苍白并失去弹性。在此情况下，阴道黏膜特别容易发生擦伤。同时，阴道分泌物 pH 上升。

外阴

外阴随年龄增大而萎缩。阴毛减少、大阴唇变平。外阴组织皱缩，暴露的尿道和阴道周围敏感区易于在擦伤后受刺激（如内衣引起刺激）。随年龄增大，内口（阴道开口）收缩，阴道组织失去弹性，上皮层由 20 层变薄至 5 层。

男性生殖系统

在老年男性，睾酮合成减少可导致性欲下降、睾丸萎缩变软和精子生成减少。

通常情况下，前列腺随年龄增大而增大，前列腺分泌减少。精液量减少且黏度下降。

仍有性功能

性交期间，老年男性体验到的生理反应更慢更弱。这些变化并不足以减少性冲动或减少性满足（见：男性更年期特征）。

> **男性更年期的特征**
>
> 下面列举了男性更年期的生理变化特征：
> - 勃起需长时间刺激才能完成。
> - 勃起的长度和硬度与以前不同。
> - 睾酮合成减少。
> - 前列腺体积增大，分泌物和精液量减少。
> - 在性高潮时射精力量减弱。
> - 前列腺和阴茎的收缩时间和强度与以前不同。
> - 射精后的不应期可能由数分钟延长至数天。
> - 快感不再局限于生殖器，而且更加泛化。

肌肉骨骼系统

身高的降低是与年龄相关的肌肉骨骼系统变化的最明显表现。这是由于脊柱过度弯曲和椎体间隙变窄所致，这使躯干变短，上肢相对变长。

其他肌肉骨骼的变化包括：

- 骨量减少。
- 肌肉减少，这可导致肌肉无力。
- 胶原合成减少，这导致关节和支持结构的灵活性和弹性降低。
- 滑膜液的黏性增加。
- 滑膜纤维增加。

行走的烦恼

老年人难以直线行走（足跟顶足趾沿直线行走）。为了保持更好的平衡和更稳定的体重分布，老年人常缩短步幅，增加两腿间的距离。

神经系统

老龄化可通过多种方式影响神经系统。中枢和周围神经系统出现退行性病变，神经系统传导变慢，这导致老年人对外部刺激的反应更为迟钝。

脑细胞减少

50岁以后，脑细胞以每年1%的速率减少。然而，直至高龄，临床影响也并不明显。

其他神经系统的变化

下面是老龄化对神经系统其他方面的影响：

- 下丘脑调节体温的效率下降。
- 角膜反射变慢，所以角膜刺激反应时眼睑闭合变慢。
- 痛阈值增加。
- 某些睡眠阶段缩短（包括快速动眼睡眠缩短）。

系统间相互影响

检查老年患者神经系统时，切记神经系统的变化可能来自于身体其他系统的变化，进而影响到对结果的评估。如感受器的变化可导致听觉和视觉的丧失，药物可引起脑血管功能障碍及神志改变。

影响老年患者检查结果的其他因素包括疲劳、缺乏睡眠、抑郁、反应过度、害怕和焦虑。患者可表现出淡漠、偏见或反应迟钝。

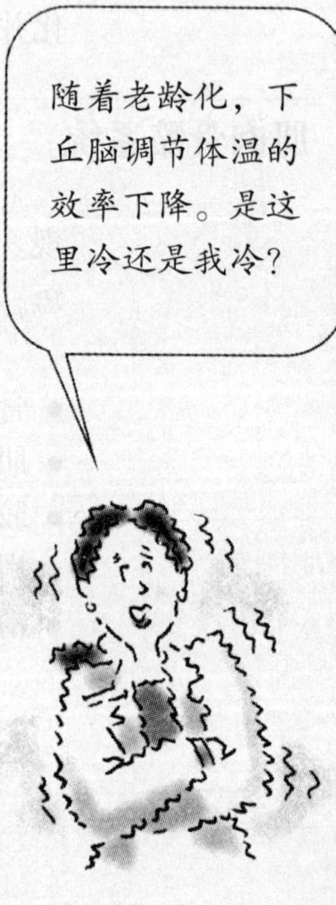

内分泌系统

老年患者常见的重要内分泌变化是对应激耐受能力的下降。应激反应能力减退最严重的征象是糖代谢的变化。

应激和糖峰

通常，年轻人和老年人空腹血糖没有明显的差别。然而，在老年人中，应激引起血糖升高的持续时间较年轻人长。在某种程度上，这是由于胰岛素分泌减少和胰岛素受体的反应下降所致。约25%的老年人患有糖尿病。

甲状腺功能减退

在老年人中，甲状腺激素（T_3 和 T_4）减少25%。通常情况下，剩余的甲状腺激素能够保持机体平衡。然而，基础代谢率下降和耗氧减慢。

月经末期

绝经期间，卵巢衰老导致永久的月经活动停止。虽然在绝经期内分泌功能变化在不同女性个体间有所差异，但雌激素和孕激素水平均下降，而卵泡刺激素水平升高。

雌激素不足可导致冠状动脉血栓形成和骨质疏松。常与绝经有关的症状和体征（如抑郁、失眠、头痛、疲劳、心悸和易怒）也可能与其他内分泌系统疾病有关。在男性更年期，睾酮水平下降，精液生成减少。

内分泌功能的其他正常变化包括：血清醛固酮水平下降50%和皮质激素分泌速率下降25%。

血液和免疫系统

白细胞总数和分类计数随年龄增长不会产生明显变化。然而，65岁以后，部分人的白细胞计数正常范围轻度下降。白细胞水平下降时，B淋巴细胞和淋巴细胞总数减少，T细胞数量减少，功能减弱。

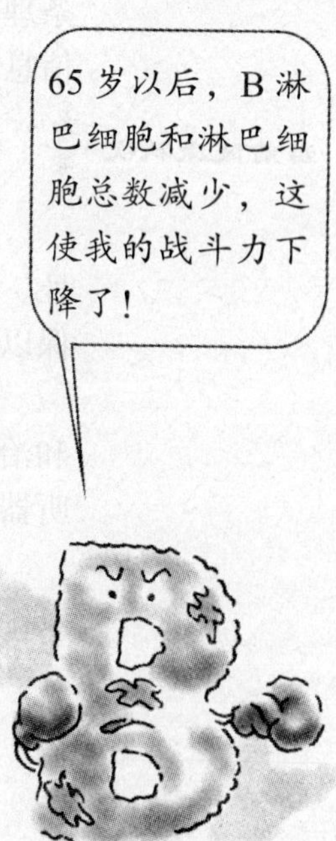

我、我自己和非己

免疫功能在性成熟后开始下降并随年龄增长继续减退。由于免疫系统开始失去识别“自己”和“非己”的能力，自身免疫性疾病的发病率上升。

由于免疫系统变得不再精于识别和破坏变异细胞，癌症的发病率也增加。老年人抗体反应下降而容易发生感染。扁桃腺萎缩和淋巴结疾病较为常见。

评估

对老年人全面的健康评估重点在于既往史和当前的健康状况，包括全身各系统的回顾和患者的饮食结构以及器官功能的评估。除确定患者的健康状况外，在评估中所得到的信息有助于评估未来的健康状况是有所改进还是有所恶化，也有助于决定他是否需要支持服务。

健康史

在询问健康史和接诊期间获得的信息可提示你在体格检查中应重点观察的部位。从询问健康史开始，应将患者的健康作为主要目标。与患者讨论健康问题有助于患者提高健康意识，确定患者缺乏哪些健康知识和对患者进行宣教。

要有条理的询问

因为患者可能漏掉一些重要的健康信息，所以必须确保有条理地进行询问。如有必要，可从患者家属或朋友处搜集其他信息或确证已有的信息。

当前健康状况

从患者的当前健康状况开始询问。记录患者的全名、住址、年龄、出生日期、出生地以及在紧急情况下的联系人。确保以适当的病史形式记录这些信息。

其次，记录患者就诊的原因（主诉）。询问患者目前用药和治疗情况以及饮食和所使用的辅助装置（如手杖、轮椅和助听器）。

如果患者表现出思维混乱或痴呆的症状和体征，考虑询问其配偶、子女或陪同就诊的其他相关人员。

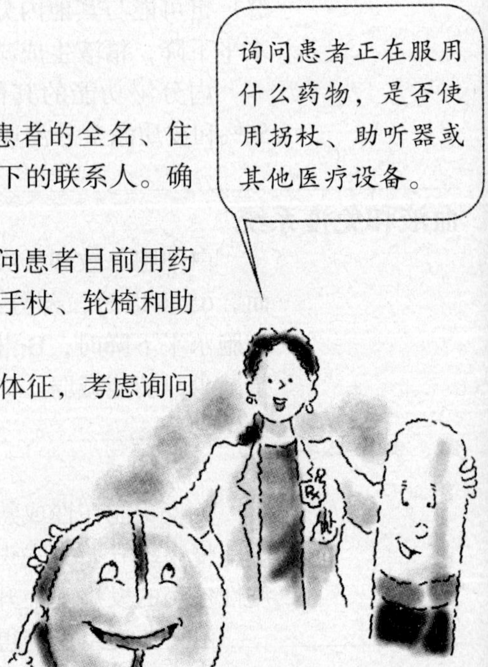

病史

询问病史期时，应获取患者的一般健康状况、成年后疾病史、既往住院记录、职业医师随诊的次数、既往用药和其他治疗以及就诊目的等全面的信息。

系统回顾

当回顾老年人的身体各系统时，应考虑到与老龄化有关的正常生理变化。同时，牢记老年人常有不典型的疾病表现。例如：食欲和精神状况的轻微变化可能是某些疾病仅有的症状和体征。

有序评估

可运用从头到脚或针对身体主要系统的方法来评估身体的特殊部位和系统。这两种方法都提供了一个系统有序的评估框架，所以，选择其中一种最适合于你的评估方法。

体格检查

体格检查期间，用视诊、触诊、叩诊和听诊来搜集客观资料，这些资料有助于证实在病史询问中得到的主观资料。

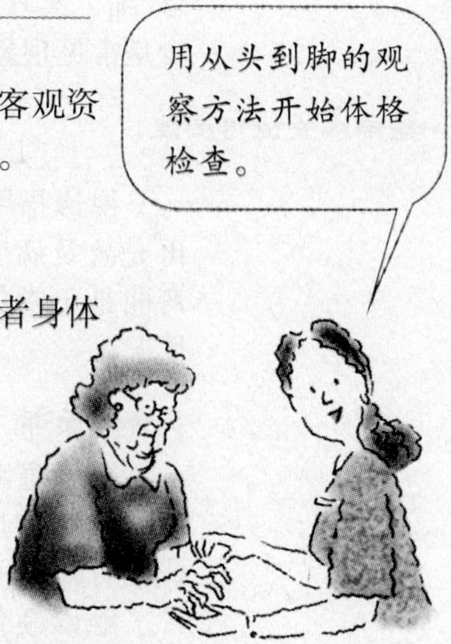

一般检查

以全面的从头到脚的观察开始体格检查，以获得患者身体状态的整体印象。

确保观察：

- 整体外观，包括体形、皮肤、卫生和整洁情况。
- 一般运动状态。
- 意识程度（LOC）、情绪和情感。
- 明显的痛苦征象。

然后观察患者的生命体征。切记老年人的正常体温波动范围是36.5～37℃。

皮肤

视诊患者的头皮、头、颈部、躯干和四肢的皮肤。准确记录皮肤的颜色、温度、质地、张力、充盈度、厚度和湿度。记住膝和肘等部位皮肤由于长期暴露于阳光下可能看上去颜色较暗，而硬茧部位看上去颜色发黄。

充盈试验

评估皮肤充盈度时，切记由于老年人皮下组织减少，充盈度不能可靠地反映脱水情况。为了使检查结果更为准确，可通过捏起前额或剑突的皮下组织，然后观察其快速复原的方法来检查充盈度。

观察皮肤

视诊皮肤有无裂伤、擦伤、斑痕、损伤和溃疡。发现压疮的早期体征，如受压皮肤局部发红。

对老年人常见的皮肤良性病变保持警觉。这些必须与癌前病变或恶性肿瘤进行鉴别。记录病变的大小、分布、形状、颜色、硬度及边界。还要询问病变发生的时间。对任何可疑的病变都要行进一步的评估。

毛发和指甲

视诊和触诊患者的毛发，观察颜色、数量、分布和质地（纤细、柔软或粗糙）。明白腋下和耻骨联合周围的毛发细而稀少是常见现象。

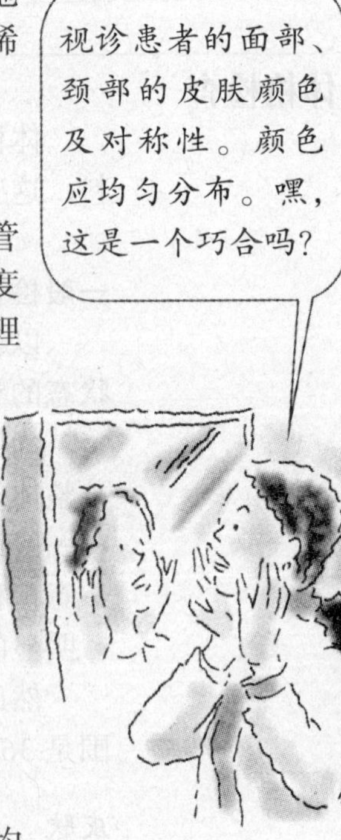

指甲病变值得关注

视诊指甲和趾甲，观察其颜色、形状、厚度、毛细血管再充盈及病变情况。部分甲床表面随年龄增长而变形或轻度弯曲是正常的，但颜色、形状或成角等其他变化可提示病理情况。

头部和面部

视诊患者的头部，观察其大小、轮廓和对称性。头颅的大小和形状一般不随年龄增长而改变。软组织肿胀或颅骨膨出可提示近期头部创伤。

触诊颅骨，观察触痛、肿块或病变情况。局部颅骨肿胀需进一步评估。

视诊面部

视诊面部和颈部皮肤的颜色及对称性。皮肤颜色应分布均匀，面部特征应与头部大小相称。同时观察患者的面部特征和表情。

鼻和口腔

检查患者鼻的外部比例，观察有无不对称或异常，如结构上的畸形。视诊内黏膜，观察其颜色和分泌物并检查有无肿胀、出血或病变。黏膜应为粉红色，表面湿润，有干净的黏液且无结痂或病变。触诊额窦和上颌窦有无触痛，这些部位在正常情况下应无触痛。

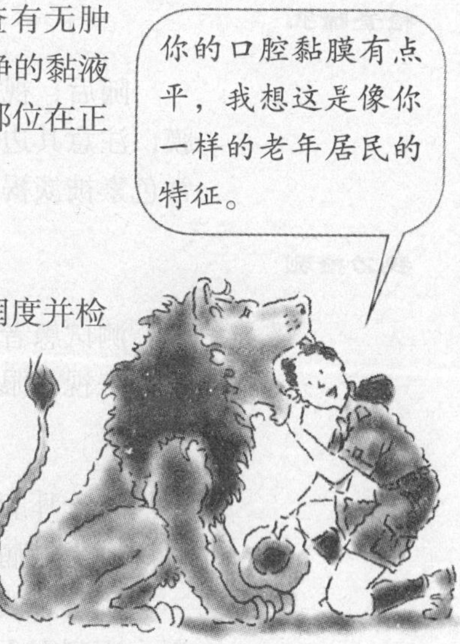

观察口腔

从唇部开始视诊口腔。观察其颜色、对称性和湿润度并检查有无损伤或溃疡。嘴唇干燥提示脱水。

观察患者是否戴有牙套。将牙套放在合适位置并观察其合适性，并检查有无因摩擦引起的溃疡和脓肿。

随后视诊口腔黏膜，观察颜色、质地、湿润度及任意渗出物。黏膜和牙龈应为粉红色并且光滑、湿润。但在黑肤色的人，黏膜可略呈蓝色。

触诊口腔黏膜是否有病变和结节，检查有无触痛、疼痛或出血。口腔黏膜应为粉红色且湿润。如果患者牙齿正常，观察牙的数量和状况。

舌

然后观察舌的颜色、大小、质地和舌苔。舌的颜色应为粉红色至红色并且光滑、可随意运动。检查舌的位置，偏向一侧提示有神经系统疾病。

观察咽部有无炎症表现、变色、渗出或病变。咽部应是粉红色至淡红色且没有渗出或病变。

眼

检查老年人的双眼时，要牢记老龄化的眼部特征可影响到整个眼的外观。还应知道，老龄化引起的脂肪组织丧失可导致眼窝凹陷。

眼睑和眼泪

对比眼睑和脸部的皮肤颜色，眼睑不应发红或有其他颜色变化。检查有无病变和水肿，观察睫毛的方向。确定上眼睑是否部分或完全覆盖瞳孔——这提示眼睑下垂，为一种异常表现。

视诊泪器，观察有无分泌物、红肿、眼泪增多或触痛。检查巩膜和角膜，巩膜应为乳白色。

检查瞳孔

随后，视诊瞳孔，观察其大小、形状和对光反射。观察虹膜，注意其边缘是否变形。可见双侧不规则虹膜色素沉着，正常色素被淡褐色代替。

视力检测

测试患者裸眼视力和矫正视力，并观察差异性。用眼底镜检查来视诊眼内结构。

耳

视诊耳廓，观察颜色和温度变化、分泌物以及病变。触诊耳廓有无触痛。

用耳镜视诊耳内结构。检查外耳道和鼓膜，并观察光反射。观察有无病变、鼓膜隆起、耵聍（耳垢）堆积或毛发生长(在男性)。

检查听力

为发现早期听力受损，行 Weber 和 Rinne 音叉试验。还要评估患者的听觉和语言理解能力以决定是否需要建议其进行听力重建治疗。如果患者配备了助听器，仔细检查其功能是否正常。

颈部

视诊患者颈部，观察有无瘢痕、肿物及不对称。轻轻触诊肿物，观察其硬度、大小、形状、移动度和触痛。对淋巴结重复上述检查。

检查气管位置，气管通常位于胸骨上切迹正中。观察有无移位或肿物。

检查甲状腺

在患者吞咽时视诊甲状腺。观察有无肿物或膨出。甲状腺通常难以被视诊或触诊所发现。

胸部和呼吸系统

视诊患者胸廓前后的形状和对称性。观察前后径和侧径。患者呼吸时，听诊吸气期和呼气期的喘鸣音，上呼吸道的喘鸣音可被闻及。

触诊前后胸廓有无触痛、肿物或肿块。评估呼吸时膈肌的移动能力。触诊前后胸廓语颤的一致性。通常在靠近气管分叉处语颤最明显。

叩诊

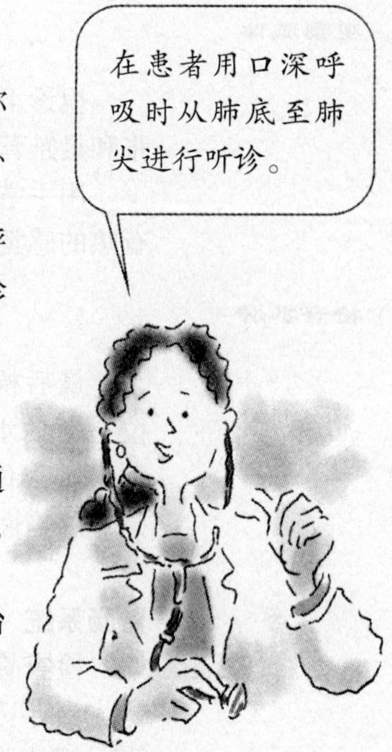

从肺底到肺尖叩诊肺部的前后。确保叩诊方式的对称性以利于比较。正常肺部叩诊为清音。骨性突起、器官、实变组织叩诊呈浊音。

然后，从肺底到肺尖听诊肺部前后。让患者张嘴深呼吸。如果有部分气道闭塞，肺底呼吸音减弱，吸气时听诊较呼气时更为明显。

心血管系统

视诊和触诊心脏最强搏动点（PMI或心尖搏动），通常此点位于左锁骨中线第四或第五肋间。在老年人中，PMI可向左下移位。

用指腹触诊主动脉、肺动脉和二尖瓣区有无震颤、抬举样搏动或振动。在瓣膜性心脏病患者身上可触及震颤。

心音

在主动脉、肺动脉、三尖瓣和二尖瓣区及Erd点听诊心脏，在每个听诊区听诊到第一心音和第二心音（S_1和S_2）。还可听到额外舒张期心音或第三、第四心音（S_3和S_4）。

在老年人中，听到S_1和S_2之间的S_3（常位于下胸骨缘）并不是心力衰竭的可靠指征。相反，它可能是生理性变化或对舒张期血流增加的反应。在S_2之后S_1之前可听到S_4，在心尖区最明显。

检查血管

而后，评估患者头、颈、躯干和四肢的血管。一次触诊单侧颈动脉，轻轻触诊使颈动脉搏动不消失。观察其速率、节律、强度及双侧搏动是否对称。听诊双侧颈动脉，确定有无提示颈动脉或颈静脉狭窄的高调杂音。

评估颈静脉有无怒张。确定静脉波动水平并测量距胸骨角的高度。高度超过3cm为异常，提示右心衰竭。

触诊外周动脉，观察其频率、节律、强度及脉搏的对称性并检查有无杂音。在老年人中，除动脉可能有弯曲、扭结外，还可能僵硬。然而，脉搏强度应双侧对称。

观察肢体

视诊下肢时，观察其颜色和温度，检查有无水肿、静脉曲张和足趾营养改变。

用手掌评估四肢的温度，双侧温度应相同。血栓形成常伴有热的感觉，尽管这种反应在老年人中可能减弱。

检查水肿

最后检查有无水肿。骨突起处或骶骨部位是评估水肿的最佳部位。水肿通常在身体的下垂部位最为明显。明确水肿是凹陷性还是非凹陷性，并对水肿程度进行分级。

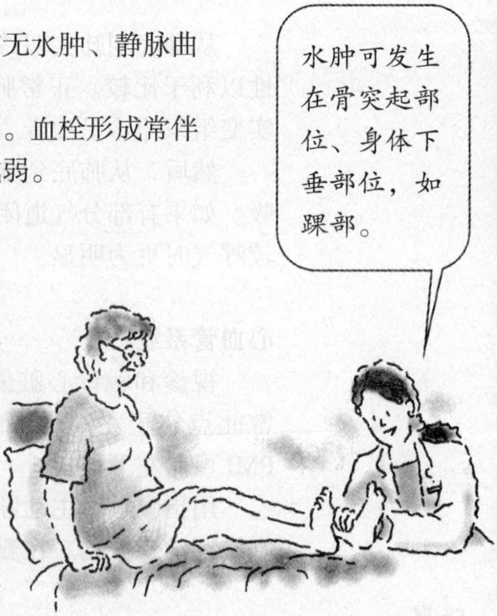

胃肠系统

检查胃肠系统时，应意识到与年轻人相比，老年人更易出现腹胀，极少出现腹肌紧张。视诊腹部，观察其形状、对称性，检查有无瘢痕、肿块、搏动、腹胀或条纹。描述腹部情况如舟状、肥胖或膨隆。

听诊腹部四个象限的肠鸣音。在腹主动脉区听诊杂音。

随后，叩诊腹部以确定有无气体或液体的存在，评估肝的大小并检查膀胱的扩张度。大肠内的气体叩诊为鼓音，而液体为浊音。

触诊的意义

触诊腹部，通过浅触诊或深触诊来观察肿块或触痛。观察腹膜体征，如肌紧张或反跳痛。下腹部的团块可能为粪便。尝试触诊肝，正常情况下触及不到肝。

泌尿生殖系统

评估患者的泌尿生殖系统时，应用与年轻患者所用的基本诊断技术相同的检查方法。观察阴毛随年龄增长变得稀疏和灰白。通常情况下，老年人的睾丸较成年人略小。然而，双侧睾丸大小一致、光滑、柔软且运动自如、无结节。

肌肉骨骼系统

评估肌肉骨骼系统有助于判断老年人全身的功能状况。体格检查时很容易发现关节活动度（ROM）受限、行走困难和弥漫性或局限性关节疼痛。

对运动和感觉功能障碍的症状和体征应保持警惕，如无力、痉挛、震颤、僵直和感觉失衡。

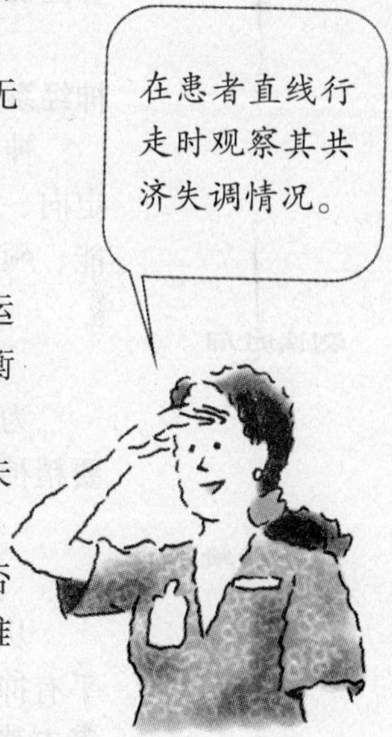

步速

观察患者行走，注意其步态和姿势。步态反映了反射及运动功能的整体状况。患者站立时轻推其双肩以评估其静态平衡能力和站姿。

然后观察患者直线行走情况（足跟对足尖），观察共济失调（协调困难），观察头部和颈部相对于双肩和下肢的位置。

为了评估姿势和平衡，通过观察患者闭眼时双足并立是否有摇摆或摔倒以判断有无“闭目难立征”。摇摆提示“闭目难立征”阳性。

评估关节

视诊手、腕、肘、肩、颈、髋、膝和踝等关节。观察关节有无增大、肿胀、触痛、骨擦音、温度变化或畸形。

观察双足

观察双足常见的畸形，如：

- 足趾外翻——足趾偏离中线或偏向其他的足趾。
- 跖骨（前足）脱垂。
- 锤状趾——第二、三趾或第四趾在中间关节部位弯曲。

测定肌力

视诊每一组肌群有无萎缩、自发性收缩、不随意运动和震颤。通过被动的 ROM 锻炼来活动关节，并触诊肌张力和肌力。

随后评估强直和痉挛。肘、腕关节部位最易发生强直。

评估日常活动能力

在全面的体格检查中，要求患者扣上或拉上衣服扣子或拉链。这些操作可直接观察到患者的日常生活能力。还要观察患者握物的能力，如让患者握门把或开水龙头。

神经系统

神经系统检查包括评估 LOC 或警觉、情感、情绪、认知、定向、言语、一般知识、记忆、推理、客观识别和高级认知功能、颅神经、运动和感觉系统及反射。

测试时间

为了评估老年人的认知能力，可考虑使用筛查工具，如简要精神状态检查、简短精神状态问卷或精神状态问卷。

监测情绪改变

从观察患者的总体外观开始，包括情绪、情感和悲伤。似乎有抑郁的老年患者需用老年抑郁评分来进一步评估。观察患者衣着是否合适、回答问题是否正确和对人员、时间和地点是否有定向力。

随后，评估患者的语言表达能力。通过讨论最近的新闻或家庭事件来评估患者的词汇和一般知识水平。

记忆、推理和认知

为了评估患者的记忆力，检查患者的即刻、近期和远期记忆。

- 通过给出某物体的数量或一组数字并即刻让患者复述的方法来检查患者的即刻记忆力。
- 为评估近期记忆，让患者回忆过去 24～48 小时内发生的事情。
- 为评估远期记忆，让患者回忆数年前发生的重要事情。

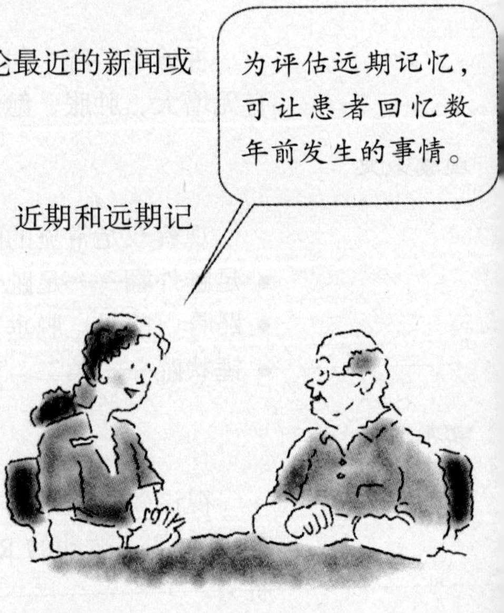

推理和客观识别能力

接下来，通过询问需判断、洞察和抽象回答的问题来评估患者的推理能力。

为评估患者的客观识别能力，指出两个物体并让患者逐一辨认。根据患者的回答来确定患者正常或失认（不能辨认物体）。

颅神经

按顺序评估每一对颅神经，自第Ⅰ对颅神经依次至第Ⅻ对颅神经。

运动和感觉系统

评估患者的肌肉及关节功能。评估患者快速、有节律并且变换的动作，这些动作反映了协调能力。观察患者是否能够重复这些动作并观察患者完成这些动作的流畅性。与年轻人相比，老年人反应较慢。

检查感觉

随后，用尖而钝的针尾检查患者的痛觉；用冷、热物体检测温度觉；用手轻微触摸的方法检查触觉；用振动音叉检查振动觉。

还要检查两点辨别觉和位置觉。这些感觉通常是精确和对称的。

反射

采用与检查其他患者同样的方法评估老年人的反射。一定要检查足底和 Babinski 反射，这些反射可提示上运动神经元疾病。

特殊护理事项

老年人有特殊的健康需求，需要熟练、专业的护理。例如，65 岁以上的老人每年使用的药物是 65 岁以下人群每年使用药物的 2 倍。另一方面，与年龄有关的生理变化可影响药物的作用，所以需掌握药物对老年患者的影响，以增加依从性，减少不良反应。

同时还需帮助老年患者处理一些与年龄有关的问题，如处理尿失禁和预防摔倒。

药物治疗

4/5 的老年人患有慢性疾病。相应的，他们购买的处方量每年达 4 亿张，是 65 岁以下人群购买处方量的 2 倍。

对于有慢性疾病的老年患者来说，药物治疗可延长生命，提高生活质量。一种或多种药物可成功地控制关节炎、糖尿病、心脏疾病、青光眼、骨质疏松和高血压。

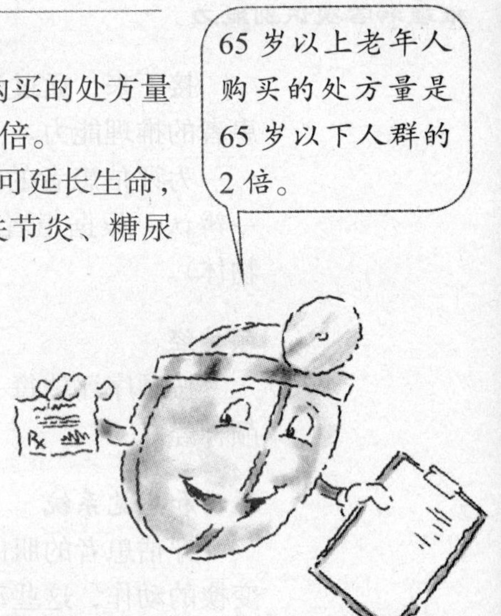

观察药物间相互作用

然而，如果老年患者有多种疾病并服用多种不同药物，必须观察源于多种药物（同时使用多种药物）的问题，如药物的相互作用。

与年龄有关的药代动力学变化

老年人的药物治疗非常复杂，这是由于与年龄有关的身体功能变化可影响药物的作用——药物怎样被吸收进入血液系统、药物在体内如何分布及药物的代谢和清除（见：高龄如何影响药物作用）。

与年龄有关的药效学变化

药效学的改变可显著改变药物对老年人的作用和疗效。老龄化改变了组织对药物的敏感性，增强了某些药物的效应。这种改变对巴比妥类药物（如戊巴比妥）、苯二氮䓬类药物（如地西泮）和酒精尤为明显。

药物受体减少

与年龄有关的组织器官受体数量或功能变化可改变药物的功效。例如：β 肾上腺受体随年龄增长而减少，这将减弱 β 肾上腺受体的作用，从而影响可以激活或阻滞这些受体的药物的作用（如异丙喘定和普萘洛尔）。

同样，胆碱能受体和多巴胺受体的变化也影响一些药物的作用，如酚噻嗪、氯丙嗪和其他精神科药物。这些变化可引起锥体外系效应和迟发性运动障碍等神经系统的副作用。为适应这些药效学的变化，医师为老年患者开具处方时常减少药量。

老龄化如何影响药物作用

老龄化引起的生理变化导致机体在吸收、分布、代谢和清除药物时发生改变。

意识到这些变化有助于更好地预测患者药物治疗的效果。

作用	生理变化
吸收	• 胃内 pH 升高 • 胃排空延迟 • 胃血流减慢，动力减弱
分布	• 脂肪组织增多 • 净体重下降
代谢	• 体内总水分减少 • 肝变小 • 肝血流减少，肝酶活性减弱 • 气体交换减少 • 肾肿瘤减少
清除	• 肾单位功能下降 • 肾小球滤过率下降，肾小管分泌下降，肌酐清除率降低、重吸收减少

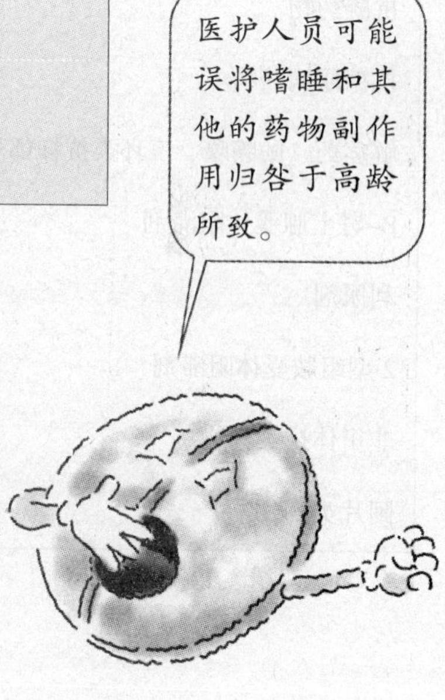

药物的副作用

药物的副作用和不希望出现的药物间相互作用在老年患者中较为普遍，主要原因是生理学变化和多种药物的使用。

老年患者药物治疗的问题之一是误诊或没能意识到药物的副作用，如意识混乱、抑郁、嗜睡和尿潴留。护理人员可能误将这些表现归咎于高龄所致。

确认药物的不良反应

细致的护理评估有助于辨别药物的不良反应，从而减少药物剂量或换用更为安全的药物。为辨别常见的不良反应，应确保你已经掌握患者所用药物的作用和副作用（见：老年患者常见药物副作用的辨别）。

老年患者常见药物副作用的辨别

常见药物副作用的症状和体征包括荨麻疹、阳痿、尿失禁、胃部不适和药疹。老年患者对副作用尤为敏感，有的甚至极为严重。例如：直立性低血压、神志改变、厌食、脱水、血液病和迟发性运动障碍。

同样，其他副作用——例如焦虑、意识混乱和健忘——可被误认为是高龄所致的典型变化而非药物的副作用。

为辨别药物的不良反应，必须掌握患者所用药物可能出现的副作用。

药物分类	潜在的副作用
血管紧张素转换酶抑制剂	头晕、头痛、疲乏、直立性低血压、鼻充血、咳嗽
α-肾上腺素受体阻滞剂	头晕、心悸、恶心
氨基糖苷类	耳毒性、肾毒性
抗心律失常药	头晕、震颤、视物模糊、恶心、呕吐、口干
抗胆碱能药、抗组胺药	嗜睡、视物模糊、疲乏、便秘、口干
抗凝药物	出血
抗糖尿病药物	低血糖、体重增加、恶心
解痉药、酚噻嗪、三环类抗抑郁药	镇静、锥体外系症状、抗胆碱能作用
β-肾上腺受体阻滞剂	心动过缓、疲乏、低血压、中枢神经系统（CNS）紊乱、阳痿
利尿剂	电解质紊乱、尿频、脱水
2 型组胺受体阻滞剂	腹泻、疲乏、嗜睡、中性粒细胞减少症
非甾体抗炎药物	出血、胃肠不适、肾损伤
阿片类药物	中枢神经抑制、呼吸抑制、依赖性

药物的相互作用

许多常用于老年人的有效药物可相互作用，导致危险的后果。例如：西咪替丁与氨茶碱、苯妥英、抗抑郁药、普萘洛尔及其他药物间的相互作用。

多种抗胆碱能药物（如一些抗抑郁药和镇静剂）一起使用时有累加效应。地高辛与利尿剂或其他可降低体内钾水平的药物合用时，其毒性作用增加。

阻断药物的相互作用

为了帮助预防有害的药物间相互作用，确保自己知道患者正在服用的所有药物。切记，老年患者可能使用了几种不同医师单独开具的处方药物。

药物治疗的依从性

老年人可能有不依从于药物治疗的多种原因——如视力和听力障碍、身体残疾、无力支付药物费用、文化信仰或不能理解某一特殊药物的重要性。

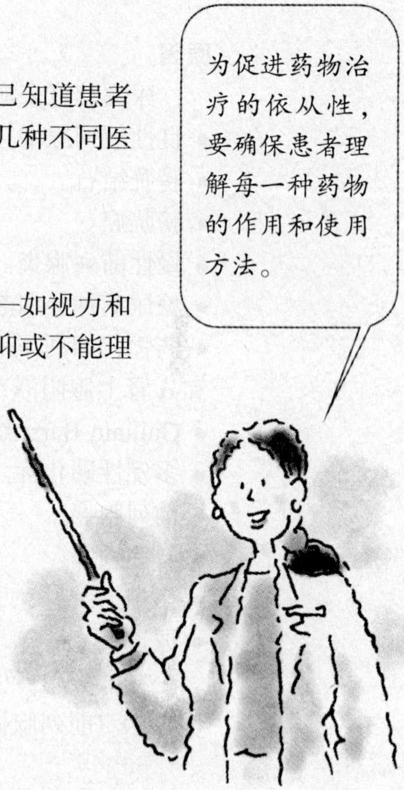

增加依从性

依从性差可导致治疗失败。如果医师误将治疗失败归咎于治疗药物无效，可能错误地增加药物剂量或开具第二种药物，使问题变得复杂化。帮助患者克服依从性障碍是一项重要的护理工作。为达到这一目标，确保患者懂得每一种处方药物的作用并知道如何正确服用该药。

尿失禁

尿失禁（不能控制的排尿）在老年人中较为常见——但不能认为这是正常老龄化的一部分。尿失禁可源于膀胱异常或神经源性疾病。尿失禁可为短暂性或长期性，排出尿量可多可少，可有大量尿潴留或少量尿液流出。

尿失禁的分类

尿失禁主要分为四种类型：

- 压力性尿失禁，是指由于腹压增加引起的尿失禁（如咳嗽或打喷嚏），每次排出的尿液不足 50ml。
- 充溢性尿失禁，是指当尿量达到膀胱特定容量时发生在可预测的时期内的一种不能自控的排尿。
- 欲望性尿失禁，是指突然产生的强烈的排尿欲望，即刻伴有膀胱收缩并导致不能自控地排尿。

- 完全性尿失禁，是指膀胱失去潴留尿液的功能而完全丧失控制排尿的能力。

原因

尿失禁可来源于许多疾病，包括：

- 良性前列腺增生。
- 膀胱结石。
- 膀胱癌。
- 慢性前列腺炎。
- 糖尿病神经引起的病变。
- 药物，如利尿剂、镇静剂、安眠药、精神抑制药、抗胆碱药和α肾上腺阻滞剂。
- Guillain-Barre 综合征。
- 多发性硬化症。
- 前列腺癌。
- 脊髓损害。
- 卒中。
- 尿道狭窄。

在部分患者中，尿失禁可发生于损伤尿道括约肌的前列腺切除术（前列腺摘除）后。

临床表现

如果患者有尿失禁，评估时确保包括以下内容：

- 询问患者首次发现尿失禁的时间，是突然发生还是逐渐出现？
- 让患者描述典型的排尿方式：尿失禁通常发生在晚上还是白天？能控制排尿还是完全失禁？如果有时能控制排尿，询问排尿次数及排尿量。
- 询问其他的排尿问题，如尿等待、尿频、尿急、夜尿和尿线无力或中断。
- 评估患者的液体摄入量。
- 获取病史，特别注意尿路感染、前列腺疾病、脊柱损害或肿瘤、卒中或涉及膀胱、前列腺或骨盆的手术。
- 明确患者是否正在服用某些药物，特别是镇静安眠药、抗组胺药或利尿剂。

记忆小窍门

记住 OUTS 一词有助于牢记尿失禁的主要类型：

充溢性尿失禁（Overflow incontinence）：当膀胱内尿量达到一定程度时发生的尿失禁。

欲望性尿失禁（Urge incontinence）：突然出现的强烈的排尿欲望，伴有膀胱收缩并导致尿失禁。

完全性尿失禁（Total incontinence）：源于尿道括约肌完全失去功能的尿失禁。

压力性尿失禁（Stress incontinence）：腹部压力增加时，如咳嗽、打喷嚏或举重物时发生的尿失禁，排尿量少于 50ml。

通过膀胱再训练纠正尿失禁

尿失禁患者常有挫折和困窘感——有时甚至有无助感。幸运的是，膀胱再训练——一种旨在建立定时排尿的训练计划——能够帮助解决这些问题。下面是完成这一计划的指南。

评估消除尿失禁的方式

开始计划前，评估患者液体的摄入方式、排尿方式和每次排尿前的行为（如不安或多话）。

确立排空时间表

鼓励患者在尿失禁前的 30 分钟去厕所排尿。如果无效，重新调整时间表。

一旦患者保持 2 小时内无尿失禁，两次排尿间隔时间每天增加 30 分钟，直至排尿间隔时间达到 3～4 小时。

维持连贯性和提供隐私保护

患者排尿时，确保条件刺激的顺序始终一致。另外，排尿时要确保其隐私，应避免任何约束性刺激。

记录结果，保持积极态度

记录 5 天内控制排尿和尿失禁的情况以帮助患者控制排尿。记住，医师和患者的积极态度是膀胱再训练成功的关键。

还有一些另外的建议有助于治疗的成功：

- 确保患者住在厕所附近或有便携式厕所。
- 夜间亮灯。如果患者下床或离开椅子需要帮助，立即给予帮助。
- 鼓励患者按平时习惯穿着，这表明你对他控制排尿是有信心的。替代尿布的可接受的方法包括：男性患者使用避孕套，女性患者可选用尿失禁垫或内裤。
- 鼓励患者每天饮水 2～2.5L。少饮水不仅不能预防尿失禁，而且还易引发感染。为帮助患者控制夜间排尿，晚上 6 点以后限制饮水量。
- 使患者确信如果有尿失禁出现，也并不意味着计划已失败。鼓励患者保持一种积极向上的态度。

- 完成病史采集后，让患者排空膀胱。观察诊尿道口有无感染或解剖缺陷。让女性患者用力收缩腹肌，观察有无尿液漏出。
- 轻触腹部检查有无膀胱膨隆，有膀胱膨隆提示尿潴留。
- 进行全面的神经系统评估，观察运动和感觉功能及肌肉萎缩。

护理事项

- 为患者准备行诊断性检查，如膀胱镜、膀胱测压及全面的神经系统检查。
- 如有适应证，进行全面的膀胱再训练计划（见：通过膀胱再训练纠正尿失禁）。
- 确保患者得到足够的液体摄入量。
- 让患者定时排尿。
- 如果尿失禁源于神经源性疾病，监测尿潴留，这可能需要定时导尿。
- 如有适应证，向患者宣教如何自己导尿。

摔倒

75 岁以上的老年人，摔倒引起的死亡是交通事故导致死亡的 3 倍。几种因素可使老年患者摔倒后预后不良——过长的康复期、不能完全康复的危险和生理应对能力差。另外，摔倒引起的损伤对心理打击很大，可导致患者不能自理和丧失自信。

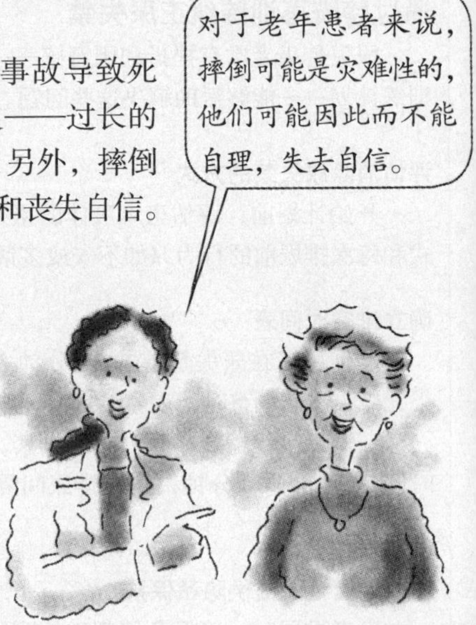

意外还是先兆?

摔倒可能是意外或可能是由于短暂的肌肉麻痹、眩晕、体位性低血压或中枢神经系统病变所致。意外摔倒通常源于环境因素，例如楼梯的光线太暗、地毯滑动和地板打蜡过多。有时，意外摔倒源于生理因素，例如视力下降、肌张力减低或协调能力差。

对无明显原因的摔倒可用一过性肌麻痹来解释。据推测，这一现象可能源于大脑髓质网状结构供血不足。而供血不足是由于患有颈椎关节炎症时头颈部运动引起的颈椎病所致（椎体连接部位固定僵硬）。

引起摔倒的其他因素

眩晕是中耳失衡或感染的一种表现，可引起患者失去平衡而摔倒。直立性低血压可引起头晕，使患者由卧位、坐位快速变为直立时摔倒。中枢神经系统病变，如卒中，可影响神经冲动而使患者摔倒。

临床表现

如果患者被发现或报告摔倒在地板上，在未评估患者的情况前不要搬动患者。在快速评估生命体征、神志状态和功能状况的同时缓解患者的焦虑。

观察重要的症状和体征如意识障碍、震颤、无力、疼痛、眩晕或一侧下肢短缩。采取措施控制一切出血状况并评估患者头部是否受伤。如果怀疑有骨折应行 X 线检查。观察并监测患者 24 小时内的情况。

查找线索

患者病情稳定后，评估时包括下列因素：

- 回顾发生摔倒的原因以有助于避免再次摔倒。患者有突然改变体位或进行其他运动吗？如果患者平时戴矫正视力的眼镜，摔倒时是否戴着眼镜？
- 回顾患者服用的药物如镇静药和阿片类药物，这些药物可导致嗜睡而摔倒。
- 评估其他诱发摔倒的因素，如步态异常、视力差、使用不适当的辅助装置或环境危险。

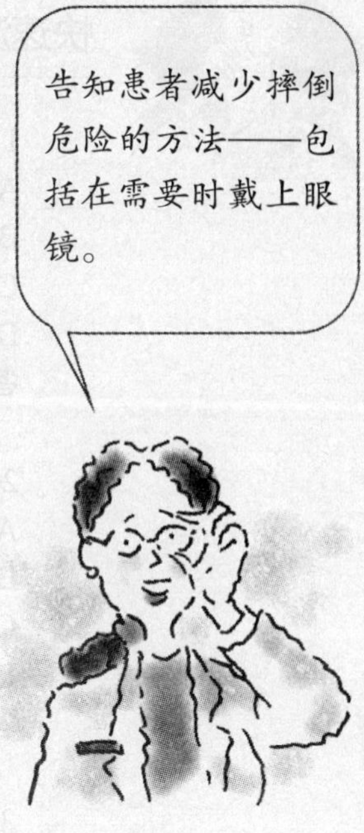

护理事项

- 采取措施缓解疼痛和不适。如有医嘱给予止痛剂。前24小时可冷敷，24小时后可热敷以减轻受伤部位的疼痛和肿胀。
- 如果患者卧床不起，鼓励患者尽可能活动以避免因卧床过久而活动受限。
- 给发生骨折的老年患者提供适当的护理。
- 如有指征，患者出院后安排护士进行康复期的家访护理。

安全措施要点

- 向患者宣教通过穿合适且带有防滑底的鞋子、避免穿长袍和在需要时配戴眼镜等措施来减少意外摔倒的危险。
- 即使患者只感觉到轻微的站立不稳，也要建议患者在站立前在床旁坐几分钟并使用手杖、拐杖或助行器。
- 向患者建议在家中可采取的防止意外摔倒的方法，如在楼梯上安装防滑垫，在沐浴盆、淋浴器和厕所的墙上安装扶手。
- 向患者宣教如何在摔倒时保护自己的手和脸来保证自身安全。如果患者使用助行器或轮椅，确保患者知道一旦发生摔倒时如何应对摔倒。向患者宣教可用房间内低矮坚固的家具（如咖啡桌）作为支撑来防止摔倒。然后向患者宣教如何采用正确的方法在地板上坐起并用助行器使自己站立或坐到轮椅上。

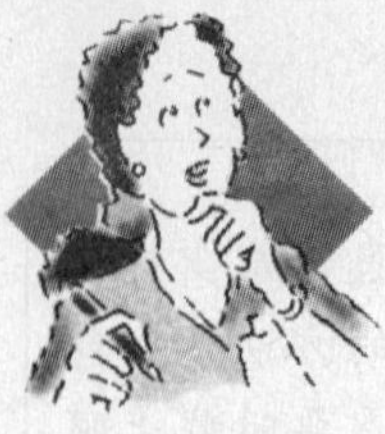

快速测试

1. 下列哪种改变与老龄化无关？
A. 体温调节障碍
B. 由于角膜变平或失去光泽而致视物模糊
C. 心脏扩大
D. 肺功能下降
答案：C。随着年龄增大，心脏通常会稍微缩小而不是增大。

2. 关于尿失禁的描述哪项是错误的？
A. 是年龄增大的正常结果
B. 可能与某些药物有关
C. 可是一过性的或持久性的
D. 可源于某些疾病如前列腺癌
答案：A。尿失禁不是年龄增大的正常结果。

3. 哪种心血管变化在老年人中属异常？
A. 心肌收缩力减弱，效率低下
B. 低血压
C. 休息时心排出量下降
D. 心尖搏动最强点和心音位置发生变化
答案：B。老龄化导致动脉壁增厚失去弹性而致高血压，不是低血压。

4. 哪一种指导可增加患者摔倒的风险？
A. “如果患者感觉站不稳时，使用拐杖或助行器”
B. “穿着合适的带有防滑底的鞋”
C. “当离开床时要迅速站起”
D. “在沐浴盆、淋浴器、厕所旁安装扶手”
答案：C。不建议患者迅速站立，应建议患者在床边坐一会再站立，避免发生直立性低血压及低血压引起的头晕。

得分

☆☆☆ 如果4个问题全部回答正确，很棒！你在老年护理上能显示出你的聪明才智。

☆☆ 如果答对3个问题，好样的！你即将成为老年护理专家。

☆ 如果答对的问题少于3个，不要灰心！你需重新阅读本章，你一定会掌握老年护理知识。

（袁凤辉、闫翠平　译　阚淑婷　校）

第二十二章　临终护理

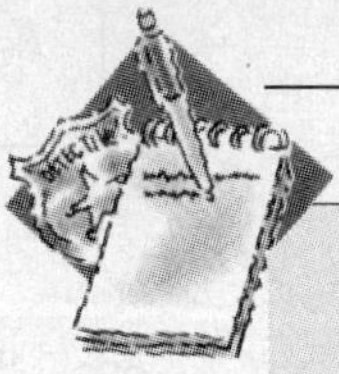

主要内容

在本章中，你将学习：

- 临终护理的目的
- 临终护理事项
- 有关临终护理的法律和伦理问题

临终护理概述

研究人员和医务工作者一直在改进医疗技术并寻求治愈每一种已知疾病的方法。然而，晚期疾病几乎不可能治愈。数十年前，针对临终患者的治疗措施寥寥无几，这些患者常要承受巨大的痛苦。如今，临终护理和姑息疗法可为这些即将走完生命里程的患者提供帮助。在此阶段，护理人员可提供一些帮助以最大限度地提高这些患者的生命质量，让他们坦然面对死亡。

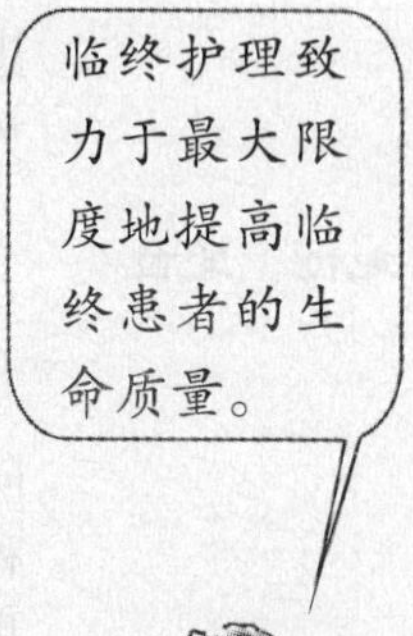

临终护理

临终护理是一种有组织的姑息护理方法。临终护理的重点在于为难以治愈的晚期患者提供支持和护理以便使他们的生活尽可能充实和舒适。临终护理除对这些患者提供个人支持外，还对临终患者的家属给予支持，一直延续到居丧期间。

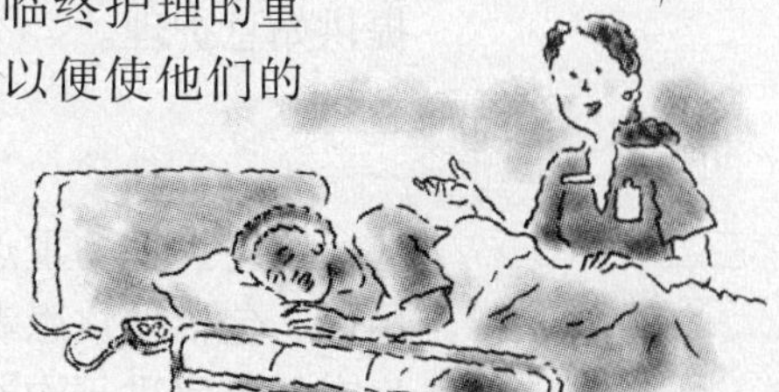

姑息护理

姑息护理力求减轻患者的病痛并尽最大可能提高晚期慢性致命性疾病患者的生命质量。

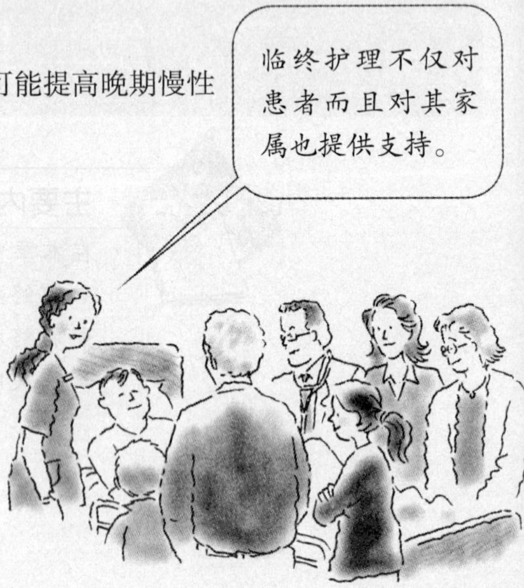

临终护理的延伸

在美国，早期临终护理的对象主要是已确诊的癌症患者。如今，临终和姑息护理适用于患各种严重疾病的患者，如心血管和肺部疾病、神经退行性病变、卒中、癌症、人类免疫缺陷病毒（HIV）或获得性免疫缺陷综合征（AIDS）和肾衰竭。临终和姑息护理致力于减轻疼痛症状和应激反应，为患者和家属提供日常生活的支持，在患者和家属难以作出治疗决策时提供帮助，确保患者和家属有关护理的愿望得到落实（见：临终关怀和姑息护理的标准）。

护理场所

如今，除在医院、居家场所、监狱和长期护理机构院为患者提供临终护理外，还可在家中提供传统的护理服务。当临终患者、家属、医务人员的需求增加且迫切时，临终护理团队可为其提供帮助。

定位、定位

医疗机构和家庭健康机构常提供临终护理服务，而急诊医院和非住院患者的门诊场所常提供姑息护理。然而，现在有一种日益增长的趋势——临终护理组织在患者疾病的早期即为其提供姑息护理。

临终护理

临终护理的重点在于评估和处理患者的症状和引起症状的原因，包括评估患者、提供有效用药方法及就有关治疗问题与患者及家属进行沟通。

重要证据

临终关怀和姑息护理的标准

下面列出的是由美国护理协会（American Nurse Association，ANA）和临终关怀和姑息护理协会（Hosipice and Palliative Nurses Association，HPNA）提供的临终关怀和姑息护理标准。

标准	措施
评估	收集患者及家属的基本信息。
诊断	使用公认的适用临终关怀和姑息护理的程序分析评估资料并作出诊断。
预期结果	与跨学科团队的合作的情况下确定涉及患者和家属的预期后果。
计划	制定护理计划——与患者、家属及跨学科团队进行协商——计划包括为达到预期结果而需要的干预和治疗。
实施	实施护理计划中的各种干预措施。
评价	评价患者及家属为达到预期结果所做的工作。

摘自：Scope and standards of hospice and palliative nursing Practice. Hospice and Palliative Nursing Association and American Nurses Association, 2002.

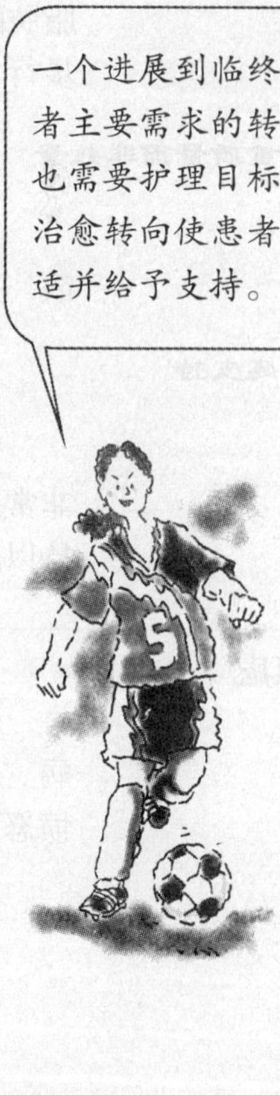

转换护理目标

在临终护理中，护理目标由治愈患者转向为患者提供舒适和支持护理。比如，你可以提供所有治疗的书面说明，鼓励患者深呼吸和放松以减轻患者和家属的焦虑，并与患者商讨由谁来提供护理。

改变医疗优先考虑的事情

与致力于恢复健康的患者相比，临终患者有不同的优先医疗需求。此时常见的问题包括：厌食、焦虑、便秘、抑郁和疼痛。

厌食

食欲减退导致无法进食，而厌食是由原发病和治疗用药引起的。恶病质或消耗综合征常见于癌症、HIV 和 AIDS 患者中，在某些疾病中还可能导致厌食。

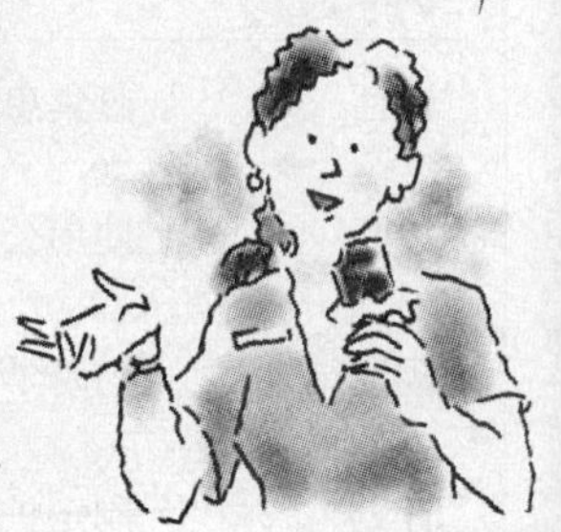

注意

通过询问饮食习惯、口腔炎症、味觉改变、大便情况、疼痛程度、睡眠方式、疲劳、焦虑和自己烹饪和进食的能力来评估患者。进行体检时，将患者目前的体重和体重指数与基准水平进行比较，并且评估其口腔和咽喉有无炎症或病变。

消化系统治疗要点

常见治疗包括胃肠外营养、刺激食欲的药物和营养补充品。有效的刺激食欲的药物包括屈大麻酚（镇吐药）、赛庚啶和甲地孕酮。替代治疗可使用的刺激患者食欲的药物包括 ω-3 脂肪酸、生姜和茴香。另外，鼓励患者参加一些安全的锻炼如步行、被动运动、瑜伽和伸展以帮助增加食欲。

注重质量而非数量

记住，注重患者的营养质量而不是数量。如果患者有了食欲，这就是成功。

情感支持

由于患者机体生理需求降低而使饥渴感下降，家属常感到非常悲伤且需要情感支持。此时，牧师和社会工作者可给予支持以应对家属的情绪变化。

焦虑

焦虑的原因可以是疾病的特异性（如心脏病、内分泌疾病、肺部疾病、神经和血液疾病）或营养缺乏及药物副作用。愤怒、内疚和精神痛苦也常是临终疾病焦虑的原因。

交谈治疗

询问患者过去焦虑的经历及常用的处理方法、药物服用情况及支持系统。鼓励患者讨论其内心恐惧有助于减轻焦虑。

放松身心

服用抗焦虑药物可使患者受益，如抗焦虑药、安定药、非苯二氮䓬类或抗组胺药。听音乐、读书或享受按摩也可获得同样的益处。

便秘

临终的患者可因便秘而感到不适，并可导致粪石性肠梗阻。导致便秘的原因是脱水、药物、抑郁和腹水。

问诊

询问患者以下信息：

- 营养及体液情况。
- 大便次数。
- 粪便的性状和量。
- 腹部不适。
- 腹胀。
- 恶心。
- 直肠充盈感。
- 排便不尽感。

循序渐进的通便治疗常从使用刺激性泻药开始，其次为盐水灌肠，然后口服盐泻剂，最后是渗透性缓泻剂。

体格检查

在腹部的四个象限听诊肠鸣音，注意其特点，触诊腹部有无触痛或包块，如果患者主诉排便不尽感或怀疑患者太虚弱以至于不能排空时应行直肠指检。

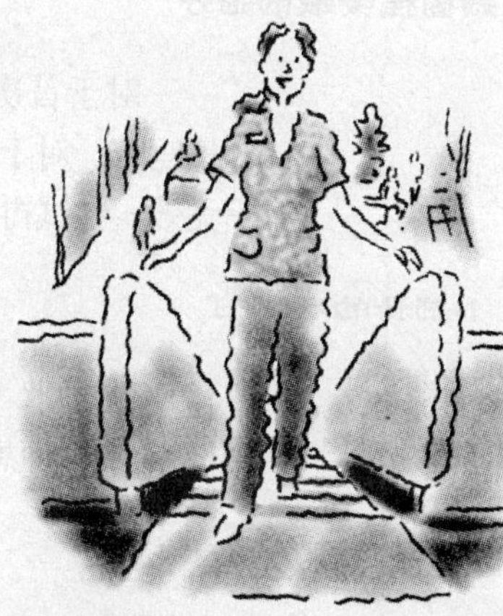

治疗

可通过增加液体摄入和进食纤维素并鼓励患者活动以促进肠蠕动来解决患者的便秘。大多数姑息护理计划采用循序渐进的通便治疗。通常，从使用刺激性泻药开始，如果无效，采用盐水灌肠，然后口服导泻盐溶液，最后应用渗透性缓泻剂。

刺激引起不适

肠道刺激可引起患有神经病变或极度虚弱的患者发生绞痛样不适。对于此类患者，建议使用粪便软化剂和每日或隔日灌肠一次。

不提倡床上排便

鼓励患者使用厕所或床边马桶。这些方法比便盆更有助于排便。

咳嗽

咳嗽常见于肺癌、慢性阻塞性肺病和心力衰竭生命晚期的患者。咳嗽是一种清除黏液、液体及吸入气管和支气管异物的一种保护性机制。

咳嗽的特点

评估患者的咳嗽包括：

- 频率。
- 持续时间。
- 加重因素。
- 缓解因素。
- 痰液（颜色、量、黏稠度）。

镇咳

当咳嗽的原发病因不能根治时，镇咳药是治疗咳嗽的有效方法。药物如苯佐那酯和右美沙芬 / 愈创甘油醚特别有效。

顽固性咳嗽的治疗

对于首次使用吗啡的患者可选择每 3～4 小时给予一次小剂量吗啡。对于已经使用吗啡的患者，剂量增加 25%。如果这种剂量无效，尝试再增加 25%。可待因和氢可酮是其他的鸦片类选用剂。

小剂量的利尿剂

呋塞米（利尿剂）可以减轻心力衰竭患者或液体过量的指凹陷性水肿患者的咳嗽。

其他治疗方法和建议

尝试服用温热的蜂蜜和柠檬酯剂、开窗通风、患者面部冷敷和多饮水有助于稀释痰液。可能需要向患者宣教或提醒行有效咳嗽来防止分泌物在肺内淤积。告知家属不要在患者房间内吸烟、烹调或允许过多人员探视。

谵妄和极度烦躁

当亲人表现出昏迷、意识错乱或认知障碍——谵妄和极度烦躁不安的症状时，患者家属通常会感到无助。这种无助来源于无法与患者沟通并安慰患者。使患者家属相信这种表现并非少见。

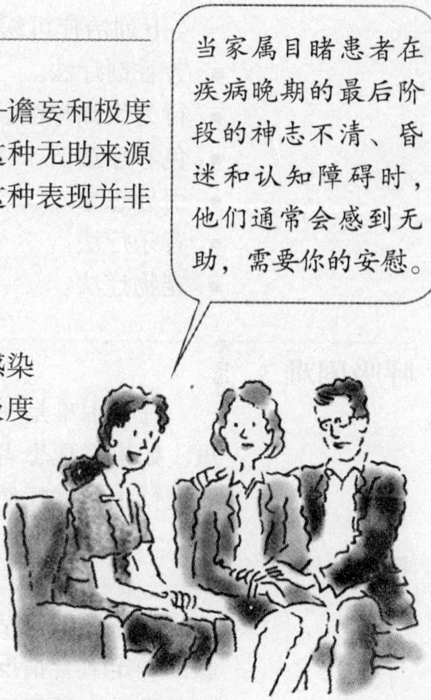

评估和干预

评估患者的精神病史、服药史、排便习惯、感染情况、呼吸方式和排尿习惯。有助于缓解谵妄和极度烦躁不安的常用药物包括氟哌啶醇和盐酸氯丙嗪。其他支持性干预措施包括：

- 探讨患者对死亡、未完成的任务和精神的担忧。
- 监测患者的安全性。
- 将患者置于熟悉的环境中。
- 与家属商议患者走向死亡的过渡期。

抑郁

许多与临终疾病有关的症状与抑郁的症状相重叠。为了评估患者的抑郁，询问患者有关心情、睡眠方式、饮食和疲劳的变化。一定要确定患者是否有自杀的危险，询问是否有绝望、无用、无助的感觉。

减轻抑郁

用于治疗抑郁的药物包括三环类抗抑郁药、选择性 5- 羟色胺再摄取抑制剂（SSRIs）、5- 羟色胺 / 去甲肾上腺素再摄取抑制剂、去甲肾上腺素 / 多巴胺再摄取抑制剂和其他抗抑郁药。对于临终疾病的患者来说，SSRIs 比其他抗抑郁药有更小的镇静副作用。对于患有严重抑郁的患者来说，精神兴奋药如哌醋甲酯（利他灵）能提高精神状态，增加食欲和减轻疲劳。精神兴奋剂联合抗抑郁药能更快地减轻抑郁。如果焦虑是患者抑郁症的部分症状，也可给予苯二氮䓬类药物。

非药物疗法

下列治疗可缓解与抑郁有关的部分症状：

- 芳香剂疗法。
- 行为认知疗法。
- 色彩疗法。
- 引导想象。
- 音乐疗法。
- 宠物疗法。

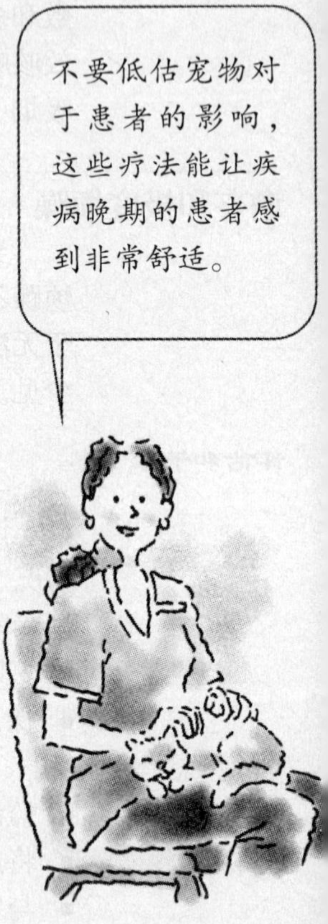

呼吸困难

呼吸困难是一种主观体验，包括呼吸费力、呼吸不畅和气短。如果发现患者难以讲话或回答问题时呼吸困难加剧，应首先进行干预治疗然后再询问病史。

评估和询问

身体评估包括肺部听诊、监测血氧饱和度并检查患者的皮肤以确定氧合情况。因为焦虑常伴有呼吸困难，因此要询问焦虑是发生在呼吸困难发作之前、发作期间或发作以后。

治疗和预防

苯二氮䓬类药物如劳拉西泮治疗呼吸困难非常有效。呼吸困难的患者要定时监测并应配备求助呼叫装置。

疲劳

疲劳（另外一种主观主诉）通常是由晚期慢性疾病所引起。

疲劳的原因

许多因素可导致疲劳，包括：

- 药物。
- 化疗和放疗。
- 压力。
- 抑郁。
- 感染。
- 营养和体液不足。

询问患者抑郁的感觉、发病原因、加重和缓解因素及疲劳的方式。

缓解疲劳

有效的药物干预包括精神兴奋剂、糖皮质激素、抗抑郁药和血液制品。其他有益的措施包括均衡的运动和休息、循序渐进的活动、进行有规律的基本训练（如可能）和参与吸引注意力的活动如玩卡片。

临终疲劳

应告知患者和家属随着病情的进展和死亡的逼近，疲劳的程度会增加。

恶心和呕吐

40%~70%的癌症晚期患者报告有恶心和呕吐。恶心和呕吐症状多见于女性、年轻人和 65 岁以上的老年人、乳腺癌或胃癌的患者。

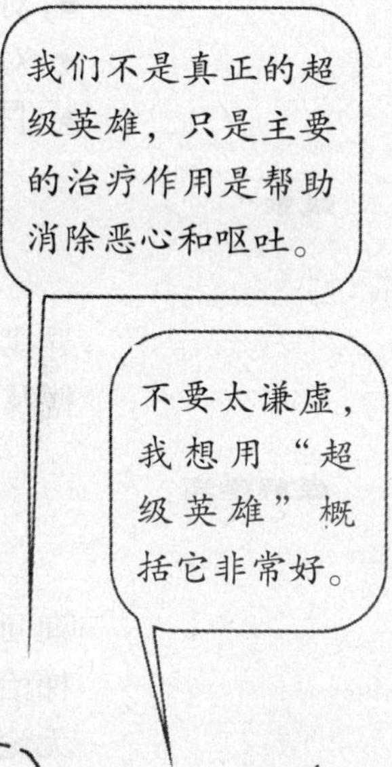

分析呕吐的情况

患者的评估包括：

- 询问患者以确定加重和减轻恶心和呕吐的因素。
- 注意呕吐物的量、颜色、黏稠度和呕吐物的成分。
- 观察肠蠕动的情况。
- 明确所进行的各种治疗。
- 回顾是否服用了有潜在催吐作用的药物。

镇吐止呕

尽管镇吐药和其他种类的药物是主要的疗法，但恶心和呕吐有时可用非药物治疗来控制。非药物干预包括：分散注意力、放松、针灸、饮食改变和腹腔神经丛阻滞。提供分量少且由多种患者所喜欢的食物所构成的膳食以及少量的水、果汁、茶和生姜饮料对患者也可有帮助。

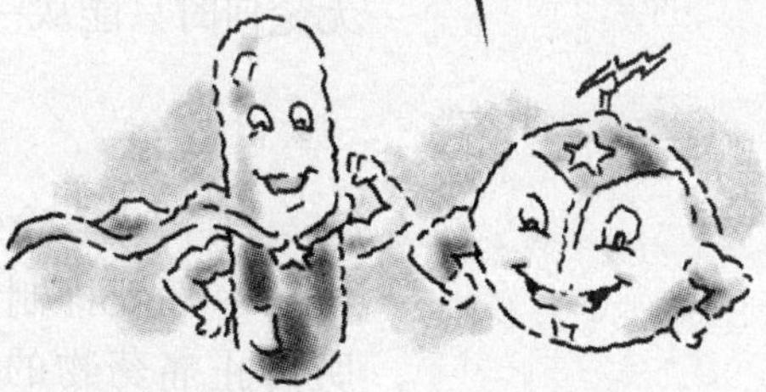

疼痛

疼痛是一种与躯体、情感、认知、行为、社会文化、宗教和环境等因素有关的症状。记住，疼痛是患者说存在时就存在的，这很重要。

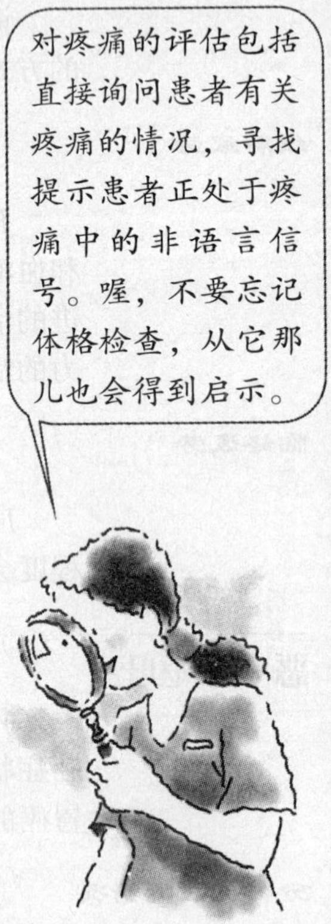

评估工具

评估疼痛最常用的方法之一是让患者从0～10的范围选一个数来描述疼痛的程度，“0”是无痛，“10”是最为严重的疼痛。除定量评估疼痛外，评估时还应包括下列内容：

- 位置。
- 性质。
- 严重程度。
- 持续时间。
- 加重和缓解的因素。
- 对生命质量和功能的影响。
- 对目前和既往治疗的反应。
- 目标和预期。

线索

除语言交流外，通过手势、体位、身体移动和面部表情来寻找非语言信息。体检期间，评估患者的呼吸频率、血压、脉搏及皮肤的颜色和状况。

缓解疼痛

鸦片类和非鸦片类药物常用于缓解临终患者疼痛的治疗。询问患者愿意使用哪类止痛药物及过去用药情况，按止痛药阶梯治疗方案给予止痛药物（见：止痛药的阶梯方案）。记住，无论何时只能从一类药物中选择一种（鸦片类和非鸦片类）。

重视副作用

给予吗啡治疗时，一定要注意其副作用，副作用包括便秘、呼吸抑制、瘙痒和尿潴留。向患者和家属宣教有关所有止痛药物的知识，包括用法和潜在的副作用，并提供可选择的控制疼痛的方法，如按摩、冷敷或热敷以及分散注意力。

止痛药物的阶梯方案

世界卫生组织使用止痛药物阶梯方案来指导疼痛的治疗。如果患者疼痛持续或加重，则进入下一阶梯。如果减轻，可返回上一阶梯。

第三阶梯

- 鸦片类，如吗啡，用于中等至严重的疼痛。
- 可加用一种非鸦片类药物

第二阶梯

- 鸦片类，如可卡因，用于轻度至中度的疼痛
- 可加用一种非鸦片类药物

第一阶梯

- 非鸦片类药物，如对乙酰氨基酚、布洛芬或阿司匹林

摘自：World Health Organization. Integrated management of adolescent and adult illness. Palliative Care, 12.

睡眠障碍

临终患者的睡眠障碍可能源于药物副作用、饮食、抑郁、感染或焦虑。评估这些可能的原因，并与患者讨论这些问题。

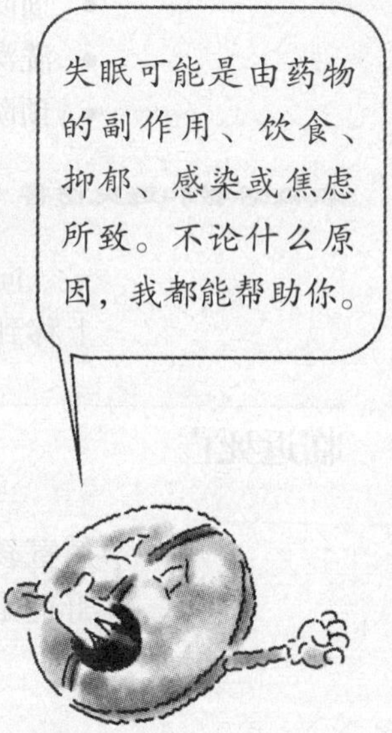

药物治疗

药物选择包括苯二氮䓬类催眠药、非苯二氮䓬类催眠药、抗抑郁药和松果体激素。药物的选择取决于患者经历的睡眠问题的类型。家庭治疗包括减少噪声，减少晚上咖啡因的摄入、饮药茶或热牛奶，探讨可能导致患者失眠的恐惧和焦虑。

精神痛苦

死亡来临时，许多患者都会经历精神痛苦。这些痛苦可能源于对未完成梦想的悔恨、过去不端行为的内疚或对临终过程和死亡的恐惧。其他与精神痛苦有关的感受包括：

- 自暴自弃。

- 愤怒。
- 背叛。
- 绝望。
- 悲伤。
- 自责。
- 抑郁。

了解家庭成员的感受

在患者临终期间，家庭成员也可能经历着精神痛苦。患者和家属的护理包括带着同情心去倾听、理解他们的愤怒、探讨恐惧、联系牧师或神职人员。对于部分患者来说，探讨生命的意义比直接讨论精神或宗教更好一些。

对患者的宣教

在晚期疾病的最后阶段，需要让患者及家属准备好应对预期要发生的事情。这不仅包括病情恶化时身体方面的准备，还要面对死亡的现实。

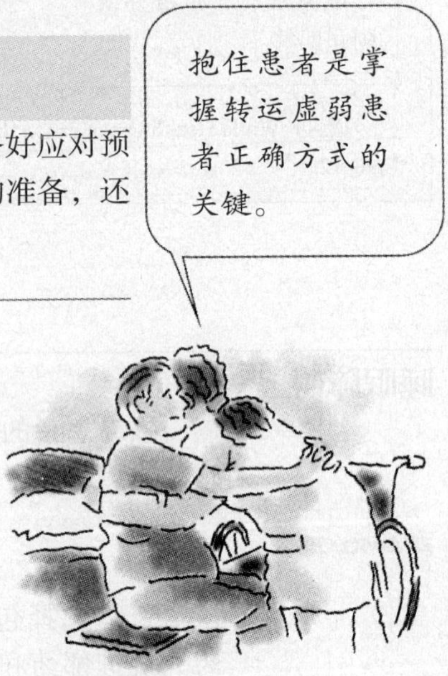

身体需要

向患者及家属宣教以下措施很重要：

- 口腔护理。
- 预防压迫性溃疡。
- 洗澡。
- 预防挛缩。

积极活动和避免伤害

向患者及家属示范进行关节活动度锻炼和将虚弱患者从床上移到椅子或马桶上的正确方法。

临近死亡

当患者临近死亡时，家属可能会变得焦虑不安。向患者家属宣教临近死亡的症状和体征并使他们确信使患者将尽可能的舒适是非常重要的（见：临终的症状和体征）。

临终的症状和体征

向患者家属宣教有关临终的症状和体征能帮助他们缓解对预期情况的焦虑。常见的临终症状和体征如下。

身体系统	症状和体征
呼吸系统	● 气短 ● 咳嗽 ● 咳黏液痰
胃肠道系统	● 恶心和呕吐 ● 口腔溃疡 ● 食欲减退和体重减轻 ● 便秘和腹泻
肌肉骨骼系统	● 明显衰退 ● 虚弱 ● 呆滞、嗜睡、精力不足 ● 肌肉抽搐，尤其是四肢
皮肤	● 刺激或干燥 ● 很快显露受压区域 ● 压迫性溃疡（可能） ● 黄疸、苍白或灰白 ● 体重下降引起的皮肤松弛 ● 接触反应，包括毛毯
泌尿生殖系统	● 泌尿道感染 ● 恶臭、浑浊或浓缩尿 ● 膀胱痉挛 ● 尿潴留
心脏系统	● 四肢和骶尾部水肿（可能） ● 腹胀（可能）
神经心理系统	● 从事家务活动减少 ● 对谈论或听到的家庭事情关心减少 ● 更关注个人的需要和舒适 ● 对其他人的需要和感受产生共鸣减少 ● 原因不明的烦躁，包括撕扯床罩和衣服（可能）

让患者放心离去

最为残酷的是向家属说明临终患者最后的感觉是听力。患者仍然能听到发生在他们周围的事情，即使他们不能进行交流。此时应鼓励家庭成员表达并抚慰他们的亲人。鼓励家属们通过说“你走好……当你离开后我们会互相照顾”来安慰患者。这种表述能缓解患者的焦虑情绪从而使患者走得更为平静。

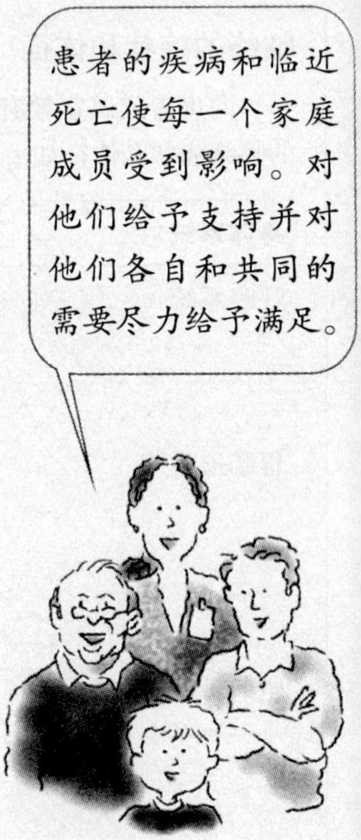

社会需求

患者及家庭的社会需求可能是各种各样的，要详细评估其需求。重点在于对整个家庭及不同角色的家庭成员给予支持。如有可能，与社会工作者或牧师一同工作以解决家庭的需求。

社会评估的重点方面

指导社会评估时应关注以下几个方面：

- 医疗器械。
- 营养需求。
- 药物。
- 资金。
- 关系。
- 其他社会关系网。

伦理和法律

如果患者能够做决定，所作出的决定应指导患者的护理和家属参与护理的程度。如果患者不能作出决定或进行交流，护理人员将需要根据患者的遗嘱、既往表述的愿望、价值观和优先选择及合法的决策代理人的意见进行决策。

痛苦的抉择

有可能时，要求患者及家属在患者能够表达他的愿望时准备好生前遗嘱、愿望、保护协议和其他的法律文件（见：遗嘱的优点）。

遗嘱的优点

遗嘱有如下优点：

- 即使患者不能交流，其愿望也将得以执行，故患者心情平静。
- 对家庭和其他重要人员来说，患者的愿望得似明确。
- 医护人员对患者的意愿有明确的了解。
- 在家属情绪失控时，平息纠纷，缓解压力。

伦理底线

如果出现伦理问题，根据仁慈、自我决定、秘密和知情同意的原则来处理。根据护士的职业道德准则对患者及家属进行护理。临终或姑息护理团队在伦理方面存在争议时也要坚持这些原则，如撤除营养和输液、执行“不复苏”医嘱和给予镇静剂。

丧失亲人时的心理咨询

在许多情况下，丧失亲人的悲痛在患者死亡前就已经开始了。而这种悲痛不仅限于家庭成员。临近死亡时，患者也会感到悲痛。

控制悲痛

患者的继承人丧失亲人时的心理咨询包括：

- 进行开诚布公的沟通。
- 帮助患者接受死亡。
- 询问患者希望如何死亡。
- 确保患者的愿望得到尊重。

社会工作者能促进患者和家属就资金问题、法律事务和护理问题进行商讨，并且在患者死后给予家庭成员以支持。

悲痛反应

重要的是使患者和家属确信悲伤是一个特有的过程，没有任何时间和情感的限制。患者及家属可能会经历悲痛的五个阶段——否认、愤怒、妥协、抑郁和接受——或许他们并不会经历这些所有的情绪反应，或至少不按上述顺序出现。

个体的悲伤通常表现在躯体、认知、情感、行为和精神等几个方面。支持并鼓励所有家庭成员与患者一起接受这种情感经历。

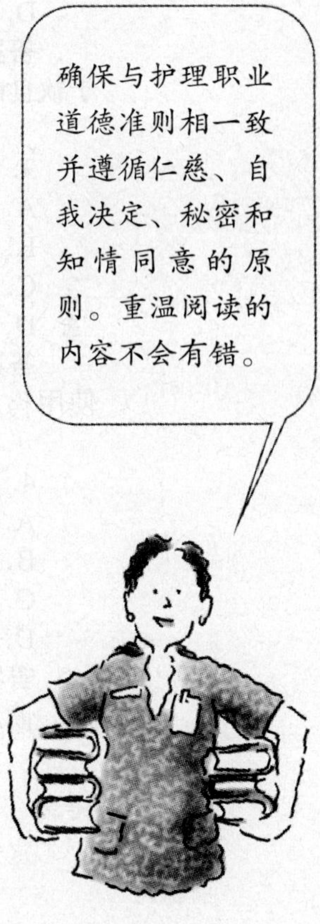

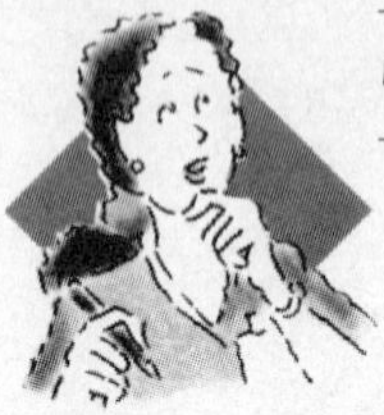

快速测验

1．临终关怀计划的重点是：

A．尽快使患者恢复到最佳状态

B．给不可治愈的晚期疾病患者提供支持和护理

C．对患者进行长期的恢复治疗

D．根据需要让患者长期住院治疗

答案：B。临终关怀的重点是给不可治愈的终末期患者提供支持和护理以使他们的生活尽可能充实和舒适。

2．临终患者的营养目标是：

A．提高食物的质量而不是数量。

B．尽可能地多吃。

C．使患者体重每周增加 1 磅。

D．每日三顿均衡饮食。

答案：A。临终患者的营养目标是吃喜欢的食物，而不在于饮食的多少。

3．止痛药物治疗阶梯的第三个步骤包括：

A．单独使用非鸦片类药物。

B．中等程度的疼痛给予鸦片类药物外加一种非鸦片类药物。

C．重度疼痛给予鸦片类药物，如吗啡。

D．单独使用抗炎药物。

答案：C。止痛药物治疗阶梯的第三个阶段包括重度疼痛使用鸦片类药物，也可增加一种非鸦片类药物。

4．哪一项不属于悲痛的阶段？

A．否认

B．妥协

C．接受

D．恐惧

答案：D．恐惧不是悲痛阶段之一。悲痛的五个阶段是否认、愤怒、妥协、抑郁和接受。

得分

☆☆☆ 如果全部回答正确，太棒了！你在护理团队中将让每一个患者都“安详”地离去。

☆☆ 如果回答正确三个问题，你还不笨。你已经达到毕业的等级。

☆ 如果正确答案少于三个，太悲伤了!你需要重读本章节且重新测验。

（吴莉青　译　陶莉　校）

附录和索引

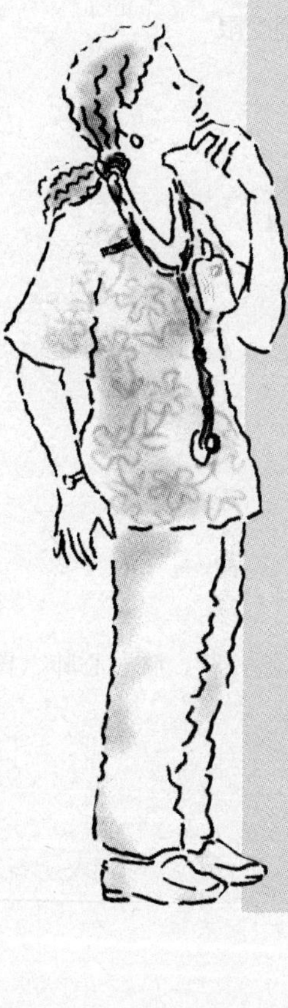

专业 NANDA-I 分类法Ⅱ

以下是按照各自专业 2007—2008 NAND 国际分类法Ⅱ进行分类的列表。

Domain:Health promotion

专业：健康促进

- 有效的治疗方案
- 寻求健康的行为（说明）
- 受损的家庭维持
- 无效的社区治疗方案
- 无效的家庭治疗方案
- 无效的健康维持
- 无效的治疗方案
- 增强免疫状况的准备
- 增强营养的准备
- 提高治疗方案的准备

Domain:Nutrition

专业：营养

- 体液量不足
- 体液量过多
- 营养失衡：低于机体需求
- 营养失衡：高于机体需求
- 吞咽损害
- 无效的婴儿喂奶模式
- 提高体液平衡的准备
- 体液量不足的危险
- 体液量失衡的危险
- 营养失衡的危险：高于机体需求
- 肝功能受损的危险
- 血糖水平不稳定的危险

Domain:Elimination/Exchange

专业：排泄 / 交换

- 肠失禁
- 便秘
- 腹泻
- 功能性尿失禁
- 气体交换受损
- 尿液排泄受损
- 充盈性尿失禁
- 感知性便秘
- 增强尿液排泄的准备
- 反射性尿失禁
- 便秘的危险
- 急迫性尿失禁的危险
- 压力性尿失禁
- 完全性尿失禁
- 急迫性尿失禁
- 尿潴留

Domain:Activity/Rest

专业：活动 / 休息

- 活动不耐受
- 洗浴 / 卫生保健自我护理受限
- 心输出量减少
- 转流活动受限
- 手术恢复延迟
- 穿衣 / 修饰自我护理受限
- 断奶反应的通气功能障碍
- 精力分散
- 疲乏
- 饮食自我护理受限
- 床上活动度受损
- 身体活动削弱
- 自发通气受损
- 转运能力受损
- 步行受损
- 轮椅活动性受损
- 无效呼吸方式
- 无效组织灌注（说明类型：肾、脑、心肺、胃肠、外周）
- 失眠
- 提高自我护理的准备
- 增加睡眠的准备
- 活动耐受不良的危险

- 废用综合征的危险
- 静坐的生活方式
- 睡眠剥夺
- 如厕自我护理受限

Domain: Perception/Cognition

专业：感觉 / 认知

- 急性精神错乱
- 慢性精神错乱
- 知识贫乏（说明）
- 感知觉障碍（说明：视觉、听觉、运动觉、味觉、触觉）
- 思维程序障碍
- 环境解释综合征损害
- 记忆力缺损
- 语言交流损害
- 增强沟通的准备
- 提高决策制定的准备
- 提高知识的准备（说明）
- 急性精神错乱的危险
- 单方面忽略
- 徘徊

Domain:Self-perception

专业：自我感觉

- 习惯性消沉的自我尊重
- 体象障碍
- 个人识别障碍
- 绝望
- 无力
- 增加动力的准备
- 人格尊严妥协的危险
- 增强信心的准备
- 增强自我概念的准备
- 孤独的危险
- 无力的危险
- 低自尊处境的危险
- 消沉的自我尊重处境

Domain:Role relationships

专业：角色关系

- 看护者角色紧张
- 功能不全的家庭进程：酗酒
- 有效的母乳喂养
- 受损的行使父母职责
- 社会相互作用削弱
- 无效的母乳喂养
- 无效的角色表现
- 中断的母乳喂养
- 中断的家庭进程
- 父母亲的角色冲突
- 强化家庭进程的准备
- 增强行使父母职责的准备
- 看护者角色紧张的危险
- 伤害父母 / 婴儿 / 儿童依恋的危险
- 伤害行使父母职责的危险

Domain Sexuality

专业：性欲

- 无效的性欲方式
- 性功能障碍

Domain : Coping/stress tolerance

专业：竞争 / 压力耐受

- 焦虑
- 自主性反射障碍
- 慢性悲伤
- 妥协的家庭竞争
- 死亡焦虑
- 颅内适应力下降
- 防御性竞争
- 有障碍的家庭竞争
- 婴儿行为紊乱
- 害怕
- 哀悼
- 无效的社区竞争
- 无效的竞争
- 无效的否认
- 创伤后综合征
- 强奸创伤综合征
- 强奸创伤综合征：复合反应
- 强奸创伤综合征：沉默反应
- 提高社区竞争的准备
- 提高竞争（个别的）的准备

- 提高家庭竞争的准备
- 增强有组织的婴儿行为的准备
- 再定位紧张症
- 自主性反射障碍的危险
- 并发哀悼的危险
- 婴儿行为紊乱的危险
- 损伤后综合征的危险
- 再定位紧张症的危险
- 危险倾向的健康行为
- 压力超负荷

Domain: Life principles

专业：生活原则

- 决定性的矛盾（说明）
- 笃信损害
- 良心苦恼
- 不顺应（说明）
- 增强决策制定的准备
- 增强笃信的准备
- 增强精神幸福的准备
- 增强信心的准备
- 笃信损害的危险
- 精神苦恼的危险
- 精神苦恼

Domain: Safety/Protection

专业：安全/保护

- 污染
- 过高热
- 体温过低
- 牙齿损害
- 口腔黏膜损害
- 皮肤完整性损害
- 组织完整性损害
- 无效气道清理
- 无效保护
- 无效的体温调节
- 橡胶乳过敏反应
- 增强免疫状况的准备
- 抽吸的危险
- 污染的危险
- 跌倒的危险
- 体温失衡的危险
- 皮肤完整性损害的危险
- 感染的危险
- 损伤的危险
- 橡胶乳过敏反应的危险
- 受外力支配暴力的危险
- 围手术期复位损伤的危险
- 外周神经血管功能障碍的危险
- 中毒的危险
- 自我指导暴力的危险
- 自残的危险
- 婴儿猝死综合征的危险
- 窒息的危险
- 自杀的危险
- 创伤的危险
- 自残

Domain: Comfort

专业：舒适

- 急性疼痛
- 慢性疼痛
- 恶心
- 增强舒适感的准备
- 社会隔离

Domain: Growth/Development

专业：生长/发育

- 成人长势不能
- 生长发育延迟
- 延迟发育的危险
- 不相称生长的危险

NANDA International. （2007）. NANDA-I Nursing Diagnoses: Definitions & Classifications 2007-2008. Philadelphia: NANDA International. Reprinted with permission.

（翟雪芬　译　黄冬梅　校）

词汇表

贫血（anemia）：红细胞数量和容积、血红蛋白数量或红细胞压积减少

动脉瘤（aneurysm）：由于动脉、静脉或心脏壁的膨胀而形成的囊状

血管造影术（angiography）：注射不透X线的造影剂后血管的X线摄影显示

厌食症（anorexia）：食欲缺乏

失语症（aphasia）：由于大脑疾病或损伤导致的通过语言、文字或符号书写的交流能力受损或丧失

精神性失用症（apraxia）：没有感觉或活动损伤时进行有目的性的活动完全或部分丧失

腹水（ascites）：腹腔内的液体

共济失调（ataxia）：协调随意肌运动的能力受损

气味觉（aura）：阵发性发作前出现的感觉，如癫痫或偏头痛

听诊（auscultation）：通过检查者听（通常用听诊器）来自心脏、肺、腹部或其他器官的声音的体格检查方法

自身免疫性疾病（autoimmune disorder）：机体对自身免疫应答引起的疾病

心输出量（cardiac output）：每分钟心脏排出的血液量

骨擦音（crepitation）：骨骼与骨骼摩擦产生的声音

去大脑状态（decerebrate posturing）：与上脑干病变或严重的大脑双侧病变有关，患者特征性的双下肢伸直、头后仰、上肢内收伸直位、手腕旋前、手指、踝关节和足趾屈曲卧位。

去皮质体位（decorticate posturing）：与额叶、大脑脚或内囊有关，患者内收屈曲、手腕和手指屈曲于胸前，双下肢僵硬伸直内旋，双足底屈曲。

疾病（disease）：发生于机体不能维持自我平衡时的病理状况

远端（distal）：最远方向的

痛经（dysmenorrheal）：疼痛的月经

消化不良（dyspepsia）：发生于进食后的胃部不适，如发胀、烧灼感、气胀和恶心

吞咽困难（dysphagia）：难以吞咽

言语障碍症（dysphasia）：不能用合适的顺序组合单词的言语损伤，通常由于损伤了大脑皮层的语言中枢所致

呼吸困难（dyspnea）：困难的用力呼吸

淤血（ecchymosis）：擦伤引起的青肿

栓塞（embolism）：由异物或血凝块引起的血管突然堵塞

恶化（exacerbation）：疾病严重程度的加重

肌束震颤（fasciculation）：肌肉的无意识颤搐或收缩

Fowler's 体位（Fowler's position）：床头抬高、膝轻度屈曲的患者体位

血尿（hematuria）：尿中有血

血红蛋白（hemoglobin）：将氧从肺运载到组织的红细胞内的含铁色素

咳血（hemoptysis）：咳出血性痰

出血（hemorrhage）：血液从破裂的血管内流出

多毛症（hirsutism）：过度的毛发生长或毛发异常分布

激素（hormone）：机体内产生的化学物质，对器官的特定细胞活性有特殊的调节作用

高血压（hypertension）：动脉血压升高

低血压（hypotension）：异常低的血压

缺氧（hypoxia）：血液组织内的氧减少，低于正常水平

特发性（idiopathic）：没有明确病因的疾病

视诊（inspection）：在检查者应用视、听或闻的方法得出明确观察结果期间的患者的评判性观察

胰岛素（insulin）：由胰腺的胰岛分泌进入血液的激素，可促进葡萄糖的储存以及其他功能

缺血（ischemia）：供应机体某一器官或组织的血液减少

颈静脉怒张（jugular vein distention）：怒张的颈静脉可提示中心静脉压升高

昏睡（lethargy）：一个人对时间、地点和人物的判定出现反应缓慢、言语迟钝以及思维和运动进程减慢

苔藓样硬化（lichenification）：表皮增厚和发硬

截石位（lithotomy position）：髋和膝屈曲以及大腿外展和外旋的仰卧位

淋巴结病（lymphadenopathy）：淋巴结肿大

黑粪症（melena）：排出黑色柏油样便

杂音（murmur）：心脏听诊时听到的异常声音，由于异常血流通过瓣膜所引发

坏死（necrosis）：组织死亡

夜尿（nocturia）：晚上过多次数的排尿

少尿（oliguria）：尿量少于 30ml/h

端坐呼吸（orthopnea）：呼吸性窘迫通过直立坐位来减轻

触诊（palpation）：通过检查者应用触摸感来感觉脉搏和减震或确定身体结构的部位并评估它们的结构、大小、硬度、活动度和压痛的体格检查方法

病原体（pathogen）：致病菌或微生物

叩诊（percussion）：通过检查者用手指叩击皮肤表面以评估内部器官的大小、边界和硬度，并明确和评估机体腔内的液体的体格检查方法

蠕动（peristalsis）：驱使食物朝向并进入胃以及通过肠管的肠道收缩或波动

瘀斑（petechiae）：皮肤上多发的、小的、出血性部位

血浆（plasma）：运送抗体和营养到组织和从组织运送回废物的血液液体部分

血小板（platelet）：血液凝固时起决定性作用的血液中盘状结构

烦渴（polydipsia）：极度口渴

多食症（polyphagia）：进食大量的食物

多尿（polyuria）：尿液生成过多

瘙痒症（pruritus）：严重的瘙痒

下垂症（ptosis）：眼睑无力下垂

肾绞痛（renal colic）：放散到腹股沟的胁肋痛

反 Trendelenburg's 体位（reverse Trendelenburg's position）：平卧位时头部高于身体或下肢

不全脱位（subluxation）：关节部分脱位

仰卧位（supine position）：背部朝下平卧位

血栓形成（thrombosis）：血栓（血凝块）生成

痛风结节（tophi）：围绕在炎症组织周围的尿酸盐结晶，发生在痛风时

Trendelenburg 体位（Trendelenburg's position）：平卧位时头部低于身体或腿部

血管加压素（vasopressor）：刺激毛细血管和动脉肌肉组织收缩的药物

病毒（virus）：含有遗传物质和需要宿主细胞来复制的微小的传染性寄生物

（孙丽明　孙学玲　译，张永生　校）

参考文献

American Pain Society Principles of Analgesic Use in the Treatment of Acute Pain and Cancer Pain, 5th ed. Glenview,Ill.: American Pain Society, 2003.

Black, J.M., et al. *Medical-Surgical Nursing: Clinical Management for Positive Outcome,* 7th ed. Philadelphia: W.B. Saunders Co., 2004.

Burns, N., and Grove, S.K. *The Practice of Nursing Research: Conduct, Critique, and Utilization,* 5th ed. Philadelphia: W.B. Saunders Co., 2005.

Bickeiy, LS. *Bates' Guide to Physical Examination and History Taking,* 9th ed. Philadelphia: Lippincott Williams & Wilkins, 2007.

Craven, R.F., and Hirnle,C.J, *Fundamentals of Nursing Human Health and Function,* 5th ed. Philadelphia: Lippincott Williams & Wilkins, 2006.

Davidhizar, R., et al." Health Promotrion in Aging Adults," *Geriatic Nursing* 23 (1) : 28-35, January 2002.

DiCenso, A., et al. *Evidenced-Based Nursing: A Guide to Clinical Practice.* St. Louis: Elsevier Health Sciences, 2005.

Dunn, D.D. "Surgical Site Verification: A Through Z," *Journal of Perianesthesia Nursing, Volume,* 21 (5) : 317-28, October 2006.

Grindel, M.E., and Grindel C.G. "Nursing Care of the Person Having Bariatric Surgery," *Medsurg Nursing* 15 (3) :129-45, June 2006.

Ignatavicius, D.D., and Workman, M.L. *Medical-Surgical Nursing: Critical Thinking for Collaborative Care,* 5th ed. St. Louis: Elsevier Saunders, 2006.

Kalish, B.J. "Missed Nursing Care: A Qualitative Study,"*Journal of Nursing Care Quality* 21 (4) : 306-13, October-December 2006.

Nettina, S.M. *Lippincott Manual of Nursing Practice,* 8th ed. Philadelphia: Lippincott Williams & Wilkins, 2006.

Nursing 2007 Drug Handbook, 27th ed. Philadelphia: Lippincott Williams & Wilkins, 2007.

Professional Guide to Pathophysiology, 2nd ed. Philadelphia: Lippincott Williams & Wilkins, 2007.

Smeltzer, S., and Bare, B.G., eds. *Brunner and Suddarth's Textbook of Medical-Surgical Nursing,* 10th ed. Philadelphia: Lippincott Williams & Wilkins, 2006.

Springhouse Review for Medical-Surgical Nursing Certification: An Indispensable Study Guide for the A.N.A. Exam, 4th ed. Philadelphia: Lippincott Williams & Wilkins, 2004.

Taylor, C., et al. *Fundamentals of Nursing: The Art and Science of Nursing Care,* 6th ed. Philadelphia: Lippincott Williams & Wilkins, 2008.

Wang, C.E. "Knowing and Approaching Hope as Human Experience: Implication for the Medical-Surgical Nurse," *Medsurg Nursing* 9 (4) :189-92, August 2000.

Whitman,M.M. "Professional Development: Return and Peport: Establishing Accountability in Delegation," *AJN* 105 (3) :97, March 2005.

专业词汇中英文对照

（按词汇汉语拼音字母顺序排列）

^{131}碘治疗	^{131}administration
24 小时 pH 检测	24-hour pH testing
24 小时尿液检测	24-hour urine testing
^{99m}Tc 焦磷酸盐扫描	^{99m}Tc pyrophosphate scanning
ABO 血液检测	ABO blood testing
Addisonian 病危象	Addisonian crisis
Addison 病	Addison's disease
Alzheimer 病	Alzheimer's disease
脑组织变化	brain tissue changes in
B- 淋巴细胞表面标志含量测定	B-lymphocyte surface mark assay
B 细胞	B cells
B 型利钠肽	B-type natriuretic peptide
Caldwell-Luc 操作	Caldwell-Luc procedure
Christmas 病	Christmas disease
Chvostek 征	Chvostek's sign
Crohn 病	Crohn's disease
Cushing 综合征	Cushing's syndrome
Glasgow 昏迷等级	Glasgow coma scale
holter 监测	holter monitoring
Hutchinson 黑素性雀斑	hutchinsons melanotic freckle
Kernig 征	Kernig's sign
KOH 制剂	KOH preparation
LeVeen 分流插管	LeVeen shunt insertion
McBurney 征，引出	McBurney's sign，eliciting
Mohs 手术	Mohs' surgery
Paget 病	Paget's disease
Raynaud 病	Raynaud's disease
Rh 血型	Rh blood typing
Rinne 试验	Rinne test
Romberg 征（闭目难立征）	Romberg's sign
Roux-en-Y 胃旁路术	Roux-en-Y gastric bypass
Trousseau 征	Trousseau's sign
Tzanck 试验	Tzanck test
T 淋巴细胞表面标志物测定	T-lymphocyte surface marker assay
T 细胞	T cells
Weber 试验	Weber test

X 线造影照相术	Contrast radiography

A

哀丧咨询	bereavement counseling
癌	carcinomas
癌细胞特性	cancer cell characteristics
癌症，同时见特殊类型	cancer, see also specific type
  副作用	aftereffects of
  分类	classification of
  病理生理	pathophysiology of
  危险因素	risk factor for
奥利斯特	Orlistat

B

白蛋白，功能	albumin， function of
白内障	cataracts
白内障切除术	cataract removal
白细胞	white blood cells
白血病，急性	leukemia, acute
  分类	classifying
败血症，术后	septicemia, postoperative
斑点	macule
斑疹	macula
半月瓣	semilunar valvea
瓣膜手术	valve surgery
瓣膜，心脏的	valves, cardiac
膀胱测压	cystometry
膀胱，尿的	bladder， urinary
  触诊	palpating
  叩诊	percussing
膀胱切除术	cystectomy
膀胱再训练，纠正尿失禁	bladder retraining， correct incontinence with
膀胱造瘘术	continent vesicostomy
备皮，术前	skin preparation, preoperative
背侧手术	dor procedure
钡灌肠	barium enema
鼻	nose
  评估	assessment of
  在老年人中	in older adults
鼻咽培养物	nasopharyngeal culture
毕罗氏Ⅰ式和Ⅱ式	billroth Ⅰ and Ⅱ
闭合复位	closed reduction
闭式胸腔引流系统	closed chest drainage system
扁桃腺切除术	tonsillectomy

变迁推动者，做为护士 change agent, nurse as
便秘 constipation
  终末护理 end-of-life care and
  护理诊断 as nursing diagnosis
表皮 epidermis
表皮附属物 epidermal appendages
并发症 complications in
  确定和治疗 detecting and managing
  降低风险 reducing risk of
  出院计划 discharge planning in
病理生理学 pathophysiology of
病人自控性镇痛法 patient-controlled analgesia
玻璃体 vitreous humor
勃起机能障碍 erectile dysfunction
布鲁金斯基征 Brudzinski's sign
步态，评估 gait, assessment of
部分促凝血酶原时间 partial thromboplastin time
部分左喉室切除术 partial left ventriculectomy

C

肠道准备，术前 bowel preparation, preoperative
肠梗阻 intestinal obstruction
肠鸣音 borborygmus
肠鸣音 bowel sounds
肠切除和吻合 bowel resection and anastommosis
肠易激综合征 irritable bowel syndrome
肠造口手术 bowel surgery with ostomy
倡导，护士 advocate， nurse as
超高速计算机断层成像扫描 ultrafast computed tomography scan
超声检查 ultrasonography
  胃肠疾病 for gastronintestinal disorders
  视觉的 ocular
  骨盆的 pelvic
  肾和泌尿系统疾病 for renal and urologoc disorders
超声心动图 echocardiography
成人健康护理 adult health care
迟发性过敏性皮肤试验 delayed hypersensitivity skin tests
持续气道正压通气 continuous positive airway pressure
耻骨上导尿术 suprapubic catheterization
抽吸试验 aspiration tests
出血时间 bleeding time
出院计划，术后 discharge planing, postoperative
出院计划者，护士 discharge planner,nurse as

触觉语颤	tactile fremitus
垂体	pituitary gland
垂体切除术	hypophysectomy
垂直遮断胃成形术	vertical banded gastroplasty
锤骨	malleus
纯音测听法	pure tone audiometry
磁共振成像	magnetic resonance imaging
心血管疾病	for cardiovascular disorders
内分泌疾病	for endocrine disorders
胃肠道疾病	for gastrointestinal disorders
肌肉骨骼疾病	for musculoskeletal disorders
神经疾病	for neurologic disorders
肾和泌尿系疾病	for renal and urologic disorders
呼吸疾病	for respiratory disorders
刺激甲状腺素分泌激素的垂体肿瘤	thyroid-stimulating hormone-secreting pituitary tumor
促红细胞生成素	erythropoietin

D

大便检查	fecal studies
大肠	large intestine
大脑	cerebrum
代谢性碱中毒	metabolic alkalosis
代谢性酸中毒	metabolic acidosis
带状疱疹	herpes zoster
带状疱疹	shingles
单纯疱疹类型	herpes simplex type
单核细胞	monocytes
胆道疾病	biliary tract disorders
胆管	bile ducts
胆管炎	cholangitis
胆管造影术	cholangiography
胆碱能阻滞剂	cholinergic blockers
胆囊	gallbladder
胆囊疾病	gallbladder disorders
胆囊切除术	cholecystectomy
胆囊手术	gallbladder surgery
胆囊炎	cholecystitis
胆石病	cholelithiasis
胆石性肠梗阻	gallstone ileus
胆胰分泌转流术	biliopancreatic diversion
胆总管结石	choledocholithiasis
导管插入术	catheterization
等渗溶液	isotonic solutions

类型	types of
耳	ear
解剖和生理	anatomy and physioligy of
评估	assessment of
在老年人中	in older adults
耳鼻喉疾病培养	cultures in ear,nose, and throat disorders
耳鼻喉疾病，同时见特殊性疾病	ear,nose,and throat disorders, See also specific disorder
诊断性检查	diagnostic tests for
护理诊断	nursing diagnoses for
治疗	treatments for
耳道	auditory canal
耳镜，如何使用	otoscope, how to use
耳蜗	cochlea
耳语音	whispered pectoriloquy

F

反馈环，激素调节	feedback loop, hormonal regulation and
反射弧	reflex arc
反射评估	reflex assessment
反流，确定	reflux, detecting
房室瓣	atrioventricular valve
房水	aqueous humor
正常流动	normal flow of
放射免疫测定	radioimmunoassay
放射摄影检查	radiographic studies
内分泌疾病	for endocrine disorsers
眼部疾病	for eye disorders
胃肠疾病	for gastointestinal disorders
骨骼肌肉疾病	for musculoskeletal disorders
头和脊柱	of skull and spine
放射性核素肾扫描	radionuclide renal scan
放射治疗	radiation therapy
乳腺癌	for breast cancer
结直肠癌	for colorectal cancer
Hodgkin’s 病	for Hodgkin’s disease
肺癌	for lung cancer
恶性黑色素瘤	for malignant melanoma
前列腺癌	for prostate cancer
非阿片镇痛剂	nonopioid analgesics
肥厚性心肌病	hypertrophic cardiomyopathy
肥胖	obesity
评估	assessmemt of
分类	categorizing
原因	causes of

腹部，评价 abdomen，assessing
腹部听诊 abdominal auscultation
腹部象限 abdominal quadrants
腹股沟结构 inguinal structures
腹膜透析 peritoneal dialysis
腹膜炎 peritonitis
腹膜液检验 peritoneal fluid analysis
腹腔镜检查 laparoscopy
腹主动脉瘤 abdominal aortic aneurysm

G

改善局部缺血的白蛋白 ischemia-modified albumin
钙 calcium
肝昏迷 hepatic coma
肝脾扫描 liver-spleen scan
肝切除或修补 liver resection or repair
肝性脑病 hepatic encephalopathy
肝炎 hepatitis
  非滤过性病毒 nonviral
  病毒 viral
肝移植 liver transplantation
肝硬化 cirrhosis
肝脏 liver
  血液和淋巴疾病 in hematologic and lympatic disorders
  触诊 palpating
  叩诊 percussing
感官知觉，障碍 sensory perception, disturbed
  耳鼻喉疾病 for ear nose and throat disorders
  眼部疾病 for eye disorders
感觉功能评估 sensory function assessment
感染 infection
  作为静脉注射治疗的并发症 as i.v. therapy complication
  危险 risk for
  眼部疾病 in eye disorders
  免疫疾病 in immunologic disorders
  皮肤疾病 in skin disorders
感染性休克，术后 septic shock, postoperative
肛门，评估 anus， assesssing
高钙血症 hypercalcemia
高抗冲聚苯乙烯 hips
高磷血症 hyperphosphatemia
高渗溶液 hypertonic solution
高血钾症 hyperkalemia
高血镁症 hypermagnesemia

高血钠症	hypernatraemia
高血压	hypertension
血管损伤	blood vessel damage in
高血压性视网膜病变	hypertensive retinopathy
睾丸	testes
睾丸扭转	testicular torsion
格林巴利综合症	guillain-barre syndrome
阶段	phases
膈	diaphragm
运动	movement of
宫颈癌	cervical cancer
诊断性检查	diagnostic tests for
危险因素	risk factors for
宫颈刮片检查	papanicolaou test
宫颈炎	cervicitis
巩膜	sclera
巩膜扣带术	scleral buckling
姑息性护理，标准	palliative nursing care, standards of
股动脉瘤	femoral aneurysm
骨	bones
评估	assessing
骨骼肌肉系统	musculoskeletal system
解剖和生理	anatomy and physiology of
评估	assessment of
慢性肾衰竭	chronic renal failure and
肥胖并发症	obesity complications and
在老年人中	in older adults
骨骼系统	skeletal system
骨关节炎	osteoarthritis
骨密度测定	bone density tests
骨盆	pelvis
骨牵引	skeletal traction
骨扫描	bone scan
骨髓抽吸和活检	bone marrow aspiration and biopsy
部位	sites for
骨髓炎	osteomyelitis
骨髓移植	bone marrow transplantation
骨质疏松症	osteoporosis
鼓膜	tympanic membrane
鼓膜测量术	tympanometry
刮宫术	dilatation and curettage
关节	joints
关节变形	joint deformities

关节穿刺术	arthrocentesis
关节镜	arthroscope
关节置换	joint replacement
冠脉血流和灌注评价	coronary flow and perfusion evaluation
冠状动脉病	coronary artery disease
冠状动脉旁路移植术	coronary artery bypass grafting
冠状血管造影术	coronary angiography
腘动脉瘤	popliteal aneurysm
过敏反应	anaphylaxis
过敏性反应	anaphylactic reaction

H

亨廷顿病	huntingtons disease
亨廷顿舞蹈病	huntingtons chorea
核磁共振。见磁共振成像	nuclear magnetic resonance. See Magnetic resonance imaging
黑素雀斑	melanotic freckle
红细胞	erythrocytes
红细胞	red blood cells
虹膜	iris
虹膜切除术	Iridectomy
喉	larynx
喉炎	laryngitis
呼吸方式，无效	breathing pattern, ineffective
呼吸肌	respiratory muscles
呼吸疾病，同时见特殊性疾病	respiratory disorders，See also speific disorder
诊断性检查	diagnostic tests for
呼吸困难，终末护理	dyspnea, end-of-life care and
呼吸，力学	breathing, mechanics of
呼吸系统	respiratory system
解剖和生理	anatomy and physiology of
评估	assessment of
慢性肾衰竭	chronic renal failure and
肥胖并发症	obesity complications and
在老年人中	in older adults
呼吸系统疾病（续）	respiratory disorders（continue）
护理诊断	nursing diagnoses
治疗	treatments for
呼吸性碱中毒	respiratory alkalosis
呼吸性酸中毒	respiratory acidosis
呼吸音	breath sounds
护理程序	nursing process
优点	advantages of
护理计划，发展指南	care plan, guidelines for developing
护理诊断	nursing diagnoses

心血管疾病	for cardiovascular disorsers
耳鼻喉疾病	for ear, nose and throat disorders
内分泌疾病	for endocrine disorders
眼部疾病	for eye disorders
胃肠道疾病	for gastorintestinal disorsers
血液和淋巴疾病	for hematologic and lymphatic dosorders
免疫疾病	for immunologic disorders
神经疾病	for neurologic disorders
肾和泌尿系疾病	for renal and urologic disorders
生殖疾病	for reproductice disorders
皮肤疾病	for skin disorders
护理诊断，护理程序	nursing diagnosis, nusing process and
化疗	chemotherapy
乳腺癌	for breast cancer
结直肠癌	for colorectal cancer
肺癌	for lung cancer
恶性黑色素瘤	for malignant melanoma
前列腺癌	for prostate cancer
化疗药物，癌症危险	chemotherapeutic drugs, cancer risk and
化学核松解术	chemonucleolysis
化学性清创术	chemical debridement
化学致癌剂	chemical carcinogens
踝关节	ankles
环保菌素	cyclosporine
环磷酰胺	cyclophosphamide
幻肢痛	phantom limb pain
回肠肠管	ileal condui
会厌	epiglottis
活动耐受不良	activity intolerance
心血管疾病	for cardiovascular disorders
肌肉骨骼疾病	for musculoskeletal disorders
获得性免疫缺陷综合征，艾滋病	acquired immunodeficiency syndrome
条件致病菌的感染	opportunistic infections in
获得性免疫缺陷综合征时的机会性感染	opportunistic infections in acquired immunodeficiency syndrome
霍杰金病	hodgkins disease
诊断性检查	diagnostic tests for
治疗	treatments for

J

机械清创术	mechanical debridement
机械通气	mechanical ventilation
肌电图描记法	electromyography
肌钙蛋白 I 和 T	troponin I and T
肌酐清除率	creatinine clearance

肌红蛋白	myoglobin
肌力，评估	muscle strength,assessing
肌瘤	myomas
肌肉	muscles
评估	assessment of
呼吸	respiratory
肌肉骨骼疾病，同时见特殊性疾病	musculoskeletal disorders, see also specific disorder
诊断性检查	diagnostic tests for
护理诊断	nursing diagnoses for
治疗	treatments for
肌松剂	muscle relaxants
肌酸激酶	creatine kinase
肌萎缩性（脊髓）侧索硬化	amyotrophic lateral sclerosis
激动，晚期，终末护理	agitation， terminal， end-of-life care and
激发试验	provocative tesing
激光手术	laser surgery
激素	hormones
作用	action of
肾脏	kidneys and
测量	measurement of
月经周期	menstrual cycle and
调整	regulation of
释放和转运	release and transport of
性发育	sexual development and
急性呼吸窘迫综合征	acute respiratory distress syndrome
急性呼吸衰竭	acute respiratory failure
急性链球菌感染后肾小球肾炎	acute poststreptococcal glomerulonephritis
疾病	illness
定义	definition of
效果	effects
类型	types of
疾病，发展	disease,development of
脊髓	spinal cord
脊髓切断术	cordotomy
脊柱侧弯	scoliosis
脊柱融合术	spinal fusion
计算机体层摄影（CT）	computed tomography
心血管疾病	for cardiovascular disorders
耳部疾病	for ear disorders
内分泌疾病	for endocrine disorders
眼部疾病	for eye disorders
胃肠道疾病	for gastrointestinal disorders
肌肉骨骼疾病	for musculoskeletal disorders

交叉配血	crossmatching
胶体	colloids
焦磷酸盐扫描	pyrophosphate scanning
焦虑，终末护理	anxiety， end-of-life care and
角膜	cornea
角膜反射	corneal reflex
教育家，护士	educator,nurse as
结肠镜检查	colonoscopy
结核菌素皮肤试验	tuberculin skin tests
结节性恶性黑色素瘤，同时见恶性黑色素瘤	nodular malignant melanoma. See also Maligant melanoma
结石网篮	calculi basketing
结直肠癌	colorectal cancer
诊断性检查	diagnostic tests for
危险因素	risk factor for
症状和体征	signs and symptoms of
治疗	treatments for
睫状体	ciliary body
截肢，肌肉骨骼疾病	amputation， musculoskeletal disorders and
经蝶骨垂体切除术	transsphenoidal hypophysectomy
经尿道膀胱切除术	transurethral resection of the bladder
经皮电刺激神经疗法	transcutaneous electrical nerve stimulation
经皮肝穿刺活组织检查	percutaneous liver biopsy
经皮气囊瓣膜成形术	percutaneous balloon valvuloplasty
经皮腔内冠状动脉成形术	percutaneous transluminal coronary angioplasty
经皮肾穿刺活组织检查	percutaneous renal biopsy
经皮自动椎间盘切除术	percutaneous automated diskectomy
经食管超声心动描记术	transesophageal echocardiography
晶体	crystalloids
精神病，术后	psychosis, postoperative
精神刺激	psychostimulants
精神苦恼，终末护理	spiritual distress, end-of-life care and
精子发生	spermatogenesis
颈静脉怒张	jugular vein distention
颈锥	cervical spine
痉挛性结肠	spastic colon
痉挛性结肠炎	spastic colitis
静脉	veins
静脉剥脱	vein stripping
静脉补液治疗	I.V. fluid replacement
并发症	complications of
转运方法	delivery methods for
护理干预	nursing interventions for
宣教要点	teching points for
溶液的种类	types of solutions for

静脉哼鸣音 venous hum bruit
局部病灶切除术 lumpectomy
巨噬细胞 macrophages

K

卡路里，需要的活动和持续时间来燃烧 calories,activity and duration needed to burn
咔嗒音 clicks
开窗入路心脏手术 port access cardiac surgery
开胸术 thoracotomy
看护者，做为护士 caregiver, nurse as
抗惊厥药 anticonvulsants
抗利尿激素 antidiuretic hormone
　体液平衡 fluid balance and
抗淋巴细胞血清 antilymphocyte serum
抗胸腺细胞球蛋白 antithymocyte globulin
咳嗽 cough
　慢性，治疗公式 chronic, treatment algorithm for
　终末护理 end-of-life care and
咳嗽练习 coughing exercises
可选择性的（二选一） alternatives to
口 mouth
　评估 assessment of
　在老年人中 in older adults
口渴，体液平衡 thirst, fluid balance and
叩诊音 percussion sounds
溃疡病 peptic ulcers
溃疡性结肠炎 ulcerative colitis
扩张宫颈和清宫术 dilatation and evacuation
扩张型心肌病 dilated cardiomyopathy

L

阑尾切除术 appendectomy
阑尾炎 appendicitis
老年妇女的乳腺 breasts in older women
老年护理同时见老年健康护理和老年人 gerontologic care, see also geriatric health care and older adults
　人口统计趋势 demographic trends and
　老龄化的正常变化 normal changes of aging and
老年健康护理，同时见老年护理 geriatric health care. See also gerontologic care
老年女性时的盆腔支持结构 pelvic support structures in older women
老年人的毛发 hair in older
老年人的泌尿外科系统 urologic system in older adults
老年人的视力 vision in older adults
老年人的听力 hearing in older adults
老年人的营养 nutrotion in older adults
老年人的指甲 nails in older adults

老年人。同时见老年护理	older adults.See also Gerontologic care
评估	assessment of
心血管系统	cardiovascular system in
胸部	chest in
药物治疗	drug therapy in
耳和听力	ears and hearing in
内分泌系统	endocrine system in
眼和视觉	eyes snd vision in
到期	falls in
女性生殖系统	female reproductive system in
胃肠系统	gastrointestinal system in
毛发	hair in
头和面部	head and face in
血液系统	hematologic system in
免疫系统	immune system in
男性生殖系统	male reproductive system in
骨骼肌肉系统	musculoskeletal system in
指甲	nails in
颈部	neck in
神经系统	neurologic system in
鼻和口	nose and mouth in
营养	nutrition and
预防性干预	preventive interentions for
呼吸系统	respiratory system in
皮肤	skin in
尿失禁	urinary incontinence and
泌尿系统	urologic system in
老年性耳聋	presbycusis
肋骨	ribs
肋间肌	intercostal muscles
类型	types of
冷点影像	cold spot imaging
冷冻手术	cryosurgery
冷止痛法	cryoanalgesia
粒细胞	granulocytes
镰状细胞危险	sickle cell crisis
镰状细胞遗传性状	sickle cell trait
裂开，术后	dehiscence, postoperative
裂隙灯检查	slit-lamp examination
临终关怀	hospice care
护理设置	care settings for
标准	standards of
淋巴	lymph
淋巴管	lymphatic vessels

诊断性检查	diagnostic test for
护理诊断	nursing diagnoses for
治疗	treatments for
免疫球蛋白	immunogobulins
免疫系统	immune system
解剖和生理	anatomy and physiology of
评估	assessment of
肥胖并发症	obesity complications and
在老年人中	in older adults
免疫抑制治疗	immunosupperssant therapy
面神经麻痹	Bell's palsy

N

钠	sodium
钠 - 钾泵	sodium-potassium pump
男性更年期，特征	male climacteric, characteristics of,
脑	brain
脑电图描记器	electroencephalograohy
脑动脉瘤	cerebral aneurysm
常见部位	common sites of
修补	repair of
脑干	brain stem
脑膜炎	meningitis
无菌的	aseptic
重要体征	important signs of
脑血管造影	cerebral angiography
内分泌疾病，同时见特殊性疾病	endocrine disorders, See also specific disorders
诊断性检查	diagnostic tests for
护理诊断	nursing diagnoses for
治疗	treatment for
内固定术	internal fixation
设备、装置	devices for
内窥镜逆行性括约肌切开术	endoscopic retrograde sphincterotomy
内窥镜逆行胰胆管造影术	endoscopic retrograde cholangiopancreatography
内外科护理	medical-surgical nurse
年老，正常变化	aging， normal changes of
尿崩症	diabetes insipidus
尿储留，术后	urine retention, postoperative
尿道	urethra
尿流测定	uroflowmetry
尿流改道术	urinary diversion
尿排出量	urine output
尿渗摩尔浓度	urine osmolality

P

皮质类固醇	corticosteroids
疲乏	fatigue
终末护理	end-of-life care and
作为护理诊断	as nursing diagnosis
脾切除术	splenectomy
脾	spleen
血液和淋巴疾病	in hematologic and lymphatic disorders
叩诊	percussing
偏头痛	migraine headaches
贫血	anemia
再障	aplastic
镰状细胞	sickle cell
评价，护理程序	evaluation,nursing process and

Q

气道	airways
气道清除，无效	airway clearance， ineffective
耳鼻喉疾病	in ear，nose，and throat disorders
呼吸疾病	in respiratory disorders
气管	trachea
气管呼吸音	tracheal breath sounds
气管切开插管	tracheostomy tubes
气管造口术	tracheostomy
气体交换，受损	gas exchange,impaired
神经疾病	in neurologic disorders
呼吸疾病	in respiratory disorders
气胸	pneumothorax
起搏器	pacemaker
编码系统	coding system for
憩室病	diverticular disease
牵引	traction
前列腺	prostate gland
前列腺癌	prostate cancer
诊断性检查	diagnostic tests for
危险因素	risk factors for
前列腺癌（续）	prostate cancer (continued)
症状和体征	signs and symptoms of
治疗	treatments for
浅表扩散性黑素瘤，同时见恶性黑素瘤	superficial spreading melanoma, See also malignant melanoma
腔静脉滤器植入	vena caval filter insertion
强化体外反搏	enhanced external counterpulsation
切除内脏，术后	evisceration, postoperative
切开复位术	open reduction
青光眼	glaucoma

氢氧化钾制剂	potassium hydroxide preparation
清创术	debridement
丘疹	papule
球结膜	bulbar conjunctiva
屈光、折射	refraction
醛固酮	aldosterone
体液和电解质平衡	fluid and electrolyte balance and

R

热点成像	hot spot imaging
人工阴茎植入	penile prosthesis implantation
人免疫缺陷病毒感染	human immunodeficiency virus infection
人乳头状瘤病毒感染	human papillomavirus infection
人为甲状腺毒症，同时见 Graves 病	thyrotoxicosis factitia, See also Graves' disease
溶栓药物的危险	thrombolytic drug precautions
乳房切除术	mastectomy
乳腺癌	breast cancer
常见部位	common sites for
危险因素	risk factors for
筛查建议	screening recommendations for
症状和体征	signs and symptoms of
治疗	treatment for

S

三环抗抑郁剂	tricyclic antidepressants
伤口感染，术后	wound infection, postoperative
上消化道镜	upper gastrointestinal endoscopy
上消化系	upper gastrointestinal series
射频消融	radiofrequency ablation
射频消融毁损	radio-frequency lesioning
身体活动，受损的	physical mobility, impaired
肌肉骨骼疾病	for musculoskeletal disorders
神经疾病	for neurologic disorders
深呼吸操练	deep-breathing exercises
神经根切断术	rhizotomy
神经肌肉传递	neuromuscular transmission in
神经疾病	in neurologic disorders
神经节制闸	neuro-check
神经切除术	neurectomy
神经系统	neurologic system
解剖和生理	anatomy and physiology of
评估	assessment of
慢性肾衰竭	chronic renal failure and
在老年人中	in older adults
神经系统疾病，同时见特殊疾病	neurologic disorders, see also specific disorder

术前护理	preoperative care
评估	assessment and
最终的目录	final checklist for
患者准备	patient preparation and
患者宣教	patient teaching and
术中护理	intraoperative care
数字减影血管造影	digital subtraction angiography
栓子切除术	embolectomy
双能 X 线吸收仪	dual energy X-ray absorptiometry
水疗法	hydrotherapy
水中毒	water intoxication
睡眠呼吸暂停，持续气道正压通气	sleep apnea, continuous positive airway pressure and
睡眠障碍，终末护理	sleep disturbances, end-of-life care and
死亡，即将来临	death, impending
症状和体征	sign and symptoms of
松果腺	pineal gland
酸碱平衡	acid-base balance
酸碱紊乱	acid-base disorders
锁骨	clavicles

T

铊扫描	thallium scanning
痰液分析	sputum analysis
碳酸氢盐	bicarbonate
糖尿病	diabetes mellitus
糖尿病视网膜病变	diabetic retinopathy
糖尿病饮食计划	diabetic meal planning
疼痛	pain
急性	acute
评估	assessing
慢性	chronic
终末护理	end-of-care and
切开的，减轻	incisional, reducing
护理	nursing care for
关于……的理论	theories about
疼痛的特异性学说	specificity theory of pain
疼痛缓解的认知行为技巧	cognitive-behavioral techniques for pain relief
疼痛缓解的引导意象	guided imagery for pain relief
疼痛闸门控制学说	gate control theory of pain
疼痛治疗	pain management
辅助镇痛剂	adjuvant analgesics for
认知行为的方法	cognitive-behavioral techniques for
神经外科	neurosurgery for
非阿片样镇痛药	nonopioid analgesics for

通气 - 灌注扫描	V/Q scan
同位素脑扫描	isotope brain scan
瞳孔	pupil
痛风	gout
痛觉模式学说	pattern theory of pain
头痛	headache
突然中断	snaps
吞钡试验	barium swallow test
脱水	dehydration

W

外耳	auricle
外耳炎	otitis externa
外分泌腺	eccrine glands
外科清创术	surgical debridement
外科手术	surgery
耳鼻喉疾病	for ear nose and throat disorders
眼部疾病	for eye disorders
神经系统疾病	for neurologic disorders
外生殖器	genitalia
女性	female
检查	examining
男性	male
检查	examining
外阴	vulva
在老年女性中	in older women
外周静脉注射治疗	peripheral I.V. therapy
完成，护理程序	implementation,nursing process and
完全性失禁	total incontinence
腕关节，评估	wrists, assessment of
腕管综合征	carpal tunnel syndrome
网状细胞	reticulocytes
微创直接冠状动脉旁路术	minimally invasive direct coronary artery bypass
围手术期护理	perioperative care
维管系统	vascular system
卫生促进	health promotion
卫生人员	health people
委派	delegation
胃	stomach
胃部手术	gastric surgeries
胃肠道	gastrointestinal tract
胃肠道疾病，同时见特殊性疾病	gastrointestinal disorders, See also specific disorder
诊断性检查	diagnostic test for
护理诊断	nursing diagnoses for

治疗	treatments for
胃肠道系统	gastrointestinal system
解剖和生理	anatomy and physiology of
评估	assessment of
慢性肾衰竭	chronic renal failure and
肥胖并发症	obesity complications and
在老年人中	in older adults
胃缝合器	stomach stapling
胃旁路术	gastric bypass
胃食管反流性疾病	gastroesophageal reflux disease
无粒白细胞	agranulocytes

X

西布曲明	sibutramine
吸入疗法	inhalation therapy
膝	knees
系统性红斑狼疮	systemic lupus erythematosus
细胞毒性药物	cytotoxic drugs
细胞介导免疫	cell-mediates immunity
下消化道内镜检查	lower gastrointestinal endoscopy
纤维肌瘤	fibromyomas
纤维瘤	fibroids
限制性心肌病	restrictive cardiomyopathy
腺样体切除术	adenoidectomy
消化过程	digestive process
小肠	small intestine
小肠系列检查或灌肠	small-bowel series or enema
小动脉	arterioles
小静脉	venules
小梁切除术	trabeculectomy
小囊泡	vesicle
小脑	cerebellum
哮喘	asthma
楔形切除术	wedge resection
协调，评估	coordination, assessment of
心包	pericardium
心包炎	pericarditis
心导管插入术	cardiac catheterization
心电图描记法	electrocardiography
步行的	ambulatory
心动周期	cardiac cycle
心房	atria
心房性奔马律	atrial gallop
心肌梗塞	myocardial infarction

心绞痛	angina
心理因素，癌症危险性	psychological factors, cancer risk and
心理状况评估	mental status assessment
心力衰竭	heart failure
分类	classifying
左侧	left-sided
右侧	right-sided
心音	heart sounds
心钠素，体液平衡	atrial natriuretic peptide， fluid balance and
心内膜炎	endocarditis
作用、效果	effects of
心室	ventricles
心室辅助装置	ventricular assist device
心室复建	ventricular remodeling
心输出量，减少	cardiac output,decreased
心跳骤停，急诊治疗	cardiac arrest, emergency treatment for
心血管疾病，同时见特殊疾病	cardiovascular disorders,see also specific disorder
诊断性检查	diagnostic tests for
护理诊断	nursing diagnoses for
心血管系统	cardiovascular system
解剖与生理	anatomy and physiology of
评估	assessment of
慢性肾衰竭	chronic renal failure and
在老年人中	in older adults
心脏	heart
心脏标记器研究	cardiac marker studies
心脏除颤	defibrillation
心脏收缩期	systole
心脏舒张期	diastole
性传播疾病	sexuality transmittd diseases
性交方式，无效，作为护理诊断	sexuality patterns, ineffective, as nursing diagnosis
胸部 CT	thoracic computed tomography
胸部 X 线	chest X-ray
心血管疾病	for cardiovascular disorders
呼吸疾病	for respiratory disorder
胸部理疗	chest physiotherapy
胸导管插入术	chest tube insertion
胸，呼吸评估	chest, respiratory assessment of
胸膜腔	pleur-evac
胸腔	thorax
胸腔穿刺术	thoracentesis
胸腔积液	pleural effusion
胸水抽吸术	pleural fluid aspiration

Y

眼部疾病	for eyes disorders
胃肠道疾病	for gastrointestinal disorders
血液和淋巴疾病	for hematologic and lymphatic disorder
免疫疾病	for immunologic disorders
肌肉骨骼疾病	for musculoskeletal disorders
神经疾病	for neurologic disorders
生殖系统疾病	for reproductive disorders
呼吸疾病	for respiratory disorders
皮肤疾病	for skin disreders
诊断性检查结果，评估	diagnostic test findings, assessment and
真皮	dermis
真皮内皮肤试验	intradermal skin tests
砧骨	incus
正电子发射断层摄影术	positron emission tomography
支气管肺泡呼吸音	bronchovesicular breath sounds
支气管呼吸音	bronchial breath sounds
支气管镜检查	bronchoscopy
支气管扩张	bronchiectasis
支气管咩音	egophony
支气管炎，慢性	bronchitis,chronic
支气管音	bronchophony
知识，缺陷	knowledge,deficient
心血管疾病	for cardiovascular disorders
肌肉骨骼疾病	for musculoskeletal disorders
肢端黑色素瘤，同时参见恶性黑色素瘤	acral-lentiginous melanoma. See also malignant melanoma
直肠检查	rectal examination
直肠乙状结肠镜检查	proctosigmoidoscopy
植物神经系统	autonomic nervous system
止痛梯（止痛三步用药法）	analgesic ladder
指甲，评估	fingernails,assessing
制订，护理程序	planning，nursing process and
制动装置	immobilization devices
治疗	treatments
心血管疾病	for cardiovascular disorders
耳鼻喉疾病	for ear nose and throat dusirders
内分泌疾病	for endocrone disorders
胃肠疾病	for gastrointestinal disorders
血液和淋巴疾病	for hematologoc and lymphatic disorders
免疫疾病	for immunologic disorders
骨骼肌肉疾病	for musculoskeletal disorders
肾和泌尿系统疾病	for renal and urologic disorders
生殖系统疾病	for reporductive disorders
呼吸系统疾病	for respiratory disorders

足趾	toes
组织灌注，无效	tissue perfusion, ineffective
胃肠道疾病	for gastrointestinal disorders
血液和淋巴疾病	for hematologic and lympgatic disorders
组织细胞	histiocytes
作为癌症危险的病毒	viruses as cancer risks
作为癌症危险的免疫因素	immunologic factors as cancer risk
作为癌症危险的年龄	age as cancer risk
作为癌症危险的吸烟	smoking as cancer risk
作为癌症危险性的辐射	radiation as cancer risk
作为癌症危险性的基因突变	genetic mutation as cancer risk
作为癌症危险性的酒精应用	alcohol use as cancer risk
作为癌症危险性的性别	gender as cancer risk
作为癌症危险性的种族	race as cancer risk
作为肥胖治疗的运动练习	exercise as obesity treatment
作为护理程序步骤的评估	assessment as nursing process step,
同时见特殊的身体系统	see also specific body system
数据分析	analysis of date and
诊断性检查结果	diagnostic test findings and
健康史	health history and
体格检查	physical examination and
作为护理诊断的肠失禁	bowel incontinence as nursing diagnosis
作为护理诊断的肠失禁	bowel incontinence as nursing diagnosis
作为护理诊断的性功能障碍	sexual dysfunction as nursing diagnosis
作为静脉注射治疗并发症的空气栓塞	air embolism as I.V. Therapy complication
作为静脉注射治疗并发症的渗漏	infiltration as i.v therapy complication
作为评估方法的触诊	palpation as assessment technique
作为评估方法的叩诊	percussion as assessment technique
作为深静脉治疗并发症的外渗	extravasation as I.V.therapy complication
作为疼痛干预的神经外科手术	neurosurgery as pain intervention
作用和功能	roles and functions of
内外科病房，术后护理	medical-surgical unit, see also Postoperacive care
评估腹部	assessing abdomen in
评估呼吸状况	assessing respiratory status in
检查伤口	examining wound in
疼痛减轻	pain reduction in
提供舒适	providing comfort in
记录出入量	recording intake and output in
做为护理诊断的腹泻	diarrhea as nursing diagnosis

（李英俊　译，安洁　校）